国家科学技术学术著作出版基金资助出版

中药药理研究与药物创新

刘耕陶　编著

中国协和医科大学出版社

图书在版编目（CIP）数据

中药药理研究与药物创新 / 刘耕陶编著．—北京：中国协和医科大学出版社，2006.1
ISBN 7－81072－761－3

Ⅰ．中…　Ⅱ．刘…　Ⅲ．中药学：药理学　Ⅳ．R285

中国版本图书馆 CIP 数据核字（2006）第 001195 号

中药药理研究与药物创新

编　　著：刘耕陶
责任编辑：刘建春　孙　逾　孙　兰

出版发行：中国协和医科大学出版社
（北京东单三条九号　邮编 100730　电话 65260378）
网　　址：www.pumcp.com
经　　销：新华书店总店北京发行所
印　　刷：北京迪鑫印刷厂

开　　本：787×1092 毫米　1/16 开
印　　张：44.75
字　　数：1100 千字
版　　次：2006 年 6 月第一版　2006 年 6 月第一次印刷
印　　数：1—3000
定　　价：110.00 元

ISBN 7－81072－761－3/R·754

序

中医中药是中华民族传统文化瑰宝之一，博大精深，拥有独特的理论体系和丰富的临床经验，几千年来，为中华民族的繁衍昌盛做出了巨大贡献。直至今天，中医中药仍然是我国医疗卫生保健事业中的一支重要力量。时代在前进，科学在发展，为了与时俱进，我国政府最近又提出了“中药现代化”的重大战略决策，促使中医中药的研究进入了一个崭新的历史发展阶段！

中国医学科学院、中国协和医科大学药物研究所药理学教授、中国工程院院士刘耕陶系我几十年的老同事与老学友，他自1956年湘雅医学院毕业以来，一直从事生化药理学研究工作，颇多建树。早期先后参加过多项科研课题的研究。1972年他在我国率先开辟肝脏生化药理学研究领域，积极地对五味子、灵芝、丹参、等等中药的药理学进行深入研究，从中草药研发治疗慢性病毒性肝炎新药，与同事们合作，先后研制成功两种治疗慢性病毒性肝炎新药——联苯双酯和双环醇，在全国广泛应用，并出口国外，取得了很好的社会效益和经济效益。此外，还将灵芝孢子粉研制成注射液，用于多种疑难疾病的治疗，生产和使用至今已30年。

刘耕陶教授于1974年曾参加中国医学科学院举办的“西医学习中医”班脱产学习8个月，通过学习他认识到“中国医药学是一个伟大宝库，应当努力发掘，加以提高”的深刻含义。三十多年来，他身体力行，勤于思考、勇于创新，不断探索，在中药药理学研究和药物创新方面取得了多项突出成就，积累了十分宝贵的经验，培养了一批科研人才，为国家做出了杰出贡献，为弘扬中医中药在国际上的影响起到了十分良好的促进作用。本书便是他三十多年来在中药药理现代化研究和药物创新方面工作的总结，内容丰富翔实、立意新颖生动，富有创新性和启发性，对从事中药现代化（包括西药）研究的科研人员和药学领域的研究生均是一本非常有益的参考书。除庆贺本书的出版外，乐为立序。

中国工程院院士

中国医学科学院药用植物研究所名誉所长、教授

肖培根

创新有时源于思想上的一个火花
成功来自长期的埋头实干

—代前言—

本书的撰写拟从肝脏药理学研究说起，1972 年 2 月中国医学科学院药物研究所成立一个研究组，指定我任组长。当时所领导的意图是要我们进行中西医结合创立新医药学的研究，至于具体研究什么内容，要我们自己去选题。那年我 40 岁，在和组内同事们深入到北京有关医院调查了解中草药治病有什么好苗头，以及查阅大量中草药研究资料的基础上，我提出一个设想：以肝脏生化药理学结合中医“扶正培本”理论作为研究方向，首先从五味子和灵芝的研究做起。提出上述设想的依据主要有三条：①选题不要与他人撞车，研究活动余地要大。从中西医结合扶正培本理论研究考虑，当时上海邝安坤和沈自引教授从内分泌角度对中医“肾”的本质已有许多研究，发表论文甚多。如果我们仍循内分泌途径去研究，很难超过他们，而肝脏药理国内尚无人研究，与别人不会重复，研究活动余地大；②药理研究要尽可能结合实际应用，不要单纯发表论文，应力求能解决一些实际问题。我国肝炎病人很多，急需治肝炎新药，希望通过对肝脏生化药理学研究，有朝一日能找出治肝炎新药。当时临床发现五味子对慢性肝炎病人有降转氨酶的效果。灵芝是滋补强壮珍品，当时已有许多研究，但究竟有何用途仍是一个谜，值得研究；③研究工作要尽量与国际药理学的最新发展相结合。肝脏药物代谢酶在机体解毒过程中起关键作用，国外在这方面的研究已非常深入，一旦我们自己在肝脏研究方面有所发现，可及时结合国际上的最新进展，以提高我们的研究水平。基于上述想法，我和组内同事们围绕肝脏药理，结合五味子和灵芝等中草药不断研究和扩展，发现五味子具有抗肝细胞损伤，抗氧化，诱导肝药物代谢酶（细胞色素 P450），刺激肝蛋白质和糖原合成，逆转肿瘤多药耐药（MDR）等作用。有关研究论文先后为德国、日本、美国学者们撰写五味子药理综述时所引用。

在发现五味子有抗肝损伤作用的基础上，为寻找治肝炎新药，我和所内有关同事们紧密合作，经历 10 年时光，发现五味子丙素的一种类似物联苯双酯（DDB）有显著保肝作用，毒性低，合成较容易。临床应用证明，DDB 对慢性乙型、丙型肝炎病人降低转氨酶作用显著，无明显副反应，在全国广泛应用已 20 多年，直至今天国内仍有二十多家药厂生产该药，连续多年出口韩国、埃及、印尼、越南、缅甸等国家，为国家创外汇收入。为寻找比联苯双酯更好的治肝炎新药，又与有关专家合作经历十余年，终于研发成功双环醇（bicyclol，商品名：百赛诺）。该药对慢性乙型肝炎病人既有显著降低转氨酶作用，对抑制乙肝病毒复制亦有一定疗效，2004 年国家颁发正式生产证书，双环醇在 15 个发达国家获专利保护，成为我国第一个拥有自主知识产权的抗肝炎新药。

我们在研究五味子有效成分保肝作用的机制时，发现五味子的某些成分能明显抑制四氯化碳引发的肝脏微粒体脂质过氧化反应，由此联想到五味子的这些成分是否有抗氧化作用？

已知氧自由基参与许多疾病的发病过程，例如放射损伤、脏器缺血再灌注、中毒性肝病、衰老、肿瘤、炎症、中枢神经退行性疾病如帕金森病、阿尔茨海默病、癫痫、急性病毒性肺损伤。氧自由基主要包括超氧阴离子（$O_2^{\overline{\cdot}}$）、羟自由基（·OH）及过氧化氢（H_2O_2），它们能损伤细胞内重要功能成分如核酸、核苷酸、蛋白质巯基（－SH）、多聚不饱和脂肪酸（PUFA），从而导致细胞结构和功能的损害，而脂质过氧化是上述诸多损害中极为重要的毒性反应。凡能清除氧自由基的化合物统称抗氧化剂。因为五味子在中医可作为滋补强壮剂，而衰老又与氧自由基慢性损伤有关，于是我们从体外和体内对五味子的几种成分是否有抗氧化作用进行深入研究。发现几种五味子素有抗氧化活性，其中以五味子酚（schisanhenol）的抗氧化作用最强，原因何在？一个可能的解释是因五味子酚的结构式上带有一个酚羟基，而其他几种五味子素的化学结构上没有酚羟基。一般而言，含酚羟基类化合物多有抗氧化作用。根据这一普遍现象，联想到从丹参水溶部分分离出的多种成分亦含有多个酚羟基，它们很可能亦有抗氧化作用。研究结果表明，丹参的 7 种水溶性多酚类成分均有强度不一的抗氧化活性，其中以丹酚酸 A 作用最强，几乎与五味子酚相当。

为了将抗氧化的理论研究与新药创制结合起来，我又把目标朝向神经退行性疾病如帕金森病和动脉粥样硬化，发现蕃荔枝胺酰的一种衍化物 FLZ 具有显著的神经细胞保护作用，能改善实验性帕金森病动物的行为障碍，抑制神经细胞的凋亡，并能改善多种模型动物的学习记忆功能障碍，有可能研发为治疗帕金森病或阿尔茨海默病的新药，已申请化合物发明专利。鉴于氧自由基损伤与动脉粥样硬化有密切关系，我们又研究了异丹叶大黄素（isorhapontigenin，为葡萄酒中活性成分白黎芦醇的天然类似物）对氧化低密度脂蛋白损伤新生小公牛主动脉壁细胞的保护作用，获得有意义的结果。

在进行上述研究过程中为什么又研究肿瘤多药耐药（MDR）？原因是这样的：病毒性肝炎病人经过 5～15 年后，一部分人会发展为肝硬化，其中有一部分人会演变为肝癌。90%肝癌病人伴有肝炎病史，而肝癌对抗癌药治疗又不敏感。于是，我联想到治肝炎药是否能阻抑肝癌的发生和发展？开始对此问题进行研究。结果发现，五味子的一种有效成分五味子甲素、联苯双酯和溴代汉防已甲素均能明显逆转多种肿瘤耐药细胞株对阿霉素和长春新碱等的抗药性，亦即能增强这些抗癌药的活性，其作用的机制主要是抑制在肿瘤耐药发生中起关键作用的 P－gp 糖蛋白的表达。联苯双酯和五味子逆转肿瘤多药耐药的新用途都已分别申请用途专利保护，五味子逆转肿瘤多药耐药专利已转让给一家企业。

又为什么研究灵芝呢？灵芝为名贵滋补强壮中药，有“仙草”之称，传说可治“百病”。20 世纪 70 年代初国内围绕灵芝的栽培、药理作用以及临床应用曾掀起一个研究热潮。我们亦对野生紫芝和栽培赤芝子实体以及发酵培养的薄盖灵芝菌丝体的药理作用进行研究。发现灵芝对中枢神经、心脑血管及免疫系统功能均有调节作用，对肝脏损伤有保护作用，等等。当时许多人的研究集中在灵芝子实体，从研发新药出发，我们把目光放在灵芝孢子粉和薄盖灵芝菌丝体。灵芝孢子粉是灵芝生长过程中散发的种子，当时无人研究。而薄盖灵芝菌丝体可工厂化生产。因此，我们在完成药理和毒理研究基础上，将灵芝孢子粉和薄盖灵芝菌丝体水溶性提取物制成注射液，推荐临床试用于西医难以治疗的多种神经肌肉疑难病症，有一定疗效。灵芝孢子注射液在国内生产和使用至今已 30 年，安全有效。目前我们对其镇静催眠作用仍在继续研究中。

最后要提及为什么开展肝细胞色素 P450 的研究？在发现多种五味子素有保肝作用后，联想到在体内负担解毒功能的关键酶系是肝细胞色素 P450，五味子的这些成分是否能增强肝脏的解毒功能？研究的结果发现，凡有保肝活性的五味子有效成分也都能诱导肝微粒体细胞色素 P450 酶系的作用，进而研究了从其他中草药提取的 10 余种具有抗肝细胞损伤作用的化合物对肝细胞色素 P450 的影响。这些化合物包括从黄皮果树叶中分离的黄皮酰胺类生物碱，从白屈菜中分离的异喹啉类四氢黄连碱，云南蕊木的吲哚类生物碱，以及人工合成的乙酰胡椒胺等。这些化合物对肝细胞色素 P450 均呈双相调控作用，即先抑制后诱导细胞色素 P450 活性，并能影响化学致癌剂在肝脏的代谢转化，使其向致癌性较弱的中间代谢产物转化。这些化合物对细胞色素 P450 的双相调控作用可用来解释它们为什么能减轻四氯化碳和对乙酰氨基酚的肝脏毒性的作用。此作用不同于已知细胞色素 P450 诱导剂苯巴比妥，苯巴比妥诱导细胞色素 P450 的后果是增加而不是减轻四氯化碳和对肝脏的毒性损伤，究其原因可能是二者所诱导的细胞色素 P450 亚型不同。后来，我将上述研究肝脏细胞色素 P450 的结果写成一篇综述性论文，发表在国际著名刊物《药物代谢评述》（Drug Metabolism Review），没想到一位美国学者看到该文后来信赞扬说：我的研究结果的发表加强了他们长期想要研究中药预防癌症作用的兴趣（The publication of your results has furthered our long - standing interest in investigating the chemopreventive activity of Chinese herbs），并希望能合作研究。在意大出版的国刊际物《Pharmacology and Therapeutics》专题主编 Sirtori 博士，来信约我为该刊撰写一篇关于“P450 与脂质/脂蛋白代谢的专文”（It gives me a great pleasure to invite you to contribute a chapter on “ Cytochrome P - 450 and lipid/lipoprotein metabolism” for a volume of the International Encyclopedia of Pharmacology and Therapeutics dealing with “Clinical Pharmacology of Lipid Lowering Agents”。有一次我应邀在香港国际中药学术讨论会上做关于“五味子的肝脏药理”的报告，在美国出版的国际中华医学杂志“International Journal of Chinese Medicine”副主编 Booker 看到该论文摘要后，来信约我将报告全文发表于该刊，认为这将是显露我研究工作的好机会，还拟推荐作为最优秀论文在洛杉矶举行的“国际传统医学”大会上授奖（I would be very happy to publish your extraordinary paper Hepato - Pharmacology of Fructus Schizandrae in the journal. I believe that this would give your work good exposure. It will also be considered for the most outstanding paper of 1985 award to be given at the Second International Congress of Chinese Medicine to be held in Los Angeles on July 26 - 28，1985）。后因主持大会的香港中文大学要出版会议论文专辑，不同意我报告的论文发表于该刊而作罢！台湾出版的《生物医学暨检验科学杂志》社审稿人认为“五味子的药理学研究是相当成功的例子，可供研究天然药物之学者参考”。上述的国内外来信反映我对五味子的研究受到他们的关注。

以上所述是我 32 年来在中药药理理论研究及药物创新方面科研思想演变的历程。今将上述研究结果整理汇编成书，书名《中药药理研究与药物创新》。内容分为三部分，共 36 章。①基础部分，共 20 章。主要是我本人及我指导的研究生在开展各项课题研究时，追踪国内外有关研究领域的新进展所撰写的文献综述，作为立题依据。内容主要有：肝细胞损伤的机制，氧化应激与神经退行性疾病（帕金森病、阿尔茨海默病），氧自由基、氮自由基（NO）及抗氧化，肿瘤多药耐药（MDR），肝药酶，等等；②药物部分，共 11 章。主要总结五味子的药理、抗肝炎新药联苯双酯和双环醇的药理及临床应用、银杏叶抗氧化的研究、环状番荔枝衍化物FLZ的神经细胞保护作用、肿瘤多药耐药逆转剂、异丹叶大黄素等保护血管内皮细胞损伤、手性黄皮酰胺类化合物及四氢黄连碱等的肝脏药理作用的研究，等等；③方法学部分，共5章。介绍在上述研究中所采用的一些基本实验方法。上述的内容有些已公开发表，有些尚未发表。读者可从本书中了解到著者在中药药理研究与药物创新研究过程中科研思路的演化及有关研究工作的进展，还可了解国外相关领域的新发展，参考有关的研究方法。

应当说明的是，相关新药的研发成功都是与不同学科的有关同事们紧密合作的结晶。陈延镛、黎连娘、谢晶曦、周瑾、张纯贞、杨靖华诸教授，我们合作研究多年，本书中有许多的药理研究是我亲自指导的28位研究生和3位进修生做的，他们是彭小聪、卢华、符铁波、青卫国、林童俊、杨天健、张铁梅、顾欣、刘志毅、王根生、李鹏飞、朱兵、李莉、黄敏、方亚南、丁勤学、徐尚志、吴宇群、赵冬梅、王庆利、冯卫红、金晶、杨玉梅、孙华、方芳、胡庆伟、张丹、余凌虹、郭继明、黄苑芸、谭正怀、时京珍，还有博士后张克坚；我的同事包天桐、李燕、魏怀玲、张慧、薛继艳、陆宏，他（她）们参加过本书中的某些工作，做出了各自的贡献，借此机会一一表示衷心感谢！我要特别感激著名药理学老前辈宋振玉和雷海鹏教授，本书中有的研究工作曾受宋振玉教授亲自领导，他们培养和指引我走上药理学研究大道，言传身教，让我受益终生！

本书的出版获得国家著作出版基金的资助，中国协和医科大学出版社袁钟社长鼎力相助，我的多位研究生为本书替我做了不少打印工作，特在此表示衷心感谢！

抛砖引玉，期望通过本书与读者交流，并诚恳希望同道们不吝指正！

刘耕陶

目 录

第一篇 基础部分

第二篇 药 物 部 分

第三篇 方法学部分

第 一 篇

基 础 部 分

第 1 章　对中药现代化研究策略的思考

新药研究和开发在任何国家和任何时代都是维护人们健康所必需的，因而是永不凋谢的“朝阳产业”。药物依照其来源不同，分为合成药、动植物药、生物工程药三大类。新药研究有“三高一长”的特点：高投入、高风险、高回报、周期长。高投入指研制成功一个新药一般需要花费 3～5 亿美元；高风险指 100 000 个新化合物经筛选后可能有 1000 个进入临床前药理研究，经多方评估后可能有 5～10 个候选药物进入Ⅰ期和Ⅱ期临床试验，最后有 1～2 个成为新药；高回报指一旦研制成功，经济效益相当可观。一般而言约 30% 有投资回报；周期长指研制成功一个新药一般需要 10～15 年时间。研制成功一个新药具有上述“三高一长”的特点，加之避免不了药物的副反应，因而国际上出现一股从传统药物寻找新药的潮流。

目前全球植物药市场及发展趋势是：植物药市场销售份额增长迅速，从 1994 年的 125 亿美元到 2002 年增长至 246 亿美元，增长几乎 1 倍，主要市场在欧洲和美国。下表是近 10 年来植物药销售总额及地区分布情况（表 1－1）。

一、我国中药现代化面临的形势

为促进传统医药的应用和发展，2002 年 5 月世界卫生组织提出对传统医药的看法：鼓励各国政府对传统医药及替代医药的规范化管理，并纳入本国的卫生保健系统；促进传统医药及替代医药安全性、有效性及品质标准研究，保证民众对传统医药及替代医药的可获得性及药品费用可承受性；促进传统医药及替代医药的合理使用。

表 1－1 近十年来植物药销售总额及地区分布情况

地区	销售额（亿美元）			
	1994 年	1996 年	1998 年	2002 年
欧洲	60	70	75	95
东南亚国家	27	27	30	40
日本	18	24	24	29
北美洲	15	16	38	70
其他国家	5	3	9	12
合计	125	140	176	246

资料来源：IMS market analysis 及 Phytopharm Consulting 之分析

美国和欧洲食品药品管理部门，也相应地制订有关传统药物的新管理条例。2004 年 6 月，美国食品药品管理局（FDA）制订植物药管理条例不像过去坚持要求传统中药的单一化学成分分子，只要有历史文献资料说明该药有治病的历史记载，便能较快地进入Ⅰ期和Ⅱ期临床试验，但进行Ⅲ期临床试验（治疗）和申请作为新药（new drug application，NDA）则需要有完整的安全性和疗效数据，植物药的生产需要有优良或规范化农业生产（good agriculture practice，GAP）和优良或规范化的工厂生产（good manufacture practice，GMP），品质控制需要有全面的化学和生物学分析。美国 FDA 修订对植物药管理条例的原因是：①营养品和功能食品辅助剂工业产值一年达 20 亿美元；②对单一分子、蛋白类及植物药首先发放许可证；③有许多高新技术方法可用于控制药品质量，包括分子指纹图谱 LC/MS，基因组学和蛋白质组学指纹图谱，以及功能基因组学及复杂的作用机制。

下一代植物药将是应用整个提取物，由分离单一活性分子→合成单个分子→鸡尾酒式药物→多组分药物（复方植物药）模式过渡（见图 1－1）。

为什么现在注意植物药，因为许多老年性疾病涉及多方面的因素，认识到治疗需要多成分（组分）如鸡尾酒疗法，治病模式发生转变，把生物学作为一个整合系统，由还原法途径向系统化途径模式转变。

在这样的形势下，我国的中药要实现现代化面临诸多困难和挑战。

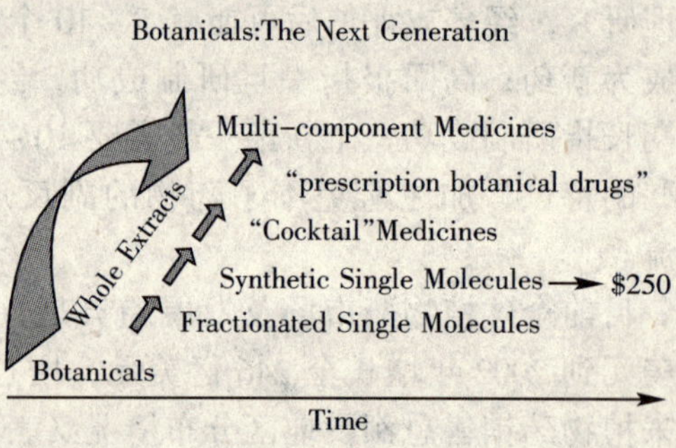

图 1－1 下一代植物药研发的模式

二、我国中药现代化面临的挑战

首先是印度制药业的发展对我们的挑战。1995 年前印度制药企业数量多达约 8 000 家，年产值约40亿美元，药物品种少，仅有约400种西药原料，1/4药品依赖进口，未开发出世界级新药。1995年以后印度政府对制药业调整政策，开放药价，同意药价上浮，引进外资，鼓励出口，是美国植物药市场主要供货商，发挥民族药物优势，利用亚热带植物资源开发新产品，重视创新药物的研发，努力与国际接轨。印度制药业采取的市场战略是：用仿制药进行原始积累，专利法不保护药品；用普通药打入市场——2000年普通药出口16亿美元，用低价开拓国外市场。印度Cipla药厂生产的一种抗艾滋病（AIDS）药药费一年仅350美元，同样的药美国产则需7万美元。印度采取先仿制后创新，目前已有20家药厂得到FDA批准。

通过上述措施，印度正在向制药强国转变，表现在：①向国际化发展，Cipla公司生产的有些药品销往世界100多个国家，此外，还有Reddy Lab，Ranboxy等药物公司也成为世界级医药企业；②收购西方药厂，如收购Caraco制药公司、德国Bayer Basics公司；③开发专利药物，已有3个专利新药（RBx2258，RBx6198，RBx7644（Ranbenzolid））转让给欧、美制药公司；④生产通用名药进入国际市场。

印度制药业快速发展的原因主要是：①高薪吸收人才，十分重视创新；②有效参与国际竞争；③实行有效的市场战略；④有眼光的企业家和企业；⑤印度属英语语系国家，有语言上的有利条件。

概括起来，印度依靠政策扶持和通过非专利市场的潜心开发，已找到了一条适合该国制药工业发展的成功道路。在世界制药工业中，印度已成为中国的主要竞争对手。

再来看看我国台湾中药产业研究规划及市场现状。台湾国科会（相当于自然科学基金会）、经济部及卫生署制订了至2008年中药研究发展规划及目标，分为15个子课题，落实承担单位及经费支持额度。在中药产业方面，目前台湾有中药制剂厂195家（已实现GMP者78家），资本额大都在2 000万元到5 000万元之间，多属于小型工厂，超过1亿元的厂家有胜昌（3.6亿）、顺天堂（2.52亿）、科达（2.2亿）、港香兰（1.92亿）、正和（1.2亿）等，从业人员约4000人。2002年中药总产值48.1亿（不包含保健食品），比1995年增长近4成。台湾中药厂将于2005年3月全面实施GMP。

台湾卫生署中医药委员会预测，到2008年中药相关产业总产值将达2000亿台币（大约相当于人民币500亿）。2004年5月1日起实施中华中药典，收载200种中药材。凡供制造、输入之中药材尚未收载于中华药典及中华中药典的药材，仍应按药事法相关规定，确保品质及规格，以保障民众用药安全。

日本和韩国对中药产品的品质及传统中药复方的现代化研究和开发方面也走在我国的前面。他山之石，值得我们借鉴。

三、我国中药现代化面临的机遇

目前传统药（主要为中草药产品）在国际市场销售额已超过240亿美元，每年以平均10%左右的速度递增。日本的救心丹，韩国的牛黄清心丸，德、法国的银杏叶制剂均是开发成功的例子。在国际传统药销售方面，日本、韩国以及我国台湾占大约95%市场。中国中药每年出口仅占5%市场，而进口的“洋中药”也有数亿美元。如此形势，对我国既是挑战又是机遇，如何去应对新的挑战是摆在中国医药界面前的大事。中草药有其优势，也存在许多亟待解决的问题，要使中医中药走向世界，与国外竞争，出路在于现代化（图 1－2）。

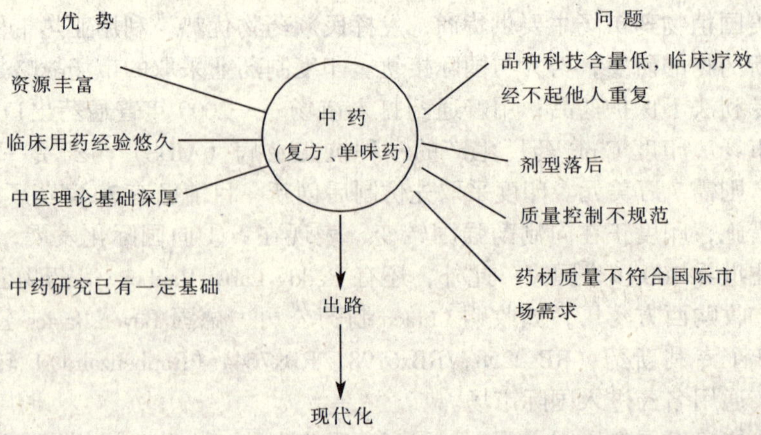

图 1－2　中草药的优势、问题及出路

四、中药现代化的对策

我国科技部、国家计委等八部委 2002 年颁布了“中药现代化发展纲要”（2002～2010），主要内容包括：指导思想、基本原则和战略目标，重点任务和主要措施。该纲要将有力地推动我国中药现代化的发展。中国内地已于 2004 年 6 月对所有药厂全面实施 GMP。下面结合笔者的体会提出一些不成熟的看法。

（一）如何处理中医与中药现代化的问题

中医中药是一个整体，要实现现代化是中医中药齐头并进，还是选择突破口？中医理论如何现代化？难度很大，相当长时间内不易见成效。相比而言，中药现代化容易一些，如果组织实施好，10 年内可能会在某些方面取得突破。因此，选择中药现代化作为突破口是时代发展的需要。

（二）中药现代化的含义问题

围绕中药现代化学术界存在不同的看法。笔者认为，中药现代化目标就是国际化。我们应当参考中医中药理论，通过对一些有效中药复方和单味药的研究，赋予现代医药科学知识的内涵和表述，才能与国际医药学界交流并被认同。

（三）中药现代化研究目标

中药现代化究竟瞄准什么目标？笔者认为：应当瞄准西医尚无良好治疗方法的疑难病症，而中医中药有其疗效和特色，例如，肿瘤、心脑血管病、神经退行性疾病（阿尔茨海默病和帕金森病）、病毒性疾病（肝炎、艾滋病）、自身免疫性疾病（红斑狼疮、关节炎）、某些皮肤病、代谢病（高血脂症、糖尿病）、功能性障碍（疲劳综合征、衰老综合征）等等。

围绕上述疾病，中药复方、单味药均可研究，目标是二类中药，甚至是一类新药，才能提高水平。对临床有效、销路好的中药产品进行二次开发，提高其科技含量，扩大社会效益和经济效益。此外，好的保健品也可开发。

（四）新药研究选项的几个标准问题

选择什么项目进行开发研究？选择项目总的原则是：有效、安全、成本低、效益高，应公开招标，由专家评审，最后决策。

1. 有效性　指与同类其他药比较，选择项目的药效学要有特点，或是药理活性强，或作用机制新，能有自主知识产权，作用“平平”的一般项目不应选择，否则低水平重复。

2. 安全性　首选药效好、毒性低或无毒性的药物，如果某些药的药效确实很好，虽有一定毒性亦可选用，如抗艾滋病药、抗癌药。

3. 生产成本　生产成本的高低涉及到药品销售价格和厂家效益。成本高药价也贵，病人经济能力承受不了，厂家经济效益相应地也会低。因此，对生产成本要进行预测评估。

4. 市场大小　直接涉及生产厂家的效益问题，首选市场大的药品。某些疾病病人多，市场必大，例如肝炎，中国有几千万病人，如能找到一个好药，市场一定大，生产厂家效益一定高。有的病种发病率低，例如某些遗传病，发病人数少，市场也很小，但是如某药确有疗效，“舍此无他”，市场虽然小，亦可生产。这就要多从社会效益考虑了。

上述四个标准，科研人员和企业家需要综合考虑，全面评估，最终作出选择，决定是否进行开发研究。

（五）中药现代化的几个技术关键问题

1. 准确的临床疗效评价　要按 GCP（good clinical practice）标准，采用双盲、随机、对照方法进行新药的临床试验，疗效判断指标明确有意义，检测技术方法灵敏、稳定可靠，才能客观地对药物的疗效作出评估。GCP 指优良或规范化临床试验。最基本的原则是随机、双盲、对照（安慰剂或阳性有效药）。“随机”是进入临床试验的病人应是随机分配入试验组和对照组，而非主观分配；“双盲”指医生、护士和病人均不知道所试验的药品何者为试验新药，何者为安慰剂；“对照”在国外多采用安慰剂对照法，安慰剂指所试药的一种赋形剂，其外观、形状、色泽、体积大小乃至味道都要与所试真药相同。如采用阳性有效药作对照，亦应按安慰剂的要求一样制备。待试验结束后，所有数据由不知情的第三者进行整理和统计分析，然后再揭盲，公布何组为所试新药，何组为安慰剂或阳性对照药。这样做的目的是尽量避免人为因素对疗效评价的影响，所得结果比较真实。有些疾病如危重病人当然不能用安慰剂作对照，可用阳性药加所试新药与阳性药加安慰剂相比较。安慰剂对照涉及医学伦理问题，在我国 GCP 对使用安慰剂对照时一般只适用于慢性非严重疾病，而且安慰剂使用时间不超过 3 个月。“有比较才能鉴别”。新药临床疗效的评价如果不采用 GCP 标准，所得的结果很难有说服力。有人说：中医是辨证论治，对中药疗效的评估不能采用“GCP”方法。“真金不怕火炼”，凡是有效的药品，即使是中药，应将西医辨病与中医辨证相结合，疗效应当能在 GCP 中得到确认。

2. 提高中药药理基础研究水平　药理学研究应当回答中药有什么药理作用？为什么有效？为此，应当采用新的靶标，从动物→细胞→亚细胞→受体、酶（蛋白质组学）→基因水平，进行深入研究，不要满足于拿到新药证书，不再继续去研究新药作用的机制。研究得越深入，阐明的问题越多越清楚，越能延长药物的市场寿命。

3. 中药药效的物质基础的阐明　无论是中药复方还是单味中药，临床有疗效，药理有活性，必有其物质基础。植物化学家采用各种先进的分离技术，回答中药发挥疗效的物质是什么？是单一成分还是多成分或组分？这对生产工艺的改进，药品质量控制和剂型改进均有十分重要的意义。有些中药的活性物质一时分不出来，至少应弄清楚其化学成分指纹图谱。虽非活性物质成分，但可作为指标成分。

4．严格质量控制问题 药品必须有定量或定性的质量控制指标，化学的或生物的质控方法均可，以保证每批产品质量一样。

5．加强制剂的研究 中药制剂除传统的丸、散、膏、丹外，已有胶囊、片剂、颗粒冲服剂、口服液、注射液等等新制剂。但总的说来，还离不开“粗、大、黑”，应当不断改进剂型，研制出“精、细、小”不同规格的新剂型，使病人服用更方便。要实现这一转变，关键在于要有药理学和中药化学研究的基础。

6．基地建设问题 为保证生产所需的中药材质量合乎要求，应当逐步建立符合农业生产规范要求的GAP（good agricultural practice），GAP是指药用植物和动物的优良农业实施，以控制中药的质量。从生态学环境、种子和育种、栽培、培育和采收、运输、包装和应用，每一步都应当在全程管控下进行。产地的环境应选择大气、水质、土壤无污染地区，要求在一定范围内没有各种污染源，灌溉水质达到农田灌溉水质标准（需要检测pH值、汞、镉、铅、砷、铬、氯化物、氰化物），大气环境要达到“大气环境”质量标准（总悬浮微粒、二氧化硫、氢氧化物、氟化物），药园土壤环境质量要达到土壤质量标准（应检测汞、铅、铜、铬、砷及BHC、DDT等农药残留量）。诸如控制农药、土壤、化肥以及药材采集时间都要好好研究。

中药现代化必须要建立符合GMP标准的中药厂（good manufacture practice），GMP是防止中药生产过程中药品的污染与品质变化，建立能保证产品品质优良的生产体系。

概括起来，我国中药要实现现代化与国际化，主要步骤和内容如下图（图1-3），四方框内所列内容为每一步骤应当做的工作。

7．中药现代化的政策问题 上面所述均为技术性层面问题。中药现代化实施过程中还有许多政策问题。

（1）双百方针 有人担心，中药现代化会导致“废医存药”。其实不然，中药现代化只会推动中医现代化的研究。通过药的研究可反证中医的某些理论。又有人认为：中药特别是中药复方现代化应以中医理论指导中药研究，着重研究中药复方配伍规律及中医理论所赋予的药理性状的表述，如本文作者所述的中药现代化观点是“中药西做”，如此等等。我们要贯彻“双百”方针，“百花齐放”，允许不同观点和研究途径并存，争论而不互相干扰，存异而求同，最后争取异途同归。“实践是检验真理的唯一标准”。临床疗效好坏是衡量中药现代化策略成功与否的标志。

（2）保护政策问题 对外开放和促进民族制药工业的发展中有些技术政策需要处理妥当。例如，在中药研究和开发成产品过程中，包括药政管理的多个环节，如申报临床试用，申报试生产到最终申报生产，还有“洋中药”进口的审评制度，既要掌握安全有效的原则，又要促进我国民族医药产业的发展，其中有的技术保护政策是重要的一环。

（3）开发新药基金的建立问题 开发新药需要大量经费，钱从何处来？开发成功一个二类中药大约需要1000～2000万研究经费，开发成功一个一类中药大约需要3000～5000万元，

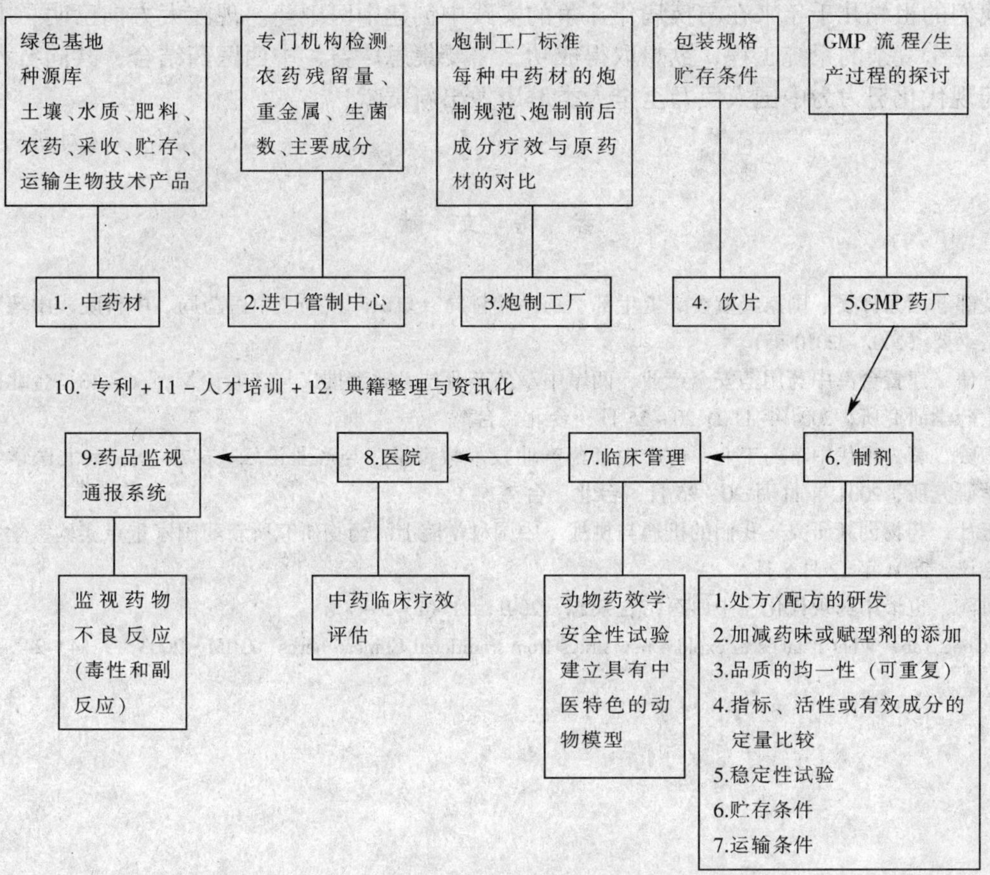

图1－3　我国中药实现现代化与国际化的主要步骤和内容（引自参考文献3）

时间需要6～8年。投产后推销得好可能3～5年就可收回成本。筹建一个新药开发基金已成为形势的需要，除政府投入外，应鼓励企业、金融和社会各界投资入股，一旦取得成功，按股份制办法效益分红，或投资者享受优先使用权。当前政府投入应当重点放在加强中药基础研究和现代化实验室技术平台的建设方面。

基金中应适当划出一块作为奖励基金，目的是加速中药成果的涌现和产业化，应当积极发现和收集中医临床有效的方药，从中选择有开发前景的项目，组织力量，加速研究，一旦取得成功，对献方者、研究发明者及企业化成效显著的企业家都要给予应有的精神和物质奖励。

（4）人才问题　新药研究需要两类人才，即高水平的科技人才和精明能干有开拓能力的企业家，要不拘一格选人才，特别是“顶尖”人才，对这些人的“责、权、利”要明确，提高他们的生活待遇，让他们专心致志地去创新。

归根到底，中药现代化需要人才、项目和钱，三者缺一不行，其中人才更是关键。

结束语

我们的祖先几千年来在与疾病作斗争的实践中创建中医中药。现在大方向已明，中药现代化是一个复杂的系统工程，欲想取得成功，需要集思广益，中西医药结合，共同努力，通过中药现代化努力为中国人民乃至全人类健康做出新贡献！

（刘耕陶）

参 考 文 献

1．科技部、国家计委、国家经贸委、卫生部、药品监督局、知识产权局、中医药局、中科院．中药现代化发展纲要（2002－2010年）

2．林宜信．建置台湾中药用药安全产业．两岸中草药产业技术教育推广与产业论坛，p6－13．台北医学大学生药学研究所，2004年11月20~25日．台北．台湾

3．李 威 著．现代中草药工业．两岸中草药产业技术教育推广与产业论坛，p47－49．台北医学大学生药学研究所，2004年11月20~25日．台北．台湾

4．杨玉社．药物创新研究—我们的机遇与挑战．中国科学院上海药物研究所新药国家重点实验室学术委员会会议，2004年12月8日

5．刘耕陶．也谈中药现代化．中西医结合杂志，2001，21（1）:3－4

6．Liu Geng Tao．What it takes to explore new drugs from traditional Chinese herbs．CJIM，2003，9（4）:242－243

第 2 章　抗肝炎药研究的现状与今后发展

慢性病毒性乙型肝炎（CH－B）是由于乙型肝炎病毒（HBV）持续复制而引发的，临床表现为轻重程度不一的炎症性肝病。安全有效的重组人肝表面抗原（HBsAg）疫苗的研发成功成为控制 CH－B 的重要里程碑，使乙肝感染率急剧下降。然而，对于那些慢性感染 HBV 患者，如何有效地治疗，从而预防威胁生命的肝病，是摆在我们面前的重要课题。

在我国 CH－B 是严重危害人民健康的常见病之一。甲型肝炎病毒感染流行率为 80.9%，乙型肝炎病毒感染流行率达 57.6%，乙肝表面抗原（HBsAg）阳性率为 9.75%，约 1.2 亿人。目前约有 3000 万慢性肝炎病人在社会上流动。丙型肝炎病毒感染率为 3.2%。丁型和戊型肝炎亦有流行。乙型、丙型和丁型肝炎经过 10～20 年的病程，约有 20%将发展为肝硬化，1%～5%会变成肝癌。重型肝炎是发生率不高但病死率极高的一型肝炎。因此，慢性病毒性肝炎的治疗是亟待解决的重大问题。

一、肝炎药物治疗的现状

慢性肝炎的治疗主要包括抗病毒复制、提高机体免疫功能、保护肝细胞及促进肝细胞再生。目前，治疗慢性肝炎药品种甚多，归纳起来可分为四大类：①抗病毒药：如干扰素和拉米夫定；②免疫调节剂：如胸腺素 α_1（日达仙），特异性免疫核糖核酸和转移因子；③改善肝功能药：如联苯双酯、甘草甜素；④中药：如苦参素、抗肝纤维化中药复方“861”。上述药物各有一定疗效，但至今没有满意的治疗药。应根据不同类型肝炎、临床表现采取不同的治疗措施。总的原则是：适当休息、合理的营养、选择地使用药物，病人应忌饮酒，防止过劳，用药应宜简不宜繁。

（一）抗病毒治疗

1．治疗目的　感染 HBV 的肝细胞与宿主免疫反应相互间复杂的反应大大地影响此病的临床过程，也影响临床治疗的策略。慢性乙型肝炎感染一般包括一个起始复制期，此期 HBeAg 阳性病人在清除 e 抗原过程中出现活动性肝病，涉及血清变化（HBeAg 转阴，e 抗体阳性），疾病得到缓解。在 HBeAg 血清转阴后，许多病人由于 HBV 选择性和持久的变异而不能够表达 HBeAg 仍会继续呈现活动性肝炎，是 HBeAg 阴性乙肝病人的有害标志。因为 CH－B 的致残率和死亡率与肝硬化和肝癌的发生紧密相连，故抗病毒治疗目的有三：①缓解病情；②阻止肝炎发展为肝硬化；③阻止后发的肝功能衰竭和（或）肝癌的发生。α－干扰素（IFN－α）、拉米夫定（lamivudine，LMV）及阿的法伟（ADV）是惟一获准治疗 CH－B 的药物。虽然这些药物治疗对 HBeAg 阳性和 HBeAg 阴性的 CH－B 病人都有短期效果，但其远期疗效有限。所以，需要有新的治疗 CH－B 策略能克服上述远期疗效不佳的缺点。有几种抗 HBV 病毒新药正在进行临床试验中（表 2－1）。

表 2－1　抗 HBV 感染的一些治疗药

已注册药物	生产厂家	在开发中的药物	生产厂家
α－干扰素	Roche/Schering Plough	Entecavin	Bristol Myer Squibb
拉米夫定	Glaxo Smith Kline	Emtricitabine（（－）－FTC）	Gilead Sciences
adefovin dipivoxil	Gilead Sciences	clevudine（L－FMAU）	Gilead Sciences
tenofovin（HIV）	Gilead Sciences	telbivudine（L－dT）	Novartis－Idenix
α－胸腺肽（在一些亚洲国家）	SciClone	valtorcitabine（valyl－L－dC）	Novartis－Idenix
		LY582563	Eli－lilly 和 Mitsubishi Pharma Corporation
		Racevir（±FTC）	Pharmasset
		MIV－210（FLG－前药*）	Medivir/GlaxoSmith Kline
		PEG－干扰素	Roche/Schering Plough

* FLG，2'3'－二脱氧－3'－氟代鸟嘌呤核苷酸

这些药物中包括 entecavin，emtricitabine（5－氟化拉米夫定衍生物），clevudine（左旋 FMAU）以及其他左旋核苷类，如 L－脱氧胸腺嘧啶（L－dT）正在进行不同阶段的临床试用。

对慢性乙肝病人，病毒复制指标持续阳性者，抗病毒治疗是重要选择。干扰素和拉米夫定是目前国际上通用的抗肝炎病毒药。

2．干扰素　目前临床上使用的干扰素主要是基因工程干扰素，包括 α－16，α－2a，α－2b，剂量一般每次 300 万单位，肌内注射，每周 2 次，疗程 3～6 个月。可暂时抑制肝炎病毒复制。总的说来，治疗急性丙型肝炎疗效较好，可使转氨酶和 HCV－RNA 转阴有效率达到 60%左右。治疗慢性乙型肝炎使 HBeAg 转阴率一般在 30%左右。治疗慢性丙肝使 HCV－RNA 转阴率在 30%～50%，但是停药后复发率高，原来已转阴的指标又回复到原来水平，即常说的“反跳”，远期疗效不好。加之，干扰素长期肌内注射后副作用较多，常见“流感样综合征”，表现为畏寒、低热、全身酸痛、乏力等，也可引起白细胞和血小板减少、脱发。此外，干扰素价格较昂贵，一般病人经济上难以承受，使用不方便。干扰素作用的机制：主要通过诱导抗病毒蛋白，导致信使核糖核酸（mRNA）裂解，阻止乙肝病毒复制。此外，促进毒性 T 淋巴细胞识别和杀伤肝炎病毒。

为提高干扰素的疗效和减少多次注射给病人带来的不便，国外曾试用加大干扰素剂量和延长疗程，或与其他抗病毒药如利巴韦林（病毒唑）联合用药治疗丙型肝炎，疗效稍有提高。目前国外已研制成功长效干扰素，系将聚乙二醇（PEG）与干扰素聚合，使干扰素在血中维持的时间较长，以达到长效目的，每周注射 1 次，治疗丙型肝炎的疗效有所提高。干扰素治疗丙肝的作用机制亦是多环节的，主要是通过蛋白激酶和特异性毒性 T 淋巴细胞（CTL）而阻抑 HCV mRNA 的复制。

3．拉米夫定（LMV）　核苷类似物，为 DNA 聚合酶抑制剂。剂量 100mg，每日口服 1 次，HBV－DNA 转阴率近期疗效好，可达 80%，但远期疗效差，停药后很快复发。HBeAg 转阴率仅 20%左右。长期用药乙肝病毒出现点突变，产生耐药性，原来 HBV－DNA 已转阴的病人又变为阳性。耐药性每年发生率约以 20%递增，如治疗两年，病毒变异率为 40%左右。故面临停药后反跳、不停药产生耐药性的问题。此外，早期还有用单磷酸阿糖腺苷（Ara－AMP），该药副反应主要为神经－肌肉症状，价格亦较贵，长期注射给药使用不方便，近年已少用。其他已上市应用的抗疱疹病毒药有泛昔洛伟，已在临床试用，效果不如 LMV。正在临床试用的阿的法伟（adefovir－dipoxil），其抗病毒活性比 LMV 强，对乙型肝炎病毒的疗效优于 LMV，对 LMV 有耐药性的 HBV 变异株有效，但剂量过大会引起肾毒性，远期疗效如何尚不明确，亦有神经－肌肉方面的副反应。

尽管现有抗病毒药物不甚理想，抗病毒治疗仍是控制 HBV 复制活跃的良策。

4．小分子抑制剂　多聚酶抑制剂。核苷和核苷酸类似物被细胞激酶催化而代谢为三磷酸形式，后者选择性和竞争性地抑制病毒聚合酶的催化性质。核苷或核苷酸类似物的糖分子上缺少一个 3′－羟基功能基团。例如，LMV 或 ADV，这类化合物会引起新生的病毒基因组的链终止反应。嘌呤类核苷类似物能够抑制聚合酶的启动活性，因为存在于 HBV－minus－strand DNA 的引物序列的核苷为 5′－GAA－3′。

如表 2－1 所示，许多核苷/核苷酸类似物正在 CH－B 病人治疗验证之中，其他化合物均为天然的“L”结型（左旋）。由此，一个令人关注的问题是：对 LMV 有耐药性的 HBV 变异株，例如 rtL180 M 和 rt M204 V/I 有可能对这些 L－核苷类似物产生明显的交叉耐药性。

5．病毒包装抑制剂 最近发现几种化合物有抑制 HBV 作用，但不是抑制病毒 DNA 多聚酶。其中第一个化合物为苯丙烷酰胺（phenylpropenamide）衍生物 AT－61 和 AT－130，AT－61 不影响整个 HBV－RNA 的产生或 DNA 聚合酶活性，但能明显地降低壳内 DNA 的产生。非常重要的是，AT－61 和 AT－130 二者对野生型和 LMV 耐药性 HBV 均有抑制作用。体外系统研究结果表明，AT－130 能显著抑制壳内 HBV－RNA 的产生，而对总的 HBV－RNA 无影响，也不影响核心蛋白或包壳化的产生，说明该化合物干扰了包壳化过程本身。其可能的机制是立体的抑制或与宿主细胞侣伴蛋白，例如热休克蛋白 Hsp90 相互间的作用。苯丙烷酰胺类化合物不溶于水而且生物利用度极低，欲在未来将其成功开发为抗病毒药，则有赖于克服它的潜在毒性和药物化学方面的问题。然而，上述发现提供一个草图，野生型和耐药型 HBV 能在复制水平而非病毒聚合酶靶点显著地和选择性地被抑制。

第二类化合物杂芳烃二氢吡啶类（heteroaryldihydropyrimidines）是非核苷类化合物，体内能抑制 HBV 复制。这类化合物是 Bayer Corporation 公司开发的，其中包括候选化合物 Bay41－4109，Bay 38－7690 和 Bay 39－5493。将感染 HBV 的细胞与 Bay41－4109 接触后通过形成一个不正常的病毒核壳而促进核心蛋白的降解。这类化合物在 HBV 转基因小鼠有抗 HBV 效用，而且其临床前药代动力学和毒理学指征亦有应用前景。由于此类化合物作用机制的新颖性和高度特异性抗病毒活性，未来进行临床研究是有依据的。

第三类化合物 LY582563 为 2－氨基－6－芳香巯基－9－磷酸－甲氧基嘌呤二（2，2，2－三氟乙基）乙酯，为磷酸甲氧基乙基嘌呤的新型核苷酸同型物，化学结构与 ADV 类似，属同一类型，该化合物抗 HBV 活性极强，其临床前毒性结果亦较好，对 LMV－耐药 HBV 亦有效。此化合物作用的机制和早期临床开发正在进行中。

6．基因治疗途径——基因沉默（silencing）的希望 基因治疗的定义是将一个基因材料引入一个靶细胞而对患者具有治疗效用。集中基因抗病毒策略核酶，反义寡核苷酸，干扰多肽或蛋白质以及 DNA 免疫已开发成为慢性乙肝（CH－B）的分子治疗。再者，从长远考虑，治疗或预防与 CH－B 有关的肝硬化及肝癌的分子策略亦正在研究之中。

一种看来有希望的新的分子策略是利用小分子干扰 RNAs（siRNA），RNA 干扰是一种序列特异的基因沉默的细胞过程，在该过程中小的双重 RNA 作用于同源序列，由细胞内核糖核酶所分解，引导大约 22－nt siRNAs 入哺乳类细胞能够引起特异的沉默的细胞内 mRNA 而不引起非特异性干扰素反应，后一反应为比较长的 RNA 二倍体所激活。转录后基因静息对能够调节蛋白－复制基因的表达的内源性，寄生性及外源性致病性核酸的抵抗力起调节作用。基因治疗这一途径已成功地应用于细胞培养 HBV 和 HCV 病毒复制子 RNAs 中。siRNA 分子能显著地降低病毒特异性蛋白和 RNA 合成，而其抗病毒作用与干扰素无关。

纵然 siRNA 途径与通用的基因治疗途径一样有很大希望，但是有些问题如基因输送系统的稳定性、毒性、耐受性及安全性都有待解决。

（二）免疫途径控制 HBV 感染

免疫调节治疗目的是刺激宿主对感染 HBV 肝细胞的免疫反应，从而终止或清除病毒。干扰素－α 和胸腺肽－α 的作用已有许多文献综述。前面已对干扰素－α 作了介绍。其次应用较多的是胸腺素 α_1（日达仙），大多用在不能应用干扰素治疗的病人，或作为联合用药。

此类药物治疗肝炎的确切疗效还有待更多的验证，价格亦相当昂贵。下面将着重于介绍其他有潜在希望用于 CH－B 治疗的免疫调节剂。

1．IL－12 和 IL－18　IL－12 和 IL－18 均系巨噬细胞和树状突细胞分泌的细胞因子。IL－12 通过增强一种 Th1 反应而在调节免疫系统中起重要作用。IL－18 是一种干扰素诱导因子，在有 IL－12 存在下，它作用于 Th1 细胞、NK 细胞及抗原呈递细胞以产生 IFN－γ。前面已论述 Th1 与 Th2 反应在慢性 HBV 感染发病中的作用。

用 HBV 转基因小鼠做的试验表明，注射 IL－12 能明显下调肝内和肝外部位 HBV 的复制。在此动物模型 IL－12 抗病毒的作用是间接的，系诱导局部淋巴细胞分泌 IFN－γ，IFN－α/β 和 TNF－α，在用 IFN－α 治疗 CH－B 病人所做的试验发现，对 IFN－α 有治疗效用的病人 IL－12、IL－2 及 IFN－γ（也为 Th1 细胞因子）的水平明显高于对 IFN－α 无效的病人。最近对 IL－12 的Ⅰ期和Ⅱ期临床试验中，CH－B 病人 IL－12 0.25 和 0.5 μg/kg 体重剂量治疗 12 周后血清 HBV－DNA 明显降低。然而，IL－12 整体疗效不如 IFN－α 和 LMV。重要的是 IL－12 短期治疗最安全的副反应与用 IFN－α 治疗时所见相类似。

在 HBV 转基因小鼠试验中 IL－18 能抑制肝内 HBV 复制，其作用不是通过细胞病理过程刺激 IFN－γ 和 IFN－α/β，IL－18 能增强 IL－12 抑制 HBV 复制的作用，提示 IL－12 与 IL－18 合并应用有治疗 CH－B 的潜力。

2．树状突细胞免疫　树状突细胞作为抗原呈递细胞在病毒感染过程中刺激适应性免疫过程中起攸关的作用。因为它们能启动静息的 $CD4^+$ 和 $CD8^+$ T 细胞以产生细胞因子而影响 Th1/Th2 免疫间的平衡。作为抗原呈递细胞，树状突细胞能使内源和外源性抗原内在化，这些抗原在 MHC 类Ⅰ或Ⅱ途径加工以呈递给 T 细胞。除了其抗原呈递细胞功能外，激活的成熟的树状突细胞亦分泌许多种 Th1 型和 Th2 型细胞因子，包括 IFN－α/β、TNF－α、IL－1、IL－8 及 IL－12。

关于树状突细胞在 HBV 感染过程中如何影响 Th1 和 Th2 反应知之有限。看起来，似乎树状突细胞功能受损与 HBV 慢性化有关。关于树状突细胞免疫治疗 CH－B 的功用仍然处于“婴儿”时期，利用树状突细胞配比适当 HBV 蛋白作为治疗 CH－B 策略去克服耐受性，以及引起对 HBV 特种特异性免疫反应，这些都是需要去研究的。

总而言之，免疫调节途径如白介素 2（IL－2）、γ－干扰素、α－胸腺肽或治疗性疫苗，其疗效令人失望或结果互相矛盾。治疗性和 DNA 疫苗途径虽然在理论上吸引人，但至今仍未发展到临床试用阶段。长效干扰素——PEG－IFN－α－2b（PEG－Intron）和 PEG－IFN－α－2a（Pegasys）治疗慢性丙型肝炎有希望，能提高疗效，减少注射次数，也正在 CH－B 评价之中。这些治疗途径的开发应当会为临床医师提供更多的治疗机会。

（三）改善肝功能药

代表性药如联苯双酯、甘草甜素、水飞蓟素。联苯双酯是 20 世纪 80 年代初我国自行研制成功的新药，对慢性乙型肝炎降 ALT 作用显著，近几年来发现服用较大剂量联苯双酯和服药较长时间对 HBeAg 和 HBV－DNA 转阴亦有一定疗效，埃及等国用于丙型肝炎治疗，改善肝功能作用明显，对肝病理形态损伤亦有一定改善作用。该药副反应少，价格便宜。存在的问题是停药后反跳率较高，对乙肝病毒的疗效有待更多的临床验证。本书另有专章对联苯双酯作详细介绍。最近，本文作者等研制成功抗肝炎新药双环醇（商品名：百赛诺），对乙肝病人降转氨酶效果显著，兼有一定抗乙肝病毒效果，使部分病人 HBeAg 和 HBV－DNA 转阴，副作用少，口服方便，停药后反跳率较低，2004 年国家药品监督管理局颁发正式生产证书，已在国内广泛应用，并开始出口国外，该药已在 15 个国家和我国台湾地区获得专利保护，成为我国第一个拥有自主知识产权抗肝炎新药。本书另有专章对双环醇作详细介绍。甘草甜素和水飞蓟素有保肝作用，临床应有一定降转氨酶效果，但对乙肝病毒复制无疗效。此外，从乳猪肝脏提取肝细胞生长因子治疗肝炎有改善肝功能效果。有的单位正在采用基因工程方法研制肝细胞生长因子，可望试用于临床。

（四）中草药

据报道，不少中药复方及中草药制剂对慢性乙型肝炎有一定疗效，其中药理研究和临床应用较多的为苦参素，另有一些中药在动物模型有抗肝炎病毒作用或保肝作用，有的临床应用亦观察到对 HBeAg 转阴有一定疗效，应当加强临床多中心严格的双盲、随机、对照观察，更好的验证临床疗效。

抗肝硬化药的研发，目前尚无疗效满意、副作用少的抗肝硬化药，γ－干扰素和秋水仙碱是常用药。针对慢性肝炎演变为肝硬化，国内一些研究者报道：大黄、丹参、黄芪、鸡血藤、桃仁、红花，等等单味中药都有抗动物肝纤维化作用，有的中药复方在动物肝硬化模型和肝硬化病人亦有抗肝纤维化作用，应当加强对这些中药的现代化研究和开发，早日为病人研制出疗效好、副作用小、价廉的抗肝炎和抗肝硬化新药。从丹参分离提取的单体丹酚酸 B 溴盐正在临床进行抗肝纤维化疗效观察。

（五）临床研究

我国一些肝病学家们对慢性乙型肝炎和重型肝炎采用综合治疗在提高疗效和减少病死率方面取得了不少成绩，在评价国内外抗肝炎新药的临床疗效方面亦做了大量工作，积累了经验，培养了人才。

总的说来，治疗慢性肝炎的药物品种日益增加，但尚未取得根本性突破，今后应当加强研究。

二、今后的研究发展

（一）何处是新靶点

成熟的 HBV 颗粒是由一个核壳核心组成，外面包裹着一层插入病毒表面蛋白的脂质双层。核壳内容物乃是紧密的 3.2－kb 双螺旋 DNA 基因组，以具有遗传信息的开环 DNA 构型存在，能编码表面、核心、前核（HBeAg）等抗原，聚合酶（pol）和 X－蛋白。了解 HBV 生活的周期对确定潜在的抗病毒作用靶点至关重要。

当病毒颗粒与肝细胞表面的受体相结合时，HBV 的复制便开始了。病毒进入肝细胞后，病毒脱壳，进入细胞核，由宿主细胞机器将开环状基因组转换为共价闭合环状 DNA（ccc DNA）。进而 cccDNA 被编入病毒的微型染色质，这个关键的复制中间产物是产生各种 HBV－RNAs 包括前基因 RNA（pgRNA）所需要的转录模板，是病毒复制所需要的，也是不能有效地控制 CH－B 最主要的障碍。

图 2－1 是 HBV 生活周期中 HBV 复制的图解。早期受体介导 HBV 颗粒内吞和病毒颗粒

核转移的详细过程尚不十分清楚。在细胞内转化途径（ICP）所复制的新 HBV 又穿梭返回细胞核，转化为 cccDNA，补充病毒的微型染色质库的贮备量。图中标示前基因 RNA（pgRNA）的包装及反转录的有关步骤。成熟的 HBV 颗粒通过结构性分泌途径而输出肝细胞外。

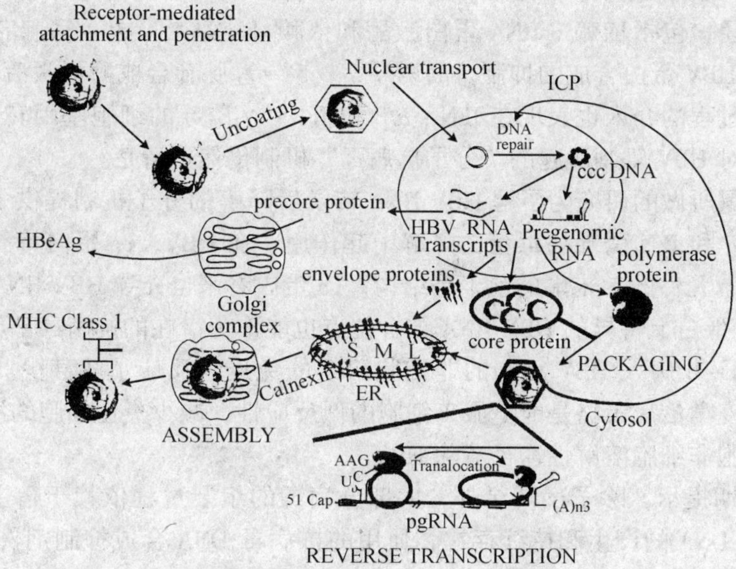

图 2-1　HBV 生活周期示意图（引自参考文献 7）

（二）宿主能干什么

因为急性或慢性 HBV 感染引起的肝病主要是免疫介导，了解 HBV 的复杂性和不同的免疫反应对免疫治疗的意义非常有用。动物模型例如 HBV 感染猩猩和 HBV 转基因小鼠对了解免疫系统在引起肝病以及在控制和（或）清除病毒中起了十分明显的里程碑作用。虽然这些动物模型有用，但仍有其不足，特别是 HBV 转基因小鼠模型便缺乏关键的 HBV 复制凭据，即没有 cccDNA 的产生和加工。

HBV 感染的过程受严格的免疫反应影响。在感染 HBV 早期，激活内在的和适应性免疫反应对清除 HBV 是很关键的。抗原呈递细胞（APC），特别是树状突细胞（dendritic cell），NK 及 NKT 细胞在刺激 $CD4^+$ 辅助 T 淋巴细胞（Th）和 $CD8^+$ 细胞毒性 T 淋巴细胞（CTL）对控制肝内 HBV 复制起着重要作用。依据其细胞因子分泌的特征的不同，Th 细胞又分为 Th1 型细胞（Th1）和 Th2 型细胞（Th2）。Th1 细胞主要产生 IL-2，会引起原发性细胞介导的免疫反应，而 Th2 细胞产生 IL-4、IL-5 和 IL-10，激发体液免疫反应以及产生抗体。当 Th1 细胞和 CTL 两者被激活会对病毒的外壳、DNA 聚合酶蛋白（pol）及核心蛋白产生一种多发性特异性反应，HBV 便能够被清除掉。如果一种免疫反应特异地激活 Th2 细胞以产生抗体很可能会导致 HBV 持续存在。因此，HBV 的持续存在似乎是由于新生儿或成年人在急性感染 HBV 过程中 T 细胞所有组分导致对 HBV 蛋白的耐受之间的矛盾所致。

通过活化 CTL 的穿孔素或依赖 Fas 途径而破坏感染 HBV 肝细胞以清除 HBV，这样一个过于简单化的定论，现在得到新的实验依据的补充。由细胞因子介导的非细胞溶解方式清除

HBV，这一新观点的出现系通过猩猩急性感染 HBV 和 HBV 转基因小鼠而获得的。研究发现细胞因子尤其是 TNF－α、IFN－γ 及 IFN－α/β 能抑制 HBV 复制而不需要杀死感染 HBV 肝细胞。在转基因小鼠诱导这些细胞因子至少能在两个途径干扰 HBV 的生活周期：HBV RNA 转录后的降解，HBV 核心蛋白翻译后丧失。通过含有 pgRNA 的核壳的免疫清除，IFN－α/β 能活化两条细胞途径，包括依赖 dsRNA 蛋白激酶和依赖 dsRNA 2′、5′－寡腺苷合成酶。诱导 PKR 似乎能导致 HBV 蛋白合成的抑制，而诱导 2′、5′－寡腺苷合成酶可激活 Rnase L 以降解 HBV RNA。细胞过程的介入也表现在 IFN－α/β 和 IFN－γ 诱导的细胞基因转录图谱的变化。然而，这些因子对 HBV 复制所起的“分子抗病毒”机制仍然不清楚。

在转基因小鼠所做的研究为了解 HBV RNA 转录后降解的分子机制提供了证据。细胞的 La 蛋白在 TNF－α 和 IFN 诱导病毒蛋白降解中起作用。在 HBV，La 蛋白特异地结合于病毒 RNA 内转录后调节元件的 5′末端的前干环结构，La 蛋白看来也介导 HBV RNA 的核运出。近来的研究支持 La 蛋白上特异的 HBV RNA 结合位点也能作为潜在的抗病毒靶点。

关于抑制 CH－B 病人 HBV 复制的非细胞溶解的免疫学反应了解甚少。从临床治疗考虑，发展一种免疫学治疗策略是能克服 T 细胞的低反应性，减少炎性细胞的浸润或肝细胞坏死，开拓从肝细胞非细胞溶解性途径清除 HBV。

HBV 生活周期提示，除了反转录外，大部分病毒的组装过程依赖于宿主细胞机制，其中最重要的乃 cccDNA 的产生和持续存在，通用的抗病毒 DNA 合成抑制剂例如核苷或/核苷酸类似物能防止或减少 cccDNA 新分子的出现，然而欲想成功地清除已有的嗜肝性病毒 cccDNA 库唯有从两个途径才能达到，或通过非细胞溶解 Th1 免疫反应，或免疫介导的细胞杀伤机制，核苷类似物治疗 CH－B 能部分地恢复特异的免疫反应性，此作用对持久地宿主介导的控制感染看来是必要的。目前正出现联合应用抗病毒和免疫调节途径以成功地治疗 CH－B 的概念。

（三）研制新型抗病毒药

从 HBV 复制过程看，HBV 复制的原始模板是 cccDNA，而目前临床上应用的各种抗肝炎病毒药如干扰素和拉米夫定只是在 cccDNA 以下的复制环节有作用，cccDNA 仍存留于肝核细胞内，病毒可以重新复制，这是现有的抗病毒药疗效不佳、停药后容易复发的主要原因。因此，研制新的抗 HBV 药及治疗方法，以消除 HBVcccDNA 作为药物作用靶位，有可能提高抗 HBV 的疗效。

（四）研制抗 HBV 的免疫治疗新药

人体清除 HBV 的机制主要是特异性细胞毒性 T 淋巴细胞（CTL）识别及破坏 HBV 感染细胞有关，故提高特异性免疫（包括细胞免疫和体液免疫）功能十分重要。因此，研制毒性 T 淋巴细胞（CTL）疫苗以及新的有效的免疫调节剂是重要的环节。另外，HBV 难以被机体清除的重要原因是由于人体对 HBV 产生免疫耐受。研制打破免疫耐受的治疗药物亦是清除 HBV 的另一项重要研究内容。肝脏慢性炎症与炎症细胞因子有关，从调控炎性细胞因子的分子机制考虑，核转录因子 NF－κB 是一个重要的调控炎症细胞因子基因表达的关键靶点。

$$\text{NF}-\kappa\text{B/i}\kappa\text{B} \xrightarrow{\text{解离}} \text{NF}-\kappa\text{B} \xrightarrow{\text{转移}} \text{核 DNA} \xrightarrow{\text{复制}} \text{cytokines（诱发炎症）}$$

寻找能抑制 NF－κB 活化的新药有可能用于慢性肝炎的治疗，这些都是研究开发抗肝炎新药值得考虑的作用靶点。

（五）加强治疗慢性肝炎药、抗肝纤维化中药的现代化研究

中医中药在治疗慢性肝炎和肝硬化方面有大量资源和良好的研究和开发前景，今后应当从临床应用和（或）动物实验有较好苗头的中药复方及单味中药中挑选出数种，组织多学科的力量进行现代化研究，从中开发出作用多靶点且疗效较好、安全、生产工艺稳定、质量可控的现代中药，推广应用。

（六）创建新的抗肝炎药研究模型，加强药理研究

现有的抗肝炎药研究模型主要是转基因小鼠、2.2.15细胞株，旱獭和鸭肝炎模型。如上所述，抗慢性肝炎新药研究欲想取得突破，需有新的作用靶标，如HBV cccDNA，提高特异性免疫，打破免疫耐受机制，抗肝炎中药的现代化研究，等等，为此，需要建立新的与上述靶标对应的模型和技术方法，否则无法进行药物筛选，新药又如何能被发现。同时要加强药理理论研究，明确药物机制和环节。

（七）加强临床综合治疗和提高GCP研究的水平

1．联合治疗方案的研究　慢性病毒性肝炎发病机制十分复杂，希望一种方法或一种药物解决其全部矛盾的可能性不大。像战争一样，用单一型号武器难以取胜，往往需要多兵种多种强有力的武器协同作战方可取胜。慢性病毒性肝炎的治疗亦如此，欲想提高临床疗效，治疗也需要采用合适的药物联合应用，例如，抗病毒药+免疫调节药，抗病毒药+抗病毒药或与其他药联合用药，研究出一套疗效较好适合国情的治疗方案。艾滋病的“鸡尾酒”疗法即是多种作用不同的药物联合应用以提高疗效。慢性病毒性肝炎的治疗也应从多靶标多环节入手，制定科学合理的治疗方案，采用合适的药物联合应用，研究出一套疗效较好的治疗方案，并研究其疗效提高的机制。

2．GCP水平的提高　GCP（good clinical practice）是一种科学的实验方法。双盲、随机、对照的设计，统一标准，严格的诊断和观察指标，规范化的验检测技术和合乎标准的检测试剂，详细的记录，是保证临床试验结果正确与否的关键。

（八）加强诊断试剂的研制、质检及管理

诊断试剂对病毒性肝炎的诊断、疗效掌握、预防工作，如筛选献血员等有着重要作用。高质量试剂的研究，试剂标准化及质控和试剂的生产和市场管理等都需要加强。目前诊断试剂存在良莠不一，造成很多的混乱，现行政部门及质量检验部门应加强标准化和规范化管理，提高诊断试剂的质量，以满足需要。

结束语

当新的治疗慢性肝炎新药正在呈现于地平线之际，有些事情例如远期疗效和病毒对药物产生耐受性仍是在病人治疗中面临的挑战，再者也还不清楚抗病毒治疗和免疫调节剂联合应用是否会改善CH-B的最终临床结局。

以上是作者针对我国治疗慢性肝炎药物的现状和今后发展问题而提出的个人看法。上述问题的最终解决需要政府加大科研投入，需要社会各界的参与，共同为解决我国肝炎的防治问题而努力。

（刘耕陶）

参 考 文 献

1. Arosemena LR, Cortes RA, Servin L, et al. Current and future treatment of chronic hepatitis B. Minerva Gastroenterol Dietol, 2005, 51 (1):77－93
2. Sprengers D, Janssen HL. Immunomodulatory therapy for chronic hepatitis B virus infection. Fundam Clin Pharmacol, 2005, 19 (1):17－26
3. Zoulim F. Antiviral therapy of chronic hepatitis B: can we clear the virus and prevent drug resistance? Antivir Chem Chemother, 2004, 15 (6):299－305
4. Lok AS. Prevention of hepatitis B virus－related hepatocellular carcinoma. Gastroenterology, 2004, 127 (5 Suppl 1):S303－309
5. Yuen MF, Lai CL. Adefovir dipivoxil in chronic hepatitis B infection. Expert Opin Pharmacother, 2004, 5 (11):2361－2367
6. Fung SK, Lok AS. Treatment of chronic hepatitis B: who to treat, what to use, and for how long? Clin Gastroenterol Hepatol, 2004, 2 (10):839－848
7. Feld J, Lee JY, Locarnini S. New Tagents and possible new therapeutic approaches in the chemotherapy of chronic hepatitis B. Hepatology, 2003, 38:545－553
8. Nakamoto Y, Kaneko S. Mechanisms of viral hepatitis induced liver injury. Curr Mol Med, 2003, 3 (6):537－544
9. Ockner RK. Apoptosis and liver discent concepts of mechanism and significance. J Gastroenterol Hepatol, 2001, 16 (3):248－260
10. Kaplowitz N. Mechanisms of liver injury. J Hepatol, 2000, 32:39－47
11. 刘耕陶，斯崇文，王勤环，等. 对我国慢性病毒性肝炎防治与研究工作的建议. 中华医学杂志，2002，82:74－76
12. Li Min, Liu Geng－Tao. Inhibition of Fas/FasL mRNA expression and TNF release in concanavalin A－induced liver injury in mice by bicyclol. World J Gastroenterol, 2004, 10 (12):1775－1779
13. Liu Geng－Tao, Li Yan, Wei Huai－Ling, et al. Toxicity of novel anti－hepatitis drug bicyclol: A preclinical study. World J Gastroenterol, 2005, 11 (5):665－671
14. 李 烨，李 燕，刘耕陶. 双环醇对实验性肝纤维化的防护作用及分子机制. 中华医学杂志，2004，84 (24):2096－2101
15. 张玲霞，曲建慧. 慢性乙型病毒性肝炎的治疗策略. 中华医学杂志，2005，85:1153－1155

第 3 章　肝细胞损伤的分子机制

关于细胞死亡过程的研究，近年来已成为生物学、医学研究的一个热点。肝细胞死亡可分为凋亡和坏死，二者在形态、发生机制以及概念上都有很大的差别。凋亡属于细胞自主的生理性死亡，主要表现为：细胞皱缩，细胞核染色质浓缩，胞核空泡状，染色质 DNA 断裂成片段，但细胞膜仍保持完整。凋亡常发生于生理环境，而坏死多由肝细胞受各种致病因素作用导致，表现为细胞肿胀，细胞膜丧失完整性，进而形成嗜酸性小体或者溶解。许多刺激可启动肝细胞的死亡，如缺血 - 再灌等引发的缺氧、活性氧代谢物、药物等毒性化合物以及乙醇、肝炎病毒等引发的 TNF 释放和自身免疫、药物诱导及病毒性肝炎等诱发的 FasL，granzyme B 等等。一些刺激启动后需要死亡受体（death receptors）及细胞内信号机制的参与，从而引发程序性细胞死亡；而另一些刺激则可能绕过死亡受体参与的级联反应或者直接嵌入级联反应的下游起作用。

一、肝细胞凋亡的过程

细胞凋亡是一种级联反应。TNF - α 或者 FasL 等配体可能引发凋亡，这些配体可与细胞表面的死亡受体结合，也可被细胞内的事件激活并插入级联反应。肝脏中细胞的凋亡发生在各种细胞类型中，包括肝实质细胞、Kupffer 细胞、内皮细胞和星状细胞等。研究表明，多种类型的肝损伤，包括暴发性肝衰竭、病毒性肝炎、肝硬化、自身免疫性肝病以及肝脏肿瘤的发病机制都和凋亡密切相关。因此，研究肝细胞的凋亡对各类肝病的治疗有重要意义。

经典的凋亡级联反应从死亡受体（death receptor）开始（图 3-1）。死亡受体包含一个位于胞质内的死亡结构域（death domaine），死亡结构域可与适应蛋白（adaptor protein）结合形成骨架结构，并可使起始或效应胱冬肽酶自我活化。当 FasL 与 Fas 结合或 TNF-α 与 TNF-R1 结合后，单个的受体分子形成三聚体使死亡受体聚集成簇。然后 Fas 与 Fas 相关的死亡受体蛋白（FADD），TNF-R1 与 TNF 受体相关的死亡受体蛋白（TRADD）结合，然后与 FADD 结合。FADD 与 procaspase 8 结合，使其活化。TRADD 也与受体相互作用蛋白（RIP）和 TNF 受体相关因子 2（TRAF2）等蛋白质结合（见下文）。这些结合可活化激酶，继而活化 NF-κB 等转录因子，从而激活相关基因的转录，结果使肝细胞对抗 TNF-α 引起的凋亡。

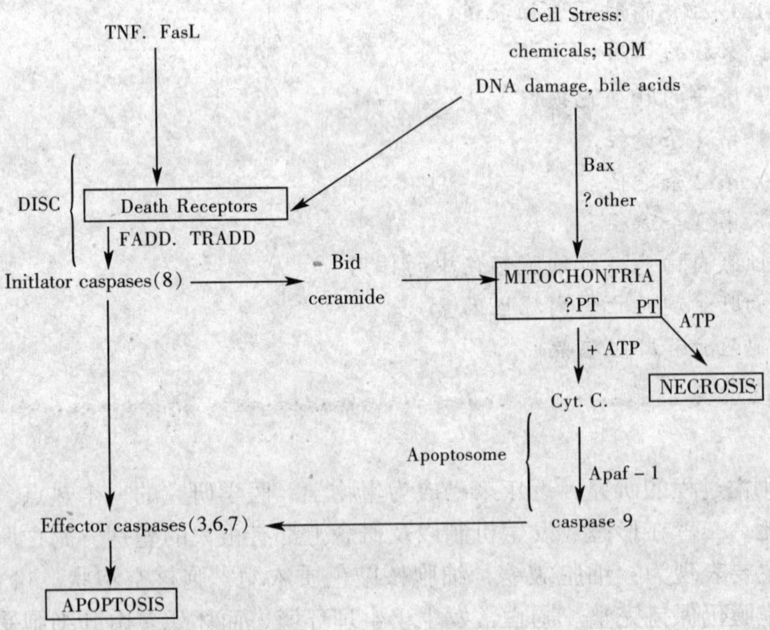

图 3-1 细胞死亡的途径

在凋亡的级联反应中，一类重要的物质就是胱冬肽酶（caspase）。这类蛋白水解酶的活性位点（active site）有还原型半胱氨酸（cys），水解位点位于底物的天冬氨酸（asp）残基后。Caspase 在细胞内以无活性的酶原形式存在，它们可被分为三组：①与细胞因子产生相关的 ICE-like caspase（如 caspase1，4，5，13）；②死亡信号或者启动 caspase，它传送死亡程序，而并无不可逆水解蛋白质的功能（如 caspase2，8，9，10）；③死亡效应或者执行 caspase，它断裂所选择的底物，这样，当细胞本身的修复系统不能发挥作用时，它就可以断裂细胞骨架或细胞核。

在不同的细胞类型中，凋亡有两条不同的信号传播途径：①启动 caspase 被激活后，产生一强的信号反应，然后直接活化效应 caspase；②当启动 caspase 活化的程度不够充分时，它需要一个放大过程，这一过程通常有线粒体的参与。起始 caspase 作用于 Bcl2 家族中某些成员（如 Bid）或者神经酰胺使之被修饰，然后该分子（Bid 或者神经酰胺）在线粒体分子上定位，改变线粒体外膜通透性，使细胞色素 C 和其他与凋亡相关的线粒体蛋白的前体如凋亡诱导因子（AIF）等由线粒体内释放出来。细胞色素 C 与胞质骨架蛋白（如 apaf - 1）和 procaspase 9 结合，这一复合物一般被称作凋亡小体（apoptosome）。在 ATP 及其水解酶存在时，细胞色素 C - apaf - 1 复合物寡聚化，使得 procaspase9（信号 caspase）自身活化，然后 caspase9 激活 caspase3（效应 caspase）。这样，来自 DISC（death - inducing signaling complex）的较弱信号通过线粒体及凋亡小体后其信号加强，促进了细胞凋亡效应相的作用。

二、线粒体与肝脏损伤

近年来关于线粒体的研究表明，线粒体在细胞死亡中起着关键的作用。线粒体功能障碍已成为肝脏损伤的一个重要机制，它在细胞凋亡以及坏死过程都起着重要的作用。下面主要叙述线粒体内发生的与肝细胞损伤密切相关的一些事件（图 3 - 2）。

（一）细胞色素 C 的释放

细胞色素 C 是线粒体释放的前凋亡（proapoptotic）因素。在细胞质，细胞色素 C 与凋亡激活因子 1（apoptotic - activating factor - 1）结合，再与 ATP（或 dATP）结合，激活 caspase9，然后激活 caspase3，caspase3 刺激凋亡的效应途径，导致 ADP - 核糖聚合酶（PARP）断裂，核小体间 DNA 水解，细胞皱缩，染色体边缘化，核小叶形成。Caspase 也参与线粒体释放细胞色素 C 的上游过程。TNF - α 和 FasL 与其受体的结合激活 caspase8。Caspase8 断裂 Bid，然后定位至线粒体，诱导细胞色素 C 的释放。

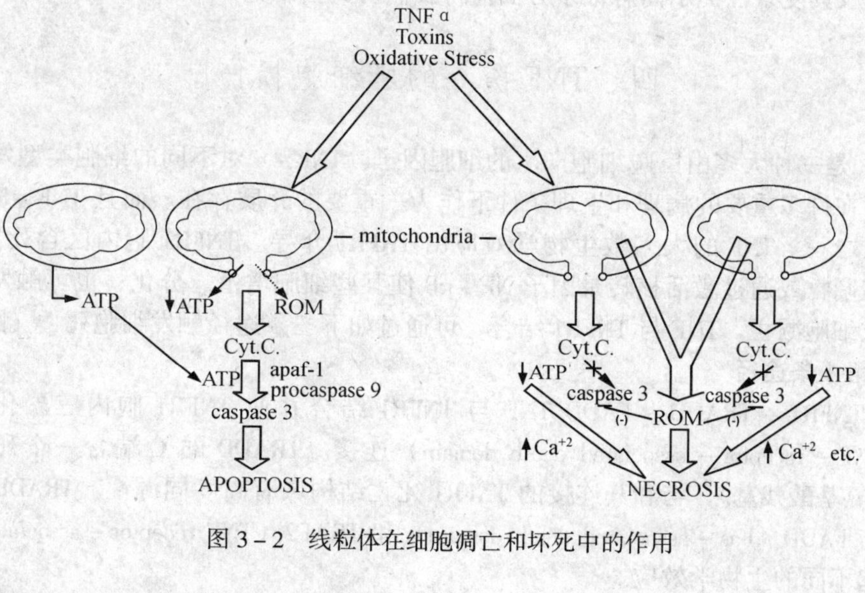

图 3 - 2　线粒体在细胞凋亡和坏死中的作用

（二）线粒体瞬时通透性孔道（MPT）

线粒体的瞬时通透性（MPT）孔道是线粒体内膜一种可由铜离子诱导的可逆性通道，它在跨膜线粒体蛋白释放至胞液的过程中起到重要作用。MPT 使得线粒体内外膜连接处一种复杂的蛋白质大通道开放，该孔道具有非特异性以及高传导性，它允许分子量小于 1 500D 的分子自由通过，以达到平衡。该孔道的传导性非常之大以至于当只有几个，甚至只有1个孔道开放时就足以使线粒体去极化，氧化磷酸化解耦联，线粒体严重肿胀，因此对细胞来说，MPT的开放可能导致致命的后果。在许多凋亡模型中，MPT与线粒体膜电位的严重破坏（collapse）以及细胞色素C的释放同时发生，提示这些事件有一定的关联。

MPT不仅在程序性细胞死亡中起重要作用，而且也是坏死性死亡的关键步骤。因此，线粒体在多种细胞死亡形式中起到关键的连接作用。细胞若发生凋亡则需要未损伤的线粒体产生足够的ATP方能维持，而MPT的快速发生将影响多数的线粒体，最终使ATP耗竭，氧化应激大量发生。所有这些都将引发细胞的凋亡，但对由于离子梯度及钙离子活化等功能的丧失造成的细胞肿胀以及溶解性坏死有促进作用。因此，广泛的MPT可使线粒体功能大量丧失，继而使细胞坏死。

三、Bcl_2 家族的作用

与死亡程序相关的另一重要成分是 Bcl_2 家族。这一家族的不同成员对凋亡或坏死可能具有促进或抑制两种不同的作用，其主要作用靶点是线粒体。Bcl_2 家族成员或存在于细胞之中，或以非活性态（inactive form）与膜结合。其中主要的抗凋亡成分都是膜结合态的，有一些可与线粒体膜结合。它们的重要功能之一就是调节MPT。Bcl_2 家族成员能形成同源或异源二聚体，不同的二聚体可能对凋亡产生不同的作用（诱导或抑制）。除了形成二聚体外，某些成分还具有离子通道的作用，这对促进或抑制线粒体的肿胀具有重要作用。这一家族之间的相互作用及其复杂性提示尚有很多方面值得我们对其去研究。

四、TNF诱导的肝细胞损伤

TNF-α是一种大多由巨噬细胞产生的细胞因子。TNF-α对不同的细胞类型发挥各不相同的作用，在许多重要的病理和生理条件下作为一重要的介质存在。而且TNF-α还是凋亡的重要介质之一。TNF的大多数生物学效应由TNFR1介导。TNFR1胞内区含死亡结构域，其引起细胞凋亡或通过激活核转录因子NF-κB使某些细胞增殖、分化；也可触发信号传导级联而导致细胞凋亡。TNF与TNFR1结合，可通过如下三条途径触发细胞死亡（图3-3）。

（一）第1条途径

TNF+TNFR1-TRADD-FADD TNF与TNFR1结合并使TNFR1胞内三聚化，后者与TRADD（TNF-receptor-associated death domain）连接。TRADD的C端含一个死亡结构域（195~305氨基酸残基），与和其连接的TNFR1死亡结构域有高度同源性。TRADD的死亡结构域又可与FADD（Fas-associated death domain）和TRAF2（TNF receptor-associated factor 2）连接，引起不同的生物学效应。

（二）第2条途径

TNF+TNFR1-TRADD-RIP TNF和TNFR1结合，通过TRADD聚集RIP（receptor-interacting protein）。RIP是一个蛋白激酶分子，含671个氨基酸，分子量76 000。N端含一个激酶区，C端含一个死亡区。其死亡区优先与TRADD死亡区结合并与TNFR1发生较弱的连接。

下一个含有死亡区的接续分子是 TRAIDD（RIP - associated Ich/CED - 3 homologous protein with a death domain），其死亡区与 RIP 连接，并使 caspase - 2（Ich - 1）聚集于 RIP，进一步引起细胞凋亡。RIP 除与 RADD 连接传导凋亡信号外，其 1 ~ 300 和 300 ~ 558 两个氨基酸残基区也能与 TRAF2 发生连接，激活 NF - κB 而产生抑制细胞凋亡的作用。

（三）第 3 条途径

以脂质神经酰胺 ceramide，CM 作为第二信使的途径 TNF 诱导细胞凋亡的另一条途径是鞘磷脂酶（sphingomyelinase，SMase），其产生的 CM 作为死亡信号级联中重要的信号物质，可引起细胞凋亡和 NF - κB 激活，同时，神经酰胺可直接与线粒体内细胞色素 C 结合，释放出线粒体；它也可通过促进氧化应激而作用。神经酰胺也可活化蛋白磷酸化酶，进而影响 Bcl_2 家族成员的磷酸化过程。CM 有调节蛋白磷酸化、激活蛋白激酶、影响 c - myc 原癌基因表达、激活 NF - κB 和 PLA2 以及使前列腺素释放等作用。

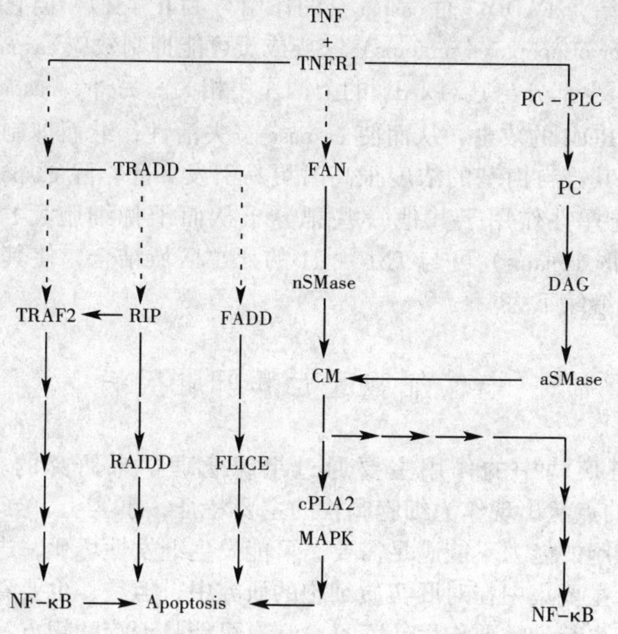

图 3 - 3　TNF 启动细胞凋亡示意图

五、活性氧自由基在肝细胞损伤中的作用

活性氧自由基（reactive oxygen metabolites，ROM）与许多类型的肝脏疾病的发病机制相关，如药物诱导的肝脏损伤通常是由于活性代谢物的生成，这些代谢物可能通过直接或免疫机制导致坏死或凋亡。当肝细胞暴露于过量的 ROM 时将发生氧化应激，影响细胞的多种功能。它可通过活化转录因子（如 NF - κB）而改变相关基因的表达，使得细胞因子，化学因子，粘附分子，FasL，生存基因（survival genes）等表达量改变，而线粒体内产生的脂质过氧化物则能诱导线粒体 PT 开放，导致致命后果。蛋白质的氧化（如 C = O 羰基的生成）以

及 DNA 的氧化也是氧化应激的化学结果。除此之外，氧化应激还与一些退行性疾病相关（如衰老）。氧化应激造成的细胞死亡在 ROM 较低浓度下就可能发生，此时细胞主要发生凋亡，在凋亡过程中，氧化应激通常是线粒体中细胞色素 C 的耗竭，PT（解耦联作用）或 GSH 的大量耗竭等的继发反应；而当细胞暴露于较高浓度的 ROM 时，则可能以坏死形式死亡，即所谓的"中子炸弹"（neuron bomb）作用。临床上氧化应激在肝脏疾病中的重要后果主要是改变了基因表达，继而触发炎症，肝纤维化或癌变，或启动、加速凋亡。

六、影响肝细胞死亡的内源性因素

机体内一些成分可能通过竞争性结合或者抑制等作用于肝细胞死亡的级联反应。例如，FLIPs（FADD－like ICE inhibitory proteins）与 procaspase8 的结构十分相似，但无催化区域，它与 procaspase8 竞争性结合 FADD。而 caspase9 的作用与 FLIP 类似，但它在凋亡小体的水平发挥作用。IAP（inhibitor of apoptosis proteins）家族成员可能抑制效应 caspase（如 caspase3 和 7）。NF－κB 抗凋亡作用至少部分与其对 IAP_S 的上调作用相关。另外，caspase 中起关键作用的巯基还可能受到 NO 或 ROM 的攻击，从而使 caspase 丧失活性，继而抑制凋亡，但这种攻击可能同时导致坏死，尤其当自由基的浓度很高时更易引发坏死。除 caspase 类水解酶外，机体内的一些成分也可选择性作用于其他一些靶分子从而干扰细胞死亡的级联反应。例如，SODD（silencer of death domains）可与 TNF－R1 的死亡区域结合，使其不能与 TRADD 结合，使这一级联反应不能继续下去。

七、细胞死亡和肝脏疾病

凋亡在临床肝脏疾病中的作用主要通过组织病理学来研究的。一般将康西尔曼体（councilman bodies）的点状出现作为细胞凋亡的主要特征，事实上，当大量的带状凋亡发生时，机体清除死亡细胞的能力不能满足需要，可能发生继发性坏死，进而难以区分两种死亡形式。实验室及临床主要集中在对肝实质细胞的研究中，但是，也要看到非实质细胞的损伤和死亡在肝病发生中也起到重要作用，而且，它有可能是治疗的靶点。例如，窦状内皮细胞的选择性损伤对 FasL 诱导的暴发性肝损伤的发病有重要的作用。另一方面，窦状内皮细胞可表达 FasL，它可使肝脏在一定程度上保护免疫细胞对其的损伤。因此，我们可通过选择性上调内皮细胞中 FasL 的表达而用于免疫介导的肝损伤的治疗。而星状细胞的活化与凋亡相关，促进这一过程可能对抑制肝纤维化很有用处。

展望

综上所述，肝细胞的损伤是一种由多因素介导的复杂的生物学过程，损伤的结果是肝细胞可能发生凋亡或坏死。近年来关于肝细胞死亡机制的研究将对肝脏疾病的预防和治疗起到重要的作用，其中关于一些重要的作用靶点如死亡受体、死亡信号机制以及线粒体瞬时通透性孔道等的研究将在探讨肝实质细胞及非实质细胞死亡的抑制和活化过程起到重要的作用，对探索更好的治疗肝病的方法有很重要的临床意义。

我们研发的治肝炎新药双环醇对因免疫所激发起的信号传导因子 Fas/FasL 的表达有下调

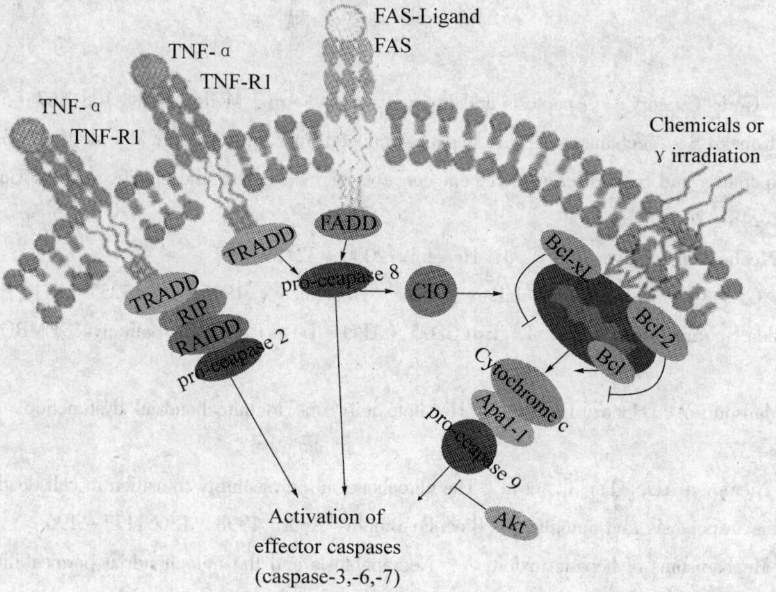

图 3－4

作用，从而明显抑制肝细胞凋亡，故是一种作用机制新颖、有别于其他治肝炎药。也许是一种巧合，美国医学杂志（Am J Med，2000，108:567－574）有一篇综述正好谈到了肝细胞凋亡与肝病的关系及肝病药物治疗策略这个问题，今摘录几段原文如下：

1，Viral hepatitis：There is accumulating evidence that apoptosis of liver cells plays a significant role in the pathogenesis of viral hepatitis.

2，Hepatitis B virus（HBV）and hepatitis C virus（HCV）are the major causative agents of chronic liver disease. Viruses appear to sensitize hepatocytes to apoptosis and also to inhibit apoptosis depending on the model and viral protein studied. On the other hand，dysregulation of apoptotic processes protects malignant hepatocytes from cellular suicide. Specific induction of apoptosis might therefore be a new option for the prevention and treatment of HCC. A reduction of apoptosis should therefore be beneficial in these diseases and the goal for future drug development.

3，Treatment strategies to moderate apoptosis are therefore desirable to inhibit apoptosis in liver injury and selectively induce apoptosis in malignant liver tumors. Apoptosis is not only important in the pathophysiology of human liver diseases；it is also on the edge of entering clinical practice by providing new treatment opportunities.

上述摘录对了解肝细胞凋亡与肝病的关系及肝病药物治疗策略颇有新意，应予重视。

（赵冬梅　刘耕陶）

参 考 文 献

1. Rust Christian, Gores Gregory J. Apoptosis and Liver Diseases. Am J Med, 2000, 108:567 - 574

2. Nakamoto Y, Kaneko S. Mechanisms of viral hepatitis induced liver injury. Curr Mol Med, 2003, 3 (6):537 - 544

3. Ockner RK. Apoptosis and liver diseases: Recent concepts of mechanism and significance. J Gastroenterol Hepatol, 2001, 16 (3):248 - 260

4. Kaplowitz N. Mechanisms of liver injury. J. Hepatol, 2000, 32:39 - 47

5. Patel T, Gores GJ. Apoptosis and hepatobiliary disease. Hepatology, 1995, 21:1725 - 1741

6. Scaffidi C, Fulda S, Srinivasan A, et al. Two CD95 (APO - 1/Fas) signaling pathways. EMBO J, 1998, 17:1675 - 1687

4. Pessayre D, Mansouri A, Haouzi D, et al. Hepatotoxicity due to mitochondrial dysfunction. Cell Biol. Toxicol, 1999, 15:367 - 373

5. Lemasters JJ, Nieminen AL, Qian T, et al. The mitochondrial permeability transition in cell death: a common mechanism in ncerosis, apoptosis and autophagy. Biochim Biophys Acta, 1998, 1366:177 - 196

6. Lemasters JJ. Mechanisums of hepatic toxicity V. Necrapoptosis and the mitochondrial permeability transition: shared pathways to necrosis and apoptosis. Am J Physiol, 1999, 276:G1 - G6

7. Susin SA, Zamzami N, Kroemer G. Mitochondria as regulators of apoptosis: doubt no more. Biochim Biophys Acta, 1998, 1336:151 - 165

8. Adams JM, Cory S. The Bcl - 2 protein family: arbiters of cell survival. Science, 1998, 281:1322 - 1326

9. Desagher S, Osen - Sand A, Nichols A, et al. Bid - induced conformational change of Bax is responsible for mitochondrial cytochrome c release during apoptosis. J Cell Biol, 1999, 144:891 - 901

10. Bradham CA, Plumpe J, Manns MP, et al. Mechanisms of hepatic toxicity I. TNF - induced liver injury. Am J Physiol, 1998, 275:G387 - G392

11. Nagata S. Apoptosis by death factor. Cell, 1997, 88:355 - 365

12. Vandenabeele P, Declercq W, Beyaert R, et al. Two tumor necrosis factor receptors: structure and function. Trends Cell Biol, 1995, 5:392 - 399

13. Park A, Baichwal VR. Systematic mutational analysis of the death domain of the tumor necrosis factor receptor 1 - associated protein TRADD. J Biol Chem, 1996, 271:9858 - 9862

14. Hsu H, Huang J, Shu HB, Baichwal V et al. TNF - dependent recruitment of the protein kinase RIP to the TNF receptor - 1 signaling complex. Immunity, 1996, 4:387 - 396

15. Stanger BZ, Leder P, Lee TH, et al. RIP: a novel protein containing a death domain that interacts with Fas/APOL (CD95) in yeast and causes cell death. Cell, 1995, 81:513 - 523

16. Schutze S, MachleidtT, Kronke M. The role of diacyoglycerol and ceramide in tumor necrosis factor and interleukin - 1 signal transduction. J Leuk Bio, 1994, 56:533 - 541

17. Liang WJ, Zhang WD. Signal transduction of tumor necrosis factor induced cell apoptosis. World Chin J Digestol (in Chinese), 2000, 8:329 - 331

18. Kaplowitz N, Tsukamoto H. Oxidative stress and liver disease. Prog Liver Dis, 1996, XIV:131 - 159

19. van den Dobbelsteen DJ, Nobel CS, Schlegel J, et al. Rapid and specific efflux of reduced glutathione during apoptosis induced by anti - Fas/APO - 1 antibody. J Biol Chem, 1996, 271:15420 - 15427

20. Seol DW, Billiar TR. A caspase - 9 variant missing the catalytic site is an endogenous inhibitor of apoptosis. J Biol

Chem，1999，274:2072－2076

21．Wang CY，Mayo MW，Korneluk RG，et al．NF－κB antiapoptosis：Induction of TRAF1 and TRAF2 and C－IAP1 and c－IAP2 to suppress caspase－8 activation．Science，1998，281:1680－1683

22．Li F，Biliar TR．Nitric oxide．Ⅳ．Determinants of nitric oxide protection and toxicity in liver．Am J Physiol，1999，276:G1069－G1073

23．Jiang Y，Woronicz JD，Goeddel DV．Prevention of constitutive TNF receptor 1 signaling by silencer of death domains．Science，1999，283:543－546

24．Liu GT，Zhang CZ，Li Y，et al．Clinical and pharmacological study of Bicyclol a potential anti－chronic viral hepatitis drug．Chin Med Sci J，1999，14（Suppl）:51－53

第 4 章 病毒性肝炎发病的免疫学机制

病毒感染导致的肝病是危害人类健康的一类重要疾病。世界人口的 5%，大约 3 亿是 HBV 携带者。在我国，乙型肝炎已经成为危害人民健康的一种常见疾病。全世界丙型肝炎感染者已经达到 1.7 亿。免疫反应在病毒导致的肝损伤和自身免疫性肝炎的发病机制中起着重要的作用。病毒感染的结果是机体的免疫反应和病毒因子之间平衡的结果。这种免疫反应在大多数情况下是清除病毒。这时的免疫反应是剧烈的，持续的和特异性的。有的病人会发展成为自我限制性肝炎而后清除病毒疾病痊愈。但是，有的病毒感染者，则存在着无效的免疫反应，这种无效的免疫反应不仅不能清除病毒，相反导致肝细胞的持续损伤。本章想要讨论的就是这种无效免疫反应导致肝损伤发生的发病机制。肝损伤的免疫学机制涉及到多种细胞的激活，其中包括淋巴细胞、单核吞噬细胞（Kupffer 细胞）、肝脏内皮细胞、肝实质细胞和星状细胞。其中淋巴细胞的激活是病毒导致的免疫肝损伤的起始步骤。激活的淋巴细胞通过死亡配体和受体的结合诱导肝细胞的凋亡。淋巴细胞及淋巴细胞产生的细胞因子进一步激活吞噬细胞，通过一系列细胞内信号转导机制，导致多种炎症细胞因子的释放，导致细胞死亡级联反应，介导肝损伤。对肝细胞免疫损伤机制的探讨为研制防治肝病的药物提供了新的思路。无效的免疫反应并不能清除病毒，相反造成肝细胞的损伤。

一、细胞免疫反应在肝炎的发病中起重要作用

在乙型肝炎的发病机制中，乙肝病毒并不能够直接造成肝细胞病变。免疫介导的损伤则是乙型肝炎发病的主要机制。而在丙型肝炎的发病机制中，尽管丙肝病毒可以造成肝损伤，但是免疫介导的损伤在丙型肝炎发病机制中仍然起着重要作用。$CD8^+$ 细胞毒 T 淋巴细胞（CTL）和 $CD4^+$ T 辅助细胞通过识别主要组织相容复合物（MHC）－抗原结合物而被激活，导致一系列的免疫反应（图 4－1）。

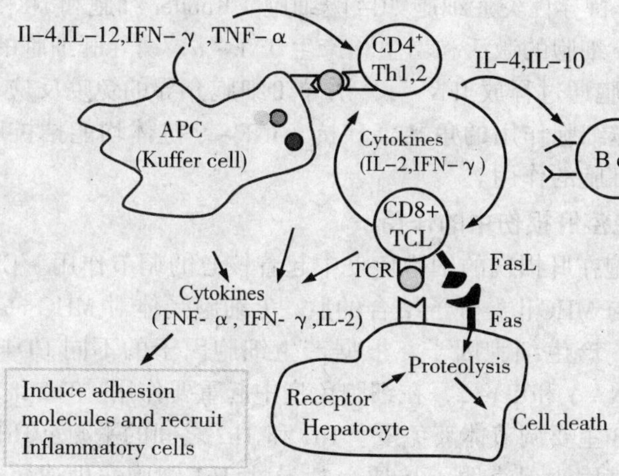

图 4-1　细胞、细胞因子与病毒性肝炎

（一）CTL 在肝炎发病中的作用

尽管已经证明 CTL 在由病毒感染到恢复的过程中起重要作用，但在病毒持续感染者中这种病毒特异性细胞免疫在介导组织损伤中仍然起着重要作用，一些动物模型也证明了 CTL 在病毒感染发病过程中的作用。尽管在病毒性肝炎中特异性免疫反应在外周并不是很剧烈，但在肝内却是剧烈而持续的。组织学研究表明肝炎存在着显著的肝细胞肿胀和坏死，伴有单核细胞浸润，在门脉管和肝小叶富 $CD8^+$ T 细胞。Koziel 等观察到在肝炎病人的肝实质存在 CTL 的浸润，并且将其克隆。Moriyama 等将 $CD8^+$ HLA class I 限制的 HBsAg 特异 CTL 转移到表达 HBsAg 的转基因小鼠，会诱导肝病的发生，类似急性病毒性肝炎。这种 CTL 介导的损伤是多步骤的，这种坏死性炎症的严重程度与 CTL 给予的途径、IFN-γ 的产生、肝内 HBsAg 阳性的肝细胞的数量和每个细胞 HBsAg 的量有关。

CTL 介导的肝细胞损伤主要通过诱导感染细胞的凋亡。在活检的慢性肝炎病人肝脏标本中可见凋亡的肝细胞存在。CTL 裂解靶细胞通过两个不同的途径：①是由 Fas/FasL 介导的凋亡；②是穿孔素介导的 DNA 片段化。Fas 系统被认为是在 CTL 介导的细胞溶解中起主要作用的一条途径。Fas 是Ⅰ型膜蛋白，属于肿瘤坏死因子受体家族，在很多器官都有表达，包括胸腺、肝脏、心脏和肾脏。肝脏中的肝细胞、Kupffer 细胞、内皮细胞均表达 Fas。FasL 是Ⅱ型膜蛋白，也属于肿瘤坏死因子受体家族，它首先在激活的 T 细胞和自然杀伤（NK）细胞表达。膜结合的 FasL 可被基质金属蛋白酶切割，释放 FasL 的 26KD 的细胞外结构域的可溶性形式。可溶性形式的 FasL 几乎不具有促凋亡活性，是膜结合型 FasL 细胞毒作用的抑制剂。Fas/FasL 介导的凋亡在调节免疫系统和组织内环境稳定中起关键作用。病毒性肝炎患者存在高表达的 FasL mRNA，并且它的表达强度与组织学和血清转氨酶水平相关。免疫组化检测表明，Fas 抗原阳性者肝炎发病的程度比 Fas 抗原阴性者要剧烈，Fas 介导的凋亡是病毒感染的肝组织坏死的一条重要途径。穿孔素是孔样分子，类似于补体 9，存在于 CTL 和 NK 细胞，当 CTL 粘附到靶细胞时，分泌穿孔素、颗粒酶 B 和丝氨酸蛋白酶，诱导靶细胞的凋亡。

CTL 还可以动员抗原非特异性炎症细胞如巨噬细胞、Kupffer 细胞和 NK 细胞，导致局部坏死性炎症的发生。Kupffer 细胞的激活和增生，产生 TNF－α，诱导肝细胞的凋亡。NK 细胞在肝脏中分布丰富，NK 细胞通过释放 IFN－γ，诱导 T 细胞介导的免疫反应，诱导感染细胞的凋亡。注射具有中和巨噬细胞作用的角叉菜和抗－INF－γ 抗体均能拮抗肝细胞的凋亡就很好证明了 Kupffer 和 NK 细胞的作用。

（二）$CD4^+$ T 细胞在免疫肝损伤中的作用

$CD4^+$ T 辅助（Th）细胞在肝损伤的细胞免疫中起着核心的调节作用。$CD4^+$ Th 细胞能够识别巨噬细胞和 B 细胞上与 MHCⅡ类分子结合的肽，T 细胞受体对 MHC classⅡ－肽复合物的识别导致 T 细胞的激活，产生细胞因子。根据产生细胞因子的不同 $CD4^+$ Th 分为 Th1 和 Th2。Th1 细胞主要产生 IFN－γ 和 IL－2，在细胞免疫中起重要作用。Th2 细胞主要产生 IL－4、IL－5、IL－10 和 IL－13 主要调节体液免疫。Th1 和 Th2 之间的平衡（Th1/Th2）影响各种免疫疾病的结局。HBV 转基因小鼠表明了抗原－特异性 Th1 细胞病理遗传学效应功能和它在肝损伤中的作用。

Nishimura 等研究了抗原特异性 Th1 细胞在肝损伤中的作用。结果表明，Th1 细胞通过下列一系列过程诱导肝损伤：抗原特异性 Th1 细胞进入肝脏，识别由肝非实质细胞加工呈递的抗原，Th1 细胞的刺激导致炎症因子的释放，Th1 细胞自身或释放的 Th1 型细胞因子激活的巨噬细胞通过 Fas/FasL 非依赖的方式诱导肝损伤，分泌细胞因子动员炎症细胞扩大肝损伤，分泌高浓度的 IFN－γ 和 TNF－α 导致细胞因子诱导的肝细胞死亡。

CTL 和 $CD4^+$ Th 细胞一方面通过与靶细胞接触，诱导感染细胞的凋亡，但是感染的肝细胞在数量上远远超过 CTL 和 $CD4^+$ Th 细胞，并且肝的组织体系限制了 CTL 的随便进入。细胞因子成为扩大肝损伤的一个重要因素。

二、细胞因子在肝脏损伤中的作用

在急性自限性肝炎，细胞因子在控制病毒和机体的康复中起着重要作用，但在暴发性肝炎和慢性肝炎中，细胞因子作为一种效应分子是肝脏损伤的一个重要因素。

TNF－α 基因存在于人白细胞抗原（HLA）区域的第 6 号染色体，它的启动子区含有核因子－κB（NF－κB）和激活蛋白－1（AP－1）的结合位点。TNF 最初合成的是 26kD 的膜结合型，经蛋白裂解后形成活性形式的 17kD 的未糖基化的多肽。TNF－α 主要由激活的单核吞噬细胞（Kupffer 细胞）产生，TNF－α 与其受体结合（其中 TNFR1 介导 TNF 的细胞毒作用），受体分子三聚化，导致死亡结构域的聚集，启始 caspase 和效应 caspase 的激活，最终导致细胞的凋亡或死亡。动物模型和体外细胞实验都表明，TNF 诱导细胞损伤需要基因转录的抑制。TNF－α 的产生将抗原特异性 T 细胞的损伤扩大到周围非感染细胞。TNF 还可以激活 Kupffer 细胞和中性粒细胞，导致显著的肝坏死。TNF－α 可以刺激巨噬细胞产生转化生长因子－β（TGF－β）。这种细胞因子激活星状细胞（stellate cell）增加细胞外基质蛋白的产生，导致肝纤维化。不仅在病毒性肝炎，在传统的肝毒性药物如四氯化碳、对乙酰氨基酚和乙醇引起的肝损伤中 TNF 也都起着重要作用。

CTL 和 Th 识别和结合抗原呈递细胞后会释放 IFN－γ，NK 细胞也产生 IFN－γ。IFN－γ可以激活巨噬细胞，增加肝细胞对 TNF－α 介导肝损伤的敏感性。还调节其他细胞因子的释放。如可以增加 TNF－αmRNA 的稳定性，增加脂多糖（LPS）诱导的 TNF－α 的产生。IFN－γ 诱导肝细胞，血窦内皮细胞和巨噬细胞产生化学趋化因子，动员炎症 T 细胞，中性粒细胞和 NK 细胞的浸润。而化学趋化因子则直接导致炎症细胞移动到肝脏。化学趋化因子是 8～12kD 的分泌蛋白，可激活淋巴细胞整合素，从而与其他细胞结合，而细胞外机制促进了这些细胞在肝组织的驻留。

IL－18 是一种致炎症因子，可诱导 IFN－γ，激活 NF－κB，上调 FasL 表达，CC 和 CXC 等化学趋化因子的产生。CTL 也产生粒细胞巨噬细胞集落刺激因子（GM－CSF）和 IL－8，这些炎症因子可以动员炎症细胞。在慢性病毒性感染中，持续的炎症反应也可以激活肝纤维化过程。

Th2 细胞因子如 IL－4 和 IL－10 通过抑制 Th1 反应来调节肝损伤。IL－10 可降低致炎症因子如 IFN－γ、TNF－α 和 IL－2 的表达，上调细胞因子抑制剂 TNF－R 的表达。IL－10 可下调 Ⅰ 型胶原的表达，表现出抗肝纤维化作用。

三、粘附分子在 HBV 免疫发病机制中的作用

动员炎症细胞在炎症的发生过程中起重要作用。在炎症反应过程中，细胞离开血液循环，迁移到炎症部位。这一过程首先需要结合血管内皮并且从血管内皮逸出，通过相应的配体和受体结合到靶细胞。炎症细胞的动员有多种细胞因子参与。

$CD4^+$ 和 $CD8^+$ 细胞与 APC 或靶细胞（肝细胞）的相互作用一方面需要 T 细胞受体（TCR）与抗原－MHC 复合物的结合，同时需要发生粘附分子与其受体的结合。细胞间粘附分子－1（ICAM－1）便是成熟的 T 细胞表面表达的粘附分子 LFA 的受体。T 细胞的激活需要 MHC 分子和 ICAM－1 的共表达。ICAM－1 是一种细胞表面糖蛋白，是免疫球蛋白超家族中的一员，它是白细胞功能相关抗原（LFA）－1（$\alpha L\beta_2$）和 Mac－1（$\alpha M\beta_2$）整合素的受体。血管细胞粘附分子－1（VCAM－1）也属于免疫球蛋白超家族的成员。在正常的肝脏内皮细胞和 Kupffer 细胞低表达 ICAM－1，胆管上皮细胞和血窦内皮细胞低表达 VCAM－1，肝实质细胞不表达 ICAM－1 和 VCAM－1。在炎症过程中内皮细胞、Kupffer 细胞、肝实质细胞和星状细胞均显著上调 ICAM－1 的表达。在 HBV 感染的肝细胞表面就存在高表达的 ICAM－1。在慢性病毒性肝炎，VCAM－1 在肝脏血窦内皮细胞高表达，在肝实质细胞则不表达。炎症因子如 TNF－α，IL－1α/β 和 IFN－γ 可诱导 ICAM－1 和 VCAM－1 的表达，这种可诱导的粘附分子的启动子区含有一个或多个 NF－κB 的结合位点，炎症因子对粘附分子的诱导与它们激活 NF－κB 相关。对人脐静脉内皮细胞培养实验表明，IFN－γ 可显著诱导 ICAM－1 和 MHC－class I 分子的表达。TNF－α 显著增加 ICAM－1 和适度增加内皮细胞白细胞粘附分子－1（ELAM－1）和 MHC－class I 分子的表达。IFN－γ 和 TNF－α 的共同作用增加了细胞表面粘附分子的表达，从而延伸和扩大了整个炎症反应．另外，HBV 的 pX 蛋白可直接调节 ICAM－1 表达，而且是 IFN－γ 非依赖性的。抑制粘附分子的上调是阻止肝炎发生的一条有效途径。

四、一种T细胞依赖的免疫性肝损伤动物模型

微生物毒素（例如细菌超抗原、葡萄球菌肠毒素SEB），某些药物，T细胞激活抗-CD3单克隆抗体，或者T细胞丝裂原例如concanavalin A（Con A），通过造成免疫抑制或者造成免疫激活而诱导肝损伤。这些物质在体内外均会激起很强的细胞因子的释放。以这些物质造成的实验性肝损伤模型，类似于自身免疫性肝炎、病毒性肝炎或者肝移植排斥的急性发作阶段（表4-1）。

表4-1 依赖T细胞的实验性肝损伤的免疫毒理学

Stimulators of the immune system （Concanavalin A，SEB，LPS，α CD3-mAb）	Autoimmune hepatitis	Viral hepatitis	Liver transplantation
↓ Effector cell activation （T cells，Mφ） ↓ Production of cytotoxic mediators （TNF，IFN-r） ↓ Target cell death （Hepatocyte apoptosis and necrosis） ↓ Acute liver failure	↓ T cell activation，T cell infiltrates ↓ Cytokines（TNF，IFN-r）FasL/Fas ↓ Hepatocyte apoptosis "Councilman bodies" Hepatocyte necrosis ↓ Liver injury		

Con A是一种植物凝集素，静脉注射Con A会导致肝脏的特异性损害。给动物注射Con A后会导致转氨酶升高，肝细胞核DNA碎片的生成，电泳检测可见DNA-梯状条带，组织化学检测可见凋亡小体的形成和$CD4^+$、$CD8^+$ T细胞浸润。

淋巴细胞在Con A诱导的肝损伤中起着重要的作用。缺乏免疫竞争的T细胞的小鼠，如严重的免疫缺陷综合征的（SCID）的小鼠和无胸腺裸鼠，均抵抗Con A诱导的肝损伤。将激活的淋巴细胞转入裸鼠会诱导裸鼠对Con A的敏感性。淋巴细胞是Con A最初的靶细胞，而肝细胞则是细胞因子诱导肝损伤的最终的靶细胞。TNF在Con A诱导的肝损伤中起重要作用，因为抗-TNF和TNF-/-小鼠可抑制肝损伤的发生。TNF主要由激活的巨噬细胞产生。Gantner等以体外实验观察了影响细胞因子TNF释放的细胞因素。TNF的释放需要淋巴细胞和肝细胞的同时存在。Kupffer细胞是肝内TNF产生的直接细胞，但是单独的Kupffer细胞经Con A刺激并不能释放TNF。而经Con A激活的淋巴细胞与肝非实质细胞共同孵育则能增强TNF的释放。淋巴细胞的来源可以是胸腺细胞、脾淋巴细胞或淋巴结细胞。而来源于裸鼠的淋巴结细胞不能增加Con A引起的TNF释放。这表明T细胞的激活是整个激活级联的开端。

Con A注射引起多种细胞因子的上调。除了TNF外，还有IL-2、IL-1、IL-6、IFN-γ

和 IL－18 等。一些因子参与肝损伤，另一些因子则抑制肝损伤。TNF 与其受体结合，启动凋亡的级连反应。注射 TNF 给予小鼠引起的肝损伤需要转录的抑制，否则不能引起 DNA 片段化。IFN－γ 在 Con A 诱导的肝损伤中起重要作用，起中和作用的抗小鼠 IFN－γ 抗体能完全保护 Con A 诱导的肝损伤，但不影响 TNF 的释放。IL－18 是一种重要的致炎症因子，主要由激活的单核巨噬细胞和 Kupffer 细胞产生，它能诱导外周血单核细胞和脾细胞产生 IFN－γ，具有诱导 TNF－α、IL－2、IL－1β、CXC 和 CC 化学趋化因子的作用，激活 NF－κB 和增强 Th1 细胞表达 FasL。它的这些活性是由于动员 IL－1 受体激活激酶（IRAK）导致 NF－κB 的易位。另外，基因敲除实验表明 Fas/FasL 和穿孔素或颗粒酶也是 Con A 诱导肝细胞凋亡的主要途径。Con A 注射还可以诱导粘附分子 ICAM－1、VCAM－1 和 E－选择素的表达。

一些细胞因子通过下调具损伤作用的细胞因子来缓解炎症症状。例如，IL－6 和 IL－10 可下调 IFN－γ 的产生，抑制 IL－1 和 TNF，在 Con A 诱导的肝损伤中起着保护作用。

五、免疫损伤和抗肝炎新药的研究

综上所述，免疫学机制在肝损伤中起着重要的作用。从发病机制的角度对肝病的免疫学机制所进行的探讨，对于肝炎的预防和治疗策略具有重要的参考意义。减少炎症因子的释放，抑制粘附分子的表达和抑制死亡受体的上调等多个靶点为肝病的治疗提供了理论依据。刘耕陶等通过十余年的努力，研制成功新一代抗肝炎药物双环醇。该药在动物实验表现了很好的保肝作用。临床试验表明，双环醇对慢性乙型肝炎病人降低血清转氨酶效果显著，对乙肝病毒标志如 HBeAg 和 HBV－DNA 由阳转阴亦有一定的疗效。对 Con A 诱导的小鼠肝损伤，保护作用尤为明显。本文的作者和赵冬梅应用该模型，进一步研究了双环醇抗肝炎的免疫学机制，证明双环醇对小鼠因注射 Con A 所导致的肝损伤除降低转氨酶和减轻肝组织损伤外，尚能明显抑制肝细胞的凋亡，抑制血清 TNF－α 的释放，下调肝组织 IFN－γ、Fas 和 FasL mRNA 的表达。这些作用反映了该药抗肝损伤作用的机制有免疫学因素的介入。Rust 等认为，肝细胞凋亡不仅在肝炎的发病机制中有重要意义，而且在肝癌的治疗中具有重要意义。在肝脏受损时抑制肝细胞凋亡，在肝脏有肿瘤时选择性的诱导肝癌细胞凋亡，将是治疗肝病的一种新策略。由此看来，双环醇是一种作用机制新颖的抗肝炎新药。

展望

从研究策略考虑，今后抗肝炎新药的研究，除继续寻找抗肝炎病毒药外，如何调节肝炎患者的免疫学机制障碍，特别是如何调控 CTL，将是一个不可忽视的研究方向。

（李　敏　刘耕陶）

参 考 文 献

1. Powell EE, Edwards Smith CJ, Hay JL, et al. Host genetic factors influence disease progression in chronic hepatitis C. Hepatology, 2000, 31 (4):435－441
2. Koziel MJ. Cytokines in viral hepatitis. Semin Liver Dis, 1999, 19 (2):157－169
3. Moriyama T, Guilhot S, Klopchin K. Immunobiology and pathogenesis of hepatocellular injury in hepatitis B virus

transgenic mice. Science, 1990, 248 (4953):361 – 4
5. Kagi D, Vignaux F, Ledermann B, et al. Fas and perforin pathways as major mechanisms of T cell – mediated cytotoxicity. Science, 1994, 265 (5171):528 – 530
6. Tagashira M, Yamamoto K, Fujio K et al. Expression of perforin and Fas ligand mRNA in the liver of viral hepatitis. J Clin Immunol, 2000, 20 (5):347 – 353
7. Schümann J, Wolf D, Pahl A, et al. Importance of Kupffer cells for T – cell – dependent liver injury in mice. Am J Pathol, 2000, 157 (5):1671 – 1683
8. Liu ZX, Govindarajan S, Okamoto S, et al. NK cells cause liver injury and facilitate the Induction of T cell – mediated immunity to a viral liver infection. J Immunol, 2000, 164 (12):6480 – 6486
9. Franco A, Guidotti LG, Hobbs MV, et al. Pathogenetic effector function of CD4 – positive T helper 1 cells in hepatitis B virus transgenic mice. J Immunol, 1997, 159 (4):2001 – 2008
10. Nishimura T, Ohta A. A critical role for antigen – specific Th1 cells in acute liver injury in mice. J Immunol, 1999, 162 (11):6503 – 6509
11. Vassalli P. The pathophysiology of tumor necrosis factors. Annu Rev Immunol, 1992, 10:411 – 452
12. Kaplowitz N. Mechanisms of liver cell injury. J Hepatol, 2000, 32 (1 Suppl):39 – 47
13. Farrar MA, Schreiber RD. The molecular cell biology of interferon – and its receptor. Annu Rev Immunol, 1993, 11 :571 – 611
14. Dinarello CA, Novick D, Puren AJ, et al. Overview of interleukin – 18: more than an interferon – gamma inducing factor. J Leukoc Biol, 1998, 63 (6):658 – 664
15. Jaeschke H. Cellular adhesion molecules: regulation and functional significance in the pathogenesis of liver diseases. Am J Physiol, 1997, 273 (3 Pt 1):G602 – 11
16. Tiegs G, Hentschel J, Wendel A. A T cell – dependent experimental liver injury in mice inducible by Concanavalin A. J Clin Invest, 1992, 90 (1):196 – 203
17. Gantner F, Leist M, Jilg S et al. Tumor necrosis factor – induced hepatic DNA fragmentation as an early marker of T cell – dependent liver injury in mice. Gastroenterology, 1995, 109 (1):166 – 176
18. Gantner F, Leist M, Kusters S, et al. T cell stimulus – induced crosstalk between lymphocytes and liver macrophages results in augmented cytokine release. Exp Cell Res, 1996, 229 (1):137 – 146
19. Mizuhara H, Uno M, Seki N et al. Critical involvement of interferon gamma in the pathogenesis of T – cell activation – associated hepatitis and regulatory mechanisms of interleukin – 6 for the manifestations of hepatitis. Hepatology, 1996, 23 (6):1608 – 1615
20. Tagawa Y, Kakuta S, Iwakura Y. Involvement of Fas/Fas ligand system – mediated apoptosis in the development of concanavalin A – induced hepatitis. Eur J Immunol, 1998, 28 (12):4105 – 4113
21. Rust C, Gores GJ. Apoptosis and liver disease. Am J Med, 2000, 108 (7):567 – 574
22. 李 敏，刘耕陶．病毒性肝炎发病的免疫学机制与抗肝炎新药研究的思考．中国药理学通报，2004，20 (4):361 – 365

第 5 章　肝纤维化与抗肝纤维化药物

肝脏是人体最重要的脏器之一，参与体内许多重要的生化反应，发挥极其重要的作用。各种慢性肝脏疾病均可导致肝纤维化，使患者生活质量下降，甚至死亡。这引起了许多学者们的密切关注。最近一些学者提出肝纤维化可以逆转的观点及其证据，更激起了对肝纤维化病理生理学研究的热潮。

一、肝纤维化的病理生理学基础

凡可产生肝细胞慢性损伤的过程均可导致肝内纤维增生，在引起肝细胞损伤的诸多病因中，肯定的有病毒性肝炎、慢性酒精与化学药物中毒、慢性胆汁淤积、肝淤血及血吸虫感染等。上述病因皆可导致肝细胞炎症及损伤，使肝细胞呈弥漫变性、坏死，继而坏死区胶原纤维增生（图 5-1），可见炎症与肝细胞损伤为肝纤维化的诱发因素。肝纤维化是慢性肝病共有的最终转归，其本质是以胶原为主的细胞外基质（extra cellular matrix，ECM）合成增多，而降解相对减少，两者失去动态平衡，致使过多 ECM 沉积于肝内且分布异常，从而引起肝纤维化。在肝纤维化时Ⅰ、Ⅲ、Ⅳ型胶原大量积聚，广泛分布于肝间质，病理特征为汇管区纤维结缔组织增多，形成细小的条索与菲薄的间隔，由汇管区向小叶内延伸，但无假小叶与再生结节的形成。此时肝内胶原的含量较正常时增加 4～7 倍，此种改变其实在肝损伤的早期即已显露苗头。

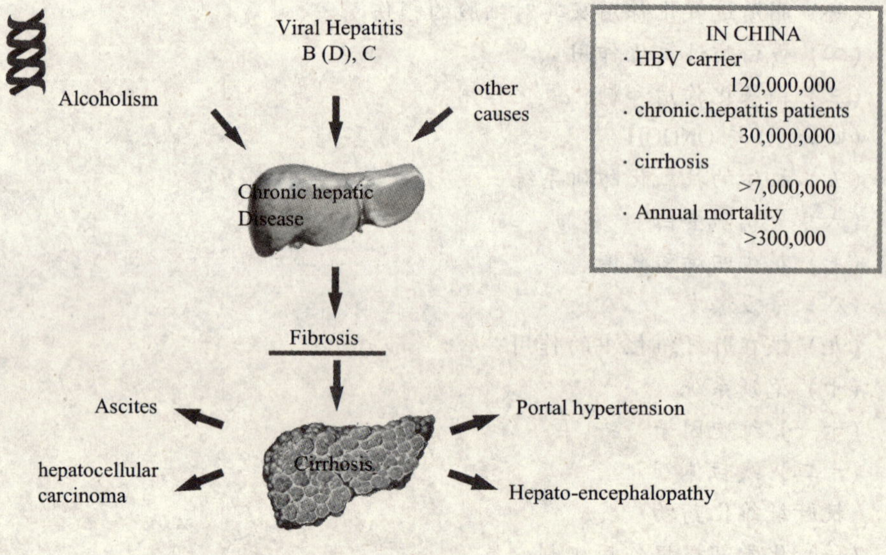

图 5-1 肝纤维化的发生及发展

目前认为，肝纤维化的形成是由于各种损肝因子引起肝细胞损伤、坏死、凋亡及肝组织炎症反应，激活 Kupffer 细胞分泌多种细胞因子，随同肝细胞、血小板和窦内皮细胞等分泌的细胞因子、脂质过氧化产物等化学递质共同作用于肝星状细胞（HSC），使之激活转变为肌成纤维细胞，发生表型及功能改变，通过旁分泌及自分泌机制，使成肌纤维细胞增殖，合成大量的胶原和蛋白多糖等 ECM。一般认为，肝纤维化的形成过程主要取决于胶原的合成、沉积与降解和吸收的动态平衡，当胶原合成与沉积大于降解与吸收时则肝内胶原纤维增加，逐渐形成肝纤维化。肝纤维化持续发展的中心环节在于肝细胞损伤时对周围非实质细胞的不断刺激，导致 ECM 的大量合成与沉积，发展下去会导致肝组织结构的破坏与改建。并且，免疫介质对细胞间质尤其胶原蛋白的代谢有重要调节作用，其中转化生长因子（TGF），IL－Ⅱ、肿瘤坏死因子等的作用尤为重要，这些细胞因子既损伤肝细胞，又刺激成纤维细胞增殖及生成大量胶原。其发生机制是一个非常复杂的病理过程，涉及病理组织学、细胞学、细胞因子及其分子水平的调节（图 5－2）。

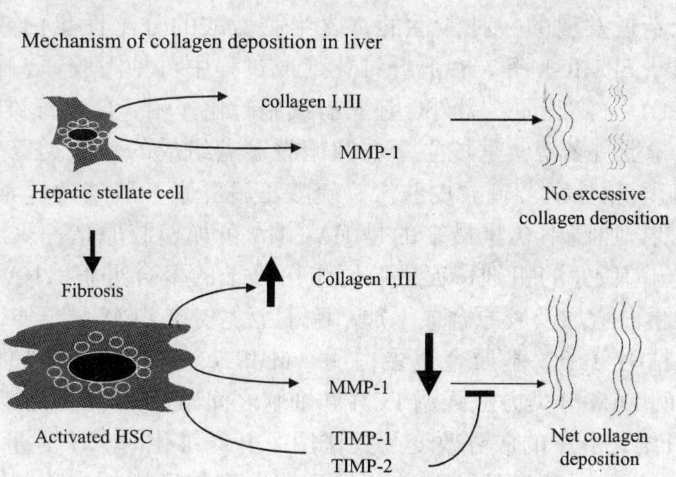

图 5－2　肝内胶原沉积的机制

肝纤维化机制，基础研究取得了巨大进展，其中 HSC 及其对应相似的肌成纤维细胞被认为是众多的调节介质、机制分子、蛋白质及其抑制剂等下调肝损伤修复中的关键靶点，尤其是分离纯化 HSC 的方法为研究在细胞培养、动物模型及探索肝纤维化的病理生理的途径提供了极大的方便。

最近有专文详尽综述了 HSC 在肝损伤和肝纤维化中的主要行为特征和起决定作用的细胞因子，本文主要从两个方面对 HSC 激活的作用进行综述：①炎症细胞的作用和脂肪变性对肝纤维化形成的促进作用；②基质降解的调节与 HSC 凋亡和肝纤维化转归（终止）的密切联系。

（一）正常和纤维化肝脏中的基质成分

ECM 是由大分子构成的错综复杂的网络，为细胞的生存及活动提供适宜的场所，并通过信号转导系统影响细胞的形状、代谢、功能、迁移、增殖和分化。在肝窦、Disse 间隙的内皮下空间把肝细胞和肝窦内皮细胞隔开，且其中含有一种低密度基质或基底膜样基质。这种内皮下基质含有由 ECM 分子构成的特定花衬样（lattice）网孔结构（meshwork），提供细胞支持的同时允许溶质和生长因子无障碍地通过。这种低密度 ECM 也提供信号以维持周边细胞的分化功能。

1．细胞外基质成分及分类　广义的 ECM 包括以下几种成分：①胶原蛋白（collagen，Col）：胶原是动物体内含量最丰富的蛋白质，是细胞外基质中的框架结构。目前已发现的胶原至少有 19 种，由不同的结构基因编码，具有不同的化学结构及免疫学特性，即 Col Ⅰ～

ⅩⅨ型，分为7组：成纤维胶原（Ⅰ、Ⅲ、Ⅴ和Ⅺ）、网架结构性胶原（Ⅳ、Ⅷ和Ⅹ）、微丝结构性胶原（Ⅵ）、跨膜胶原（ⅩⅦ）、FACIT胶原（Ⅸ、Ⅻ、ⅩⅣ、ⅩⅥ、ⅩⅨ）、锚定作用的微丝（Ⅶ）、未分类胶原（ⅩⅢ、ⅩⅤ和ⅩⅧ），肝脏存在Ⅰ、Ⅲ、Ⅳ、Ⅴ、Ⅵ、Ⅷ、Ⅹ、ⅩⅧ等型胶原；②非胶原糖蛋白：有十余种，包括纤维连接蛋白（fibronectin，FN）、层粘连蛋白（laminin，LN）、腱生蛋白（tenascin）、巢蛋白（nidogen/entactin）、分区蛋白（merosin）、血小板反应蛋白（thrombospondin，TSP）、内皮粘连蛋白、波浪状蛋白、血栓粘附素、玻璃粘连蛋白（vitronectin）以及新近发现的一种酸性的富含半胱氨酸的分泌性蛋白（secreted protein acidic and rich in cysteine，SPARC）等，在肝纤维化形成过程中可粘附胶原，并促使管周肌样细胞（peritublar cell，PC）分泌胶原。另外，还具有细胞趋化作用，使成纤维细胞在局部聚集、分泌和沉积ECM；③蛋白多糖：是核心蛋白和糖胺多糖组成的一大类巨型分子，主要包括透明质酸（HA）、硫酸软骨素、硫酸皮肤素、硫酸乙酰肝素、硫酸角质素和硫酸肝素等6种。在肝纤维化活动期，血清中含量最多的是HA，HA可加速胶原蛋白聚合成前胶原纤维的横纹周期，并可影响前胶原的粗细，促进胶原蛋白分子的聚合进程。HA对HSC有激活作用，表现为HSC骨架蛋白增加及胶原合成增加。除了上述传统ECM分子外，更广义ECM也包括整合素、细胞间粘附分子、基质金属蛋白酶（MMPs），基质金属蛋白酶抑制因子（TIMPs）和细胞因子。新的ECM分类方法强调ECM和细胞之间以及ECM不同成分之间的相互作用。

2．ECM在纤维化肝中的成分改变及其作用　肝纤维化时，Ⅰ、Ⅲ、Ⅳ、Ⅴ、Ⅵ型胶原明显增加，早期以Ⅲ、Ⅳ型胶原增加为主，后期Ⅰ型胶原增加占优势。其他一些基质诸如LN，FN和蛋白多糖等也明显增加。Musso等报道，人肝纤维化时活化的星状细胞及肝窦基底膜中有大量18型胶原出现，此型胶原主要由肝细胞（HC）产生，临床意义不明，可能参与早期的ECM重塑及ECM与细胞间的信号转导。体外培养HSC发现，ECM可影响HSC的功能，在基本正常的肝脏基质成分中培养HSC，在较长一段时间内HSC处于静止状态；而有Ⅰ型胶原存在时，HSC则很快被激活并大量合成ECM。ECM与细胞间的信息传递依赖于细胞表面的ECM受体，最重要的受体为整合素。各种ECM成分蛋白的氨基酸顺序中，精氨酸-甘氨酸-天冬氨酸（RGD）序列可被整合素识别与结合，通过FAK、PI3-K和丝裂原活化蛋白激酶信号通路，将信息传入细胞内，进而影响HSC的活化、调节MMPs和TGF-β的表达。另外，目前ECM降解的研究日益受到重视，MMPs活性受抑制、TIMPs活性增强可以导致ECM的降解不足。目前诸多方面的深入研究，大大更新了人们对肝纤维化的认识，进一步研究细胞因子调节HSC活化和ECM合成的分子机制，以及对活化HSC诱导凋亡的方法是当前研究的焦点。未来的研究可能集中在控制肝纤维化的基因疗法应用方面，上调胶原酶基因表达、抑制TGF-β的基因表达及诱导HSC凋亡是控制和调节肝纤维化的潜在方向。

在肝损伤中，ECM成分变成瘢痕样成分，同时肝功能恶化，这解释了为什么进展性肝纤维化病人临床表现为血清白蛋白水平降低，药物的解毒功能受损，凝血因子生成受损。如果抗纤维化疗法能重建肝脏的正常微环境，则肝功能能恢复正常，临床症状可能消退。

（二）肝脏的细胞学基础

肝脏细胞可分为肝实质细胞和肝非实质细胞。正常肝脏含有内皮成分、肝实质细胞（HC）、内皮衬里（lining）、肝巨噬细胞（Kupffer细胞）、和血管周围细胞、星状细胞（Ito、储脂细胞、窦周细胞）。肝脏的实质细胞、非实质细胞及炎症细胞等均与肝纤维化的形成有关。非实质细胞包括肝星状细胞（HSC）、血窦内皮细胞（sinusoid endothelial cell，SEC）、Kupffer 细胞和肝相关淋巴细胞（LAL，又名陷窝细胞，Pit 细胞）。除对 LAL 的功能尚了解不多外，其余 4 种肝脏细胞以及炎症细胞均能合成分泌 ECM。此外，肝内的一些静息的原始间叶细胞（可能还包括干细胞）以及胆管上皮特别是新生的毛细胆管样胆小管也参与汇管区内 ECM 沉积。肝星状细胞是最主要的纤维生成细胞。

1. 肝星状细胞（HSC）　HSC 位于窦周狄氏（Disse）间隙，形态不规则，胞体呈卵圆形，胞质富含类维生素 A 脂滴，其主要功能是贮存和代谢维生素 A，合成与分泌少量的 ECM，并有一定的产生胶原酶的能力。正常肝脏中，HSC 处于静息状态，增生活性很低，具有以下几方面的功能：合成 ECM，调节肝窦血流，摄取并储存维生素 A 和调节肝细胞再生。在肝损伤及各种慢性肝病时 HSC 被激活，其表型由静息型转变为激活型，HSC 被激活后转化为肌成纤维细胞，脂滴、类维生素 A 丢失，快速发生形态学改变，表达平滑肌 α－肌动蛋白、波形蛋白及结蛋白，具有收缩功能；表达多种细胞因子及受体；细胞大量增殖，合成大量的 ECM（图 5－3）。目前认为，HSC 是肝纤维化时 ECM 的最主要来源细胞，HSC 的活化是肝纤维化发生的关键，是肝纤维化发生中的决定性事件，且启动一个连续反应，涉及肝受损后任何时刻细胞功能的进行性变化，HSC 亚群具有不连续的细胞骨架和表型特征。并且，即使在正常的肝脏也有异源性的 HSC，依据是细胞间标志物的表达，其中有些在神经细胞中发现。

HSC 活化是指由静息细胞、维生素 A 储存细胞转化为具有增殖活性的、纤维产生的、

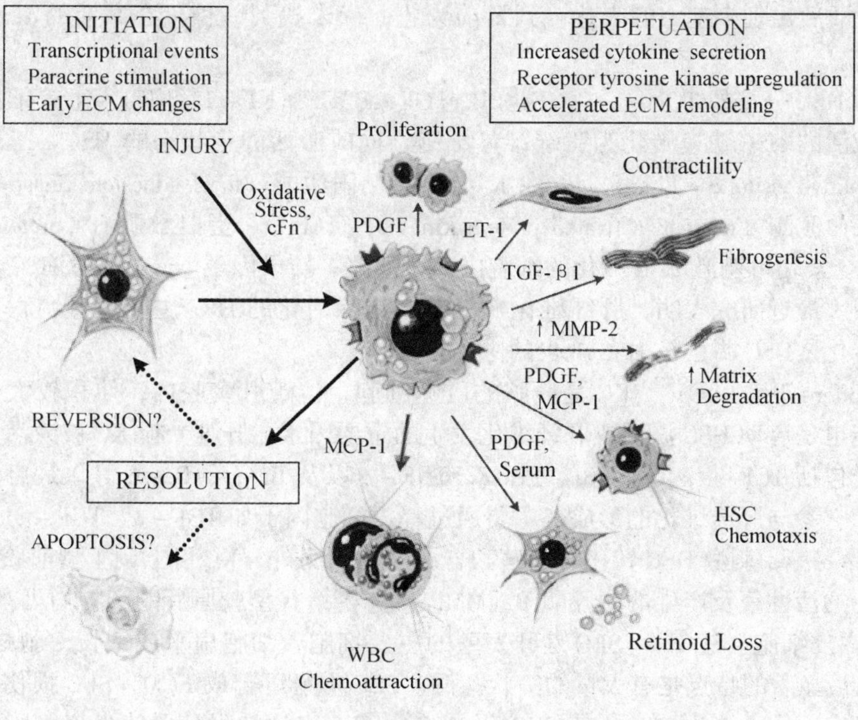

图 5－3　HSC 激活时的表型特征

具收缩性的肌样成纤维细胞。HSC 活化是一个复杂但严格程序化调控的反应。把 HSC 激活归纳成一个特定的程序为探索特定路径提供了有益的框架。活化早期事件被称为启动（initiation，或前炎症阶段），启动包括基因表达和细胞表型的迅速变化，使细胞能对细胞因子和其他的局部刺激物做出反应。源于炎症细胞、受损肝细胞或胆管细胞及 ECM 成分的早期变化和快速基因诱导和启动关系密切。启动后的细胞反应被称为永生化，通过生长因子的表达增加和提高反应强度来放大活化的具有新细胞表型的细胞行为。启动成分来自自分泌和旁分泌的刺激及加速的 ECM 重塑。如上所述，永生化是持续的动态过程，在培养的 HSC 进行性激活中 TGF－β信号的程序性变化所揭示的就是一个很好的例子。最后，HSC 激活的终止（或转归）是纤维化逆转的重要过程。

激活的 HSC 具有以下几方面的特点：①增生活性明显增强；②胞质中脂滴减少或消失；③HSC 转变为 MFB，表达平滑肌 α－肌动蛋白（α－SMA）；④Na^+/H^+ 交换增加，大量的细胞外 Na^+ 进入 HSC 内，促进 HSC 增生及胶原合成，包括各种基质蛋白、蛋白多糖及糖胺多糖等，此外尚可表达一种Ⅳ型中间丝蛋白；⑤电压门控 Ca^{2+} 通道开放，胞质 Ca^{2+} 增加，MFB 因此具有收缩能力，对内皮素－1（endothelin－1，ET－1），血管加压素及血管紧张素Ⅱ。（angiotensin Ⅱ）产生收缩性应答；⑥表达并分泌各种具有促炎性及致纤维化作用的细胞因子及粘附分子等；MFB 表达 NF－κB，诱导 ICAM－1 及 IL－6 表达，从而引起白细胞与窦内皮细胞粘附和向病变部位迁移，MFB 还表达单核细胞趋化蛋白－1（monocyte chemotactic protein－1，MCP－1），并与 MCP－1 受体结合，引起胞质 Ca^{2+} 增加，促使 MFB 向病变处移动；⑦基质金属蛋白酶抑制剂（TIMP）的合成及分泌增加，使肝纤维化时一些 ECM 成分的降解减少。HSC 激活后出现多基因的表达，到目前为止，尚未找到一种只在激活的 HSC 中特异性表达的基因。

活化的 HSC 分泌的 TGF－α、TGF－β1、FGF、PDGF、ET－1 和 IGF－1 等细胞因子，可促进已被激活的 HSC 快速转化为肌纤维母细胞，同时激活静止状态的 HSC。三磷酸肌醇激酶（phosphatidylinositol 3－kinase，PI 3－K）、焦点粘附激酶（focal adhesion kinase，FAK）、丝裂原活化蛋白激酶（mitogen activated protein kinases，MAPK）、蛋白激酶 C（protein kinases C，PKC）及整合素均可刺激 HSC 活化的细胞内信号通路，转录因子 NF－κB 对 HSC 活化具有重要调节作用。最近研究表明，肝纤维化恢复期，清除活化的 HSC 主要通过凋亡机制，而不是表型的转化，HSC 凋亡是 HSC 减少的主要途径。

2．Kupffer 细胞（KC） KC 是肝脏的巨噬细胞，位于肝窦腔内，体积较大，形态不规则。该细胞也是启动 HSC 激活或肝纤维化发生的重要因素。肝脏受损 KC 被激活，可释放大量细胞因子包括 TGF－α、TGF－β1、PDGF、TNF－α 以及 IL－1、IL－6 等，是启动纤维化的重要因素。它参与肝纤维化的形成，主要通过释放细胞因子如 TGF－α、TGF－β1、PDGF、IL－1 和 TNF－α 等，刺激 HSC 转化、增殖和合成 ECM。另外，KC 可上调Ⅰ型前胶原 mRNA 水平。其产生的活性氧及产生的明胶酶 B（MMP－9）降解Ⅳ型胶原后的产物均可激活 HSC。

3．窦内皮细胞（SEC） SEC 是肝窦壁的主要细胞，细胞扁平或细长，胞核呈月牙形。SEC 结构上最显著的特点是有大量的筛状孔洞。SEC 本身可合成 ECM，SEC 损伤、肿胀甚至坏死，使肝窦变窄；产生 ET－1 使 SEC 和 HSC 收缩；表达粘附分子使炎症细胞集聚于肝窦内；SEC 发生向血管内皮细胞的表型转移，表现为 SEC 筛孔数量减少甚至消失，即所谓的毛细血管化，所有这些因素使肝细胞血流供应减少，不能有效进行物质交换，诱发或加重肝细胞损伤。

SEC与肝纤维化有关的证据主要有以下几个方面：①肝损伤早期，窦内皮细胞即产生细胞型纤连蛋白，后者可直接激活HSC；②FGF-2，TGF-α、内皮素-1（ET-1）、IL-1，IL-6及活性氧中间产物均促进HSC增殖，产生纤溶酶原激活物抑制因子（plasminogen activator inhibitor，PAI）使ECM降解减少，ET-1还可使HSC收缩；③产生纤维蛋白溶酶原活化质抑制因子（PAI）使ECM降解减少；④产生内皮素-1（ET-1）使HSC收缩，产生单核细胞趋化肽-1（MCP-1）和血小板活化因子（PAF）使炎症细胞集聚；⑤通过激活纤溶酶参与TGF-β1由无活性形式转换为活性形式。

4．肝细胞（HC）　在肝纤维化形成过程中HC能合成能合成Ⅰ、Ⅲ、Ⅳ、Ⅴ、XⅧ型胶原、纤连蛋白、透明质酸、硫酸软骨素及基底膜蛋白聚糖（perlecan）等ECM，但其合成胶原的量明显少于HSC。HC的主要作用是启动HSC的激活，激活机制有：①正常HC胞膜对HSC的增殖具有接触性抑制作用，HC受损时其胞膜的破坏导致其对HSC的接触抑制作用丧失，从而激活HSC；②释放出某些促有丝分裂因子如TGF-α、胰岛素样生长因子-1（IGF-1）、成纤维细胞因子（FGF）、凝血酶、IGF及其相应的结合蛋白等促HSC增殖；③产生脂质过氧化产物如自由基、反应性醛等可激活HSC；④与KC协调作用激活HSC；⑤损伤的肝细胞膜表面精氨酸酶减少，可通过减少对周围微环境中精氨酸的分解激活HSC（HSC对精氨酸浓度的变化敏感）。应当指出的是。肝细胞约占肝总体积的78%~83%，虽然单个细胞所产生的ECM有限，但因数量大，其作用不可忽视。

5．陷窝细胞（pit）　pit细胞是肝脏中具有自然杀伤活性的大颗粒淋巴细胞，其形态特征是细胞显著的极性现象、移动活性特征和细胞浆内有嗜苯胺蓝颗粒，是肝脏中的自然杀伤细胞。pit细胞在肝纤维化形成中的作用不甚清楚。在自身免疫性肝炎、病毒性肝炎或用细菌或酵母菌的细胞壁等致炎性介质反复注射引起大鼠急或慢性炎症中和静脉注射IL-2时均可观察到肝脏pit细胞显著增多，但在原发性胆汁性肝硬化和硬化性胆管炎中，pit细胞的数量则减少。推测pit细胞是通过与其他非实质细胞相互协同而间接影响肝纤维化的形成。

6．胆管上皮细胞　慢性肝病时常有小胆管增生伴有纤维化，但很少见成纤维细胞，因此小胆管在某种程度上与纤维增生有关。免疫组化染色证实胆小管上皮能产生Ⅴ型胶原，并发现慢性活动性肝病时胆小管在碎片状坏死中大量增生，穿插于肝索及肝细胞之间，产生Ⅴ型胶原，这被认为是慢性活动性肝病发展成肝纤维化的重要机制。实验发现先天性肝纤维化中胆管上皮细胞功能和形态的异常。

7．成纤维细胞和肌样成纤维细胞　正常见于门管区和中央静脉周围，有锯齿状核，明显的粗面内质网和扩张的囊泡，含有张力丝、微管、微丝。在肝纤维化时，成纤维细胞可见于纤维隔及肝实质内，数目增多。在肝纤维化模型中，成纤维细胞和肌样成纤维细胞是主要的TIMPs产生细胞，且和肝纤维化程度成正比，其分泌的成纤维细胞生长因子可使细胞外基质沉积和纤维化发生。

8．炎症细胞　肝脏因炎症、坏死而浸润的单核细胞可产生TGF-α、TGF-β和PDGF等细胞因子，促进HSC增殖和ECM合成，中性粒细胞可产生活性氧激活HSC，并使血小板聚集和裂解，血小板裂解可释出PDGF、TGF-β1和表皮生长因子（EGF）等多种重要介质，刺激HSC增殖和ECM合成。

此外，单核细胞、血小板分别通过产生和裂解出细胞因子而促进HSC增殖和ECM合成.中性粒细胞产生的活性氧可激活HSC并使血小板集聚和裂解。

（三）炎症在HSC活化和肝纤维化中的作用

HSC的最早变化反映了其周边各种类型细胞的旁分泌刺激，包括：肝窦内皮细胞、Kupffer细胞、肝细胞、血小板、中性粒细胞。内皮细胞很可能也参加这种激活。通过细胞纤维连结蛋白（FN）的产生和将TGF-β从无活性形式变为活化，成为促胶原产生的形式。

Kupffer细胞浸润和激活也扮演了很重要的角色。Kupffer细胞的聚集和HSC激活标志物的出现同时发生，Kupffer细胞能刺激基质的合成，细胞增殖和细胞因子及活性氧介质/脂质过氧化物作用于HSC引起视黄醛释放，如Kupffer细胞分泌的TGF-β能明显刺激HSC合成ECM。

Kupffer细胞也可通过分泌基MMP-9（又名明胶酶-B，gelatinase-B）来影响HSC。该酶能激活无活性的TGF-β进而刺激HSC胶原的合成。最后，Kupffer细胞在肝脏产生活性氧（ROS），ROS无论在HSC细胞内部产生还是被释放到细胞外环境中，均可使HSC激活及胶原生成增加。Kupffer细胞也能产生一氧化氮（NO），它可降低HSC增殖及收缩性来对抗ROS的刺激作用。

在肝损伤时，聚集到肝的白细胞和Kupffer细胞共同产生可调节HSC行为的物质。中性粒细胞是ROS的一个主要来源，它可能通过超氧阴离子直接刺激HSC胶原的合成。激活的中性粒细胞也可产生NO，它可能对抗超氧阴离子对胶原表达的影响但不能完全取消其作用。

淋巴细胞包括$CD4^+$ T辅助细胞在肝脏定居，也可分泌细胞因子。很明显，它们在慢性肝脏疾病相关的纤维生成中的作用明显地被忽略了。淋巴细胞能通过产生细胞因子来协调宿主的机体反应，且能分化为Th1和Th2亚类（根据产生细胞因子的类别）。总之，Th1细胞分泌的细胞因子（IFN-γ、TNF、IL-2）能促进细胞免疫，Th2细胞分泌的细胞因子（IL-4、IL-5、IL-6、IL-13）能促进体液免疫。Th1分泌的细胞因子能抑制Th2细胞的发育成熟，反之亦然。因此，对感染或损伤的宿主反应常偏向Th1或Th2反应，而非同时并重。

已在几种实验模型中明确Th细胞来源的细胞因子在免疫反应和纤维化中的决定作用。一般来讲，在肝损伤中Th2淋巴细胞比Th1淋巴细胞更能促进纤维生成。在小鼠中观察了几种不同的淋巴细胞对四氯化碳的反应，包括T细胞缺失（重症联合免疫缺陷，SCID）、Th1占主导（C57/BL6）和Th2占主导（BALB/c）。有C57/BL6或BALB/c遗传背景的SCID小鼠用CCl_4处理4周后出现肝纤维化。纤维化的程度因不同品系免疫活性（或免疫能力）不同而异。有免疫活性的C57/BL6小鼠（其淋巴细胞因子包括IFN-γ），和有同样遗传背景的SCID小鼠相比，其纤维化程度要轻。用CCl_4处理IFN-γ靶标紊乱的C57/BL6小鼠，则纤维化程度回到C57/BL6 SCID小鼠水平。但是，免疫活性强的BALB/c小鼠，其分泌的淋巴细胞因子包括促纤维生成物质IL-4和TGF-β，则纤维化程度比BALB/c SCID小鼠严重。

免疫效应细胞和HSC激活之间至少有一条信息传导通路直接联系，这就是CD40配体-受体系统。无论体外培养的还是在受损肝脏中激活的HSC均表达CD40。通过与受体结合，免疫细胞的CD40配体可刺激NF-κB和Jun末端激酶（JnK），导致化学趋化介质分泌增加。

（四）脂肪变性对肝纤维化的影响

脂肪变性逐渐被认识到是肝纤维化的一个决定因素，不管是在酒精性肝病还是非酒精性脂肪变性性肝炎（NASH）。至少有4条途径可能参与脂肪变性相关纤维化的发生：①Cyp2E1/Cyp4A介导的氧化应激；②炎症伴随的促纤维生成细胞因子和调节介质的释放；③PPAR信号传导和活动；④瘦素表达和信息传导失调。

1．Cyp 2E1/Cyp 4A介导的氧化应激　氧化应激是一个直接促纤维生成的刺激因素。在酒精性肝病乙醇脱氢酶代谢途径饱和后，则可诱导Cyp450（也可代谢乙醇），尤其是Cyp450 2E1。Cyp 2E1或Cyp 4A介导的乙醇氧化产生ROS。在NASH中诱导Cyp450的分子机制尚不清楚。

2．炎症　如上所述，白细胞浸润是纤维性脂肪变性肝脏疾病的一个主要特征。包括：酒精性肝病、丙型肝炎（HCV）和NASH。在多数研究中发现，无论从病理学还是转氨酶升高来评价，纤维化危险因子和进展程度与炎症的程度高度符合。炎症介导的纤维化主要归因于浸润的淋巴细胞和中性粒细胞释放的促纤维化生成细胞因子和HSC旁分泌及自分泌的刺激，包括：TGF－β、化学趋化介质、Ils和酪氨酸激酶受体的配体（如VEGF、PDGF）。高糖血症和胰岛素在培养的HSC中可直接诱导促纤维生成细胞因子——结缔组织生长因子的表达，这提示在NASH代谢特征和纤维生成有潜在的直接联系。没有某一炎症介质被认为是脂肪变性性肝病必不可少的唯一因素，TNF－α因其在内毒素诱导肝损伤的实验动物模型中所起的重要调节作用，被给予特殊关注。尽管目前关于TNF－α可直接导致纤维的生成尚无报道，但TNF－α激活Kupffer细胞进而旁分泌激活HSC是一条非常可能的途径。

3．PPAR信号传导和失调　基于至少三方面的证据，提示PPAR生物学功能和纤维化之间有间接的联系：①PPARα诱导的Cyp4A是氧化应激的一个来源；②在实验模型中，PPARα丧失可导致脂肪酸氧化异常和脂肪变性性肝炎，提示PPARα是这种损伤的决定性因素，但不一定是纤维化的决定性因素；③HSC活化和PPARγ信号转导的下调相关联，PPARγ配体而非PPARα配体可下调HSC活化。因为NASH和胰岛素抵抗典型相关，PPARγ配体（噻唑烷二酮类药物，如罗格列酮）现被用来治疗胰岛素抵抗性糖尿病，可能具有下调HSC活化的额外好处。因此为实验这些药在NASH的疗效提供了一个额外依据。

4．瘦素（leptin）表达和信息传导失调　瘦素是小鼠肥胖基因决定簇的产物，为一16kD的蛋白质，尽管非脂肪细胞途径渐为人知，特别是HSC细胞，但主要由脂肪细胞分泌。瘦素要发挥生物学效应，必须与相应的受体（ob－R）结合。ob－R属于Ⅰ型细胞因子受体家族，为跨膜蛋白，根据细胞内位点不同，分为长受体（ob－Rb）和短受体（ob－Ra、c、d、f）以及游离型的ob－Re等6种异构体，其中ob－Rb是主要的功能受体，瘦素结合长受体ob－R（L）激活Janus激酶信号转导和Jak－Stat、MAPK信号转导途径。瘦素含量和脂肪细胞数量呈正比，因此肥胖病人循环血液中瘦素水平很高。有人报道瘦素对伤口愈合有直接促纤维生成的作用，因ob小鼠（缺失瘦素）在CCl_4或硫代乙酰胺（TAA）诱导的实验性肝纤维化模型中受到保护免于发生，一旦瘦素恢复正常水平则可诱导纤维化的发生。

瘦素可能在脂肪变性相关肝纤维化中起直接作用，证据如下：①HSC能产生瘦素，随细胞活化其合成增加，是此激素很重要的局部来源；②瘦素对HSC具促纤维生成作用，通过在肝窦内皮细胞间接上调TGF－β1及直接作用发挥调节作用。已有作者证实在培养的激活

HSC上存在瘦素长受体（long－form leptin receptor，ob－RL），通过募集和磷酸化Stat3结合于配体位点。原代培养的HSC激活可使ob－RL表达增加，类似细胞活化是许多生长因子受体的上调。

但对于HSC的激活，瘦素似乎不是通过自分泌的途径，同时HSC上只有ob－R（s），未检测到ob－R（l）mRNA表达。相反，SECs和Kupffer细胞包含ob－Rb，瘦素是通过窦内皮细胞和Kupffer细胞上调包括TGF－β1在内的基质改造基因的表达。瘦素和它的功能受体ob－Rb在肝纤维化形成中起到中枢的作用。

肝纤维化是多因素相互作用的结果，同时瘦素在体内的广泛分布与多样的生理功能都为探究瘦素与肝纤维化的确切联系增加了困难。瘦素只是一个促进因子，主要与肝脂肪变性有关，与脂质过氧化有关，还是肝纤维化的必需因素，仍需做大量的研究工作才能得到验证。

（五）活化HSC的永生化

永生化的过程包括：增殖、纤维生成、收缩性、促炎症细胞因子释放，化学趋化性，视黄醛丧失和基质降解。

1．增殖　肝损伤时HSC数目的增加揭示了促丝裂原因子和与之密切相关的酪氨酸激酶受体之间的活动。尤其是PDGF，它是HSC最强有力的增殖刺激物。PDGF及其受体随肝损伤而上调。近期，胶原纤维受体（discoidin domain receptor－2）已被证实可上调酪氨酸激酶受体，具有以纤维化胶原为配体并对之反应的特性。一旦结合胶原，便启动一系列瀑布式反应，包括：Src激酶的聚集及下游的信号传导，MMP－2转录诱导的终止，其他HSC丝裂原正在不断的被鉴定，包括：ET－1、凝血酶、FGF、VEGF和IGF。

2．纤维生成　活化HSC使基质产生增加主要是通过TGF－β1的作用实现的，在肝纤维化中HSC是TGF－β1最重要的来源，同时Kupffer细胞和血小板也分泌这种细胞因子。三种类型的TGF－β中，对TGF－β1异形体的了解最清楚。它由非共价连接的潜伏状态伴随多肽（latency－associated peptide，LAP）分泌，几种化合物可激活该复合物，有些涉及蛋白溶解活动，如MMP和tPA。

主要有3种类型的TGF－β受体，TGF－βRⅠ和TGF－βRⅡ均存在于静息的HSC和具有肌样成纤维细胞表型的活化HSC上。HSC活化后对TGF－β反应增强，进而可使ECM合成增加。随着对Smad介导的细胞间信号传导及细胞间TGF－β受体效应器研究进展的了解，科研工作者也开始研究它们在HSC中的作用。

结缔组织生长因子（connective tissue growth factor，CTGF）可促进皮肤、肺、肾等脏器的纤维生成，在肝纤维化时HSC强烈表达CTGF，在HSC其表达的调节尚无定论，尽管在其他的细胞体系中它作为TGF－β的下游靶标。

3．收缩性　HSC激活时收缩性显著增加，可导致门脉压力升高。活化的HSC阻止门脉血流通过收缩的每个肝窦和已发生硬化的肝脏。ET－1是HSC的主要的收缩刺激物。HSC（同样Kupffer细胞、内皮细胞）可产生NO，它是ET－1的生理性拮抗剂。在体内，HSC表现为净收缩行为，也反映了这些对抗因素的相对活性，当肝病发展时，这种不平衡偏向于内皮素，因除ET－1水平升高外，NO水平还下降。最新研究除揭示了关于HSC激活的其他特性外，还揭示了其更复杂的调节水平，包括ET－1由HSC调节的转换酶所激活，它提供了新的潜在的治疗靶点。

4．细胞因子释放 自分泌的细胞因子在调节HSC激活中发挥重要作用，这些细胞因子包括：TGF－β1、PDGF、FGF、HGF、PAF、ET－1，其数目随新的细胞因子不断发现而增加。HSC也释放中性粒细胞、单核细胞化学趋化介质，包括：集落刺激因子（colony stimulating factor，CSF），单核细胞化学趋化蛋白－1（monocyte chemotactic protein－1，MCP－1）和细胞因子诱导的中性粒细胞化学趋化介质（cytokine－induced neutrophil chemoattractant，CINC/IL－8），可能放大肝损伤的炎症反应。

HSC分泌的抗炎症细胞因子也已被确认，特别是IL－10，在HSC活化早期IL－10表达可上调。IL－10基因敲除小鼠给予CCl_4处理时，可出现更为严重的肝纤维化。

5．维生素A缺乏（retinoid） HSC活化伴随其特征性视黄醛（VitA）小滴的丢失。在细胞培养中，此过程是血清依赖性的，导致视黄醛释放到细胞外间隙。视黄醛酸的新型代谢产物可能产生潜在作用，但其体内作用尚未肯定。视黄醛丢失对HSC激活是否必须，防止其丢失是否可以改变激活的级联反应尚不清楚。这仍是一个研究热点，一定程度上是因为对视黄醛及其受体在其他组织生物学知识的增加。

6．化学趋化性 除局部增殖外，HSC还通过化学趋化性或直接迁移，在受损区域聚集。几种化学趋化性介质已被确认，包括：PDGF，IGF－I，ET、MCP－1。因此，除调节丝裂原产生作用外，PDGF和IGF对HSC还是化学趋化性介质，但PDGF作用更强。MCP－1是C－C化学因子家族的一成员，能促进白细胞的募集。HSC产生的MCP－1能募集单核细胞、淋巴细胞（活化而非处于静息状态的HSCs），其作用由PI3－K传导通路调节且需要Ca^{2+}内流。在白细胞，CCR2对于MCP－1反应是关键的，但对于HSC活化该受体不是必须的。PDGF对活化的HSC是一化学趋化性介质，但对静息状态的HSCs却不是。

（六）基质降解

欲逆转肝纤维化和硬化成功的有效措施必须包括：降解多余非必须ECM，使肝脏恢复正常的结构。在肝脏基质降解大体上可分为两种方式：①病理性降解，干扰破坏正常肝脏的低密度基质；②修复重建性基质降解，降解多余的瘢痕，可帮助受损肝脏结构恢复正常。

能分解ECM的酶包括金属蛋白酶、丝氨酸蛋白酶、类肝素酶等。目前研究较多与肝纤维化较为密切的是MMPs。它包括胶原酶、明胶酶以及蛋白多糖酶等。MMP家族的不断扩大有助于病理性或修复重建性基质降解。MMPs是钙离子依赖性蛋白酶，可特异降解胶原和非胶原底物。MMPs依底物特异性可分为5类：①间质胶原酶（MMP－1，－8，－13）；②明胶酶类（MMP－2，－9）；③基质分解素类（MMP－3，－7，－10，11）；④膜类（MMP－14，－15，－16，－17，－24，－25）；⑤金属弹性蛋白酶（MMP－12）。金属蛋白酶在不同的水平受调节，以限制其活动性于细胞周边环境的分离区域。无活性的金属蛋白酶既可被蛋白酶酶切激活，也可结合特异的TIMPs，其活性受到抑制。这些蛋白复合物以特定的限定比例结合，如MT1－MMP和TIMP－2形成三元复合物再结合MMP－2，这对MMP－2发挥最佳活性是必需的。因此，胶原酶净活性反映了活化的金属蛋白酶及其抑制剂（尤其是TIMPs）的相对含量。一般说来，肝纤维化早期、中早期，胶原酶活性升高，以降解增生的胶原；至晚期，胶原酶活性明显降低，加上TIMPs的增加，引起胶原原纤维大量沉积于Disse腔，加重肝窦毛细血管化和胶原化，严重阻塞血管，影响血液交换。

如上所述，肝脏病理性基质降解指内皮下正常基质的早期破坏，这至少通过4个酶进行：MMP2（也称明胶酶 A 或 72kDⅣ型胶原酶），MMP9（明胶酶 B，或 92kDⅣ型胶原酶），它们降解Ⅳ胶原；膜类金属蛋白酶 1 或 2，它们激活无活性的 MMP2 和基质分解素 1，降解蛋白多糖和糖蛋白。膜类金属蛋白酶 1 或 2 也激活无活性胶原酶。正常肝脏基质的破坏对肿瘤侵袭和结缔组织生成也是必需的。

积聚的瘢痕性基质不能降解是肝纤维化演进为肝硬化的一个主要原因。Ⅰ型胶原是肝脏纤维化中的基本胶原，MMP－1 被认为是能降解此类胶原的主要蛋白酶，尽管在肝脏中何种细胞产生这种重要的酶尚不清楚。此外，其他的酶，如 MT1－MMP 和 MMP－2 也可能有间质胶原酶活性，此观点有待证实。更重要的是，进展性纤维化常伴有 TIMP－1 和 TIMP－2 水平的显著升高，HSC 是这些抑制剂的主要来源，TIMP－1 持续表达是纤维化进展的一个重要原因。Mann 等对 TIMP－1 启动子的转录调节进行了详细的研究，其激活是 JunD 依赖的（即一个 30kD 的蛋白质结合到一个名为 UTE－1 的特异一启动子元件），激活后会增加 TIMP－1 表达，进而抑制金属蛋白酶的活性，导致持续的纤维化。

尽管最近几年对肝纤维化病理生理的基础研究取得了很大的进展，例如对肝纤维化时各种细胞生物学行为的研究，肝纤维化时细胞信号的传导，细胞外基质合成与分解时基因的表达调控等。尽管在分子生物学和基因表达调控的研究领域取得了巨大进展，但对于肝纤维化治疗仍缺乏有效的治疗药物，因此，阻断导致肝纤维化发生发展的因素的作用，是目前最有希望的解决肝纤维化的方法。

二、自由基和肝纤维化关系

自由基是指能独立存在的、含有一个或一个以上不配对电子的任何原子或原子团。其性质活泼，参与体内的许多的反应，发挥重要作用。活性氧（ROS）是指氧的某些代谢产物和一些反应的含氧产物，活性氧中有些是自由基，其不配对的电子位于氧的，成为氧自由基。自由基的作用性质取决于氧化还原平衡，其氧化应激的程度不同，作用机制也有所差异。

胶原及其他细胞外基质蛋白的不断沉积是慢性疾病的一个特征，在组织纤维化的病理发生研究中，最近对其与脂质过氧化增加或（和）抗氧化防御系统破坏给予了特殊关注。纤维化不仅指组织的细胞外基质的增多，还包括结构的紊乱。自由基在肝脏疾病的诱发和发展进程中发挥关键作用，参与转录和一系列细胞因子和生长因子的激活。肝脏中自由基的主要来源有肝细胞线粒体、细胞色素 P450 酶系、内毒素激活的巨噬细胞（Kupffer 细胞）和中性粒细胞。肝纤维化是一个非常复杂的动态组织学现象，其中肝非实质细胞（Kupffer 细胞、肝星状细胞）在其中发挥关键作用。巨噬细胞可加速纤维化进程，肝星状细胞合成大部分的基质蛋白。下面将讨论自由基在肝纤维化发生发展直接或间接所涉及到的环节及方面。

（一）脂质过氧化作用及其对细胞的损伤

机体通过酶系统和非酶系统反应产生的氧自由基，能攻击生物膜磷脂中的多不饱和脂肪酸引发脂质过氧化作用，并由此形成脂氢过氧化物。在有氧的条件下脂氢过氧化物是不稳定的，能分解生成一系列的复杂产物，包括形成新的氧自由基。脂质过氧化作用引起细胞损伤的机制较复杂，主要有三方面：膜脂改变导致膜功能的障碍和膜酶的损伤；脂质过氧化过程中生成的活性氧对酶和其他细胞成分的损伤；脂氢过氧化物的分解产物，特别是醛式产物对细胞及其成分的毒性效应。后一机制已引起人们的注意，因为它解释了开始的自由基反应过程如何在细胞内传播扩增和导致远离的其他细胞成分的损伤。肝细胞脂质过氧化是某些类型肝纤维化模型发生源头，因为 TGF－β1 mRNA 水平只有这种类型的细胞表达增加。脂质过氧化和纤维化形成的关系已被体内实验证实，补充抗氧化剂能显著抑制前胶原 α－mRNA 的过表达和胶原在纤维化肝脏的沉积。

（二）蛋白质过氧化作用

羟自由基（·OH）是 ROS 诱导生物损伤最重要的成分，其对生物大分子的作用无选择性，而是与首先遇到的生物分子反应。它的高反应性和短的扩散距离意味着最富有的细胞成分蛋白质最可能受到攻击。蛋白质作为 ROS 最可能的初始靶，蛋白质氢过氧化物是它们相互作用的主要产物，它是一个新型的活性氧种，在活性氧诱导的生物学损伤中起着重要的介导作用。有作者报道在大鼠肝细胞缺氧复氧实验中，观察到复氧早期蛋白质氧化水平升高，而 DNA 和 RNA 的氧化则未发生，且蛋白质氧化先于脂质过氧化。蛋白质在细胞中除含量丰富外，还能螯合金属，实验证明，蛋白质金属复合物能催化 Fenton 反应，并由此发展成为自由基位点特异性损伤理论。受到氧化的蛋白质，通常被蛋白酶降解的速率快于未受氧化的蛋白质。蛋白质过氧化损伤对蛋白质包括酶本身就是一种损伤，它还能与其他生物分子反应引起它们的损伤，这必将导致细胞和机体正常生理功能障碍。在肝脏，与胶原或细胞外基质降解有关的酶的损伤，必将会影响肝纤维化的进程。

（三）糖基化作用和糖化氧化作用

糖基化作用是指还原性糖与蛋白质氨基酸残基的游离氨基作用生成阿迈多瑞（非酶醣化产物，amadori）产物。糖化氧化作用的主要结果是对蛋白质的非酶性修饰，但 DNA 和脂类分子的氨基也可能被还原糖修饰。蛋白质的糖化氧化修饰程度与其生物半衰期的长短有关，生物半衰期大于几周的蛋白质对糖化氧化作用最敏感。结缔组织基质和基底膜中的长寿命结构蛋白含有的进展性糖基化作用终产物（advanced glycosylation end products，AGEs）最高。AGEs－蛋白可作为信号，通过细胞表面的 AGEs－蛋白受体（RAGE）诱导某些基因的表达，参加和加重糖化氧化作用的病理过程，如 AGE－白蛋白与牛内皮细胞温育能使细胞内 GSH 和维生素 C 含量下降，事先给予天然抗氧化剂 α－硫辛酸不但能防止 GSH 和维生素 C 含量下降，而且还阻止 NF－κB 的激活与转位，并呈时间和剂量效应。糖化氧化作用产物可作为反映氧应激的生物指标，在某些纤维化疾病发生发展中（如肺纤维化，肾间质纤维化）发挥重要作用。

（四）NO 与 ONOOH

NO 是一种半衰期很短的气体自由基，在肝脏中发挥重要作用。它与超氧阴离子 O_2^- 反应生成一种强氧化剂——过氧亚硝酸（peroxynitrous acid，ONOOH）。NO 作为铁离子的配体，能可逆性地与含铁血红素、非铁血红素和铁硫蛋白结合，调节许多含铁酶的活性，如一氧化氮合酶、NADPH 氧化酶、细胞色素 P450 等。ONOOH 是一种强氧化剂，可诱导脂质过氧化，催化作用不需要过渡金属离子的存在。关于 NO 在肝纤维化中起保护还是毒性作用，争议很多。最近的资料显示，NO 在实验肝损伤模型中可介导抑制氧化损伤和脂质过氧化。NO 及其供体能阻止或降低活化肝星状细胞的增殖、能动性及收缩性，发挥抗肝纤维化作用。

（五）机体的抗氧化防御系统

体内的抗氧化防御系统包括预防性、阻断性的和修复性抗氧化防御系统。就抗氧化剂而言，包括酶性和非酶性抗氧化剂。抗氧化酶主要包括超氧化物歧化酶（SOD）、各种过氧化物酶，如谷胱甘肽过氧化物酶（GPx）、过氧化氢酶（CAT）和其他的血红素蛋白过氧化物酶。非酶性抗氧化剂包括脂溶性抗氧化剂（如维生素 E、类胡萝卜素、泛醌、固醇类激素）、水溶性小分子氧化剂（如维生素 C、谷胱甘肽、尿酸、色氨酸代谢产物、蛋白性抗氧化剂（铜蓝蛋白、清蛋白结合胆红素、清蛋白等）。许多致肝纤维化毒物可导致肝脏抗氧化酶系功能的下降，增强肝脏的抗氧化能力，能减慢肝纤维化的进程。抗氧化剂可以减轻肝脏的纤维化。说明抗氧化防御系统与致肝纤维化因素之间的动态平衡和肝纤维化发生发展关系密切。

（六）金属硫蛋白

金属硫蛋白（metallothionein，MT）是一组含有金属和硫的小分子蛋白质，尽管其在体内的确切的生物学功能尚无定论，但实验证实其具有结合有毒金属（特别是重金属如铜和镉）减轻其毒性的作用，在正常情况下，MT 在体内以结合锌和铜的形式存在，铜锌是机体必需的微量元素，因此，MT 可能在调节这些元素的供需平衡方面起着重要作用。ROS 可诱导 MT 基因的表达，其机制目前尚不清楚。因 MT 是一种富含巯基的蛋白质，在细胞内可通过结合铜离子防止其引起的氧化损伤，MT 还可以直接与自由基反应，清除细胞内产生的活性氧，减轻细胞的氧化损伤。在丙型肝炎病毒（HCV）核心抗原通过氧应激导致的肝纤维化的过程中，作为细胞的抗氧化防御机制用反转录－聚合酶链反应（RT－PCR）方法可以观察到编码 MT 家族 mRNA 的上调，说明 MT 在抗肝纤维化中起重要作用。

（七）花生四烯酸代谢

磷脂中花生四烯酸主要通过 3 条途径代谢：前列腺素 H 合酶（prostaglandin H synthase，PGHS），脂加氧酶（lipoxygenase）和细胞色素 P450 加氧酶。这 3 种酶的活性均受 ROS 的调节。参与花生四烯酸代谢的酶含量和肝纤维化的发生发展及反映肝纤维化的透明质酸水平关系密切。花生四烯酸过氧化物可作为反映氧化应激程度的标志物，花生四烯酸代谢产物参与信号转导和 NF－κB 的激活，和细胞因子（如 TNFα、IL－1 等）及细胞粘附分子的产生关系密切。而 NF－κB、细胞粘附分子、细胞因子等水平的异常在肝纤维化中发挥重要作用。其代谢产物导致的慢性炎症反应在肝纤维化的发生发展中起重要作用。许多抗氧化剂（如黄酮类物质和酚类物质）通过清除自由基抗而肝纤维化与其抑制花生四烯酸的代谢有关。

（八）呼吸爆发

肝脏中存在大量的免疫细胞，吞噬细胞（如中性粒细胞、Kupffer 细胞、嗜酸粒细胞）及 B 淋巴细胞等，它们可产生活性氧。在生成活性氧的同时，伴随着氧消耗量的骤然增加，因此称此过程为呼吸爆发。呼吸爆发在保护机体免受致病因子的侵袭中发挥重要作用，但反应过度则造成机体损伤，如氧代谢物对细胞有毒性作用，对组织结构蛋白有直接损伤作用，对炎症反应有放大作用。呼吸爆发可导致抗氧化酶基因表达的上调，造成细胞和组织的损伤，激活细胞信号和细胞外信号调节激酶，使炎症细胞因子的表达增加，导致线粒体功能受损，细胞坏死。Kupffer 细胞在氧应激和促炎症介质致肝损伤及纤维化中作用突出。有些药物可通过抑制星状细胞激活及脂质过氧化来抑制胶原在组织的沉积。

（九）铁在肝纤维化中的作用

铁是人体必需的微量元素，肝含有大量的铁，大都以铁蛋白的形式储存，是体内铁的主要储存部位。离体实验表明肝微粒体的脂质过氧化作用可能与铁蛋白作为铁的供体有关。铁蛋白释放的铁催化生成的·OH，是造成肝损伤的重要机制。有实验证实，在肝初次活检及肝纤维化进程中发现肝铁浓度显著增加。铁可通过损伤肝细胞分泌 TGF-β来影响肝星状细胞的纤维生成行为。食物中添加铁可加速肝脏纤维的发生，其机制可能是增加氧自由基损伤。铁所诱导的氧化应激在肝纤维化发生中的作用包括：①是肝实质细胞坏死的主要原因；②作为效应细胞，如肝星状细胞，肌样成纤维细胞和肝纤维化形成的关键调节因子（如 Kupffer 细胞）的激活剂。铁和其他肝毒性物质共存（如酒精）是其致纤维化作用更为突出，即使是组织中铁的微量增加。铁螯合剂可阻止铁通过损伤肝细胞、肝巨噬细胞、星状细胞等的损伤导致肝纤维化形成，新的候选铁螯合剂正接近或进入临床实验。

（十）免疫系统

机体的免疫系统是个复杂的网络体系，免疫细胞除直接参与免疫调节外，一些免疫细胞在应答中还可分泌细胞因子，并通过它们对靶细胞功能进行调节。肝炎和肝纤维化的关系密切，而肝炎和免疫系统异常有密切联系。免疫细胞（如 T 细胞、B 细胞等）介导的肝脏损伤在许多的慢性肝脏疾病的发病中起着重要的作用。自由基对机体的免疫系统有调节作用，如活性氧能抑制 B 细胞集落的形成。固定在肝窦壁的 Kupffer 细胞属于组织巨噬细胞，具有游走巨噬细胞一样的免疫学特性。Kupffer 细胞受到免疫激活，可增加活性氧的释放，在半乳糖胺致肝细胞损伤中发挥重要作用，提示改变肝中免疫细胞的功能状态有可能保护肝脏免受急性慢性损伤，进而发挥抗纤维化作用。

（十一）细胞因子

某些细胞因子可以激活或触发免疫细胞释放自由基，而一些自由基又能刺激免疫细胞释放某些细胞因子；有些细胞因子可促进肝纤维化的发生，有些则可抑制肝纤维化的发生，这种复杂的相互影响在肝的纤维化发生过程中的意义引起了许多学者专家的广泛兴趣。氧应激可导致肝纤维化，肝星状细胞是最重要的胶原产生细胞类型，由脂质过氧化物激活。活性氧可诱导细胞因子生成，其对细胞因子表达的影响往往与 TGF-β系统参与细胞生长和细胞外基质形成的调控，其表达增加和肝纤维化的程度密切相关。TGF-β是已知的最强有力的肝纤维化促进因子，TGF-β1 具有双向调节细胞生长和分化的作用，其突出作用是促进胶原与细胞外基质的形成，同时抑制胶原的降解。肝纤维化和细胞因子关系密切，如长期给予 IL-10 可减轻丙型肝炎的活动，IFN-α 可提高机体抗氧应激的生物防御功能和保护肝细胞及肝星状细胞的脂质过氧化而作为一种有力的肝纤维化抑制剂，IFN-γ 可抑制肝星状细胞的激活而减少细胞外基质的沉积。

（十二）线粒体

线粒体是细胞有氧呼吸的主要场所，在细胞代谢和能量产生过程中扮演着重要的角色。同时，活性氧和其他自由基作为副产物也能在电子传递过程中产生，通常它们可以被线粒体内的抗氧化剂和各种清除自由基的酶所去除。线粒体内自由基的来源主要是电子传递体系的电子泄漏产生活性氧，其中泛醌（Q）是线粒体内 $O_2^{\bar{\cdot}}$ 的主要来源，分子氧和 H_2O_2 相互竞争性的获取 Q·的未配对电子，形成 O_2^- 和·OH。线粒体的氧应激损伤主要表现在：①线粒体膜电位的下降，导致线粒体膜的通透性发生改变；②线粒体 DNA 的广泛损伤；③线粒体的脂质过氧化导致线粒体内膜的广泛损伤；④蛋白质的氧化损伤导致蛋白质羰基含量和氨基酸氧化作用增加。而线粒体抗氧化功能下降，导致细胞凋亡、表型改变等，可使细胞外基质生成增多。视黄醛棕榈酸盐可通过阻断线粒体脂质过氧化发挥抗肝纤维化作用。抗氧化剂或有丝分裂原能终止或减轻 CCl_4 诱导的肝纤维化，其机制就包括对线粒体的保护作用。

肝纤维化发生机制复杂，仅以其和自由基的关系尚需进一步研究。已有实验报道，抗氧化剂可以预防或减慢甚至阻止肝纤维化的发生。肝脏病学家需要更强效的来自天然产物或针对肝靶点特异设计合成新的抗氧化剂作为可能的治疗肝纤维化药物。

三、抗肝纤维化药物

如前所述肝纤维化（hepatic fibrosis，HF）是肝脏纤维组织过度沉积，是纤维增生和分解不平衡的结果。纤维增生是机体对于损伤的一种修复反应。直接作用于纤维化过程本身的药物，称为抗纤维化药（antifibrotic agents）。对 HF 发生机制认识的深入使研发有效的抗 HF 药物成为可能，但仍面临巨大的困难。关于这方面的药物研究颇多，但大都处于实验阶段，其疗效还不够理想，副作用亦较大，或实验研究结果与临床应用还有不少差距。目前临床上尚无特异抗 HF 药物获批准使用。理想的抗 HF 药物应具有长达几十年的良好耐受性；对肝脏有特异的靶效应，即对胶原等 ECM 特异，对其他的组织不良反应少；无毒或低毒。口服药物具有其他剂型无与伦比的优点，即由于肝脏“首过效应”的存在，可以减少药物的全身分布和降低非肝脏的不良反应。目前尚不清楚抗 HF 治疗需要间断性还是长时间持续服药好。

在临床，验证抗 HF 药物疗效具有很大的挑战性，因为疗效不能简单地通过血清学指标来评价，并且疗效需要长期治疗才有可能出现。目前尚无明确的血清标志物可以替代治疗过程中必须的不间断的经皮肝脏活检，这大大降低了对医患双方的吸引力。况且长期临床试验投资巨大，制药企业或生物技术公司不愿随便冒险。

但是，随着基础研究的最新发现，HF 甚至肝硬化有可能逆转，因此，抗 HF 药物研究开发的前景是非常光明的。如果药物有效，则可使终末期肝病患者免于肝移植及其伴随的严重并发症，且抗 HF 药物市场巨大，因此许多药物科研工作者一直致力于寻找安全、有效、特异的抗 HF 药物。目前最有效的抗 HF 措施就是积极有效的根除或控制肝病的始发因素，不管它是病毒性、代谢性、化学性还是自身免疫性等病因。对原发病的有效治疗本质上就是阻止纤维基质的沉积或是促进其降解。对防治 HF 药物，本文分三大部分进行介绍，即化学药、中药有效成分、基因药物。

（一）化学药根据作用机制分几类

1. 抑制或减轻炎症和免疫反应类药物　炎症和免疫反应在 HF 发生发展过程中发挥重要作用，抑制或减轻炎症和免疫反应必将有助于 HF 预防或促进其逆转。许多药物具有抗炎活性，它们可中止刺激物对 HSC 的激活。皮质激素多年用于治疗自身免疫性肝炎、重症急性酒精性肝炎等少数疾病。此类激素的活性只是抗炎，对 HSC 并无直接的抗纤维化作用。

特异性中和某些致炎因子或补充某些抗炎因子是抑制肝脏炎症的另一途径。有人在动物模型上证实 IL－1 受体阻断剂或可溶性肿瘤坏死因子（TNF）受体阻断剂可减轻肝组织和炎症坏死，减轻 HF 程度。而用重组白介素－10（一种强烈抗炎和抗纤维化因子）治疗慢性丙型肝炎，初步结果表明可改善肝脏炎症、逆转 HF，其大样本、多中心临床试验正在进行中。TNFα 抑制剂可能对炎症性肝病具有一定的疗效。熊去氧胆酸在原发性胆汁性肝硬化中有益，在一定程度上源于其抗炎活性。据报道：解热抗炎药吡非尼酮（甲苯吡啶酮），能有效地逆转实验性 HF。马洛替酯是一有抗炎作用的药物，动物模型上可保护肝细胞、减少肝胶原沉积，但临床无明显疗效，不能改善原发性胆汁性肝硬化或酒精性肝病的组织学异常和延长患者生存期。特异、安全、有效的此类药物有待开发。

2．抑制 HSC 激活药　肝星状细胞（HSC）的激活在 HF 中处于中心地位，其信号传导通路为研究抗 HF 药物提供了一个肯定确切的平台。而减少静息状态的 HSC 转化为激活的肌成纤维细胞应是一个非常重要的靶点。最切实可行的方法就是减轻氧应激，因为氧自由基是 HSC 非常重要的激活因素。抗氧化剂，包括 α－胡萝卜素，维生素 E 在动物试验或人体内能抑制 HF 的发生。水飞蓟素（silymarin）亦有抗氧化作用，具有细胞保护和抑制 Kupffer 细胞的作用，临床上证明能改善酒精性肝硬化，Boigk 等在 Wistar 大鼠实验性门脉性肝纤维化证实，灌服水飞蓟素 50mg/d，肝内总胶原、羟脯氨酸和血清Ⅲ型前胶原氨基端肽（PⅢNP）明显减少。其他抗氧化剂也可减少 HSC 的激活。

对 HSC 活化抑制剂的研究甚为关注的药物首推干扰素（interferon，IFN）。IFN 具有广谱抗病毒、抗肿瘤及调节免疫作用，能诱导多种抗病毒蛋白产生，抑制病毒在细胞内复制，增强 NK 细胞活性。目前认为 α 和 γ 型 IFN 具有明显的抗 HF 作用，机制主要为阻止 HSC 的增殖和活化，减少胶原成分 mRNA 的转录，从而减少 ECM 成分的表达。IFN－γ 现被认为是一种很强的抗 HF 因子，其抗纤维化的主要机制为抑制 HSC 的激活，抗病毒及抗炎作用，抑制胶原基因 mRNA 表达，主要是Ⅰ、Ⅲ型胶原 mRNA 的表达，刺激其他细胞因子如前列腺素 E 的释放，因此，它是一个较有前途的抗 HF 药物。IFN－γ 还具有阻止 HF 进一步发展以及减低纤维化水平的作用。IFN－α 在 HF 动物模型中对 HSC 的激活有抑制作用，已在携带丙型肝炎的晚期 HF 病人中进行临床试验。Muriel 等发现，IFN－α 对鼠 HF 也具有与 IFNγ 类似的作用，并认为其有胶原酶样活性功能。对 IFN 等抗纤维化药物的疗效，常见于应答反应良好患者，往往与抗病毒、抗炎症作用相一致。研究表明，IFN 的抗 HF 作用并不一定依赖于谷丙转氨酶（ALT）和炎症反应的改善，提示本药可能还具有特异的抗 HF 作用。

肝细胞生长因子（hepatocyte growth factor，HGF）在 HF 动物模型中对 HSC 的激活也有抑制作用。HGF 的抗肝纤维化活性可能和抑制 TGF－β1 的活性有关。

过氧化物酶体增生物激活受体（PPAR），包括 PPARγ 在 HSC 表达，应用化学合成的 PPAR 配体（如噻唑烷二酮类药物）可下调 HSC 的活化。

Hellemans 等报道，不同浓度的全反式维甲酸（all－trans－retinoic acid，ATRA）作用于 HSC 后能抑制前胶原蛋白Ⅰ、Ⅱ、Ⅳ、FN 及粘蛋白的合成，抑制 HSC 活化，并使活化的 HSC 向静止态逆转，从而使 ECM 的生物合成减少。但长期大量使用对肝细胞可能有毒性作用，故只可作为辅助治疗。也有人报道反式维甲酸和顺式维甲酸（B－cis－retinoic acid）虽然能减少Ⅰ型胶原及其 mRNA 的合成和单核细胞分泌胶原酶，但它们又是 HSC 内含物，故有增加Ⅰ型或Ⅲ型胶原的可能，不一定宜于治疗 HF。

3．阻断 HSC 的增殖性、纤维生成性、收缩性及前炎症性反应类药物　HSC 活化是 HF 发生的关键事件，活化的 HSC 具有增殖、纤维生成、致炎和收缩等肌成纤维细胞的表型和生物学行为，阻断该细胞的活化与增殖是目前抗 HF 治疗的中心策略。TGF－β1 是最主要的 HF 促进因子，采用可溶性 TGF－β受体或其他方法（如单抗或蛋白酶抑制剂）来阻断 TGF－β活性，在动物模型或细胞培养中证实有效。

调节血管活性物质的作用也可用于 HF 治疗。内皮素－1（ET－1）是目前已知最强的缩血管物质，通过内皮素受体促进 HSC 收缩、增殖及胶原合成，是伤口收缩和血流量的重要调节因素。其拮抗剂能抗 HF 和降低门静脉高压，机制可能是减少 ET－1 或增加其生理性拮抗物质一氧化氮（NO）。选择性内皮素受体阻断剂 LU135252 可有效防治动物 HF 的发生，血管紧张素Ⅱ是另一缩血管物质，对 HSC 有收缩和轻度促增殖作用，血管紧张素转换酶抑制剂或血管紧张素Ⅰ受体阻断剂在动物实验中也有抗 HF 作用。舒血管物质如前列腺素 E 和 NO 则可抑 HSC 增殖。

可溶性精氨酸－甘氨酸－天门冬氨酸三肽能与 HSC 膜上的整合素（一种膜受体）竞争性结合而阻断 ECM 对 HSC 的影响，在动物实验中可抑制 HSC 增殖，减轻 HF 程度。

4．促进 HSC 凋亡类药物　鉴于 HSC 在 HF 中的中心地位，HF 消退时激活的 HSC 的命运就格外引人注目。诱导 HSC 凋亡也是延缓或逆转 HF 的有效对策，HSC 凋亡可减少活化的 HSC 的绝对数量，不仅减少胶原合成，而且通过减少金属蛋白酶组织抑制物（TIMPs）表达使对胶原降解的抑制减弱。激活的 HSC 发生凋亡是 HF 消退的主要机制之一。

研究发现，静止期 HSC 不发生细胞凋亡，但激活期 HSC 会凋亡，其机制可能与 CD95/CD95 配体系统有关。体内研究也表明，急性肝损伤早期可见 HSC 数量增加，此时肝细胞坏死和炎症细胞浸润也最明显；但进入恢复期后，已激活的 HSC 由于细胞凋亡缘故数量迅速下降。促进 HSC 凋亡的药物必将有助于 HF 的逆转。曲霉菌素在体内外均被证明可诱导 HSC 凋亡，一次性给予曲菌素可使活化的 HSC 数量减少 50%，使 HF 程度显著减轻。

HSC 的调节非常复杂，仅有关的细胞因子就非常多（图 5－4），且尚不清楚他们之间的相互作用。总之，阻断 HSC 激活或促进激活的 HSC 凋亡的方法将有助于预防肝纤维化的产生和促进其消退。

5．增加瘢痕性基质降解类药物　HF 的特征是 ECM 合成增加、降解相对不足而造成 ECM 在肝内过量沉积，胶原是其主要成分，抑制胶原合成或（和）促进胶原降解无疑能延缓或逆转 HF。本类药物是指具有胶原酶活性或增加胶原酶活性的药物，理想的增强胶原酶活性的药物宜针对间质胶原而非基底膜基质。目前发现的细胞松弛素 B、血小板衍生生长因子（PDGF）是最强烈的有丝分裂原，对 HSC 的活化、分裂和增殖均有明显的促进作用，并诱导 HSC 合成 TGF、TNF 和 IL－1 都可以增加或促进胶原酶的产生与合成，但有关临床研究不多。青霉胺也具有增加胶原酶活性的作用。多价不饱和卵磷脂，为肝窦内皮和肝细胞膜稳定剂，可降低脂质过氧化，减少肝细胞脂肪变性及其伴随的炎症和纤维化，但因富含亚油酸，对酗酒者应慎用。Lieber 等报道，不饱和卵磷脂（PUL）能减轻狒狒的酒精性肝硬化，体外细胞培养研究发现它对Ⅰ型前胶原 mRNA 的表达无影响，但能使 HSC 的胶原酶活性升高一倍。

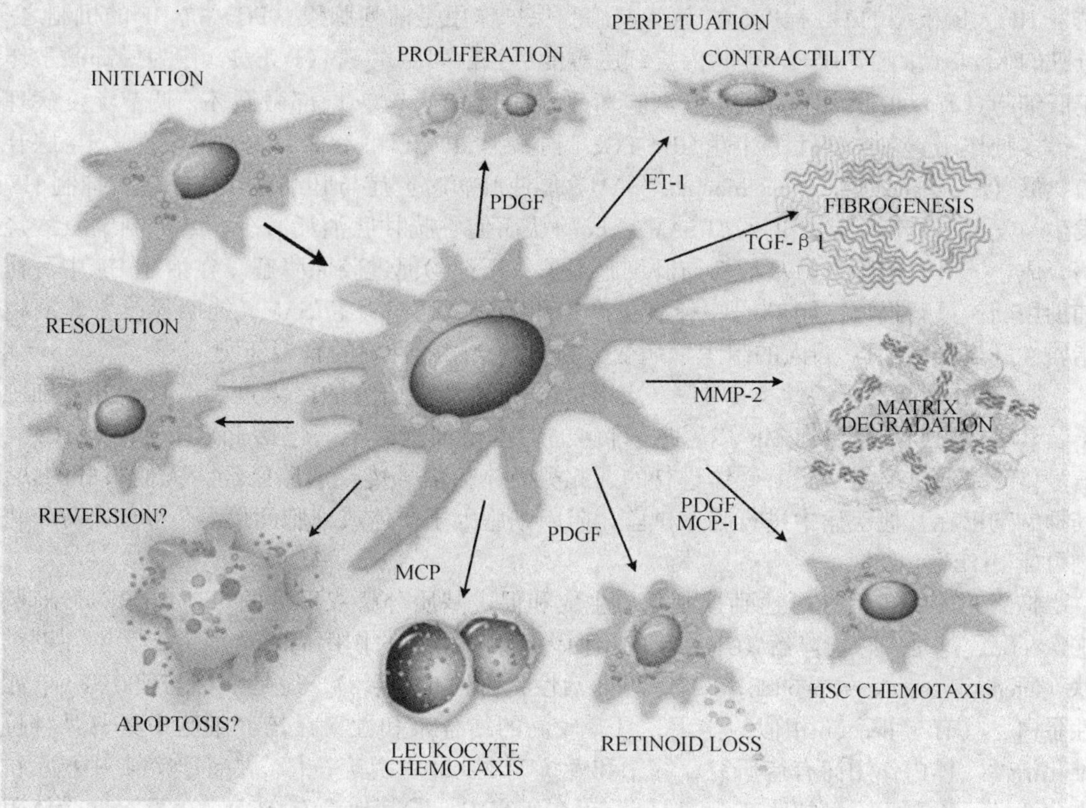

图 5－4　HSC 激活和消退（resolution）时的调节

胶原降解由基质金属蛋白酶催化，其活性受尿激酶型纤溶酶原活物和金属蛋白酶组织抑制物等调节。增加尿激酶型纤溶酶原活物的表达必将有助于 HF 的消退。在肝炎患者中，抗 HF 药物应促进已有 ECM 吸收的同时阻止新的基质沉积。TGFβ 拮抗剂可通过下调 TIMPS 和增加间质胶原酶的净活性促进基质降解。松弛肽（relaxin）是一种参与分娩过程的天然肽类激素，体内外实验显示其能减少胶原合成，增加基质降解，在实验性肺纤维化中证明该因子有抗纤维化作用，但对 HF 的作用尚待研究。

6．促进肝脏细胞再生类药物　HF 发生过程中伴随着肝脏实质细胞的凋亡和坏死。Canbay 等认为，在有害刺激条件下发生的"病理性"凋亡与生物发育过程中的"生理性"凋亡不同，可导致趋化性/炎症性因子的释放，加重肝损伤。因此，肝实质细胞凋亡是导致 HF 的重要机制。细胞凋亡是一把双刃剑：肝实质细胞的凋亡是肝损害及 HF 的主要动因，应予阻断。HGF 在肝脏的发育和再生过程中起到不可缺少的作用，还具有抗肝细胞凋亡、激活广泛细胞的有序分裂等活性，因此运用各种方法增加体内的 HGF，是治疗肝硬化、刺激肝再生的合理选择。支链氨基酸对细胞代谢、氨基酸转运、蛋白质合成、基因表达都有影响，补充支链氨基酸对肝硬化病人有益，研究发现它可能是 HGF 生成的刺激剂。

7．细胞保护类药物 本类药物的作用机制为保护肝细胞阻止其凋亡。二甲基前列腺素 E_2（$DMPGE_2$）可抑制慢性营养性肝损伤模型鼠肝内胶原的沉积；$DMPGE_2$ 可显著改善 CCl_4 诱发 HF 大鼠模型的 HF 程度，并认为肝细胞保护作用是前列腺素（PG）抗 HF 的机制之一。肝脏的 Kupffer 细胞、HSC、窦状内皮细胞等能产生前列腺素 E_1（PGE_1），作为局部激素作用于肝细胞具有保护肝细胞，阻止肝细胞坏死，抑制 HF，改善局部微循环，调节免疫病理反应等多种作用。在实验性胆汁性 HF，PGE 尚能减少 PDGF 和 TGF－β1 的反应性。S－腺苷甲硫氨酸（S－adenosyl－L－methionine，SAM）能使肝病时炎症与肝细胞损伤减轻，抑制 HF 的发生与发展。其机制是：①保护 SAM 合成酶从而使谷胱甘肽消耗减少；②抑制脯氨酸羟化酶合成；③具有清除自由基活性与肝细胞保护作用；④促进胶原降解。在治疗 HF 中可作为辅助用药。最新报道：胆碱的一种氧化产物甜菜碱，通过升高 SAM，能明显改善非酒精性脂肪性肝炎（NASH）病人的组织学病变，为一安全耐受性好的新型药物。

8．中和细胞因子活性类药物 对细胞因子生物活性研究的巨大进展有益于开发细胞因子及其受体阻断剂来治疗 HF。特别是许多的促增殖细胞因子（包括 PDGF、FGF、TGF－α）信号传导是通过酪氨酸激酶受体进行的，此类受体的信号传导通路已经为人们很好的认识，其抑制剂已在其他疾病中进行临床试验，阻断细胞因子受体或细胞间信号传导的小分子化合物可能对 HF 有效。

抑制 TGF－β1 活性可达到抑制基质生成和促进基质分解双重目的。TGF－β1 抑制剂有：①Decorin，这是一种能降解 TGF－β1 的蛋白多糖，对 HF 的作用尚有待研究；②潜在型结合肽（latency－associated peptide，LAP，即非活性状态的 TGF－β），这是一种与前 TGF－β 相关性蛋白，具有与 decorin 相似的作用，具有较高的结合亲和性，在培养细胞中具有某种抗纤维化活性，体内作用尚有待研究；③中和性抗 TGF－β1 单克隆抗体，在细胞培养中显示抗纤维化活性；④重组人型抗 TGF－β 抗体，正在研究中；⑤其他尚有 TGF－β1 可溶性受体阻断剂，如反义寡核苷酸、重组甘露糖－6－磷酸盐等。

HSC 活化后可分泌 PDGF 和 TGF－β，二者反过来又可促进 HSC 的增殖，形成一个细胞因子自分泌放大环。PDGF 和 TGF－β 是 HSC 活化及产生 ECM 的主要细胞因子。因此中和两种细胞因子的活性是一种有发展潜力的抗纤维化疗法。针对 PDGF 和 TGF－β 的配体拮抗剂和受体阻断剂，开始引入抗纤维化的实验研究。TGF－β 抗体在实验性肾纤维化应用成功的报道，但在抗 HF 上尚未发现有类似结果；TGF－β 受体竞争性抑制剂含有受体的胞外配体结合部位，可有效地阻止大鼠胆管结扎后 HSC 的活化。目前，有关这方面的研究多局限于细胞培养，有的已进入动物实验阶段，但临床应用尚有一定难度。

中和炎症性细胞因子主要有：①IL－1 受体阻断剂，在二乙硝基胺引起的肝损伤中证明该因子对 HF 有阻抑作用；②RGD 拮抗剂，能限制肿瘤坏死因子相关性免疫损伤。

醛固酮现被认为有致纤维化作用，螺内酯是醛固酮的拮抗剂，研究发现有一定的抗纤维化作用。Yang 等发现，在 HSC 激活过程中，其醛固酮合成酶基因表达增强，醛固酮合成增加，运用螺内酯治疗四氯化碳所致的大鼠 HF 模型，可使早期 HF 分级，胶原面积均低于模型组，但后期作用不明显，故认为螺内酯对早期 HF 有一定的治疗作用。

9．抑制 ECM 合成及分泌类药物 目前抑制 ECM 的生成已成为绝大多数研究抗 HF 的基本靶点。这主要通过直接阻断基质的合成和释放，或间接抑制 TGF－β1 的活性来实现。除了卟啉羟化酶阻断剂 HOE07 在动物实验证实能较特异性的抑制 HSC 生成胶原外，几乎所有的抗 HF 药物均无肝特异性和专一抗 HF 特异性。下面将分类进行介绍。

（1）脯氨酸羟化酶抑制物：脯氨酸羟化酶竞争性抑制物可抑制脯氨酸的羟化反应，减少前胶原三股螺旋 α 肽链的稳定性，该过程为胶原三螺旋结构的形成与稳定所必需。其中二羧基吡啶衍生物经动物实验证明具有抗纤维化、抑制 HSC 活化的作用。其抗 HF 作用以雌性动物为明显。脯氨酰－4 羟化酶抑制剂包括 HOE077 和 S4682 可抑制脯氨酸羟化，在动物模型中具显著抗 HF 作用，但其临床疗效及安全性尚待评价。

口服锌制剂可在脯氨酸羟化酶的活性部位与 Fe 竞争结合而抑制此酶活性，减少胶原在肝脏的沉积，也可减少正常生长大鼠的皮肤和肝脏胶原的含量。研究发现 HF 患者的血锌和肝锌浓度均有所降低，而且对锌的吸收能力下降，此对 HF 患者实属不利。

（2）山黧豆素（lathyrogen）：本药含有的 β－氨基丙腈和氨基己腈为肝脏赖氨酰羟化酶的强烈抑制物，可以阻止胶原纤维和弹力纤维的架桥联接，目前本药仍处于实验阶段。β－APN 是山黧豆类物质的一种，也具有抗胶原交联的作用。

（3）金属离子络合剂：双吡啶（dipyridy1）能络合铁离子而抑制脯氨酸羟化酶的活性，使新合成的胶原 α－肽链因羟化受抑不能形成三股螺旋而在细胞内被释放；最近又发现它能降低Ⅰ型胶原 mRNA 的稳定性从而使胶原合成减少。其抗纤维化作用尚待进一步研究证实。络合剂去铁敏在肝细胞内与铁形成稳定复合物——铁羟酰胺酸，最终从肾排泄。该药可提高遗传性血色病病人生存率，阻止 HF 的发展。据报道铁络合剂可以明显减轻重症地中海贫血病人的 HF 程度。D－青霉胺为一种含有硫基的重金属络合剂，具有抑制胶原合成，使胶原溶解从而减少肝内纤维化的作用。对临床上肝豆状核变性所致 HF 的治疗具有一定疗效，但对其他原因所致 HF 并无明显疗效，服药时间较长，副作用亦较大，现很少应用。

（4）秋水仙碱（Colchicine）：系一较早用于 HF 治疗的药物，其作用机制为抑制微管蛋白的聚合，从而干扰细胞胶原分泌。Kershenobich 采用随机、双盲、安慰剂对照方法，以秋水仙碱治疗肝硬化患者通过长达 14 年随访，平均存活时间为 11 年，而安慰剂组仅为 3.5 年。但以后的研究未能证实和重复这一结果。新合成的秋水仙碱衍生物如甲酰秋水仙碱、三甲基秋水仙碱则有望增强其治疗作用或减少毒性反应。

（5）卤夫酮（halofuginone）：卤夫酮是一个特异性的Ⅰ型前胶原表达的抑制剂，对许多细胞（如人成纤维细胞）均可起作用，在肝、肺、皮肤、子宫等实验性纤维化模型中均可抑制Ⅰ型胶原的表达合成。Bruck 等用卤夫酮治疗硫代乙酰胺所致的大鼠 HF 模型，结果胶原的含量、Ⅰ型胶原的基因表达、TIMP 的含量、α－SMA 的表达均显著降低，并且能抑制其他致纤维化细胞的增生。由于卤夫酮是特异性的在Ⅰ型胶原转录水平发挥作用，因此是一个较有前景抗肝纤维药物。

（6）前胶原肽：已知前胶原两端肽（非球形伸展部）可由特殊的肽酶所切断，切下来的肽，如氨基端肽（即 PⅢP）可反馈地抑制前胶原合成。在正式应用于病人之前，尚需进行详尽的分子生物学研究。

（7）前胶原向胶原转化的抑制物：可阻止酶切断前胶原分子两端的肽，使之不能形成胶原分子，且胶原稳定性受损，首先试用的是精氨酸及其类似物（convanine），尚未用于动物实验及人体治疗。

（8）脯氨酸类似物（proline analogs）：此类化合物有吖丁啶（azetidine carboxylic acid）、顺-4-羟基脯氨酸等，它可取代脯氨酸而结合到前胶原中，形成非螺旋胶原。这种胶原易为蛋白酶水解，以致 ECM 的形成减少。其毒性较大，目前仅在大鼠体内实验发现可减少胶原的含量。

（二）抗纤维化的中药有效成分

本文对中药复方不作论述。国内专家学者对中药抗 HF 做了许多的研究，发现许多中药成分在抗 HF 动物模型中具有一定的疗效。甘草甜素、苦参碱等已试用于临床，效果较为满意。这些有效成分大多具有减少肝脏胶原沉积，促进肝脏胶原降解，减轻肝脏炎症或促进肝细胞再生等功能。下面介绍几种研究得较多的中药成分。

1. 甘草甜素　甘草甜素是从中药甘草中提取的有效成分，该药能减少纤维化动物Ⅰ型胶原含量、抑制培养细胞Ⅰ、Ⅲ型前胶原 mRNA 的表达，诱导 IFN 的免疫调节活性。甘草甜素能使 HF 模型大鼠纤维化程度降低，并抑制肝脏内核因子 NF-κB 的活性。

2. 氧化苦参碱　氧化苦参碱是从中药苦豆子或苦参根中提取的有效成分，具有抗炎、免疫调节等作用，目前已经应用于临床慢性病毒性肝炎的治疗，有一定的疗效。成扬等用氧化苦参碱干预刀豆蛋白 A 诱导的 HF 小鼠模型，可显著减轻肝脏组织内炎症活动和抑制肝内胶原纤维组织增生，而且呈现剂量依赖性。其机制为抑制 HSC 的增生及Ⅲ型胶原 mRNA 的表达，抑制炎症细胞因子的分泌，阻断小鼠肝细胞凋亡。

3. 汉防己甲素　汉防己甲素是从防己科植物粉防己等根中提取的一种异喹啉类生物碱，后被证明为钙离子通道阻滞剂，可影响 Ca^{2+} 的跨膜转运以及在细胞内的分布利用。研究发现汉防己甲素有抗纤维化作用。其主要机制有：①显著抑制成纤维细胞增殖，减少胶原和透明质酸的合成与分泌，对人和大鼠肝细胞的生长有明显的促进作用，可增加 DNA 和蛋白质的含量使细胞处于平衡状态；②小剂量即可降低早、晚期 HF 大鼠线粒体内单胺氧化酶活性，增加线粒体对 Ca^{2+} 的主动摄入，减少其释放，对线粒体有良好的保护作用；③可明显抑制小鼠胚胎成纤维细胞Ⅰ、Ⅲ、Ⅳ型前胶原及 CCl_4 诱发的 HF 大鼠Ⅰ型前胶原 mRNA 的表达，在反转录水平上抑制胶原的合成。李定国等报道汉防己甲素能显著改善肝功能，抑制 HSC 的增生转化，使 ECM 合成减少，并认为其作用与阻断 Ca^{2+} 内流无关。初步研究表明它主要通过抗炎、钙通道阻滞、消除自由基及抑制 HSC 增殖与转化而达到抑制纤维沉积的作用。

4. 大黄素　大黄素属单蒽核类 1,8 二羟基蒽衍生物，是大黄、虎杖、何首乌等多种中药的有效成分之一，具有抗病毒、抑菌、利尿等多种作用。展玉涛等用不同剂量的大黄素干预 CCl_4 所致的大鼠 HF 模型，结果大黄素组肝功能明显改善，HA 及 LN 显著降低，肝组织胶原蛋白含量明显减少，α-SMA 表达减少，并呈剂量依赖关系。现认为大黄素抗 HF 的机制为保护肝细胞并抑制 HSC 的激活。

5. 牛磺酸　牛磺酸是从中药牛黄中提取的有效成分，它具有维持细胞内外渗透压平衡、稳定细胞膜、调节细胞内钙稳态及抗脂质过氧化损伤等多种生物学效应。陈岳祥等用不同剂量的牛磺酸治疗 CCl_4 所引起的 HF 大鼠，发现牛磺酸可显著减轻 HF 程度，能明显降低肝羟脯氨酸和Ⅰ、Ⅲ型前胶原 mRNA 含量，降低血清 HA 和层粘连蛋白（LN）水平，改善肝功能，提高细胞内 cAMP 含量，组织学亦显示具有抗 HF 作用。可望用于 HF 的防治。

6．丹参单体 IH764－3 及丹酚酸 A　二者均是丹参的有效成分。陈岳祥等研究发现，丹参单体 IH764－3 可减轻 CCl_4 所致大鼠 HF 程度，能降低肝Ⅰ、Ⅲ型前胶原 mRNA 含量，具有抗 HF 作用，丹酚酸 A 具有良好的抗氧化作用。王晓玲等发现丹酚酸 A 能抑制成纤维细胞增生和降低细胞内胶原合成率，但对细胞外胶原的分泌无明显影响。丹酚酸 B 盐在动物模型显示有良好的抗 HF 作用，目前正在进行临床疗效试验，初步结果显示有较好的疗效，对 TGF－β1 的 HSC 内信号转导与促细胞活化作用的干预，是该成分抗 HC 的主要作用机制。

7．己酮可可碱（pentoxifylline）　己酮可可碱是甲基黄嘌呤可可碱的衍生物，在临床上已广泛用于治疗外周血管疾病。最近，经动物实验和细胞培养发现它具有一定的抗 HF 作用，其机制主要是抑制 HSC 的增生，α 平滑肌收缩蛋白（α－SMA）的表达减少，从而降低 ECM 成分。另外，它还可抑制 PDGF 介导的 HSC 增生，并阻止大鼠 HSC 转化为激活状态。Raetsch 等用己酮可可碱灌胃治疗胆管结扎 HF 模型大鼠，能够显著降低Ⅰ型胶原 mRNA 的含量，并抑制 TGF－β1 的分泌，但发现 TIMP－1 的 mRNA 上升了 2 倍，结果导致肝组织胶原合成及Ⅲ型前胶原肽含量只是呈中等程度的降低，如果能与 TIMP－1 抑制剂合用，能成为一个较有希望的抗 HF 药物。

8．虫草菌丝　冬虫夏草能提高机体免疫功能，加强对病毒清除能力，保护肝细胞而间接抑制 HF 的发生和发展。应用人工培养冬虫夏草菌丝体治疗肝炎后肝硬化，可显著提高肝组织胶原酶活性。冬虫夏草对家兔血吸虫病 HF 具有一定的逆转效果，对四氯化碳 HF 大鼠具有良好的预防、抑制作用，对人白蛋白免疫损伤性 HF 大鼠具有一定的预防和治疗作用。可减轻肝组织内炎性细胞浸润和肝实质细胞变性，抑制纤维结缔组织Ⅰ、Ⅲ型胶原在肝内的沉积，促进已沉积的胶原降解与重吸收，能抑制 HSC（结蛋白阳性细胞）的增殖和转化，从而减少胶原合成及在肝窦周围沉积。虫草多糖亦可明显降低白蛋白免疫性 HF 大鼠肝组织羟脯氨酸含量及脾脏重量，减轻 HF 的程度。

（三）基因治疗药物

基因药物是一种特殊的药物，其成分是特定的核苷酸序列。引起人体 HF 的原因多，机制复杂，随着对 HF 发生病理生理认识的深入及现代分子生物学技术的提高，使基因治疗 HF 成为可能，并且取得了较大进展。通过基因治疗可提高正常肝细胞的增生、表达能够降解纤维组织的蛋白酶或抑制肝内促纤维化的细胞因子而使肝纤维化减轻。酒精性肝损伤也可通过改变酒精的代谢或使肝脏免受毒性代谢物的损伤而预防。目前基因治疗主要集中于调控 HF 相关细胞因子的表达，研究较多的有 TGF－β、HGF 及 IFN－γ。

1．阻断 TGF－β 信号传导　有效地抑制 HSC 的激活是抗 HF 重要的一环。HSC 激活后可产生应激纤维、大量的 ECM 及 TGF－β1。TGF－β1 被认为是 HF 过程中关键的细胞因子，参与 ECM 的产生、降解和聚集的一系列过程，与纤维增生有重要关系。它主要是刺激 HSC 合成 ECM，还与其他细胞因子（如 PDGF）、小分子的多肽等一起在纤维化的进展中发挥关键的作用。TGF－β1 可诱导 HSC 向肌成纤维样细胞转化，这促进了 ECM 成分的产生，减少了 ECM 的降解，而且 TGF－β1 能较强的抑制表皮细胞、内皮细胞（包括肝细胞）的生长，TGF－β1 还能诱导肝细胞的凋亡。在 TGF－β1 转基因小鼠中，同样证实高水平的 TGF－β1 表达，使小鼠易发生 HF。由此设想：凡影响星状细胞的激活和抗 TGF－β1 生物学活性药物，就有可能阻止 HF 进程，同时有利于肝细胞的再生、阻止肝细胞凋亡和损伤，对 HF 具有治疗和预防作用。因此，阻断 TGF－β的信号通路成为 HF 治疗的理想选择。Qi 等构建了表达 TGF－β2 受体细胞外区域的复制缺陷型腺病毒载体，通过门静脉注射实现其在肝脏的局部表达。注射后大鼠肝脏Ⅰ型胶原、FN、羟脯氨酸含量、α－SMA、单核/巨噬细胞等与对照组相比均显著减少；HSC 及 Kupffer 细胞的活化被抑制，显示出良好的抑制 HF 进展的作用。在抗 TGF－β信号传递过程中，在终止 HF 进程的同时伴随着肝功能改善、体重损失缓解和存活时间延长，并具有治疗效果。Ueno 等构建表达人类 TGF－β2 可溶性受体的腺病毒载体，并将其注入大鼠肌肉内，可在血中测到 TGF－β2 可溶性受体，并且显现出良好的抗 HF 作用。利用巢式 RT－PCR 和基因重组技术构建反义 TGFβⅠ和Ⅱ受体的真核表达质粒将之导入肌肉，可以阻断 TGFβ的作用和终止猪血清诱导的大鼠 HF 的进展。以腺病毒为载体将阻断 TGF－β表达的基因转导至体内是治疗 HF 非常有潜力的方法。现在已能把一段特定核苷酸序列插入到某些细胞 DNA 分子的 TGF－β转录区，从而使 TGF－β－mRNA 转录减少，进而促进 HF 逆转。

2．肝细胞生长因子（HGF）基因治疗方案 HGF 是一种多功能细胞因子，能刺激多种类型细胞分化、增生、再生，对肝再生具有强大的促进作用，还有抗肝细胞凋亡、激活许多细胞的有序分裂等活性。HGF 在肝脏的发育和再生过程中不可缺少的作用，因此应用 HGF 基因转移治疗肝纤维化、刺激肝再生将是合理的选择。Ueki 等报道，将人 HGF－cDNA 质粒包裹后反复注射至 HF 大鼠肌肉中，能在血液中测出高水平表达的人 HGF 及相应升高的内源性鼠 HGF，肝细胞表面的 HGF 特异性受体 c－met 蛋白表达量亦显著增加，α－SMA 于注射后明显减少，提示 HGF 在体内可抑制 HSC 活化，减少Ⅰ型胶原、TGF－β合成。

利用日本红细胞凝集病毒（hemagglutinating virus of Japan，HVJ）－脂质体把 HGF 基因转染入二甲基亚硝胺（DMN）诱导的 HF 模型大鼠的肌肉，经过重复注射，HF 几乎完全消失，且该处理组大鼠全部存活，而模型对照组大鼠在给与 DMN 7 周内全部死亡。

Fujimoto 等利用直接转移 HGF 基因到骨骼肌细胞的方法对大鼠肝硬化进行基因治疗。他们建立了一种安全、简单、重复性转导 HGF 基因进入体内骨骼肌的方法，在 DMN 诱导的大鼠 HF 的第四周肌内注射 HGF－HVJ 脂质体，大鼠血浆中人 HGF 和内源性的鼠 HGF 大量增加，HGF 受体（酪氨酸激酶蛋白，HGFR）水平大量上升，并维持在较高水平。其肝脏中产生很强的 HGFR 酪氨酸磷酸化（HGF 的生物活性是通过 HGFR 的酪氨酸残基磷酸化实现的）。治疗组每只大鼠转染 40μg 的 HGF 的 DNA 可以完全缓解肝硬化，使大鼠免于死亡。而所有对照组大鼠在 DMN 处理后的 45 天内均死于进行性肝硬化。经 HGF 基因治疗后，TGF－β1 的表达受到强烈地抑制，HSC 向肌成纤维样细胞转化受阻，胶原酶的活性增强。门静脉周围和肝小叶中心的广泛纤维化过程几乎完全终止，肝小叶和血管的结构得到了很好的重建，门脉高压也得到显著改善，肝脏纤维化减少 70%。可见 HGF 基因治疗阻断了纤维化进程，刺激了肝再生，重建了肝内结构，阻断了 DMN 诱导的肝细胞的凋亡，抑制了 DMN 诱导的 TGF－β1 的表达。Fujimoto 研究了 HGF 对体外培养的非实质肝细胞的影响，在体外条件下 HGF 能抑制 TGF－β1mRNA 和蛋白质的产生，其分子机制有待进一步阐明。

3．IFN－γ基因治疗方案 IFN－γ是一种较强的抗 HF 因子，Zhang 等将重组 IFN－γ腺病毒转染的肝细胞经脾移植给血吸虫感染 16 周的小鼠，能显著降低Ⅰ、Ⅲ型胶原的合成与沉积，减轻 HF 程度。Song 等将表达 IFN－γ的腺病毒载体转染 CCl_4 致模的大鼠肝细胞，能显著减少胶原的合成，降低血清羟脯氨酸和Ⅲ型前胶原肽的水平。可见 IFN－γ 基因治疗也是很有前途的一种方案。

4．抑制胶原 mRNA 基因治疗方案　①稳定Ⅰ型胶原 mRNA 是 HF 中该基因上调的重要方式，可以通过分子诱捕（decoys）技术来抑制其 mRNA 的水平；②近年研究发现胶原 mRNA 的稳定性增殖是 HSC 胶原合成增加的主要原因，改变 mRNA5′端的苯环结构可使 mRNA 迅速降解，因此可以作为抗 HF 的重要靶点；③用反义寡核苷酸 DNA，以泛酸粘蛋白多赖氨酸（ASORPL）为载体，导向作用于 3－T－3ASGR 细胞，可抑制Ⅰ型前胶原 mRNA 的 70%以上；④反义寡核苷酸通过与胶原 mRNA 结合使其失活，或降低其稳定性，可下调特异性蛋白质的翻译。

5．增加 MMPs 活性　①加强 MMP－8 基因的表达也可明显改善 CCl_4 和胆管结扎导致的大鼠 HF；②在 HF 动物模型中通过基因疗法直接给与 MMPS mRNA 证实 ECM 能被重吸收；③尚有人报道用反义技术抑制 TIMP－1 基因表达，也发现可提高基质金属蛋白酶活性、明显减轻大鼠 HF 程度，而直接行间质胶原酶基因治疗对 HF 的逆转作用有限，提示调节基质金属蛋白酶活性对于纤维化治疗可能更有价值；④构建非分泌型尿激酶型纤溶酶原激活物的复制缺陷型重组腺病毒，转染 HSC 后可提高基质金属蛋白酶活性、减少Ⅰ、Ⅲ型胶原含量，在动物模型上也证实有一定的逆转 HF 和改善肝功能的作用。

6．其他方案　①采用针对脯氨酰－4－羟化酶β亚单位基因的反义寡核苷酸可特异抑制该酶表达，在细胞水平显示有良好的抑制胶原合成作用；②单核细胞趋化蛋白－1（monocyte chemoattractant protein－1，MCP－1）参与肝脏的炎症反应，可以募集单核细胞和淋巴细胞导致肝脏的损伤，MCP－1 可以直接激活 HSC，把人类的氨基端缺失 2～8 个密码子的 MCP－1 转入 DMN 诱导的大鼠 HF 模型的肌肉细胞，能显著的抑制 HF 的发生；③尿激酶纤维蛋白溶酶原激活物基因治疗可以逆转 HF；④近年来，通过反义核苷酸链骨架的化学修饰，已可使其具有抵抗核酸内切酶降解的作用，最近出现的三螺旋形式寡核苷酸也为 HF 的治疗带来了希望；⑤核酶是一种具有内源性核酸酶活性的 RNA 分子，可以高度靶向性地对 HF 有关的内源性 RNA 进行破坏。基因导入法即通过病毒或其他非病毒载体将抗 HF 基因导入靶组织内治疗 HF 的研究，国内外已有报道，但多集中在体外研究或实验动物体内。

理论上有效的抗纤维化基因治疗需要符合以下条件：①有明确的分子生物学机制；②药效学上的优势，即活性成分在肝脏中能达到较高的浓度，对肝外组织影响少；③药物在靶环境中维持较长的时间，或能在损伤的部位无限期的存在。

应用腺病毒载体具有一定优势：①腺病毒对肝细胞有较高的亲和性，并稳定转导 HSC，它介导的外源基因易于进入 HSC 以及邻居区域的其他细胞（如肝细胞）；②腺病毒注射后主要集中分布于肝脏，可减少机体产生全身性毒性。但基因表达维持时间较短，现已发现新的载体可维持靶基因长期的表达，也可重复注射脂质体介导的基因。Fujimoto 等将含有 DNA 和 HVJ 包膜蛋白的脂质体直接注射到骨骼肌，表达的 HGF 能进入血液循环，到达肝脏发挥作用，此方法简便、安全、无毒性，可用于活体动物模型。通过重复转染 HGF 基因可使血浆中 HGF 持续维持在较高的水平。实验证实重复体内转染不会引起显著的炎症反应和小鼠细胞及体液免疫系统的激活。

上述研究进展表明抗 HF 的基因治疗能够阻断 HF 的发展、刺激肝细胞的增殖或恢复肝组织结构的完整性，令人鼓舞。但应用转移外源基因进入肝脏的方法和载体系统还受到一定的限制。例如，腺病毒载体由于自身蛋白质有较强的免疫源性而产生细胞毒性，逆转病毒载体虽能转移基因到肝脏，但转染的效率相对较低。由于 HVJ - 脂质体介导的基因转移比直接注射裸 DNA 的效率更高，此方法可能更适合应用于人体肝硬化的治疗。此外，抗 HF 的药物有效性的判断是基于实验性肝损伤的基础上，而且在肝损伤的最早期进行治疗，这对了解药物的生物学活性及机制是有用的，但是临床上大多数患者通常是已经有 HF 才前来就医，这些患者肝脏正在发生进行性炎症和 HF，应用上述治疗能否有效，是值得深入研究的问题。尚待进一步研究。

综上所述，抗 HF 药物的研究虽在模型上取得了重要进展，研究思路和药物作用靶点也相当明确，但从临床治疗应用来评估，抗 HF 药物研究尚未取得重大突破性进展。理想的抗 HF 药物应当是：有效，安全，作用的分子靶点明确，服用方便．影响星状细胞的激活和抗 TGF - β1 生物学活性的药物，是今后抗 HF 药研究努力的方向。从中医中药发掘防治 HF 新药有着很大潜力，应当加强综合研究。

（胡庆伟 刘耕陶）

参 考 文 献

1．Albanis E，Friedman SL．Heaptic fibrosis．Pathogenesis and principles of therapy．Clin Liver Dis，2001，5（2）：315 - 334

2．Dooley S，Streckert M，Delvoux B，et al．Expression of Smads during in vitro transdifferentiation of hepatic stellate cells to myofibroblasts．Biochem Biophys Res Commun，2001，283：554 - 562

3．Nie QH，Duan GR，Luo XD，et al．Expression of TIMP - 1 and TIMP - 2 in rats with hepatic fibrosis．World J Gastroenterol，2004，10（1）：86 - 90

4．Wang LT，Zhang B，Chen JJ．Effect of anti - fibrosis compound on collagen expression of hepatic cells in experimental liver fibrosis of rats．World J Gastroenterol，2000，6：877 - 880

5．Paradis V，Perlemuter G，Bonvoust F，et al．High glucose and hyperinsulinemia stimulate connective tissue growth factor expression：A potential mechanism involved in progression to fibrosis in nonalcoholic steatohepatitis，Hepatology，2001，34：738 - 744

6．Anania F．Leptin，liver and obese mice - fibrosis in the fat lane．Hepatology，2002，36：246 - 248

7．Smart DE.，Vincent KJ.，Arthur MJ.，O．et al．JunD regulates transcription of the tissue inhibitor of metalloproteinases - 1 and interleukin - 6 genes in activated hepatic stellate cells，J Biol Chem，2001，276：244

8．Loguercio C，Federico A．Oxidative stress in viral and alcoholic hepatitis．Free Radic Biol Med，2003，34（1）：1 - 10

9．George J，Pera N，Phung N，et al．Lipid peroxidation，stellate cell activation and hepatic fibrogenesis in a rat model of chronic steatohepatitis．J Hepatol，2003，39（5）：756 - 764

10．Vavrinkova H，Tutterova M，Stopka P，et al．The effect of captopril on nitric oxide formation and on generation of radical forms of mitochondrial respiratory chain compounds in ischemic rat heart．Physiol Res，2001，50（5）：481 - 489

11．Liu J，Kadiiska MB，Corton JC，et al．Acute cadmium exposure induces stress - related gene expression in wild - type and metallothionein - Ⅰ/Ⅱ - null mice．Free Radic Biol Med，2002，32（6）：525 - 535

12. Cheng J, Imanishi H, Iijima H, et al. Expression of cyclooxygenase 2 and cytosolic phospholipase A (2) in the liver tissue of patients with chronic hepatitis and liver cirrhosis. Hepatol Res, 2002, 23 (3):185 - 195
13. Larson AM, Taylor SL, Bauermeister D, et al. Pilot study of the relationship between histologic progression and hepatic iron concentration in chronic hepatitis C. J Clin Gastroenterol, 2003, 37 (5):406 - 411
14. Brittenham GM. Iron chelators and iron toxicity. Alcohol, 2003, 30 (2):151 - 8
15. Poli G. Pathogenesis of liver fibrosis: role of oxidative stress. Mol Aspects Med, 2000, 21 (3):49 - 98
16. Arias M, Lahme B, Van De Leur E, et al. Adenoviral delivery of an antisense RNA complementary to the 3′ coding sequence of transforming growth factor - beta1 inhibits fibrogenic activities of hepatic stellate cells. Cell Growth Differ, 2002, 13:265 - 273
17. Wright MC, Issa R, Smart DE, et al. Gliotoxin stimulates the apoptosis of human and rat hepatic stellate cells and enhances the resolution of liver fibrosis in rats. Gastroenterology, 2001, 121:685 - 698
18. Bedossa P, Paradis V. Regression of hepatic fibrosis physiopathological aspects and clinical reality. Presse Med, 2003, 32 (15):704 - 710
19. Tomiya T, Omata M, Fujiwara K. Significance of branched chain amino acids as possible stimulators of hepatocyte growth factor. Biochem Biophys Res Commun, 2004, 313 (2):1 - 6
20. Akamatsu K, Yamasaki Y, Nishikawa M, et al. Synthesis and pharmacological activity of a novel water - soluble hepatocyte - specific polymeric prodrug of prostaglandin E (1) using lactosylated poly (L - glutamic hydrazide) as a carrier. Biochem Pharmacol, 2001, 62 (11):1531 - 1536
21. McGaha TL, Phelps RG, Spiera H, et al. Halofuginone, an inhibitor of type - I collagen synthesis and skin sclerosis, blocks transforming - growth - factor - beta - mediated Smad3 activation in fibroblasts. J Invest Dermatol, 2002, 118 (3):461 - 470
22. Zhan Y, Li D, Wei H. Effect of emodin on development of hepatic fibrosis in rats. Zhongguo Zhongxiyi Jiehe Zazhi, 2000, 20 (4):276 - 278
23. 刘成海，刘　平，胡义扬. 丹酚酸B盐对转化生长因子-β1刺激肝星状细胞活化与胞内信号转导的作用. 中华医学杂志，2002，82 (18):1267 - 72
24. Jiang W, Yang CQ, Liu WB, et al. Blockage of transforming growth factor beta receptors prevents progression of pig serum - induced rat liver fibrosis. World J Gastroenterol, 2004, 10 (11):1634 - 8
25. Yuji Iimuro A1 and Jiro Fujimoto A1. Strategy of gene therapy for liver cirrhosis and hepatocellular carcinoma. J Hepato - Biliary - Pancreatic Surgery, 2003, 10 (1):45 - 47
26 Zhang L, Mi J, Yu Y, et al. IFN - gamma gene therapy by intrasplenic hepatocyte transplantation: a novel strategy for reversing hepatic fibrosis in Schistosoma japonicum - infected mice. Parasite Immunol, 2001, 23 (1):11 - 17
27. Tsuruta S, Nakamuta M, Enjoji M, et al. Anti - monocyte chemoattractant protein - 1 gene therapy prevents dimethylnitrosamine - induced hepatic fibrosis in rats. Int J Mol Med, 2004, 14 (5):837 - 842

第 6 章 脂肪性肝炎发病的机制和治疗

脂肪肝是指由多种疾病和病因引起的肝脏脂肪性改变。轻度的肝细胞脂肪变性在大体上可无明显变化，当半数以上肝细胞有脂滴蓄积，或者肝内蓄积脂肪含量超过肝湿重的 5%，即形成脂肪肝。单纯的脂肪变性通常是一个良性的过程，但伴随着肝细胞的损伤和炎症，脂肪肝可发展成为脂肪性肝炎，进而导致肝纤维化和肝硬化。

脂肪性肝炎可分为酒精性脂肪性肝炎（AH）和非酒精性脂肪性肝炎（NASH)，以下分别介绍两种脂肪性肝炎的病因、发病机制以及病理、诊断和治疗进展的有关内容。

一、酒精性脂肪性肝炎

(一) 病因和流行病学

酒精性脂肪性肝炎是指因摄入酒精引起肝细胞内脂质蓄积量超过肝湿重的 5%，或者组织学上每单位面积有 1/3 以上的肝细胞发生脂变。从单纯的脂肪变性伴随肝细胞的损伤和炎症可能发展成酒精性脂肪性肝炎，部分人还会发展为肝硬化。酒精性脂肪性肝炎多见于西方国家，是西方社会中引起肝硬化的最主要的原因。英国地区综合医院发现的肝硬化病例中，80%的人都与酒精有关，日本、印度等以往发病率较低的地区酒精性肝硬化的发病率也呈上升趋势。目前，我国酒精性脂肪性肝炎的发病率也在明显增加，且常合并肝炎病毒感染。因此，其临床症状较重，表现复杂。据一项抽样调查结果显示，我国脂肪肝患者大约有 8000 多万人，其中酒精性脂肪性肝炎的比例高达 23.34%。酒精性脂肪性肝炎在临床可能毫无症状，但在生活中它始终是个危险因素，可能引起黄疸和腹水，肾功能衰竭，胃肠出血，易被感染以及脑病。严重的酒精性脂肪性肝炎的死亡率可高达58%，在某些研究中甚至高达78%。

（二）病理表现

酒精性脂肪性肝炎可发生于40%的慢性嗜酒者，其组织学特点为：肝脏体积增大，触之较正常肝脏略硬，因脂化而呈黄色外观。肝细胞内由于水分增加，引起细胞的气球样变性及坏死；肝细胞肿胀，单个大脂泡将肝细胞核挤向一侧。有时细胞膜破裂，由2个或更多的细胞融合成脂肪囊肿，囊肿破裂可致炎症渗出和淋巴细胞浸润。白细胞浸润，通常以中性粒细胞为主，细胞质有凝聚倾向。Mallory透明小体的出现频率高，它是一种处于核周围的嗜酸性包涵体，可能是肝细胞细胞骨架蛋白碎片浓缩形成的；细胞周围纤维化，产生网状结构；有时可见融合的肝细胞缺失和中央区－中央区坏死，小叶结构塌陷。电镜观察可见肝细胞线粒体肿大，甚至破裂。以上病变程度不一，主要取决于近期饮酒量。

（三）诊断

①常年酗酒者出现肝肿大，即使无明显肝区压痛；②肝功能正常或AST、ALT轻度升高，在排除胆汁淤积及肝、胆系统肿瘤的前提下，γ转肽酶（GGT）显著升高有助于与其他病因所致的脂肪肝相鉴别；③影像学检查如计算机断层（CT）扫描、B型超声、磁共振（MRI）及核素扫描有助于脂肪肝的诊断，但应注意局限性脂肪肝与肝脓肿或肝转移瘤的鉴别；④肝组织学检查有确定脂肪肝诊断及鉴别酒精性肝病类型的价值，其对合并乙型肝炎病毒（HBV）或丙型肝炎病毒（HCV）感染酗酒者肝损害的正确诊断亦有较高的参考意义。

（四）发病机制

1．酒精及其代谢产物对肝脏的损害　进入体内的酒精90%在肝脏代谢，参与酒精代谢的酶系统主要包括：乙醇脱氢酶体系（ADH）、滑面内质网上的微粒体乙醇氧化系统（MEOS）和过氧化小体上氧化氢酶（catalase），其中MEOS有赖于细胞色素P450的亚型CYP2E1的参与。酒精主要经乙醇脱氢酶（ADH）氧化为乙醛，再由乙醛脱氢酶（AH）氧化生成乙酸。

$$CH_3CH_2OH + NAD^+ \xrightarrow{\text{Alchohol Dehydrogenase}} CH_3CHO + NADH + H^+$$

$$CH_3CHO + NAD^+ + H_2O \xrightarrow{\text{Aldehyde Dehydrogenase}} CH_3CO_2H + NADH + H^+$$

该氧化过程同时使NAD转变为NADH，从而使NADH/NAD比值升高，改变了细胞的氧化还原状态，进而抑制线粒体的三羧酸循环，使脂肪代谢发生障碍，降低脂肪酸的β氧化，导致肝内脂肪酸升高。另外，NADH还可促进α－磷酸甘油的生成，且能使脂肪合成酶活性亢进。所有这些均促进肝脂肪的合成，造成中性脂肪在肝细胞中的堆积而发生脂肪变性。NADH的增多还能促使丙酮酸转化为乳酸，引起高乳酸血症，使脯氨酸大量增加，刺激胶原合成，导致肝小叶内纤维组织不断增生。

乙醇的主要代谢产物乙醛对肝脏的毒性作用更大，主要表现在：①乙醛可损伤线粒体、抑制三羧酸循环；②与谷胱甘肽（GSH）的巯基结合，可降低细胞内源性抗氧化物质GSH的含量，使细胞更易于受自由基攻击；③可作为半抗原与肝蛋白共价结合并修饰被活化的蛋白质，使其成为抗原，从而触发自身免疫，导致肝脏的免疫损伤，或损伤肝酶，使其失去解毒能力；④影响肝脏的微管系统，使微粒蛋白分泌减少，造成脂质和蛋白质在肝脏细胞中沉积；⑤与细胞膜结合，改变其通透性及流动性，从而导致肝细胞的损伤；⑥通过抑制鸟氨酸脱羧酶（ODC）的活性而抑制肝内蛋白质的合成；⑦抑制 DNA 的修复和 DNA 中胞嘧啶的甲基化，从而抑制细胞的分化及损伤组织的再生、修复；⑧乙醛还能增加胶原的合成及 mRNA 的合成，促进肝纤维化的形成。

2．氧化应激和脂质过氧化　在酒精性脂肪性肝炎中存在着几个氧自由基的重要来源：①酒精在 ADH 介导的氧化代谢过程中，会产生许多氧应激产物，如超氧阴离子自由基、H_2O_2 等；②在习惯性饮酒者中，由于乙醇含量的持续增加会诱导 MEOS 被激活并对乙醇代谢起着主要作用，CYP2E1 的基因表达及翻译也相继增加，而 CYP2E1 有较强的 NADPH 氧化酶活性，可使乙醇氧化生成羟乙基根，它的活化也会使氧中间产物和脂质过氧化终产物形成增多。研究发现，中央静脉周围的肝细胞内 CYP2E1 呈高表达，因而此处的氧化应激最活跃且组织氧供不足是酒精性肝损伤的好发部位；③肝细胞损伤后会激活肝内的 Kupffer 细胞和血循环中的单核细胞，释放大量的氧自由基。这些氧自由基可激活磷脂酶及脂质过氧化反应，降解膜磷脂，改变其通透性和流动性，从而改变与膜结合的酶、受体和离子通道的微环境，影响其功能或形成新的离子通道；引起钙聚集，内质网酶功能紊乱，溶酶体水解酶的释放，核酸氧化；使蛋白质与磷脂发生交联，破坏蛋白质的结构和功能，最终导致肝细胞损伤。

3．炎症递质与细胞因子　炎症递质和细胞因子在酒精性脂肪性肝炎发病中的作用亦不可忽视。酒精可使肠道通透性升高，肠细菌过度生长、肠细菌移位，致使循环中肠道来源的内毒素增高，导致肠源性内毒素血症。内毒素可直接损伤肝细胞，更为严重的是它能激活 Kupffer 细胞，Kupffer 细胞是酒精性脂肪性肝炎炎症和纤维化细胞因子的主要来源，它的激活会释放大量的氧自由基、细胞因子和炎症介质，如肿瘤坏死因子－α（TNF－α）、胰岛素样生长因子－1（IGF－1）、血小板衍生生长因子（PDGF）和白介素－6、10、12（IL－6、10、12），以及转化生长因子－β1（TGF－β1）等，以及基质金属蛋白酶－9（MMP－9），单核细胞炎性因子－1、2（MIP－1、2）和血栓素 A（介导血管收缩）等化学因子。这些细胞因子和炎症介质可引起肝细胞进一步坏死、凋亡、炎症，并且激活星形细胞（HSC）产生胶原，引起肝纤维化。而 Kupffer 细胞释放的氧自由基和 TNF－α 不仅可引起肝细胞损伤，还能导致肝窦内皮细胞凋亡，使粘附分子表达增加并释放许多细胞因子，从而促进血液凝固引起微循环障碍，导致肝细胞损害、炎症细胞浸润和肝纤维化。除了 Kupffer 细胞外，激活的星状细胞、内皮细胞、胆管上皮细胞、淋巴细胞和血小板也可释放细胞因子和化学因子，加重肝细胞的损伤。

4．免疫反应　研究表明酒精可影响人体的免疫系统，酒精可促使 T 细胞功能失常，从而损伤肝细胞。乙醛及脂质过氧化产物可与蛋白共价结合形成加合物，作为新抗原诱导有害的体液或细胞免疫应答，引起组织损伤，其中乙醛蛋白加合物主要位于肝损害比较明显的中央静脉周围，可刺激肝脏胶原合成直接导致酒精性肝纤维化。抗酒精抗体能改变肝细胞抗原决定簇，长期饮酒可诱导肝细胞膜、胆管上皮细胞的抗原改变，从而激发免疫反应而导致肝细胞损伤。在酒精性肝病中循环免疫复合物（CIC）浓度增高，可能是由于酒精抑制 CIC 的清除或增加机体的免疫反应性。

5. 遗传因素与疾病的敏感性的关系　酒精性肝损伤是多基因遗传性疾病。ADH、CYP2E1、ALDH均有遗传多态性，当存在高活性ADH同工酶、高活性CYP2E1或低活性ALDH时，可致乙醛产生率增加而氧化率减退。

6. 肝炎　丙型肝炎与乙醇具有加和作用，能升高肝损伤的危险度。乙醇可损害机体免疫系统对病毒的应答，或者通过增加铁含量来改变丙型肝炎病毒的临床病程。此外，乙肝病毒感染也对酒精性肝病的发展有促进作用，可能是酒精性肝硬化形成和发展的病原因素。

7. 铁沉积　铁是人体必不可少的微量元素，但铁过量却对人体所有的细胞均有毒害作用。肝脏是容纳和储存多余铁的主要器官，因此，它是铁毒害作用的首要靶器官。铁的毒性主要是参与Fenton反应（Haber－Weiss反应），生成大量活跃的OH·自由基，从而损伤线粒体，导致肝脏的损伤。研究发现，酒精性肝病病人中铁的沉积升高，可能是由于叶酸缺乏导致铁吸收的增加。而氧化应激也可升高结合于铁调控基因，如铁蛋白和转铁蛋白的mRNA上的铁反应元件铁调控蛋白的活性，从而导致肝细胞内游离铁的增加。当过量的铁持续聚积在肝脏内，长期作用就会导致细胞坏死并促进肝组织胶原形成，启动肝纤维化，最终发展为肝硬化。

（五）治疗和预后

对于酒精性脂肪性肝炎，禁酒为最有效的疗法，肝肿大和一些异常指标可于4周左右恢复正常或好转。仅在严重的酒精性肝炎可考虑使用皮质激素，保持良好的营养状态，治疗慢性肝病并发症，包括腹水、门脉高压致出血、肝性脑病等，有指征的可考虑作肝移植。

二、非酒精性脂肪性肝炎（NASH）

（一）病因和流行病学

NASH是慢性肝炎的一种，患者并未大量消耗酒精但具有与酒精引起的肝脏疾病相同的组织学特征，它又被称为假性酒精性肝病、酒精样肝炎、脂肪肝炎、糖尿病性肝炎和脂肪坏死。NASH可以是一个独立的疾病，但更多见的还是全身性疾患在肝脏表现的一种病理过程，目前已知与NASH相关的主要危险因素包括：

1. 营养因素　如肥胖、快速减肥、全肠外营养（TPN）、胆碱缺乏等。有研究统计大量肥胖患者，其中91%肝脏脂肪沉积，14%为脂肪性肝炎。

2. 内分泌　主要有糖尿病、甲状腺功能亢进症、甲状腺功能减退症、库欣综合征和高脂血症（Ⅳ型、Ⅴ型）等。其中Ⅱ型糖尿病NASH发病率增加近3倍，而NASH患者中30%合并Ⅱ型糖尿病；动物实验也证实，经腹腔注射胰岛素后，动物可出现NASH的病理学表现。另外，研究发现20%～80% NASH患者合并有高脂血症。

3. 外科手术　空肠－回肠短路手术常用于肥胖患者的减肥，但40%术后会出现肝功能异常，6%并发NASH，甚至肝功能衰竭。术后患者均有小肠细菌过度繁殖，肝活检NASH检出率在西方为7%～9%，日本为1.2%，且其他原因如十二指肠和空肠憩室导致的小肠细菌过度繁殖患者，也可出现肝细胞脂肪变性或坏死等NASH的病变。

4. 药物和毒物　糖皮质激素、乙胺碘呋酮、雌激素、乙烯雌酚、他莫西芬（乳腺癌辅助治疗药物)、冠心宁、氯喹和钙拮抗剂等，均可抑制脂肪酸的氧化，并抑制呼吸链，导致脂质过氧化，产生 NASH。

5．代谢性疾病 如 Wilson 病、乏 β－脂蛋白血症、低 β－脂蛋白血症及肢端脂肪营养不良等。

6．其他 由于职业接触肝毒性物质，如长期接触四氯化碳、白磷等肝毒性物质也可以引起 NASH。

（二）病理特征及诊断

1．病理特征 NASH 是一种无过量饮酒史，以肝实质细胞脂肪变性和脂肪贮积为特征的临床病理综合征。组织学上可分为单纯性脂肪肝、脂肪性肝炎、脂肪肝纤维化和肝硬化。其相对病理特征为：NASH 的脂肪变性主要是大泡性，弥漫分布于整个小叶，某些药物性 NASH 以小泡性脂肪变为主，可分布至中央区；NASH 患者中－重度肝细胞脂肪变性的发生率高于 ASH，肝细胞呈不同程度的气球样变，可见 Mallory 小体，还可见肿大变形的线粒体、脂褐素、扩张的滑面和粗面内质网以及增生的肝星状细胞等肝脏损伤的表现；NASH 同时伴有糖尿病时，多见糖原空泡状核肝细胞；肝组织汇管区和局部肝实质内有炎性细胞浸润，多为巨噬细胞和淋巴细胞，炎症多为轻度；窦周和汇管区有纤维组织增生，较重病例可发生中央静脉硬化以及中心周围蜘蛛状纤维化。中央纤维化最后可累及门管区伴再生结节形成而呈现肝硬化的改变。研究结果显示 40% 的 NASH 患者存在进展性肝硬化，其中 10%～15% 会发展为肝硬化。

2．分级和分期方法 1999 年，Brunt 等学者通过 NASH 肝组织活检标本研究后发现，NASH 组织学表现与其他病因的肝炎有区别，肝细胞脂肪变性和气球样变，汇管区及腺泡内炎症与 NASH 组织学分级关系密切，故提出一种分级和分期方法。

（1）分级：1 级，肝细胞大泡性脂肪变性累计 66% 以上，腺泡Ⅲ区偶见气球样变，偶有中性粒细胞浸润，汇管区无炎症；2 级，不同程度的肝细胞脂肪变性，腺泡Ⅲ区肝细胞明显气球样变，腺泡及汇管区有慢性炎症；3 级，全腺泡脂肪变，腺泡Ⅲ区肝细胞气球样变，排列紊乱，腺泡及汇管区炎症明显。

（2）分期：S1 为局灶或广泛的肝腺泡Ⅲ区窦周纤维化；S2 为上述病变＋局灶性或广泛性门静脉周围纤维化；S3 为 S2 病变＋局灶性或广泛桥接纤维化；S4 为脂肪性肝硬化，形成的纤维隔从中央静脉到门管区分隔肝小叶，形成假小叶。在肝硬化发生后，肝细胞脂肪变性和炎症可减轻，有时可完全消退。

3．诊断

（1）临床诊断标准：有易患因素，如肥胖、2 型糖尿病、高脂血症和女性等；无饮酒史或饮酒折合酒精量每周＜40g；除外病毒性肝炎、药物性肝病、Wilson 病、全胃肠外营养和自身免疫性肝病等；除原发病临床表现外，可出现乏力、肝区隐痛等症状，可伴肝脾肿大；血清转氨酶可升高，并以丙氨酸转氨酶（ALT）为主，可伴有 γ－谷胺酰转肽酶（GGT）、铁蛋白、碱性磷酸酶和尿酸等增高；肝脏组织学有典型表现或有影像学诊断依据。

（2）影像学诊断 单纯性脂肪肝 B 超表现为：①肝区近场弥漫性点状高回声，回声强度高于脾脏和肾脏，少数表现为灶性高回声；②远场回声衰减，光点稀疏；③肝内管道结构显示不清；④肝脏轻度或中度肿大，肝前缘变钝。仅具备①项者作为疑似诊断；具备第①项加其余 1 项以上者可确诊为脂肪肝。CT 平扫表现为肝脏密度普遍低于脾脏或肝/脾 CT 比值≤1，肝脏密度降低，CT 值稍低于脾脏，肝/脾 CT 比值≤1.0 者为轻度；肝/脾 CT 比值≤0.7，肝内血管显示不清者为中度；肝脏密度显著降低甚至呈负值，肝/脾 CT 比值≤0.5，肝内血管清晰可见者为重度。

脂肪性肝炎除上述影像学表现外，可出现肝实质密度和信号改变，脾增厚或肿大，胆囊壁增厚或胆囊形态改变等。

脂肪性肝纤维化和肝硬化影像学主要表现为肝裂增宽，肝包膜厚度增加，肝表面不规则，肝内回声、密度、信号不均匀，各肝叶比例失常，门静脉主干管径增粗，门静脉每分钟血流量参数增加，脾脏体积指数增大，胆囊壁增厚或胆囊形态改变等。

（三）发病机制

1．两次打击假说　NASH 被认为是肝脏非酒精性脂肪变性向隐源性肝硬化移行过程中的一个中间阶段，NASH 的发病机制并未完全明了，1998 年 Day 等提出的“二次打击”假说在目前学术界较为流行（图 6－1）。

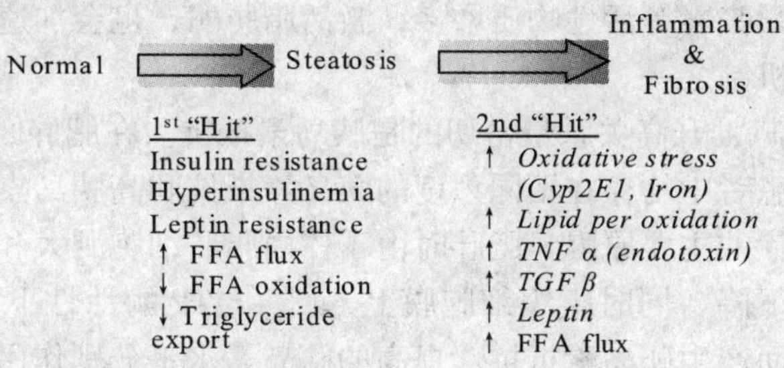

图 6－1　非酒精性脂肪性肝炎的发病机制（二次打击假说）

（1）第一次打击：包括各种原因导致的肝脂肪沉积、肝细胞变性。脂肪在体内的代谢过程主要包括：食物中的脂肪被肠粘膜吸收后，以乳糜微粒的形式进入血循环，把脂肪运至脂肪组织，以甘油三酯（TG）形式保存。肾上腺素、糖皮质激素等可以激活激素敏感脂肪酶，使脂肪组织以脂肪酸（FFA）的形式释放脂肪，并运输到肝脏。游离脂肪酸（free fatty acids，FFA）进入肝细胞后，经线粒体 β 氧化生成 ATP，或重新转变成 TG，并以极低密度脂蛋白（very low－density lipoprotein，VLDL）的形式分泌入血。此外，肝细胞还可自身合成 FFA，尤其是在碳水化合物供应过量时。一旦肝脏脂肪的动态平衡被破坏就会导致肝脏内脂肪的积聚，尤其是 FFA 和 TG。引起肝内 FFA 和 TG 增多的主要原因有（图 6－2）：

①FFA 摄入过多　长期大量进食高脂肪、高胆固醇饮食，经小肠吸入血的乳糜微粒增多，在外周组织被摄取利用后生成的 FFA 转运入血量及被肝脏摄取量也随之增多。在此状态下，由于肝细胞脂肪酸 β 氧化正常，而肝脏合成 TG 的能力相应增强，故肝细胞内并无 FFA 蓄积，主要表现为肝脏合成 TG 增加而仅形成单纯性脂肪肝。因此临床上脂肪性肝炎的严重程度未必与肥胖、高脂血症和高血糖相关。

②脂肪组织分解释放 FFA 增多　禁食饥饿、体重骤减、小肠旁路手术等会促使脂肪组织分解加强，释放 FFA 增多，导致血液和（或）肝细胞内 FFA 含量增高。在妊娠期，体内

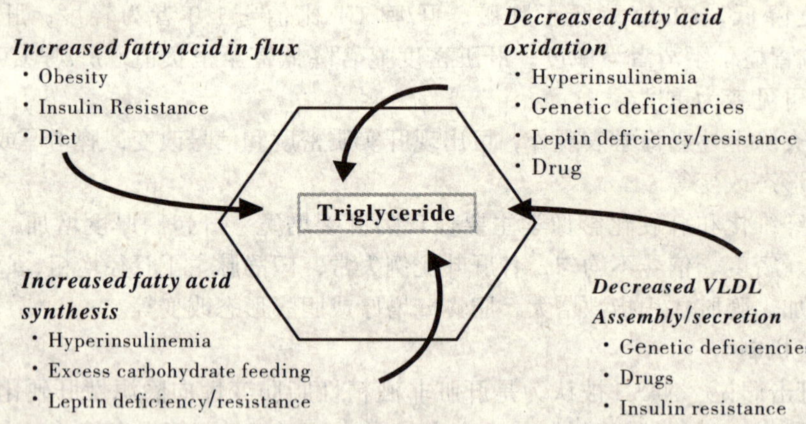

图 6－2　肝内脂肪的蓄积

儿茶酚胺、肾素、血管紧张素等活性物质增多，激活脂肪酶，也会加速脂肪分解，这是妊娠急性脂肪性肝炎的发病机制之一。

目前普遍认为，与 FFA 升高关系最密切的是胰岛素抵抗。在肥胖、2 型糖尿病、血脂异常、冠心病以及脂肪肝患者中均存在不同程度的胰岛素抵抗和高胰岛素血症，其中肥胖是胰岛素抵抗和高胰岛素血症的主要原因。肥胖时由于体内脂肪细胞肥大和增生，组织细胞胰岛素受体数目减少或活性下降，同时组织细胞膜上 Ca^{2+} －ATP 酶活性下降，导致细胞内钙抑制了胰岛素的作用，从而产生胰岛素抵抗。提高的胰岛素水平分别作用于脂肪细胞，脂肪细胞接受胰岛素的信号后，加强对脂肪的分解，导致大量的 FFA 被运送到肝细胞中。而在肝细胞中，在高胰岛素血症刺激下将大量合成脂肪酸，而且抑制脂肪酸的氧化分解。胰岛素抵抗还可导致脂蛋白脂肪酶基因的过度表达，进而在肝脏内产生更多的 FFA。

瘦素（leptin）是脂肪细胞分泌的一种激素，是调节能量平衡的重要因子，瘦素的缺乏将导致血中胰岛素水平的提高，同时可导致肝细胞内的脂肪酸的生成增加。在瘦素受体基因敲除的小鼠中，即便血清中瘦素水平升高，小鼠仍表现出胰岛素抵抗和脂肪肝形成。因此，胰岛素抵抗和瘦素抵抗是第一次打击的重要原因。

③肝内 FFA 利用减少　在肥胖型糖尿病（非胰岛素依赖型、2 型糖尿病）患者中存在胰岛素抵抗和高胰岛素血症，而胰岛素可抑制线粒体的 β 氧化作用；很多药物，如冠心宁、乙胺碘呋酮、哌克昔林、α－干扰素等药物也可通过选择性地损害线粒体 DNA 的转录或降低线粒体 DNA 的复制，影响脂肪酸 β 氧化，导致肝内 FFA 利用减少，FFA 含量增多。

④VLDL 合成或分泌障碍引起的肝内 TG 运输至肝外减少　可能由于摄入蛋白质缺乏或者食物中胆碱缺乏。前者导致合成载脂蛋白所需的氨基酸缺乏，后者则引起卵磷脂合成不足，VLDL 合成下降，无法将甘油三酯运出肝外。此外，由于胰岛素抵抗和高胰岛素血症引起的胰岛素升高将增加 VLDL 的组分之一载脂蛋白（Apo）B100 的分解，使得甘油三酯转出肝脏减少，加重 FFA 在肝脏内的沉积。

（2）第二次打击：这是单纯的脂肪变性向脂肪性肝炎转换的时期，但其机制或过程尚不清除。目前对该过程的理解是这样的：

①FFA的细胞毒性　FFA本身即是具有高细胞毒性的两性分子，可作为去垢剂损伤细胞质、线粒体及溶酶体膜，造成线粒体肿胀，降低酶的活性，对肝细胞产生直接的毒性作用。FFA中的不饱和脂肪酸可以加强脂质过氧化反应，导致细胞损伤，使细胞膜的流动性和通透性发生障碍，引起细胞功能失调，甚至凋亡或死亡。FFA作为细胞色素P450亚型CYP2E1的底物和诱导剂，可诱导CYP2E1的表达增加，通过氧应激反应引起肝细胞的损伤。

②氧应激和脂质过氧化损伤　与AH类似，NASH中也存在着多个启动脂质过氧化反应的潜在的氧应激源。首先，肝细胞内，由于FFA大量堆积造成代偿性的增加线粒体β氧化的比例，进而引起线粒体氧自由基（ROS）产生增加。此外，FFA也能诱导CYP2E1的表达增加，造成氧应激。部分病人出现的铁沉积以及某些抑制呼吸链的药物也可产生大量自由基。这些ROS通过激活氧化还原反应敏感性激酶，可激活转录因子NF-κB，进而提高细胞因子肿瘤坏死因子-α（TNF-α）和白介素-8（IL-8）的水平。一方面可增加ROS的形成，另一方面可增加炎症细胞的浸润，诱发多形核粒细胞（PMN）的趋化，PMN又加强分泌TNFα和IL-8，导致局部炎症细胞大量浸润，成为肝炎形成的基础。持续的氧化应激状态导致了线粒体功能的调整，NF-κB的激活同时可诱导部分抗氧化蛋白的表达，如锰超氧化物歧化酶（Mn-SOD）和线粒体的解偶联蛋白-2（UCP-2）等，这些因子可抑制氧化磷酸化过程，导致线粒体内的ATP合成减少，进而使得肝细胞坏死增加。细胞内ATP的减少也抑制了细胞周期素依赖性激酶（CDK）和细胞周期素依赖性激酶抑制因子的功能。这些综合作用将导致受损肝细胞的再生功能下降，影响了细胞的修复。脂质过氧化还会损伤线粒体DNA，生成的产物还可与线粒体蛋白反应抑制呼吸链的电子传递，进一步增加ROS的产生，导致氧化应激和脂质过氧化不断的恶性循环。脂质过氧化反应的产物之一——丙二醛（MDA）可激活肝脏星形细胞，刺激胶原的产生和纤维化的发生；丙二醛还可以交联细胞角蛋白形成Mallory小体；它也可以激活NF-κB，促进炎症反应。另一脂质过氧化产物4-hydroxynonenal是很强的中性粒细胞趋化剂，可导致炎症细胞浸润。

2．细胞因子产生紊乱　细胞因子产生紊乱的原因可能为：①巨噬细胞功能失常；②氧化应激通过核转录因子NF-κB的核转位刺激细胞因子主要是TNF-α和IL-8的产生；③脂肪组织直接释放TNF-α；④空-回肠旁路术可引起肠道内细菌的过度繁殖，导致内毒素升高，内毒素可刺激肝脏产生细胞因子和释放炎症介质，包括TNF-α和它诱导的IL-6、-8等，进而增强中性粒细胞的趋化，促进炎症反应，导致脂质过氧化损伤引起肝细胞坏死。

3．遗传因素　在脂肪肝发病初期，调控身体质量和脂肪分布的基因通过影响胰岛素抗性和FFA供应发挥作用，同时与肝脏脂质代谢和储存相关的蛋白基因的多态性也十分重要。与NASH和肝硬化敏感性相关的基因还包括：与ROS产生和抗氧化机制相关的蛋白的基因，编码细胞因子及其受体的基因，编码过氧化酶小体增殖激活的受体α和γ的基因。

4．其他因素　如易引起NASH的环境因素包括饮食、缺乏运动，它们可影响脂肪分布，FFA供应和氧化应激。

（四）治疗

目前对脂肪性肝炎的治疗仍以去除病因为主，在调整饮食的同时，可选择适当的降脂药，并辅以对症治疗。早期诊断，早期治疗能有效的控制进一步发展，并可使病情逆转。

1．去除病因，治疗原发病　如药物性肝损害、磷中毒、胆碱缺乏状态、甲状腺功能亢进或消退、Wilson 病、重症贫血及心肺功能不全的慢性缺氧状态等，应控制原发病。

2．运动与饮食治疗　饮食上应摄入低脂肪、高蛋白、高热量、补充维生素饮食以纠正营养不良。脂肪以不超过总热量的 15%～20%为宜，并且建议食用不饱和脂肪酸以减少肝脏的脂质过氧化。肥胖是 NASH 最常见的病因，减肥有助于缓解此类病人的病情。肥胖者可通过适量运动和控制饮食减轻体重，使肝内脂肪减少甚至消失。需注意的是，减肥过快易致脂肪性肝炎病变加重，电解质紊乱、高尿酸血症、酮症及体重反跳等不利影响。伴 2 型糖尿病的肥胖病人应推荐低热量饮食及健身运动，同时控制血糖，以纠正脂质代谢紊乱。全胃肠外营养的病人可通过补充胆碱使肝脂肪变性得到改善或恢复。

3．药物治疗

（1）胆碱、L－肉碱和蛋氨酸：仅适用于相关的营养不良性脂肪性肝炎，胆碱参与甲基转换，肉碱促进脂肪酸氧化及膜修复，蛋氨酸提供甲基合成胆碱，影响机体的磷脂代谢。

（2）熊去氧胆酸（UDCA）：它是鹅去氧胆酸的异构体，可将有肝毒性的内源性胆汁酸替换为无毒的熊去氧胆酸。它具有膜稳定性以及细胞保护和免疫调节作用。Paul 让一组 24 例非酒精性脂肪肝病患者接受 UDCA 治疗，每天 13～15mg/kg，连服 12 个月，病人的肝功能和肝脂肪浸润程度均有明显改善。

（3）抗氧化类药物：N－乙酰半胱氨酸为谷胱甘肽的前体，肝细胞内谷胱甘肽水平的升高有助于清除 ROS，保护肝脏免受氧化应激损伤。11 名 NASH 病人接受 N－乙酰半胱氨酸（1g/d）治疗，连服 3 月后，血清氨基转移酶水平均有明显改善。维生素 E 是一种有效的抗氧化剂，可抵抗膜脂质过氧化，抑制单核/巨噬细胞表达肿瘤坏死因子和白介素－1、6、8，并可抑制肝脏胶原蛋白 α1（I）基因的表达。此类药物还包括牛磺酸、β 胡萝卜素、维生素 B、等。

（4）多价不饱和卵磷脂：为肝窦内皮和肝细胞膜稳定剂，可降低脂质过氧化，减少肝细胞脂肪变性及其伴同的炎症和纤维化，但因富含亚油酸，对不能戒酒者应慎用。

（5）血脂调节药：肥胖、糖尿病和酒精性脂肪肝病常伴有轻至中度高脂血症，单纯性高脂血症亦常并发脂肪肝和肝纤维化，因此，血脂调节药在脂肪肝防治中有很重要的作用。降脂性药物可分为：①阴离子交换树脂，如消胆胺可阻断胆汁酸的肝肠循环，增加胆固醇的排泄，降低血浆胆固醇，促进低密度脂蛋白降解；②烟酸类主要作用是抑制 VLDL，LDL 的合成，减少组织释放 FFA；③苯氧乙酸类包括安妥明、苯扎贝特等，也可抑制 VLDL，LDL 的合成，促进 LDL 降解；④HMG－CoA 还原酶抑制剂，如辛伐他汀可抑制肝窦周贮脂细胞（Ito）的增殖，且可显著改善酒精性脂肪性肝炎患者的肝功能及血脂代谢紊乱。以上血脂调节药大都通过抑制肠道脂质吸收，促进脂质运送至肝脏代谢排泄发挥作用，而脂肪肝性肝炎存在肝细胞损伤和肝脏脂质代谢障碍，该类药使用不当反而会使脂质贮积并损害肝功能，需谨慎使用。

（6）中药治疗：常用的中药有丹参、川芎、决明子、泽泻、何首乌、山楂、姜黄及大黄等。日本报道大、小柴胡汤治疗脂肪肝有效。

（五）预后

预后与组织学分级有关。NASH 确诊时，有 5%～15%已经合并肝纤维化，这部分患者

10年后有30%进展为肝硬化。整个NASH最终肝硬化的发生率为15%~50%，3%合并急性肝功能衰竭，极个别可发生肝细胞癌。NASH 5年生存率67%，10年生存率59%，好于酒精性脂肪性肝炎，仅有肝细胞脂肪变性的患者预后良好。

展望

随着社会的发展，生活水平的提高，饮酒者增多，以及其他多种疾病和内、外源性因子的影响，脂肪肝已成为一种常见病、多发病。脂肪肝患者尤其是并发肝功能损害的脂肪性肝炎很可能发展成为肝纤维化和肝硬化。因此对脂肪肝以及脂肪性肝炎应采取积极的治疗，逆转早期的肝脏病变，从而改善患者的预后和生活质量。由于脂肪肝的病因和发病机制甚为复杂，迄今尚未找到治疗脂肪肝的特效药，治疗的重点首先是去除病因，养成健康的生活方式和饮食习惯，再结合保肝、降酶、去脂以及抗纤维化的药物，可以促进肝内脂肪和炎症的消失，防止肝细胞的死亡和肝纤维化。最近的研究表明，炎症因子、肠源性内毒素血症和脂质过氧化均在各类脂肪性肝炎的发生发展中起着重要的作用，针对这些环节阻止肿瘤坏死因子等细胞因子的释放或拮抗其活性，保护肝细胞，提高机体抗氧化能力，或者应用抗内毒素制剂进行治疗，也是抗脂肪肝新药研发中不应忽略的一个方面。中草药抗脂肪肝亦有良好的潜力，应当加强研发。

（余凌虹 刘耕陶）

参 考 文 献

1. Willner IR, Reuben A. Alcohol and the liver. Curr Opin Gastroenterol, 2005 May, 21 (3):323-30
2. Walsh K, Alexander G. Alcoholic liver disease. Postgrad Med J, 2000, 76:280-286
3. 邱德凯. 脂肪肝研究进展. 当代医学，2001，7:23-26
4. O'Beirne J, Patch D, Holt S, et al. Alcoholic hepatitis the case for intensive management. Postgrad Med J, 2000, 76:504-507
5. 曾民德，陆伦根. 非酒精性脂肪性肝炎的治疗. 胃肠病学和肝病学杂志，2000，9:158-60
6. Cua IH, George J. Non-alcoholic fatty liver disease. Hosp Med, 2005, 66 (2):106-11
7. Ueno T, Sugawara H, Sujaku K, et al. Therapeutic Effects Of restricted diet and exercise patients with fatty liver. J Hepatol, 1997, 27:103-107
8. Groover JR. Alcoholic liver disease. Emerg Med Clin North Am, 1990, 8:887-902
9. Blasiak J. Ethanol and acetaldehyde impair the repair of bleomycin-damaged DNA in human ymphocytes. Cytobios, 2001, 106:Suppl 2:141-149
10. Crabb DW. Pathogenesis of Alcoholic Liver Disease: Newer Mechanisms of Injury. Keio J Med, 1999, 48 (4):184-188
11. Yin M, Gabele E, Wheeler MD, et al. Alcohol-induced free radicals in mice: Direct toxicants or signaling molecules. Hepatology, 2001, 34:935-942
12. Rodriguez RJ, Miranda CL, Stevens JF, et al. Influence of prenylated and non-prenylated flavonoids on liver microsomal lipid peroxidation and oxidative injury in rat hepatocytes. Food Chem Toxicol, 2001, 39:437-445
13. Yang SQ, Lin HZ, Lane MD. et al. Obesity increase sensitivity to endotoxin liver injury: implications for the pathogenesis of steatohepatitis. Proc Natl Acad Sci USA, 1997, 94:2557-2562
14. Diehl AM. Nonalcoholic steatohepatitis. Semin Liver Dis, 1999, 19:221-9

15. Chitturi S, Farrell GC. Etiopathogenesis of nonalcoholic steatohepatitis. Semin Liver Dis, 2001, 21:27 – 40
16. Falck – Ytter Y, Younossi ZM, Marchesini G, et al. Clinical features and natural history of nonalcoholic steatosis syndromes. Semin Liver Dis, 2001, 21 (1):17 – 26
17. Fong DG, Nehra V, Lindor KD, et al. Metabolic and nutritional considerations in nonalcoholic fatty liver. Hepatology, 2000, 32 (1):3 – 10
18. Mach T. Fatty liver – – current look at the old disease. Med Sci Monit, 2000, 6 (1):209 – 216
19. Day CP, James OF. Steatohepatitis: a tale of two "hits"? Gastroenterology, 1998, 114:842 – 845
20. Koteish A, Diehl AM. Animal models of steatosis. Sem Liv Dis, 2001, 21:89 – 104
21. Day CP. Non – alcoholic steatohepatitis (NASH): where are we now and where are we going? Gut, 2002, 50:585 – 588
22. Angulo P, Lindor KD. Treatment of nonalcoholic fatty liver: present and emerging therapies. Semin Liver Dis, 2001, 21:81 – 88

第7章　肿瘤多药耐药（MDR）机制及其逆转

肿瘤化学治疗最大障碍之一是肿瘤细胞对药物的耐受性。1970 年 Beidler 等用中国仓鼠肺细胞系和骨髓纤维母细胞系，与放线菌素 D（ACTD）接触培养诱导耐药，发现它们不仅对 ACTD 产生耐受性，同时对结构和功能与 ACTD 无关的柔红霉素和长春新碱等化疗药物产生交叉耐药，首次发现了交叉耐药现象，后被称为多药耐药性（multidrug resistance，MDR）。MDR 是指肿瘤接触了某些抗癌药物后产生了对其他多种未接触过的、结构和作用机制完全不同的抗癌药物的耐药性。MDR 有两种类型：①肿瘤细胞在治疗的初始阶段就对多种抗癌药物产生耐药，即内在耐药或原发耐药（innate MDR）；②在化疗过程中，肿瘤细胞对化疗药物产生耐药，即获得性耐药（aquired MDR）。易使肿瘤细胞产生 MDR 的药物多为天然的、分子量较大的亲脂性药物，如蒽环类、长春花碱类、鬼臼类、紫杉烷类等。近年来，某些抗细胞代谢类抗肿瘤药（如甲氨蝶呤）及某些烷化剂引起的 MDR 亦逐渐引起人们的重视。

MDR在临床上十分常见，是肿瘤特别是肝癌治疗中一个急需解决的问题，从20世纪80年代开始，肿瘤耐药的研究无论临床和基础方面均将注意力集中于MDR的机制以及耐药逆转剂的寻找，已经成为研究热点之一。

一、肿瘤多药耐药性（MDR）的机制

MDR产生的机制相当复杂，而且是多因素的。可分为非细胞机制以及细胞机制。实体瘤生长快速，并且多数伴有血管生成。肿瘤组织内新生成的血管与正常血管不同，肿瘤血管是扩张、弯曲的，并且常常呈囊状，有许多分支，以提供实体瘤快速生长所需要的营养。除此以外，肿瘤组织的血管具有较高的通透性，而且缺乏功能性的淋巴回流系统，因此肿瘤组织与正常组织相比，有较高的间隙液压。如果肿瘤血管生成能力差，就会影响抗肿瘤药物进入肿瘤组织，从而使得肿瘤逃脱抗肿瘤药物的细胞毒作用。实体瘤的生理特性使得肿瘤自身养分和氧气的供应匮乏，这样也会使得抗肿瘤药物不易进入肿瘤组织而产生耐药性。

近年来有人报道，肿瘤内部由于缺氧产生乳酸而造成的酸性环境，也使得肿瘤对碱性抗肿瘤药物产生耐药。因为这些碱性抗肿瘤药物是靠细胞膜上的pH梯度进入细胞内。这些都是非细胞耐药机制，源于实体瘤特殊的生长特性。对于血液系统肿瘤来说，则不存在上述的耐药机制。对多药耐药来说，更为重要并占主导地位的是细胞耐药机制。

（一）细胞多药耐药机制

细胞多药耐药机制根据耐药肿瘤细胞发生的生物化学改变，又分为两大类：①经典的药物转运耐药机制；②非经典的多药耐药机制。兹分述如下：

经典的药物转运耐药机制涉及到ABC（ATP binding cassette）型膜载体蛋白家族，它们转运的特异底物有各种氨基酸、糖、无机离子、多糖、肽以及蛋白质。该家族至少有50种蛋白质，每个成员都有高度保守的ATP结合盒。这些转运蛋白通常由4个结构域组成，其中2个结构域疏水性很强，每个结构域含有6个跨膜结构，它们以某种方式形成运输路线。另外2个结构域是ATP结合与催化结构域。ABC转运蛋白绝大多数存在于原核生物，但在真核生物中发现的ABC转运蛋白数目正在迅速增加，并发现一些ABC转运蛋白能够将抗肿瘤药物排出细胞外，从而降低细胞内药物浓度，使细胞产生耐药性。其中以多药耐药糖蛋白Pgp最具代表性，迄今由Pgp介导的MDR是目前研究最为广泛和深入，并在临床实践中得到证实的耐药机制。

1．P－糖蛋白（permeability glycoprotein，Pgp）　1976年有学者观察到具有MDR表型的中国仓鼠卵母细胞内药物积聚发生障碍，并且细胞膜上有一种分子量为170kD的跨膜糖蛋白的过度表达，这就是P－糖蛋白。

（1）Pgp结构：Pgp是由1280个氨基酸组成的单链跨膜蛋白，其肽链占140kD，分子量受糖基化程度的影响不同而略有改变，通常为170kD，包括位于中间的连接区和与此相连接的N端及C端两个功能区（图7－1）。这两个功能区无论从长度或氨基酸组成分析均有43%的同源性，各自包括六个疏水的跨膜部位。每个功能区具有一个亲水的位于细胞浆内的ATP结合位点，分别在426－433/541－551和1068－1075/1184－1196氨基酸残基之间，使得Pgp具有能量依赖性“药泵”的功能，它能与抗肿瘤药物结合，同时其核苷酸结合位点连上

ATP，ATP 水解后释放出的能量使药物排出细胞外，任何一个 ATP 结合位点的灭活都可使整个蛋白质功能丧失。Pgp 在膜外近 N 端部分联有糖链，有 3 个糖基化位点，可能与 Pgp 传递和稳定性有关，糖基化位点还可作为单克隆抗体识别 Pgp 的抗原位点。Pgp 是一种磷酸化蛋白，磷酸化位点位于第 627～682 氨基酸之间，包括了大部分连接区，其丝氨酸和苏氨酸残基可被许多蛋白激酶，例如 PKC、PKA 等磷酸化。许多研究表明，Pgp 的磷酸化状态会影响其转运功能。

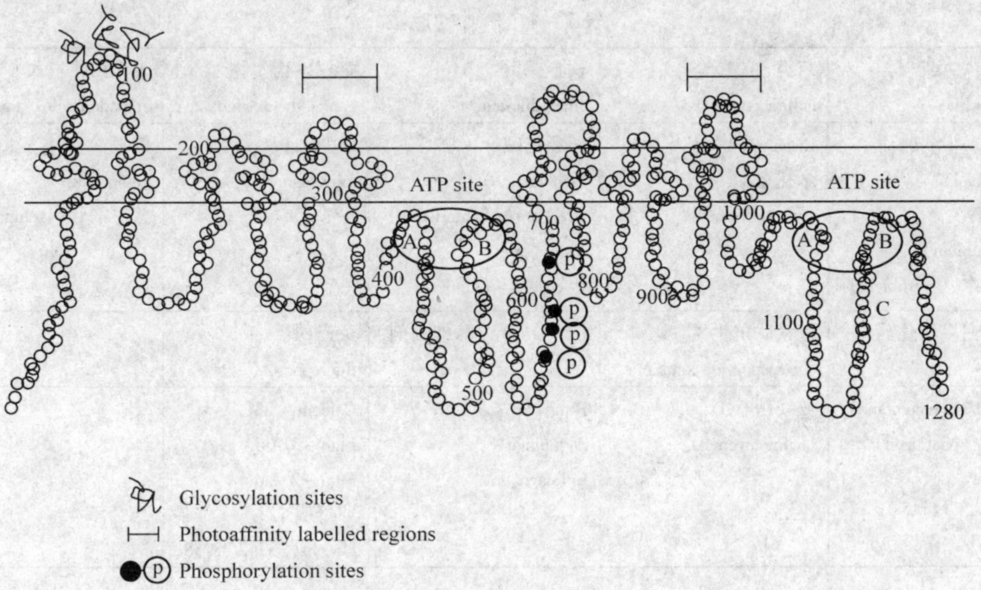

图 7－1　Pgp 的结构

（2）基因：编码 Pgp 基因为 mdr 基因，利用分子克隆技术发现小鼠有 3 个 mdr 基因，分别为 mdr1、mdr2、mdr3，而人类基因组有 mdr1 和 mdr3 两个基因，只有 mdr1 与肿瘤细胞 MDR 有关，而 mdr3 与之无关。人 mdr1 基因与鼠 mdr1 基因的同源性为 81%，与细菌 mdr1 基因也非常相似。所以，mdr1 基因是一个高度保守的基因家族。人 mdr1 基因位于染色体 7q21－21.1，全长 4669bp，共 28 个外显子，可转录为长约 4.7kb 的 mRNA。

mdr1 基因表达具有：①低水平表达；②不均匀表达；③表达的个体差异；④在正常组织中表达的广泛性等特点。mdr1 基因的表达受多种因素调节，重金属、生长因子、活化的癌基因等通过活化磷脂酶 C 使 mdr1 表达增加。mdr1 基因扩增、信使 mRNA 过度表达使得肿瘤细胞产生 MDR。在培养的 MDR 细胞中，发现了三种 mdr 基因扩增伴随现象，即非分带均匀染色区（nonbanded homogeneously staining regios，HSR）、中期染色体的异常分带区（abnormally banding regions，ABR）、染色体外染色质双微体（double minutes，DM）。HSR 和 DM 通常发生基因的扩增，mdr1 基因扩增局限于体外药物筛选的耐药细胞株，而在人体肿瘤少见。在人体肿瘤中，占主导地位的是 Pgp 表达的增加和（或）转录 mRNA 的增加。

（3）分布和功能：Pgp 具有较为复杂的膜转运功能，其疏水区具有药物结合和转运功能。ATP与其结合位点结合并水解供能，从而引起构象改变将胞浆内的化疗药物泵到细胞间隙，使胞浆内药物浓度下降，从而避免了化疗药物对细胞的毒性作用，引起肿瘤耐药。它对天然的疏水性抗肿瘤药物有较强的外泵作用，包括长春新碱、蒽环类、表鬼臼素类、紫杉烷类以及放线菌素D、丝裂霉素C、普卡霉素，也包括一些合成药物，如米托蒽醌、安丫啶、topotecan、trimetrexate等（表7-1）。Pgp作用的一个特点是对底物的特异性低，缺乏选择性，另一个特点是两个底物与Pgp竞争结合，可以抑制Pgp对底物的外排作用。

表7-1 Pgp的底物

蒽环类 anthracyclines	蒽类 anthracenes	长春碱类 vinca alkaloids	喜树碱衍生物 camptothecin derivates	表鬼臼毒素类 epipodophyllo-toxins
阿霉素 (doxorubicin) 柔红霉素 (daunorubicin) 表阿霉素（epirubicin）	Bisantrene 米托蒽醌 (mitoxantrone)	长春花碱 (vinblastine) 长春新碱（vincristine） Vinorelbine 长春地辛（vindesine）	CPT-11 topotecan	依托泊苷 (etoposide) 替尼泊苷（teniposide）
微管蛋白多聚化药	色素肽抗生素 chromopeptide antibiotic	HIV-1蛋白酶抑制剂	荧光团 fluorophores	
秋水仙碱（colchicine） 紫杉醇（paclitaxel） docetaxel	放线菌素D (actinomycin D)	Ritonavir Saquinavir Indinavir	Calcein-AM Fluo-3 AM Fura-2 AM 罗丹明123 Hoechst 33342/33258	

Pgp与多药耐药相关的依据如下：①Pgp高表达总是与多药耐药相关联；②许多不同的多药耐药细胞均有不同程度的Pgp水平上调；③Pgp的cDNA转染实验证明，多药耐药表型是Pgp过度表达的结果；④Pgp具有依赖ATP膜泵结构特点，其高表达能够解释多药耐药细胞中药物蓄积下降。

关于人体肿瘤mdr1基因表达情况，根据mdr1基因表达的水平将肿瘤分为3类：①mdr1基因高度表达的肿瘤：肾癌，结肠癌，胰腺癌等，这类肿瘤的来源组织本身就有中至高水平的mdr1基因表达，多表现为原发耐药，化疗效果差；②mdr1基因中度表达的肿瘤，如乳腺癌，神经母细胞瘤，白血病等，这类肿瘤较第一类肿瘤敏感甚至可以达到完全缓解，但是大部分病人都有复发，复发后mdr1基因表达水平更高，对原先敏感的化疗药物产生耐药；③mdr1基因低度表达的肿瘤，如卵巢癌、食管癌、小细胞肺癌等，这类肿瘤对化疗药物敏感，但也可以产生多药耐药性。

Pgp不仅在肿瘤组织中有表达，在正常人组织中也有区域特异性表达。在肾上腺皮质细胞、胰腺、肝细胞的胆管面、肾近曲小管、胎盘滋养细胞等部位高度表达，在肺、胃和大小肠上皮细胞、睾丸血管上皮细胞等中度表达，在造血干系胞、外周淋巴细胞、组成血脑屏障的毛细血管内皮细胞以及皮肤的汗腺中也有表达，而在皮肤、皮下组织、骨骼肌、心脏、骨髓淋巴细胞、脾脏、卵巢等部位中表达水平很低。由此可见，Pgp并非一种异常蛋白，它主要位于一些具有分泌、排泄功能的细胞。它除了排出肿瘤细胞内的化疗药物以外，还可能具有一些生理功能。

对于为 Pgp 底物的口服药物，消化系统的许多器官如胃肠道、肝脏有 Pgp 高表达，能够降低这些药物的吸收及其生物利用度，增加其非肾清除以及随粪排泄量，而泌尿系统，如肾小管上皮细胞上 Pgp 的高表达，可增加 Pgp 底物的肾清除。由于 Pgp 在这些器官的分布，使得 Pgp 成为体内药物相互作用的靶点。例如，地高辛也为 Pgp 的底物，Pgp 抑制剂 PSC－833 能够完全阻断地高辛在动物肠道中的排泄。

Pgp 在一些内分泌器官，例如肾上腺、人胎盘滋养层中高表达可能与这些腺体所分泌产物的代谢有关，并保护细胞膜免受过高浓度的脂溶性固醇类激素造成的损伤。研究较多的是一些亲脂性激素，有黄体酮、睾酮、皮质醇类及醛固酮类。

Pgp 在某些 $CD34^+$ 骨髓干细胞及包括淋巴细胞在内的外周血单核细胞中表达，猜测其在免疫反应中具有一定的作用。有人发现，HL－60 髓样白血病细胞系的 Pgp 高表达细胞株 RV^+ 细胞，对补体介导的细胞毒性具有相当的抗性，但对抗体依赖的细胞毒性或淋巴因子激活的细胞杀伤活性则无影响，用单克隆抗体或维拉帕米可逆转此抗性作用，猜测 Pgp 在补体介导的细胞溶解中具有一定的保护作用。人结肠癌细胞 LoVo 对 LAK 具有抗性，但其 $mdr1^+$ 细胞株 LoVo－Dx 则对 LAK 敏感，用维拉帕米等 Pgp 抑制剂处理 $mdr1^+$ 细胞株，该细胞则对 LAK 产生抗性。

Pgp 在血脑屏障（BBB）中高表达，可能是血脑屏障中的一个重要功能组成成分，参与血脑屏障的作用。在生理状态下作为一个外排泵，排出中枢神经系统的毒性产物或外源性物质，例如细胞毒药物，从而保护了脑实质。脑毛细血管内皮细胞上的 Pgp 在胚胎发育期即已存在，是脑发育的早期标志。

由于 Pgp 分布广泛，作为一种转运蛋白，其生理功能能够影响到药物代谢的全过程。例如，小肠上皮细胞中的 Pgp 可影响药物的吸收，BBB 中的 Pgp 可以影响药物的分布，Pgp 与细胞色素 P450 3A 有关联，可影响药物的代谢。胆小管和肾小管均有 Pgp，可以影响药物的清除。Pgp 似乎是机体的自我保护机制之一，是机体的一种防御系统，使机体免受环境中有害物质及体内代谢过程中所产生的有毒物质的攻击。

近来有研究表明，mdr1 编码的 Pgp 还是一个脂类易位酶，能在膜两侧转移磷脂酰乙醇胺及其他氨基磷酸脂、神经鞘磷脂及神经鞘氨醇的前体。

虽然 Pgp 作为能量依赖性外排泵，将抗肿瘤药物排出细胞，造成肿瘤细胞耐药，给临床肿瘤治疗带来了阻碍，但是 Pgp 在抗肿瘤中也具有一定的保护作用。例如，在肾癌及膀胱癌等组织中，mdr1 表达可作为肿瘤组织分化程度的一个标志，分化程度愈高，mdr1 表达水平亦愈高。Pgp 在保护正常膀胱组织抵御某些化学物质的致癌作用中发挥着重要作用。正常情况下，膀胱组织 mdr1 低表达者，发生恶变的危险也增大。

另外一个有利方面就是耐药性基因化疗保护，因为常规化疗对产生耐药的复发肿瘤不起作用，而需要骨髓移植配合强力化疗。然而，强力化疗之后伴随全身肿瘤负荷下降，并非所有患者的生存期都得以延长。因为单次的强力化疗可能不足以完全消灭处于缓慢生长的肿瘤细胞，因此，需要采取措施保护正常骨髓，以便延长化疗的过程。在强力化疗之前，将 mdr 基因引入骨髓造血祖细胞，可以达到保护骨髓的作用。由于可以运用较多疗程的强力化疗，因而能使单次强力化疗所致的部分缓解转为全缓解，这是 mdr 对人体有利的方面。

（4）耐药机制：现在，人们已经不认为 Pgp 是传统意义的外排泵，它主要在膜内部起作用。Pgp 的底物多为疏水性和双性分子，它们与膜交联后通过被动扩散进入细胞膜，在膜内侧脂质层与 Pgp 结合。Pgp 利用其水解 ATP 释放的能量，将其底物主动转运到膜外侧脂质层，然后底物再通过扩散离开细胞膜。除此之外，还有人提出 Pgp 间接降低细胞内药物浓度的假说。即通过调节细胞内环境，形成电化学梯度，或者通过增加膜内外 pH 梯度或降低膜电荷，减少细胞内疏水性在生理 pH 下带阳离子的化合物浓度等，在耐药细胞株已经观察到这种现象。

最近，Johnstone 等对 Pgp 和细胞凋亡的关系进行了深入研究。结果表明，用药物筛选或基因转染的 Pgp 表达耐药白血病细胞系，对各种凋亡刺激物，如 Fas L、TNF、紫外线等引起的半胱肽酶（caspase）依赖性凋亡产生耐受，而对颗粒酶 B 和穿孔素等非 caspase 依赖的凋亡刺激敏感。同时，Pgp 逆转剂 Ver 和单克隆抗体 MRK－16 能够恢复对 caspase 依赖凋亡刺激的耐受，说明 Pgp 对 caspase 依赖的途径具有保护作用。可能的机制为：①ATP 是激活 caspase －9 的重要成分，Pgp 通过改变细胞内 ATP 水平影响细胞凋亡；②Pgp 能使细胞内碱化，能够诱导一种新的 Na^+ 和 Cl^- 依赖跨膜 H^+ 转运，导致细胞内 pH 值增加，这样使得 caspase 处于失活状态，从而起到保护作用。许多细胞毒抗肿瘤药物，无论其抗肿瘤机制如何，诱导受损细胞发生凋亡或诱导细胞发生细胞周期捕获，似乎是杀伤肿瘤细胞的共同途径，Pgp 对 caspase 依赖的凋亡途径的保护作用，也可能是 Pgp 过高表达使得肿瘤细胞产生多药耐药的机制。

（5）检测方法：目前，检测 Pgp 介导的 MDR 方法之一是 mRNA 水平的检测，即用 Northern 杂交、原位杂交或逆转录/聚合酶链反应（RT－PCR）等检测技术，检测 mdr1 mRNA 的水平。Northern 杂交属于混合细胞相关技术，不能区分肿瘤细胞和非肿瘤细胞 mdr1 基因的表达，只有 mRNA 原位杂交及 RT－PCR 能分析少量活检组织块或骨髓穿刺抽吸物。Northern 杂交、原位杂交这些 mRNA 传统检测方法操作复杂，敏感性差，价格昂贵，在临床上使用也受到极大的限制。RT－PCR 技术，即在逆转录酶作用下，利用已经转录的 mdr1 之 mRNA 为模板，合成 mdr1 的 cDNA 后，以 PCR 体外扩增法为检测手段，对于检测肿瘤细胞 MDR 是不可多得的能定量的检测手段，具有省时省力、效率高、灵敏度高，特异性强等特点。虽然，Pgp 在单核吞噬细胞以及基质细胞中的表达限制了 PCR 技术，但是通过 PCR 得到的阴性结果可靠性很高，同时排除假阴性和假阳性的可能性。

另一个检测方法就是蛋白质水平的检测，即用各种组织化学方法，借助单克隆抗体对 Pgp 的表达水平进行检测。选择好的 Pgp 抗体为检测 Pgp 表达的前提，常用的 Pgp 单克隆抗体有：靶向内在抗原决定簇的 C219、JSB－1，靶向外在抗原决定簇的 MRK－16、UIC2、4E3 等。利用免疫组织化学方法检测肿瘤组织中 Pgp 的表达水平具有单细胞定位、区分正常细胞与肿瘤细胞表达和简便易行，并能检测细胞多种标记物等优点，现在已经有许多 IgG 及 IgM 的抗 Pgp 单克隆抗体，不同的抗体常用于识别来源不同的 Pgp 异构体。常用的 C219、MRK－16 和 JSB－1 均属于 IgG 抗体，可用于冷冻切片或石蜡包埋切片的免疫组织化学研究。但是该方法由于受条件、试剂及主、客观因素影响，难以定量测定，而且较为繁琐。而应用流式细胞仪检测不仅能够检测 Pgp 表达水平，而且能借助 Pgp 具有荧光特性的底物（例如罗丹明

123）来检测 Pgp 转运功能，适用于血液系统组织的新鲜标本，但对于实体肿瘤则有待于进一步的探索，而且最好选用靶向外在抗原决定簇的特异性抗体。因此，流式细胞仪检测 Pgp 的功能是目前最为理想的方法，流式细胞仪能同时分析 Pgp 功能和表达，可能会发现 Pgp 表达阴性但是有药物排出增加的现象，从而发现其他的耐药机制。

运用分子生物学方法也能够检测 Pgp 基因表达，但是当这些方法作为定量检测时要考虑到方法的敏感性、特异性以及重现性，并且能够有效地从不表达 Pgp 的大背景下发现表达 Pgp 的肿瘤细胞，因此每种检测方法有其优缺点。目前，理想的检测方法是联合分析 Pgp 水平、mRNA 及 Pgp 功能的多参数检验，同时应用合适的标准化系列细胞株作为内参照。近十年来，临床检测多药耐药比较多的指标是 Pgp 和编码它的多药耐药基因 mdr1，但是临床实践中存在一个问题，就是判断耐药的标准，就白血病而言，迄今国内外没有一个统一的标准。而且由于人体内增加 mdr1 基因表达通常没有 mdr1 基因扩增，所以临床标本检测 mdr1 基因扩增程度的意义有限。

近年来，^{99m}Tc－sestamibi 成像实现了对多药耐药现象的非损伤性诊断方法。^{99m}Tc－sestamibi 是 Pgp 很好的转运底物，在 Pgp 阴性的肿瘤中蓄积很少，Pgp 的表达与^{99m}Tc－sestamibi 成像肿瘤比率成反比关系。应用了 Pgp 抑制剂后^{99m}Tc－sestamibi 的摄取和蓄积会增加，这将对于临床耐药诊断以及评价 Pgp 抑制剂的疗效非常有帮助。

（6）临床意义：临床肿瘤的检测分析表明所有人类肿瘤 mdr1 基因的表达均有不同程度的升高，约 50%的肿瘤在治疗前即有 mdr1 基因的表达，治疗后复发的病历 mdr1 基因表达比例更高。早期认为 mdr1/Pgp 的表达水平预示着对化疗药物的抗性、肿瘤的较高恶性程度及复发率和较差的预后。但是随着体内多种恶性肿瘤组织标本的检测发现，mdr1/Pgp 表达水平不与先前接受过化疗相关，更不一定与实体瘤甚至某些非实体瘤的分化程度及预后相关。已知来自正常情况下 mdr1 高表达组织所发生的恶性肿瘤，其肿瘤组织中检测到的 mdr1 基因表达水平较高。这些肿瘤在临床上往往对化疗不敏感或疗效差，这一现象提示 mdr1 基因的表达与肿瘤的原发性耐药有关。原发性耐药多发生在组织分化不良型肿瘤中，并认为 mdr1 高表达是分化不良型肿瘤的特征之一。有报道提出，肾细胞肿瘤与结直肠肿瘤 Pgp 表达水平和肿瘤分化程度有关，如肾细胞肿瘤和 Wilm's 肿瘤，前者分化好而多有 Pgp 表达，后者分化差，而对化疗敏感，二者 Pgp 表达和肿瘤组织内肾小管分化程度有关。

因此，多数学者仍旧认为，Pgp 的表达与化疗效果、缓解率、估计预后及生存期有关。通过检测 Pgp 表达量可以预测病人对化疗的反应以及耐药程度，有针对性地选择化疗药物，选择最合理的化疗方案，使化疗个体化。

肿瘤对化疗药物的抗性是一个多因素的表型现象，mdr1/P－gp 仅为其中一种，而且由于检测手段的局限性，尤其对于实体肿瘤，其表达水平的高低与恶性肿瘤的临床分型及预后有无直接关系尚需商榷，但是检测癌手术标本 mdr1/Pgp 可发现原发性耐药，对术后制定化疗方案有重要的参考价值。

肝癌对化疗不敏感是不是因为有 Pgp 高表达呢？我们做了如下的试验：

（1）Bel_{7402} 细胞多药耐药基因 mdr1 产物 Pgp 的原位表达　应用免疫细胞化学染色方法，可观察到对 Dox 和 VCR 等相对耐药的 Bel_{7402} 细胞表面 Pgp 呈深棕色的半月形或环形显色，染色阳性的细胞数明显多于对抗肿瘤药相对敏感的 KB 细胞，染色程度也加深（图 7－2）。提

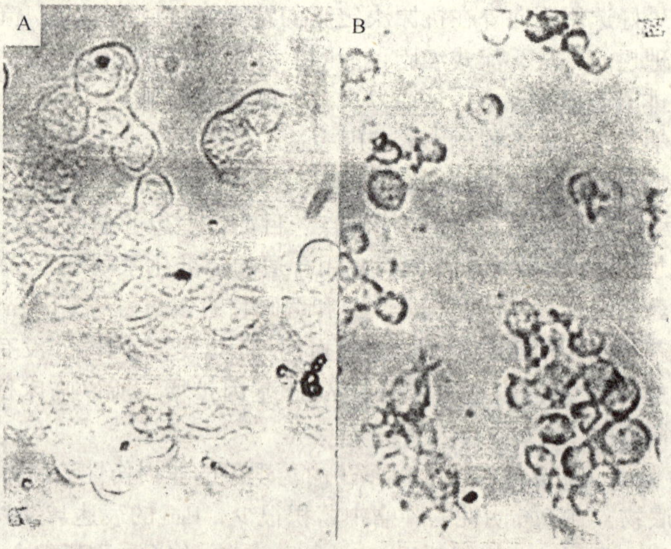

图 7－2　免疫细胞化学法观察 Pgp 的表达

（A）KB 细胞；（B）Bel_{7402} 细胞

示 Bel_{7402} 细胞 Pgp 表达较敏感的 KB 细胞多。

（2）Bel_{7402} 细胞内阿霉素的蓄积　药物进入细胞减少或排出细胞增加可导致细胞内抗肿瘤药物的蓄积量减少，是有 Pgp 过度表达的肿瘤天然耐药和获得性耐药的重要机制之一。运用荧光分光光度计法发现，Dox 在有内在耐药的 Bel_{7402} 细胞内的蓄积量较对抗肿瘤药相对敏感的 KB 细胞低。Ver 与 Dox 合用，则可显著增加 Bel_{7402} 细胞内 Dox 的蓄积量（图 7－3）。此

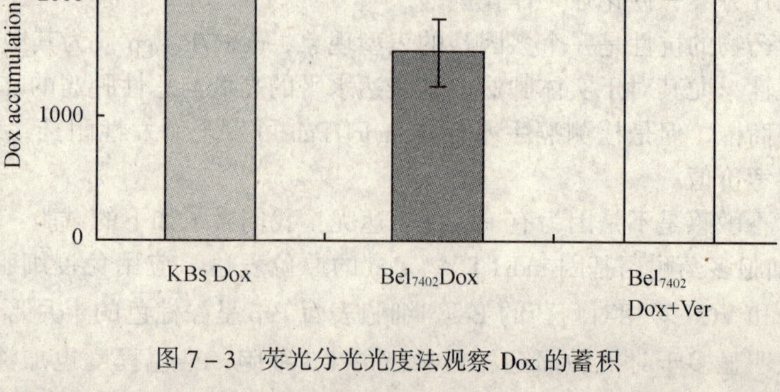

图 7－3　荧光分光光度法观察 Dox 的蓄积

结果进一步支持肝癌细胞 Bel_{7402} 的内在耐药性与 Pgp 表达增强有关。

（3）单细胞荧光法评价单个肿瘤细胞的 Pgp 转运底物的活性　除细胞内抗癌药的蓄积外，用荧光显微镜或激光扫描共聚焦显微镜，观察单个肿瘤细胞内荧光染料罗丹明 123 的蓄积量是评价 Pgp 外排底物活性的一种快速、简便及定量的方法。未经药物处理的多药耐药 KBv200 细胞（对 VCR 具有获得耐药性的 KB 细胞）及天然耐药的人肝癌 Bel_{7402} 细胞内荧光染料罗丹明 123 的蓄积量显著低于对抗肿瘤药相对敏感的 KB 细胞，但加入已知的耐药逆转剂 Ver 后，天然耐药的人肝癌 Bel_{7402} 细胞内荧光染料的蓄积量明显增强（图 7－4）。以上研究结果进一步支持肝癌细胞 Bel_{7402} 的内在耐药性与 Pgp 表达增强有关。

图 7－4　罗丹明 123 在细胞内的蓄积

A. KB 细胞；B. Bel_{7402} 细胞；C. KBv200 细胞；D. Bel_{7402} 细胞 + Ver 20μmol/L

（4）流式细胞仪分析 Dox 以及合用 Ver 诱导 Bel_{7402} 细胞的凋亡　许多细胞毒抗肿瘤药物，无论其抗肿瘤机制如何，诱导受损细胞发生凋亡似乎是其杀伤肿瘤细胞的共同途径，因此与凋亡有关的基因发生改变也能使肿瘤细胞产生获得性耐药。当细胞发生凋亡后，活化的核酸内切酶将染色质 DNA 切割成许多小的片段，这些分子量很低的小片段 DNA 易扩散到细胞外，使细胞内的 DNA 含量减少。经 PI 染色以后经流式细胞仪测定细胞内 DNA 的含量，可见在正常细胞 G_1 峰前出现一个 DNA 含量减少的"G_1 亚峰"（sub－G_1 peak），该峰的出现也被认为是细胞发生凋亡的标志之一。当 Bel_{7402} 细胞仅与浓度为 1250ng/ml 的 Dox 作用时，未见"G_1 亚峰"，凋亡细胞仅占 2.5%。但当上述浓度的 Dox 与 Ver 合用，可诱导 Bel_{7402} 细胞出现"G_1 亚峰"，凋亡细胞升至 7.6%（图 7－5）。

上述的试验结果证实，Bel_{7402} 细胞具有内在多药耐药性，可能与多药耐药糖蛋白 Pgp 高度表达有关。经典的多药耐药逆转剂可以增强 Bel_{7402} 细胞对抗肿瘤药物的敏感性，以上结果已经发表于 Cancer Letters（1999；135:97－105）。Isshiki 等在 1993 年也报道了对 Dox 相对耐

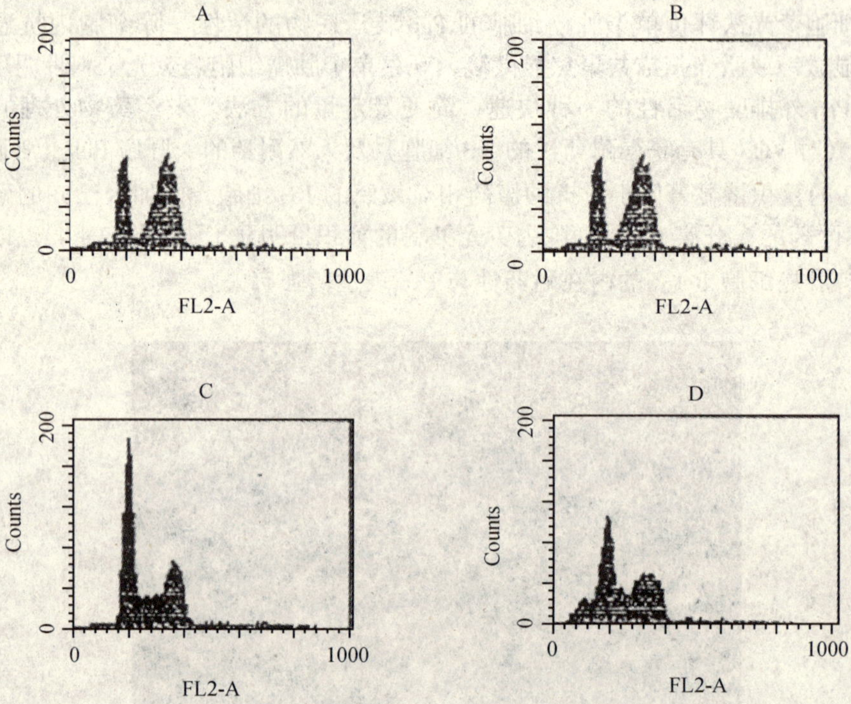

图 7-5 流式细胞仪观察 Bel_{7402} 细胞凋亡

A. 空白对照；B. Dox 1250ng/ml；C. Ver 20μmol/L；D. Dox 1250ng/ml + Ver 20μmol/L

药的肝细胞肝癌细胞系，HU-H_2 与其他对 Dox 相对敏感的肝细胞肝癌细胞系，以及 KB 细胞比较，Pgp 的表达显著增强。

这些研究结果表明，肝癌对化疗药物不敏感可能的原因就是耐药糖蛋白 Pgp 的高度表达。肝组织为 Pgp 高表达的组织，相同的还有肾、结肠、胆管等，这些部位的肿瘤均对化疗不敏感，可能的原因就是高水平的 Pgp。

2. 多药耐药相关蛋白（mutidrug resistance - associated protein，MRP） 1992 年，Cole 等在两种非 Pgp MDR 细胞中发现一种由 1522 个氨基酸残基组成的膜转运蛋白含量明显升高，并证明这种蛋白是一种细胞膜 ATP 结合蛋白，后命名为多药耐药相关蛋白（MRP）。MRP 基因定位于人类 16 号染色体长臂 13.1 带，与 mdr1 基因同属于 ABC 基因超家族，迄今已经发现了 6 个 MRP 基因，使 MRP 成为一个家族。研究发现，用 mrp1、mrp2 和 mrp3 转染肿瘤细胞都能使肿瘤细胞发生多药耐药，但是 MRP1 是目前研究最多的多药耐药相关蛋白。

MRP1 分子量为 190kD，与 Pgp 有 15%的氨基酸同源，同源的部分位于 ABC 家族高度保守的核酸结合区域内。MRP1 除了含有与 Pgp 相似的 12 个跨膜结构域以外，在其 N 端还另外含有 5 个跨膜结构域，似乎与 MRP 和有机阴离子的结合有关。MRP1 与 Pgp 一样，也含有糖基化位点，但是似乎与其功能无关。与功能有关联的是 7 个丝氨酸蛋白激酶位点和 16 个丝氨酸酪蛋白激酶位点，能活化并启动细胞的磷酸化和去磷酸化作用，所以 MRP 本身也是一个高度磷酸化的蛋白质，其所含的磷酸基团在调节 MDR 细胞的药物聚集中起重要作用。

MRP1 高表达可导致例如蒽环类、长春碱类、鬼臼类抗肿瘤药物的耐药，这与 Pgp 高表达导致耐药的抗肿瘤药物相似，但是对紫杉烷类以及甲氨蝶呤的耐药性要明显低于 Pgp 过度表达所引起的耐药性。MRP1 能将带负电荷的药物分子泵出细胞，带正电荷的化疗药物须与谷胱甘肽（glutathione，GSH）、葡萄糖醛酸、巯基结合，才能排出胞外。MRP1 对与有机阴离子结合的抗肿瘤药物的亲和力更高，这点是 Pgp 所不具备的。MRP1 将长春碱类和蒽环类弱有机碱排出细胞外需要还原型谷胱甘肽的存在。如果将细胞内的谷胱甘肽耗竭，可使耐药肿瘤细胞恢复对长春碱和蒽环类抗肿瘤药物的敏感性。在 MRP1 高表达的细胞中，除了观察到有药物外排增加导致的细胞内药物浓度降低外，还发现有药物分布的改变，即药物局限于核周囊泡，呈房室分布，难以进入核内与 DNA 靶点接触，而发挥细胞毒作用。

除了转运抗肿瘤药物偶合物外，MRP 还能够转运半胱氨酰白三烯、二硫化谷胱甘肽、葡萄糖醛酸以及胆汁盐、类固醇激素的阴离子偶合物，它对重金属氧阴离子，例如砷和锑的氧化物也有很高的亲和力。所以 MRP 的生理功能可能是保护机体免受环境中天然毒素尤其是重金属的损害。

有效抑制 Pgp 的化合物对 MRP1 的亲和力很低，Pgp 经典抑制剂维拉帕米（Ver）仅有微弱的逆转 MRP 型多药耐药作用。对 MRP1 有特异性的抑制剂应该是至少带有一个，最好是两个负电荷和疏水结构的化合物，例如白三烯 C_4 拮抗剂 MK571，还有一些原来用于抑制尿酸转运的有机酸，例如 sulfinpyrazone、benzbromarone 和 probenecid 等。另外，酪氨酸激酶抑制剂黄素样异鹰瓜豆碱（isoflavvinoid genistein）对 Pgp 介导的药物转运无抑制作用，但是能抑制 MRP，对用 MRP 基因转染的耐药细胞系可以抑制细胞内药物浓度下降。然而，带负电荷的化合物不容易进入细胞，因此，这些化合物用于机体效果不佳。

用依托泊苷（VP－16）诱导小细胞肺癌细胞系 H69 获得耐药细胞系 H69/VP，经 Pgp 单抗 C219 与 MRP 单抗 QCRL－1 和 QCRL－3 检测，结果均阳性，两类抗体间无交叉反应。表明 Pgp 型多药耐药和 MRP 型多药耐药机制可以并存。

MRP1 在正常组织中有广泛表达，例如肺、睾丸、外周血单个核细胞、肌肉、胎盘、脑、肾、唾液腺、子宫、肝、胆、脾脏、胃、十二指肠、大肠、甲状腺、肾上腺、胰腺、神经、卵巢等，其中以肌肉组织表达最高，而大肠、肾、十二指肠、卵巢、胎盘、脑和肝脏中表达最低。此外，正常外周血和骨髓造血细胞 MRP1 的 mRNA 也常为高表达。

尽管 MRP1 在机体内有广泛的分布，但是 MRP1 具体的生理功能至今没有完全研究清楚。较为清楚的是 MRP1 对睾丸小管的保护作用，分布在 Sertoli 细胞基底面的 MRP 保护了睾丸小管内的生殖细胞免受药物的损害。相同的保护作用还存在于包裹在内皮细胞外的脉络膜丛，很多物质通过脉络膜丛从内皮细胞进入脑脊液，脉络膜丛内皮细胞上 MRP1 高水平表达，阻断很多药物，例如 VP－16 等进入脑脊液，从而保护脑组织。

MRP1 在肿瘤的分布如下：高表达 MRP1 的肿瘤：慢性淋巴细胞细胞病；低水平表达，偶尔高水平表达 MRP1 的肿瘤：食管鳞癌、非小细胞肺癌和急性粒细胞白血病；只表达低水平的 MRP1 的肿瘤：软组织肉瘤、黑色素肉瘤、前列腺癌、乳腺癌、肾癌、膀胱癌、睾丸癌、卵巢癌和结肠癌。实际上，在几乎所有肿瘤标本中都能检测到 MRP1，但是 MRP1 表达水平与临床肿瘤耐药并没有显著相关性。由于缺乏有效特异的 MRP1 抑制剂，所以也无法分析 MRP1 与肿瘤耐药相关性并对此下定论，仅认为 MRP1 的表达水平可能与神经母细胞瘤、乳腺癌、非小细胞肺癌和膀胱癌的恶性度有关，而且有 MRP1 高水平表达的肿瘤可能对为其底物的抗肿瘤药物具有内在耐药性。

3．肺耐药相关蛋白（lung resistance - related protein，LRP） 在探索新的耐药机制过程中，Sheper 等于 1993 年在人非小细胞肺癌细胞系 SW - 1573/2R120 中发现了一种分子量为 110kD 的新耐药蛋白，由于它首先在缺乏 Pgp 的肺小细胞肺癌细胞系得以确认，故命名为 LRP。LRP 基因位于 16p11.2，紧靠编码 MRP 蛋白和 PKC - β 的基因（16 p13.1），因此，有学者认为 LRP 基因与两者在功能上有一定的相关性。

LRP 与 Pgp 和 MRP 相比，缺少跨膜转运区域，缺少象 Pgp 和 MRP 所特有的 ABC 转运蛋白的 ATP 结合位点。对 LRP 克隆及基因序列分析得知，LRP 为穹隆体主蛋白（mayor vault protein，MVP），是穹隆体的主要内容物，大约占其颗粒的 70%。人类细胞穹隆体是多个亚单位粒子，包含有至少两种其他蛋白和一个 RNA 分子。大部分穹隆体位于细胞浆中的囊泡中，小部分位于核膜与核孔复合物，其生理功能至今仍未明了，推测其为核孔复合物的组成成分，在调控细胞核和细胞质物质交换中起作用，还参与胞浆中囊泡运输。因此，推测 LRP 也有上述之功能，即中心活塞的作用，堵住药物进入胞核内或把胞核内的药物通过转运载体运出胞核外，降低胞核内的药物浓度；或者通过胞质中的运输囊泡，把药物通过胞吐机制排出胞外，使胞内药物浓度减少而产生耐药。总之，LRP 导致 MDR 是一个相当复杂的过程，其耐药形成机制还需要进一步研究。

LRP 在正常组织中也有分布，主要分布于肾、肾上腺、心脏、肺、肌肉、甲状腺、胰腺、骨髓以及睾丸。与 Pgp 和 MRP 相似，其分布具有组织特异性，在慢性接触外部毒物或微生物的具有分泌和排泄功能的上皮组织中表达较高，如支气管上皮、肾小管上皮、肠道上皮等。因此认为，LRP 的功能与 Pgp、MRP、GST 等相似，主要是清除外源性生物活性物质，使机体免受这些物质的侵害。与 Pgp 不同的是，LRP 在肝脏的胆小管上皮未见表达。

尽管发现 LRP 频繁表达在多药耐药细胞系中，但是单独用 LRP 基因进行细胞转染没有导致多药耐药现象产生。因此，LRP 的耐药角色一度使人们产生怀疑，直到最近，Kitazono 等的实验发现，LRP 的表达与耐药是存有因果联系的。LRP 能介导对顺铂、卡铂和烷化剂等一些 Pgp 和 MRP 不能介导之药物的耐药。LRP 常常和其他耐药基因伴随表达，特别是 MRP。

用免疫组化方法研究发现，LRP 除了广泛分布于正常组织中，在睾丸癌、神经母细胞瘤、急性粒细胞白血病中为低度阳性，在卵巢癌中呈中度阳性，在结直肠癌、肾细胞癌中呈高度阳性，证明其表达水平与肿瘤细胞化疗耐药有关。LRP 一般在卵巢癌、多发性骨髓瘤、非小细胞肺癌、成人急性粒细胞及慢性粒细胞白血病中高表达，而 LRP 高表达则对化疗反应差，生存期短。一组实验利用免疫组化技术观察 Pgp、MRP 和 LRP 在 21 例原发和 37 例转移恶性黑色素瘤标本中的表达，结果发现在化疗前期和增高的耐药蛋白表达之间仅有 LRP 有关联意义。这些研究都表明，在实体瘤中，LRP 表达与临床预后有关，LRP 表达增加者，预后较差，并且 LRP 表达水平客观的反映了化疗的敏感性。

4．乳腺癌耐药蛋白（breast cancer resistance protein，BCRP） 1990 年 Chen 等用 Ver 筛选乳腺癌 MCF - 7 对 DOX 耐药细胞株，建立耐药细胞系 MCF - 7/AdrVP，该细胞表现出明显的对其他蒽环类和米托蒽醌（mitoxantrone，Mx）交叉耐药，但是对 VCR、紫杉醇和顺铂敏感，该细胞并无 Pgp 和 MRP 过度表达。后来的研究发现，该细胞中有一 2.4kb mRNA 过度表达，其翻译一个含633个氨基酸残基的跨膜蛋白，这就是乳腺癌耐药蛋白（BCRP），通过基因转染证实，BCRP能够在乳腺癌细胞中导致MDR。

BCRP与Pgp、MRP同属于ABC转运蛋白超家族，它们不但在结构上具有一定的同源性，而且在功能上也极具相似性，即作为药物排出泵，依赖ATP提供能量将化疗药物泵出细胞外，导致细胞内药物浓度降低而产生耐药。但是BCRP结构的主要特点是它的N端只有一个ATP结合结构域，C端是6个疏水性的跨膜结构域，这与典型的ABC转运蛋白明显不同，因此，称BCRP为半转运蛋白，推测可能其本身与其他分子形成二聚体或多聚体而发挥作用。

BCRP表达最高的正常组织是胎盘中的合胞体滋养层，其次为肝脏、小肠、结肠、肺、肾脏、肾上腺、汗腺以及静脉和毛细血管的内皮，而在脑、心脏、胃、前列腺、脾脏和子宫颈中表达水平很低或者没有表达。鉴于BCRP在胎盘内高表达，推测它可能与保护胎儿免受外界毒素损害有关，这一点在怀孕小鼠模型中已经得到证实。另外，BCRP在肠道内高表达，提示可能像Pgp一样，会影响口服药物的生物利用度。

绝大多数由Mx诱导的耐药细胞株都有BCRP的过度表达，用抗肿瘤新药拓扑特肯（topotecan，TPT）诱导卵巢癌细胞也获得了BCRP表型的耐药细胞。除了Mx和TPT外，蒽环类抗肿瘤药物、flavopiridol也是BCRP的底物。BODIPY－prazosin、罗丹明123、LysoTracker Green等具有荧光的化合物也能被BCRP转运。

许多药物体外能够抑制Pgp、MRP，但是对BCRP却没有作用。目前只找到一个有效的BCRP抑制剂fumitremorgin C（FTC），它是从微生物库中筛选出一个真菌毒素，能够逆转由BCRP介导对DOX、Mx和TPT的耐药，而对Pgp和MRP介导的耐药却无逆转作用，其机制也是增加细胞内药物蓄积。

人们对于BCRP的认识才刚刚开始，还有许多重要的问题没有解决。例如BCRP基因的调控、正常生理功能、引起肿瘤耐药的机制、表达的临床意义等等。有关Pgp、MRP和BCRP的比较见表7－2。

表7－2 Pgp、MRP和BCRP的比较

	Pgp	MRP	BCRP
染色体定位	7q31	16p13.1	4q22
MRNA大小	4.5kb	7.8～8.2kb	2.4kb
蛋白分子量	170kD	190kD	95kD
氨基酸数目	1280	1522	633
蛋白结构	两个同源部分，每部分由6个跨膜区和一个ATP结合位点	含有ATP结合位点	一个ATP结合位点和3个跨膜区
蛋白功能	药物外输出泵	药物外输出泵	药物外输出泵
耐药谱	蒽环类、表鬼臼毒素、长春碱类、放线菌素D	蒽环类，表鬼臼毒素，长春碱类	Mx，DOX，TPT
敏感谱	MTX，CDDP	TAXOL	VCR，TAXOL，CDDP
高表达组织	肾上腺，肾，结肠，空肠，睾丸	肺，睾丸，胎盘，脑，外周血单核细胞，肾，唾液腺，子宫，肝，脾	

（二）非经典多药耐药机制

1．解毒活性增强　药物毒性的解除通常有两种方式，一种是酶催化，一种是结合。在此类耐药相关基因中谷胱甘肽－S－转移酶（GSTs）既有酶催化活性又有结合作用，谷胱甘肽（GSH）和金属硫蛋白（MT）主要是结合作用。

（1）谷胱甘肽S转移酶（GSTs）：GSTs是机体第二相代谢酶中一组重要的解毒酶，催化GSH与各种有潜在毒性的化学物质、致突变剂、致癌剂和亲脂性化合物发生结合，使其毒性降低水溶性增强，从而加强有害物质的清除，保护生物细胞免遭毒物损害。人体内GSTs存在于胞浆和微粒体中，根据生化特性可分为α、μ和π三种同工酶。GSTs的表达谱很宽，具有三个重要的特性，一是具有广泛的底物特异性，二是酶含量高而催化活性低，三是有非特异性结合能力。大部分致癌物质和抗肿瘤药物如烷化剂、蒽环类、铂类化合物都是亲电子物质，因此，GSTs活性或表达水平升高能够增加癌细胞对抗肿瘤药物的代谢和运输能力，从而使肿瘤细胞产生耐药性。

GSTs在耐药中的表达是多种多样的，可以通过催化解毒起作用，也可以和靶药物非特异性结合，降低毒性并协助完成抗癌药物的外排。GSTs不同类型同工酶对不同抗癌药物有一定的特异作用。GST－α过度表达与氮芥类抗癌药物的耐受密切相关，GST－μ主要催化硝基类抗癌药物的脱硝基反应，使细胞对环磷酰胺及亚硝脲类耐药，而GST－π是肿瘤细胞系和组织中最常见的同工酶，是胃癌、肺癌、结直肠癌、膀胱癌等肿瘤形成的标志物，而且与肿瘤对烷化剂、铂类和抗生素等抗肿瘤药物的抗药性有关，是多药耐药表型之一。国外对卵巢癌、急性非淋巴细胞白血病、儿童急性淋巴细胞白血病的研究发现，GST－π阳性或高表达者化疗缓解率明显低于GST－π阴性或低表达者，且高GST－π表达与高复发率相关，因此提示对GST－π表达水平的检测可以作为预测肿瘤化疗疗效及预后的一种手段。

（2）谷胱甘肽（GSH）：GSH是由谷氨酰胺、半胱氨酸、甘氨酸组成含有巯基的三肽化合物，是细胞内存在最广泛的自由基清除剂。巯基的亲电性较氨基和羧基大，可以很快地形成外源性物质与巯基的偶联物，使外源物质不能损害蛋白质与核酸。在耐药中可能的机制为：①非特异性结合活性物质，改变物质的转运；②自发的或酶催化的与活性物质共轭结合；③保护DNA，避免形成有细胞毒性的偶联；④参与DNA修复；⑤通过调节ATP和MRP结合的过渡状态调节药物的转运。GSH和肿瘤化疗耐药研究较广泛，文献证明许多肿瘤耐药和GSH有关。

（3）超氧化物歧化酶（SOD）与谷胱甘肽氧化酶（GSH－PX）：SOD可催化超氧自由基形成H_2O_2，GSH－PX将H_2O_2变为H_2O，所以这两种酶活性增加，使以形成氧自由基而实现细胞毒作用的药物，例如阿霉素，vp－16易产生耐药。除此以外，这两种酶表达或活性的增加，还会导致离子射线、高热、TNF对肿瘤细胞的杀伤作用减弱。实际上，活性氧在各种分子所激活的信号转导通路中起关键作用，并且不受耐药细胞中各种保护机制限制，所以这种耐药很重要。对锰型SOD与临床肿瘤的关系进行研究，结果发现，在胃癌组织中锰型SOD水平很高，而在正常胃粘膜上锰型SOD水平很低，并且两者比例对胃癌患者有独立的预后意义。另外有研究证实，SOD和GSH－px高表达肿瘤患者预后差，而这两个酶表达水平较低的患者预后相对较好。

将肿瘤细胞内高水平的SOD抑制能够增加肿瘤细胞对治疗的敏感性，例如在有野生型

p53存在下，通过反义RNA来抑制肿瘤细胞内SOD的表达及活性，可以增强放射线、高热以及一些化疗药物诱导的凋亡。另外，二乙基二硫代氨基甲酸钠可降低肿瘤细胞内SOD活性而逆转耐药。

（4）硫铁蛋白（metallthionein，MT）：MT是胞浆内含硫醇基最多的蛋白，是一种被诱导合成，并能结合锌、铜、镉、铂等多种重金属以及相对低分子量富含半胱氨酸的非酶蛋白质。MT的巯醇基能和铂类复合物、阿霉素、烷化剂等化疗药物结合，阻止其和DNA反应，其水平增高与癌细胞株对顺铂及烷化剂的耐药有关。转染了MT的肿瘤细胞除了对顺铂、苯丁酸氮芥、美法仑耐药外，对阿霉素也有交叉耐药性。

（5）热休克蛋白（heat shock proteins，HSPs）：热休克蛋白为一个蛋白质家族，能保护细胞免受外界毒素的侵害。HSP27和HSP70可能是乳腺癌细胞对阿霉素耐药的原因。将全长HSP27构建体转染入原先低水平表达HSP27的乳腺癌细胞，使其阿霉素耐药性增强，将HSP27转染进卵巢细胞可导致该细胞对阿霉素、长春新碱、秋水仙碱等药物耐药。有研究发现，对阿霉素耐药的肠癌细胞中有hsp90β基因表达，而在其敏感细胞株中未检测到，而且HSP90β蛋白能够与Pgp共沉淀，提示HSP90β和Pgp之间存在着蛋白质相互作用，似乎与Pgp蛋白的稳定性有关。

2．抗癌药物靶酶调控的改变

（1）拓扑异构酶（Topo）：Topo能催化超螺旋DNA的解旋反应，是直接参与影响DNA复制、转录以及细胞分裂时同源染色体分离的重要酶类，有Ⅰ和Ⅱ型，在功能上，两者相互补充，但以TopoⅡ为主。许多抗癌药物都是以拓扑异构酶为靶酶而发挥作用，例如喜树碱类对TopoⅡ有抑制作用，而蒽环类、表鬼臼类则是TopoⅡ的抑制剂。目前，有关TopoⅡ与MDR关系的研究较多。TopoⅡ是活细胞不可缺少的核酶，主要在核内发挥生理作用，影响DNA的拓扑结构，并与间期核基质、有丝分裂期染色体配对、染色体分离、基因重组和转录及DNA损伤与修复有密切关系。TopoⅡ有α、β两种同工酶，两者的亚细胞定位、生化特征、对抗癌药的敏感性均不同。TopoⅡα分子量为170kD，合成于S期，G_2/M期达到高峰，而TopoⅡβ分子量为180kD，在各期中均存在，其表达似乎与细胞是否处于分裂增殖状态无关。化疗药物的敏感性主要取决于TopoⅡ的水平，Topo相关的耐药机制主要表现为Topo活性降低、表达减低或基因突变，使大多数化疗药物丧失靶点，无法发挥作用而产生MDR。TopoⅡ基因转录速度降低、等位基因甲基化或基因突变均可影响其表达。TopoⅡ介导MDR的观察资料多来自体外细胞系的研究，其产生的MDR表型的主要特征是：①对许多天然来源的药物有抗药性，但不包括长春新碱；②药物在细胞内的聚积没有明显减少；③mdr1以及Pgp表达无明显增加；④TopoⅡ的含量及活性均下降。

（2）二氢叶酸还原酶（dihydrofolate reductase，DHFR）：DHFR能把叶酸和7，8－二氢叶酸还原成5，6，7，8－四氢叶酸，促进DNA的合成。临床常规化疗药物甲氨蝶呤（methotrexate，MTX）作用的重要靶标就是DHFR。MTX可以竞争性地抑制DHFR，当DHFR基因发生点突变，可导致DHFR中某些氨基酸的改变，从而引起DHFR和MTX亲和力下降，导致MTX的耐药。在一些对MTX有耐药性的细胞中，编码DHFR的基因出现了选择性扩增，转录生成大量的DHFR mRNA，翻译后就会在细胞浆中形成高浓度的DHFR。因此，一定剂量的MTX很难使细胞的四氢叶酸发生缺乏。DHFR对甲氨蝶呤的调节受许多因素的影响，DH-

FR 基因的扩增和突变使得酶的活性增高或者酶突变，导致和甲氨蝶呤的亲和力降低。

（3）胸腺嘧啶核苷酸合酶（thymidylate synthase，TS）：TS 是 DNA 合成的关键酶之一，也是很多化疗药物的主要靶点。例如抗代谢类抗癌药物 5 – FU，5 – FU 在体内代谢为 FdUMP，它与 TS 形成复合物，从而抑制胸腺嘧啶核苷酸的合成。TS 表达增加和 TS 基因扩增可引起 5 – FU 耐药。因此，根据肿瘤细胞内 TS 水平，可以判定其对 5 – FU 的敏感性。对阿霉素和顺铂耐药的肿瘤细胞中也会有 TS 表达水平的增加。临床实验也证明，TS 是结直肠癌 5 – FU 或 5 – 氟脱氧尿嘧啶是否耐受的标志。低表达 TS 的结直肠癌对抗代谢类抗癌药物敏感，化疗效果好；反之，TS 高表达则表现为化疗耐受。因此，TS 定量可以指导临床用药。

（4）DNA 修复能力增强：细胞内在的 DNA 修复系统是保持细胞遗传物质稳定的重要过程，DNA 损伤修复过程非常复杂，首先 DNA 修复需要细胞周期停滞，避免 DNA 损伤进入子代细胞，再由 DNA 修复系统 O^6 甲基鸟嘌呤甲基转移酶（MGMT）、DNA 错配修复（MMR）系统、核苷酸切除修复（NER）系统等参与损伤修复。DNA 修复直接和 200 多个不同的基因有关，DNA 修复功能异常使肿瘤对抗癌药物产生耐药性。

O^6 甲基鸟嘌呤甲基转移酶（O^6 – methyl guanine – DNA methyltransferase，MGMT）是一种重要的 DNA 修复酶，在亚硝基脲类和三萘类耐药中有重要作用，它能在亚硝基脲类和三萘类药物与 DNA 形成双功能烷化 DNA 加合物之前，将 O^6 – 甲基鸟苷 – DNA 上的烷基转移到自身的半胱氨酸残基上，使得受损的 DNA 迅速修复。MGMT 在胞浆和胞核里均有发现，在原核以及真核细胞中广泛存在并高度同源。用 2 株人宫颈癌细胞 HeLaMR（MGMT 缺陷）和 HeLa53（MGMT 富足）对抗癌药物的敏感性进行比较分析，发现 HeLa53 细胞对单功能烷化剂链脲霉素和所有的亚硝脲类药物耐受，而 HeLaMR 细胞则高度敏感。

MGMT 只能修复被化疗药物烷基化的鸟嘌呤，防止 DNA 交联的形成。一旦 DNA 交联形成，则需要核苷酸切除修复（nucleotide excission repair，NER）系统来修复。在肿瘤细胞，NER 能够识别并修复由许多化疗药物所产生的 DNA 加合物，还参与修复 DNA 链间交联。切除修复交叉互补基因 ERCC（excision cross complement gene）是参与 NER 过程的重要成员之一，为依赖 ATP 的 DNA 解螺旋酶。在顺铂耐药细胞中 ERCC – 1 呈高表达，而 ERCC – 2 蛋白量与肿瘤细胞对 UV 敏感性和 1，3 双氯乙基亚硝基脲（BCNU）耐药之间有显著相关性。

DNA 错配修复（mismatch repair，MMR）是细胞复制后期的一种修复机制，其功能主要是纠正 DNA 聚合酶发生的错误，防止含有错配碱基对的重组，从而维持 DNA 复制保真度，以控制基因突变的作用。许多研究表明，MMR 缺陷是导致各种直接或间接引起 DNA 损伤的抗癌药产生耐药性的重要机制之一，其中包括烷化剂白消安、N – 甲基 – N – 硝基 – N – 亚硝基胍（MNNG）、N – 甲基 – N – 亚硝基脲（MNU）、甲基苄肼、替莫唑胺（temozolomide，TZM），抗代谢物 6 – 巯基鸟嘌呤（6 – TG）和 6 – 巯基嘌呤（6 – MP），铂类化合物顺铂、卡铂，蒽环类抗生素阿霉素，拓扑异构酶Ⅱ抑制剂 VP – 16 等。其耐药机制是：①MMR 系统缺陷使细胞识别 DNA 损伤的能力减弱，而不能产生触发细胞凋亡的信号；②MMR 功能丧失导致基因组不稳定，产生对抗癌药物耐受的突变体。研究还发现，在 MMR 缺陷的细胞株中，用 O^6 – 苄基鸟嘌呤（O^6 – benzylguanin，BG）抑制 MGMT 功能后仍然不能使细胞恢复对 TZM 的敏感性，证明 MMR 缺陷导致烷化剂产生的耐药强于 MGMT 的作用。

4．凋亡通路受阻　目前研究发现，许多抗肿瘤药物是通过使肿瘤细胞发生凋亡而不是坏死起作用的。这些药物包括①大分子合成抑制剂，如放线菌素D、放线菌酮、羟基脲；②纺锤丝抑制剂，如VCR、秋水仙碱；③DNA损伤剂，如Dox、顺铂；④抗代谢药如甲氨蝶呤、阿糖胞苷；⑤Topo抑制剂：如喜树碱、VP－16；⑥分化抑制剂：如维甲酸、二甲基亚砜；⑦蛋白激酶或蛋白磷酸化酶抑制剂：如星形孢菌素（staurosporine），冈田酸（okadoic acid）。

细胞凋亡（apoptosis）又称程序性细胞死亡（programmed cell death），是不同于细胞坏死（necrosis）的另一种细胞死亡方式。它是在某些生理或病理条件下，细胞接受到某种信号的触发后主动参与并遵循一定程序的较慢死亡过程，许多临床常用的肿瘤化疗药物均能诱导肿瘤细胞凋亡。凋亡需要许多基因的相互作用和共同作用，参与凋亡过程调控的基因表达失控，例如激活细胞凋亡基因的丢失或抑制细胞凋亡基因的过度表达，都可能导致肿瘤细胞对广谱抗肿瘤药物的细胞毒作用产生抗药性。在耐药方面bcl－2家族、p53和fas的研究较多。

（1）Bcl－2家族蛋白：Bcl－2家族蛋白是目前最受重视的调控细胞凋亡的基因家族。分为两大类：促进凋亡的凋亡诱导基因，有bax、bcl－x、bak、bad等，抑制凋亡的凋亡抑制基因，有bcl－2、bcl－XL、A1、Mcl－1等，其中bcl－2是研究最多的并明确其与耐药相关的抑制肿瘤细胞凋亡的基因，它是从小鼠B细胞淋巴癌中分离得到的一种原癌基因，可抑制因血清和生长因子的缺失、质膜过氧化反应、过氧化物诱导而引起的凋亡。Bcl－2是一种膜整合蛋白，存在于细胞中的线粒体外膜、核周膜、内质网膜上，通过抑制线粒体的功能，抑制cyto－AIF等线粒体蛋白，进而抑制caspase的激活及凋亡的发生。

Bcl－2蛋白除了在淋巴瘤高度表达外，在急性髓细胞性白血病、慢性淋巴细胞白血病、多发性骨髓瘤的表达率较高，在一些实体瘤例如前列腺癌、乳腺癌、肺癌、结肠－直肠癌、胃癌、鼻咽癌、神经母细胞瘤等均有bcl－2表达异常，在增生活跃或增生异常之癌前病变的上皮组织中出现bcl－2水平上调，这些提示bcl－2与肿瘤发生、发展有关。

Bcl－2家族蛋白的耐药机制包括四个方面：①抗氧化，特别是脂质过氧化；②调节细胞内的Ca^{2+}浓度，减少线粒体的Ca^{2+}沉积；③调节蛋白的跨膜转运；④与信号转导蛋白如R－Ras、H－Ras、p53蛋白结合蛋白进行结合，调控信号通路。这些机制均与MDR基因表达无关。将bcl－2基因导入肿瘤细胞能明显抑制柔红霉素、阿糖胞苷等药物诱导的凋亡，导致肿瘤对多种化疗药物的耐受。用重组bcl－2逆转录质粒转染bcl－2低表达的白血病细胞系以增加其Bcl－2水平。结果发现，Bcl－2表达增多并伴随着细胞对细胞毒药物耐受性增加，同时，用反义核酸处理Bcl－2高表达的淋巴瘤细胞系以降低bcl－2，随着bcl－2表达的下降，非霍奇金淋巴瘤细胞对所有抗癌药的敏感性增加了。

最近研究表明，bcl－2导致肿瘤耐药并不是由bcl－2单独完成的，可能是一个复杂的多基因调控过程，bcl－2表达可能是p53依赖的，并且单一bcl－2高表达与肿瘤预后无关，而bcl－2/bax比值在化疗前后的变化为凋亡所必需。

（2）抗癌基因p53：p53是迄今为止发现的与人类肿瘤相关性最高的基因之一，位于染色体17p13。在G1期监视细胞基因组的完整性时发现，当DNA遭受损伤时，p53蛋白的累积，复制停止，以使细胞有足够的时间修复DNA；当修复失败时，即诱导凋亡发生。p53还能够正调节bax基因，负调节bcl－2基因。用NIH3T3细胞转染基因，发现突变型p53能激活mdr1基因的启动子，促进mdr1基因转录，野生型p53（wt p53）则具有抑制作用。有报道称野生型 p53 失活会上调 mdr1 基因水平，从而导致 MDR 的产生。意大利科学家通过对 51 例肺小细胞肺癌进行测试，用 RT－PCR 法评估 mdr1、DNA topoisomerases Ⅱ。在 56%的病例中发现 p53 突变，从而证实 p53 突变基因能够诱导 mdr1 基因的过度表达。有人还发现结肠癌患者中，MRP 的过表达与 p53 突变有关。

野生型 p53 基因增多能够增加化疗敏感性，发生突变引起凋亡通路受阻使肿瘤细胞产生耐药。有学者在体外研究 p53 基因突变与 30 种抗癌药物疗效的关系，证实 p53 基因突变的细胞对 DNA 损伤剂具有耐药性，而对抗微管类药如长春新碱则仍然敏感。用聚合酶链反应－单链构象多态分析法，对共 86 例手术切除的肿瘤原发灶或转移灶新鲜标本（其中，胃癌 38 例，肠癌 33 例，乳腺癌 15 例）p53 基因突变热点 5，6，7，8 外显进行检测，同时用 MTT 法测定了 17 种常用抗癌药物对恶性肿瘤的抑制率。结果发现，当恶性肿瘤中有 p53 突变或缺失时，抗癌药物的耐药性显著增加。

（3）核转录因子 NF－κB：NF－κB 是普遍存在于细胞浆中的一种快反应转录因子，与抑制性蛋白 IκB 结合而为非活性状态。它可被许多刺激剂激活，例如，细胞因子、蛋白激酶 C 激活剂、促氧化剂、病毒、免疫刺激剂以及脂多糖、紫外线等。被激活的 NF－κB 与 IκB 解离，转入核内与靶基因的 κB 结合，增强其表达。有大量的证据表明，NF－κB 有抗凋亡作用，例如，NF－κB relA 基因敲除小鼠因大面积肝细胞死亡导致了胚胎致死，NF－κB 通过激活抗凋亡基因 TRAF1、TRAF2、c－IAP1、c－IAP2 阻断半胱天冬酶（caspase）8 的激活从而使细胞存活，详细介绍见《NF－κB 的研究进展》一文（金晶，刘耕陶．国外医学药学分册，2000，27（3）:133－137）。抑制 NF－κB，就能在诱导剂作用下促进凋亡，这为克服耐药提供了新的途径。

最近，相继有人报道在乳腺癌细胞中，NF－κB 与 mdr1 基因中的 CAAT 区结合，从而负性调节 mdr1 启动子的活性，从而证实 NF－κB 也参与 mdr1 的基因表达。NF－κB 在 MDR 细胞中的活性和表达水平明显高于其敏感细胞，依托泊苷能够激活 NF－κB，从而引起 mdr1 表达上调，PKA 的抑制剂能够明显抑制 MDR 细胞 NF－κB 的活性，从而恢复对抗肿瘤药物的敏感性。

（4）Fas：Fas 抗原及其配体的相互作用是引起细胞凋亡的主要途径之一。Fas 蛋白为Ⅰ型跨膜蛋白，属于肿瘤坏死因子/神经生长因子受体超家族成员，其 C 端在膜内有一段 80 个氨基酸的序列，与凋亡信号的传递密切相关，被称为“死亡功能区”。Fas 配体（FasL）为Ⅱ类跨膜蛋白，在许多正常及肿瘤细胞上表达，属于 TNF 家族成员，其胞外区与 TNF－α、CD30 配体、CD40 配体、淋巴毒素有同源性。Fas 在 Fas 配体或抗 Fas 单抗作用下交联，传导凋亡信号导致细胞凋亡。

Fas/FasL 表达增高可增加阿糖胞苷、阿霉素、环磷酰胺的耐药倍数，而用抗 Fas/FasL 的抗体可增加阿霉素、顺铂和 VP－16 治疗神经母细胞瘤的敏感性。在含阿霉素或甲氨蝶呤的培养基中，持续培养骨髓瘤细胞系 8226 得到的耐药细胞系中发现 Fas 介导的凋亡耐受，且为剂量依赖性，凋亡的耐受程度直接与耐受水平有关。通过 RT－PCR 法分析还发现，Fas 抗原在转录水平表达下降与所用化疗药物剂量平行，此时去除药物可部分恢复对化疗的敏感性及 Fas 抗原重新表达。另外还有研究报道，无法激活 Fas 介导的凋亡可能是人类肾细胞癌具有耐药性的重要原因之一。

5．某些癌基因的活化　癌基因是细胞生长过程中具有重要作用的原癌基因之缺陷形式，癌基因能通过信号转导途径改变细胞化疗敏感性，可能通过以下两个方面导致 MDR：①抑制肿瘤的凋亡；②调控与耐药相关的基因表达。

（1）ras：ras 蛋白参与信号转导、生长和分化过程。ras/p21 高表达可使肿瘤凋亡抑制而产生耐药性。细胞转染试验证实，转染 ras 会增加对阿霉素、长春花碱的耐药性，其机制是通过上调 Pgp 的表达。

（2）c－fos：c－fos 是与 DNA 合成、细胞凋亡等过程有关的一种原癌基因。目前认为，c－fos 编码产物可以与另一种原癌基因 jun 编码的产物 AP－1 形成 AP－1 复合物，AP－1 复合物通过基因转录调控机制，参与细胞活动。而 mdr1 基因上游启动子含有一个 AP－1 结合位点，当 c－fos 基因表达被针对 c－fos 的核酶抑制时，mdr1、c－jun 和野生型 p53 的表达也受到抑制，同时也恢复了肿瘤细胞对化疗药物的敏感性，并且 c－fos－核酶恢复肿瘤细胞敏感性比针对 mdr－1 的 mdr－1－核酶更加迅速有效。据此得出结论，c－fos 通过信号转导途径在 MDR 中发挥了重要作用。

（3）mdm2：mdm2（鼠双微体）基因最初在自发肿瘤鼠 Balb/c 3T3 成纤维细胞系（3T3DM）中鉴别出来。它在进化过程中很保守，在鼠和人的许多组织中都有表达。很多证据表明 mdm2 是癌基因，mdm2 确实有不依赖于 p53 而促进肿瘤生长的作用，30%以上的肉瘤有 mdm2 的扩增，大约 5%～10%的人类肿瘤虽无基因的扩增但有 mdm2 的过度表达。mdm2 体内最重要的作用是抑制野生型 p53 的激活转录功能和抗肿瘤活性，正常细胞中，野生型 p53 和 mdm2 之间存在着精细的平衡，mdm2 与 p53 结合后，能抑制 p53 介导的转录激活，同时 mdm2 蛋白质的水平通常由野生型 p53 水平控制，如果 p53 被激活可使 mdm2 增加，这会抑制野生型 p53 的转录激活，接着引起 mdm2 基因发生下调。如此，mdm2 与 p53 之间形成一自我反馈环，该反馈环使细胞内的 mdm2/p53 比率保持恒定，这对细胞增生很重要。mdm2 能通过蛋白水解调节一大群调节性蛋白的稳定性，例如视网膜瘤（Rb）基因产物、E2F1、TBP、核糖体蛋白 L5 和 L11 等蛋白质。本书另有一章详细介绍《p53 与 mdm2》。

有人发现，在人胶质细胞瘤 U87－MG 细胞中，mdm2 能够诱导 mdr1 表达，并使该细胞产生对依托泊苷和阿霉素的耐药性。这提示，mdm2 可能在肿瘤细胞产生 MDR 表型中起了一定的作用。通过细胞转染发现，高水平 mdm2 能使肿瘤细胞产生对长春新碱、依托泊苷和阿霉素的耐药性，但是对顺铂的细胞毒作用没有影响，而且在产生耐药性的转染了 mdm2 基因的肿瘤细胞中，观察到 mdr1 基因表达水平的增加，Pgp 抑制剂 PSC 833 能够逆转肿瘤细胞的耐药性，这些证明了 mdm2 过度表达和肿瘤细胞耐药性之间具有相关性。

（4）蛋白激酶 C（protein kinase C，PKC）：PKC 是一种钙离子和磷脂依赖性蛋白激酶，至今已经筛选出 α、β、γ、δ、ε、ζ、μ、λ、θ 和 η 十个亚型，分子量 77 000～83 000。各亚型之间结构极为类似，均含有调节单位和与 ATP 及底物结合的催化单位两个功能单位。它通常以无活性的形式存在于细胞浆中，被激活后可使多种蛋白质的丝氨酸和苏氨酸残基磷酸化，在细胞的跨膜信号和调节细胞生长及分子中起着重要作用。PKC 各型无论在生理状态还是病理状态下的分布和功能均有明显的异质性。

研究发现，许多 Pgp 过度表达的肿瘤细胞 MDR 株的 PKC 活性高于其敏感细胞株，MCF－7、HL60、KB－V1 的耐药株细胞系较相应的敏感细胞系中 PKC 活性分别增加 7、2 和 4

倍。PKC的各种亚型在肿瘤细胞耐药中作用也不同，例如，在用不同药物诱导的KB耐药细胞株中，细胞膜、细胞质的PKC的活性均增加，但仅有PKC－α、δ增加，而无PKC－β改变。用PKC－α、γ基因转染敏感细胞，当稳定表达后，虽然都有PKC活性的明显增加，但是只有转染PKC－α基因的细胞表现出多药耐药性，而用冈田酸诱导的耐药细胞株，与亲本细胞相比，PKC－ε明显减少，而α、β和ζ没有改变。正如PKC各亚型在不同组织的特异表达一样，各种肿瘤耐药细胞也呈现出各异的PKC亚型，甚至在同一耐药细胞株中，有的亚型增高，有的亚型降低。

利用PKC激动剂或抑制剂改变PKC活性会影响Pgp介导的多药耐药性，进一步证实了PKC在MDR发生及发展中的关键作用。例如，逐渐提高K562细胞培养液中细胞毒性药物浓度，可以把敏感细胞诱导成MDR细胞。如果在细胞培养液中同时加入PKC的特异性抑制剂staurosporine，则可防止MDR产生，而蛋白酶非特异性抑制剂则无此作用。选用2组不同特征AML细胞，一种耐Dox，一种对Dox敏感，发现对Dox的耐药性与Pgp无关，而加入staurosporine后可使Dox的细胞毒性增加2～3倍。由此得出，PKC活性增加是一种细胞耐药机制。有人报道将PKC－α转染到mdr1过度表达的人乳腺癌MCF－7细胞株后，证实Pgp磷酸化增加，细胞的耐药性增加。而PKC抑制剂CGP41251不与药物竞争结合Pgp，不改变Pgp的表达，却使得Pgp磷酸化降低，增加了抗癌药物在细胞内的蓄积。此外，一些MDR逆转剂如酚噻嗪（phenothiazines）、硫氧杂蒽（thioxanthenes）、Ver、他莫昔芬（tamoxifen）等均可抑制PKC活性，进一步提示PKC或许在MDR调节中起一定作用。

PKC在MDR的机制，目前认为是由于：①PKC诱导mdr1基因过度表达和增加Pgp的磷酸化；②在转录水平调控GST、MT、dTMP合成酶、Fos和Jun蛋白的合成；③参与癌基因ras等发挥作用的级联反应中的磷酸化过程。有研究发现，人mdr1基因主要启动子下游有异常形式的jun/AP－1同源二聚体存在，而细胞毒性药物可从mdr1基因启动子下游诱导报道基因的表达。激活的PKC可以持续活化Jun/AP－1，并可使之与相应DNA结合力增加3～4倍。所以，PKC或许就是通过持续活化Jun/AP－1，使其形成异常的同源二聚体，进而导致mdr1基因过度表达。

多项研究证实，Pgp的磷酸化是其依赖ATP向胞外转运药物的必要条件，磷酸化速度越快，向胞外转运药物的能力也越强。上调PKC可增加Pgp磷酸化，减少细胞内药物的积聚，增加耐药细胞的耐药性；而下调PKC可以降低Pgp磷酸化，增加细胞内药物的积聚，部分逆转耐药细胞的耐药性。已经在Pgp肽链上找到了PKC的作用位点。有研究表明，给予PKC激活剂佛波脂，耐药的MCF/ADM细胞膜上糖蛋白的磷酸化增加了6倍，细胞内的VCR蓄积也相应地降低了。反之，当用PKC抑制剂时，膜糖蛋白的磷酸化被抑制，胞内的VCR也增加了。PKC特异性抑制剂H7可使Pgp的磷酸化程度降低30%，而PKC的特异性激活剂PMA提高PKC活性后，可加速Pgp的磷酸化，从而证实PKC可磷酸化Pgp。另外，PKC也可以使MRP、LRP、GST和Topo磷酸化，分别增强它们的活性，这也可能是PKC能引起MDR的原因。目前，关于PKC介导MDR的资料多由体外研究获得，尚少见其临床报道。

6．与微管相关的耐药机制　微管作为细胞骨架，其聚合与解聚在有丝分裂中作用重大。长春碱类抗癌药物如长春新碱、秋水仙碱可促进微管解聚，紫杉烷类可促进微管聚合，通过改变微管动力学，影响细胞有丝分裂，导致细胞死亡。

紫杉醇的广泛抗癌谱和确切临床疗效已得到人们普遍认可，在应用中发现它亦产生MDR，并且还有其他耐药机制，例如：①微管蛋白同型物表达增加改变了微管动力学及其与药物的结合，从而对抗了紫杉醇对微管的稳定作用；②微管相关蛋白（MAP）作为紫杉醇天然细胞内类似物，能与微管结合并使之稳定，其缺失或功能降低时细胞就会需大量外源性紫杉醇来保持其稳定微管的正常水平，所以表现为耐药；③某些肿瘤细胞中微管蛋白聚合能力损伤也会使紫杉醇无法发挥正常作用；④caveolin - 1 上调、annexin Ⅳ 表达增加也与耐药有关。

此外，对耐药人卵巢癌细胞中细胞骨架蛋白波形蛋白（vimentin）、细胞角蛋白 8（cytokeratin）的表达水平进行检测，结果发现两者的表达水平与细胞耐药性成正比。

7．膜流动性改变　生物膜参与生命过程的多个环节，如能量转换、物质转运、信息传递等。细胞癌变的主要特征之一是生物膜流动性的增加，使癌细胞内的物质能够较快地与外环境交换。膜流动性的改变也将影响膜的功能，包括存在于膜上酶的活性和膜的通透性。有研究表明，对 Dox 耐药的 S180 细胞与敏感细胞相比，序参数降低，表明耐药细胞膜流动性升高。对 Dox 耐药的艾氏腹水癌细胞 EAC/DOX 的膜流动性明显高于敏感细胞 EAC，推测 Dox 的抗癌作用有自由基成分参与。当肿瘤细胞长期接触抗癌药，大量自由基可以造成膜的断裂，导致膜流动性升高。膜流动性升高，可以使酶活性增加，糖蛋白依赖 ATP 酶活性增强，促进药物外排。

有人观察到 S180 细胞株细胞膜脂流动性的降低与该细胞株对阿霉素的耐药程度呈相关关系。Pajeva 等的研究提示，MDR 细胞膜流动性不同于其相应的敏感细胞株，是由于其细胞膜的结构及组成不同。膜脂流动性改变与多药耐药逆转的分子机制尚未完全阐明，可能与以下作用有关：①对抗癌药物的通透性改变，使胞内蓄积增多；②膜流动性改变导致位于膜上的酶及受体蛋白功能发生变化，如 ATP 酶、Pgp 等与肿瘤耐药有关的蛋白；③导致各种离子通道的通透性变化，从而影响离子参与的各种生化过程；④膜流动性降低，可增加细胞连接的刚性而恢复细胞间接触抑制。

在研究吗丙嗪逆转 MDR 的机制过程中发现，它并不降低耐药细胞膜上 Pgp 的表达，却显著降低膜流动性。对维甲酸逆转 MDR 机制研究发现，其可增加培养细胞的膜流动性而改变膜上蛋白质的位置，从而可以耐药细胞中的胞内药物浓度。

8．肿瘤耐药分子的相互关系　耐药的机制非常复杂，在耐药的产生和维持中可能有许多机制在不同水平以不同的方式共同参与了对化疗药物的拮抗，凋亡则是对药物抵御的最后防线。肿瘤耐药细胞一般拥有一种或一种以上耐药机制去对付一种或多种在结构和功能上均不相同的抗肿瘤药物的细胞毒作用。不同的肿瘤细胞依其细胞内环境以及代谢抗肿瘤药物的机制不同，其耐药机制也不尽相同。

研究不同的肿瘤细胞在耐药机制上的差异以及耐药相关分子的相互关系，搞清分子间的转化规律和表达调控关系，有助于加深对耐药机制的理解和全面制定耐药逆转方案。

二、多药耐药在临床上与肿瘤的关系

尽管在体外试验中发现了很多多药耐药机制，但是能在临床中证实的非常少，因为临床肿瘤细胞耐药倍数很低，一般约2倍左右，而体外耐药细胞株耐药倍数少则几十倍，高的几百倍、上千倍。肿瘤体积大小、位置、血供以及周围组织和机体对药物吸收、转运、代谢、排泄等诸多因素也会有影响。其次从测定方法看，除方法专属性和敏感性外，还要考虑正常人、肿瘤患者、耐药肿瘤患者之间的差别。

至今，很多临床研究报道了人类耐药肿瘤同时有好几种耐药机制在起作用，这些耐药相关分子共同表达的原因目前还不太清楚，推测可能是外界环境因素诱导耐药相关基因产物相互作用的结果。当细胞受到损伤时，耐药相关分子，尤其是解毒系统基因就会共同表达以保护细胞免受损伤。例如，损伤细胞DNA的物质在几分钟之内诱导c－Fos和c－Jun，它们形成异源二聚AP－1复合物，该复合物能够特异性地与有AP－1结合位点（TGAG/CTCA）的DNA结合，从而影响细胞内基因的转录，而mdr1基因和GST基因均含有AP－1结合位点，早期基因c－fos和c－jun表达增加又与PKC表达水平增加有关联，而PKC不仅负责Pgp的磷酸化，还能够磷酸化GST－π、TopoⅡ。

（一）白血病

国外有学者应用斑点杂交技术对41例急性白血病患者mdr1进行测定，结果发现20%初诊病人、50%复诊病人白血病细胞中有mdr1高水平表达。国内的学者应用原位杂交方法检测了45例急性白血病患者mdr1与临床耐药的关系，结果发现，复治病例的mdr1表达率明显高于初治病例，说明复治病例可能通过由药物诱导产生的获得性耐药或由原来少量的内在性耐药细胞经过化疗筛选成为优势克隆增殖，而表现出耐药，另外还发现在初治病例中，mdr1低表达者完全缓解率（CR）高，反之则明显降低，证明mdr1高表达确实为化疗失败的主要原因。

无论是急性淋巴细胞性白血病（acute lymphoblastic leukamia，ALL）或急性髓细胞样白血病（acute myeloid leukemia，AML），Pgp表达都可以导致完全缓解率明显下降，且表达与病史有相关性，缓解后复发或曾有血液病病史的患者，Pgp表达均较初治组高。

在初诊为ALL的成人，经常能检测到Pgp的过度表达和抗癌药物蓄积的减少，并且与化疗效果差、无病存活期短密切相关，Pgp可以作为ALL完全缓解率的独立指标。

AML是未发生程序性死亡的干细胞发生转化的一种克隆性疾病，这似乎解释了为什么在诊断原发性AML时就经常能在胚细胞中检测到Pgp。有学者认为，对于AML，Pgp可以作为一个可信的独立预后指标，来反映患者对化疗的敏感性。而近来有研究发现，对于AML，LRP似乎在耐药中有更为重要的作用。例如有人研究了Pgp、LRP过度表达与AML预后的关系。在66例可分析的AML病例中，化疗反应效果较差与LRP过度表达有关。在LRP阳性病人中缓解率为33%，而在LRP阴性病人缓解率为68%。尽管Pgp在化疗反应结果的单因素分析中有不利因素，当用Logistic回归模型比较时，只有LRP有独立预后意义，LRP对缓解持续时间及整个生存期的不同有影响。另外，LRP的表达与患者的年龄、外周血白血病计数有关，在FAB分型中，M4、M5两个亚型的LRP表达频率较高。LRP的表达在ALL的病人很低，而且LRP的表达水平似乎没有诊断和预后价值，与ALL化疗反应效果似乎没有关联。

对100例慢性淋巴细胞白血病（chronic lymphocytic leukemia，CLL）病人CD19阳性细胞中Pgp、MRP、LRP以及Bcl－2的表达水平进行检测。结果发现，Pgp检出率为73%，LRP有高水平的表达，但是与病期和是否接受过治疗似乎没有关联，MRP蛋白表达水平较低，检出率为49.4%，但是也与病期和是否接受过治疗没有关联，而Bcl－2蛋白在所有CLL病人都有高水平的表达，并且恶性期的病人表达水平更高。研究慢性淋巴细胞白血病患者的白血病细胞时发现，86%患者的bax蛋白水平明显下降，64%患者的bcl－2水平显著升高，并且发现bcl－2/bax比值与细胞凋亡及药物敏感性有关，这些都证实bcl－2也在白血病的耐药中起作用。除上述耐药因子外，GST－π与白血病之间也显相关性。这充分说明临床肿瘤耐药是多因素的。

（二）恶性淋巴瘤

恶性淋巴瘤是淋巴结和/或结外部位淋巴组织的免疫细胞肿瘤，来源于淋巴细胞或组织细胞的恶变。各类型的抗肿瘤药物如长春新碱、VP－16、环磷酰胺等大多对恶性淋巴瘤有一定的疗效，而且应用几种作用机制不同的有效药物组成的联合化疗方案，一般均能提高疗效。多药耐药是恶性淋巴瘤化疗失败的主要原因，其机制复杂多样，虽然Pgp表达是否对恶性淋巴瘤的化疗效果有影响还不能下定论，但是越来越多的研究都表明，mdr1编码的Pgp过度表达是主要的机制，Pgp阳性病人的预后要差于Pgp阴性的病人。初治与复治患者Pgp表达亦具有显著性差异，提示获得性耐药在淋巴瘤患者中居重要地位。

Pgp过度表达与淋巴瘤多药耐药及化疗疗效密切相关，在临床上检测Pgp表达水平，可预测患者对化疗的敏感性，对患者的预后也具有预测价值。MRP基因表达水平与阳性率在复发与初治淋巴瘤患者之间无显著性差异，并且相关分析的结果显示，MRP基因表达与P－gp表达之间无明显相关性。此外，MRP基因表达阳性患者的化疗有效率与阴性患者间无差异，说明MRP基因与淋巴瘤临床耐药及化疗疗效无关，它可能不是淋巴瘤临床耐药的主要机制。

非霍奇金氏淋巴瘤（non－Hodgkin’s lymphomas，NHL）为B淋巴细胞的恶性肿瘤，通常有分子水平的异常，例如bcl－2的转位，p53基因突变等，这些可能都是NHL产生耐药性的机制。在对弥散大B细胞非霍奇金氏淋巴瘤（diffuse large B－cell lymphomas，DLBCL）的研究中发现，p53表达水平越高，无病生存期越短，bcl－2表达水平越高，预后越差，因此，p53和Bcl－2蛋白的表达可以作为DLBCL的预后指标。对于弥散大B细胞淋巴瘤，LRP似乎也与其耐药有关，在初治病例，LRP阳性率为23%，并且LRP表达与更高的临床肿瘤分期有关（$P=0.03$），LRP阳性的病人对联合化疗的完全缓解率低于LRP阴性的病人（$P=0.0001$），存活期短（$P=0.001$）。

（三）肠癌

化疗是中晚期结肠癌的主要治疗措施，但是肿瘤细胞对化疗药物产生耐药性又是肿瘤化疗失败的重要原因。结肠癌属于化疗前高表达Pgp的肿瘤，未经化疗的结肠癌Pgp表达率为84%，结直肠癌变的过程就会发生Pgp表达上调。但是又有学者运用原位杂交法检测了25例结直肠癌患者癌组织中mdr1 mRNA表达，阳性率为36%，而非癌组织表达率为28%，没有显著差别。Pgp高表达是否是肠癌对化疗不敏感的原因至今仍有争议，Pgp对直结肠癌患者预后的影响似乎与组织分型有关联，在高或中度分化的直结肠癌中Pgp的表达会导致对常规化疗的耐药性。

肠癌也高表达MRP，MRP mRNA在结直肠癌中的阳性率为88%，MRP蛋白阳性率为100%，并且有23%的结直肠癌为强阳性表达，但是MRP与肠癌的组织分型、肿瘤大小、是否有淋巴结转移、肿瘤分期以及总生存期均无关联，看来 MRP 在肠癌的耐药性中并未扮演角色。

Lazaris 等检测了 20 例原发性结肠癌，发现 Pgp、MRP 和 LRP 表达水平在接受 5－FU 化疗前后没有显著改变，但是 TopoⅡα 阳性的癌细胞数在化疗后复发的结肠癌显著增多。因此建议，对于接受过 5－FU 治疗后又复发的结肠癌患者可以使用针对 TopoⅡα 的抗癌药物。另有对 26 例直结肠癌患者的检测发现，在所有这些患者的癌组织中都发现 YB－1 过度表达，并且 YB－1 的表达水平与 TopoⅡα 显著相关，但是没有发现 YB－1 与 MDR－1 表达有相关性，推测 YB－1 在直结肠癌是个很好的指标，似乎与 TopoⅡα 表达上调有关联。

（四）胃癌

胃癌是一种常见肿瘤，在我国发病率和死亡率均位于恶性肿瘤的首位。早期胃癌以手术为主，辅以化疗药物；晚期肿瘤则以化疗为主要手段，但是由于耐药的产生，疗效往往不佳。近年来的研究发现，胃癌对化疗药物的敏感性与肿瘤的生物学特性、耐药蛋白的表达、凋亡相关基因的异常、热休克蛋白的表达以及 p38 信号途径有关。

以 RT－PCR 和 Dolblot 技术对 31 例胃癌患者的癌组织及癌旁组织进行 mdr1 mRNA 表达的研究，结果发现胃癌患者的癌组织 mdr1 mRNA 呈阳性表达者占 48.39%，强于其肿瘤旁组织，且明显强于非肿瘤组织。另有作者报道，80 例胃癌 Pgp 阳性表达率为 66%～71%，表达量与分化程度有关，高、中分化表达高于低分化胃癌。Pgp 阳性的胃癌细胞恶性程度高，比 Pgp 阴性的胃癌患者生存期短，预后差。

运用免疫组化及原位杂交技术，对 69 例胃癌和 30 例非癌胃粘膜组织标本中 MRP 及 Pgp 的表达情况进行研究。结果发现：①在胃癌组织中，MRP 及 Pgp 蛋白及 mRNA 的表达率显著高于非癌胃粘膜，在胃癌中 MRP 的表达高于 Pgp，表明二者可能是引起原发耐药的重要原因；②MRP 的阳性率与胃癌的临床分期及癌细胞的分化程度密切相关，胃癌临床分期越高，病期越晚，MRP 的阳性率越高，癌细胞的分化程度越差，MRP 阳性率越高，Pgp 的阳性率与胃癌的临床分期相关，类似 MRP。运用免疫组化法检测 52 例胃癌组织中 MRP 表达，发现 MRP 表达率为 38.5%，晚期胃癌（Ⅲ、Ⅳ期）阳性表达率为 60%，高于Ⅰ、Ⅱ期患者（18.5%），且 MRP 表达阳性者的平均存活期和五年生存率显著低于阴性者。这些结果提示，MRP 表达与胃癌的浸润转移相关，并且可能是其内源性耐药的重要机制。

Pgp 和 p53 常同时表达于胃癌中，并可作为胃肠道腺癌临床耐药和预后判断的一个可靠指标。Pgp 在 p53 阳性病例中的表达明显高于 p53 阴性的病例。对胃癌组织 Pgp 和 p53 检测结果也表明，两者之间存在明显相关性（$P < 0.01$），并且 p53 蛋白的过量表达于 3 年生存期关系密切。而 MRP 与 p53 的表达之间的关系没有显著意义。

GST－Pi 作为新的胃癌标志酶与胃癌关系的报道较多。GST－Pi 在胃癌组织阳性表达率为 57.1%～87.1%，高分化组表达高于低分化组，并且表达强度与平均生存期有关，表达强度越高，生存期越短。

除上述耐药因子外，HSP 在胃癌组织中也有高表达，这似乎也与其耐药有关，建议临床医生将 HSP 作为肿瘤耐药标志物，重视其检测，以便指导化疗方案的选择。

（五）头颈部恶性肿瘤

头颈部的重要器官比较集中，且可发生各种类型的肿瘤。从组织学来看，多为分化程度不同的鳞状上皮癌，欧美相对少见，但是我国较为多见，占全身恶性肿瘤的19.9%～30.2%。目前，头颈部恶性肿瘤术前或放疗前后采用诱导性化疗以及术后和放疗后采用辅助化疗，一些肿瘤也采用联合化疗。但是由于MDR现象存在，头颈部肿瘤化疗效果不满意。

Pgp与mdr－1在头颈部肿瘤中的表达具有一定的临床意义。对头颈部鳞癌中的Pgp的表达检测的结果显示，69%的头颈鳞癌中有Pgp的阳性表达，并认为头颈肿瘤中Pgp的表达与肿瘤的分化有关，可用来预测化疗的反应性，并可作为头颈肿瘤诊断和预后的标志。另外，头颈鳞癌病人经过MDR相关药物化疗后，Pgp在其鳞癌细胞中表达有明显提高。Lo Muzio等的研究发现，66.6%（4/6）的正常口腔粘膜和80%（24/30）的口腔鳞癌有Pgp表达，并且有13.4%的鳞癌部位有Pgp强表达，而其附近的正常上皮细胞完全阴性。33%的G1、G3期口腔鳞癌分化程度高的区域有Pgp强阳性，这些都提示mdr1基因在口腔癌癌变的早期就被激活，与口腔鳞癌对化疗效果不敏感有关。有研究发现，口腔鳞癌细胞内Pgp表达程度越低，则病人的生存期越长。此外，分化较好的肿瘤以及体积较大的肿瘤，Pgp的表达程度较高。

MRP的表达在口腔鳞状上皮癌变的过程中就被激活，因此可能与口腔鳞癌内在耐药性有关。另有报道研究了45例头颈癌和13例正常头颈部粘膜样本的耐药相关因子，包括MDR1，MRP，LRP，TopoⅡα、β和TopoⅠ。发现所有的样本都有上述因子的表达，除TopoⅡα表达水平在癌组织中比正常组织中高以外，其余因子表达水平没有明显差异。这提示，可以运用Topo抑制剂来治疗头颈癌。

GST也与头颈部肿瘤MDR有关，尤其是鳞癌。有报道称GST－π已经成为头颈部鳞癌原发及继发病灶早期诊断的血清学诊断依据。对于鼻咽癌，GST－Pi的表达比Pgp更为常见，Pgp的表达与原发性鼻咽癌的临床病理特性包括组织病理分型、存活率相关，GST－Pi与临床病理特性似乎无关。

（六）卵巢癌

尽管目前临床上采取积极而彻底的肿瘤细胞减灭术，辅以顺铂为基础的联合化疗来对付卵巢癌，但其临床完全缓解率亦不过为40%～60%。究其原因可知，术后残留瘤灶内细胞群对化疗耐药最为重要。有研究表明，Pgp在卵巢癌组织中的阳性表达率为15%～40%，接受化疗者或复发者的阳性表达率增加。但是，Pgp表达与肿瘤的病理类型和预后的关系尚存有争议。因为在正常卵巢组织中，mdr1 mRNA在排卵前卵泡、卵泡囊肿及黄体细胞中高度表达。MRP表达水平与卵巢癌耐药的关系也尚有争论，有人采用RT－PCR测定了53例初治卵巢的MDR1和MRP表达，结果36%表达MDR1，但是表达量低，而所有的患者均表达MRP，其中92%卵巢患者的MRP表达量高于正常卵巢组织，但是未证实MRP表达与预后有关。

另有人采用免疫组化法测定了57例临床Ⅲ～Ⅵ期的卵巢组织。患者在细胞减灭术后均接受了以铂类和烷化剂为主的化疗。结果发现，Pgp、MRP和LRP的阳性表达率分别为16%、68%和77%，Pgp和MRP阳性表达率与化疗疗效和生存期无关，而LRP表达阳性者的化疗疗效差，复发快，生存期短。似乎LRP的表达水平在卵巢癌耐药中扮演了重要的角色。这可能与卵巢癌的常规治疗方案相关，临床上经常使用的是顺铂和烷化剂，尤其在卵巢癌的联合化疗中顺铂常为一线药物，而这些抗癌药物的耐药与LRP相关。LRP的表达还与卵巢癌病例组织类型有关，化疗对LRP阳性和阴性卵巢上皮癌患者的有效率分别为50.0%

和 84.6%，有显著性差异，LRP 表达阴性患者预后优于阳性者。以上结果提示，LRP 的表达水平可以作为预测卵巢癌对其包括顺铂和烷化剂的标准治疗方案的反应性。

GST-π 似乎与卵巢癌有关，在正常卵巢、良性卵巢肿瘤和卵巢癌组织中的阳性表达分别为 0%、4%和 78%，并且 GST-π 与临床分期有关。GST-π 表达在卵巢癌的耐药形成中也起重要作用，GST-π 阳性患者的预后明显比阴性者差，可以作为估计卵巢癌患者预后的独立标志物。

至于凋亡相关蛋白 Bcl-2，p53 和 mdr2 的表达与卵巢癌化疗耐药性的关系，有文报道 Bcl-2、p53 和 mdr2 在接受顺铂化疗的恶性卵巢癌患者的表达率分别为 42%、45%和 56%，Bcl-2 阳性患者得到完全缓解率的比例远远小于 p53 和 mdr2 阳性的患者，p53 与 mdr2 似乎与化疗敏感性没有关联，而 Bcl-2 则可以作为独立的预后指标来预测恶性卵巢癌患者对化疗的敏感性及其预后。

（七）乳腺癌

乳腺癌是妇女最常见的恶性肿瘤之一。在美国女性癌症发病率中占第一位，死亡率中占第二位；在我国死亡率中占第七位，但是近年来有上升趋势。化疗在乳腺癌的综合治疗中占有重要的地位，乳腺癌化疗耐药性在临床上也很常见，其机制是多因素的。

很多学者报道，Pgp 在乳腺癌组织中总体表达水平属于较低的一类。原发性乳腺 Pgp 阳性率为 30%~40%左右，转移性乳腺癌 Pgp 阳性率为 50%，而且 Pgp 在乳腺癌中表达与病理组织类型、组织学分级、激素受体状态、患者年龄、肿瘤大小、临床分期、腋淋巴结是否转移均不相关。目前倾向认为，Pgp 表达是不依赖于肿瘤细胞增殖的独立指标，Pgp 表达与化疗敏感性有密切关系，检测 Pgp 表达水平可预测乳腺癌等肿瘤对一些化疗药物的内源性耐药性。有人曾检测原发性乳腺癌化疗前 Pgp 水平，并随访其化疗疗效，发现二者明显负相关。化疗后复治乳腺癌比原发癌存在更广泛的耐药性，可能是因为复治的癌组织经抗癌药物诱导后癌细胞耐药类蛋白表达激活。另外，复治的癌组织存留下来的耐药的细胞总体增殖活性低，从而耐受抗癌药物。在乳腺癌患者临床化疗时间 5 个疗程以上者，癌组织中的 Pgp 表达水平显著增加。另外的研究也得到 Pgp 表达与乳腺癌复发相关的结论，因为 Pgp 阳性患者无疾病生存期明显短于 Pgp 阴性患者。

突变型 p53 蛋白能够激活 mdr1 基因的启动子，促进 mdr1 基因的转录。免疫组化检测乳腺癌组织细胞核内 p53 蛋白累积和 Pgp 水平呈明显正相关，且两者共同表达多见于预后差类型。野生型 p53 功能的丧失引起的基因不稳定性可能允许高度恶性乳腺癌细胞 mdr1 基因扩增，因而对很多细胞毒类抗癌药物耐药。有研究发现，在所有乳腺癌局部复发患者和 50%的转移患者都有 p53 的表达，另外在 80%远处转移乳腺癌患者都有 mdr1 表达。似乎 Pgp 与 p53 作为联合指标诊断乳腺癌的预后和化疗反应性更为准确，Pgp 与 p53 以及雌激素受体均为阳性可以预测乳腺癌具有耐药性以及较差的预后，并且病情恶化速度快。

MRP 在乳腺癌组织中的表达水平较高，74 例治疗前乳腺癌标本中，MRP 均有不同程度的表达，与 MRP 阳性对照（100%）相比，为 50%~70%。在复发性乳腺癌，MRP 的表达明显高于初治乳腺癌。但是关于乳腺癌 MRP 表达对化疗疗效和预后因素的影响，尚无较系统的研究资料。MRP 的表达可能对某些乳腺癌，例如小体积乳腺癌，淋巴结无癌变的乳腺癌等有临床意义。在未经治疗的乳腺癌标本中发现 MRP 和 GST-π 表达显著相关，GST-π 在乳腺癌的表达与组织学分类、肿瘤大小、肿瘤是否发展为浸润型及淋巴结是否转移无关，但是与雌激素受体和孕激素受体存在明显负相关性，并且 GST－π 活性增加与乳腺癌内源性耐药有关。

临床上也常常检测乳腺癌组织中 TopoⅡ的表达。乳腺癌组织 TopoⅡα 表达水平变异大。有资料报道，TopoⅡα 的阳性表达在乳腺癌组织中除与细胞增殖比率相关外，也与肿瘤大小，淋巴结转移有关，因此具有预后意义。由于 TopoⅡα 是阿霉素的分子靶点，因此此酶的表达水平可以衡量乳腺癌对以阿霉素为主的化疗方案的敏感性。有研究发现，TopoⅡβ 在乳腺癌中广泛表达（90%以上细胞阳性），推测 TopoⅡβ 在乳腺癌化疗和不典型耐药中可能有意义。

乳腺癌耐药蛋白（BCRP）虽然是在乳腺癌细胞中发现的，但是在临床上 BCRP 的表达水平似乎与乳腺癌耐药关系不明确。从检测 45 例乳腺癌初治患者耐药转运蛋白表达的结果看来，其中 38 例接受了术后阿霉素治疗。发现 BCRP 对乳腺癌化疗效果的影响没有 Pgp、MRP 和 LRP 显著。BCRP 表达水平个体差异很大。组织免疫化学检测发现，在接受过阿霉素治疗的乳腺癌患者与初治患者 BCRP 表达水平相似，而且 BCRP 表达水平与患者的治疗反应性和生存期没有关联。

（八）肺癌

随着环境污染的日益严重，肺癌发病率在相当长的时间内呈显著的上升趋势。我国是肺癌的高发国家，在 20 世纪 80 年代末 90 年代初，致使人口死亡的恶性肿瘤中，肺癌位于第三。化疗在肺癌的治疗中发挥着重要作用。据统计，非小细胞肺癌（NSCLC）的联合化疗有效率为 14%～40%，小细胞肺癌（SCLC）的联合化疗有效率为 57%～80%，但是极易复发。耐药在肺癌也是日益严重的问题，NSCLC 以先天耐药为主，SCLC 以获得性耐药为主。在不同类型肺癌中，Pgp、MRP 和 LRP 这三种基因均可表达，但是水平不同。

有学者检测了 84 例 NSCLC 和 3 例 SCLC 患者手术后切除的肺癌组织中 mdr1 的表达。结果发现，15%的 NSCLC mdr1 基因表达阳性，但多数表达水平很低，而且 mdr1 的表达与肿瘤体积、组织类型、病理分期均没有关联。所有 SCLC 患者和一例 mdr1 阴性的 NSCLC 患者对术后辅助化疗敏感。另有学者用 RT－PCR 法测定 24 例未经治疗和 4 例经 MDR 相关药物治疗的肺癌标本。发现 50%的未经治疗 SCLC 和 4 例经过治疗的肺癌均有 mdr1 mRNA 阳性表达，并且 mdr1 阳性表达与 SCLC 对联合化疗是否耐药有关联。mdr 基因表达阳性的 SCLC 患者与 mdr 基因阴性的患者相比，生存期短，化疗反应性差。但是对于 mdr1/Pgp 在肺癌耐药中的作用仍有质疑，尚不能下结论。

MRP 似乎在肺癌耐药机制中占有重要地位，尤其是非小细胞肺癌原发耐药，mrp 基因呈现过表达，而且在分化好的腺癌 MRP 表达水平高于分化差的。Ota 等用 RT－PCR 的方法检测了 104 例 NSLCC 组织中 MRP 基因的表达，31.7%（33/104）有不同水平的 MRP 表达，而正常组织为阴性，其中 8 例 NSCLC 表达高水平 mrp 而无 mdr1 的表达，61 例患者接受了化疗，其中 23 例（37.7%）有 MRP 基因表达的患者表现为不同程度的耐药，预后明显差于 MRP 表达阴性患者。MRP 高水平表达导致 NSLCC 在初治时就产生对 MDR 相关抗癌药的耐药性。

MRP、LRP 都与小细胞肺癌（NSCLC）的耐药明显相关，但 LRP 似乎是一种更好的耐药预警指标。LRP 在对化疗不敏感的 NSCLC 中的表达率明显高于对化疗敏感的 SCLC，并且对于 NSCLC 的鳞癌和腺癌，LRP 表达水平远高于大细胞未分化肺癌。此外，在吸烟的肺癌病人中，LRP 的表达阳性率远大于非吸烟肺癌病人。有学者对 66 例 NSCLC 标本 LRP、MRP 和 MDR1 的表达进行研究，结果表明，在 NSCLC，LRP、MRP 和 MDR1 有不同程度的共表达，但仅 MRP 和 LRP 与耐药相关。提示 MRP 和 LRP 作为 NSCLC 原发耐药的指标，可以指导临床化疗药物的筛选及化疗方案的优化。进一步分析 MRP、LRP 和 MDR1 与预后的关系，发现三者作为独立因素均无预后意义。以 2～3 种耐药基因共表达为参数，发现 MRP 和 LRP 共表达与预后相关。

p53 和 GST－π 的表达也与 NSCLC 临床耐药相关，对 54 例 NSCLC 患者进行检测，结果发现，63%的患者 p53 表达阳性，69%的患者 GST－π 表达阳性，p53 阳性与阴性患者对化疗的反应率分别为 45%和 15%，GST－π 阳性与阴性患者对化疗的反应率分别为 16%和 47%，将这两个耐药指标结合起来能更好的预测 NSCLC 对化疗是否耐药。

用免疫组化法研究 97 例以前接受或未接受以顺铂为主的化疗的肺癌患者的手术标本中 MT 的表达，发现在未接受化疗的肿瘤中，27%（15/56）的 NSCLC 阳性，8 例 SCLC 为阴性；在接受化疗的肿瘤中，80%（12/15）的 NSCLC 和 28%（5/18）的 SCLC 阳性。无论是 NSCLC 还是 SCLC，化疗后的患者 MT 的表达率明显高于未经化疗的患者，提示 MT 在肺癌对顺铂的获得性耐药中起重要作用。肺癌组织中 MT 的表达水平也显著高于瘤周的正常肺组织。

TopoⅡ的含量在 NSCLC 和 SCLC 患者中存在明显差异，NSCLC 仅 5/27 阳性，而 SCLC20/29 阳性。SCLC 患者用以 TopoⅡ为靶酶的化疗药物 VP－16 治疗后，TopoⅡ水平明显下降。还有学者收集了 51 例 NSCLC，发现 TopoⅡα 阳性率为 82%，TopoⅡβ 阳性率为 94%，可见 TopoⅡ的含量与非小细胞肺癌耐药有关。TopoⅡα 高表达的 SCLC 患者生存期短。TopoⅡβ 高表达的 SCLC 对化疗敏感性差。另外，Bcl－2 阳性的 SCLC 患者生存时间短。在诊断 SCLC 时，测定这些指标可以给临床医生重要的指导，以选择适当的抗癌药来进行治疗。

（九）泌尿及男性生殖系统肿瘤

泌尿及男性生殖系统肿瘤包括多个器官的不同类型肿瘤：肾癌、膀胱癌、前列腺癌、睾丸肿瘤等。随着近年来化疗药物的增多，给药技术的改进，它们的治疗效果均有不同程度的提高，但是原发耐药和化疗继发耐药给治疗带来了很多的困难。

原发性肾癌容易产生耐药性，临床上对化疗极不敏感，有效率仅 7%～10%，对最敏感的长春花碱也仅有 25%，是影响预后的重要因素。究其原因，正常肾组织尤其是近曲小管就有 Pgp、GST－π 高表达，远曲小管以及集合管也有这些耐药相关基因的表达。因肾癌是 Pgp 表达水平最高的肿瘤之一，所以肾癌的 MDR 多为天然性的，是良恶性肾小管上皮细胞都具有的一种特征。不同分期的肾癌 Pgp 表达不同，分期越高，Pgp 表达越高。有研究者在检测胃癌中 MRP 表达的同时，检测了肾癌组织中 MRP 的表达水平。结果发现，60%的肾癌有 MRP 表达（12/20），MRP 在肿瘤细胞膜上和胞浆内都有表达，但以胞浆（粗颗粒状）更显著。晚期肾癌（Ⅲ、Ⅳ期）阳性表达率为 88.9%，高于Ⅰ、Ⅱ期患者（36.4%）。说明 MRP 表达与深度的浸润转移有关，并可能是其内在耐药性的重要机制。另外，在肾癌，有 70%左右的病例 TopoⅡ蛋白表达水平下降，其水平明显低于其他肿瘤，例如胃癌、肠癌、肺癌等。这提示肾癌 TopoⅡ表达显著降低，使大多数以 TopoⅡ为靶点的化疗药物丧失重要的靶点，无法通过 TopoⅡ发挥作用。所以，TopoⅡ表达降低可能也是肾癌产生耐药性的一个重要标志。以上这些耐药因素导致了目前肾癌尚无有效的治疗药物，目前尚在研究中的免疫治疗可能会对部分患者有益。

有作者报道在29例未接受化疗的膀胱癌标本中，75%有Pgp阳性表达，而在9例以前接受过膀胱内阿霉素治疗的膀胱癌标本中未发现Pgp表达与化疗反应性有关。而另外的研究却得到了Pgp在接受过化疗（甲氨蝶呤、长春花碱、阿霉素和顺铂）的原发转移性膀胱癌中表达升高。虽然Pgp在预测膀胱癌对化疗的反应性中起着什么样的作用仍有争议，但是膀胱癌化疗效率低，容易复发是不争的事实。临床肿瘤耐药不是某一个耐药因子的单独行为，都是多因素的，膀胱癌也不例外，例如GST/GSH系统在膀胱移行细胞癌的发展和耐药中可能有重要的作用，有研究表明膀胱移行细胞癌的GST活性比正常对照组高3倍，比癌旁组织高2.5倍，而且与正常对照和癌旁组织相比，癌组织中GSH含量也显著升高。另外的报道也认为，GST以及GSH依赖的解毒酶系统在膀胱肿瘤耐药中起着重要的作用。应用免疫组织化学技术定位、纯化GST，发现90%以上是GST－π，并主要分布在表面上皮细胞。在60%的膀胱肿瘤组织中可以观察到GST－π的过度表达。

近年来发现，凋亡相关蛋白p53和Bcl－2的表达在膀胱癌有十分重要的临床意义。p53的表达对与浅层扩散型和深层浸润型膀胱癌来说都是不良预后指标。而Bcl－2过度表达与深层浸润型膀胱癌患者生存期减短密切相关，两者都是独立的预后指标。

前列腺癌由于起病时隐蔽，临床发现时不少患者已广泛转移，须全身药物治疗。由于前列腺癌是雄性激素依赖性肿瘤，药物治疗以内分泌治疗为主，化疗则疗效不佳。造成化疗无效的原因可能就是耐药因子。根据病理分期和抗激素治疗的反应性，前列腺癌分为三类：①器官限制性前列腺癌；②有播散但低恶性前列腺癌；③有播散且经抗激素治疗后复发的恶性前列腺癌。免疫组化法检测Pgp、MRP、LRP、GST－α、p53、Bcl－2、Bax、TopoI、Ⅱα和Ⅱβ的表达，结果发现，与第1、2组相比，在第3组的前列腺癌中有MRP，LRP，p53，Bcl－2，GST－pi，TopoⅡα表达的病例显著增多，Pgp在所有病例中没有表达，TopoI和Ⅱβ在所有的病例中有高表达。这似乎解释了有播散进展型前列腺癌对化疗不敏感的原因。

对内分泌治疗无效前列腺患者病理切片的免疫组化分析发现，所有雄激素不敏感的前列腺癌细胞均表达Bcl－2，Bcl－2阳性者抗雄激素治疗无效。提示Bcl－2的升高与激素治疗效果差之间的相关关系。因此设想，将诱导前列腺癌细胞凋亡和内分泌治疗结合起来以治疗对内分泌治疗无效的前列腺癌，目前已经取得了可喜的进展。

（十）胰腺癌

目前胰腺癌的治疗仍然是一个临床难题，其5年生存率不到5%，85%的病人在确诊以后1年内死亡，手术切除成功率仅为25%左右。胰腺癌的低切除率和高复发率决定了化疗在胰腺癌的综合治疗中仍然有重要的地位，但是目前胰腺癌的化疗效果很让人失望。疗效相对好的药物有5－FU、MMC、链脲霉素，但是它们的化疗反应率只有20%～30%。导致化疗失败的主要原因是MDR，并且胰腺癌具有固有的耐药性。有作者报道，在胰腺癌MDR1 mRNA阳性率为100%，Pgp阳性率为73.2%。他们认为，在未接受化疗的情况下，Pgp表达阳性越强，肿瘤的侵袭性越小，患者的预后越好。但是在接受了手术治疗的胰腺癌患者，mdr1/Pgp表达越高，术后生存时间越短，并且令人惊奇的是，有mdr1/Pgp表达的胰腺癌患者术后生存期与未检测到mdr1/Pgp的患者没有区别。

关于 p53 与胰腺癌的关系，有学者收集了 58 例原发性可手术切除的浸润导管胰腺癌，发现 50%有 p53 的表达，而且 p53 阳性的患者生存期短于 p53 阴性患者，在所有 p53 阳性的患者中，接受了术后辅助化疗者，生存期长于仅做手术者。提示 p53 阳性的胰腺癌适合做术后化疗。

（十一）肝癌

原发性肝癌（HCC）由于大多合并肝硬化和早期即有肝内播散，故手术切除成功的机会不多。放射治疗对肝癌不敏感，除少数病例可以试用外，多不适用。大多数肝癌有赖于药物治疗，但历来对化疗的效果评价不高。前面曾提到，肝是高表达 Pgp 的组织，那么在临床上是否是因为 Pgp 高表达导致肝癌对化疗不敏感呢？对上百例肝癌进行检测，发现在未接受过化疗但是接受过手术治疗的肝癌患者中，Pgp 表达率为 80%以上。与之相比，Pgp 在癌组织中的分布没有癌周非癌肝组织广泛，并且 Pgp 的表达与细胞分化、进展性病理特性、存活或 p53 蛋白的表达均没有关联。但是对于没有接受手术治疗的肝癌，Pgp 表达与化疗反应形成明显负相关。根据手术切除肝癌患者肝癌组织和正常肝组织 mdr1 mRNA 表达比例，将肝癌分为两大类：一类是比例大于或等于 1；其中间生存期为 10.3 月；一类为小于 1，中间生存期为 35.8 月，而 5 年生存率分别为 33%和 54%。说明 mdr1 确实与肝癌的预后相关。有人对 31 例肝癌进行研究，认为 Pgp 的表达是患者无病期和生存期较短的原因，并且其对肝癌预后的影响与 p53 和肝细胞增生没有关联。另有报告认为，Pgp 的表达与以前接受过 VP－16 或阿霉素的肝癌对化疗不敏感高度相关，而且 p53 突变对 Pgp 的表达在肝癌似乎没有调控作用。如此说来，在肝癌 Pgp 与 p53 是两个独立的因子。

尽管 MRP 在肝癌也有高表达，但是它在肝癌中究竟扮演了什么角色仍有待研究。与成人肝癌相比，小儿肝癌中 MPR 和 cMOAT 非常常见，而且在恶性度高预后差的病例表达水平较高，似乎 MRP 和 cMAOT 的表达增加是小儿肝癌化疗抗性的原因。有的研究却表明，MRP2 和 MRP3 mRNA 在肝癌细胞中的表达量是 MRP1 的 10 倍以上，推测可能是 MRP2 和 MRP3 而非 MRP1 在肝癌耐药中起作用。

国内有学者在 65 例肝癌组织中观察到：①与正常肝组织或肝硬化比较，肝癌阳性组织 mdr1、MRP、LRP 和 GST－π 表达增加（阳性率和表达量），Topo Ⅱ α mRNA 表达量减少；②每个 mdr 基因 mRNA 表达量均与特定的几类抗癌药物 IC_{50} 值之间呈正相关。体内试验进一步证实，每个 mdr 基因均有自己一定的耐药谱，对特定的几类药物耐药；③各种 mdr 基因 mRNA 表达量之间无相关性。不仅如此，5 种 mdr 基因在肝癌组织中表达的阳性率均高，在 84.62%～100%之间。同一肝癌组织中常存在多个 mdr 基因同时表达，说明肝癌组织 MDR 现象为多重 MDR。因此，肝癌耐药存在多样性和普遍性，与临床化疗效果不理想相一致。

HCC 的发生具有多因素和多阶段的特点，其中基因多重突变使肝细胞的有丝分裂机制激活或生长抑制和凋亡机制失活是其重要的发病机制之一。近年来有关凋亡的研究进展迅速，人们已经认识到细胞凋亡机制的异常在肝细胞癌中起到重要的作用。近年来发现，HCC 患者中约 30%～55%可检出 p53 基因突变，并且突变与患者地理分布有关。c－myc 基因对细胞凋亡具有双向调节作用。有实验表明，肝癌组织中的 c－myc 基因表达水平明显高于癌旁组织。突变型 p53、bcl－2 能抑制 c－myc 表达增强导致的细胞凋亡，三者在肝癌的发生发展中相互影响，起重要作用。

三、肿瘤多药耐药性的逆转

克服耐药性的途径主要是通过阻断其产生的各种机制，以恢复肿瘤细胞对化疗药物的敏感性。随着对多药耐药性的实质和产生机制的深入研究，对逆转耐药的探讨越来越受到重视。由于产生 MDR 的机制不同，并且细胞耐药机制因所用抗肿瘤药物和肿瘤类型而异。不同的肿瘤对同一药物可能有相同的耐药机制，而一种肿瘤对一种药物可能产生多种耐药机制，所以逆转 MDR 的方法也不同。

（一）针对 Pgp 以及 mdr1 基因的逆转剂

1．基因治疗　应用反义技术，即在肿瘤细胞内转入反义 mdr1 寡聚脱氧核苷酸链，从基因水平逆转肿瘤细胞的耐药性。该寡核苷酸以 mdr1 基因为靶，可结合到 mdr1 基因的编码区，而影响 RNA 聚合酶的结合，使 mdr 的 mRNA 水平大幅度下降，从而抑制了 Pgp 的表达，起到逆转耐药作用。细胞实验表明，反义技术可以抑制 Pgp 的表达，增加耐药细胞对药物的敏感性，并且具有较强的特异性和无毒性。

近年来，基因治疗技术有所改进，应用了具有催化活性的 RNA 分子，即核酶（ribozyme，Rz）。核酶能够定点切割 mRNA 靶分子，从而有效阻断基因表达，近年来用于基因治疗已经取得很大进展，特别是在艾滋病的研究中的成果更是让人们对基因治疗的前景充满信心。核酶用于 MDR 的逆转研究最近才有报道。利用核酶这种具有催化作用的 RNA 切断 mdr1 mRNA，从而抑制其翻译成 Pgp 是一种逆转 MDR 的重要的手段。例如，有人将切割 mdr1 mRNA 196 位密码子的核酶导入耐药的人急性淋巴母细胞白血病细胞系 MOLF3/TMQ800 中后发现，转染核酶后的细胞对 VCR 的耐药性由原来的 700 倍下降到 20 ~ 30 倍。选择 mdr1 mRNA 第 880 个密码子的 GUC 三联码为锤头核酶识别、切割的位点，将核酶的 DNA 序列整合进真核表达质粒，然后转染对阿霉素耐药的乳腺癌细胞。结果也明显地减少了 Pgp 的表达，成功地逆转了乳腺癌细胞对阿霉素的耐药性。

应用基因手段来抑制 mdr1 基因的表达必须有一个有效的传递系统，将寡聚核苷酸或核酶转染进耐药肿瘤细胞。目前尚未发现一个有效的载体系统，所以基因治疗还未能应用于临床。

以上为抑制 mdr1 基因的表达，直接针对肿瘤细胞，从而逆转或改变其耐药特征的基因治疗手段。此外，修饰正常尤其是化疗药物剂量限制性组织如骨髓造血细胞的特性，提高宿主对化疗的耐受性，也可以间接克服耐药。

2．Pgp 抑制剂（Pgp 介导的多药耐药增敏剂或调节剂）　化疗增敏（或逆转耐药）指的是将 Pgp 抑制剂与抗癌药物联合应用，通过抑制 Pgp 的转运活性从而增加抗癌药物在有 Pgp 过度表达的肿瘤细胞内的蓄积。迄今为止发现很多化合物都能够抑制 Pgp 的功能，从而具有逆转肿瘤耐药的特性，通常被称为“化疗增敏剂”（chemosensitizer，CS）或“耐药调节剂”（resistance modulator）。

（1）第一代 MDR 调节剂：自从 1981 年日本学者 Tsuruo 首次报道维拉帕米在体外试验中能逆转 Pgp 介导的多药耐药，之后又陆续发现了很多化合物能够阻断 Pgp 而具有 MDR 逆转活性。例如，钙通道阻断剂：diltiazem、nifedipine、tiapamil、bepridil、nicardapine；钙调素抑制剂：氯丙嗪、吩噻嗪，硫醚嗪，三氟吡啦嗪，Clomipramine；免疫调节剂：环孢菌素 A（CSA）；奎尼丁类：奎尼丁，奎宁，氯喹（chloroquine）；Triparanol 及其类似物：三苯氧胺，三茴香基氯乙烯，克罗米酚；抗激素类药物：他莫西芬，toremifene 等。这些被称为第一代 MDR 调节剂，在体外应用这些 MDR 调节剂可以部分甚至完全逆转肿瘤细胞的多药耐药性。提示临床应用 MDR 调节剂是克服临床肿瘤耐药提高化疗疗效的重要手段。

20 世纪 80 年代末期对这些药物进行了动物实验和Ⅰ/Ⅱ期临床试验，但是结果很令人失望。仅有维拉帕米（Ver）、CSA、bepridil、他莫西芬、奎宁、奎尼丁等对血液系统的耐药及复发肿瘤有效。这些药物都存在半衰期较短，无作用靶特异性的特点，而且抑制药物流出主要是通过竞争作用，其本身还可被细胞内转运系统运出。故要达到逆转效应所需的剂量，往往已经超出了其在体内产生毒性作用的最小剂量。例如维拉帕米在体外研究中，需要 6～10μmol/L 的浓度方能完全抑制 Pgp，而在体内血清浓度仅 1～2μmol/L 时就出现心血管毒性，如短暂的心脏完全阻滞、充血性心力衰竭等，限制了它的用量以及在临床中的应用。许多体外实验都证实 CSA 是一种有效的耐药逆转剂，逆转 MDR 的作用是 VER 的 2～3 倍。初步临床实验表明：常规剂量 15mg/（kg·d）体内药物浓度可达到体外耐药逆转所需水平。但是 CSA 是一种强的免疫抑制剂，可使本来免疫力低下的肿瘤患者抵抗力进一步降低，导致重度感染，并且其严重的肾脏损害亦影响了临床的应用。

为此，有学者联合应用 Pgp 抑制剂逆转 MDR，利用协同作用降低逆转剂的用药量。如维拉帕米和奎宁合用治疗耐药的人骨髓瘤细胞，CSA 与 VER 合用治疗耐药的人白血病细胞均有协同作用。不同的 Pgp 抑制剂，结合于 Pgp 上不同的结合位点，因而对 Pgp 有不同的结合常数和动力学参数，选择低于其各自最佳耐药逆转效果的剂量合用，与应用最佳耐药逆转效果剂量的单一 Pgp 抑制剂所能够引起的耐药逆转效果相当，却一定程度避免了发生毒副作用的可能。

对这些具有逆转作用的药物的结构进行研究发现，它们具有以下几个共同的结构特征：①亲脂性或既具有亲脂性又具有水溶性；②在生理 pH 状态下带正电荷；这两个特征可能是逆转 MDR 和阻断药物流出所必需的；③在同一平面上有两个或两个以上的芳香环是逆转 MDR 的药物的活性部位，若能连接增加疏水性的取代基则活性更强；④一个叔胺基，如在吡咯烷基或吡啶基上的叔胺基，则活性更强；叔胺基的乙基取代基比甲基取代基活性强；叔胺基与疏水环的距离之间有不少于 3 个碳原子的链桥。Klopman 等通过对 609 种不同的具有抗 MDR 活性的化合物进行的分析发现，逆转剂和分配系数、Pgp 之间包括芳香环－芳香环、氢－芳香环和氨－芳香环连接存在着微电极作用，在稳定蛋白质和药物与蛋白连接上起重要作用。由于 Pgp 的底物具有广谱特异性，因此非细胞毒类药物对 Pgp 分子上的结合位点也具有高亲和力。当它们与 Pgp 结合后便竞争性地抑制了为 Pgp 底物的细胞毒类药物与 Pgp 的结合，从而使得细胞毒类药物排出细胞外的量减少。所以这些大多数已经在临床上广泛使用的发现有逆转作用的药物逆转耐药的作用也是非特异性的。

于是人们试图对第一代逆转剂进行结构改造，在降低其原有毒性的基础上，增强逆转活性，如此产生了第二代耐药逆转剂。

（2）第二代 MDR 逆转剂：理想的逆转剂应该对正常的组织没有毒性。药物在体内能达到体外的有效浓度，在体内有稳定而较长的半衰期，能主动代谢。虽然许多化合物具有

MDR逆转作用，但是进入临床的药物只限于VPL、CsA、奎尼丁、三氟拉嗪及三苯氧胺几种，并且效果不理想。对已有的逆转剂进行结构改造形成新的衍生物成为寻找新型逆转剂的主要方向，运用这些经过结构改造的逆转剂时能够降低剂量而减小毒副作用，较为成功的有维拉帕米R型同分异构体dexverapamil，其心脏毒性比维拉帕米低三倍，体外具有逆转活性的有效浓度是1～2μmol/L，而维拉帕米在5～10μmol/L才有逆转作用，并且dexverapamil及其代谢产物在血清中可以达到体外逆转MDR的浓度。目前，在美国、欧洲、澳大利亚开展了Ⅰ/Ⅱ临床试验。SDZ－PSC－83为环孢菌素A的类似物，其逆转作用比CSA强5～10倍，比dexverapamil强10倍，并且没有CsA的免疫抑制作用和肾毒性，又无VER的心肌毒性，是当前最具有临床价值的逆转剂。PSC 833是迄今为止化疗增敏作用最强的耐药逆转剂，由瑞士Sandoz公司进行研制开发，已经进入了Ⅲ期临床试验。

在临床应用这些经过结构改造的耐药逆转剂时发现，这些逆转剂本身毒副作用小，但由于Pgp逆转剂在抑制肿瘤细胞膜上Pgp泵外排功能时，也抑制了有些正常细胞膜上的Pgp泵功能，从而影响了正常组织器官例如肾、胆管的功能，使与其合用的化疗药物或其他药物在体内的正常分布、转化、排泄受到影响。于是，化疗药物的血清浓度和稳定作用时间发生改变，从而增加其相应的毒性。在6例病人中，分析右旋维拉帕米与化疗药物动力学之间的关系，发现右旋维拉帕米及其有效代谢产物在血清中达到了体外逆转MDR的浓度，但是右旋维拉帕米改变了表阿霉素的分布，增加了该药引起的骨髓抑制。10例急性白血病患者，在应用了PSC 833后，柔红霉素血药浓度提高，并且在Pgp阳性和阴性病人中有所不同。阳性病人柔红霉素的细胞AUC与血浆AUC之比提高52%，而阴性病人此数据改变不大。另外，valspodar通过抑制Pgp功能，不仅使柔红霉素血浆浓度升高，而且使细胞内浓度升高更大。以往很多临床研究也发现，SDZ PSC 833可降低与之合用的化疗药物的清除率，从而增强它们的毒副作用。对化疗药药代动力学的影响成为应用PSC 833的一个主要障碍，为减轻化疗的毒副作用，必要时要减小化疗药物的用量。

另外，Pgp在$CD34^+$造血原始细胞中也有高表达，Pgp抑制剂与有骨髓毒性的化疗药物合用会因$CD34^+$干细胞的损伤，而引起严重的骨髓抑制作用。人mdr1的转基因小鼠有对抗化疗药物对骨髓抑制作用的能力，Pgp抑制剂可增加化疗药物对骨髓抑制毒性及对肝、脾及肠道毒性的不利影响。所以在临床试用Pgp抑制剂时，对非恶变组织中化疗药物的蓄积以及毒性增加是需要认真考虑的问题。应用mdr1/Pgp抑制剂后，可能减低了细胞色素P450系统对毒素的代谢作用，减少了胆道及肾脏的运输和排泄，并致使一些组织功能发生改变，增加了对正常组织的毒性。

将MDR逆转剂应用于临床得到鼓舞人心的结果是在血液肿瘤。例如AML、淋巴瘤、多发性骨髓瘤，维拉帕米、环孢菌素A、奎宁、valspodar等与化疗药物联用对复发性或耐药的血液肿瘤疗效显著，但是对于实体肿瘤，至今仍未得到很好的疗效。究其原因，可能与以下几个方面有关：

①体外模型中的耐药肿瘤细胞为均质性，而众所周知人类实体肿瘤中的恶性细胞具有异质性。如此，人类肿瘤耐药机制表现水平也具有不均一性，甚至于同一肿瘤中的不同细胞可能拥有不同的耐药机制，而且临床上多种耐药机制导致化疗失败越来越常见，这样单一的Pgp逆转剂对于有Pgp阳性表达的肿瘤效果可能不好。

②Pgp 检测技术局限了实体肿瘤耐药性的诊断，Pgp 和 mdr1 表达水平尤其是低水平的表达以及实体肿瘤活检组织的获取都给耐药诊断及应用 MDR 逆转剂带来困难。

③逆转剂与血浆蛋白结合导致了逆转剂对 Pgp 抑制活性的降低。体外检测系统中蛋白含量很低（一般≤10%），而在体内，逆转剂接触到的血循环中蛋白质尤其是白蛋白浓度很高，导致了大多数逆转剂与蛋白质结合，而不能以游离状态到达肿瘤；细胞培养试验发现，Pgp 逆转剂抑制 Pgp 活性的能力随着培养环境中蛋白质浓度增加而显著降低。并且实体肿瘤细胞密度（大约 10^9 个/ml）远远大于组织细胞培养（通常 10^5 到 10^6 个/ml）。

④由于 Pgp 转运药物是高耗能过程且呈现饱和性，所以药物剂量和用药方式的改变会影响它对药物的作用结果；随着血药浓度的增大，Pgp 对药物转运的耗能也增高，有些 Pgp 底物超过一定剂量后生物利用度突然增大，清除率降低，某些底物联用时会对 Pgp 的转运作用产生竞争性抑制，底物与 Pgp 抑制剂联用时前者的 AUC 值增大，清除率下降。所以由 Pgp 介导的药物相互作用也十分普遍。MDR 逆转剂除了抑制肿瘤组织中 Pgp 外，还会影响正常代谢组织中的 Pgp，因而使与其合用的抗癌药物的药代动力学参数发生改变，引起抗癌药物清除减慢，毒副作用增强。所以必须减少抗癌药物的用量，使用 Pgp 抑制剂并不一定提高抗癌药物的治疗指数。

(3) 第三代 MDR 逆转剂：最近又有学者运用结构 - 活性关系和组合化学的方法，针对特异性的 MDR 机制，开发了在 mol/L 浓度下就有逆转活性的化合物，例如特异性的 Pgp 阻断剂：GF 120918（吖啶酮羧酰胺类衍生物），LY335979（环丙基二苯并环庚烷类衍生物），XR9051（二酮哌嗪类衍生物），OC 144 - 093（芳基咪唑类衍生物）等。对 Pgp 和 MRP 都有特异性的 VX - 710（pipecolinate 的类似物）、VX - 853，这样在更低的浓度下就能达到逆转效果。这些化合物在体外试验效果很好，动物实验中也显示了良好的耐受性，但是运用到临床还需要进行大量的试验和研究。仅有 GF 120918（elaridar）和 VX - 710（biricodar）刚刚进行了 I 期临床试验。

一些第三代 MDR 逆转剂，例如 GF 120918、LY335979、OC144 - 093 与抗癌药物之间几乎没有药代动力学方面的相互作用，这似乎给临床应用带来了曙光。图 7 - 6 是一些代表性 Pgp 抑制剂的化学结构式。

研究 Pgp 抑制剂最初的目的是为了克服肿瘤耐药，然而一些 Pgp 抑制剂不仅能够抑制肿瘤细胞上的 Pgp，也抑制正常组织的 Pgp，使很多药物在正常组织的浓度增加，例如脑部。血脑屏障上的 Pgp 限制了很多物质不能进入脑内，给予 Pgp 抑制剂则脑内药物浓度增加。所以有效的 Pgp 抑制剂除了提高治疗脑肿瘤的效果外，也可能增加其他药物的脑通透性，如抗生素、抗抑郁药、抗精神病药等，这对于治疗脑肿瘤、脑缺血/缺氧引起的脑神经元损伤、神经性退行性变（如老年痴呆和帕金森综合征）带来了新思路。

3. Pgp 的单克隆抗体　由于多种耐药逆转剂的应用受到一定限制，应用抗 Pgp 抗体逆转 MDR 近年来受到众多学者的关注。不少应用抗 Pgp 抗体在体内外进行的逆转 Pgp 相关的 MDR 试验已经证明，抗 Pgp 抗体可提高化疗药物的疗效，其中以 MRK - 16 最为引人注目。应用 Pgp 的单抗 MRK - 16 或其 F（ab'）$_2$ 片段封闭 Pgp 的通道作用，阻止细胞内化疗药物外流，使其充分发挥细胞毒作用。MRK - 16 可有效阻断耐药性产生的早期阶段，适于免疫治疗。

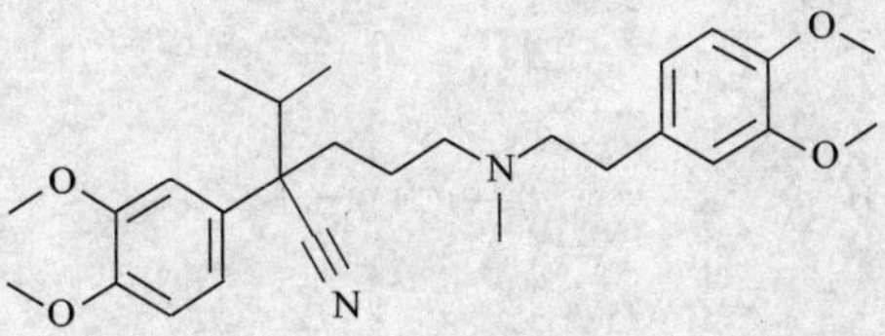

verapamil

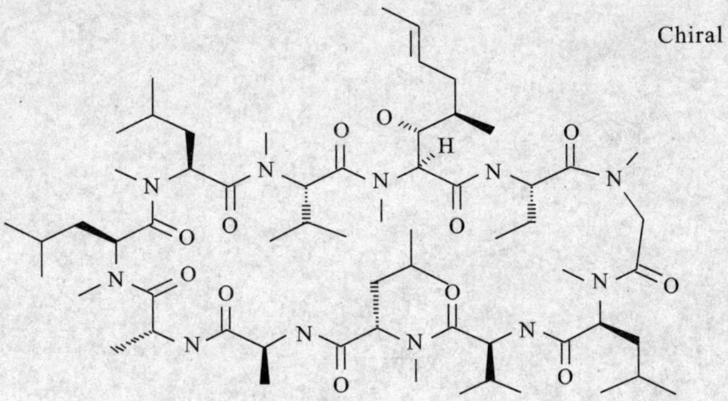

cyclosporin A

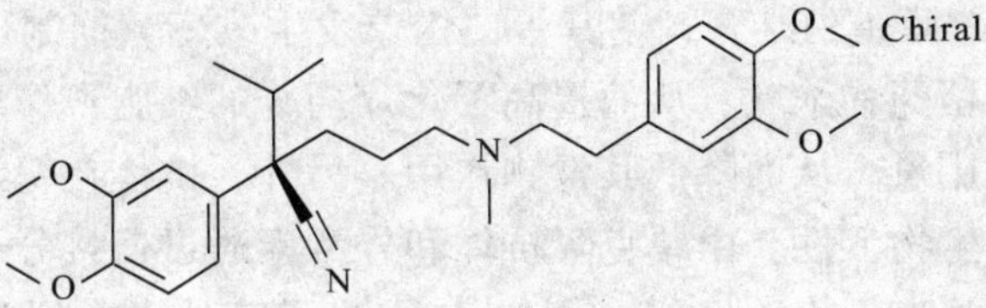

Dexverapamil

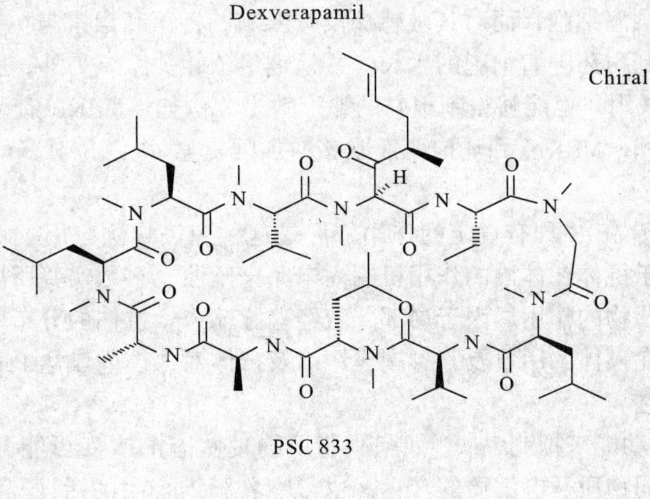

PSC 833

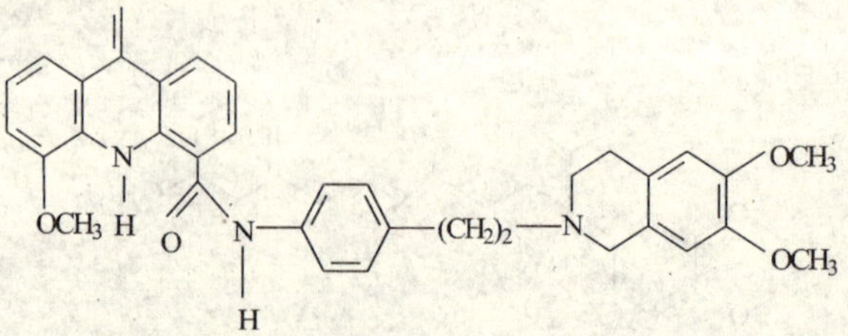

GF120918

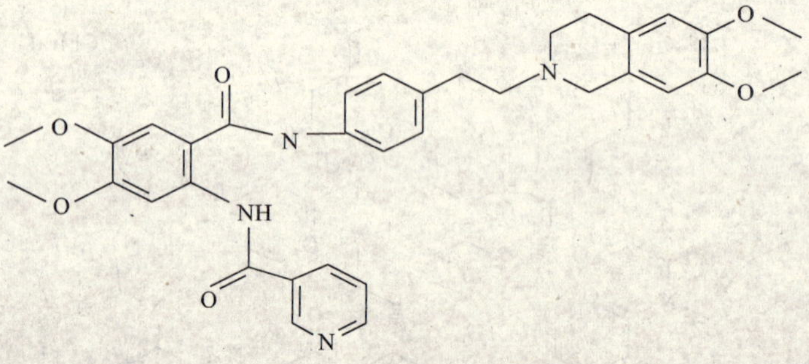

XR9576

图 7-6 一些 Pgp 抑制剂的化学结构式

抗 Pgp 单抗与 Pgp 跨膜蛋白结合，使其蛋白构象发生改变，抑制了泵功能，减少药物外排，增加肿瘤细胞内存留药物浓度，从而提高了化疗药物的细胞毒作用。抗 Pgp 抗体通过抑制耐药能减少化疗药物用量，从而降低其毒副作用。另外，抗体在靶细胞部位的集聚又可能激活效应细胞，延长其生物活性。由单克隆抗体和外毒素通过连接分子形成的免疫化毒素对耐药肿瘤中也显示了其治疗价值。将 MRK-16 与假单胞菌外毒素偶联，能够特异性杀死有获得耐药性的子宫颈癌细胞，而对其敏感株没有影响。将蓖麻毒素与抗 Pgp 单抗 265-F4 偶联也能够选择性抑制耐药肿瘤细胞的生长，并呈剂量依赖关系。另外，将抗肿瘤药物、MDR 调节剂和 Pgp 抗体联用，也能够得到很好的治疗效果。例如，MRK16 能够增加环孢菌素在耐药肿瘤细胞中的蓄积，MRK16 和环孢菌素能够增加阿霉素和 VCR 对多药耐药肿瘤的生长抑制作用。

抗 Pgp 抗体逆转 MDR 具有肯定的作用，但是这种免疫疗法应用于临床还有许多问题有待解决，例如，由于抗体在体内的作用机制尚未完全阐明，多数实验所用的肿瘤模型是腹腔内肿瘤，抗体以及药物的作用局限于局部，若经静脉输入，抗体的分布以及对肿瘤的疗效可能就不同了；抗体在人体的用量及其毒副作用以及抗体对人体内表达 Pgp 的正常组织的毒性也是需要阐明的问题。

4．通过影响膜功能来抑制 Pgp　细胞膜脂质物理状态的改变可能影响许多重要递质的转运过程，包括不同物质及电解质的转运，也影响着膜结合酶的活性。Pgp 是存在于细胞膜的糖蛋白，膜脂状态的改变可能会影响 Pgp 的功能。因此，通过改变耐药肿瘤细胞膜流动性，也能够逆转肿瘤细胞对化疗药物的耐药性。

Woodcock等应用人白血病CCRF－CEM和其多药耐药R100细胞在体外检验了16种表面活性剂对柔红霉素在R100细胞中的蓄积和细胞毒作用的影响。结果显示，Tween 80、Dodecylpoly、Cremophor EL、Triton－100以及Lubrol组的柔红霉素细胞内蓄积显著高于对照组。这些结果提示，具有降低膜流动性的表面活性剂能逆转MDR；无降低膜流动性的表面活性剂，则无逆转MDR作用。

最新的研究证明，局麻药苯甲醇、氯仿、二乙基酯醚等以非竞争和无竞争抑制方式取消了Pgp的ATP酶活性。在相似浓度下，通过膜流动性改变，这些局麻药还可以成倍加速阿霉素翻转通过脂质膜。另外，许多MDR逆转剂，除了与化疗药物竞争结合Pgp上的结合位点而增加药物在细胞内蓄积以外，还直接与细胞膜磷脂成分的交互作用或间接地改变细胞膜组成成分等作用而改变细胞膜流动性，从而逆转多药耐药。例如，他莫西芬（TAM）可以诱导脂质组成变化，还能抑制脂质过氧化，从而降低膜流动性。

改变生物膜脂质组成也能够增强化疗药物对耐药肿瘤细胞的杀伤作用。脂肪酸是细胞膜磷脂的主要成分，所以脂肪酸调节可提高肿瘤细胞对化疗的敏感性。在培养介质中加入使膜流动性降低的饱和脂肪酸，如硬脂酸，或者使膜流动增加的不饱和脂肪酸，可使MDR细胞内长春花碱积累增加，细胞毒作用增强。

（二）针对MRP的逆转剂

很多能够阻断Pgp的化合物对MRP亲和力很低，所以，这些化合物几乎不可能逆转MRP过度表达引起的多药耐药性。在寻找MRP特异性抑制剂过程中发现，异黄素类的异鹰瓜豆碱能够逆转MRP1过度表达引起的耐药性，而对Pgp没有影响。但是由于剂量过大及其本身的毒性，未能用于临床。其他能够逆转MRP过度表达引起的多药耐药性的化合物还有二氢吡啶类NIK250、tiapamil类似物DMDP、利福平（rifampicin）、丙烯醛acrolein、氯乙醛（CHA）、奎诺酮类difloxacin、吡啶类PAK－104P等。对这些化合物的结构进行分析，并没有如Pgp调节剂那样找到结构上的共性，其中一些化合物抑制MRP活性的浓度过高，在体内实验中会产生严重的毒副作用，并且它们不能完全恢复耐药肿瘤细胞对化疗药物的敏感性，逆转作用具有细胞特异性。因此，通过结构－活性关系或化学组合方式合成MRP特异性抑制剂非常困难。

由于MRP转运药物必须有GSH的存在，于是人们试图通过降低细胞内GSH含量，从而逆转MRP引起的多药耐药。丁硫氨酸亚砜胺（buthionine sulfoximine，BSO）是一种人工合成的氨基酸类素物，是GSH合成酶－γ－谷氨酸半胱氨酸合成酶的抑制剂，能抑制GSH的生物合成，目前已经商品化，广泛用于体内、外试验的研究。运用BSO降低细胞内GSH浓度，能够增加耐药肿瘤细胞对某些化疗药物的敏感性。BSO能够降低转染了MRP的肿瘤细胞内抗癌药物的外排，而对转染了MDR1的细胞没有影响。应用BSO不仅加强化疗剂对肿瘤细胞的杀伤作用，还可保护正常细胞免遭化疗损伤。

具有有机阴离子特性的化合物对MRP亲和力高，能够竞争性的抑制MRP与其底物结合。例如，白三烯LTC4受体阻断剂MK571。其他能够抑制MRP的化合物还有尿酸类化合物。例如，sulfinpyrazone，benzbromarone和probenecid也能逆转MRP引起的多药耐药。

MRP与临床肿瘤耐药的关系至今尚未有定论。尽管发现了一些化合物能够抑制MRP，逆转 MRP 型多药耐药性，但是均未能进行临床试用。

由于 MRP 与 Pgp 都是 ABC 型转运蛋白，结构具有相似性，一些抑制 Pgp 介导的耐药性的功能性逆转剂可能也能抑制 MRP 介导的耐药性。例如，CSA 和 PSC 833 对 Pgp 和 MRP 都有作用，只是程度不同而已。前面提到的第三代 MDR 逆转剂 VX - 710 和 VX - 853 也能抑制 Pgp 和 MRP 介导的药物外排。

像 Pgp 一样，利用针对 MRP 基因表达的寡聚核苷酸或者核酶抑制 mrp 的翻译和表达，也可以达到逆转多药耐药的目的。例如，互补于 MRP2107 - 2126 位核苷酸的 ISIS 7597，能够降低 MRP 的 mRNA 和蛋白质水平，增强耐药细胞对阿霉素的敏感性。

（三）其他逆转耐药方法

1．针对 GST 解毒系统　利尿酸（ethacrynic acid，EA）是 GST 所有亚型的抑制剂，可抑制 GST 活性。EA 可作为烷化剂类药物的增敏剂，并且 EA 对耐药细胞有选择性作用。除了烷化剂外，EA 还能通过抑制 GST 活性，来增加耐药肿瘤细胞对阿霉素、铂类抗癌药物的敏感性，目前，EA 已经进入临床试用。

柳氮磺胺吡啶（sulphasalazine or sulfasalazine，SS）一般用于治疗溃疡性结肠炎，对 GST - π、μ、α 都有抑制作用，目前发现用 SS 治疗，能够协同增加顺铂和白消安的细胞毒性。

2．蛋白激酶抑制剂　如前所述，PKC 在调节 Pgp 的表达中有重要的作用。多数 MDR 细胞中有 PKC 活性的升高，Pgp 的磷酸化状态影响细胞内药物的聚集。因此推测，蛋白激酶抑制剂也应该具有逆转耐药作用。20 世纪 90 年代初，就有人报道，PKC 非选择性抑制剂 staurosporine 可以增加 MDR 细胞内药物的蓄积，减少药物外排，逆转耐药。之后又发现了很多 PKC 抑制剂能够增加有 Pgp 高度表达的肿瘤细胞内化疗药物的蓄积，减少化疗药物的外排。例如 CGP41251 是高度选择性的 PKC 抑制剂，具有抗肿瘤作用以及有效的耐药逆转作用。它可使 3 种 MDR 细胞系对阿霉素和长春碱的敏感性增加。CGP41251 可能是直接与 Pgp 竞争 ATP 或通过竞争 Pgp 上的药物结合位点从而阻断了 Pgp 的泵出功能，达到逆转耐药的作用。一些 MDR 调节剂，例如，吩噻嗪、硫氧杂蒽、维拉帕米和他莫西芬等，均可以抑制 PKC 活性，也证明了 PKC 抑制剂在 MDR 调控中起重要作用。

PKC 还能够将 GST、TopoⅡ和 MRP 磷酸化，所以抑制 PKC 可能能够阻断由这些因素引起的耐药性。MRP 比 Pgp 更依赖于磷酸化的状态，PKC 抑制剂能够减弱 MRP 的磷酸化，抑制化疗药物从有 MRP 表达的耐药肿瘤细胞排出。

3．诱导凋亡发生或改变凋亡调控基因的异常表达　反义寡核苷酸技术是逆转由于 Bcl - 2 基因过度表达引起的肿瘤耐药的有效手段，体外和动物实验都得到了证实。用人工合成的反义寡核苷酸下调 Bcl - 2 表达具有序列特异性，而且随着 Bcl - 2 蛋白水平降低，肿瘤细胞对化疗药物敏感性显著增加。用 Bcl - 2 mRNA 的反义寡核苷酸与 17 例 ALL 患者的原始血细胞共孵育，发现有 7 例 Bcl - 2 蛋白表达明显降低并伴有凋亡，对阿糖胞苷的敏感性增加。提示从基因水平纠正凋亡基因的异常表达，促进凋亡过程的发生，有可能成为肿瘤治疗的一个新的有效措施。除 Bcl - 2 以外，运用反义 RNA 技术降低 bcl - xl 基因的表达或增加 Fas 基因的表达水平，也能使耐药肿瘤细胞对化疗药物变得敏感。此外，有研究表明，将 caspase - 2 的原结构域和 caspase - 3 氨基端整合在一起，这样的 caspase 分子能够诱导有凋亡抗性的肿瘤细胞迅速发生凋亡。

除了利用分子生物学手段外，一些化合物也能诱导耐药肿瘤细胞发生凋亡，从而逆转耐药。例如，四环素（tetracyclines，CMTs），对CMT去二甲氨基的衍生物进行研究，发现CMT-1和CMT-8有很强的诱导凋亡作用，而且CMT-8对Fas配体抗性的恶性肿瘤细胞也有凋亡诱导作用。鉴于该类化合物还能够抗侵袭转移作用，因此可以推荐用于临床，并且将CMT-8作为前导化合物再合成新型凋亡诱导剂。Irofulven是来源于菌类代谢物隐林伞素（illudin S.）的一种半合成倍半萜烯，能够体外诱导DNA损伤和细胞凋亡，也能够诱导耐药的肿瘤细胞发生凋亡。体内动物试验显示，irofulven对移植性人类肿瘤有良好的抑瘤作用，目前进行了I期临床试验。噻唑苯并咪唑（thiazolobenzimidazole，TBZ）能够诱导敏感或耐药的肿瘤细胞发生凋亡，其诱导凋亡的机制可能是通过caspase途径。在TBZ四位加入甲氧基后除对敏感和耐药细胞的凋亡作用与TBZ相比有显著增强外，对正常的造血细胞还没有毒性，因此很有希望应用于临床。Batova等发现组蛋白去乙酰化酶抑制剂丁酸的新型前药AN-9（三甲基乙酰氧甲基丁酸盐，pivaloyloxymethyl butyrate）对阿霉素敏感和阿霉素耐药的HL60细胞有相同的抑制率，而在临床急性白血病样本中，也发现，AN-9不仅对初治的急性白血病有效，对有阿霉素耐药性的T型急性白血病也有较好的治疗效果。另一种组蛋白去乙酰化酶抑制剂SAHA（suberoylanilide hydroxamic acid）也能诱导耐药的肿瘤细胞发生凋亡。其机制可能是诱导caspase非依赖性的细胞色素C释放以及产生氧自由基。

可以将非MDR底物的凋亡诱导剂（例如flavopiridol）与caspase抑制剂合用来治疗耐药肿瘤。对于正常细胞，caspase抑制剂能够抑制凋亡诱导剂引起PARP切断、DNA片段化以及细胞死亡；而caspase抑制剂却不能拯救发生耐药的肿瘤细胞，并且耐药的逆转会使MDR细胞对caspase抑制剂变的敏感，抵消了凋亡诱导剂的治疗优势。所以，caspase抑制剂在正常细胞中有活性，而在耐药肿瘤细胞中没有作用，与凋亡诱导剂合用能够保护正常细胞而特异性的杀死耐药细胞。

4．与DNA修复有关的MDR的逆转　耐药肿瘤细胞DNA修复能力增强。鉴于此，应用DNA聚合酶抑制剂可能是恢复药物敏感的有效途径。对培养的耐药性卵巢癌细胞株进行DNA聚合酶抑制剂阿非迪梅素（aphidicolin）的药效试验发现，aphidicolin能明显增强顺铂对癌细胞株的杀伤活性，并且大剂量联用效果更佳，但是仍难以完全恢复敏感情况下的杀伤活性。所以，寻求高度特异性而有效的DNA修复抑制剂是目前研究的方向。

己酮可可碱（pentoxifylline，PTX）能够干扰受到损伤的DNA进行修复，从而增加白血病细胞对烷化剂的敏感性；而能够抑制DNA修复蛋白——O^6烷基鸟嘌呤-DNA烷基转移酶（O^6-alkylguanine-DNA alkyltransferase，AGT）的O^6-苄基鸟嘌呤（O^6-benzylguanine，O^6-BG）也能增强烷化剂的抗癌作用。

降低肿瘤细胞内MGMT浓度能增加细胞对亚硝基脲类药物的敏感性。而链脲霉素（Streptozotocin，STZ）就能降低MGMT活性，从而克服细胞对亚硝基脲类药物，如BCNC的耐药性。联合应用苯甲基鸟嘌呤和STZ对MGMT的抑制作用更大，更持久。对STZ加BCNU治疗恶性肿瘤进行了Ⅰ期临床试验，结果与体外试验相似，拟进行Ⅱ期临床试验。

5．生物因子　近年来，生物因子与化疗药物联合应用日渐广泛，并已经获得可喜的临床成果。干扰素（IFN）是应用最长的一种。IFN为一种糖蛋白，具有抗病毒、抑制细胞增殖、免疫调节多种作用。IFN尤其是IFN-α可以促进细胞分化并激活NK细胞、巨噬细胞、淋巴细胞，与化疗药物联用，可增加肿瘤细胞对化疗药物的敏感性。1994 年，Kang 等人发现，耐药的中华仓鼠卵母细胞 CHRC5 中，IFN－α通过在转录或转录后上调 mdr1 基因来影响 Pgp 的表达；增加 Ver 与 Pgp 结合，来增强 Ver 对阿霉素的细胞毒和药物蓄积的调控。小剂量的 IFN－γ、TNF－α、IL－2 对耐药结肠癌细胞株有耐药逆转作用。这些细胞因子可降低 Pgp 表达，降低其磷酸化程度，还可改变细胞膜的脂质组成和代谢来影响 Pgp 的活动、增强化疗的敏感性。另外，这些细胞因子还具有促进凋亡的作用，可使受到化疗药物损伤的细胞来不及修复而起到逆转作用，或是通过其他途径直接诱导凋亡而增强化疗的敏感性。

生物因子在临床应用中的价值已经得到公认，用重组人粒细胞集落刺激因子 G－CSF 联合细胞毒类药物治疗 ANLL 病人，有 4 例耐药的病人完全缓解。

6. 新型 MDR 逆转剂——载体给药系统　用蛋白质、多肽载体、脂质体、毫微粒等对已经耐受的化疗药物进行修饰，避开 Pgp 的识别、结合及外排，实现药物的靶向给药，显著改变药物的体内处置。这一方法是耐药逆转的新途径，其特点是提高化疗药物作用的敏感性，逆转了耐药，又未影响正常组织中 Pgp 泵的生理功能，不影响血药浓度和药物在体内的代谢，从而未增加化疗药物对正常组织的毒副作用。其中，效果最为显著的就是脂质体的运用。

通过制剂手段，将药物借助脂质载体，达到靶向给药，能实现逆转耐药的目的。这是因为，脂质体为 100nm 的小颗粒，能够从血管中被动渗透到肿瘤组织中，经脂质体包埋的抗癌药物到达肿瘤内部的量是未经包埋的抗癌药物的 5～15 倍。因此，与脂质体相连的抗癌药物对肿瘤的生长抑制能力要强于未连脂质体的抗癌药。但是，对于高度耐药的肿瘤，单独运用脂质体包埋的抗癌药物效果不好。当经脂质体包埋的抗癌药物与 MDR 逆转剂合用时，能够将抗癌药物特异性的递送到肿瘤组织，而正常组织的抗癌药物递送量相对减少，从而提高逆转 MDR 的选择性，避免了两药合用引起的药代动力学副作用。例如，当 PSC 833 和脂质体包埋的阿霉素合用时，能够显著抑制 MDR 肿瘤的生长，耐药肿瘤细胞内阿霉素蓄积增加，而没有未包埋的阿霉素与 PSC 833 合用时的毒副反应。研究两药合用的药代动力学发现，PSC 833 与 Dox 合用时能够降低 Dox 的血浆清除率，改变其体内分布，而对于包入脂质体的 Dox 则没有。不管 PSC 833 存在与否，都有着相似的血浆清除和组织分布。这种方法提高 MDR 逆转的选择性和程度有两个原因：①通过脂质体传递使得抗癌药物到达肿瘤量增加。Pgp 阻断后导致脂质体－抗癌药物外排减少，从而肿瘤细胞内药物蓄积增加；②药物在其他也表达 Pgp 的正常组织中聚集减少，即便在 Pgp 受抑制的情况下，这些敏感组织也不会显著摄取抗癌药物。

毫微粒（nanoparticles，NP）为固态胶体颗粒，大小在 10（100nm 之间，依据制备工艺和材料的不同，也可称为毫微球和毫微囊。将药物包埋或溶解在 NP 的内部，或吸附或偶合在其表面，然后可通过膜内吞作用进入细胞，避免了细胞膜上 Pgp 的作用，克服了 MDR；或者毫微粒被膜吸附于细胞膜上，形成药物局部浓度差，有利于药物由膜外向膜内扩散。将药物与大分子，如蛋白、葡聚糖交联，也可显著改变药物的体内处置。例如，将阿霉素与牛血清白蛋白（BSA）交联后，可使阿霉素在耐药肿瘤细胞内的浓度提高，与阿霉素在敏感细胞株内浓度相似，使耐药细胞对阿霉素敏感。静脉或腹腔给予 BSA－DOX，腹腔接种了对阿霉素耐药肝腹水肿瘤细胞的小鼠其生存期显著延长。将阿霉素与小分子多肽，例如 GSH 结合后能迅速进入耐药细胞，对耐药细胞的细胞毒作用甚至强于阿霉素与 BSA 交联复合物。

7．开发不易产生耐药的抗癌药物　对原有的抗癌药物进行结构改造，使其对耐药肿瘤也有良好的抑制作用，是目前对抗临床耐药肿瘤的重要方式之一。WP744 是 4 位氧上联上一个苄基的阿霉素衍生物，对 Pgp 和 MRP 过度表达的肿瘤细胞都有很强的细胞毒作用。与阿霉素和柔红霉素相比，另一个具有高脂溶性的蒽环类抗癌药 idarubicin，对 MDR 肿瘤细胞有强的细胞毒作用。

对紫杉烷类化合物进行结构改造后，发现，紫杉醇的吡唑啉衍生物对 MDR 阳性细胞抑制作用要强于紫杉醇本身。在其 C－3 位上加入二氟甲基后发现，对 MDR 肿瘤细胞的细胞毒性增加；与微管结合的茚满酮类化合物 indanocrine 能够选择性的诱导耐药肿瘤细胞发生凋亡，对敏感以及正常非增生细胞作用较弱。对其机制研究发现，它能与秋水仙素结合位点处的微管蛋白结合，抑制微管蛋白的聚合并干扰分裂期细胞的有丝分裂器。laulimalide 和 isolaulimalide 具有和紫杉醇相似的药理作用，但是对 Pgp 阳性表达的肿瘤有很强的抑制作用，似乎不是 Pgp 的底物，具有很好的应用前景。

TAS－103 是一种新的 Topo Ⅰ 和 Ⅱ 的抑制剂，在体内和体外对有 Pgp 表达或没有 Pgp 表达的耐药的人小细胞肺癌细胞均有很好的抑制作用，而阿霉素和顺铂只对敏感细胞有作用。VP－16 的衍生物 GL331 除对敏感肿瘤细胞的抑制作用强于 VP－16 外，对 Pgp 阳性肿瘤细胞也有很强的细胞毒作用。

（四）中药多药耐药逆转剂的研究

中药的资源丰富，至今已达一万余种，药理作用广泛，而且许多中药本身就有抗癌作用，还能提高机体免疫力，升高白细胞等功能。提示在中药中筛选 MDR 逆转剂具有很大的潜力。一个理想的 MDR 逆转剂应该具备以下条件：①对正常组织毒性小，安全范围大；②在体内能够到达体外相似的有效药物浓度；③本身具有一定的抗肿瘤作用；④稳定性好，体内半衰期较长；⑤代谢产物也有活性。由于目前所用 MDR 逆转剂临床效果不好，所以，从扶正中药中寻找新型逆转剂，是今后值得重视的研究方向。

1．中药单体　潘启超等研究了 11 种具有钙通道拮抗作用的中药单体，发现大多数中药钙通道拮抗剂具有类似 VER 的体外细胞毒增效作用，尤以粉防己碱、蝙蝠葛碱、莲心碱、左旋四氢巴马汀和人参皂苷 Rb1 作用明显。粉防己碱（tetrandrine，TTD）和蝙蝠葛碱（dauricine，DRC）均为双苄基异喹啉（bisbenzylisoquinoline，BBI），其化学结构与某些 Pgp 的光亲和标记物的结构类似，二者均有膜调节作用。故其逆转机制可能与干扰膜的功能，直接与 Pgp 结合有关。

具有钙拮抗作用的中药制剂丹皮酚，在非细胞毒性剂量下，能降低化疗药物阿霉素、柔红霉素、长春新碱、长春花碱对多药耐药肿瘤细胞株 K562/ADM 细胞的 IC_{50}，且能提高细胞内化疗药物的浓度，但是对细胞膜 Pgp 的表达没有影响。榄香烯是从中药莪术中提取的抗癌有效成分，以 β－榄香烯为主要成分的榄香烯类化合物，可阻滞肿瘤细胞从 S 期进入 G_2、M 期，抑制肿瘤细胞增殖并迅速导致其凋亡。研究表明，榄香烯不但抑制人肝癌 Bel_{7402} 细胞的生长，对其耐药株 Bel_{7402}/Dox 仍有较强的杀伤作用。同时，经榄香烯乳剂的长期作用，未能诱导出 Bel_{7402} 细胞 mdr1 基因的表达。说明榄香烯对已经耐药的肿瘤细胞仍然有作用，而且不易使肿瘤细胞产生耐药性。已经有人对榄香烯乳进行了临床试验，共选择了42例晚期胃癌患者，随机分三组：单纯化疗组、单纯榄香烯乳治疗组和榄香烯乳联合化疗组。结果，单纯榄香烯乳治疗组有效率为9%，单纯化疗组为0%，榄香烯乳联合化疗组为28.6%，可见榄香烯乳联合化疗可提高肿瘤对化疗药物的敏感性，逆转晚期胃癌患者对化疗药物的耐药性。

大黄素是中药大黄的主要成分，它对小鼠黑色素瘤、艾氏腹水瘤和P388白血病等肿瘤有一定的抑制作用。最近发现，大黄素在低剂量下能增加抗肿瘤药物的细胞毒作用，并能部分逆转细胞的MDR。进一步的研究表明，大黄素能够抑制Pgp的表达和功能，从而提高细胞内药物浓度。对中药皂苷、大黄蒽醌类和部分生物碱进行了体外细胞杀伤试验和耐药逆转研究。发现，大黄蒽醌类对耐药和敏感细胞均有很强的杀伤作用，而且对耐药细胞的杀伤作用似乎更强，但不具备逆转耐药活性，并首次发现甾体类生物碱PM1和PM2有明显逆转作用。胡凯文等发现，浙贝母中的主要活性成分贝母乙素的盐酸盐具有MDR逆转特性，并能降低细胞膜上Pgp表达，增加细胞内化疗药物的浓度，从而使耐药细胞对化疗药物变的敏感。

另有研究发现，中药苦参碱对敏感和耐药肿瘤细胞的诱导凋亡作用无差异。此外，冬凌草甲素能够诱导敏感和耐药的肿瘤细胞发生凋亡，两者在各浓度、各时点无显著差异。

2．中药复方 大量研究表明，许多活血化淤中药具有典型的钙通道阻滞剂（CCB）特征。因此，中药CCB已经广泛用于多系统疾病的治疗，包括血液系统疾病。张文卿等研究结果表明，含有钙通道阻滞作用的中药方剂提取液R1（由川芎、莪术、鸡血藤等活血化淤药组成）可完全逆转耐阿霉素人乳腺癌MCF7/DOX细胞对阿霉素的耐药性；R1能促进耐阿霉素细胞摄取更多的药物。减慢药物的外溢。上述作用可能与R1使MCF7/DOX细胞表达Pgp量下降有关。

中药R3为补骨脂的提取剂，实验证明，R3通过抑制Pgp表达、增加细胞内药物浓度而达到其耐药逆转作用。李大成等通过体外细胞试验，从32种中药制剂中筛选出的Ams－11、Fw－13、Tul－13等3种中药逆转剂，能够明显增强MDR细胞对抗癌药物的敏感性，而且其逆转作用呈剂量依赖关系。接着对Fw－13－te～41进行了动物试验。给BALB/c－nu/nu荷瘤鼠每日每只腹腔注射相当于原生药0.2g的药量，连续注射18日后，可将长春新碱对K562/DOX的抑瘤率从19.79%提高到86.59%，与仅给长春新碱组比较有显著性差异。提示，该中药制剂对恶性肿瘤多药耐药具有较强的逆转作用。

部分补益和活血化淤中药虽然对肿瘤细胞没有直接的杀伤作用，但是一旦与某些化疗药物联合应用，就可以明显提高这些化疗药物的杀伤性。这进一步鼓励了补益中药的临床使用，并对活血中药治疗恶性肿瘤进行了不少的临床和实验研究。中医药治疗恶性肿瘤的侧重点也由增效减毒上升为增敏减毒，并且明确提出了中药增敏剂的概念，出现了中医药配合化疗治疗恶性肿瘤的趋势。例如，在临床上以活血化淤中药配合常规化疗方案治疗白血病，有效率达到87.5%，比西药对照组高出30%。运用钙拮抗活性成分较多的中药制剂“拮新康”对28例白血病、2例骨髓瘤患者的肿瘤细胞进行体外药敏试验。发现，长春新碱与“拮新康”联合使用，较长春新碱单药组毒性明显增强（$P<0.01$），其中10例为难治和复发白血病且对长春新碱已经耐药。说明“拮新康”在一定程度能够逆转VCR耐药性，增强其抗肿瘤作用。还有试验表明，鸦胆子乳油能够增强抗癌药物阿霉素、顺铂、丝裂霉素、5－氟尿

嘧啶、VP－16和VCR对人胃腺癌长春新碱耐药细胞的细胞毒作用。经鸦胆子处理后，耐药细胞内MRP蛋白的表达明显减少。

我们也在MDR逆转剂的药理学方面做了研究，取得了一定进展，有关研究结果将另章叙述。

展望

肿瘤的多药耐药性是肿瘤对抗癌药物的适应性改变，涉及多种机制，包括，抗癌药物泵出增加、细胞解毒功能增强以及抗癌药物靶酶和凋亡异常等等。肿瘤细胞通过这些改变从而保护自身免受抗癌药物的破坏。在一种耐药细胞中，同时可以观察到多种蛋白质的表达及活性的改变。随着研究的深入，还可能会发现新的耐药因子。因此，全面了解和克服多药耐药是一项艰巨的任务。同时，临床缺少确定耐药的标准，很难界定何为耐药、何为敏感，这给耐药逆转剂的临床试验带来一定的困扰。虽然，很多化合物能够逆转MDR，但是临床效果不佳。原因主要是：①MDR逆转剂局部浓度不够；②两药合用的药代动力学相互作用；③还存在其他的内在或获得性耐药因素，从而单单阻断一个耐药途径不足以恢复对药物的敏感性。针对这三个原因，开发新的MDR逆转剂，着重于与抗癌药物合用但却不影响抗癌药物药代动力学的那些逆转剂，同时谨慎选择肿瘤病例进行临床试验，相信克服肿瘤耐药是指日可待的。中药资源也不可忽视，由于一味中药含有很多活性成分，因而表现出多种药理作用，很有可能从多条途径来阻断肿瘤发生耐药，这值得我们中国药理学者进行相关研究。

（金　晶　刘耕陶）

参　考　文　献

1. Marzolini C，Paus E，Buclin T. Polymorphisms in human MDR1（P－glycoprotein）：recent advances and clinical relevance. Clin Pharmacol Ther，2004，75（1）:13－33
2. Victor L. Multidrug resistance：molecular mechanisms and clinical relevance. Cancer Chemoth Pharmacol 1997，40：S3－S8
3. Johnstone RW，Cretney E，Smyth MJ. P－glycoprotein protects leukemia cells against caspase－dependent，but not caspase－independent cell death. Blood，1999，93:1075－1085
4. Nelson EJ，Zinkin NT，Hinkle PM. Fluorescence methods to assess multidrug resistance in individual cells. Cancer Chemother Pharmacol，1998，42:292－299
5. Isshiki K，Nakao A，Masafumiito，et al. P－glycoprotein expression in hepatocellular carcinoma. J surgical oncol，1993，52:21－25
6. Barnouin K，Leier I，Jedlitschky G，et al. Multidrug resistanceprotein－mediated transport of chlorambucil and melphalan conjugated to glutathione. Br J Cancer，1998，77:201－209
7. Zaman GJ，Lankelma J，van Tellingen O，et al. Role of glutathione in the export of compounds from cells by the multidrug－resistance－associated protein. Proc Natl Acad Sci USA，1995，92:7690－7694
8. 翟晓波，林晓敏，顾海晴等，P53基因与抗癌化疗敏感性的关系．中国药学杂志，1998，33（3）:158－161
9. Han EK，Tahir SK，Cherian SP，et al. Modulation of paclitaxel resistance by annexin Ⅳ in human cancer cell lines. Br J Cancer，2000，83:83－88
10. Doo. ng SL，LinMH，Tsai MM，et al. Transactivation of the human MDR1 gene by hepatitis B virus X gene prod-

uct. J Hepatol 1998, 29:872 - 878

11. Lian Z, Liu J, Pan J, et al. A cellular gene up - regulated by heptitis B virus - encoded X antigen promotes hepto-cellular growth and survival. Hepatology, 2001, 34:146 - 157

12. Lazaris AC, Kavantzas NG, Zorzos HS, et al. Markers of drug resistance in relapsing colon cancer. J Cancer Res Clin Oncol, 2002, 128:114 - 118

13. Lo Muzio L, Staibano S, Pannone G, et al. The human multidrug resistance gene (MDR - 1): immnoctochemical detection of its expression in oral SCC. Anticancer Res, 2000, 20:2891 - 2897

14. Ota E, Abe Y, Oshika Y, et al. Expression of the multidrug resistance - associated protein (MRP) gene in non - small - cell lung cancer. Br J Cancer, 1995, 72:550 - 554

15. Klopman G, Shi LM, Ramu A. Quantitative structure - activity relationship of multidrug resistance reversal agent. Mol Pharmacol, 1997, 52:323 - 334

16. Baer MR, George SL, Dodge RK, et al. Phase 3 study of the multidrug resistance modulator PSC - 833 in previously untreated patients 60 years of age and older with acute myeloid leukemia: Cancer and Leukemia Group B Study 9720. Blood, 2002, 100:1224 - 1232

17. Batova A, Shao LE, Diccianni MB, et al. The histone heacetylase inhibitor AN - 9 has selective toxicit to acute leukemia and drug - resistant primary leukemia and cancer cell lines. Blood, 2002, 100:3319 - 3324

18. 潘启超，田 晖，多种中药单体逆转肿瘤多药耐药性. 科学通报，1995，40 (20):1901 - 1904

19. 李大成，屈 艺，刘伯林等. 三种中药制剂 Ams - 11、Fw - 13、Tul - 17 逆转肿瘤细胞多药耐药性的研究. 华西医科大学学报，1998，29:16 - 20

20. Huang M, Liu G. The study of innate drug resistance of human hepatocellular carcinoma Bel_{7402} cell line, Cancer Lett, 1999, 135:97 - 105

21. Asakura T, Ohkawa K. Chemotherapeutic agents that induce mitochondrial apoptosis. Curr Cancer Drug Targets, 2004, 4 (7):577 - 590

第 8 章　核转录因子 κB（NF－κB）——新药研究的靶点

1986 年 Sen 和 Baltimore 首次报道核转录因子 κB（nuclear factor kappa B，NF-κB）是与小鼠 B 淋巴细胞中 κ 轻链的启动子中 GGGACTTTCC 结合，从而调节 κ 轻链表达的转录因子。此后对它的研究成为一个新领域，不到二十年即取得了重大的进展。NF-κB 是细胞中普遍存在的快反应转录因子，在胞浆中与一种抑制性蛋白 IκB（inhibitor of NF-κB）结合而为非活性状态。它可被许多刺激剂激活，例如 TNF-α、IL-β，佛波酯、血小板激活因子、过氧化氢、臭氧，病毒、免疫刺激剂、抗-CD3 抗体以及脂多糖、紫外线等等。被激活的 NF-κB 与 IκB 分离，转入核内与靶基因的 κB 基序结合而增强其表达。NF-κB 调节的蛋白包括细胞因子、趋化因子、生长因子、粘附分子、免疫受体、转录因子、氧化应激相关酶以及急性期蛋白等。众多的研究表明，NF-κB 参与炎症和免疫反应、某些疾病的病理产生、急性期反应、细胞周期控制与分化以及对病毒感染的反应等等。所以，NF-κB 是非常重要的转录因子，近年来有关 NF-κB 的新发现简述如下。

一、NF-κB 和 IκB 蛋白

NF-κB 是一个蛋白家族，至今已克隆出 8 种 NF-κB，它们都是序列特异的转录因子，由相同的或不同的 NF-κB/Rel 蛋白组成同源或异源二聚体，因识别的靶 DNA 序列略有差别而有不同的转录激活特性。哺乳动物细胞有 8 种 NF-κB（图 8-1）。p50（又称为 NF-κB1）和 p52（又称为 NF-κB2）由前体蛋白 p105 和 p100 水解产生（p105 和 p100 还分别产生 IκBγ 和 IκBδ），而 RelA（p65）、RelB 和 c-Rel 直接合成得到。NF-κB 蛋白含有一高度保守的 N 端片段称作 Rel 同源结构域（Rel homology domain，RHD），大约含 300 个氨基酸，它负责 DNA 结合、二聚化、核转位以及与 IκB 相互作用，可以介导 180 多种靶基因的转录。Rel 同源结构域中含有能易化 NF-κB 复合物进入核内的核定位信号（nuclear localization signal，NLS）。虽然所有的 Rel 家族成员都可以与 DNA 结合，但是只有 p65、c-Rel 和 RelB 羧基端才含有一个以上的反式激活结构域（transactivation domain），这是促进转录必需的。

哺乳动物有六种 IκB（图 8-1），p105/IκBγ 和 p100/IκBδ 这两种前体蛋白本身就具有起 IκB 抑制作用的结构域，当其被蛋白酶水解后就释放出 p52 和 p50。另外还有 IκBα（最常见）、IκBβ、IκBε 和 Bcl-3。IκB 蛋白主要有以下 3 个部分构成：①与蛋白降解有关的氨基端；②能与 NF-κB 相互作用的内部区，通常含有 5~7 个由 30~33 个氨基酸组成的保守的锚蛋白重复结构域（ankyrin repeat domain，ARD），是 NF-κB 与 IκB 相互作用的部位并且遮盖了 Rel 同源结构域中的 NLS；③称为 PEST 的羧基端，富含脯氨酸、谷氨酸、丝氨酸、苏氨酸，为其磷酸化位点。

在胞浆中，NF-κB 因与抑制性蛋白 IκB 结合而以非活性异寡聚体的形式存在，又称为结构型 NF-κB。目前发现两种 Rel 蛋白复合物，一种为 Rel 同源或异源二聚体（例如 p50 和 p65）与抑制性蛋白 IκB 家族成员（IκBα、IκBβ、IκBε）。另一种为成熟的 Rel 与一未加工过 Rel 蛋白前体（例如 p105）结合成异源二聚体，最普遍的组成似乎是 p50、p65 和 IκB 1∶1∶1 的三聚体，其中 p65 是不可缺少的组成。在 Rel 二聚体中，除 RelB 自身不能形成同源二聚体以外，其余的 Rel 蛋白均能自身形成同源二聚体或者互相组成异源二聚体（表 8-1），因为 κB 序列是二元对称结构，二聚体中的每个成员只与半个识别序列发生作用。每一种不同组

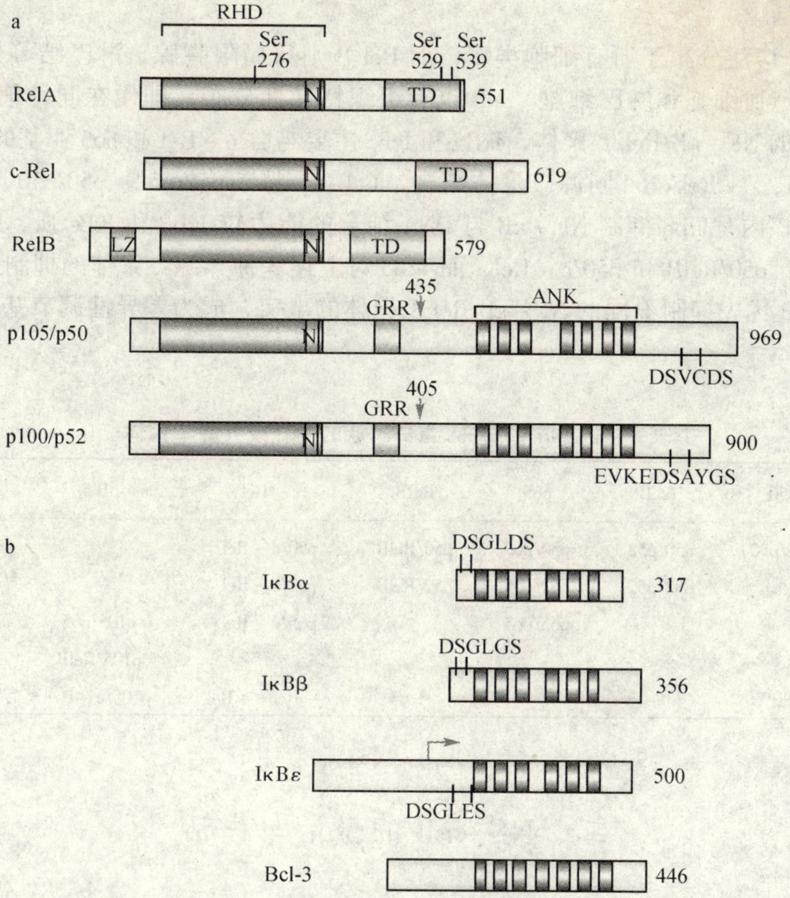

图 8－1　哺乳动物 NF－κB 和 IκB 家族成员

（a）NF－κB 有 5 个成员，RelA（p65）、c－Rel、RelB、p105/p50（NF－κB1）和 p100/p52（NF－κB2），他们都含有结构保守的 Rel 同源结构域（RHD），该 RHD 中含有核定位结构域（N）和 DNA 结合结构域；RelA（p65）、c－Rel、RelB 羧基端还含有非同源的转录激活结构域（TD），而 RelB 中还含有亮氨酸拉链基序。（b）IκB 家族有 IκBα、IκBβ、IκBε、Bcl－3，含有多个锚蛋白重复序列（ANK），IκBα、IκBβ、IκBε 上被磷酸化的位点分别是 DSGLDS、DSGLGS 和 DSGLES。p105 和 p100 的羧基端也含有 ANK，p105 和 p100 分别在 435 位和 405 位（图上箭头所指位置）被水解产生 p50 和 p52，富含甘氨酸区域（GRR）以及 p105 和 p100 上可诱导磷酸化位点（分别为 DSVCDS 和 EVKEDSAYGS）是水解必需的。对于 RelA 来说，Ser276、Ser529 和 Ser536 的磷酸化对其转录激活活性非常重要。蛋白质的大小（氨基酸数量）标于每个结构右边。

成的二聚体，能识别略有差异的十聚体 κB 序列，如 p50/p65 识别的 κB 基序为 GGGRNNYYCC（其中，R 为嘌呤，Y 为嘧啶，N 为任何碱基），而 p65/c－Rel 识别的是 HGGARRNYYCC（其中 H 代别 A、C、T，R 为嘌呤，Y 为嘧啶）。即便相同的 κB 基序，不同二聚体组成其亲和力也不同。此外，不同的组合所起的转录调节作用也不同，例如 p50/p50 同源二聚体缺乏强转录激活结构域，与 p50/p65、p52/p65 等有强转录激活性的复合物竞争 κB 位点，而抑制对靶基因的转录激活。

p65 和 p50 广泛分布于所有细胞类型，而 Rel B 则只局限胸腺、淋巴结等处，c – Rel 的表达则仅限于造血细胞和淋巴细胞。IκB 也有组织特异性分布，即便在同种细胞不同的 IκB 优先抑制不同的 NF – κB/Rel 二聚体，IκBα 和 IκBβ 主要与含 c – Rel 和 p65 亚基的二聚体结合，IκBε 与 p65/p65、c – Rel/cRel 同源二聚体结合，Bcl – 3 则与 p52/p52、p50/p50 同源二聚体结合，而在细胞核内，IκBα 抑制 NF – κB 与 DNA 结合的能力较 IκBβ 和 IκBε 强。IκBβ 抑制 p50/p65 能力要强于 p50/RelB 和 p50/c – Rel，而 IκBα 对上述 3 种异源二聚体的抑制强度相似。正是这种不同 IκB 优先抑制不同的 NF – κB/Rel 二聚体的事实，成为差异性调节基因表达重要原因之一。

表 8 – 1　NF – κB/Rel 蛋白家族的同源或异源二聚体

	p50	p52	p65	RelB	c – Rel	p105	p100
p50	p50/p50	p50/p52	p50/p65	p50/RelB	p50/c – Rel		
p52		p52/p52	p52/p65	p52/RelB	p52/c – Rel		
p65			p65/p65		p65/c – Rel	p105/p65	p100/p65
RelB						p105/RelB	p100/RelB
c – Rel					c – Rel/c – Rel	p105/c – Rel	p100/c – Rel

二、NF – κB 的激活与失活

在进化过程中 NF – κB 的激活，无论是在结构上还是功能上都是高度保守的，很多胞外刺激信号都能激活 NF – κB（图 8 – 2）。在静息细胞中，NF – κB 与 IκB 结合的复合体存在于细胞浆中。当 NF – κB 被激活后，IκB 经过磷酸化、泛素化和降解而与 NF – κB 解离，使得

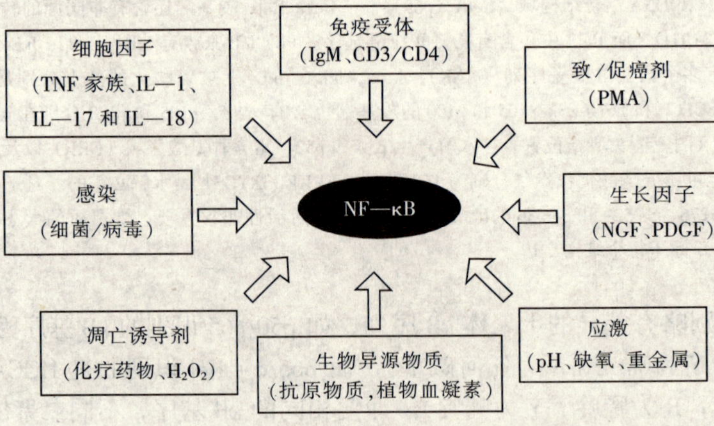

图 8 – 2　激活 NF – κB 的刺激剂

NF-κB中的核定位信号暴露，NF-κB进入核内与其κB调解元件结合。NF-κB的激活过程如下：①IκB的磷酸化，这是NF-κB激活的关键步骤。首先IκB在IκB激酶（IKK）的作用下磷酸化其C端68个氨基酸残基——富含脯氨酸、谷氨酸、丝氨酸、苏氨酸的结构域（PEST结构域），称为结构性磷酸化，是IκB N端磷酸化的前提条件。之后，对IκBα N端的32和36位的丝氨酸进行磷酸化（IκBβ为19和23位的丝氨酸，IκBε为157和161位丝氨酸），称为诱导性磷酸化；②IκB N端第21和22位赖氨酸在E3泛素连接酶催化下与多个泛素分子共价结合；③与泛素结合的IκB发生构象改变，被多催化性ATP依赖性26S的蛋白酶小体识别并降解，NF-κB游离并移入核内（图8-3）。此时NF-κB又称为诱导型NF-κB。依赖丝氨酸的这条激活途径最常见、最广泛，并且也是目前最清楚的一条激活途径。在NF-κB与其靶DNA结合促进其转录时，还需要转录共激活子如CBP（cAMP responsive element-binding protein-binding protein）将NF-κB与一般转录子（general transcription machinery）形成更高级的转录增强子，如此NF-κB才能发挥其最佳转录促进活性。

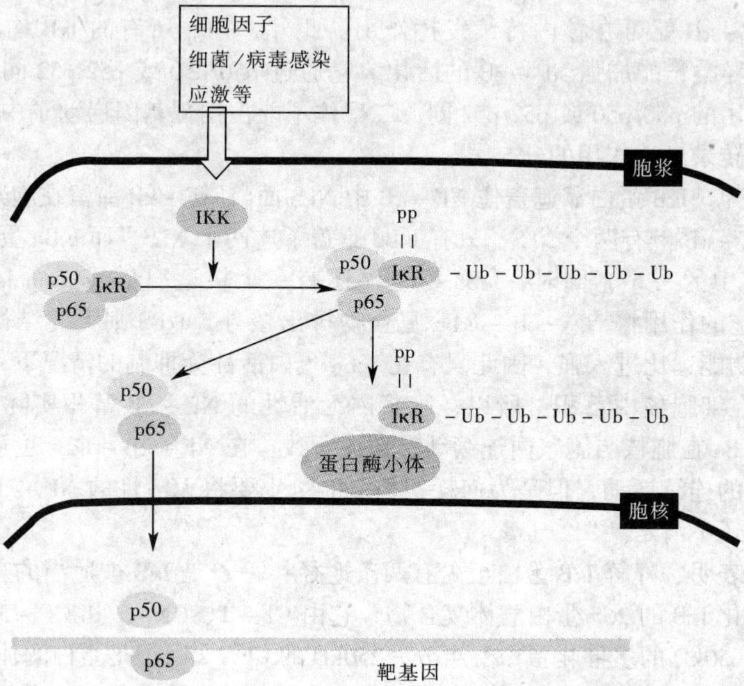

图8-3　NF-κB的激活过程

细胞浆内NF-κB p50/p65异源二聚体与IκBα相连而没有活性，当细胞外诱导剂激活IκB激酶（IKK）将IκBα磷酸化（P），磷酸化的IκBα与泛素（Ub）结合后被26S蛋白酶小体降解，p50/p65复合物进入核内与靶基因的κB基序结合，从而促进转录。

氧化应激（oxidative stress）活化NF-κB则是通过与依赖丝氨酸磷酸化泛素化途径完全不同的途径来实现的，它涉及IκB酪氨酸磷酸化。放射线、紫外线等一些理化因素、微生物及其毒性产物都可以导致细胞内ROS的增加，而使酪氨酸激酶（TK）活化，通过Ras依次催化 Raf－1（MAPKKK，促分裂源活化蛋白激酶激酶的激酶）、MAPKK 和 MAPK 相继磷酸化，S6 激酶（$p90^{rsk}$）被激活，使 IκBα 上的 42 位酪氨酸磷酸化，然后降解从而激活 NF－κB。此时，ROS 被认为是非常重要的第二信使。Src 家族的 $p56^{lck}$ 激酶也可以磷酸化 IκBα 上的 42 位酪氨酸以激活 NF－κB。该活化途径反应较慢并且有细胞特异性。

对于前体蛋白 p105，其信号转导途径与 IκBα、β、ε 无关。研究发现，当 TNF 等刺激细胞时，激活了 TPL－2（tumor progression locus 2 kinase），使 p105/p65 二聚体中的 p105 磷酸化并降解，直接生成 p50/p65，后者迅速发生核易位，发挥基因调节活性。

众所周知，IκBα 是瞬间调节 NF－κB 活性的，而 IκBβ 降解则使 NF－κB 持续激活。在外界刺激下，IκBα 可以迅速降解，并且由于 IκBα 中也含有 κB 基序，因此 NF－κB 激活使得 IκBα 迅速再合成，并且在核内与 NF－κB 结合，将 NF－κB 从 DNA 上置换出来，然后出核进入胞浆导致 NF－κB 失活。而 IκBβ 对外界刺激没有 IκBα 敏感，而且 IκBβ 中没有 κB 基序。即便 IκBβ 被降解后重新合成，也不能将 NF－κB 从 DNA 上置换出来，且因为新合成的 IκBβ 中的 PEST 是低磷酸化，它又可能与 IκBα 结合，阻碍 IκBα 对 NF－κB 的抑制作用。因此，一旦 IκBβ 被降解，NF－κB 就可在核内持续发挥作用。此外，并非所有的 IκB 均起抑制性作用，Bcl－3 就是一个异类，能加强 NF－κB 的活化，它通过 p50/p50 或 p52/p52 同源二聚体结合，使无转录激活作用的 p50/p50 或 p52/p52 同源二聚体不能占据靶基因启动子中的 κB 位点，而将位点暴露于有转录激活作用的 p65。

传统观念认为，IκB 蛋白靠遮盖住 NF－κB 中 NLS 而将 NF－κB 滞留在胞浆内。而现在的研究却发现，NF－κB 上有两个 NLS，只有 IκBβ 遮盖了这两个 NLS，而 IκBα 蛋白与 NF－κB 结合仅遮盖住了其中的一个，同时，IκBα 氨基端还有一个核运出信号（nuclear export signal，NES）结构域，它的作用将 NF－κB－IκBα 复合物排出核外，IκBβ 则无此结构域。由于 IκBα 使 NF－κB 出核功能远比进入强，因此只有在 IκBα 蛋白活性受抑制的情况下，才可观察到无活性的 NF－κB 在细胞核内蓄积。所以，胞浆内无活性的 NF－κB 蓄积实际上不是静止的，而是 NF－κB－IκBα 在胞核与胞浆内连续动态穿梭所致。在 NF－κB－IκBε 也可以观察到这种胞核和胞浆之间的连续运动，但是为何耗费很多能量也要将无活性的 NF－κB 滞留在细胞浆内的原因，目前还不清楚。

近来的研究表明，降解 IκB 蛋白至少有两条途径：一条是 IκB 被适当的特异蛋白酶体降解，如降解泛素化 IκB 的 26S 蛋白酶体复合物，它由 CF－1、CF－2 和 CF－3 3 个亚基组成，CF－3 因子含有 650kD 的多催化蛋白酶组分，250kD 的 CF－2 因子是蛋白酶体活性的抑制剂。另一条被非蛋白酶体特异的蛋白酶降解，例如在 HepG2 肝细胞中 TNF－α 激活胞浆钙蛋白酶（calpain）降解 IκB 后激活 NF－κB 是不依赖于泛素－蛋白酶体途径的。

三、NF－κB 激活的调节

越来越多的实验结果发现 NF－κB 的激活非常复杂，有近 20 种不同的激酶都参与了 NF－κB 的活化（表 8－2）。不同的刺激剂可以激活不同的激酶，并且某些激酶对 NF－κB 的激活作用仅在特定细胞类型中才可以观察到。

有些激酶使 NF－κB 磷酸化或乙酰化而在 NF－κB 激活过程起调节作用（图 8－4）。例如，在 IκBα 降解后，PKA 将 p65 的第 276 位丝氨酸磷酸化，这对 NF－κB 与转录共激活子 CBP 有效结合非常重要。CKⅡ（casein kinase Ⅱ）磷酸化 p65 的第 529 位丝氨酸可以增强 NF－κB 转录调节活性，通常 p65 的磷酸化状态既会影响其 DNA 结合活性，也会影响其对靶基因的促转录作用。此外，还有研究发现，CKⅡ能够直接特异性地使 IκBα 的 Ser32 和 Ser36 磷酸化。IL－1 通过 PI3K/AKT 磷酸化 NF－κB 的 p50 亚基却能促进 NF－κB 复合物 DNA 结合活性。很明显，NF－κB 的磷酸化对其功能十分重要，有可能是不同的外界刺激信号通过 NF－κB 这个转录因子却引起不同生物学效应的原因。

表 8－2　与 NF－κB 激活有关的蛋白激酶

与 NF－κB 激活有关的蛋白激酶	配　体
IKKα	促炎症因子（例如 LPS、IL－1、IL－6）、LPS
IKKβ	促炎症因子（例如 LPS、IL－1、IL－6）、LPS
IKKγ/MENO	促炎症因子（例如 LPS、IL－1、IL－6）、LPS
IκB kinase I（IKKi/IKKε）	TNF、PMA
NF－κB 诱导蛋白激酶（NIK，NF－κB inducing kinase）	TNF、CD95、IL－1
NF－κB 激活蛋白激酶（NAK）	佛波酯、生长因子
磷脂酰肌醇 3 蛋白激酶（PI3K）	IL－1
蛋白激酶 Bα（Akt 1）	TNF、TCR/CD28
造血蛋白激酶－1（HPK－1）	未知
PKC－α	TPA、TNF、Bimp1、Bcl10/MALT1
PKC－β	IgM 受体、Bimp1、Bcl10/MALT1
PKC－θ	CD3－CD28（TCR/CD28）、Bimp1、Bcl10/MALT1
PKC－δ	TNF
PKC－ε	佛波酯、Bimp1、Bcl10/MALT1
非典型 PKC	TNF、ras p21
MEKK1，2	促炎症因子
MEKK3	TNF 以及其他促炎症因子
TPL－2/Cot 激酶	TNF
核糖体蛋白 S6 激酶（pp90rsk）	p．aeruginosa
Raf－1 激酶	血清生长因子、佛波酯和 PTK 癌基因
RNA 依赖性蛋白激酶（PKR）	双链 RNA
TGF－β 激活的激酶－1（TAK1/MAPKKK）	XIAP、TGF－β
Mixed lineage kinase（MLK3）	CD3/CD28
p21 激活的激酶（PAK1）	p21、LPS
Bruton's 酪氨酸激酶（BTK）	B 细胞抗原受体
Janus 激酶－2（JAK2）	促红细胞生成素
蛋白激酶 A（PKA）	IL－1、LPS
IL－1 受体相关激酶－1（IRAK－1）	IL－1
IL－1 受体相关激酶－2（IRAK－2）	IL－1、LPS
IL－1 受体相关激酶－M（IRAK－M）	IL－1、LPS
p56 lck	神经酰胺

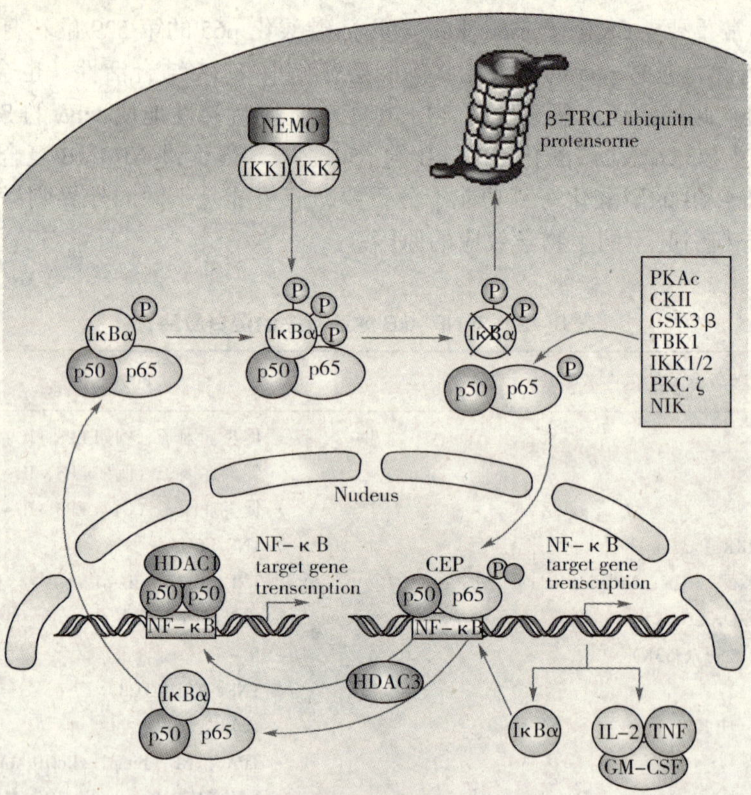

图 8-4 NF-κB 磷酸化调节其转录激活功能的模式图

细胞受刺激后，IKK 复合物磷酸化 IκB，IκB 降解并使 NF-κB 进入核内，在 IκB 降解过程中或之后，p65 被磷酸化。这对 p65 与 CBP 结合、将 p50-p50-HDAC1 复合物从 DNA 上替换下来以及激活靶基因例如 IκBα、IL-2、GM-CSF、TNF 的转录是必须的。p50-p50-HDAC1 复合物有组蛋白去乙酰化酶活性，因此抑制转录。而 p50-p50-CBP 复合物有组蛋白乙酰化酶活性，因此激活转录。HDAC3 可能通过使 p65 去乙酰化并增强 p65-p50 与 IκBα 亲和力，来调节 NF-κB 的活性。而 PKAc（PKA 的催化亚基）、CKⅡ、GSK3β、TBK1、IKK1/2、PKCζ 和 NIK 等蛋白激酶也参与了 p65 的磷酸化。β-TRCP（β-transducin repeat-containing protein）

NF-κB 在很多细胞中都有表达，参与许多基因产物的生成，它的激活是被严格控制的。反馈控制 NF-κB 的激活既发生在胞外也发生在胞内。正反馈可以通过胞外途径，例如 NF-κB 的激活增强 TNF-α 和 IL-1β 的转录，这两个细胞因子反过来又能激活 NF-κB。至于负反馈，细胞外和细胞内途径都能限制 NF-κB 的激活。在细胞外，内毒素、TNF-α、IL-1β 等能刺激反调节细胞因子如 IL-10 的产生，它通过阻断 NF-κB 的激活而抑制前炎症细胞因子的产生。而在细胞内，NF-κB 的激活引起 IκBα 和 p105 基因转录的上调，IκBα 与 NF-κB 形成复合物将 NF-κB 限制在胞浆内而抑制 NF-κB 进一步的激活，而 p105 水解后得到的 p50 组成同源二聚体，可以与 NF-κB 竞争性结合 κB 序列而抑制 NF-κB 的活化。NF-κB 还能促进锰超氧化物歧化酶（MnSOD）及诱导型一氧化氮合酶（iNOS）的表达，以清除自由基对NF－κB的激活。锌指蛋白A20（Zinc finger protein A20）是近年来新发现的NF－κB抑制蛋白，它可与TNF受体相关因子（TRAFs）、NF－κB活化抑制因子（A20－binding inhibitors of NF－κB activation，A－BINs）和IKKγ结合，抑制信号下传，从而下调NF－κB的活化水平。在A20的启动子内有两个κB基序，因此A20在NF－κB激活时是负反馈调节因子。

NF－κB还可以和其他的启动子结合转录因子相互作用，从而调节效应基因的表达。例如，cAMP反应元件结合蛋白（CBP/p300）就是p65激活基因的辅助激活子，其N和C端结构域与p65含转录激活结构域的区域结合。CBP是组蛋白乙酰化转移酶（HAT），组蛋白的乙酰化状态影响染色体的折叠和功能并调节DNA接近转录机器，像NF－κB这样的转录因子促进基因表达就是将HAT和组蛋白去乙酰化酶（HDAC）募集到靶基因以调节组蛋白的乙酰化。NF－κB中的p65和p50也能与HDAC相互作用，在静息细胞，低水平核p65和p50同源二聚体与HDAC结合，但是只有p50－HDAC与DNA结合并抑制转录，当细胞受到刺激后，p65被磷酸化并优先与CBP/p300结合，然后p65－CBP/p300将p50－HDAC从DNA上替换下来，激动转录。当p65乙酰化后与IκBα结合能力减弱，而p65被HDAC去乙酰化后，与IκBα结合能力增强同时被转运出核。可见，p65的乙酰化状态决定了其促转录效应的时程。更为重要的，p65乙酰化与去乙酰化是可调控的。例如，PKA对p65上Ser276以及IKKα对Ser536的磷酸化是p65乙酰化必需的。

四、IκB激酶及其激活

很多年来，磷酸化IκB的激酶（IκB kinase，IKK）不被人们了解。近年来通过生化分离研究发现，IKK是由IKKα、IKKβ和IKKγ3个亚基组成的分子量为700～900kD的复合物，IKKα和IKKβ氨基酸序列有52%的同源性，均含有N末端激酶结构域、螺旋－环－螺旋（HLH）区以及亮氨酸拉链结构（LZ）。IKKβ是诱导型催化亚基，能特异地磷酸化IκBα上第32和36位丝氨酸，它在大部分信号激活NF－κB中起主要作用，而IKKα则无磷酸化催化活性，但是它可能通过直接磷酸化NF－κB2（p100前体）来激活NF－κB。IKKγ（又称为NEMO，NF－κB essential modulator）为结构和调节亚基，富含谷氨酰胺，其一级结构包含两段可伸展的卷曲螺旋特征基序（coiled－coil motifs）和一个亮氨酸拉链区。IKKγ没有内在激酶活性，但是缺失了IKKγ亚基的IKK不能激活NF－κB，它可能通过调节IκB降解而在NF－κB激活过程中起整合作用。基因试验证实，IKK在NF－κB激活中的地位举足轻重，MEMO或IKKα和β缺失，NF－κB的激活完全阻断。

IKK复合物的激活机制目前所知甚少，但是似乎很多激酶都可使IKK磷酸化而发挥作用。例如，MEKK1、MEKK2、MEKK3、NIK、TBK1、TPL2、TAK1、PKCξ等。目前仅对LPS和LPS激活IKK的信号途径研究较为透彻（图8－5）。当外界病原体入侵时，细胞膜上特异性的识别受体能够与病原体的产物，例如LPS、肽聚糖结合。TLRs（Toll－like receptors）就是其中之一，它是一种跨膜蛋白，在哺乳细胞有10个成员。TLR2和TLR4在识别细菌细胞壁不同组分最为重要，TLR2可以识别肽多糖、脂蛋白、酵母聚糖等，而TLR4则可识别LPS和脂磷壁酸。当LPS与TLR4以及细胞膜上CD14和MD2结合后，通过TLR细胞浆内Toll/IL－1受体（TIR）同源结构域激活细胞内信号级联反应。例如，导致MYD88（myeloid differen-

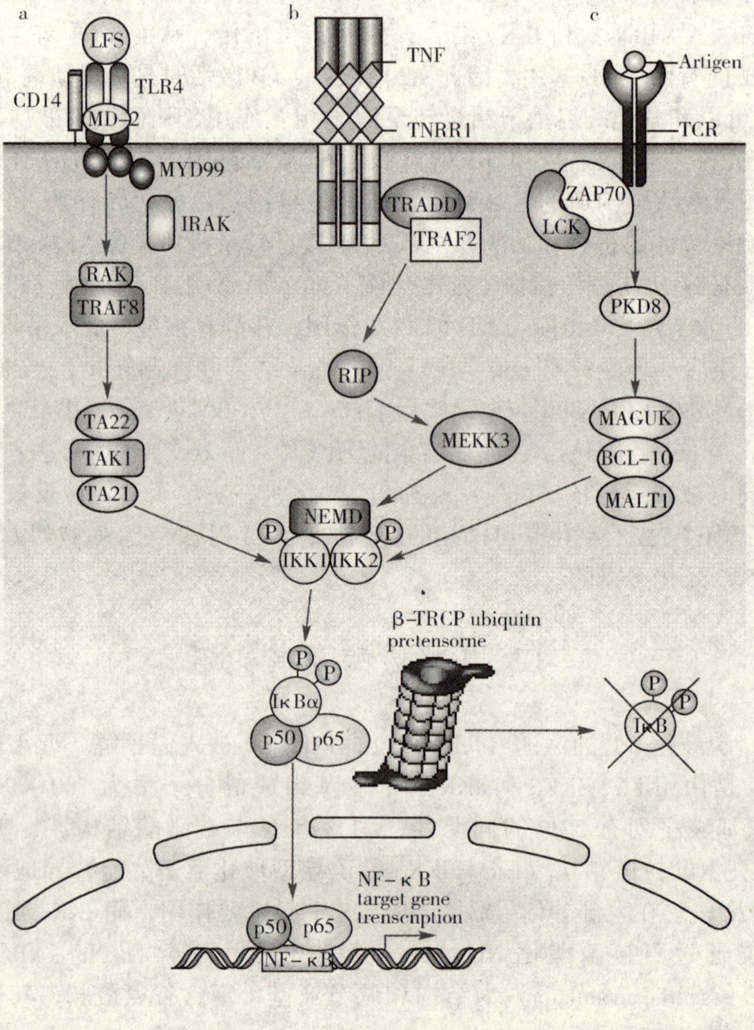

图 8-5 激活 NF-κB 的信号途径

NF-κB 的激活有多种途径，NF-κB 抑制蛋白激酶（IKK）复合物是这些途径的焦点。(a) LPS 与 TLR4-CD14-MD-2 复合物结合，激活的胞内信号途径涉及 MYD88 和 IRAK 的聚集，IRAK 的激活引起 TRAF6 磷酸化，之后通过 TAK1-TAB1-TAB2 将信号传递到 IKK 从而激活 NF-κB；(b) TNF 使 TNF 受体 1 三聚化，并募集 TRADD，TRADD 与 TRAF2 的羧基端相互作用，然后通过 RIP 和 MEKK3 将信号传递到 IKK；(c) 抗原递呈细胞或抗 TCR-CD3 抗体激活 T 细胞，使得 PKCθ 迅速转位到细胞膜上，可能通过 MAGUK-BCL-10-MALT1 三元复合物激活 IKK。

tiation primary response gene 88）聚集，MYD88 氨基端死亡结构域又激活 IRAK（IL-1-receptor-associated kinase），使另一个适应蛋白 TRAF6（TNF-receptor-associated factor 6）磷酸化，通过 TAK1（transforming-growth-factor-β-activated kinase）、TAB1（TAK-1 binding protein

1)、TAB2 三元复合物激活 IKK。

由激活的巨噬细胞和单核细胞产生的细胞因子，例如 TNF、IL－1，也是激活 NF－κB 很重要的一类刺激剂。IL－1R 胞内信号结构域与 TLRs 相似，因此 IL－1 激活 NF－κB 的方式与 LPS 相似。而 TNF 与其受体结合后，使其受体三聚化，吸引 TRADD（TNF－receptor associated via death domain）连接到 TNF 受体胞内尾巴上，TRADD 再与 TRAF2 羧基端结合，由 TRAF2 激活其下游的 MEKK3（Mitogen－activated protein/extracellular signal－regulated kinase kinase kinase 3）和 RIP（receptor－interacting serine/threonine kinase）从而激活 IKK。而外周 T 细胞通过 T 细胞受体激活 NF－κB 则需要 PKCθ 的参与。PKCθ 收到信号后迅速转位到细胞膜，通过 MAGUK（membrane－associated guanylate kinase homologue）、Bcl－10（mucosal－associated lymphoid tissue－lymphoma－associated proteins）和 MALT1（mucosal－associated lymphoid tissue 1）的三元复合物来激活 IKK。

需要指出的是，缺氧、X 线等氧化应急刺激激活 NF－κB 的信号途径与上述的一般炎症因子介导的途径不同。研究发现，IκBα 的 N 端 32 位和 36 位丝氨酸的变异能阻断 IL－1β 等炎症因子所介导的 NF－κB 的激活，但是不能阻断 H_2O_2 介导的 NF－κB 激活，而 PEST 区域第 42 位酪氨酸残基和该区域丝氨酸/苏氨酸的变异却能阻断 H_2O_2 所介导的 NF－κB 活化。如前所述，氧化应激是通过磷酸化 IκBα 第 42 位酪氨酸来激活 NF－κB 的。这种磷酸化是由 c－Src/Lck 来介导的，并且该磷酸化途径对 TNF 对 IκBα32/32 位丝氨酸的磷酸化有抑制效果。

五、NF－κB 的生物学功能

NF－κB 调节一系列与免疫和应急反应、炎症反应、细胞粘附、促进细胞存活和增生有关的基因的表达。NF－κB 进入核内后，与其靶 DNA 结合诱导许多因子的转录（表 8－3）。NF－κB 与编码这些细胞因子的基因中的启动子或增强子的 κB 基序“GGGRNNYYCC”结合调节其转录，从而产生各种生物效应。由于 NF－κB 已存在于胞浆内，NF－κB 调节反应比需要新合成蛋白质来调节反应有效得多。

（一）与免疫的关系

在正常情况下，NF－κB 的作用是通过促进抗体轻链以及其他免疫调节分子的生成而参与机体正常免疫反应。如果有 2 个以上的 Rel 蛋白缺失，那么小鼠在出生后会因为严重的免疫功能障碍而不能存活。它在 B 细胞成熟的后期中所起的作用比在 T 细胞成熟中起为重要，缺失 p50 和 p52 的小鼠根本就没有成熟的 B 细胞。越来越多的证据表明，NF－κB 不仅与 B 细胞发育和功能有关，还与 T 细胞、胸腺细胞、巨噬细胞、成纤维细胞的发育和功能有关。NF－κB 的活性对于淋巴细胞存活与激活以及维持机体正常免疫反应是必需的。NF－κB 对于细胞因子诱导的 T 细胞增殖意义重大。NF－κB 激活后可以增强 STAT5a（signal transducer and activator of transcription 5a）的表达，STAT5a 对于 IL－2 和 IL－4 诱导 T 细胞增殖中起核心作用。T 细胞分 T_H1（与细胞免疫有关）和 T_H2（与体液免疫有关）两种，NF－κB 的激活能够促进 IL－18 和 IFNγ 的产生，而这两者都是 T_H1 行使功能必须的。此外，$CD8^+$ T 细胞反应的进行以及 CD80（B7－1）和 CD86（B7－2）新的共激活同源物 B7－H 都需要 p65。

表 8-3 NF-κB 的靶基因

类别	靶基因
免疫受体	免疫球蛋白 κ 轻链、Ⅰ类主要组织相容性复合物、T 细胞受体 β 链、IL-2Rα 链、组织因子、血小板激活因子受体
细胞粘附分子	E-选择素、细胞间粘附分子 1（ICAM-1）、血管细胞粘附分子（VCAM-1）、内皮白细胞粘附分子（ELAM-1）
细胞因子和生长因子	TNF-α、TNF-β、IFN-β、IL-1β、IL-2、IL-6、IL-8、IL-12、IL-3、粒细胞巨噬细胞集落刺激因子（GM-CSF）、粒细胞集落刺激因子（G-CSF）、巨噬细胞集落刺激因子（M-CSF）
趋化因子	IL-8、RANTES、巨噬细胞炎症蛋白 1α 和 2（MIPα 和 2）、单核细胞趋化蛋白 1（MIP-1）
急性反应期蛋白	C-反应蛋白、补体 Bf、C3、α1-酸性糖蛋白、脂多糖结合蛋白
转录因子	IκB-α、p105、RelB、c-Rel、Bcl-3
凋亡相关蛋白	cIAP1、cIAP2、IXAP、TRAF1、TRAF2、A1/Bf-1
炎性酶	诱导型一氧化氮合酶（iNOS）、诱导型环氧酶 2（iCOX-2）、12-脂氧酶（12-LOX）、磷脂酶 A2（PLA2）
抑制性调节蛋白	A20，MnSOD

（二）与细胞凋亡及抗凋亡的关系

凋亡在正常发育和许多病理条件下非常重要，NF-κB 与其关系十分密切。虽然有证据表明，NF-κB 能刺激 IL-1β 转化酶蛋白酶、c-myc、TNF-α 基因的表达，从而引起细胞凋亡。但是越来越多的实验结果发现，NF-κB 的抗凋亡作用，例如 NF-κB relA 基因敲除小鼠模型，因大面积肝细胞死亡导致了胚胎死亡。NF-κB 通过激活抗凋亡基因 TRAF1、TRAF2、c-IAP1、c-IAP2，阻断 TNF 对 caspase 8 的激活，从而介导细胞存活。NF-κB 还可激活 A1/Bfl-1、Bcl-xL、IEK-1 和 XIAP 等抗凋亡的表达。最引人注目的 NF-κB 抗凋亡作用是对抗 p53 的功能。NF-κB 在与 DNA 靶点的启动子结合前要被 CRB/p300 乙酰化而滞留于细胞核内，因此，NF-κB 通过交叉竞争转录共激活子 CRB/p300 来阻止 p53 的促凋亡作用。但是，p53 的促凋亡活性依赖于 NF-κB 这一发现又给 p53 和 NF-κB 的关系带来争议。NF-κB 在确定细胞生存和死亡之间的精细平衡中非常重要。可能不同的 NF-κB 组成介导不同的信号导致细胞生或死；也可能 NF-κB 引起凋亡或抗凋亡依赖于细胞类型或外界刺激所激活的信号途径是同步还是不同步进行。NF-κB 还促进细胞增殖，通过促进周期蛋白 D1 以及原癌基因 c-myc 的表达，而增强细胞从 G1 进入 S 期，并且使 Rb 的高度磷酸化而抑制了 Rb 的肿瘤抑制活性。NF-κB 还参与细胞的周期调控，例如，NF-κB 能刺激周期蛋白 D1 的转录并促进大鼠胚胎成纤维细胞 G1 期向 S 期的转换。

NF-κB 或 IκB 缺失的小鼠证实了 NF-κB 在免疫、炎症和凋亡中的重要作用，而且不同的亚基组成所扮演的角色也不同。p65 缺失会引起胎儿肝脏细胞凋亡，造成胚胎死亡。而 p105/p50、p100/p52、RelC 或 IκBα 缺失的小鼠出生后虽然发育正常，但均有中度至重度的免疫相关缺陷性疾病，例如 RelC 缺失小鼠 B 和 T 细胞缺乏，p100/p52 基因敲除小鼠淋巴结和脾体系有缺陷，而 IκBα 缺失的小鼠严重矮小，出生后不久便因全身性皮炎、皮肤鳞状脱落等而死亡。

（三）NF－κB 在神经系统中的生物学作用

NF－κB 在神经系统正常发育过程中发生的神经元凋亡起着十分重要的作用。在大鼠的神经发育过程中，NF－κB 的活性不断发生改变，在出生早期的一段时间里，即突触发生时，NF－κB 在中枢中活性达高峰。NF－κB 的特异亚单位也随着发育被调节，如可诱导的 p50 同源二聚体和 p65/c－Rel 只存在于幼年大鼠的脑组织中，而在成年大鼠脑中不存在。与大多数外周细胞不同，中枢神经系统尤其是大脑皮层和海马神经元内含有高结构型活性的 NF－κB，推测这些 NF－κB 可能参与代谢非常活跃的神经元中抗氧化系统的调节。NF－κB 在神经系统尤其是突触末端有广泛的表达，在突触前、神经元胞浆内以及突触后为诱导活性的 NF－κB 即 NF－κB 与 IκB 结合的形式。而在神经元核内为组成活性的 NF－κB，即游离形式的 NF－κB。这种不寻常的定位提示 NF－κB 可能在突触－核信号转导系统起作用。神经元内及神经元间突触传递的电活动是对 NF－κB 活性的强有力刺激。谷氨酰胺激活能激活结构型和诱导型 NF－κB 的事实也提示，NF－κB 可能在突触活性和神经元的可塑性中起信号转导的作用。另外，还有证据显示，NF－κB 在神经元的发育中起调节作用，在脑不同的部位需要有不同表达水平的 NF－κB。研究发现，能诱导长时程（LPS）的高频刺激和不能诱导 LPS 的低频刺激均可引起 p50 和 p65 亚单位表达的增加，但在 LTP 形成的海马中 p65 增加更为明显，在接受高频刺激但没有 LTP 形成的海马中，IκB 表达增加，而在形成 LTP 的海马中表达则没有改变或降低，提示 NF－κB 参与海马 LTP 的形成。

六、NF－κB 的检测方法

NF－κB 一般的检测方法包括凝胶电泳迁移率检测（electrophorectic mobility shift assay，EMSA）、原位杂交、Western blot 以及报告基因检测。EMSA 是一种传统的检测方法，因为 EMSA 可以检测细胞核内有活性的 NF－κB 的结构型表达。基本步骤包括：提取细胞核成分，与 P^{32} 标记的通常含有 GGGAAATTCCC 序列的双链寡聚脱氧核苷酸反应，与探针结合的蛋白可以通过聚丙烯凝胶电泳分离出来，最后进行放射自显影。如果将 NF－κB 各个亚基的相应抗体加入到核蛋白与探针的反应中，则可以进一步分析 NF－κB 的组成成分。

NF－κB 核易位可通过荧光或其他显色剂标记的抗体检测（免疫细胞化学和免疫组织化学法）。这个方法有几个优点：它可以保存组织或细胞的形态，明确地观察各种 NF－κB 成分的核易位，可以免除放射性物质的照射，避免在核内容物提取过程中以及和探针反应过程中的假阳性，也可以准确判断 NF－κB 表达的细胞数量。对于悬浮的细胞样品，可通过膜片钳（patch clamp）和流式细胞仪技术来检测 NF－κB 的核易位。在实验室研究中，也可以通过 NF－κB 依赖的报告基因来研究其功能特征。此外，还可考虑通过 NF－κB 调控的基因产物，比如检测一些细胞因子、粘附分子、酶等，来间接反映 NF－κB 的转录活性作用。

七、NF－κB 与疾病

虽然，NF－κB 的激活引发很多促炎症因子的表达增加，但是炎症反应是机体正常防御功能所必需的。通常，NF－κB 调节的基因都参与正常免疫反应，这些快速的免疫反应对机体抵抗外界伤害，例如，细菌感染非常重要。然而，若是 NF－κB 持续激活，就会导致炎症反应过度而对机体造成损伤，引发疾病。

（一）NF－κB 与炎症性疾病

NF－κB 在诱导多种炎症基因的表达中扮演重要角色，它可以引起哮喘、类风湿性关节炎、银屑病（牛皮癣）、肠炎、肾炎、多发性硬化病等许多慢性炎症性疾病中炎性蛋白的表达，在这些疾病的活检标本中均能检测到 NF－κB 有高度激活。以哮喘为例，前炎性因子 IL－1β、TNF－α、IL－2、IL－6 可以加重气道的炎症；GM－CSF 延长酸性粒细胞的存活时间；趋化因子 RANTES、IL－8 和单核细胞趋化蛋白 1 使酸性细胞和单核细胞进入发炎的气道；粘附分子也协助炎症细胞渗入。另外，iNOS、环氧酶－2（COX－2）、磷脂酶 A2（PLA2）等酶增加炎症介质的产生，以上这些蛋白或细胞因子的表达均由 NF－κB 调节。一些实验证实了在炎症细胞或感染了的组织中，有 NF－κB 异常的结构型核内表达和增强的转录激活活性，似乎 NF－κB 自身调节机制发生了异常而使其激活失去控制。NF－κB 作用特点是它可以被炎性细胞因子激活，而后又诱导炎性细胞因子的表达，这便使得 NF－κB 的激活得以在各组织的细胞间扩展。虽然在正常细胞中，许多负反馈机制使 NF－κB 的激活短暂并有自限性，但是炎症反应一经启动，就难以控制，而 NF－κB 广泛存在于机体各种细胞的胞浆中。首先，NF－κB 经内毒素、TNF－α、IL－1β、缺血－再灌注损伤、活性氧自由基（ROS）以及严重创伤等因素激活，进入核内，调控众多炎症介质的基因表达，尤其是 TNFα、IL－1β 等原发性介质的增加，进一步作用于巨噬细胞等产生大量的继发性细胞因子和介质，如 IL－6、IL－8 等。NF－κB 就是这样通过影响细胞因子和介质的基因转录而对细胞因子网络产生广泛作用。同时，NF－κB 与 ICAM－1、VCAM－1 的基因表达密切相关，进一步加速炎症反应的发展和放大。NF－κB 活化后，还可诱导急性期反应蛋白，如 C3、C4、血清淀粉蛋白以及 iNOS 和 COX－2 等炎性酶的产生。就是这许多种炎症介质相互影响，相互作用，导致凝血－纤溶、激肽、补体和花生四烯酸等四大系统的相互激活，产生过度炎症反应，导致组织、细胞的损害。如此看来，NF－κB 通过调控细胞因子的级联作用和其他促炎介质的产生而在炎症中起枢纽作用。

全身性炎症反应综合征（systematic inflammatory response syndrome，SIRS）指的是由感染、烧伤、创伤、手术、胰腺炎以及缺血－再灌注等多种因素引起的一种全身性炎症反应，它本是机体对各种感染、创伤的正常生理性防御反应。但如不及时有效控制，可发展为全身多器官功能障碍综合征（MODS）、急性呼吸窘迫综合征（ARDS）乃至死亡。在 SIRS 中，中性粒细胞炎症反应首先表现为大量细胞因子、化学因子、内皮性白细胞粘附分子以及各种酶类，如 iNOS、COX－2 的产生，而它们的生成均被 NF－κB 调控。

（二）NF－κB 与癌症

癌症涉及癌的发生、癌的促进和转移三个过程，而 NF－κB 在这三个过程中均有参与（图 8－6），并且 NF－κB 与癌症的关系越来越引起人们的重视。多种致癌剂和肿瘤启动剂都可以激活 NF－κB，例如苯并芘、紫外射线、NNK（nicotine－derived 4－（methylnitrosamino）－1－（3－pyridyl）－1－butanone）和佛波酯等。绝大多数资料显示，在很多细胞类型中，NF－κB 是抑制细胞凋亡的。这在 T 细胞淋巴瘤、黑色素瘤、胰腺癌、膀胱癌、乳腺癌等已经得到证实。正因为 NF－κB 的抑凋亡作用，使其在癌症发生、发展过程中扮演了重要的角色。此外，NF－κB 直接作用于原癌基因，例如 c－myc 和周期蛋白 D1，也可能会导致癌症的发生。NF－κB 与癌症发生有关的机制还包括激活形态的 NF－κB 在肿瘤细胞核中有结构性地表达。已有体外实验证实的包括白血病、淋巴瘤、骨髓瘤、黑色素瘤、前列腺癌、结肠癌、乳腺癌、胰腺癌、头颈癌等细胞系，而从上述癌症病人取得的活检肿瘤样本中也可检测到结构性 NF－κB 表达。为何肿瘤中有 NF－κB 结构型表达还未完全明白，推测可能与 TNF、IL－1、pH 和缺氧以及 IκBα 发生基因突变有关联。

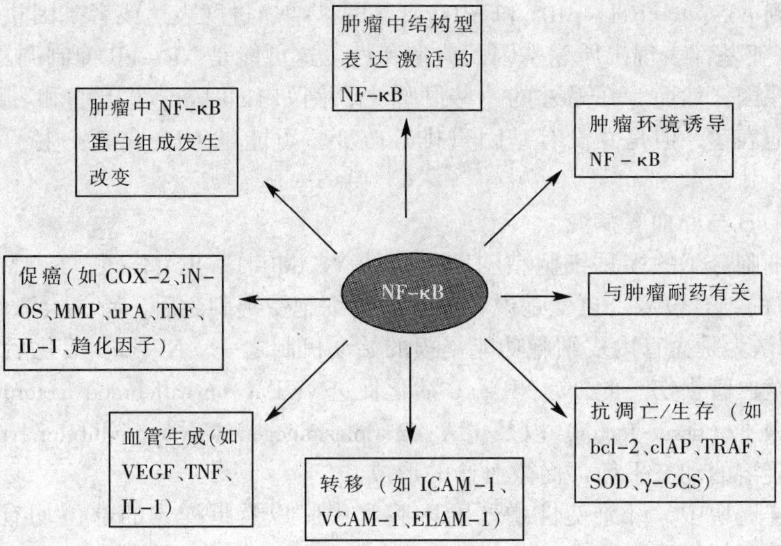

图 8－6　NF－κB 的激活与癌症有关的机制

（1）NF－κB 调节许多与癌症发生、血管生成以及转移有关的基因的表达，并抑制细胞凋亡；（2）肿瘤微环境（例如缺氧）可以激活 NF－κB，使肿瘤发生永生化；③NF－κB 的激活与肿瘤对化疗和放疗产生耐受性有关；④很多肿瘤可以观察到有 NF－κB 结构性地激活；⑤NF－κB 蛋白自身异常表达也与肿瘤发生有关。

除了调节抑制凋亡基因的表达外，NF－κB 还能调节与促癌有关的基因的表达。例如，NF－κB 调节前列腺素生成是通过前炎症基因 COX－2 来实现的，而 COX－2 在包括直结肠癌、间皮瘤等的很多肿瘤中有过度表达。NF－κB 调节的其他与促癌有关的基因还有 TNF、IL－1、iNOS、基质金属蛋白酶（MMP）等。NF－κB 还能促进一些与血管生成密切相关的基因的表达，例如，细胞粘附分子（ICAM－1、VCAM－1、ELAM－1）、VEGF、MCP－1、uPA 等，因此与肿瘤的转移也有牵连。

许多资料表明，在人类肿瘤中，NF－κB 和 IκB 家族基因存在着扩增、移位现象，而许多情况可以引起 NF－κB 促进基因转录的活性增加，结果导致某些控制转化的关键靶基因转录（例如 c－myc 和细胞周期蛋白 D1）增强，这样，NF－κB 亚单位就表现出经典癌基因所有特性。研究发现，将 RevT 注射到小鸡体内，可引起侵袭性淋巴瘤，编码 RevT 的 v－rel 是 NF－κB 家族中最早的被发现的原癌基因。这也提示，NF－κB 与肿瘤的发生发展是相关的。

NF－κB 与肿瘤的治疗关系密切，IFNα、IFNβ、TNFα、IL－2、G－CSF、GM－CSF 和 EPO

是迄今为止被批准用于临床肿瘤治疗的 7 种细胞因子，其前 6 种已被证实与 NF－κB 的信号转导通路有关。NF－κB 似乎还与肿瘤细胞对细胞毒药物和射线的敏感性有关。体外实验表明，化疗和放疗能激活 NF－κB 的转录是诱导性肿瘤抗性的主要机制，而 NF－κB 受抑制后可增强肿瘤细胞对细胞因子和化疗药物诱导凋亡的敏感性。很多化疗药物，如阿霉素、柔红霉素、顺铂、阿糖胞苷、长春新碱、足叶乙苷、叠氮胸苷、三苯氧胺、喜树碱等都可激活 NF－κB。NF－κB 具体是通过何种机制诱导肿瘤细胞对化疗和放疗耐受，目前尚不清楚。有研究推测，可能与诱导抗凋亡基因 A1/Bfl－1 以及耐药相关基因表达有关。另外，在许多肿瘤中，均观察到 p65、c－Rel、p105 和 p100 有基因扩增、过度表达或者基因重排。因此，大部分的 NF－κB 亚基都表现出原癌基因的典型特性。这可能是 NF－κB 抑制凋亡、促进增生、产生耐药性的原因。然而，在另外的一些肿瘤中，例如 Hodgkin's 淋巴瘤和乳腺癌，NF－κB 在核内结构性地表达，但是并没有基因重排等改变，可能是 IκBα 或 ε 发生了基因突变或者 IKK 组成性激活引起。

（三）NF－κB 与心血管病变

血管内皮细胞分泌的多种细胞粘附因子，如 VCAM－1、ICAM－1、ELAM－1 等的基因都含有 NF－κB 的结合位点。也就是说，血管内皮细胞受到刺激后，首先会激活 NF－κB。因此，NF－κB 被认为是血管内皮细胞功能受损的始动机制之一。NF－κB 活化后促进内皮细胞的凋亡，导致微血管损伤。此外，NF－κB 活化促进 vWF（von willebrand factor）、调控内皮细胞合成的组织因子（tissue factor）以及 PIA－2（plasminogen activator inhibitor type 2）的表达，从而影响血液凝溶的动态平衡，促微血栓的形成。

在动脉粥样斑块中，纤维变性增厚的内膜和中膜以及粥样瘤的部位均有 NF－κB 的活化。其细胞类型包括平滑肌细胞、巨噬细胞、内皮细胞，而在无粥样斑块的血管部位则少或无 NF－κB 的活化。NF－κB 影响动脉粥样硬化的进程是多方面的，首先是在血管内皮细胞和平滑肌细胞慢性损伤的初级阶段，由炎症刺激物所诱导的促炎性基因的表达依赖于 NF－κB；然后，单核细胞侵入内皮下层，导致 NF－κB 调控基因的表达（例如 TNF－α），促进平滑肌细胞的增殖。NF－κB 也可通过调节抗凋亡基因的表达，如细胞抗凋亡蛋白（cIAP－1），来抑制平滑肌细胞的凋亡。此外，氧化型低密度脂蛋白（ox－LDL）是诱导动脉粥样硬化的重要因素，ox－LDL 在体内和体外都能激活 NF－κB。NF－κB 也调控清道夫受体（SR－A）基因的表达，从而对单核巨噬细胞无反馈性吞噬氧化型低密度脂蛋白形成泡沫细胞的过程产生影响。这些都表明了内皮或平滑肌细胞内 NF－κB 持续激活是造成动脉粥样硬化的原因之一。

（四）NF－κB 与脑功能障碍

当发生急性或慢性神经系统疾病时，NF－κB 的活性在大多数细胞中都有升高，如神经元、小胶质细胞和星形细胞等。在不同的脑缺血损伤模型中，都可以证明 NF－κB 能被激活。对大多数神经元来说，NF－κB 活化促进缺血区神经元的死亡。但是也有相反的报道，认为 NF－κB 的活化通过可调节抗凋亡基因产物的表达而对神经元起保护作用。

NF－κB 在神经退行性疾病中也扮演重要角色。β 淀粉样蛋白在神经细胞斑块中沉积是 Alzheimer's 病（AD）的典型特征。β 淀粉糖蛋白引起的神经毒性可能由 NF－κB 介导。因为，在 AD 病人的含 β 淀粉样蛋白的斑块中，能观察到 NF－κB 的激活，并且 NF－κB 的活化仅发生在受 AD 影响的区域内。体外试验也证实，β - 淀粉样蛋白可能通过与高级糖基化产物受体相互作用，而诱导 NF - κB 的活化。NF - κB 的激活在 AD 病人前脑胆碱能神经元基底核中也有增加，而胆碱能神经元的功能失调或变性都会引起 AD 病人的认知障碍。此外，参与 AD 病人神经退变的两个因素，IL - 1β 和谷氨酸均可调节 NF - κB 活性。基于体内和体外试验的研究结果可以认为，与神经元内 β 淀粉样蛋白沉积有关的 NF - κB 的激活是一种保护反应。此外，在帕金森病病人的脑多巴胺能神经元中，NF - κB 的含量是正常人的 70 倍，提示 NF - κB 的激活也与帕金森病有关。

（五）重症疾病（critical illness）

虽然 NF - κB 激活是机体自我防御的重要机制，但是 NF - κB 的激活是受严格控制的。一旦 NF - κB 被过度激活，TNF - α、IL - 1β 和 IL - 2 产生和释放增多，进而再次激活 NF - κB；同时还可使 IL - 6、IL - 8 等这些促炎症因子产生和释放增多，从而导致最初的炎症信号进一步放大，加重机体损伤及微循环障碍，直至弥散性血管内凝血（DIC）或死亡。这种情况多见于脓毒血症（sepsis syndrome）、全身多器官功能障碍综合征（MODS）、急性呼吸窘迫综合征（acute respiratory stress syndrome，ARDS）等重症疾病。动物研究证实，内毒素血症、失血和缺氧均能增强 NF - κB 的激活。除了炎症因子因 NF - κB 转录增加外，NF - κB 的激活促进与凋亡有关的基因的表达似乎在重症疾病中显得更为重要。例如，在 ARDS 病人的肺中，中性粒细胞大量被激活产生活性氧自由基以及促炎症因子，并且这些中性粒细胞凋亡能力下降甚至消失。因此，NF - κB 激活后引起炎症中性粒细胞寿命增加，延长了肺部炎症过程。抑制 NF - κB 的激活不仅可以减少 ARDS 病人肺内炎性介质的产生，而且通过减少活化的中性粒细胞加速肺部损伤的恢复。ARDS 病人肺泡巨噬细胞中除了发现 NF - κB 激活增强外，IκBα 水平也升高。说明 NF - κB 抑制性调节亚基虽然有上调，但是不足以使 NF - κB 的激活和肺部的炎症恢复正常。因此，在不引起免疫抑制的条件下抑制 NF - κB 会有很好的抗炎效果。

（六）与 NF - κB 有关的其他疾病

在免疫缺陷型病毒（HIV - 1）的长末端重复序列发现两个 NF - κB 的结合位点，提示 NF - κB 与 HIV 疾病有关。在 T 细胞，NF - κB 被激活能增强 HIV - 1 的复制。此外，研究发现，老年鼠的心脏、肝、肾以及脑有高水平的 NF - κB 结合活性，而人衰老的成纤维细胞却表现了核内 NF - κB 的减少。这些发现提示，衰老与不同的组织中 NF - κB 发生不同的改变有关。NF - κB 还可调节突触的可塑性，因此 NF - κB 信号通路的异常就能导致神经系统紊乱，导致精神分裂症。直接证据就是用红藻氨酸（kainic acid）或毛果芸香碱诱导癫痫发作后，4 ~ 16 小时内 NF - κB 的活化在海马神经元中迅速增强，并在胶质细胞中发生持续而稳定的增高。ROS 诱导 NF - κB 激活被认为是糖尿病发病和发展的原因之一，另外在胰岛 β 细胞中，NF - κB 可能在免疫介导的几种不同的细胞死亡途径中发挥作用而参与了自身免疫性糖尿病。因为抑制 NF - κB 活性可以降低 MHCI（Ⅰ类组织相容性复合物）的基础表达以及 TNF 诱导的 MHC 的表达水平。来自鼠和人类胰岛细胞的资料显示，NF - κB 激活还可以促进 iNOS 的表达，导致胰岛 β 细胞的损害。

八、NF－κB 作为新药治疗的靶点

NF－κB 的激活是许多病理状态的决定因素，所以它逐渐成为治疗相关疾病的靶点。现在有很多 NF－κB 的生物和生化抑制剂，它们通过抑制 NF－κB 与靶 DNA 的结合活性，或阻断引起 NF－κB 激活的信号转导途径起作用。

（一）阻断 NF－κB 与 DNA 结合

最直接抑制 NF－κB 激活的方法就是阻断 NF－κB 与 DNA 结合，并且可以通过测定与 DNA 结合的 NF－κB 的量很容易地评价抑制剂的效果。较为成功的就是转录假诱导肽（transcript factor decoy peptide，TFD），即双链寡居脱氧核苷酸（ODN），它可以与特定 DNA 位点的互补区域结合，从而竞争性抑制 NF－κB 与 DNA 的结合。在许多动物模型试验中肯定了 ODN 的治疗效果。例如，在猪心肌缺血模型，通过前室间静脉逆向注入 NF－κB 假诱导 ODN 可以减少心脏梗死面积。IL－4、锌、金、铬等金属、VEGF、咖啡酸苯乙酯（caffeine acid phenyl ester，CAPE）、血管活性肠肽（vasoactive intestinal peptide，VIP）能够直接或间接抑制 NF－κB 与 DNA 结合。

（二）抑制 IκB 磷酸化

NF－κB 的激活需要 IκB 磷酸化、泛素化以及蛋白酶降解，阻断任何一个环节就能抑制 NF－κB 的激活。使用磷酸化 IκB 的激酶特异抑制剂，例如特异性抑制 NIK 或 IKK 活性的化合物，来阻断 NF－κB 的激活，因不会干扰其他的信号途径，是理想的治疗因 NF－κB 过度激活导致的疾病。由于 IκBα 的磷酸化对于 NF－κB 的激活非常关键，阻断 IκB 磷酸化使其后的 IκBα 泛素化和降解受到抑制。目前发现，能够抑制 IκB 磷酸化的有阿司匹林、异丁苯丙酸（即布洛芬）、NO、前列腺素 A1、血根碱（sanguinarine）等，三氧化二砷也可以直接修饰 IKK 上起关键作用的半胱氨酸而抑制 IKK 对 NF－κB 的激活。但至今未发现作用特异的抑制剂。最近有实验发现一种脂质过氧化产物 4－羟基－2－壬烯通过直接抑制 IKK 来阻断 IκB 的磷酸化，作用是否为特异性地抑制还需进一步研究。

（三）阻断蛋白酶小体对 IκB 抑制性亚基的降解

降解 IκB 以及剪切 p105、p100 前体使其活化的 26S 蛋白酶小体（proteasome）被抑制可增加细胞内 IκB 的水平，而阻断 NF－κB 的激活以及核转位。目前发现了很多天然和合成的蛋白酶小体抑制剂。肽类硼酸 PS341 为蛋白酶体的竞争抑制剂，很容易进入细胞内抑制蛋白酶体，从而抑制 NF－κB 的激活及其后的前炎症蛋白基因的转录。PS341 可以口服，非常适于体内给药，口服后生物利用度高而且在生理条件下相对比较稳定。在动物试验中已经证实，PS341 通过抑制 NF－κB 而对前列腺癌和 Burkit's 淋巴瘤有抑制作用。最近对 PS341 进行 Ⅰ 期临床试验结果表明，它对化疗抗性多发行骨髓瘤有较好疗效。肽乙醛、肽乙烯砜、MG132（carbobenzoxyl－leucinyl－leucinyl－leucinal－H）、lactacystin（一种链霉菌的代谢物）、calpastatin 也是蛋白酶的有效抑制剂，能阻断 IκB 的降解。化学抑制蛋白酶小体，可能会影响其他与泛素－蛋白酶小体信号途径有关的细胞过程。例如，抗原加工、细胞周期调控等。但基于体外实验结果，合成型蛋白酶抑制剂作为抑制 NF－κB 激活的试剂是可以接受的，并且如果能控制其毒性，可用于短程治疗炎症。辣椒素、丙型肝炎病毒核心蛋白、IL－3、过钒酸盐等

也可以抑制 IκB 的降解，但是具体机制尚待研究。尽管蛋白酶小体抑制剂对肿瘤治疗有效，但是必须注意，蛋白酶小体对于许多正常的细胞功能和细胞循环是非常重要的调节子，因此，临床上用于抗慢性炎症还有待探究。

1．抑制性亚基 IκB　上调 IκBα 的量也是抑制 NF－κB 激活的策略之一。例如 β－淀粉肽、糖皮质激素、IL－10 和 IL－13 等均可促进 IκBα 的表达。通过腺病毒质粒将野生型 IκB 的基因转染到表达高水平 NF－κB 的肿瘤细胞，可引起细胞凋亡。提示，IκB 基因转移能作为一种治疗有 NF－κB 增高的癌症的手段，该方法已经被用于体内，对风湿性关节炎有一定的疗效。也可以对 IκB 基因作修饰，即将 IκB 特异性的磷酸化位点 Ser32 和 36 换成丙氨酸，泛素化位点 Lys21 和 22 换成精氨酸，以阻止对 IκB 的降解。如此，NF－κB 始终与抑制亚基结合而滞留在细胞浆内。近来发现，组蛋白去乙酰化酶 HDAC3 直接与核内的 RelA 结合，使其与 IκBα 结合并运出细胞核。HDAC3 这种在核内发挥 NF－κB 抑制作用似乎对有激活形态 NF－κB 结构性表达的肿瘤是有应用价值的。

2．核转位的阻断　抑制 NF－κB 向核内移位也可以抑制 NF－κB 的激活。利用细胞通透性肽来模仿，例如 p65 中的转运序列，而取代了正常的将 NF－κB 从胞浆移位到胞核的功能，使 NF－κB 不能与其靶 DNA 结合。通过抑制 NF－κB 核转位发挥作用的有 SN－50 和 o，o'－bismyristoyl thiamine disulfide。

九、抑制 NF－κB 治疗药物的应用

（一）抗氧化剂

抗氧化剂之所以被作为 NF－κB 抑制剂是因为氧自由基（ROS）在激活 NF－κB 的过程中作用重大。有四方面的证据支持 ROS 在介导许多刺激剂激活 NF－κB 的过程中起重要作用：①在某些细胞中直接应用促氧化剂，如 H_2O_2 可以激活 NF－κB；②内毒素、IL－1β、TNF－α 和离子射线等在细胞中激活 NF－κB 后产生氧应激；③抗氧化剂在体内和体外不同条件下能抑制 NF－κB 的激活；④内源性抗氧化防御系统上调，例如，CuZn 超氧化物歧化酶、过氧化氢酶的大量产生，能抑制 NF－κB 的活性。鉴于 ROS 在 NF－κB 的激活中如此重要，使用抗氧化剂 N－乙酰半胱氨酸（NAC）、维生素 E 衍生物、维生素 C、二甲亚砜等来抑制其产生或生物学作用对限制炎症等疾病有益。其作用机制如下：①直接清除 ROS，如叔丁对甲氧酚（BHA）、5，5 二甲氨－1－吡咯呤－N－氧化物（DMPO）、别嘌呤醇等；②与 ROS 相关酶中的金属离子发生螯合作用，而抑制这些酶的活性，减少 ROS 的产生。如 O－菲咯呤、去铁敏（DFO）、Tepoxalin 等；③增加谷胱甘肽前体及还原性谷胱甘肽的含量，保护其他蛋白及酶不被氧化。有些抗氧化剂具有双重作用，如 NAD 不但能够直接清除 ROS，还可以增加谷胱甘肽前体的含量；二乙基二硫代氨基甲酸酯（DDTC）、吡咯二硫氨基甲酸脂（DPTC）、TEMPO 既能直接清除 ROI，又有金属离子螯合作用。

但是近来对抗氧化剂作为 NF－κB 抑制剂又存在很多质疑。因为，细胞内氧化还原状态是激活和调节一些信号转导途径非常重要的决定因素，抗氧化剂会非特性地影响很多激酶、磷酸酶和转录因子。因此，怎样提高抗氧化剂的作用特异性还有待研究。似乎维生素 E 的衍生物（α－tocopheryl succinate）给了很好的启示，它能抑制激活的 NF－κB 与靶基因 κB 位

点结合而发挥特异性的 NF－κB 抑制作用。

（二）免疫抑制剂

在治疗移植物排斥反应和 GVHD 中常规使用的糖皮质激素（包括地塞米松、可的松）可以抑制巨噬细胞中炎症因子的产生，下调内皮细胞粘附分子的表达，抑制 PLA2 从而抑制实体器官或骨髓移植物引起的免疫和炎症反应。糖皮质激素还用于治疗类风湿性关节炎（RA）、哮喘等。糖皮质激素的抗炎以及免疫抑制效应的机制是糖皮质激素与胞浆内受体结合，然后进入核内，二聚化，最后与特异性 DNA 序列（糖皮质激素反应元件）结合（图 8－7）。除此以外，糖皮质激素的作用机制还与抑制 NF－κB 活性有关联。阻断 NF－κB 的活性似乎有两条途径，一是糖皮质激素受体能与 p65 直接相互作用，抑制 NF－κB 与 DNA 结合。也有研究报道称，糖皮质激素受体与 p65 结合后并不影响 p65 与 DNA 结合，但是却抑制了 p65 的转录激活作用。此外，糖皮质激素受体与 NF－κB 结合还竞争性地抑制了 NF－κB 与共激活子 CBP 的结合，这也可能是糖皮质激素直接抑制 NF－κB 的原因之一。而另一条途径是间接抑制途径，即糖皮质激素激活 IκBα 的从头合成，NF－κB 被下调。致使该作用并不是在所有的细胞类型都有发生。其他，例如，环孢菌素、tacrolimus 等免疫抑制剂的作用机制也与拮抗 NF－κB 激活有关。

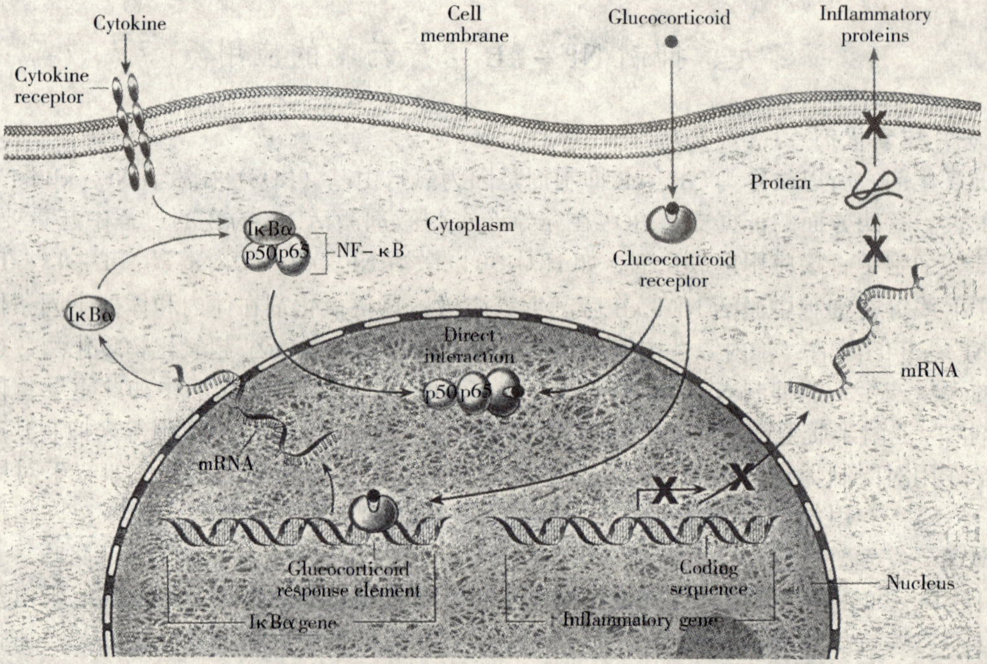

图 8－7 糖皮质激素对 NF－κB 激活的影响

糖皮质激素－糖皮质激素受体复合物与 NF－κB 的 p65 亚基结合，从而抑制 NF－κB 的激活引起的炎症基因的表达，糖皮质激素－糖皮质激素受体复合物还能与编码 IκBα 基因的启动子结合，从而刺激 IκBα 的合成。图中 X 表示阻断。

（三）非甾体类抗炎药（NSAID）

绝大部分经常使用的非甾体类抗炎药物都能抑制 NF－κB，只是在临床上大部分没有被证实。一般都认为，NSAID 通过抑制 COX 活性阻断前列腺素合成而发挥抗炎作用。然而，越来越多的试验发现，NSAID 也通过抑制 NF－κB 信号途径来抗炎。阿司匹林、水杨酸钠能够阻止 IκB 磷酸化和之后的水解而抑制内毒素和细胞因子对 NF－κB 的激活。其作用机制可能是下调 IKK 与 ATP 结合的能力而抑制 IKK 活性。其他的水杨酸盐衍生也通过不同的作用机制抑制 NF－κB 的激活。被广泛用于肠炎的水杨酸盐衍生物 sulfasalazine 被证实能抑制 IκB 降解，aminosalicylate mesalamine 被证实能干扰对 p65 的磷酸化修饰。发现的其他有 NF－κB 抑制活性的 NSAID 还有 ibuprofen、R/S－flurbiprofen、sulindac、tepoxalin 等。

（四）内毒素耐受

许多报告中指出，在动物模型和人志愿者中，给予重复小剂量的内毒素能诱导耐受性，耐受后巨噬细胞表达包括 IL－1β、TNF－α、IL－6、IL－8 等细胞因子的能力下降。实验发现，在内毒素耐受的大鼠肺组织中，NF－κB 的激活和趋化因子的表达降低，并且肺中中性粒细胞炎症反应减轻。对于单核细胞系的研究表明，耐受性的机制与 p50 的过度表达有关，p50 有 DNA 结合活性但缺乏转录激活结构域，所以阻止基因转录。另外，在对心肌细胞的研究中发现，内毒素可以上调 IκB－α 蛋白的表达，从而抑制 NF－κB 的核内转移和心肌细胞中 TNF－α 的产生。因此，利用对内毒素的天然耐受性能有效抑制 NF－κB 依赖的炎症。

（五）天然化合物

用紫菀花（asteraceae）制成的中药制剂在民间用于治疗多种炎症疾病，例如，风湿性关节炎、哮喘、银屑病癣、偏头痛等。近来，体外试验发现，紫菀花主要的活性成分为倍半萜内酯（sesquiterpene lactone），是 NF－κB 的特异性抑制剂，虽然它不能阻止 ROS 产生，但却特异性抑制 IKK 而抑制 ROS 对 NF－κB 的激活。此外，还能阻止 IκBα、IκBβ 被降解，最终导致 iNOS 和 IL－8 的表达下降。对其结构进行分析认为 α，β－不饱和羰基导致丝氨酸残基不可逆地乙酰化。另外发现，NF－κB 抑制性活性的倍半萜内酯 helenalin 在细胞核内选择性的修饰 p65。因此抑制其 DNA 结合活性。最近，倍半萜内酯的活性在动物体内得到证实，并且倍半萜内酯还有一个优点，就是在内毒素的各种副反应出现后给予倍半萜内酯也有效。这提示至少在脓毒血症中，抑制 NF－κB 活性是有治疗意义的。

绿茶因其活性成分茶多酚而具有抗炎和肿瘤化学预防作用已毋庸置疑。在正常和癌症细胞中也证实了茶多酚对 NF－κB 有抑制作用。例如，绿茶中的一种主要茶多酚 EGCG（Epigallocatechin 3－gallate）在 TNF－α 刺激的细胞中，可以抑制 IKK 活性，而一些抗氧化剂则无此活性。姜黄素具有抗炎活性，在内皮细胞中姜黄素可以浓度依赖性地抑制 NF－κB 的活性。其机制是通过激活转录增强子热休克因子－1 来诱导热休克蛋白 70 的表达，而启动对机体有保护作用的热休克反应。其他发现能够抑制 NF－κB 激活的天然产物还有从真菌中提取的活性成分，例如，panepoxydone、cycloepoxydon 和 gliotoxin。

NF－κB 的激活导致肿瘤细胞增生、侵袭、血管生成和转移。所以，NF－κB 可以成为防治肿瘤的靶点。一些研究证实，化学预防药物能够阻止肿瘤发生与抑制 NF－κB 的活性有关联。例如，姜黄、茶多酚、类维生素 A、白藜芦醇（resveratrol）、大黄素等都具有化学预防作用，它们都能够抑制 NF－κB 的激活。因此，可以将化疗药物或放疗与化学预防药物合用来治疗肿瘤（图 8 – 8）。化学预防药物除了抑制化疗药物引起的 NF – κB 的激活外，有些化学预防药物本身也可诱发凋亡，例如姜黄、白藜芦醇。大多数的化学预防药物来源于天然植物，因此与化疗联合治疗肿瘤毒性会很低。

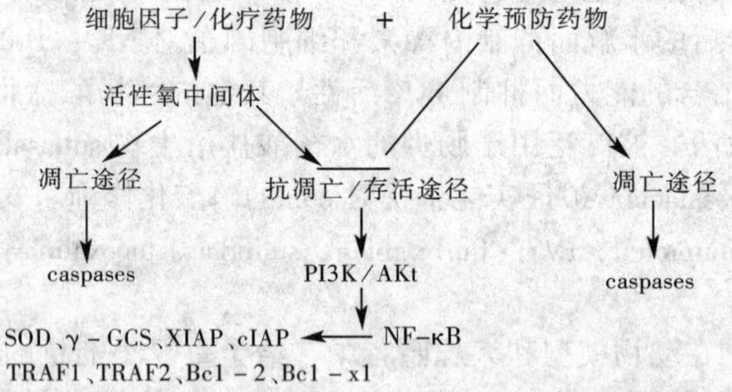

图 8 – 8 化学预防药物通过下调细胞存活机制来增强化疗药物治疗效果。

PI3K：磷脂酰激醇 – 3 – 激酶（phosphotidylinositol – 3 – kinase）；SOD：超氧化物歧化酶；γ – GCS：γ – 谷酰半胱氨酸合成酶；xIAP、cIAP：细胞凋亡抑制蛋白；TRAF：TNF 受体相关受体。⟶激活；⊣抑制

（六）其他临床用药

临床上已经运用的抗癌药物三氧化二砷和 thalidomide 就是 NF – κB 的抑制剂，而目前开发的与 NF – κB 抑制有关的新化疗药物就是蛋白酶体抑制剂 PS – 341，已完成了Ⅰ期临床，对于多发性骨髓瘤效果显著，正拟进行Ⅱ期临床。值得注意的是，以 NF – κB 为靶点的 thalidomide 和 PS – 341 作为单一治疗剂来治疗恶性血液疾病均取得了显著疗效，反映了 NF – κB 在这些血液恶性肿瘤中的重要性。

内源性诱导产生的 NO 可以使 NF – κB 的半胱氨酸发生硝基化而降低 NF – κB 的 DNA 结合活性，NO 还能通过抑制蛋白酶小体活性阻断 IκBα 的降解。此外，NO 能作为 H_2O_2 捕捉剂和抗氧化剂，抑制其他自由基激活 NF – κB。因此，硝酸甘油、硝酸呋喃妥因等能产生 NO 的药物，除舒张血管外，还能降低 NF – κB 介导的 IL – 1、TNF、粘附分子的表达，从而降低动脉粥样硬化的危险度。

归纳起来，NF – κB 的激活与抑制可用图 8 – 9 来表示。

展望

NF – κB 是在许多细胞中表达的转录因子，与很多疾病的发生发展机制密切相关，研究 NF – κB 的生物学特性会给我们提供意想不到的治疗途径。发现 NF – κB 的这十几年来，对 NF – κB 的研究取得了巨大的进展，尤其值得注意的是 NF – κB 的激活与抑制已成为新药研究与开发的一个新的治疗靶标。但是应用 NF – κB 抑制剂，会抑制对非疾病组织中 NF – κB，导致免疫力底下等副作用。因为 NF – κB 是机体有效的免疫反应所必需的。在一些自发免疫性疾病，例如系统性红斑狼疮，NF – κB 就不能被激活。如此看来，对 NF – κB 的激活进行调节比抑制更为理性。如前所述，NF – κB 在不同的情况下，既能抑制凋亡又能诱发凋亡。有实验发现，在细胞仍然有野生型 p53 存在时，NF – κB 就是促凋亡的，此时抑制 NF – κB 的激活就有可能诱发细胞癌变。因此，还需对特异性和选择性调节 NF – κB 激活的机制以及 NF – κB 在不同的细胞类型，不同疾病中的确切作用，进行更深入的研究。

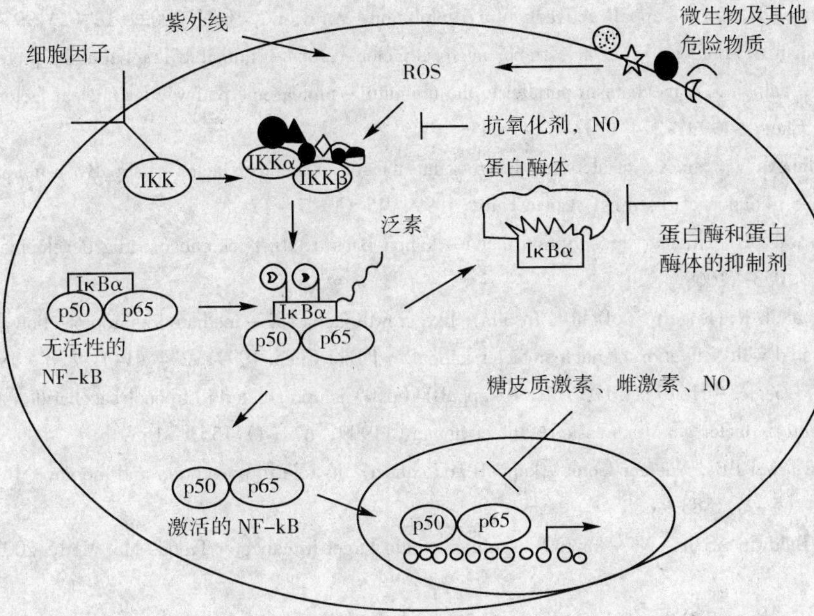

图 8－9 NF－κB 的激活及其抑制

细胞外诱导剂细胞因子、UV、微生物等激活 IκB 激酶（IKK）使与 NF－κB p50/p56 异源二聚体相连的 IκBα 磷酸化，抗氧化剂和 NO 能阻断 IKK 的激活和 IκBα 的磷酸化。磷酸化的 IκBα 与泛素结合后被蛋白酶降解，蛋白酶的抑制剂能阻断此过程。IκBα 被降解后，p50/p65 复合物进入核内与靶基因的 κB 基序结合。糖皮质激素和 NO 能降低 NF－κB 的 DNA 结合活性。图中：ROS 为氧自由基，NIK 为 NF－κB 诱导激酶，→表示激活，⊢——表示抑制。

（金 晶 刘耕陶）

参 考 文 献

1．Pande V，Ramos MJ．NF－kappaB in human disease：current inhibitors and prospects for de novo structure based design of inhibitors．Curr Med Chem，2005，12（3）:357－74
2．Meffert MK，Baltimore D．Physiological functions for brain NF－kappaB．Trends Neurosci，2005，28（1）:37－43
3．Leeand JI，Burckart GJ．NF－κB：Important transcription factor and therapeutic target．J Clin Pharmacol，1998，38 :981－993
4．Abraham E．NF－kappaB activation．Crit Care Med，2000，28（4）:N100－104
5．May MJ，Ghosh S．Signal transduction through NF－κB．Immunology Today，1998，19（2）:80－88
6．金 晶，刘耕陶．NF－κB 的研究进展．国外医学（药学分册），2000，27（3）:133－136
7．Zingarelli B，Sheehan M，Wong HR．Nuclear factor－kappaB as a therapeutic target in critical care medicine．Crit Care Med，2003，31（1 Suppl）:S105－111
8．Ginn－Pease ME，Whisler RL．Redox signals and NF－κB activation in T cells．Free Radic．Biol．Med，1998，25 :346－361
9．Ferrer I，Marti E，Lopez E，et al．A．NF－κB immunoreactivity is observed in association with beta A4 diffuse

plaques in patients with Alzheimer's disease. Neuropathol Appl Neurobiol, 1998, 24 (4):271 – 277
10. Sun Z, Andersson R. NF – kappaB activaation and inhibition: a review. Shock 2002, 18 (2):99 – 106
11. Han Y, Weinman S, Boldogh I, et al. Tumor necrosis factor – alpha – inducible IkappaBalpha proteolysis mediated by cytosolic m – calpain. A mechanism parallel to the ubiquitin – proteasome pathway for nuclear factor – kappab activation. J Biol Chem, 1999, 274 (2):787 – 794
12. Chen F, Castranova V, Shi X, et al. New insights into the role of nuclear factor – kappaB, a ubiquitous transcription factor in the initiation of diseases. Clin Chem, 1999, 45 (1):7 – 17
13. Garg A, Aggarwal BB. Nuclear transcription factor – kappa B as a target for cancer drug development. Leukemia, 2002, 16 (6):1053 – 1068
14. Heck S, Lezoualc'h F, Engert S, Behl C Insulin – like growth factor – 1 – mediated neuroprotection against oxidative stress is associated with activation of nuclear factor kappaB. J Biol Chem 1999, 274 (14):9828 – 9835
15. Kastenbauer S, Ziegler – Heitbrock HW. NF – kappaB1 (p50) is upregulated in lipopolysaccharide tolerance and can block tumor necrosis factor gene expression. Infect Immun, 1999, 67 (4):1553 – 1559
16. Bharti AC, Aggarwal BB. Nuclear factor – kappaB and cancer: its role in prevention and therapy. Biochem Pharmacol, 2002, 64 (5 – 6):883 – 888
17. Orlowski RZ, Baldwin AS Jr. NF – kappaB as a therapeutic target in cancer. Trends Mol Med, 2002, 8 (8):385 – 389
18. Yamamoto Y, Gaynor RB Role of the NF – kappaB pathway in the pathogenesis of disease states. Curr Mol Med, 2001, 1 (3):287 – 296
19. Li Q, Verma IM. NF – κB regulation in the immune system. Nat Rev Immunol, 2002, 2 (10):725 – 734

第9章　细胞间隙连接通讯与肿瘤

生物体内每个细胞正常的生长和代谢均依赖于与细胞群体间的沟通。高等生物所处的环境无时无刻不在发生着变化，机体功能上的协调统一要求有一个完善的细胞间相互识别、相互反应和相互作用的机制，这一机制称为细胞通讯（cell communication）。一般认为，细胞间存在两种通讯方式，一是激素、生长因子及第二信使等介导的间接通讯，此种通讯方式不需要细胞的直接接触。二是由细胞直接接触介导的通讯，该通讯方式的结构基础为细胞连接。细胞连接的体积很小，可分为三大类，分别为封闭连接（occluding junction）、锚定连接（anchoring junction）和通讯连接（communicating junction）。细胞间隙连接是通讯连接的一种，存在于除循环血细胞、骨骼肌细胞和某些神经元外的绝大多数哺乳动物细胞中，由其介导的通讯方式——细胞间隙连接通讯（gap junctional intercellular communication，GJIC）在细胞的新陈代谢、内环境稳定、增殖和分化等生理过程中发挥着关键的调节作用。肿瘤是一种增殖和分化紊乱的疾病，严重威胁着人们的生命健康。研究发现，多种肿瘤的发生、发展与GJIC功能缺陷有关，恢复或增强肿瘤细胞与正常细胞间的GJIC功能可以抑制肿瘤细胞的生长，从而为治疗肿瘤提供了一个新的途径。

一、细胞间隙连接通讯（GJIC）的结构及物质基础

（一）GJIC 的结构基础

如前所述，GJIC 的结构基础为间隙连接（gap junction，GJ）。间隙连接是一类形成于相邻细胞间的连接复合体，由聚集的通道组成。由电镜可观察到：在两相邻细胞间连接处有 2 ~ 4 nm 的间隙，在间隙与两层质膜中有大量蛋白质颗粒，是构成间隙连接的基本单位，称为连接子（connexon）。连接子又由 6 个相同或相似的跨膜蛋白质亚单位环绕而成，每个连接子直径 8nm，中心形成一个直径约 1.5nm 的孔道。来自相邻细胞膜上的相对的 2 个连接子分别从膜中伸出，组装成亲水性间隙连接通道（图 9 – 1，图 9 – 2）。分子量为 1000 ~ 1600D 以下的离子或小分子物质可通过通道在相邻两个细胞间直接传递，如 Ca^{2+}、1，4，5 – 三磷酸肌醇、一氧化氮、cAMP 等第二信使及水、糖、核苷酸、氨基酸、小分子药物、致癌物等。物质通过间隙连接通道的传递过程是不耗能的被动扩散过程。这种直接传递的意义在于，相邻的细胞可以共享小分子物质，从而可以快速和可逆地促进相邻细胞对外界信号的协同反应，保证细胞间正常生长控制信号的传递。

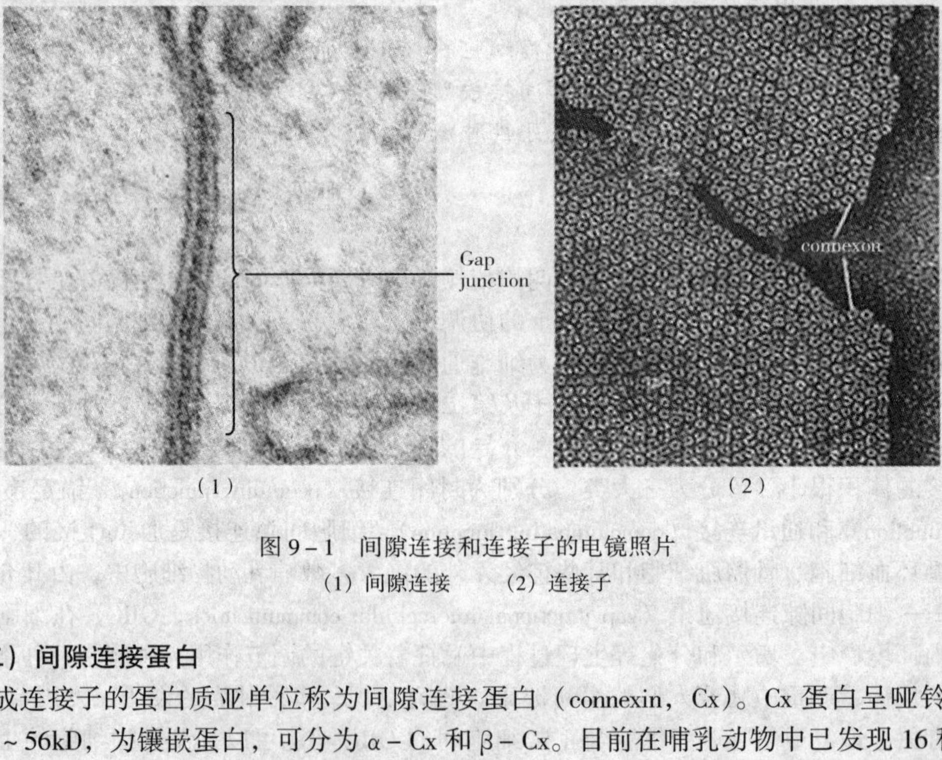

图 9 – 1　间隙连接和连接子的电镜照片

（1）间隙连接　（2）连接子

（二）间隙连接蛋白

组成连接子的蛋白质亚单位称为间隙连接蛋白（connexin，Cx）。Cx 蛋白呈哑铃形，分子量 26 ~ 56kD，为镶嵌蛋白，可分为 α – Cx 和 β – Cx。目前在哺乳动物中已发现 16 种 Cx 蛋白成员。各种 Cx 蛋白成员之间具有很高的同源性，其共同结构示意图见图 9 – 3。四个跨膜亲水片段称为 M1 – 4，为 α 螺旋结构，两个胞外环分别称为 E1，E2，还有一个胞浆环。Cx 蛋白的羧基端和氨基端均位于胞浆内，氨基端相对保守，羧基端差别较大。羧基末端的丝氨酸/苏氨酸及酪氨酸残基的磷酸化/去磷酸化水平影响着间隙连接的形成及功能状态，并能够

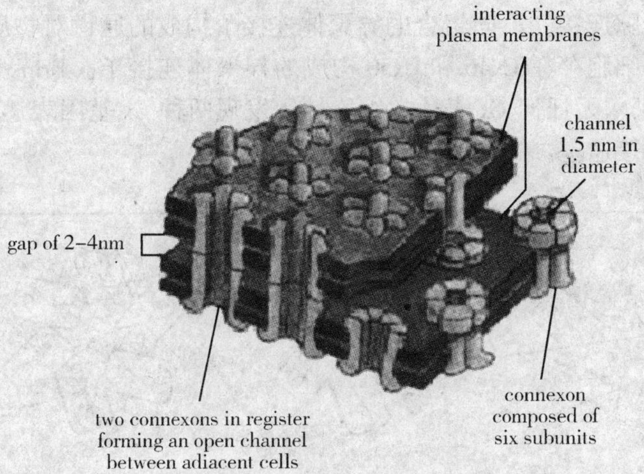

图 9－2　间隙连接模型

感受胞内的信息而改变构象，从而调节间隙连接的形成及传导性。胞外的 E1 与 E2 区各含三个半胱氨酸残基，E1 区的三个半胱氨酸分别由 1 个和 3 个氨基酸残基分隔，E2 区的半胱氨酸分别由 4 个和 5 个氨基酸残基分隔，但在 Cx31 中，后者分别由 5 个和 5 个氨基酸残基分隔。另外在 E1 环与 E2 环之间至少有一个二硫键连接。利用位点突变技术发现，在 Xenopus 卵母细胞，Cx32 的 E1、E2 区的任一半胱氨酸残基突变都导致间隙连接通讯功能的完全阻断。E 区形成堆栈的 β－Sheet 构象，E1、E2 的反平行的 β－Sheet 结构与 4 个跨膜的 α 螺旋的顺序排列相关。

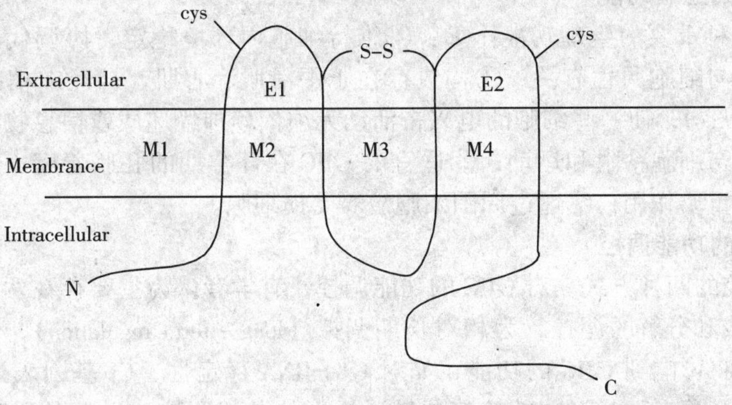

图 9－3　间隙连接蛋白的结构示意图

（三）连接子

Cx 蛋白可寡聚成六聚体称为连接子或称半通道。连接子可由单一的连接蛋白组成称为同聚体连接子，由同聚体连接子参与组成的间隙连接称为同型间隙连接。由于胞外结构域高度的保守性，Cx 蛋白家族成员之间也可以组成异聚体连接子，由异聚体连接子参与组成的间隙连接称为异型间隙连接。不同组合的异聚体连接子构成的通道对物质的通透性具有选择功能。羊晶状体上皮细胞存在 Cx46 和 Cx50 构成的异聚体连接子。Brink 等将大鼠 Cx43 基因和人 Cx37 基因共转染入无任何 Cx 表达的细胞株，发现两种 Cx 基因表达的 Cx 蛋白之间可形成具有活性的间隙连接通道。

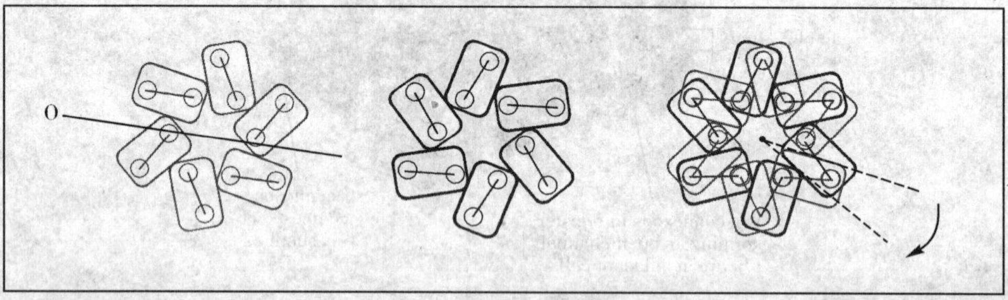

图 9－4 连接子及 α 螺旋示意图

图 9－4 矩形框内代表跨膜六个 α 螺旋，两个重叠对称的轴位于细胞外区的连接。在细胞连接通道处，连接子并列重叠一致（图 9－4 中 A 和 B 连接子）。图 9－4C 用放射齿状图观测和预制连接子重叠的角度和弧度（两条虚线之间）。单一的连接子 α 螺旋重叠的角度将会被并列的两个 α 螺旋添加。

二、GJIC 的生理功能及其功能调控

（一）GJIC 的生理功能

GJIC 具有多种重要的生理功能。如：①维持细胞内环境稳定，协调代谢；②参与细胞的增殖分化；③与细胞凋亡有关；④构成存在于平滑肌、心肌、神经末梢间的电紧张突触（electrotonic synapses），使一些细胞的电兴奋活动无须依赖神经递质或信息物质即可传递到相邻的细胞；⑤参与细胞粘附和运动；⑥适宜的 GJIC 在怀孕期的胚胎着床、胚胎生长和胚胎发育过程中发挥重要作用；⑦通过周围细胞滋养受损细胞。

（二）GJIC 的功能调控

1．功能调控的两种方式 对 GJIC 的功能调控，有学者认为主要存在两种方式：第一种是对 Cx 蛋白合成和分解的调控，为相对长期调控（long－term regulation），任何影响其合成和分解的因素都将影响到 GJIC 的功能，如对 Cx mRNA 稳定性，Cx 基因表达速率，Cx 蛋白寡聚化等的调控。第二种是对间隙连接通道通透性的局部调控，为相对瞬时调控，如对 Cx 蛋白转录后修饰，Cx 蛋白的亚细胞定位，功能性连接子进入细胞膜及相邻细胞间半通道形成等的调节。间隙连接通道的通透性亦受多种因素的影响，如细胞粘附因子，细胞内钙离子浓度，pH 值，自由基，cAMP 浓度及其他与细胞外基质和细胞间粘附相关的某些蛋白因子。在实验条件下，降低细胞 pH 值或升高钙离子浓度均可降低细胞间隙连接通道的通透性。

2．磷酸化调控 目前研究较多的为 Cx 蛋白磷酸化调节对 GJIC 功能的影响，为瞬时调

控方式。有研究者发现，Cx43 蛋白磷酸化与 GJIC 功能下降不总存在必然联系，而是细胞依赖性的。因此，要建立一个 Cx 蛋白磷酸化与 GJIC 功能之间的普遍规律是困难的。但对大多数细胞来说，Cx 蛋白磷酸化在 GJIC 功能的调节中发挥着重要的作用，这是大量实验所验证的。磷酸化修饰是 Cx 蛋白转录后修饰的最普遍和重要的方式。Cx 蛋白分子羧基端有多个可磷酸化的位点，正常细胞 Cx 蛋白本身就存在一定程度的磷酸化。蛋白电泳条带可观察到 Cx 蛋白的三种磷酸化状态，根据迁移速度从快到慢分别为 P0，P1，P2。P0 为 Cx 蛋白的非磷酸化形式，P1，P2 分别为 1 个和 2 个磷酸化形式。Cx 蛋白的这种磷酸化有助于细胞 GJIC 功能的正常发挥，过高过低的磷酸化状态都会抑制 GJIC 的功能。

Cx 蛋白过磷酸化而导致 GJIC 功能抑制的机制目前认为主要有以下几种：①使 Cx 蛋白降解。Cx 蛋白的过磷酸化可能激活其他蛋白酶，从而加速 Cx 蛋白的降解，或者直接促发该蛋白的降解；②影响 Cx 蛋白的构象，从而使间隙连接通道通透性降低、通道关闭或影响连接子的偶合；③改变 Cx 蛋白的分布，Cx 蛋白的过磷酸化可能引起 Cx 蛋白由质膜内移至胞质，或在胞膜中弥散，或两者兼而有之，而只有存在于相邻细胞接触区质膜上的 Cx 蛋白，才可能发挥其正常功能。TPA（12 - o - tetradecanoylphorbol - 13 - acetate）和 DDT（1，1 - bis（p - chlorophenyl） - 2，2，2 - trichlorethane）作用于 WB - F344 大鼠肝上皮细胞，则可引起该细胞主要连接蛋白 Cx43 膜上分布的改变，抑制 GJIC 功能。

3. 调控因子　许多肿瘤促进剂和生长因子可通过影响 Cx 蛋白的磷酸化而改变 GJIC 的功能状态。肿瘤促进剂 TPA 是一种典型的促癌剂，其对包括转染了 Cx 基因在内的许多细胞 GJIC 功能的抑制作用，已经得到了大量实验的完全证实。观察经 TPA 作用后的敏感细胞的 Cx 蛋白电泳条带，可看到迁移速度最慢的 P3 条带，同时 P0 条带消失或减弱。用碱性磷酸酶和 TPA 共同处理细胞，则可以发现，P1，P2，P3 条带均消失，P0 条带增强，表明 P3 为 Cx 蛋白的过磷酸化形式。Edgar R 和 Hanne O 在对肝上皮细胞 IAR6.1 的研究中发现，TPA 致 Cx43 蛋白过磷酸化主要与 PKC 的直接作用有关，同时 MAPK 途径也发挥了部分作用。

生长因子如表皮生长因子（EGF）、血管内皮生长因子（VEGF）、转化生长因子 β（TGF - β）和血小板衍生生长因子（PDGF）等，对 GJIC 的调控多数是通过细胞中激酶的作用，影响 Cx 蛋白的磷酸化，改变 GJIC 的功能状态，从而调节细胞的增殖。GJIC 功能状态和细胞增殖之间存在可逆的相互关系。与生长因子对 GJIC 调节作用相关的激酶主要有：酪氨酸蛋白激酶（RTK）、PKC 和 MAPK。同时，钙离子等在某些生长因子（如 PDGF，IL - 6）对 GJIC 功能的调节中，也发挥着重要乃至关键性的作用。

三、GJIC 与肿瘤

多种证据显示，GJIC 功能与肿瘤的发生发展有着密切的关系。这些证据包括：①大多数肿瘤细胞和转化细胞 GJIC 功能减弱或消失，而邻近的正常细胞 GJIC 功能正常；②Cx 蛋白表达的量与肿瘤的恶性程度及转移能力呈负相关；③多种肿瘤促进剂、非基因毒致癌物及激活的癌基因对 GJIC 有抑制作用，如：TPA，苯巴比妥，ras，raf，neu 等，对 GJIC 的抑制可能是这些物质促进始细胞生长，最终导致肿瘤发生的重要原因；④将外源性 Cx 基因转染入肿瘤细胞诱导 GJIC 功能，肿瘤细胞的生长受到抑制，正常细胞对其的生长控制得到重建，肿瘤细胞的致癌性丧失；⑤将反义 Cx 基因转染入非肿瘤源性的正常细胞，细胞原有的表型改变，表现肿瘤细胞的特征；⑥Cx 基因敲除的小鼠，其肝癌的发生率较正常小鼠明显增加；⑦某些物质能够诱发或增强 GJIC 功能，从而发挥抑制肿瘤发生、生长的作用，如绿茶提取物、类维生素 A、类胡萝卜素、姜黄素、维甲酸等；⑧GJIC 的功能状态与肿瘤多药耐药有关。

肿瘤的发生是一个多阶段多机制的过程，一般认为可分为 3 个阶段，即始发（initiation）、促癌（promotion）及演进（progression）。始发是单个细胞暴露于致癌物引起基因突变的不可逆过程。始发细胞不是癌细胞，如果正常细胞对始发细胞通过间隙连接介导的生长控制一直存在，则肿瘤不会发生。但在一些能抑制正常细胞对始发细胞生长控制的物质作用下，始发细胞大量增殖。促癌即是过度增生的始发细胞克隆后连续增殖的过程。在此过程中，始发细胞与周围正常细胞及始发细胞间 GJIC 功能受到抑制，但该抑制作用是可逆的，应用 GJIC 诱导剂、增强剂可恢复 GJIC 的功能。演进是不可逆的肿瘤形成过程，该阶段肿瘤细胞与正常细胞间的 GJIC 功能被完全抑制，肿瘤细胞恶性变，获得侵袭、转移到其他组织的能力。简而言之，在肿瘤的形成过程中，GJIC 功能的抑制或缺陷使始发细胞失去周围正常细胞的生长调控而无限生长，最终发展成肿瘤。

四、恢复 GJIC 功能与肿瘤的预防和治疗

综上所述，GJIC 的功能抑制和缺陷与肿瘤的发生发展关系密切。因此，改善和恢复细胞同型和/或异型 GJIC 功能，将对肿瘤的预防和治疗发挥十分重要的作用。目前与 GJIC 有关的能达到预防和治疗肿瘤目的的思路主要有以下几种：

（一）基因疗法

将外源性 Cx 基因转染入肿瘤细胞，诱导和增强 GJIC 功能，发挥直接的杀瘤作用。将 Cx43 基因转染入高转移人肺癌 PG 细胞株中发现，转染细胞 Cx43 mRNA 表达量升高，GJIC 功能增强，肺癌细胞生长缓慢。裸鼠实验发现，转染细胞接种的裸鼠肿瘤生长受到抑制，表明 Cx43 基因的表达对肺癌细胞有直接的抑癌作用。其他的实验还发现，Cx 基因对肿瘤细胞的杀伤作用有特定的细胞选择性，如将 Cx40 基因转染入 Hela 细胞，细胞的生长没有受到明显的抑制。而将 Cx26、Cx43 基因转染入 Hela 细胞，则细胞完全失去了肿瘤活性，体外生长率明显降低。因此，将 Cx 基因作为抑癌基因用于肿瘤的基因治疗应该注意不同 Cx cDNA 的特异选择性。

（二）应用药物诱导和增强肿瘤细胞的 GJIC 功能

研究发现，GJIC 功能异常几乎存在于所有的实体瘤组织中。这种异常主要表现为肿瘤细胞间同型 GJIC 功能的减少，肿瘤细胞与周围正常细胞间异型 GJIC 功能的丧失。恢复肿瘤细胞同型和异型 GJIC 功能，可促进肿瘤细胞向正常细胞转化，且有利于小分子抗肿瘤药物到达肿瘤组织，并在肿瘤组织中扩散，提高肿瘤细胞对抗肿瘤药物的敏感性。在肿瘤发生的促癌阶段，应用化合物恢复始发细胞间同型和/或异型 GJIC 功能，将有利于恢复正常细胞对始发细胞的生长调控，促进始发细胞向正常细胞的转化，抑制肿瘤形成，对肿瘤的预防发挥重要作用。

目前，具有能增强或诱导肿瘤细胞及转化细胞 GJIC 功能，阻断促癌物等对 GJIC 抑制的化合物有多种，如姜黄素、白藜芦醇、表儿茶素（epicatechin）、金雀异黄素（genistein）、类胡萝卜素、绿茶提取物等。白藜芦醇是多酚类物质，体内实验证实其能抑制小鼠皮肤癌的发生，是一类有前途的肿瘤预防药物。Mette 等在对其作用机制的研究中发现，白藜芦醇在大于 10μmol/L 浓度时，能增强 WB－F344 大鼠肝上皮细胞的 GJIC 功能，且明显阻断 TPA 和 DDT 对该细胞 GJIC 功能的抑制作用，认为对 GJIC 功能的增强和恢复是其预防肿瘤的主要机制。

另外，糖皮质激素、雌激素、类维生素 A、高血糖素、cAMP、forskolin 等均可上调 Cx 的表达，以促进 GJIC 功能，为 GJIC 功能的化学诱导剂。这些化学诱导剂提高 Cx 的表达是细胞特异性的，且作用机制不同。雌激素的作用机制是通过与人和鼠 Cx43 基因启动子所含的雌激素反应元件作用而促进 Cx43 转录。cAMP，forskolin 及高血糖素则通过激活位于 Cx43 和 Cx32 启动子上的 cAMP 反应性增强子元件，使 Cx43 和 Cx32 的转录增加。

（三）增强旁观者效应，发挥间接杀瘤作用

旁观者效应（bystander effect）是将自杀基因导入肿瘤细胞并辅以无毒前体药物时，不仅转染自杀基因的肿瘤细胞被杀死，同时其周围未转染自杀基因的肿瘤细胞也被杀死的效应。旁观者效应是在基因治疗的过程中发现的。成功的肿瘤基因治疗需要将肿瘤细胞完全杀死从而避免肿瘤的复发，而目前常用的转染载体转染效率均较低。旁观者效应的发现使得只需将目的基因转入部分肿瘤细胞就可达到完全杀灭肿瘤细胞的目的，其在肿瘤基因治疗中的重要意义不言而喻。多个研究表明，GJIC 与旁观者效应关系密切。GJIC 功能良好的细胞转染入自杀基因后旁观者效应较强，GJIC 功能缺陷的细胞则较弱。大多数肿瘤细胞中 GJIC 功能缺陷或丧失，在这种情况下转染入自杀基因进行基因治疗时，旁观者效应较弱，治疗效果欠佳。此时，如果应用化学物质或引入外源性的 Cx 基因，以增强和诱导肿瘤细胞的 GJIC 功能，则可提高旁观者效应。达到良好的治疗效果。Vrionis 等将 HSV－tk 自杀基因转染入 GJIC 功能缺乏的 N2A 小鼠神经纤维瘤和 PC12 大鼠嗜铬细胞瘤后，均无明显的旁观者效应。而分别将大鼠 Cx37 基因和人 Cx43 基因转染入此两种癌细胞后，则发生明显的旁观者效应。

（四）在肿瘤的早期发现及良恶性肿瘤的鉴别诊断中的用途

Murray 等应用免疫组化方法比较正常肾上腺、良性肾上腺皮质肿瘤、恶性肾上腺皮质肿瘤和肾上腺癌细胞株 H295 中 Cx43 蛋白的表达水平，发现正常肾上腺和良性肿瘤中均有 Cx43 的表达，而恶性和 H295 癌细胞株中少或无 Cx43 的表达。Laird 等在对 32 例乳腺癌标本 Cx43 表达的检测中亦发现，Cx43 缺乏是人类乳腺癌组织的共同特征。这些实验提示，检测肿瘤细胞中 Cx 蛋白的表达，可作为判断肿瘤良恶性程度的重要依据，是肿瘤早期发现的有用指标。

展望

肿瘤是一类威胁人民健康、危及人类生命的严重疾病。目前治疗肿瘤的方法主要有放射疗法、化学疗法和手术治疗。这些方法毒副反应较大，在治疗肿瘤的同时，对病人的身体也造成了较大的损伤。基于对肿瘤发生的多阶段多机制理论的认识，从多个角度对肿瘤进行治疗的思路亦被提出，如，细胞周期酶抑制剂、凋亡或分化诱导剂、端粒酶抑制剂、基因疗法、血管生成抑制剂、旁观者疗法、免疫系统增强剂和癌基因产物抑制剂等。然而，所有的这些都可归结为肿瘤细胞脱离周围正常组织的控制而存在。GJIC 功能的减弱或缺失则是肿瘤细胞脱离周围正常组织对其生长调控的机制和基础。James 等认为，正常、健康的细胞之间必须进行通讯交流。人们可以通过饮食及调整生活习惯等方式防止机体细胞间交流的中断，预防肿瘤的发生。但即使采取最好的预防手段，肿瘤的发生还是不可避免。当肿瘤形成时，对肿瘤的治疗也应有这样的概念：癌细胞之所以是癌，是因为它们与周围正常细胞间的 GJIC 功能丧失。基于上述观点及对上述观点的认同，越来越多的研究者致力于寻找能够改善 GJIC 功能和提高 Cx 表达水平的化合物及方法，探究 Cx 蛋白基因在肿瘤组织中的表达模式及在不同肿瘤组织中的表达规律和作用机制，以期为肿瘤的化学预防和治疗提供新的思路和手段。

双环醇（Bicyclol，商品名：百赛诺）是中国医学科学院药物研究所研制开发的新型抗肝炎药物，具有抗肝损伤、抗肝纤维化、抑制乙肝病毒复制、抑制免疫损伤引起的肝细胞凋亡及诱导肝癌细胞凋亡和分化等作用。双环醇是否对 GJIC 功能有影响？我们对此做了研究，初步发现，双环醇能明显恢复致癌剂 TPA 所引起的肝上皮细胞 WB－F344 GJIC 功能的抑制。提示其对肿瘤的发生发展可能有一定的阻断作用。双环醇的前体化合物联苯双酯亦有类似的作用。我们有兴趣沿此方向继续进行较深入的研究。如果双环醇和联苯双酯在治疗肝炎的同时兼能改善 GJIC 的功能，预防肝癌的发生，将会具有重要的意义。

（孙　烨　刘耕陶）

参 考 文 献

1. Trosko JE, Chang CC, Upham BL, et al. Ignored hallmarks of carcinogenesis: stem cells and cell－cell communication. Ann N Y Acad Sci, 2004, 1028:192－201
2. Leithe E, Cruciani V, Sanner T, et al. Recovery of gap junctional intercellular communication after phorbol ester treatment requires proteasomal degradation of protein kinase C. Carcinogenesis, 2003, 24 (7):1239－1245
3. Lars－Oliver K, Pauline P, Niloofar A－A, et al. 2－Methyl－1, 4－naphthoquinone, Vitamin K3, Decreases gap－junctional intercellular communication via activation of the epidermal growth factor receptor/extracellular signal－regulated kinase cascade. Cancer Res, 2002, 62 (17):4922－4928
4. Edger R. Hanne O. Role of PKC and MAP kinase in EGF－ and TPA－induced connexin43 phosphorylation and inhibition of gap junction intercellular communication in rat liver epithelial cells. Carcinogenesis, 2001, 22 (9):1543－50
5. Nagy J. I, Li W. E: A brain slice model for in vitro analyses of astrocytic gap junction and connexin43 regulation: actions of ischemia, glutamate and elevated potassium. Eur J Neurosci, 2000, 12 (12):4567－4572
6. Niloofar A－A, Wilhelm S, Helmut S. (－)－Epicatechin effects in rat liver epithelial cells: stimulation of gap junctional communication and counteraction of its loss due to the tumor promoter 12－O－tetradecanoylthorbol－13－acetate. Biochem Pharm, 2002, 63 (12):2145－2149
7. Trosko J. E, Chang C. C. Mechanism of up－regulated gap junctional intercellular communication during chemoprevention and chemotherapy of cancer. Mutat Res, 2001, 480 (1):219－229
8. Kang K. S, Yun J. W, Yoon B, *et al*. Preventive effect of germanium dioxide on the inhibition of gap junctional intercellular communication by TPA. Cancer Lett, 2001, 166 (2):147－153
9. Edgar R, Hanne O. Role of PKC and MAPK kinase in EGF－and TPA－induced connexin43 phosphorylation and inh-

ibition of gap junction intercellular communication in rat liver epithelial cells. Carcinogenesis, 2001, 22 (9): 1543 - 1550

10. Kyung S. K, Byeong C. K, Beom J. L *et al*. Preventive effect of epicatechin and ginsenoside Rb2 on the inhibition of gap junctional intercellular communication by TPA and H2O2. Cancer Lett, 2000, 152 (1): 97 - 106
11. Trosko J. E, Chang C. C. Role of stem cells and gap junctional intercellular communication in human carcinogenesis. Radiat Res, 2001, 155 (1 Pt 2): 175 - 80
12. Mesnil M, Yamasaki H. Bystander effect in herpes simplex virus - thymidine kinase/ganciclovir cancer gene therapy: role of gap - junctional intercellular communication. Cancer Res, 2000, 60 (15): 3989 - 3999
13. Vriones F. D, Wu J. K, Qi P et al. The bystander effect exerted by tumor cells expression the herpes simlex virus thymidine kinase (HS Vsk) gene is dependent on connexin expression and cell communication via gap junctions·Gene Ther, 1997, 4 (6): 577 - 585
14. Murray S. A, Davis P, Batist G, et al. Alphal connexin43 gap junctions are decreased in human adrenocortical tumors. J Clin Endocrinol Metab, 2000, 85 (2): 890 - 895
15. Laird D. W, Fisturis P, Batist G, et al. Deficiency of cinnexin43 gap junctions is an independent marker for breast tumors. Cancer Res, 1999, 59 (16): 4104 - 4110
16. James E, Trosko. The role of stem cells and gap junctional intercellular communication in carcinogenesis. J Biochem and Mol Bio, 2003, 36 (1): 473 - 480
17. Nomata K, Kang K. S, Hayashi, et al. Inhibition of gap junctional intercellular communication in heptachlor - and hepatachlorepoxide - treated normal human breast epithelial cell Cell Biol Toxicol, 1996, 12: 69 - 78
18. 胡根林，姜 槐，吴瑞英．佛波酯对细胞间隙连接通讯的影响及其作用机制．国外医学生理病理科学与临床分册，2000，20 (6): 448 - 450
19. Jeong S - H, Cho M - H, Cho J - H. Effects of cadmium on gap junctional intercellular communication in WB - F344 rat liver epithelial cells. Human & Experimental Toxicology, 2001, 20 (11): 577 - 583

第10章 MDM2-p53与肿瘤

一、结构分析
二、p53和MDM2的自我反馈环
三、p53与MDM2相互作用的调节
四、MDM2的功能
五、p53与MDM2的相互作用与肿瘤
六、对肿瘤治疗的提示

癌症被认为是基因疾病，控制细胞分化的基因有缺陷就会导致癌症，这些基因可为癌基因也可为抑癌基因。p53是研究最多的抑癌基因，它在DNA转录、细胞生长和增殖以及许多代谢过程中有重要作用，大约50%以上的肿瘤中都有p53的突变。在一些有野生型p53的肿瘤中，则有其他的因素改变阻断p53的功能以促进肿瘤的生长，例如mdm2基因的扩增或MDM2蛋白过度表达。

MDM2（鼠双微体）基因最初由George及其合作者在自发肿瘤鼠Balb/c 3T3成纤维细胞系（3T3DM）中鉴定出来。它在进化过程中很保守，在鼠和人的许多组织中都有表达。人类mdm2定位于12q13-14，其表达的调节相当复杂，并且有不同的mRNA剪接形式。很多证据表明，mdm2是癌基因，它编码的蛋白质可以和p53结合并抑制p53的功能。30%以上的肉瘤有mdm2的扩增，大约5%~10%的人类肿瘤虽无基因的扩增但有mdm2的过度表达。根据结构分析，MDM2还可与视网膜瘤（Rb）基因产物、E2F1、TBP、核糖体蛋白L5和L11等蛋白质结合，提示MDM2有其他的功能。本综述着重探讨MDM2的生物学特性及其与p53的相互作用。

一、结构分析

将鼠、人、蟾蜍、斑鱼的MDM2蛋白质序列进行比较，发现4个保守区：Ⅰ区包括N端大约100个氨基酸残基，是MDM2与p53相互结合的部位；Ⅱ区为一个高度酸性区域，能与核糖体L5蛋白以及5SrRNA结合；Ⅲ区则含有一个锌指结构，功能不详；Ⅳ区含有一环指结构，可介导蛋白-蛋白相互作用，也能与DNA或RNA作用。Ⅰ区内的核定位序列（NLS）与核输出信号（NES）在进化过程中也相当保守。

在mdm2基因内鉴定出两个启动子，P1在编码基因的上游，可结构性地表达；P2存在于第一个内含子中，由p53通过其附近的两个p53结合位点进行控制，这使得mdm2有多种转录产物。近来研究表明，在培养细胞中至少存在 p90、p85、p76、p75、p58 和 p57 共 6 种 MDM2 异构体，在体内仅有全长的 p90 ~ 95 和 p57 能与 p53 结合。

人类 MDM2 与 p53 发生结合的区域为第 17 至 125 位氨基酸残基，p53 上与 MDM2 结合的区域为第 15 ~ 29 位氨基酸残基。MDM2 的 p53 结合区域含有 14 个保守的疏水性芳香性氨基酸残基，通过两性 α - 螺旋和中等 β 折叠形成一深的疏水性狭缝，p53 上的结合部位与 MDM2 接近时，被其诱导形成两圈半的两性 α 螺旋，其疏水面深深插入 MDM2 的狭缝中，以范德华力进行结合，这种结合在进化过程中相当保守。通过点突变分析得知，p53 的 F19、L22、W23 对两者的结合至关重要，这些氨基酸残基与 MDM2 直接接触。p53 上的 L22 和 W23 也是 P53 转录激活或与 TAFII31 和 TAFII70 结合所必需的，证实 p53 的转录激活区域与 MDM2 结合区域有重叠。

MDM2 优先与 p53 的四聚体结合，所以 MDM2 不能使细胞内 p53 完全清除，总存在少量的 p53（可能是单体），当有应激信号时可被迅速激活。最近发现，p53 包括二聚化结构域在内的 C 端对 MDM2 降解 p53 很重要，该区域内多个赖氨酸残基或许是 MDM2 介导的泛素化之位点。

二、p53 和 MDM2 的自我反馈环

正常细胞中，野生型 p53 和 MDM2 之间存在着精细的平衡。MDM2 与 p53 结合后，能抑制 p53 介导的转录激活，同时 MDM2 蛋白质的水平通常由野生型 p53 水平控制。如果 p53 被激活可使 MDM2 增加，这会抑制野生型 p53 的转录激活，接着引起 MDM2 基因发生下调（图 10 - 1）。如此，MDM2 与 p53 之间形成一自我反馈环，该反馈环使细胞内的 MDM2/p53 比率保持恒定，这对细胞增生很重要。

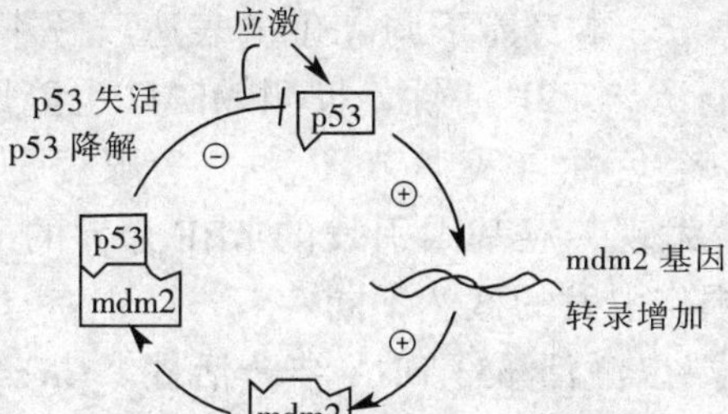

图 10 - 1　MDM2 与 p53 的自我反馈环

p53 的激活能诱导 mdm2 基因的转录和 MDM2 蛋白质的产生。2 与 p53 结合使 p53 失活并降解，从而限制 p53 过高的活性。应激信号可通过抑制 MDM2 而使 p53 激活

尽管 p53 - MDM2 自我反馈环已得到公认，但具体细节仍有许多不明之处。例如，低剂量紫外射线能迅速诱导 mdm2 基因转录，但是高剂量时则先引起 p53 的快速蓄积，之后才有 mdm2 基因的表达。提示可能存在其他机制调节野生型 p53 的转录激活功能。

MDM2 通过多种分子机制抑制 p53 活性。p53 的 MDM2 结合区域与转录激活区域（TAD）

重叠，导致 p53 的 TAD 不能与关键的转录相关蛋白结合，这样与 MDM2 结合的 p53 无转录活性。另外，MDM2 通过与一般转录复合物直接相互作用，从而对从 p53 反应性启动子开始的转录有直接的抑制作用。通过研究 p53 - MDM2 自我反馈环发现，MDM2 与 p53 结合后可使 p53 泛素化，之后泛素化的 p53 被蛋白酶体降解而直接被清除。实验证明，至少在体外，MDM2 有 p53 特异性泛素蛋白连接酶（E3）的作用。

三、p53 与 MDM2 相互作用的调节

至少有两条途径可以调节 p53 与 MDM2 的相互作用，一为蛋白质共价修饰，一为其他生物分子调节两者的结合。p53 上与 MDM2 结合部位的附近鉴定出许多磷酸化位点，通过磷酸化位点特异性抗体证实，DNA 损伤后，第 15 位丝氨酸（Ser）被 DNA 激活的蛋白激酶（DNA - PK）磷酸化，磷酸化的 p53 在有 MDM2 存在下仍有激活转录的活性，这样既削弱 p53 与 MDM2 相互作用，又减弱了 MDM2 抑制 p53 激活转录的能力。另外，DNA - PK 还能磷酸化第 37 位 Ser。最近又发现几种可以修饰 p53 的激酶，如 CK I 能磷酸化鼠 p53 第 4、6、9 位 Ser；TFIIH 相关的周期蛋白激活激酶三聚体复合物（CAK）体外能磷酸化人 p53 第 33 位 Ser。DNA 损伤或其他应激反应能激活这些激酶，修饰后的 p53 不能与 mdm2 结合，导致 p53 的蓄积以及 MDM2 的蓄积。p53 发挥作用后发生去磷酸化，之后被积蓄的 MDM2 清除。

MDM2 也是一种磷蛋白，因此相信 MDM2 磷酸化也能调节它与 p53 的相互作用。MDM2 拥有很多可被不同的蛋白激酶磷酸化的位点，体外 MDM2 能被 CKI 和 DNA - PK 磷酸化，而且被 DNA - PK 磷酸化后的 MDM2 不能与 p53 结合。

1998 年有学者发现，p14ARF 肿瘤抑制蛋白也能与 MDM2 结合，阻止 MDM2 介导的 p53 降解并还原 p53 介导的转录激活活性。ARF 能与 p53 直接结合形成 p53/MDM2/ARF 三元复合物，起 p53 上游激活子的作用。鼠 ARF N 端 62 个氨基酸残基与 MDM2 的 C 端结合，这种结合不影响 MDM2 与 p53 结合。p53 本身能下调 ARF 的表达。另外，E2F1 转录因子能调节 ARF mRNA 的产生，而 MDM2 又能诱导 E2F 活性，推测 MDM2 也能增强 ARF 的表达。所以，除 p53 - MDM2 环外还存在另一个负性自我调节环。myc、腺病毒 E1A 癌蛋白、ras 也能诱导 ARF 强表达并激活 p53。研究发现，癌基因引发的 ARF 介导的 p53 的激活与 p53 上第 15 位 Ser 磷酸化无关。这与 DNA 损伤引发的截然不同。

p300 能乙酰化 p53 的 C 端以激活 p53 DNA 结合活性。Grossman 惊奇地发现，p300 的 N 端可以和 MDM2 紧密结合，也能和 p53 紧密结合，从而促进 p53 的降解。不能与 p300 结合的突变型 MDM2 能与 p53 形成复合物，却不能促进 p53 的降解，同样不能与 p300 结合的 p53 突变体对 MDM2 介导的降解有抵抗性。由此推测，MDM2 与 p300 相互作用也能调节 p53 的活性。

正确的亚细胞定位对于 p53 的活性十分重要。p53 被激活后进入核内，激活其靶基因的转录，之后回到胞浆中被降解。最近发现，p53 向核外转运可能以 MDM2 依赖性的方式进行控制。因为 MDM2 中含有的 NLS 和 NES，保证了 MDM2 可以穿梭于胞核与胞浆之间。核内 MDM2 将 p53 捕获，通过 MDM2 上的 NLS 将两种蛋白运出细胞核。所以不难想象，如果细胞将 MDM2 修饰或改变核输出装置，使 MDM2 滞留在核，那 p53 便不被降解。

四、MDM2 的功能

MDM2 体内最重要的作用是抑制野生型 p53 的激活转录功能和抗肿瘤活性。Jones 等的基因敲除实验发现，mdm2 基因完全缺失的小鼠不能存活，而 p53 和 mdm2 都缺失的小鼠则能存活，故而这种抑制作用在胚胎发育的最早期就存在。所以，有人将 MDM2 称作 p53 的“大哥”。MDM2 本身半衰期很短，也通过泛素 - 蛋白酶途径被降解。这样一旦应激信号消除，p53 和 MDM2 都通过相似的蛋白水解机制被迅速清除，之后细胞很快恢复到无应激的基本状态。

MDM2 除抑制抑癌基因 p53 产生，其本身也有致癌作用。mdm2 在细胞转化过程中起癌基因作用的证据很多，易生癌的 Li - Fraumeni 家族就是其中之一。该家族的个体仍含有两个野生型 p53 等位基因，但是其正常组织中有 mdm2 的过度表达，说明 mdm2 的失调与 p53 无关。部分肿瘤既有 mdm2 的过度表达又有 p53 的突变，此类病人的预后比仅有两种变化之一的病人差很多。所以，mdm2 确实有不依赖于 p53 而促进肿瘤生长的作用。另外，在哺乳期 mdm2 转基因小鼠的乳房上皮中，有 mdm2 过度表达使得细胞癌变的证据，在缺失 p53 又无 mdm2 过度表达的小鼠中则无癌变现象。所以，mdm2 过度表达在无 p53 存在下会带来肿瘤样特性。MDM2 能与核糖体 L5 蛋白和 5SrRNA 结合，也可能与其致癌作用有关。

一些研究还阐述了 mdm2 失调与肿瘤病人预后的关系。mdm2 基因扩增在转移性或复发性骨肉瘤中比在相应的原发性骨肉瘤中更为多见。

mdm2 在许多组织有广泛的表达。在睾丸、肌肉和脑中水平最高，mdm2 过度表达会影响许多发育和分化过程。有研究表明，MDM2 抑制小鼠肌原细胞 Myo - D 依赖性的分化。因为 MDM2 分子中间部分存在细胞周期抑制性结构域，所以 MDM2 可能会促进 G_0/G_1 捕获。这似乎与 mdm2 是癌基因的共识背道而驰，但这恰恰解释了为什么通过稳定转染得到 mdm2 过度表达非常之困难。完整的 MDM2 蛋白可能含有自我抑制结构域，如果 mdm2 过度表达，其致癌作用就会得到限制。

MDM2 的中心酸性结构域能与核糖体 L5 蛋白及其相关的 5SrRNA 结合。另外，MDM2 的环指结构域能介导蛋白 - 蛋白相互作用以及蛋白 - 核酸相互作用。如此说来，MDM2 可能有翻译调节、RNA 运输或核糖体生物合成功能，这还有待进一步的研究。

MDM2 除与 p53 发生作用外，还可以和多种蛋白质结合。MDM2 的 N 端能与视网膜瘤的肿瘤抑制性蛋白（Rb）结合而抑制 Rb 的生长抑制功能。所以 MDM2 有抑制抑癌基因的作用。MDM2 可以同与 Rb 相关的 E2F1 蛋白以及与 E2F1 相关的 DP1 蛋白结合，通过增强 E2F/DP1 复合物的加速生长作用来促进细胞周期的进程。MDM2 与 p107 相互作用能克服 p107 介导的 G1 期捕获。MDM2 能与 TATA 结合蛋白单体和 TFIIE 34kd 的亚基结合从而直接抑制基础转录。MDM2 还能通过与降解 p53 相似的方式，使细胞命运调节蛋白 numb 水平下降，这似乎预示，MDM2 能通过蛋白水解调节一大群调节性蛋白的稳定性。

五、p53与MDM2的相互作用与肿瘤

可以预言，稳定存在突变型p53的肿瘤细胞中无MDM2，因为其基因表达必须的野生型p53不存在。而在有mdm2扩增的肉瘤中没有观察到p53的突变，推测MDM2异常能完全替代p53突变而促进细胞生长。对MDM2过度表达和p53突变进行平行比较发现，它们是完全独立的两个事件，这支持了在癌细胞中mdm2扩增就是使存在的野生型p53失活这个观点。

人类肿瘤中有36%肉瘤和10%高分化神经胶质瘤以及小部分食管癌、成神经细胞瘤、退行性星形细胞瘤中有mdm2的扩增；白血病、乳腺癌以及一些肉瘤无mdm2的扩增但有mdm2过表达，这可能是野生型p53上调mdm2的结果。另外，在大多数乳腺癌中有一些MDM2蛋白异构体的表达异常。

近来又有报道指出，一些肿瘤病人既有mdm2的过度表达又有p53基因的突变。此类病人的预后非常差，p53突变多发生在第6或7个外显子内。无活性的p53突变体单独不能激活p53反应性元件，但它与野生型共转染时能增强野生型p53的活性，推测特殊类型p53突变体也能影响MDM2水平。至今我们对MDM2抑制p53活性以外的功能所知甚少，或许MDM2过度表达能促进有功能减弱p53突变体的细胞之生长。

有些肿瘤mdm2和野生型p53表达水平都很高，可能其他细胞内因子也能影响p53与MDM2的结合或MDM2传导p53降解信号的能力，这都有待进一步证实。

六、对肿瘤治疗的提示

人类肿瘤中，p53点突变引起功能丧失是最常见的基因改变。但是仍有近50%的肿瘤病人含有野生型p53。5%～10%的肿瘤有mdm2的过度表达，而且顺铂、依托泊苷以及许多其他能损伤DNA并引起核内p53蓄积的抗癌药，能诱导mdm2的过度表达。通过阻断两者的相互作用，或者降低MDM2含量或者将MDM2滞留于核内，将会激活p53的肿瘤抑制功能。

由于p53与MDM2结合的界面很小，发现或设计低分子量的分子以阻断两者相互作用从而恢复p53活性是可能的。合成MDM2结合性肽就是一种很好的方法。通过基因重组将可与MDM2结合的肽插入硫氧还蛋白的活性位点，当这种重组蛋白被引入有野生型p53的细胞内时，能引起内源性p53的蓄积，激活p53依赖性基因的转录导致周期捕获。采用MDM2反义寡聚核苷酸和MDM2抗体，也能抑制p53与MDM2的相互作用。

阻断MDM2在细胞核与浆之间穿梭，使p53不被运至胞浆而降解，也可做为治疗癌症的手段。NLS-rex能抑制人类免疫缺陷性病毒rev蛋白转入核外，转染NLS-rex后，MDM2被阻止在核内，p53含量随后增加。另外，细霉素B能阻止胞浆内蛋白质出核，它也能使核内p53的水平增加、半衰期延长，但是该药会干扰许多胞浆内重要的调节蛋白而毒性太大。所以，特异性阻断MDM2穿梭能力的药物很可能成为另一类p53有效的稳定剂和激活剂。

如果肿瘤有高水平的MDM2而p53无活性时，引入表达野生型p53的逆转录病毒会影响肿瘤的生长。对野生型p53结构进行改造以达到新产生的p53不与MDM2结合的目的，也是很合理的一条策略。例如，用VP16的转录激活结构域取代p53的N端，用最佳的“亮氨酸

拉链”取代 C 端，这种嵌合型肿瘤抑制子（CST - 1）能激活 p53 下游基因的转录，不与 MDM2 结合，并且如果和其他的 p53 突变体共同表达就会失活。而且，CST - 1 能抑制多种肿瘤细胞系和裸鼠体内肿瘤的生长，所以，它很有可能成为有效的肿瘤抑制基因产物。

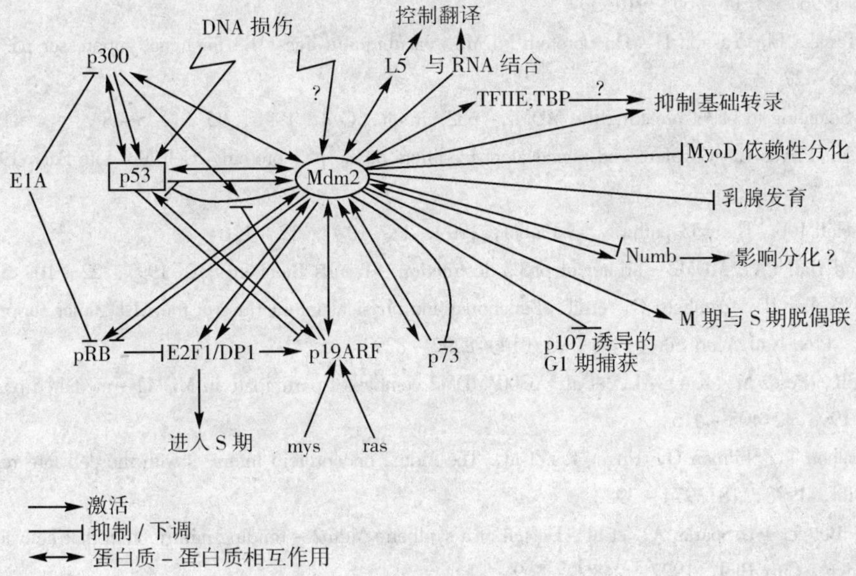

图 10 - 2　MDM2 与包括 p53 在内的蛋白质的相互作用以及发生这些相互作用的结果

展望

至今对于癌蛋白 MDM2 的功能中被描述地最完整的就是与 p53 结合从而调节其活性。图 10 - 2 对 MDM2 与 p53 之间的相互作用进行了总结。MDM2 仍有许多功能未得到阐明，而且 MDM2 和 P53 的相互作用也仅仅是复杂的 p53 作用中的一部分。MDM2 非 p53 依赖性的致癌作用的靶点究竟是什么？哪些激酶是真正调节 MDM2 与 p53 相互作用的？是否还有其他的生物大分子能直接干扰 MDM2 和 p53 的相互作用？这些问题都需要深入研究来一一回答。1996 年鉴定出 MDM2 的类似物 MDMX，它也能与 p53 结合并抑制其转录激活活性。似乎 MDM2 会和 p53 一样成为一个家族，MDM2 的作用将会越来越复杂。所以，真正理解 MDM2 和 p53 众多有趣的功能，将有一段很长的路要走。

（金　晶　刘耕陶）

参 考 文 献

1. Mercer WE. Checking on the cell cycle. J Cell Biochem (Suppl), 1998, 30 - 31:50 - 54
2. Keegan PE, Lunec J, Neal DE. p53 and p53 - regulated genes in bladder cancer. Br J Urol, 1998, 82 (5):710 - 720
3. Freedman DA, Wu L, Levine AJ. Functions of the MDM2 oncoprotein. Cell Mol Life Sci, 1999, 55 (1):96 - 107
4. Momand J, Zambetti GP. Mdm2: “big brother” of p53. J Cell Biochem, 1997, 64 (3):343 - 352

5. Lozano G, Montes de Oca Luna R. MDM2 function. Biochim Biophys Acta, 1998, 1377 (2): M55 – M59
6. Piette J, Neel H, Marechal V. Mdm2: keeping p53 under control. Oncogene, 1997, 15 (9):1001 – 1010
7. Juven – Gershon T, Oren M. Mdm2: the ups and downs. Mol Med, 1999, 5 (2):71 – 83
8. Watanabe T, Ichikawa A, Saito H, et al. Overexpression of the MDM2 oncogene in leukemia and lymphoma. Leuk Lymphoma, 1996, 21 (5 – 6):391 – 397
9. Honda R, Tanaka H, Yasuda H. Oncoprotein MDM2 is a ubiquitin ligase E3 for tumor suppressor p53. FEBS Lett, 1997, 420:25 – 27
10. Prives C. Signaling to p53: breaking the MDM2 – p53 circuit. Cell, 1998, 95 (1):5 – 8
11. Jayaraman L, Prives C. Covalent and noncovalent modifiers of the p53 protein. Cell Mol Life Sci, 1999, 55 (1): 76 – 87
12. Prives C, Hall PA. The p53 pathway. J Pathol, 1999, 187 (1): 112 – 126
13. Lane DP and Hall PA. MDM2 – arbiter of p53's destruction. Trends Biochem Sci, 1997, 22 (10):372 – 374
14. Kamijo T, Weber JD, Zambetti G, et al. Functional and physical interactions of the ARF tumor suppressor with p53 and Mdm2. Proc Natl Acad Sci, 1998, 95 (14):8292 – 8297
15. Grossman SR, Perez M, Kung AL, et al. p300/MDM2 complexes participate in MDM2 – mediated p53 degradation. Mol Cell, 1998, 2:405 – 415
16. Juven – Gershon T, Shifman O, Unger T, et al. The Mdm2 oncoprotein interacts with the cell fate regulator numb. Mol Cell Biol, 1998, 18:3974 – 3982
17. Bottger A, Bottger V, Sparks A, et al. Design of a synthetic Mdm2 – binding mini protein that activates the p53 response in vivo. Curr Biol, 1997, 7:860 – 869
18. Shvarts A, Steegenga WT, Riteco N, et al. MDMX: a novel p53 – binding protein with some functional properties of MDM2. EMBO J, 1996, 15:5349 – 5357
19. 金 晶，刘耕陶. MDM2 与 p53. 癌症，2001，20 (6):663 – 666

第 11 章　氧自由基、氮自由基及抗氧化剂

一、氧自由基（ROS）的基本概念
（一）氧自由基的生成
（二）氧自由基的清除
（三）氧化还原（redox）稳态平衡
二、氮自由基（RNS）的基本概念
（一）NO 的生成
（二）一氧化氮合酶（NOS）
（三）NOS 三种亚型的分子生物学
（四）NOS 的生理功能
三、自由基调控生理功能的作用
（一）巨噬细胞和中性粒细胞的吞噬杀菌功能
（二）血管张力的调节及 NO 的其他调节功能
（三）ROS 对呼吸换气功能的调控
（四）Redox 对促红细胞生成素（erythroproietin）的调节
（五）细胞粘附的 redox 调控
（六）Redox 介导免疫反应
（七）ROS 在细胞凋亡中的作用
四、ROS 在信号缀连反应中作用的敏感靶点
（一）ROS 在受体介导的信号途径中的作用
（二）ROS 抑制蛋白酪氨酸磷酸酶活性（PTP）的作用
（三）ROS 在调节胰岛素受体激酶活性中的作用
（四）ROS 对胞质蛋白激酶（PK）及蛋白激酶 C 异构酶的活化作用
（五）ROS 对胞质中 Ca^{2+} 浓度的调节作用
（六）ROS 对转录因子 AP－1 的活化作用
（七）ROS 对 MAPK 级联反应的活化作用
（八）ROS 对转录因子 NF－κB 活化的调节作用
五、ROS 与疾病的关系
（一）肿瘤
（二）糖尿病
（三）动脉粥样硬化
（四）神经退行性疾病

（五）类风湿性关节炎
（六）艾滋病病毒感染
（七）缺血和再灌注损伤
六、氧自由基捕捉剂或抗氧化剂
（一）维生素 E
（二）硒
（三）中草药的抗氧化作用

自由基又称游离基，系指外层轨道含有未配对的电子、原子团或特殊状态的分子，通常在该原子、分子或原子团的右面或右上角用符号（·）表示。氧自由基主要指来源于氧的自由基，包括超氧阴离子（$O_2^{\bar{\cdot}}$），羟自由基（·OH），单线态氧（$^1O_2$）和过氧化氢（H_2O_2）亦具有类似氧自由基的性质和作用，故亦属于氧自由基的范畴，统称活性氧或氧自由基（reactive oxygen species，ROS）。另外，来源于氮的自由基主要是一氧化氮（NO）及其衍生而成的继发产物，统称活性氮自由基（reactive nitrogen species，RNS）。由于氧自由基和 NO 在调节细胞的许多生理功能中起重要作用，并且与某些疾病的发生有密切关系。因此，自由基生物学与医学是一个十分活跃的研究领域。

一、氧自由基的基本概念

（一）氧自由基的生成

在化学反应中，由共价键结合的化合物在裂解时，由于电子转移及分配的方式不同，存在两种不同的裂解方式：裂解时共有的电子对平均分配给两个原子或原子团或每个分子的片段，其产物为自由基，称均裂；若共有的两个电子由一个原子或原子团独占，形成离子化合物，称异裂。氧自由基是体内氧分子获得的电子个数不同而生成不同的产物，如下反应所示。

$$O_2 + \xrightarrow{e^- \quad H^+} O_2^{\bar{\cdot}}$$

$$O_2 + \xrightarrow{2e^- \quad 2H^+} H_2O_2$$

$$O_2 + \xrightarrow{3H^+} OH^- + H_2O$$

$$O_2 + \xrightarrow{4H^+} 2H_2O$$

在水溶液中，$O_2^{\bar{\cdot}}$ 既可作为还原剂供给电子，又可作为氧化剂接受点子。因此易于歧化生成 H_2O_2，此反应称之为 Haber - Weiss 反应。铁离子可加速该反应过程，又称 Fenton 反应。

$$O_2^{\bar{\cdot}} + \xrightarrow[2H^+]{SOD} H_2O_2 + O_2$$

$$O_2^{\bar{\cdot}} + H_2O_2 \longrightarrow O_2 + {}^{\cdot}OH + OH^-$$

$$Fe^{3+} + O_2^{\bar{\cdot}} \longrightarrow Fe^{2+} + O_2$$

$$Fe^{2+} + H_2O_2 \longrightarrow Fe^{3+} + {}^{\cdot}OH + OH^-$$

$$\therefore O_2^{\bar{\cdot}} + H_2O_2 \xrightarrow{Fe^{3+}} {}^{\cdot}OH + O_2 + OH^-$$

体内许多代谢过程和酶促反应，均可产生自由基。例如，还原性辅酶Ⅱ（NADPH）被大鼠肝微粒体细胞色素 P450 氧化过程中便产生 $O_2^{\bar{\cdot}}$ 和 H_2O_2。体内某些酶促反应亦可生成氧自由基，如黄嘌呤氧化酶、醛氧化酶、黄素脱氢酶等等。

$O_2^{\bar{\cdot}}$ 和·OH 对体内生物大分子的攻击，往往又可引起这些大分子产生其他自由基。如攻击脂质引起过氧化而生成脂过氧基（ROO·）；攻击核酸引起嘌呤和嘧啶自由基的生成等。在这类自由基中，以·OH 的损伤力最强，由于 $O_2^{\bar{\cdot}}$ 有还原 H_2O_2 而形成·OH 的能力，所以对凡是能产生 H_2O_2 的活性细胞便构成一种非常危险的因素。

在生物学调节中最重要的有关自由基是 $O_2^{\bar{\cdot}}$ 和 NO·，这两种自由基分别由两类不同的酶所催化，即 NADPH 氧化酶和一氧化氮合酶（NOS）。许多的调节作用并不是直接由 $O_2^{\bar{\cdot}}$ 来完成，而是由 $O_2^{\bar{\cdot}}$ 衍生而来的过氧化氢（H_2O_2）和其他 ROS 实现的。

（二）氧自由基的清除

体内不断产生自由基，但并未对身体造成严重后果。原因是体内同时存有清除氧自由基的酶系统，二者保持相对平衡状态。超氧化物歧化酶（SOD）、过氧化物酶及谷胱甘肽过氧化物酶（GSHpx）都是体内有效的自由基清除剂。具体反应机制如下：

$$2O_2^{\bar{\cdot}} + \xrightarrow{SOD} O_2 + H_2O_2$$

$$2H_2O_2 \xrightarrow{\text{过氧化氢}} O_2 + 2H_2O$$

$$RH\text{（脂质）} \xrightarrow{+H_2O_2\text{过氧化物酶}} 2H_2O + R^{\cdot}$$

$$ROOH + \xrightarrow{2GSH\ GSHpx} ROH + GSSG + H_2O$$

GSHpx 是一种含硒酶蛋白，能非常有效地清除有机氢过氧化物自由基，对防止体内自由基引起膜脂质过氧化特别重要。SOD 的催化活性对维持 $O_2^{\bar{\cdot}}$ 于低水平是非常重要的。体内还有一些非酶抗氧化剂，如谷胱甘肽、维生素 C、维生素 E 等均是有效的自由基清除剂。

上述 ROS 的生成与清除可概括为下图（图 11－1）。

大量事实表明，生命机体不仅已适应与有害的自由基共存，而且发展一套机制去利用自由基的有利作用。许多重要的生理功能的调节都涉及自由基或其衍生物，这些功能包括血管张力的调节、氧张力的感应性以及由氧浓度调控的许多生理功能。来自各种膜受体信号转导的加强，包括淋巴细胞的抗原受体以及保证细胞内氧化还原（redox）稳态平衡的维持（表 11－1）。

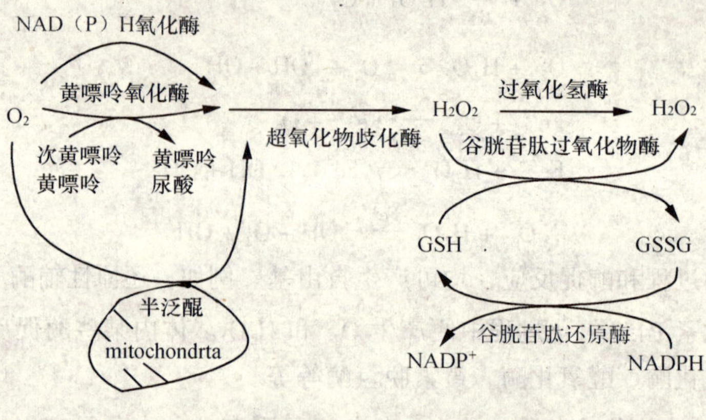

图 11-1 ROS 的生成与清除示意图

表 11-1 涉及自由基或其衍化物有关的重要生理功能

自由基类别	自由基的来源	生理过程
一氧化氮（·NO）	一氧化氮合酶	平滑肌的松弛（血管张力的调控）及其他各种依赖 C-GMP 的生理功能
超氧阴离子（O_2^-）及有关氧自由基（ROS）	NAD（P）H 氧化酶	换气的调控 促红细胞生成素的产生调控以及其他缺血诱导的功能 平滑肌的松弛 来自各种膜受体信号的转导 免疫功能的加强
超氧阴离子（O_2^-）及有关氧自由基（ROS）	任何来源	氧化应激（oxidative stress）及 redox 稳态的维持

（三）氧化还原稳态平衡（redox homeostasis）

Redox 信号广泛应用于描述对来自氧化还原化学反应所产生的信号的调节过程。实际上，redox 是氧化与还原共存的一个级联反应（cascades），redox 信号为各种不同有机体，包括微生物在内，用以对付氧化损伤而产生的保护性反应，以及短暂暴露于 ROS 后用以重建原有的 redox 稳态平衡。调节 redox 稳态平衡的一个主要机制是：如果 ROS 的生成率与清除 ROS 能力基本上恒定和处于平衡状态，细胞或组织的 redox 便处于稳定状态。但是，一旦当这种平衡被破坏，或是由于 ROS 的生成过多，或是由于一种或多种抗氧化系统的能力降低，redox 信号的稳态便失去平衡。这种稳态失调有时是短暂的，有时是长期慢性的，便会引起某些生理功能的改变，这称为氧化应激（oxidative stress）。

生活细胞和组织在短暂接触过多的 ROS 或 RNS 浓度后，可通过几种机制重建其原有的 redox 稳态。主要是通过负反馈（feedback）调节，例如，NO 原来是通过 NOS 催化 L-精氨酸与 O_2 反应而生成。如果 NO 的产生过多，反过来可直接抑制 NOS 的活性而减少 NO 的产生。

同样，ROS 浓度的增加可诱导能调控某些具有抗氧化性质的产物的基因表达，使抗氧化酶及谷胱甘肽（GSH）的合成增加，反过来抑制 ROS 的产生。这是细胞和组织为 redox 稳态自我调控的主要机制（图 11－2）。

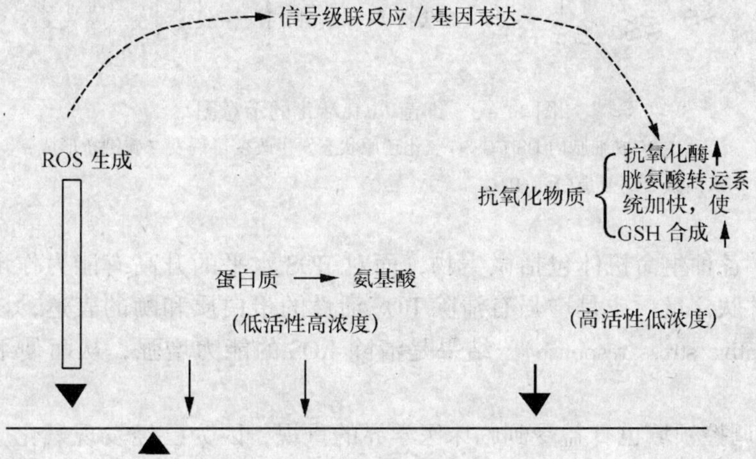

图 11－2　Redox 稳态平衡的机制—ROS 产生与几种类型清除剂之间的平衡

抗氧化剂指某些分子在相对低浓度时，能与其他氧化性底物相竞争，明显地延缓或抑制这些氧化性底物被氧化，从而减轻 ROS 和 RNS 造成的损伤。体内的抗氧化酶，如超氧化物歧化酶（SOD）、GSHpx、过氧化氢酶以及非酶性抗氧化物质，如维生素 E、β－胡萝卜素、维生素 C 及 GSH 等，均属于这一类高活性低浓度抗氧化剂范畴。

蛋白质和氨基酸亦是 ROS 清除剂。当 ROS 攻击蛋白质，使蛋白质分解为氨基酸，氨基酸是 ROS 攻击的靶点，其中色氨酸、酪氨酸、组氨酸及半胱氨酸对 ROS 损伤特别敏感。实际上，ROS 引起蛋白质氧化性分解产生的许多氨基酸又成为捕捉 ROS 的分子。故在 redox 稳态平衡中亦起一定的作用，但其抗氧化活性低，需要的浓度高。

在生活细胞和组织中，ROS 和 RNS 正常的浓度相对处于低水平。当 $O_2^{\cdot-}$ 或 NO 生成的调控增加会导致一时性不平衡，构成 redox 调控的基础。然而，假若 ROS 或 RNS 不正常地且持续性地大量产生，成为慢性氧化应激，会导致信号转导和基因表达的持续性变化，出现调控失调。

在某些条件下，细胞内巯基（GSH）或二硫化合物（GSSG）的氧化还原状态，会激活某些氧化还原信号蛋白及途径。如同过氧化氢所启动的那些相同的信号蛋白和途径。细菌的调节蛋白 oxyR 是一个典型的对氧化还原敏感的信号蛋白，可直接被过氧化氢或间接地被细胞内谷胱甘肽氧化还原状态的改变所激活。相反，蛋白酪氨酸磷酸酶可被 ROS 或细胞内 GSH/GSSG 氧化还原状态的变化而使其失活。所以，GSH/GSSG 氧化还原状态在调控细胞功能方面亦起作用（图 11－3）。而调节蛋白 oxyR 亦可被二硫键桥（S－S）的形成所激活，该过程系由过氧化氢激活细胞内 GSH/GSSG 的变化所调控。

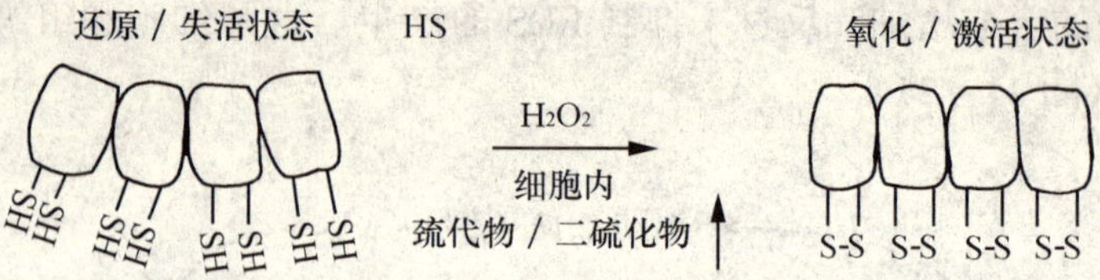

图 11－3 细菌 oxyR 活化的示意图

H_2O_2 或细胞内 GSH/GSSG 氧化还原状态发生改变可诱发二硫键桥形成，从而激活调节蛋白 oxyR

总而言之，各种生命机体包括微生物，面对 ROS 水平的升高有能力作出反应，或是提高细胞内谷胱甘肽含量，或是增强有清除 ROS 活性的蛋白质和酶的表达，该过程称为氧化应激反应（oxidative stress response）。结果是清除 ROS 的能力增强，从而使细胞和组织保持 redox 稳态平衡。

Redox 信号调控领域也日益受到临床医学界的重视，因为已经发现氧化应激在许多疾病状态中起作用。自由基的有害与有利作用之间的精细平衡显然是维持生命的重要方面，生物性 redox 调节是许多不同科学正在研究的迅速发展的领域。

二、氮自由基的基本概念

RNS 是一氧化氮（$NO^{\cdot}$）及其生物体内激发产物的统称。$NO^{\cdot}$ 是一种小分子气体，由于含有一个未配对的电子，因而具有自由基性质，在空气污染中存在。Palmer 等发现，内皮血管舒张因子（endothelium－derived relaxing factor，EDRF）的化学本质即是 NO，从此 NO 的研究进入了一个新时期。1992 年 Science 选 NO 作为该年度明星分子（molecule of the year）。1998 年诺贝尔生理及医学奖授予当初研究 NO 取得杰出成就的 3 位科学家，因为 NO 与生命许多领域如生理、生化、病理及药理学等诸多学科在内都有密切联系。

$NO^{\cdot}$ 依据体内微环境的不同情况能被转化而成各种其他继发性产物，例如亚硝基阳离子（NO^+）、亚硝基阴离子（NO^-），与超氧阴离子（$O_2^{\cdot-}$）反应而生成过氧亚硝基阴离子（$ONOO^-$），等等。$NO^{\cdot}$ 亦可与体内脂质过氧化自由基（$LOO^{\cdot}$）起反应而生成相关的产物。NO 及这些产物统称活性氮自由基（RNS）。

$$NO^{\cdot} + O_2^{\cdot-} \longrightarrow OONO^-$$

$$OONO^- + NO^{\cdot} \longrightarrow NO_2^- + NO_2^{\cdot}$$

$$ONOO^- + O_2^{\cdot-} \longrightarrow NO_2^- + O_2 + NO^{\cdot}$$

$$ONOO^- \longrightarrow NO_3^-$$

$$ONOO^- + H^+ \longrightarrow ONOOH \longrightarrow NO_2^{\cdot} + OH^{\cdot}$$

$$LOO^{\cdot} + NO^{\cdot} \longrightarrow LOONO$$

过氧亚硝酸阴离子（$ONOO^-$）作为 $NO^{\cdot}$ 与活性氧 $O_2^{\bar{\cdot}}$ 反应的产物，使活性氮与活性氧联系起来，在 NO 的间接生物学效应中起重要作用，而且它的自由基活性比 $O_2^{\bar{\cdot}}$ 及 $NO^{\cdot}$ 更强和更稳定。

（一）NO 的生成

在高等生命体内，NO 的来源是通过一氧化氮合酶（NOS）催化 L－精氨酸的末端胍基上一个氮原子的氧化而生成，反应步骤如下：

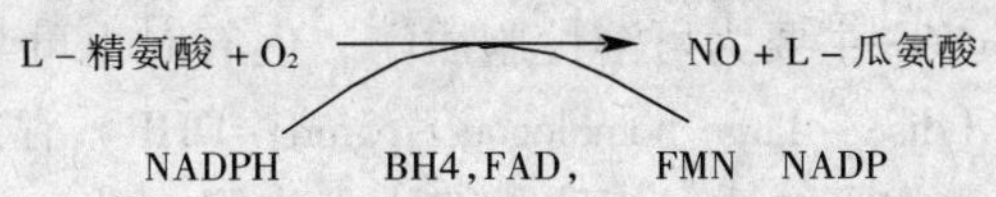

在上述催化反应中，还需要 NADPH 及四氢蝶呤（BH_4）的存在。NOS 将 NADPH 的电子传递给黄素腺嘌呤二核苷酸（FAD）、黄素腺嘌呤单核苷酸（FMN）及血红素，催化 L－精氨酸胍基上的一个氮原子与氧分子反应而生成 NO 和 L－胍氨酸。

（二）一氧化氮合酶（NOS）

NOS 是一类蛋白质家族，有多种亚型，目前确认的主要有三种亚型，分别由不同的基因编码。催化 NO 生成的酶之所以称一氧化氮合酶（synthase）而非合成酶（synthetase），是因为在其催化过程中不需要 ATP 提供能量，而合成酶在该酶催化底物过程中需要 ATP 供能。

NOS 主要的三种亚型，分别称神经元型 NOS（neuronal NOS，nNOS，Ⅰ型）、诱生型（inducible NOS，iNOS，Ⅱ型）和内皮型 NOS（endothelial NOS，eNOS，Ⅲ型）。nNOS 和 eNOS 在细胞生理状态下即有表达，又合称为结构型 NOS（constitutive NOS，cNOS）。其酶活性受钙离子信号途径激活，为 Ca^{2+}/钙调蛋白依赖性酶。iNOS 主要分布于巨噬细胞、肝细胞，等等，当受到某些细胞因子，如内毒素、白介素、脂多糖及干扰素刺激后而表达，故称 iNOS。其酶活性不依赖 Ca^{2+}/钙调蛋白，主要参与免疫、炎症等反应。某些物质如皮质激素则可抑制其表达。上述三种 NOS 在组织细胞中的分布、生化特性及主要功能见表 11－2。

表 11－2　NOS 三种亚型组织或细胞分布、生化特性及主要功能

	nNOS（Ⅰ型）	eNOS（Ⅲ型）	iNOS（Ⅱ型）
主要分布	小脑、外周氮能神经、交感神经、肾上腺、肺上皮细胞	血管内皮细胞、肾小管上皮、大鼠海马神经元及其他脑区等	巨噬细胞、肝脏细胞、肝内皮细胞等、血管平滑肌细胞等
依赖 Ca^{2+}/钙调蛋白活性	依赖	依赖	不依赖
主要功能	第二信使、神经传递、学习记忆等	血管张力、血压、内皮细胞增殖、血小板功能等	免疫功能、炎症反应肿瘤等

（三）NOS 三种亚型的分子生物学

三种 NOS 亚型结构和氨基序列有其相似性和同源性。nNOS、eNOS 和 iNOS 的分子量分别为 160、133 和 131kD。三种亚型在功能区结构上有一定的相似性。NOS 蛋白质为一个双区结构，C－末端为还原酶区，序列与肝脏细胞色素 P450 还原酶（CPR）有部分同源，N－末端为氧化酶区。还原酶区含有 NADPH、黄素二核苷酸（FAD）、黄素单核苷酸（FMN）和钙调蛋白（CaM）结合位点。氧化酶区含有血红素（heme）、四氢蝶呤（BH_4）和 L－精氨酸的结合位点。nNOS、eNOS 和 iNOS 三者的 C－末端还原酶区的功能结构基本相似，N－末端氧化酶区的功能结构则各异（图 11－4）。eNOS 为颗粒性酶，序列分析显示无跨膜区，N－末端的甘氨酸－2（gly－2）和胱氨酸－3（cys－3）分别为十四烷基化和十六烷基化的位点。最近又确定新的双重烷基化位点，即 cys－15 和 cys－26 的十六烷基化，这些均与 eNOS 膜联结及其亚细胞分布有关。nNOS 主要为可溶性胞质酶，但有时也可与膜联结，nNOS 的末端监测到一个大的圆盘同源区（disc－large homologous region，DHR）存在，而在 eNOS 和 iNOS 未检测到有 DHR。DHR 被认为在蛋白质与细胞骨架中起作用。

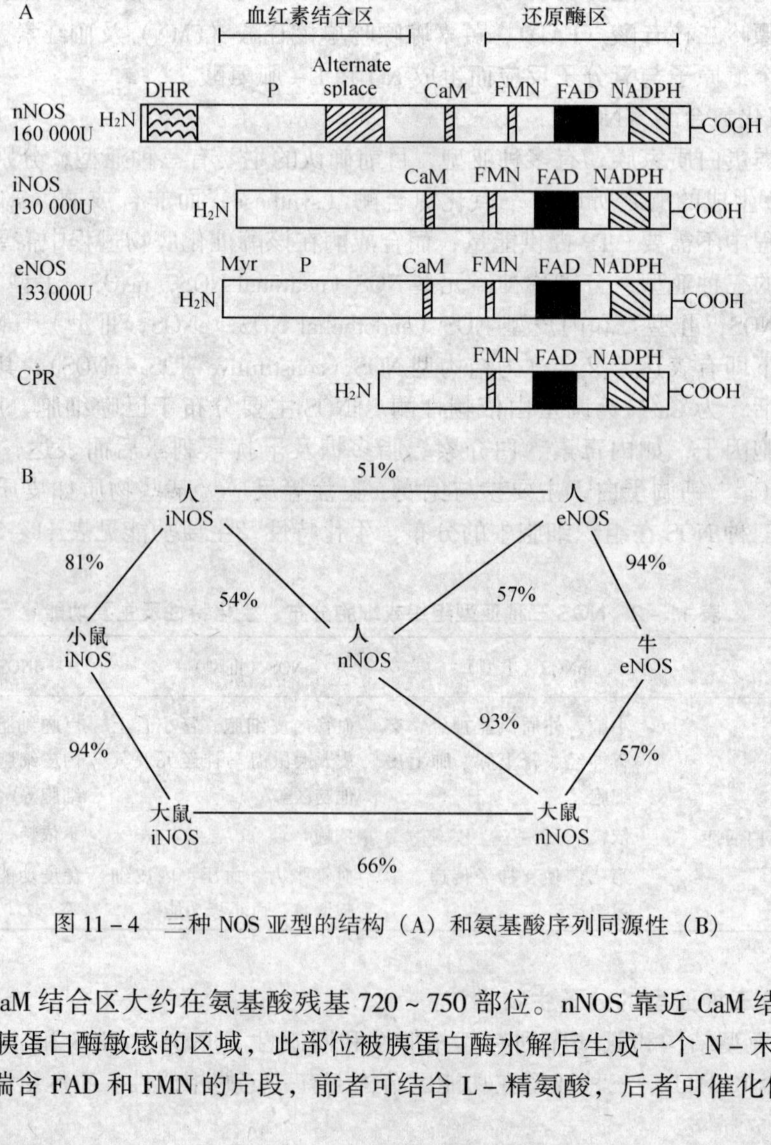

图 11－4 三种 NOS 亚型的结构（A）和氨基酸序列同源性（B）

nNOS 的 CaM 结合区大约在氨基酸残基 720～750 部位。nNOS 靠近 CaM 结合区的 N－末端存在一个对胰蛋白酶敏感的区域，此部位被胰蛋白酶水解后生成一个 N－末端含血红素的片段和 C－末端含 FAD 和 FMN 的片段，前者可结合 L－精氨酸，后者可催化依赖 NADPH 的细胞色素C还原。说明nNOS蛋白功能结构为一个双区酶，还原酶和氧化酶区域彼此独立折叠和独立行使功能。巨噬细胞中iNOS蛋白功能结构也存在着这样的双区结构。三种NOS亚型蛋白质结构功能区与细胞色素P450还原酶存在的一定相似性，可能是生物进化的结果。

三种NOS的高级结构亦各有差异。巨噬细胞iNOS为一个同型二聚体酶，为两个相同的130kD亚基组成，亚基二聚体为iNOS活性表现所必需。nNOS纯化后可能是同型二聚体，也可能是单体，但nNOS的活性形成也是一个同型二聚体。eNOS主要为膜结构，实验证明eNOS也为寡聚体。人的这三种NOS基因的大小、结构、染色体上的位置及其相对分子大小，如表11-3所示。

总言之，nNOS和eNOS二者是结构型表达，但其生物活性受Ca^{2+}调控，iNOS的表达则是在转录或转录后水平由信号途径如核转录因子NF-κB或丝裂原激活蛋白激酶（MAPKs）所调控。

表11-3 三种人NOS基因的结构和染色体定位参数

亚型	染色体位点	基因跨度（kb）	基因结构	分子大小
nNOS	12q24.2	160	29个外显子，28个内含子	1433氨基酸161kD
iNOS	7q35~36	21	26个外显子，25个内含子	1203氨基酸133kD
eNOS	17q11.2	37	26个外显子 25个内含子	1153氨基酸131kD

（四）NOS的生理功能

NO是一种重要的生物信使分子，参与许多生理功能的调控。共同的信号转导机制是NO与可溶性鸟苷酸环化酶（sGC）活性中心的血红素铁发生加成反应，形成Fe-NO复合物，激活sGC活性，使细胞内cGMP水平升高（图11-5）。cGMP是调节许多细胞功能的重要第二信使，NO对许多不同组织和细胞生理功能的调控均是通过cGMP来完成。另外，对有些生理的调节功能是通过其他信号转导途径而实现，例如直接调控蛋白激酶C（PKC）活性。

NO与O_2^-反应生成自由基活性更强的$OONO^-$，可调节三羧酸循环、线粒体功能、电子传递及影响DNA合成，造成许多病理性损害。

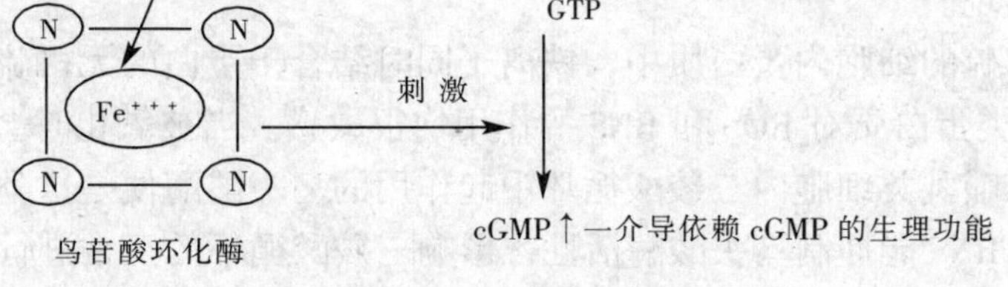

图11-5 NO激活鸟甘酸环化酶示意图

三、自由基调控生理功能的作用

许多生理功能受氧化还原反应的信号途径调控，NO和ROS在其中起着信号转导作用。

（一）巨噬细胞和中性粒细胞的吞噬杀菌功能

中性粒细胞和巨噬细胞被激活后，产生大量的$O_2^{\cdot-}$及其衍生物，如过氧化氢和$\cdot OH$。ROS的产生是通过位于细胞膜上的吞噬性NADPH氧化酶介导。该酶是一种含血红素的蛋白复合物。发生炎症时，活化的巨噬细胞产生过氧化氢的速率估计为（2～6）$\times 10^{14}$分子/min/·个细胞，在有关细胞内过氧化氢浓度可达到10～100μmol/L。这些大量的ROS有杀菌和抗癌作用，称为氧化爆炸（oxidative burst），是机体抗御外来病原物的第一道防线。另外，巨噬细胞膜上的NADPH氧化酶和胞质内髓过氧化物酶联合作用、会导致细胞内次氯酸（HClO）的产生，HClO是一种最强的生理性促氧化剂和有力的杀菌剂。活化的巨噬细胞和中性粒细胞在NADPH氧化酶或髓过氧化酶作用下，亦可产生单线态氧（$^1O_2$）。微生物的产物如细菌性脂多糖、脂蛋白、细胞因子、如γ-干扰素、白介素-1β或白介素-8等，均能激活吞噬细胞NADPH氧化酶的活性。这种激活在中性粒细胞主要是由位于胞质内的异构rac2调控，而在巨噬细胞和单核细胞由rac1调控。然而，很重要的是生理浓度的相关ROS，也能调控redox-敏感的信号级联反应，加强淋巴细胞的免疫功能。

NAD（P）H氧化酶也介导许多其他非吞噬性细胞内ROS的产生，包括成纤维细胞、内皮细胞、血管平滑肌细胞、心肌细胞以及甲状腺组织，在调控许多不同类型细胞内信号级联反应中起重要作用，因而调控不同的生理功能。

（二）血管张力的调节及NO的其他调节功能

由NO介导的许多调节中，最突出的是调节血管能力和抑制血小板粘附，而且有关过程的调节机制的研究在分子水平了解得相当清楚。

如前所述，NO调控各种生理功能的关键环节是激活可溶性鸟苷酸环化酶（sGC），催化cGMP的形成。NO结合于sGC辅基的血红素上，使血红素上铁离子的平面构象发生变化，这种构象的变化便激活了sGC活性，结果c-GMP的形成增加。c-GMP调节蛋白激酶、磷酸二酯酶、离子通道以及其他许多生理学上重要的靶点，其中最重要的是对血管平滑肌张力的调节及抑制血小板粘附。

$O_2^{\cdot-}$和H_2O_2也有激活sGC的作用，但不是直接的，而可能至少部分地是通过增加一氧化氮合酶的活性来实现。

在同时含铁和硫的细胞内蛋白质中，铁离子同时结合于蛋白的无机硫和半胱氨酸的巯基（-SH）基团，这类蛋白质对ROS和RNS的作用均很敏感。当被氧化时会导致Fe-S环的解离，失去其功能。哺乳类细胞内三羧酸循环中起作用的乌头酸酶便是这类含铁硫（4Fe-4S）蛋白的特别例子。RNS能抑制乌头酸酶活性，影响三羧酸循环的正常进行和细胞内铁离子的稳态平衡。

NO还能激活GTP结合蛋白p21 Ras和蛋白激酶缀联物，在人外周血中单核细胞和内皮细胞，NO能激活这些细胞的所有三种丝裂原激活蛋白激酶（MAPK）途径，MAPK在刺激细胞增殖和分化中是重要的信号途径。NO 是由于激活了某种膜结合的蛋白酪酸磷酸酶活性，使 Src 族蛋白酪氨酸激酶 $p56^{ICK}$ 脱磷酸化和活化。

（三）ROS 对呼吸换气（ventilation）功能的调控

高等生命氧稳态平衡的维持紧紧地依靠红细胞体积和呼吸换氧。颈动脉是体内检测动脉血氧变化的感应器官，颈动脉体由球状Ⅰ型化学受体细胞组成。当缺氧时，它能释放神经递质，影响颈动脉窦的传出神经纤维的电活性，交换感应信号之脑干、调节呼吸的神经元。大量事实表明，几种能产生 ROS 的蛋白质对氧浓度的变化很敏感，包括与中性粒细胞 NADPH 氧化酶复合物中细胞色素 b558 相类似的 b 型细胞色素，线粒体产生的 ROS 对颈动脉体的氧张力感应性亦起主要作用。结构上与 NADPH——氧化还原酶类似的 K^+ 通道 β - 亚单位亦参与颈动脉窦神经的传导。

（四）Redox 对促红细胞生成素（erythroproietin）的调节

红细胞数量由红细胞生成素调控，缺氧刺激后细胞生成素主要由肾和肝细胞产生，ROS 产生的变化对氧张力的变化影响很明显。实验依据是，肝癌细胞株或灌流的肾脏中加入 H_2O_2 能抑制红细胞生成素蛋白的表达；氧张力正常的细胞外加过氧化氢酶则刺激促红细胞生成素的生成。其中原因是由 1 种细胞色素 b - 样 NAD（P）H 氧化酶作为主要的氧张力感应器和 ROS 产生因子而起主要作用。

促红细胞生成素基因的表达受缺氧诱导因子Ⅰ（hypoxia - inducing factor，HIF - 1）所调控。HIF - 1 由两个亚单位 HIF - 1α 和 HIF - 1β 组成的异源性二聚体。HIF - 1α 和 HIF - 1β 基因是结构型表达，氧张力的变化难以改变 HIF - 1β 的浓度，但在正常氧张力下，HIF - 1α 在 ROS 作用下被蛋白水解酶水解。缺氧使由 ROS 介导的 HIF - 1α 降解减少，从而加速 HIF - 1 异源性二聚体的形成。在这些细胞中，ROS 的产生与氧浓度密切相联，所以 ROS 作为氧张力的感应器（图 11 - 6）。

HIF - 1 还调控许多由缺氧调控的激素和蛋白的产生，包括刺激新生血管生成的内皮细胞生长因子（VEGF），能加快颈动脉体换气的酪氨酸羟化酶的活性。

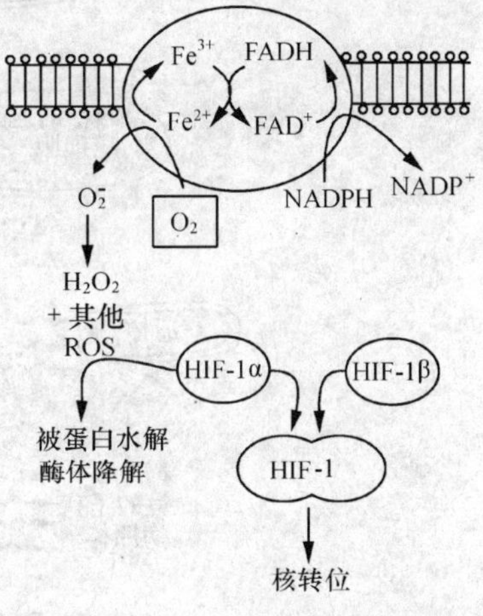

图 11 - 6　转录因子缺氧诱导因子Ⅰ（HIF - 1）的调节

（五）细胞粘附的 redox 调控

调控细胞与组织的粘附性质在许多生命过程中有重要意义。例如，白细胞与毛细血管后小静脉的内皮细胞粘附，是慢性炎症反应中早期的一步，而且取决于内皮细胞表面受体的粘附分子。细菌性脂多糖、各种细胞因子，如 TNF、白介素 - 1α 和 1β 均能刺激粘附分子的表达。

ROS 也能诱导白细胞与血管内皮细胞的粘附。ROS 的这一作用可能是·OH 介导的。因为在细胞粘附实验中，加入过氧化氢酶可取消白细胞的粘附，而加入 SOD 则不受影响。表明 H_2O_2 是促进粘附的因子，而非

O_2^-。再者，加入·OH 捕捉剂或铁离子螯合剂可抑制白细胞的粘附，也表明可能是由该细胞内由 H_2O_2 演化而来的·OH 在起作用。ROS 可诱导内皮细胞质内一种酪氨酸蛋白激酶病灶性粘附激酶 PP125 的磷酸化，此酶在促氧化剂诱导的白细胞粘附中起作用。

（六）Redox 介导免疫反应

淋巴细胞是免疫细胞，在防御病原体的危害中担任重要角色。免疫反应涉及淋巴细胞的抗原受体、辅助刺激信号的受体以及各种细胞因子。ROS 也参与免疫反应的调控。ROS 和细胞内谷胱甘肽氧化还原稳态的失调，均可显著增强 T 淋巴细胞的功能激活。在各种实验浓度 O_2^- 和生理浓度的 H_2O_2 能增强免疫原或丝裂原激活的 T 淋巴细胞白介素 - 2 的生成。低浓度 H_2O_2 亦能诱导小鼠 T 淋巴瘤细胞株白介素 - 2 受体。

ROS 在防御病原体的免疫反应中的功能可用图 11 - 7 来表示。在炎症环境下，被活化的吞噬细胞产生大量 ROS（氧化性爆炸）、提供了第一道抗病原体的防线。然而，有一部分病原体躲过了这种快速和中等有效的天然免疫（innate immunity）性的防御屏障，并且可能在极短的几天内产生大量的病原体后代。在活化的巨噬细胞内，病原体被分解成具抗原性多肽分子，以主要组织相容性复合物出现，成为 T 淋巴细胞抗原受体的决定簇。此相互反应刺激 T 淋巴细胞的增值和分化，在短短几天内导致大量免疫效应细胞的繁衍，这些效应细胞提供了高效和抗原特异性的免疫防御屏障。在炎症条件下，被激活的巨噬细胞内所产生的 ROS，能增强 T 细胞膜上抗原受体（AR）所介导的信号缀连反应，从而降低激活 T 细胞所需要的抗原阈值。如果没有 ROS 的这种调节作用，也许激活 T 细胞需要高浓度的抗原，也许还会失去与病原体增殖相竞争的宝贵时间。在这情况下，对机体来说，时间也许意味着是生还是死。

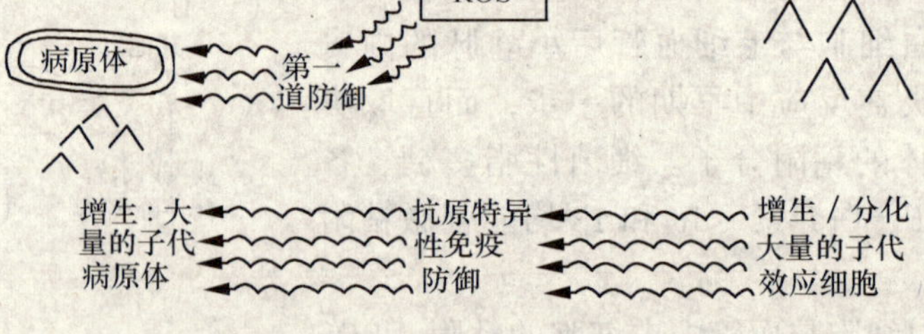

图 11 - 7 ROS 在防御环境中病原体的免疫反应中的功能

（七）ROS 在细胞凋亡中的作用

细胞凋亡是细胞死亡的一种特定形式，在细胞发育和多细胞生命体的稳态平衡中起不可替代的作用。由各种刺激物包括 APO-1/Fas/CD95 配基诱导的细胞凋亡过程中，经常发现细胞内有 ROS 产生。高浓度 ROS 可诱发各种不同类型细胞凋亡。T 淋巴细胞暴露于中浓度 H_2O_2，会引起与 CD95 无关的细胞凋亡，这个凋亡需要线粒体产生 ROS 和 NF-κB 的活化。淋巴细胞的这种凋亡是为了将淋巴细胞转化为更加低下的情况，便于发展更有效的免疫功能。

NO 诱导细胞凋亡可见于一些试验模型和某些临床病例。NO 介导的凋亡伴随有心脂素（cardiolipin）的降低、线粒体电子传递链活性的降低以及线粒体细胞色素 C 释放入细胞质。然而，有些细胞类型，例如血管内皮细胞，对 NO 诱导凋亡的作用格外地不敏感，低浓度 NO 通过抑制某些胱蛋白水解酶（caspase）而保护某些类型细胞不出现凋亡。

TNF-α 对许多肿瘤细胞可诱导凋亡，在转化的肿瘤细胞株中，TNF-α 诱导细胞线粒体产生内源性 ROS。无论怎样，这些 ROS 在诱导细胞凋亡中的作用取决于其被激活的信号途径。

概括地说，许多生理功能由 redox 反应信号途径调控，由 redox 调控的这许多例子都分别涉及 NOS 或 NAD（P）H 氧化酶介导的 NO 或 ROS 的产生，以及这类化合物对特异的信号级联反应物的影响。

四、ROS 在信号级联反应中的敏感靶点

（一）ROS 在受体介导的信号途径中的作用

生长因子、细胞因子或其他配基通过非吞噬细胞膜上的受体而刺激有关细胞内 ROS 的产生，由此产生的 ROS 反过来通过负反馈机制而影响这些膜受体所介导的信号转导。因为 ROS 或细胞巯基/二硫化物氧化还原状态的破坏，能加强细胞内信号的转导。表皮生长因子（EGF）受体便是一个典型例子（图 11-8）。EGF 受体或其他相关的膜受体与相应的配基相互作用，通过 Rac 蛋白的中介，刺激 NAD（P）H 氧化酶活化，促进 $O_2^{\cdot}$ 和 H_2O_2 的生成。反

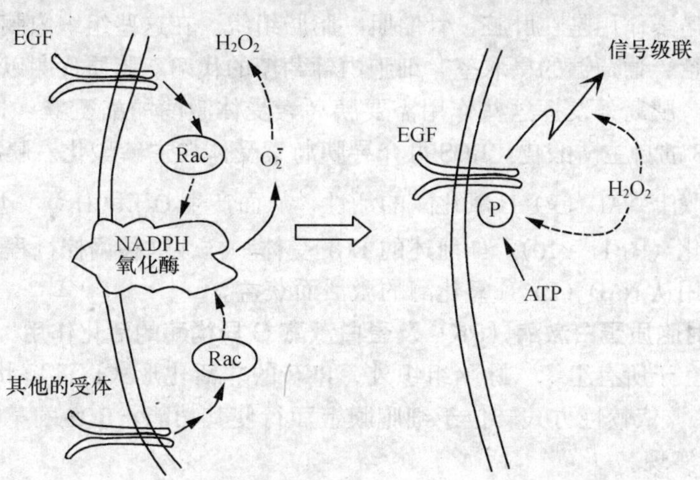

图 11-8　ROS 在 EGF 受体介导的信号中的作用

过来，ROS加速膜受体的自主磷酸化和诱导信号级联反应。其他膜受体，例如血管紧张素Ⅱ受体激活NAD（P）H氧化酶活性，对EGF受体的自主磷酸化及依赖EGF信号级连反应的激活均能起配合的作用。

（二）ROS抑制蛋白酪氨酸磷酸酶活性（PTP）的作用

高浓度H_2O_2或细胞内GSH/GSSG redox状态的激烈变化，均会使许多蛋白质的磷酸化增强，此作用是PTP活性被抑制的结果。各种不同类型的强烈氧化应激明显抑制PTP的活性，却同时引起受体酪氨酸激酶的磷酸化，并在配基诱发自主蛋白磷酸化后，重建膜受体。PTP催化部位的半胱氨酸残基对该酶的催化活性至关重要。H_2O_2能使其失活而形成磺酸衍化物，或者与氧化型谷胱甘肽（GSSG）的二硫键反应，使半胱氨酸残基形成谷胱甘肽化而失去其酶活性（图11-9）。如果与还原型谷胱甘肽（GSH）或其他巯基化合物反应，又可使PTP活性复活。

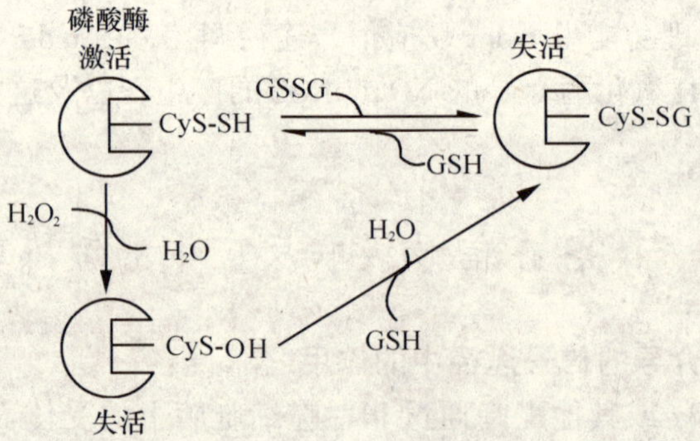

图11-9 ROS或GSH/GSSG氧化还原状态的变化抑制蛋白酪氨酸磷酸酶的途径

（三）ROS在调节胰岛素受体激酶活性中的作用

最重要的胰岛素作用是在肝脏、骨骼肌、脂肪组织。在这些组织内胰岛素调控几种极为重要的功能，包括，葡萄糖的摄取率、细胞内葡萄糖的代谢、脂质代谢以及在转录和翻译水平的蛋白质合成。胰岛素发挥这些作用需要胰岛素受体激酶的酪氨酸（Tyr）-1158、Tyr-1162和Tyr-1163的自主磷酸化。ROS可介导胰岛素受体自主磷酸化。胰岛素受体与其配基相互作用会激活膜上NAD（P）H氧化酶的活性，从而产生$O_2^{\overline{\cdot}}$和H_2O_2。反过来，H_2O_2参与胰岛素激酶的活化（图11-10）。如前述的EGF受体一样，这种调控过程也是由其他类型膜受体通过相互作用从NAD（P）H氧化酶的激活而获益。

（四）ROS对胞质蛋白激酶（PK）及蛋白激酶C异构酶的活化作用

PKC几乎存在于所有组织。除脑组织外，PKC的非活化形式以溶解状态存在于胞质中，活化的PKC以Ca^{2+}依赖性方式转位于细胞膜上而行使其功能。ROS的某些信号转导过程系通过激活PKC而实现。

丝氨酸/缬氨酸及酶蛋白激酶C（PKC）-α参与各种调控转录和细胞周期。某些PKC异构酶包括PKC-α，可被脂质第二信使二酰基甘油（diacylglycerol）激活，促癌物佛波酯

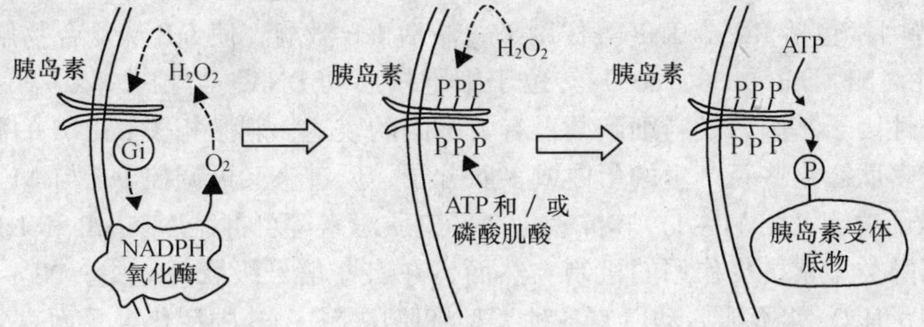

图 11－10　ROS 在胰岛素受体激酶活化中的作用

（PMA）亦有类似激活作用。二者的结合点位于 N－末端 C1 结构的一个保守的富半胱氨酸区。另一方面，H_2O_2 可激活 PKC－α 和其他 PKC 异构酶，H_2O_2 这一激活作用不依赖磷脂过程。维生素 A 及其某些衍化物能显著增强 H_2O_2 对 PKC 异构酶的激活作用，如 PKC－α。H_2O_2 亦可激活 cRaf 的活性。相反，维生素 E 能抑制 PKC 转位于膜及其在平滑肌细胞中的 80kD 蛋白底物的磷酸化。这可能与维生素 E 介导的抑制平滑肌细胞的增殖及 Jurkat T 细胞中 NF－κB 的活化有关。

（五）ROS 对胞质中 Ca^{2+} 浓度的调节作用

细胞中 Ca^{2+} 浓度的变化在调节细胞内信号途径中起作用，包括 PKC－α 和依赖钙调蛋白的信号途径，这些途径也参与细胞凋亡过程。ROS 能通过动员细胞内贮存的 Ca^{2+} 或通过促进细胞外 Ca^{2+} 内流，而提高不同细胞内 Ca^{2+} 浓度。ROS 引起细胞内 Ca^{2+} 浓度的增加有利于氧化应激介导的 PKC－α 活化以及在转录水平诱导 AP－1 蛋白 c－FOS 和 c－JUN 的表达。

（六）ROS 对转录因子 AP－1 的活化作用

转录因子 AP－1 蛋白包含 c－FOS 和 c－JUN 蛋白，参与细胞分化过程。T 淋巴细胞中的 AP－1 参与白介素－2 基因和其他免疫有关基因的表达。许多不同的氧化应激反应刺激剂，如低浓度 H_2O_2、紫外光、γ－线及白介素－1，通过不同的机制激活 AP－1 蛋白。低浓度 H_2O_2、$O_2^{\bar{\cdot}}$、NO 及其氧化应激刺激剂均能诱导 c－FOS 和 c－JUN mRNA 的表达。

（七）ROS 对 MAPK 级联反应的活化作用

MAPK 系统在细胞增殖和分化中起重要的信号转导作用。MAPK 信号级联通路由丝氨酸/缬氨酸残基的磷酸化和去磷酸化所调控，而且受体酪氨酸激酶、蛋白酪氨酸激酶、细胞因子和生长因子受体以及异源性三聚体 G 蛋白偶联受体等的活化均与它有关。许多实验证明，ROS 或细胞内 GSH/GSSG redox 状态的中等程度变化，均可显著地激活 MAPK 系列 JNK 和 P38。$O_2^{\bar{\cdot}}$ 而非 H_2O_2 可激活血管平滑肌细胞中的细胞外信号调节激酶 1（ERK－1）和 ERK－2 的活化。血管紧张素Ⅱ可强化 $O_2^{\bar{\cdot}}$ 和 H_2O_2 对 ERK－1、ERK－2 及 P38 MAPK 的活化作用。总而言之，信号途径所涉及的 JNK、P38 MAPK 及转录因子 AP－1 均明显地受 ROS 的氧化调控。

（八）ROS 对转录因子 NF－κB 活化的调节作用

NF－κB 参与炎性因子白介素－2 等以及许多不同生物学反应基因表达的调控。实际上，NF－κB 与炎症反应、细胞生长及细胞凋亡的调控关系尤为密切。NF－κB 由两个异源性三聚体 p50、p65 和抑制性 κB（IκB）组合的蛋白复合物，存在胞质内，是无活性的。只有当 NF－κB 受到某些因素包括 ROS、TNF 等作用下，激活 IκB 激酶，使 IκB 从复合物解离出来，NF－κB 才有活性。NF－κB（p50、p65）转位于细胞核启动 DNA，与相关基因 κ 区结合，在转录水平启动炎性因子基因以及与细胞凋亡有关基因的表达，刺激相关 mRNA 的翻译，合成相应的蛋白质或多肽。这些新产生的蛋白或多肽分子，反过来又可调控 IκB 与 NF－κB 的组合，恢复其转录因子功能（图 11－11）。抗氧化剂、皮质激素等可抑制 NF－κB 和 IκB 的降解，亦可能是皮质固醇类激素抗炎作用的机制。然而，在有些信号级联反应中，NF－κB 的激活并非唯一启动剂，H_2O_2 亦不能启动所有各种类型细胞中 NF－κB 的活化。总而言之，ROS 及抗氧化剂对 NF－κB 的活化与抑制有重要调控作用。在氧化应激状态下，NF－κB 活化的机制主要有两条途径：一是 ROS 促进 IκB 的蛋白分解性降解；二是 H_2O_2 或细胞内 GSH 氧化还原状态失调而出现的促氧化均可增加 IκB 激酶－α 的活性。

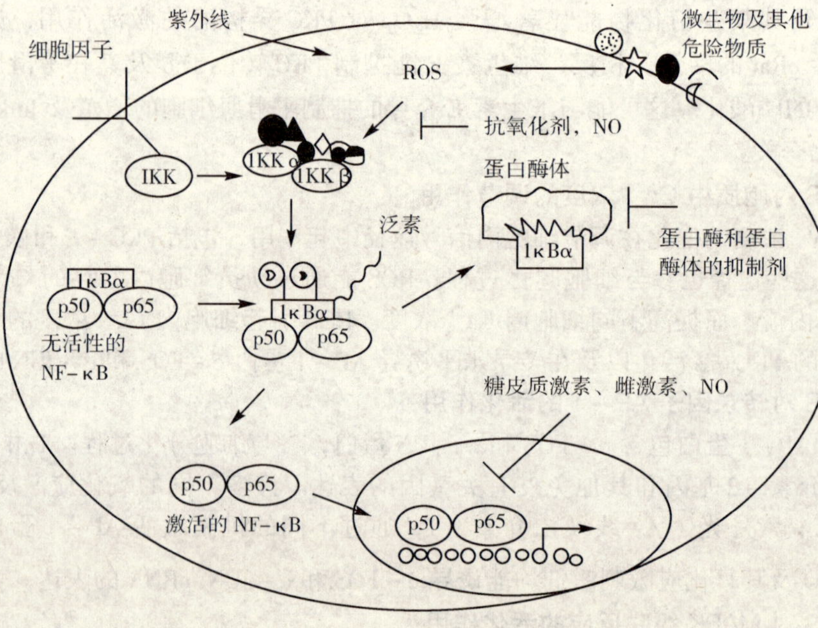

图 11－11 NF－κB 调控基因表达及与 ROS 的关系

细胞外诱导剂细胞因子、UV、微生物等激活 IκB 激酶（IKK）使与 NF－κB p50/p56 异源二聚体相连的 IκBα 磷酸化。抗氧化剂和 NO 能阻断 IKK 的激活和 IκBα 的磷酸化。磷酸化的 IκBα 与泛素结合后被蛋白酶降解，蛋白酶的抑制剂能阻断此过程。IκBα 被降解后，p50/p65 复合物进入核内与靶基因的 κB 基序结合。糖皮质激素和 NO 能降低 NF－κB 的 DNA 结合活性。图中：NIK 为 NF－κB 诱导激酶，→表示激活，┤表示抑制。

五、ROS 与疾病的关系

氧自由基对机体的影响有两重性，既起有利作用又有损害作用。有利作用表现在对许多生理功能及信号转导起调控作用，例如，调节花生四烯酸的代谢、刺激吞噬细胞和中性粒细胞的吞噬杀菌功能以及免疫过程。在花生四烯酸代谢方面，此类化合物经环氧酶和脂氧化酶催化分别生成 PGI_2、PGE_2、血栓素 A2 及白三烯类活性物质，与炎症、过敏及血栓形成有密切关系。在花生四烯酸代谢转化为有关生物活性物质时，均有活性氧自由基产生；反之，少量活性自由基又刺激环氧化酶和脂氧化酶活性作用，大量活性氧自由基则起抑制作用；又如巨噬细胞吞噬异物，细胞膜上的许多受体和黄素蛋白，随异物或细菌被吞入细胞质内，溶酶体水解酶释出，消化异物，这一过程通过已糖磷酸旁路活化，出现呼吸爆发，形成各种氧自由基和过氧化氢等，杀死或破坏被吞噬的异物或细菌。所以，氧自由基与某些生理活性物质的调控和炎症免疫过程有重要关系。

氧自由基过多的有害作用，表现在可使许多生物大分子，如核酸、蛋白、膜多聚未饱和脂肪酸（PUFA）引起过氧化反应，生物大分子出现交链或断裂，引起细胞结构和功能的破坏，如下所示：

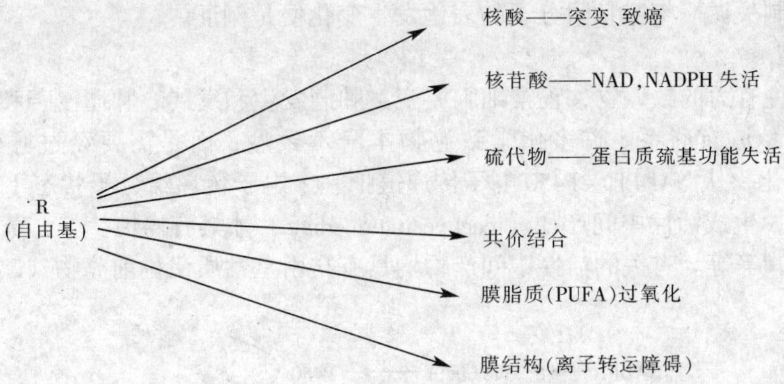

氧自由基通过下述方式损伤细胞：①与膜上的酶和受体进行共价结合，从而影响膜成分的活性；②与膜的组成成分共价结合，从而影响膜的结构和膜的功能与抗原特异性；③通过共价结合，使巯基氧化或改变 PUFA 与蛋白质比例而干扰转运；④引起 PUFA 的过氧化而直接影响膜结构，过氧化产物，如丙二醛，对膜流动性、交叉联结、结构功能带来不利影响，致使膜的孔隙扩大，通透性增加，毛细血管内皮细胞损伤，出现炎症反应和退行性变化，内质网膜、溶酶体膜等生物膜系统的液体镶嵌模式发生改变，导致细胞广泛性损害及病变。

氧自由基引起 PUFA 过氧化有一特点，即氧化为连锁反应，包括启动（initiation）和蔓延扩散（propagation）两个阶段。PUFA 分子结构双键上的氢原子易受氧自由基的攻击，夺取氢原子而后形成脂自由基（$R^{\cdot}$），$R^{\cdot}$ 自发地与 O_2 反应而形成脂过氧基（$ROO^{\cdot}$），产生一个氢原子而使另一分子 PUFA 过氧化，从而形成一种稳定的脂氢过氧化物（ROOH）及一分子脂自由基 $R^{\cdot}$，如此不断循环，使许多 PUFA 分子过氧化。这种连锁反应很难自动终止，除非加入氧自由基捕捉剂（AH）方可终止反应。脂氢过氧化物经过氧化物酶分解，生成丙二醛（MDA）、乙烷、戊烷及磷脂基乙醇胺等物质。丙二醛为极活泼的交联剂，迅即与磷脂基乙醇胺交联成荧光色素，然后与蛋白质、肽类或脂类结合成难溶性的无生理活性的色素斑点，沉积于细胞质内，常称脂褐素或老年斑。脂褐素随年龄老化而增多，占据胞质空间，影响细胞功能。出现退化，衰老动物的脑、心和肝细胞内脂褐素明显增加，细胞功能日渐退化，此乃衰老的自由基学说。

总之，氧自由基的特性是非常活泼、极不稳定、半衰期极短、能夺取电子而使其他敏感分子氧化。Redox 稳态平衡失调而出现氧化应激反应，会产生许多有害作用，参与某些疾病的发生，肿瘤、糖尿病、动脉粥样硬化、慢性炎症、人类免疫缺陷病（AIDS）、缺血重灌注损伤、睡眠呼吸暂停综合征等，都是非常重要的例子。这些疾病又可分为二大类型。在第一大类中，糖尿病和肿瘤的共同表现是全身性 GSH/GSSG redox 状态失调，而向促氧化方向变化和葡萄糖的清除出现障碍。表明骨骼肌线粒体是 ROS 来源的主要部位，此情况亦可称为线粒体氧化应激（mitochondrial oxidative stress）。如果没有治疗干预，这种情况会导致大部分肌肉的消耗，使人患老年性消耗。第二大类疾病可称之为炎症性氧化条件（inflammatory oxidative conditions），因为这一情况往往伴有细胞因子或其他因子对 NAD（P）H 氧化酶活性的过度刺激，结果 ROS 的产生增加或细胞内 GSH 水平出现变化，往往发生级联反应信号或者基因表达的控制失调。细胞粘附分子的表达发生变化便是例证。

（一）肿瘤

ROS 是一种有力的致癌物，正常细胞突变、肿瘤发生和发展、肿瘤侵袭和转移，甚至于肿瘤耐药均与 ROS 有联系。许多化学致癌物本身不致癌，而是需要经过肝药酶细胞色素 P450 的代谢活化，从 NADPH－P450 电子传递链把一个电子传递给分子状态下的致癌物又称前致癌物（C），生成活性中间产物（reactive intermediate）才具有癌性。如，黄曲毒素、亚硝胺类、苯并芘，等等。有关的活性中间产物均具有自由基性质又称前癌物（C^-）。

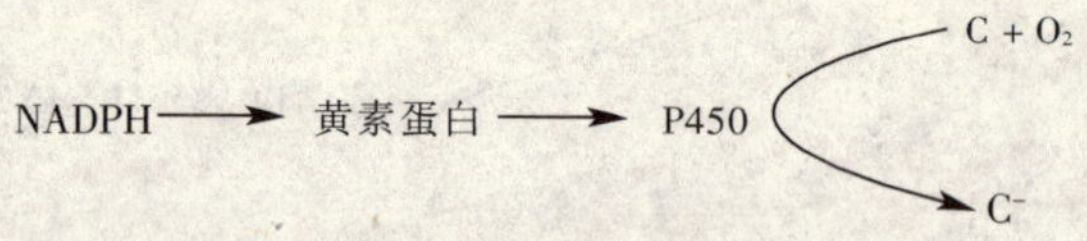

C^- 既可直接损伤 DNA 或基因，也可间接干扰细胞的氧化状态，使细胞处于氧化应激状态下，最终诱发癌变。促癌剂如佛波酯醇肉豆蔻醋酸酯（PMA）与中性粒细胞一起温育后，白细胞因呼吸爆发（burst）产生大量 $O_2^{\cdot}$ 和 H_2O_2。有人指出促癌剂的促癌作用与其产生 ROS 的能力相平行。

正常细胞长期暴露于 $O_2^{\cdot}$ 和 H_2O_2 后，细胞增值加速，与细胞生长有关基因的表达增强。另一方面，ROS 又可诱发细胞衰老。

（二）糖尿病

氧化应激与糖尿病有关，病人血中可检测到 GSH/GSSG 氧化还原稳态失调的表征。无论非胰岛素依赖型（2 型）和胰岛素依赖型（1 型）糖尿病，高血糖是一个危险指标。高血糖可通过几种不同的机制而引起 ROS 的生成增多。在培养的牛主动脉内皮细胞加入高浓度葡萄糖，通过线粒体复合物Ⅱ可刺激 ROS 的生成。降低线粒体 ROS 的生成，可预防糖尿病的某些并发症的出现，包括蛋白激酶 C 或 NF－κB 的活化，以及糖基化终末产物的形成。

葡萄糖自氧化过程中有 $O_2^{\cdot}$ 生成，这与糖尿病人血浆中糖基化蛋白增多有关。糖基化终末产物与相关的细胞膜受体相互作用的结果，会刺激 ROS 生成的增加和细胞内 GSH 水平。ROS 的增多与糖尿病的并发症的发生有关，例如动脉硬化、其他血管病、白内障、眼底病变。另外，高血糖可促进细胞介导的低密度脂蛋白进入血管内皮细胞，增加并发症发生的危险。抗氧化剂可减少糖尿病并发症的发生。

（三）动脉粥样硬化

动脉粥样硬化是以动脉血管壁变硬变厚为特征的多因素性疾病，血管病变区含有单核细胞、增生的平滑肌细胞及细胞外基质。动脉粥样硬化现被视为一种慢性炎症性疾病，而且与某些高危险因素有密切关系，如高血脂、高血压及糖尿病。ROS 产生过多与动脉粥样硬化和高血压的发病有关为已知的事实。氧化应激会引起蛋白激酶类的表达，例如，病灶性粘附激酶和细胞间粘附分子 ICAMI。单核细胞和 T 淋巴细胞侵入血管壁是动脉粥样硬化最早期的病变。单核细胞、巨噬细胞及平滑肌细胞膜存有清道夫受体（scavenger receptor），能与氧化低密度脂蛋白（ox－LDL）结合。Ox－LDL 与清道夫受体的结合会引起单核细胞和巨噬细胞的活化，刺激 Mn－SOD 的表达，反过来又通过打乱平稳的 ROS 系统而刺激 H_2O_2 的生成。巨噬细胞吞噬 ox－LDL 后变成泡沫细胞，贮留于血管壁内膜，产生毒性作用。在这一过程中，大量巨噬细胞凋亡，并参与动脉粥样硬化病变的形成。某些细胞因子，如 TNF、白介素－1β、血管紧张素Ⅱ及 γ－干扰素等，通过活化内皮细胞膜结合的 NADPH 氧化酶刺激 O_2^- 的生成，可进一步加重动脉粥样硬化病程的发展。抗氧化剂可缓解 LDL 过氧化及动脉粥样氧化的发生（图 11－12）。用对动脉粥样硬化易感的 apoE 基因敲除小鼠做试验，证明由于维生素 E 转运蛋白的破坏，导致维生素 E 缺乏。结果，小鼠远端主动脉的粥样硬化病变加重。在随机安慰剂对照的有关冠状动脉病的病人实验证实，用半胱氨酸前体药物和谷胱甘肽前体药物治疗，可明显改善病人的血流。LDL 过氧化显然亦与 ROS 有关。

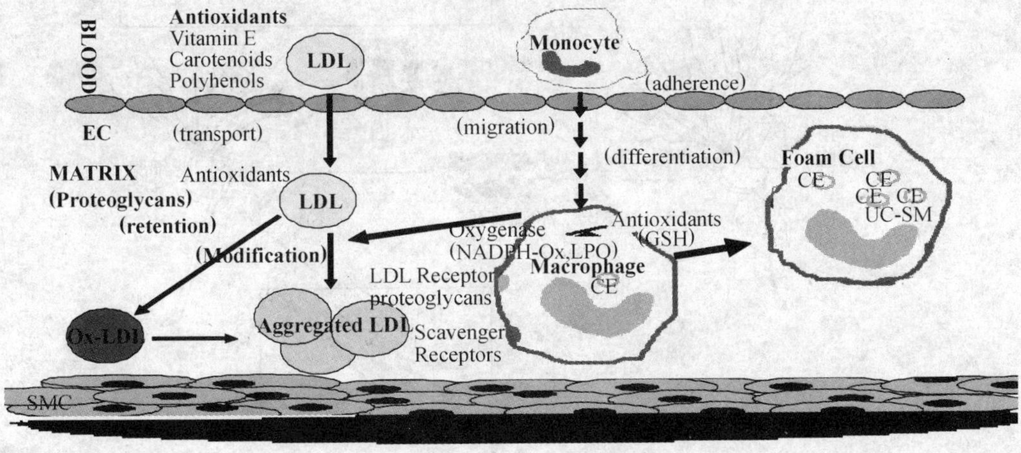

图 11－12　动脉粥样硬化发生示意图

（四）神经退行性疾病

神经退行性疾病的主要特征是病因不明、发病缓慢、病变不断加重的一类疾病。伴随年龄老化而常见的神经退行性疾病，主要有阿尔茨海默病（Alzheimer's diseases，AD)、帕金森病（Parkinson's disease，PD)、肌萎缩侧索硬化，这类疾病的治疗缺少理想药物。随着老龄化社会的到来，AD和PD发病人数日增，困扰着社会和家庭。

1．阿尔茨海默病　AD是以认知功能不断减退和大量神经元丧失为特征，病人脑内神经元有β－淀粉样斑块蓄积和神经纤维缠结。关于AD发病原因的假说甚多，其中ROS引人注目。ROS参与AD发病的依据是，AD病人大脑脂质过氧化明显，病人死亡后脑脊液内4－hydroxy－nonenal显著升高。再者，ROS介导β－淀粉样蛋白（Aβ）对神经细胞的毒性损害。关于Aβ的产生及其对神经细胞毒性损害研究发展甚快。Aβ由Aβ前体蛋白（APP）经分泌蛋白酶水解而来。APP基因位于21号染色体。APP大约含600个氨基酸，分别经γ、α分泌蛋白酶（secretase）的降解而为42或43个氨基酸组成的Aβ多肽。Aβ呈液相状态，进入神经细胞质，凝聚成纤维状而沉积于老年斑块。Aβ纤维和Aβ斑块能直接地或间接地引起神经细胞毒性，即形成神经纤维缠结（NFTs)，造成细胞死亡（图11－13)。许多实验证明，无论在Aβ形成过程以及Aβ的神经细胞毒性都有ROS参与。从治疗策略考虑，以抗氧化剂作为神经保护途径来控制AD病情的发展受到人们的关注。另外，也可研制抗Aβ抗体进行免疫，通过小神经胶质细胞Fc受体的介导而清除Aβ，这可能亦是一种治疗新概念。

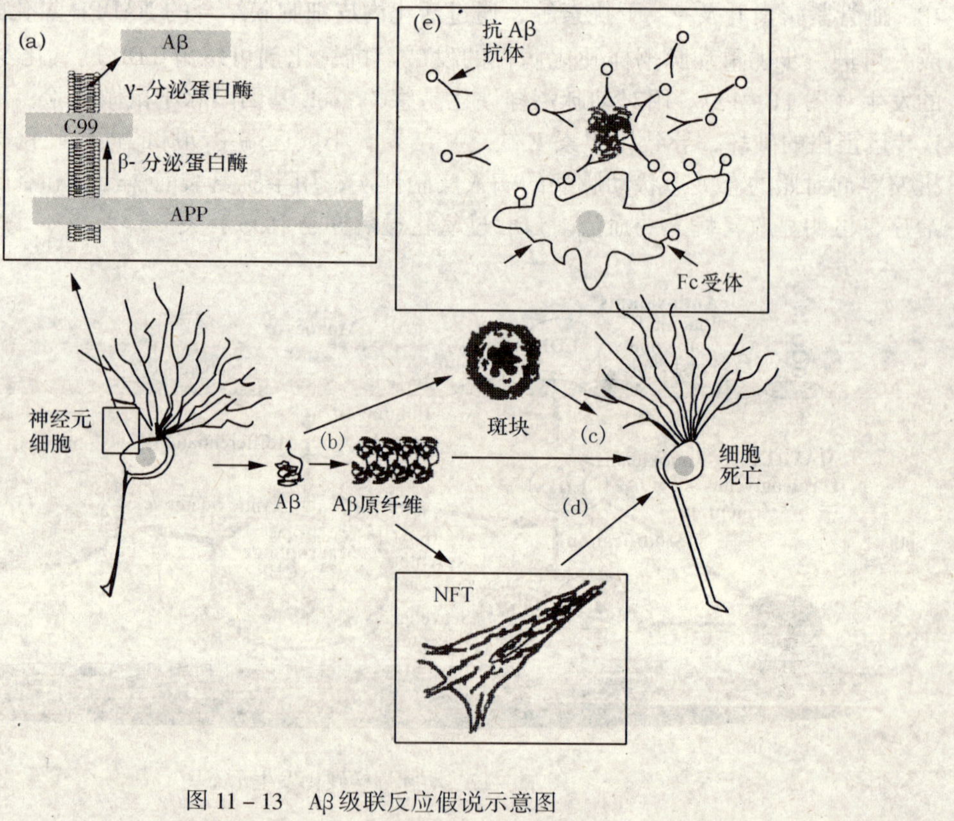

图11－13　Aβ级联反应假说示意图

（a）β－和α－分泌蛋白酶将APP分解后，得到Aβ；（b）Aβ聚集成原纤维后，沉积于老年斑块。原纤维和斑块可以直接（c）或间接（d）促进神经纤维缠结（NTFs）的形成；（e）可研制抗Aβ抗体进行免疫，通过小神经胶质细胞Fc受体的介导而清除Aβ。

2．帕金森病（PD）　PD亦是伴随衰老而发病率增多的神经退行性疾病。此病的主要病理生化特征是位于大脑黑质－纹状体内控制运动的多巴胺（DA）能神经元受损伤，细胞死亡数超过70%以上，失去调控锥体外系运动的能力，于是出现震颤、肌肉僵硬、四肢运动障碍等症候群，严重者吞咽困难、生活不能自理。关于DA能神经元退行性病变的原因假说甚多，其中ROS参与PD的发病则为众人所知。主要依据如下：DA是脑内神经递质，它在脑内的代谢有依赖酶代谢和非酶代谢两种途径（图11－14）。DA在上述两条代谢途径中均有ROS产生。具体反应过程是：L－多巴经多巴脱羧酶作用后生成多巴胺（DA）＋CO_2，经单胺氧化酶－B（MAO－B）催化下，在O_2和H_2O_2存在条件下，生成3，4－二羟基苯乙醛（DOPAC）＋NH_3＋R－CHO＋H_2O_2。DA通过自氧化途径而转化为6－羟基醌类，后者与O_2＋H^+反应亦生成H_2O_2。H_2O_2＋电子（e）＋Fe^{2+}反应产生˙OH。而黑质纹状体部位铁离子浓度高，水解H_2O_2的过氧化氢酶（catalase）水平又低，有利于˙OH的生成。

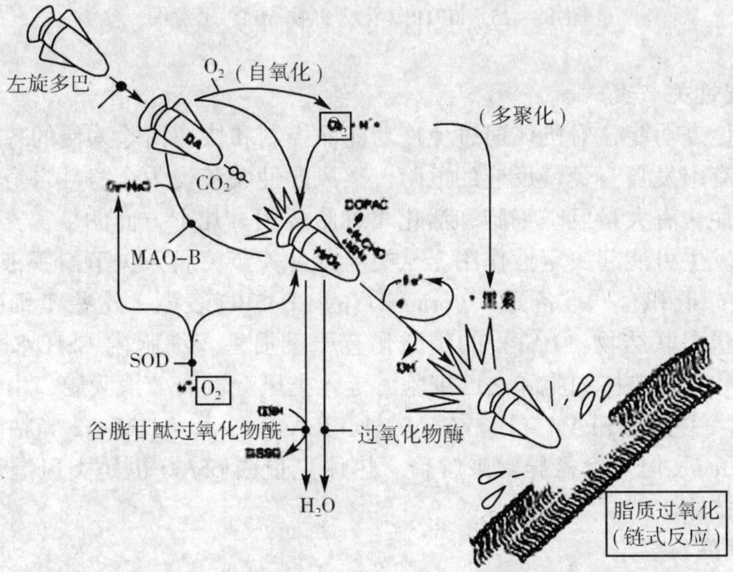

图11－14　DA在脑内代谢产生˙OH的可能性及诱发神经细胞脂质过氧化损伤的示意图

另外，通过3－methyl－4－benzyl－1，2，3，6－terathydrogenpyridine（MPTP）中毒模型取得的依据，间接地支持ROS参与PD的发病。MPTP是一种神经毒，人和动物中毒后产生的行为障碍表现与PD相似。进一步的研究发现，MPTP在脑神经细胞内被代谢后产生MPP^+，产生ROS，而MPTP损伤的部位是黑质纹状体。故MPTP可用于复制类PD模型，筛选抗PD药物。有关MPTP代谢及ROS的产生见图11－15。

治疗PD药物中常见L－多巴，实际上该药是补充脑内有关部位神经元DA量的不足，虽然可缓解早期病人的症状，但用药时间久，DA量多又引起神经细胞毒性，产生某些类PD症状。从抗氧化剂中寻找神经保护剂，已成为防治PD的一条新途径。

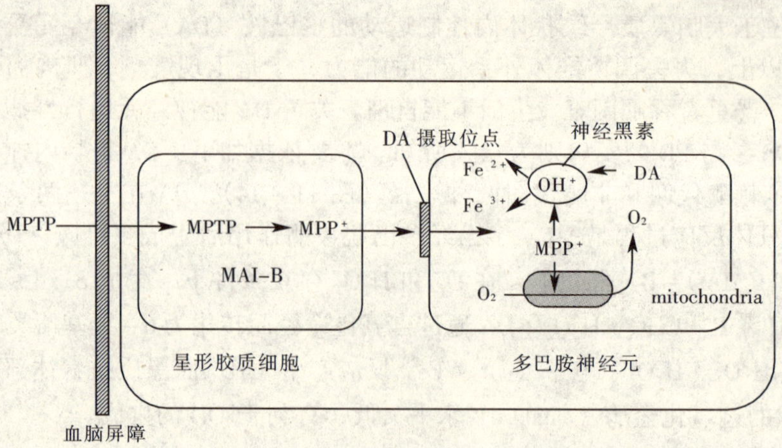

图 11-15 MPTP 转化为毒物 MPP^+ 示意图

（五）类风湿性关节炎

ROS 能增强免疫功能，对机体通过免疫功能而控制和快速清除入侵的各种病原物有重要意义，但同时也有引发自身免疫反应的危险。类风湿性关节炎为全身性自身免疫病，表现特征是关节慢性炎症，有大量巨噬细胞和活化 T 细胞浸润。几个方面的事实支持发炎部位 ROS 的产生对该病的发生可能起决定性作用。从类风湿性关节炎病人关节滑膜液中，分离出的 T 细胞内 GSH 含量减低和有“准备好”（primed）的 CD45RO 表型，这些 T 细胞对 T 细胞的活化所需的适应性蛋白联结物（LAT）的磷酸化有严重损害。细胞内 GSH 水平的降低会影响 LAT 在细胞内的分布，单核细胞和淋巴细胞游走入类风湿性关节滑膜腔，由几种粘附分子的异常表达所调控。主要有 ELAM-1、VCAM-1、ICAM-1 及 ICAM-2 等粘附分子，这些分子的作用也可用 redox 信号途径异常来解释。热休克蛋白 65/60 也是类风湿性关节炎发病中的一种候选自身抗原。

（六）艾滋病病毒感染

AIDS 由 HIV 引起。从感染 HIV 到出现症状成为 AIDS，有几年的潜伏期。HIV 感染伴有进行性免疫功能减退，最终导致不可避免的死亡。在 HIV 感染早期阶段，淋巴细胞的各种功能减退，随之出现 $CD4^+$ T 淋巴细胞数显著减少。晚期病人经常出现全身肌肉大量的消耗。HIV 感染病人在早期无病症阶段伴有大量半胱氨酸的分解代谢，估计病人每日大约有 4g 半胱氨酸被分解成硫化物。检测时可发现，病人外周血浆中胱氨酸水平不正常地减低，外周血淋巴细胞内 GSH 水平亦低，GSH 及其前体半胱氨酸在免疫反应中起限速作用。许多淋巴细胞功能对细胞内 GSH 水平的降低格外敏感。病毒引起半胱氨酸或胱氨酸不足确实是免疫系统功能进行地受损的一个致病原因。临床试验的结果支持这个事实，HIV 感染病人服用抗氧化剂 N-乙基半胱氨酸明显地改善 T 淋巴细胞的增殖，重建 NK 细胞活化，使之达到几乎接近正常的水平。如前所述，细胞内 GSH 在调控几种 redox 信号系统中起重要作用。由此认为，HIV 感染所引起的细胞内 GSH 水平的降低会加速有关信号途径诱导的实现，促使淋巴细胞活化，但同时也是淋巴细胞对氧化应激更加敏感。给 HIV 感染者服用 N-乙基半胱氨酸，还有延长HIV发展成AIDS潜伏期的可能性，推迟AIDS的发生。总之，全身半胱氨酸库的贮备下降可能是一种病毒躲避被免疫系统清除的几条途径之一。构建HIV病人的免疫系统功能是治疗HIV的目的，补充半胱氨酸也许可考虑作为HIV病人治疗的一种标准方法。

（七）缺血再灌注损伤

缺血再灌注能够引发组织损伤，而且是器官移植、心肌梗死和脑卒中最严重的并发症。在上述疾病情况下，大量ROS的产生则是很重要的损伤因素。缺血时，过量消耗ATP，导致嘌呤分解代谢产物次黄嘌呤和黄嘌呤的蓄积，在缺血/再灌注条件下，黄嘌呤脱氢酶利用NAD^+作为电子受体转化为黄嘌呤氧化酶，后者以O_2作为底物。随着再灌注血O_2的供应，次黄嘌呤和黄嘌呤被黄嘌呤氧化酶代谢分解，产生大量O_2^-和H_2O_2，损伤有关细胞和组织。

最新研究证明，在小鼠肝缺血/再灌注模型大量ROS的产生是由Rac1调控的NAD（P）H氧化酶调节所致，而非吞噬性NAD（P）H氧化酶调控。在再灌注损伤中，中性粒细胞是主要的效应细胞，抑制中性粒细胞与血管内皮细胞的粘附可减轻再灌注损伤。在缺血/再灌注大鼠，抗氧化剂治疗既可减少中性粒细胞的粘附和中性粒细胞介导的心脏损伤。同样，使用SOD类似物亦有减轻缺血和再灌注大鼠模型的组织损伤。实验性地诱发大鼠心脏缺血和再灌注模型，发现在有轻微激活ERK条件下伴有NK－κB、AP－1及MAPKs、JNK及p38等转录因子的活化，这也许是为什么在受损组织会出现炎症反应和细胞凋亡。

总而言之，氧化应激与许多疾病的发生和发展有紧密关系。

六、氧自由基捕捉剂或抗氧化剂

凡能干扰氧自由基链锁反应的启动和蔓延过程，从而阻断自由基反应过程的任何物质，统称抗氧化剂或自由捕捉剂。抗氧化剂依其作用部位和性质的不同可分为两大类：①预防性抗氧化剂，如SOD、过氧化氢酶、谷胱甘肽过氧化物酶（GSHpx）、金属络合物如枸橼酸、EDTA和去铁敏等。这类抗氧化剂的作用是阻断自由基的生成；②链锁反应阻断剂，即自由基捕捉剂或抗氧化剂。以其理化性质的不同，可分为水溶性和脂溶性两大类。依其作用性质的不同可分为：还原性捕捉剂，如酚类化合物、巯基化合物、维生素丙、酚噻嗪类化合物；氧化性捕捉剂，如某些喹啉类化合物（乙氧基喹啉）；天然捕捉剂（自旋捕集剂），某些天然化合物，如从植物中提取的右旋儿茶素、没食子丙酸、噻嗪、丁羟基甲苯（BHT）、维生素E、氯酯醒，等等。我国的一些研究报告指出，红参、当归、生地、酸枣仁、阿魏酸等中草药及其成分均有抗脂质过氧化作用，能抑制丙二醛的生成。从五味子提取的木脂素类化合物、从黄连提取的四氢原小檗碱类和灵芝孢子粉提取物，亦均有明显的抗氧化作用。

由于氧自由的半衰期很短，扩散范围短，所以，抗氧化剂必须满足下列几点要求：①适当浓度药物应准确到达目标部位；②适当浓度药物到达目标部位应及时；③抗氧化剂与毒性自由基反应后本身生成另一种毒性低的自由基；④此新生成的自由基进一步反应又可恢复为原来的形式，继续起清除自由基作用。下面扼要介绍几种有代表性的抗氧化剂的抗氧化作用。

（一）维生素E

众所周知的抗氧化剂，目前广泛应用于抗衰老。其抗氧化作用的主要机制是该分子结构上酚羟基的氢原子供给氧自由基或脂自由基（R˙，ROO˙，RO˙），使之还原成脂氢过氧化物（ROOH），后者由GSHpx分解成无毒性的羟化物，生物膜上PUFA的自身过氧化剂被阻断，维生素E本身在提供其酚羟基上的氢原子后，自身氧化生成一种比较稳定的和毒性较低的自由基，在维生素C作用下，提供电子，使其恢复为原形，重新发挥自由基消除作用。其方式如下：

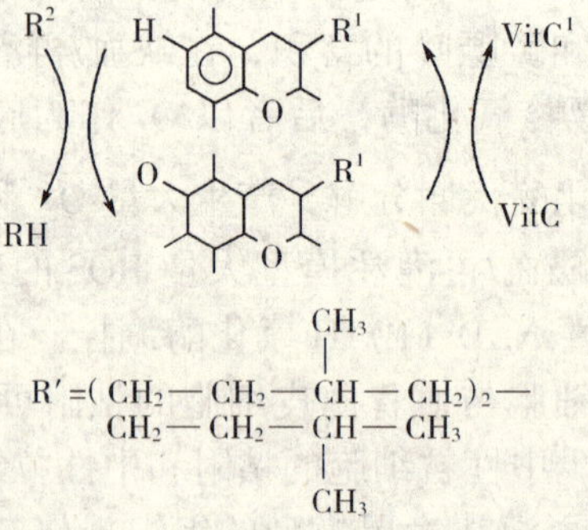

（二）硒

系稀有微量元素，多以硒代半胱氨酸形式存在，为含硒GSHpx的活性部分。GSHpx为有效的抗氧化酶，能阻断或减轻ROO˙所致的脂质过氧化连锁反应。硒缺乏时，GSHpx的含量和活性均降低，不利于体内自由基的清除；增加血中硒的水平，可使Se－GSHpx的含量和活性均提高。临床上已在试用硒代化合物于某些疾病如克山病、肝癌及结肠癌的预防。

（三）中草药的抗氧化作用

不少中草药有抗氧化作用，著者对五味子和丹参有效成分的抗氧化作用进行了研究，五味子的作用这里不作介绍，将在五味子一章中详述。下面仅介绍丹参有效成分的抗氧化用，丹参的水溶性缩酚酸类化合物，其化学结构式见图11－16。

药理实验表明，丹参的某些成分有很强的抗氧化作用。概括起来，作用如下：

1．对铁离子－半胱氨酸及维生素C－NADPH诱发的肝微粒体脂质过氧化的影响　铁离子加还原剂，如半胱氨酸或维生素C加还原型辅酶Ⅱ（NADPH），是常用的诱生超氧阴离子和羟自由基系统，可引起生物膜脂质过氧化。利用这2种系统以诱发肝微粒体脂质过氧化。丹参上述7种成分的浓度为20μg，对丙二醛的生成均有抑制作用。丹参7种成分中抑制丙二醛生成作用最强者为丹酚酸A，原儿茶醛次之。

2．对氧自由基引起大鼠心脏线粒体损伤的保护作用　心脏线粒体是缺血再灌注损伤及抗癌药阿霉素心脏毒性的敏感部位。二者引起心脏损伤均与氧自由基有关。将大鼠心脏线粒体分离出来，在体外加入能产生氧自由基的铁离子－半胱氨酸以引起脂质过氧化，丙二醛生成量增加，由于线粒体受损，其ATP酶活性丧失，肿胀、空泡化、断裂。加入丹酚酸A于心肌线粒体孵育液中，能显著防止铁离子－半胱氨酸所引起的线粒体过氧化性损伤，使丙二醛生成量减少，ATP酶活性提高，线粒体结构的破损基本上恢复正常。

3．对离体大鼠肝细胞脂质过氧化损伤的保护作用　用胶原酶溶液灌洗大鼠肝脏，分离肝细胞，在体外进行培养。加入铁离子和半胱氨酸以引起肝细胞质膜脂质过氧化损害，丙二醛生成量增加，肝细胞质内转氨酶释放，表面绒毛破溃起泡。如预先加入丹酚酸A 20μg，可

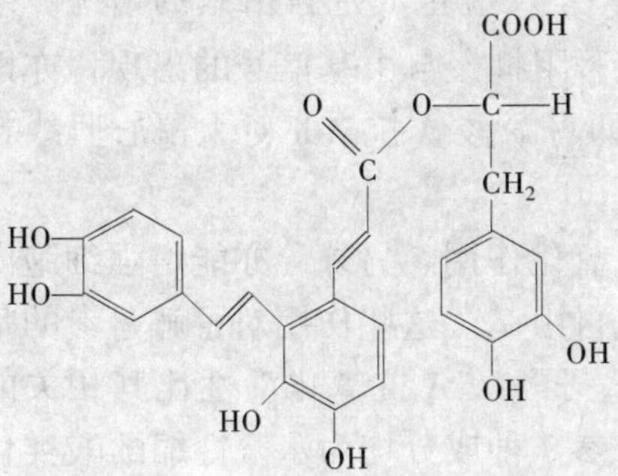

丹酚酸 A

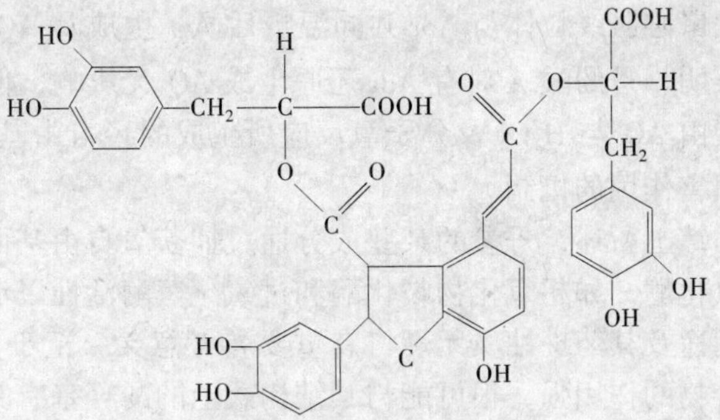

丹酚酸 B

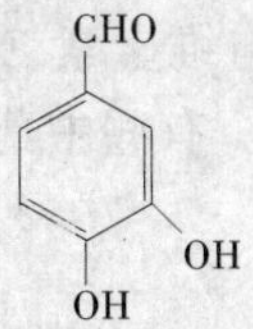

原儿茶醛

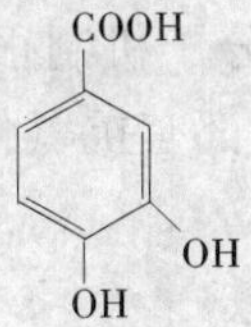

原儿茶酸

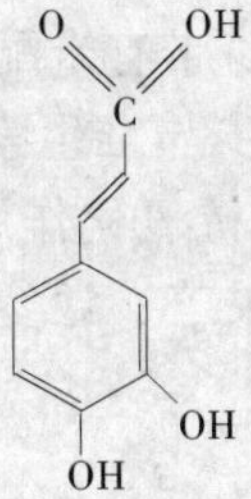

咖啡酸

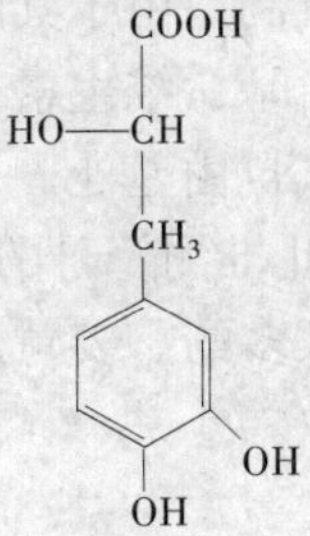

丹参素

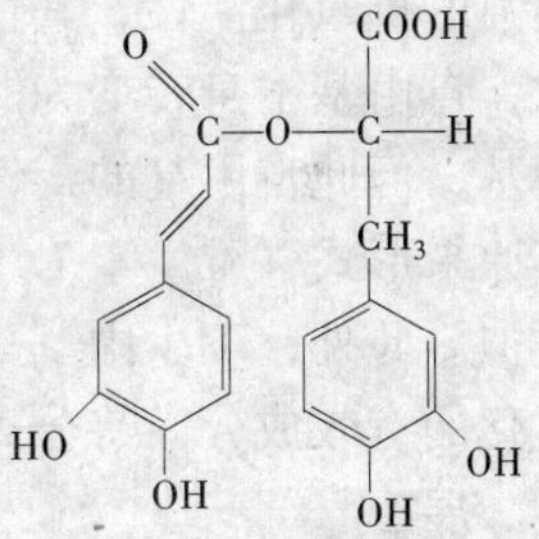

迷迭香酸

图 11－16　丹参 7 种成分的化学结构式

明显抑制丙二醛的生成，转氨酶释放量减少。肝细胞表面膜经扫描电镜观察发现，膜表面绒毛明显不同，正常肝细胞膜表面绒毛排列整齐，加铁离子和半胱氨酸产生的氧自由基损伤后，绒毛凝聚成团，排列不整齐，有的膨出表面。用丹酚酸 A 保护的肝细胞膜表面基本上与正常肝细胞相似，提示肝细胞膜的过氧化损害显著减轻。

4．抑制 H_2O_2 所致大鼠红细胞溶血、丙二醛生成　丹参 7 种成分均能程度不同地拮抗 H_2O_2 对大鼠红细胞的损害作用。

5．对黄嘌呤和黄嘌呤氧化酶系统产生超氧阴离子的抑制作用　黄嘌呤被黄嘌呤氧化酶氧化的过程中有超氧阴离子生成，生成的超氧阴离子可使氧化性细胞色素 C 还原。利用此特点可检测黄嘌呤氧化酶—黄嘌呤系统中生成超氧阴离子的量。结果表明，丹参 7 种成分均能程度不同地抑制超氧阴离子的生成。

6．对阿霉素（Adr）心脏毒性的保护作用　Adr 为一种广谱抗癌抗生素。然而，其临床应用由于对心脏产生毒性而受到限制。Adr 心脏毒性产生的机制系由于其从心脏线粒体呼吸链获得电子而形成 Adr 半醌自由基（$AQ^{\cdot}$），后者与氧和过氧化氢反应而生成氧自由基。如上所述，丹参 7 种成分中抗氧化作用最强者首推丹酚酸 A。该成分是否能拮抗 Adr 对心脏的毒性？将分离的大鼠心脏线粒体在体外加入 Adr 和铁离子，明显地引起线粒体脂质过氧化损伤，丙二醛升高、ATP 酶活性降低，线粒体肿胀、流动性下降、嵴断裂、基质溶解、空泡化。预先加入丹酚酸 A，可显著防止 Adr 所引起的心肌线粒体有关的损害。进一步用 ESR 检测大鼠心肌线粒体与 Adr 共同温孵后 AQ˙生成及 AQ˙与 H_2O_2 反应生成羟自由基的情况。结果表明，丹酚酸 A 对有 Adr 还原生成 AQ˙无影响，但可显著阻抑羟自由基信号的出现，亦即捕捉由 AQ˙与 H_2O_2 及分子氧反应所生成的羟自由基。此即丹酚酸 A 抗 Adr 对大鼠心肌线粒体损害作用的机制。

综上所述，丹参的某些成分通过捕获氧自由基而起抗氧化作用。另外，亦能增强细胞内抗氧化酶，如超氧化物歧化酶和过氧化氢酶活性以清除氧自由基。这些作用对了解丹参的临床用途及其药理性质无疑将有重要参考意义。至于为什么丹酚酸 A 抗氧化活性比其相关的化合物的作用强，很可能与其结构式上的酚羟基有关。丹参 7 种成分均为水溶性缩酚酸类化合物，含有多个羟基，丹酚酸 A 的结构式所含羟基数多于其他化合物。已知维生素 E 具有很强的抗氧化活性，其作用机制系由于其酚羟基与氧自由基反应，羟基的氢原子被自由基夺取，自由基本身转变为非自由基，维生素 E 本身带有未配对电子（—OH →˙O－）而成为自由基，但此自由基的毒性比氧自由基小，进一步与维生素 E 反应，维生素 E 自由基又恢复其原来形式（维生素 E)。由此推测，丹酚酸 A 抗氧化作用的分子机制很可能与维生素 E 相类似。此外，不少中草药如茶多酚、姜黄素、灵芝、党参等等都有抗氧化作用。有些中药抗氧化的有效成分尚待分离提取。

展望

从应用角度考虑，抗氧化剂作为保健食品有广阔的应用前景，作为新药治疗与 ROS 有关的某些疾病，尚需要做更多和更深入的研究。无论怎样，抗氧化剂正成为新药研发的新策略之一。

（刘耕陶）

参 考 文 献

1. Ueda S, Masutani H, Nakamura H, et al. Redox control of cell death. Antioxid Redox Signal, 2002, 4 (3):405 – 414
2. Forman HJ, Torres M, Pukuto J, et al. Redox signaling. Mol Cell Biocehm, 2002, 234 – 35 (1 – 2):49 – 62
3. Mrtindale JL, Holbrook NJ. Cellular response to oxidative stress: signaling for suicide and survival. J Cell Physiol, 2002, 192 (1):11 – 15
4. Martin KR, Barrett JC. Reactive oxygen species as double edged sword in cell processes: low – dose cell signaling versus high – dose toxicity. Hum Exp Toxicol, 2002, 21 (2):71 – 75
5. Deshpande SS, Irani, K. Oxidant signaling in carcinogenesis: a commentary. Hum Exp Toxicol, 2002, 21 (3):63 – 64
6. Turpaew KT. Reactive oxygen species and regulation of gene expression. Biochemistry, 2002, 6 (3):281 – 292
7. Finkel T. Reactive oxygen species and signal transduction. IUBMB Life, 2001, 52 (1 – 2):3 – 6
8. Squier TC. Oxidative stress and protein aggregation during biological aging. Gerontol, 2001, 36 (9):1539 – 1550
9. Sauer H, Wartenber M, Hescheler J. Reactive oxygen species as intracellular messengers during cell growth and differentiation. Cell Physiol Biochem, 2001, 11 (4):173 – 186
10. Butterfield DA. Amyloid beta – peptide (1 – 41) – induced oxidative stress and neurotoxicity: implications for neu-

rodegeneration in Alzheimer's disease brain: A review. Free radic Res, 2002, 36 (12):1307 - 1313
11. Kelly FJ. Use of antioxidants in the prevention and treatment of disease. J Int Fed Clin Chem, 1998, 10 (1):21 - 23
12. Hogg N. Free radicals in disease. Semin Reprod Endocrinol, 1998, 16 (4):241 - 248
13. Gow AJ, Ischiropoulos H. Nitric oxide chemistry and cellular signaling. J Cell Physiol, 2001, 187 (3):277 - 282
14. Kim PK, Zamora R, Petrosko P, et al. The regulatory role of nitric oxide in apoptosis. Immunopharmacol, 2001, 1 (8):1421 - 1441
15. Drew B, Leeuwenburgh C. Aging and the role of reactive nitrogen species. Ann N Y Acad Sci, 2002, 969:66 - 81
16. Yamamoto Y, Gaynor RB. Role of the NF - kappaB pathway in the pathogenesis of disease states. Curr Mol Med, 2001, 1 (3):287 - 296
17. Bharti AC, Aggarwal BB. Nuclear factor - kappa B and cancer: its role in prevention and therapy. Biochem Pharmarcol, 2002, 64:883 - 888
18. Orlowskii RZ, Baldwin AS Jr. NF - kappaB as a therapeutic target in cancer. Trends Mol Med, 2002, 8 (8):385 - 389
19. Sun Z, Andersson R. NF - kappaB activation and inhibition: a review. Shock 2002, 18 (2):99 - 106
20. Zingarelli B, Sheehan M, Wong HR. Nuclear factor - kappaB as a therapeutic target in critical care medicine. Cri Care Med, 2003, 31 (1 suppl):S105 - 111
21. Christen Y. Oxidative stress and Alzheimer disease. Am J Clin Nutr, 2000, 71 (suppl):621S - 9S
22. Sommer B. Alzheimer's disease and the amyloid cascade hypothesis: ten years on. Neurosciences, 2002, 87 - 92
23. Lin TJ, Liu GT, Liu Y, Xu GZ. Protection by salvianolic acid A against adriamycin toxicity on rat heart mitochondria. Free Radic Biol Med, 1992, 12 (5):347 - 351
24. Devasagayam TP, Tilak JC, Boloor KK, et al. Free radicals and antioxidants in human health: current status and future prospects. J Assoc Physicians India, 2004, 52:794 - 804
25. Wulf Droge. Free radicals in regulation of physiological functions. Physiol Rev, 2002, 82:54 - 95

第12章 帕金森病与氧自由基

自从 1871 年英国医生 James Parkinson 首先描述了一种典型症状为肢体震颤的老年人运动性疾病后，帕金森病（Parkinson's disease，PD）逐渐为人们所认识。20 世纪 60 年代后人们发现，PD 最初影响的是产生多巴胺能递质的神经元，特异地使脑内黑质纹状体多巴胺能神经通路中的神经元减少，使其调节锥体系运动的能力异常，从而产生运动症状，并且逐渐影响脑内其他神经元产生非运动型症状，如认知障碍等。PD 与阿尔茨海默病（Alzheimer's disease，AD）一样，是一种与衰老密切相关的神经退行性变疾病。据统计，在自然衰老过程中，健康成人每 10 年就有约 4%的多巴胺能神经元丢失消亡；而 PD 患者脑中这种丢失进程被加速。平均来讲，PD 患者脑内近 70%多巴胺能神经元被破坏。迄今为止，导致 PD 发生的原因仍未阐明。为此，人们曾提出许多假说，如环境毒素、线粒体突变、兴奋性氨基酸毒性、Ca^{2+} 失衡、胶质细胞过度活化、蛋白酶激活、氧应激学说等等。1992 年 Cohen 等经过较为系统地论述，提出了 PD 致病的氧应激学说。以后的许多工作表明，氧自由基在 PD 发病过程中确实起了重要的作用。本文对 PD 与氧自由基的关系作一回顾。

一、帕金森病患者机体处于氧应激状态

氧自由基指的是能独立存在的、由带有不成对电子的氧所组成的化合物，如 $O_2^{\cdot-}$、$\cdot OH$ 及一些半醌、醌类物质，加上 H_2O_2，又可统称活性氧（reactive oxygen species，ROS）。这类分子化学性质活泼，易与其他化合物争夺单电子而发生反应。自由基本身在机体正常生理活动中起着有利的作用，如自由基作为信号传导的介导物，在调节基因表达、细胞分化、个体发育中起生理性控制作用。正常情况下，机体存在着自由基产生和清除的平衡。而所谓氧应激（oxidative stress）指生物机体受环境因素或营养条件的制约，使抑制自由基产生的机制减弱或自由基生成量增加时，机体即进入氧应激状态，引起组织器官的应激反应。一般认为，有以下几方面现象的出现，标志着机体处于氧应激状态：①重要的还原物含量的降低，如还原型谷胱甘肽（GSH）、维生素 E、维生素 C；②被损伤的生物大分子物质的堆积，如过氧化脂质、氧化型蛋白和断裂的 DNA；③细胞氧化还原态的改变，如氧化型与还原型谷胱甘肽比值的增加。临床及实验室的许多工作证实，患 PD 的机体处于氧应激状态。应用 HPLC 及 ESR 检测发现，PD 患者脑黑质中固醇类过氧化物比正常人增加 10 倍，与其他黑质损伤性疾病相比，PD 患者脑黑质中 GSH 水平显著降低。由于黑质中 GSH 水平的降低在路易小体病（Incidetal Lewy disease）发生时就已出现，该病又被看做 PD 的前期，因而认为，GSH 功能的改变是 PD 的早期标志。对因 PD 死亡患者脑组织的分析表明，病变部位脂质过氧化水平明显增加、GSH 含量降低、Fe^{2+} 含量增加。8 – OH 脱氧鸟苷是 DNA 氧化损伤的标志产物，在 PD 患者黑质中 8 – OH 脱氧鸟苷含量明显增加。研究还发现，除病变组织外，机体血中多形核白细胞产生的自由基增多，血清中 MDA 增加。用 PMA 刺激从 PD 患者体内分离出的中性粒细胞，产生的 NO 量明显高于正常对照。现已公认，MPTP（N – methy – 4 – pheny – 1，2，3，6 – tetrahydropyridine）和 6 – 羟基多巴胺（6 – OHDA）引起的神经毒与临床 PD 症状最为接近。动物实验发现，注射 MPTP 小鼠纹状体 MDA 特异性增加，6 – OHDA 脑室给药可以使动物注射侧多巴胺能神经元减少。这种作用被认为是 6 – OHDA 产生的 ROS 损伤了脑细胞。预先给予抗氧化剂或含巯基的化合物可以不同程度地改善 MPTP、6 – OHDA 引起的动物行为和生化指标的改变。

二、氧自由基的来源

机体内氧自由基来源广泛，鉴于 PD 有自己的生物学特点，本文只对与 PD 这一特性有关的氧自由基的来源加以归纳。PD 的生物学特性是病变选择性发生于单胺能神经元，发生部位选择于黑质纹状体多巴胺能神经通路，受损神经元是多巴胺能神经元。

（一）多巴胺生成代谢过程中氧自由基的产生

突触内的多巴胺由酪氨酸经酪氨酸羟化酶（TH）羟化及芳香氨基酸脱羧酶（ADDC）脱羧产生。生成后的多巴胺被释放入突触间隙后，大部分以再摄取的形式进入突触前膜，一部分在突触间隙被单胺氧化酶（以 MAO – B 为主）催化经脱胺而失活。已证实，TH 在催化羟

化反应时伴有过氧化氢的产生，而在多巴胺脱胺过程中同时也伴有 H_2O_2 生成（图 12－1）。此外，多巴胺本身还存在有非酶自氧化代谢过程，在此过程中，多巴胺形成半醌自由基和氧自由基，自氧化物多聚体，即黑质中的神经黑素，它能储存铁离子，使黑质呈现深色。

$$多巴胺 + H_2O + O_2 \xrightarrow{MAO} 3，4－二羟基苯乙醛 + NH_3 + H_2O_2$$

$$多巴胺（QH_2）+ O_2 \rightarrow 多巴胺半醌（Semiquinone）（QH^{\cdot}）+ O_2^{\bar{\cdot}} + H^+$$

$$QH_2 + O_2^{\bar{\cdot}} + H^+ \rightarrow QH^{\cdot} + H_2O_2$$

$$QH^{\cdot} + O_2 \rightarrow Q + O_2^{\bar{\cdot}} + H^+$$

图 12－1 多巴胺生成代谢过程中自由基的产生

（二）神经黑素（Neuromelanin）

目前认为，神经黑素是含有多巴胺自氧化物的多聚体，对黑素化儿茶酚胺能神经元的分布进行的研究表明，黑质纹状体中 84%的儿茶酚胺能神经元均含黑素，而其他部位，如中央灰质（central gray substance，cgs）、VTA（ventral tegmental area）、A8（catecholaminergic cell group，A8）几乎缺乏这种黑素。与 PD 的部位特异性神经元丢失相联系，不难使人们发现这样一种现象，即在 PD 黑质中含有黑素越多的细胞越易丢失。因此人们对于黑素的致病作用有了认识：神经黑素在自氧化的同时可以产生 H_2O_2 和 $O_2^{\bar{\cdot}}$，神经黑素的形成是黑质纹状体中氧自由基的来源之一，同时，黑素可以结合 Fe^{2+}，使 Fe^{2+} 从铁蛋白（Ferritin）中释放出来，并提高 Fe^{3+} 向 Fe^{2+} 的转化，从而加速羟自由基的生成。但神经黑素也存在着两方面的作用，体外实验显示，神经黑素有一定的抗氧化作用，能直接抑制铁离子诱导产生的脂质过氧化，但这种保护作用的程度依赖于神经黑素与铁的比值。

（三）线粒体是氧自由基的主要来源

在呼吸链传递电子的过程中，存在的电子漏是线粒体产生氧自由基的来源，线粒体呼吸链约 1%的氧经旁路反应生成氧自由基（$O_2^{\bar{\cdot}}$ 和 H_2O_2）。产生部位为线粒体复合酶Ⅲ辅酶 B－细胞色素 β 区。此外，电子呼吸链本身在传递电子过程中也产生 H_2O_2。因此，任何刺激呼吸链的因素均能导致氧自由基生成增加，如低氧、低 ADP、缺少 NAD 偶联底物等。而衰老可引起线粒体产生氧自由基增多。实验证实，小鼠随着年龄的增加经电子漏产生的氧自由基明显增加。线粒体暴露在 Ca^{2+}（2.5mmol/L）和 Na^+（14mmol/L）下时能产生氧自由基。另有研究表明，线粒体能量耗竭能继发性引起氧自由基大量生成，兴奋性氨基酸则可通过激活谷氨酸受体门控离子通道极大加速线粒体氧自由基生成。这是由于：①去极化激活了神经元氧代谢，为补充被 Na 泵消耗的 ATP 刺激了呼吸链；②兴奋性氨基酸受体激活后使 Ca^{2+} 内流增加，激活与 Ca^{2+} 耦联的相关酶类，导致 ROS 生成增多。氧自由基增加可损伤线粒体蛋白及 DNA，甚至引起线粒体 DNA 突变，降低线粒体氧化磷酸化功能。而降低的线粒体功能进一步加剧自由基的生成。对 PD 患者的线粒体酶的活性进行的测定发现，PD 患者线粒体复合酶Ⅰ（complex Ⅰ）活性明显降低。Shoffener 认为，由于能量衰竭，氧化磷酸化过程中氧自由基产生增加，是引起黑质纹状体多巴胺能神经元死亡的原因。体外 MPP^+ 与线粒体温育，在抑制线粒体复合酶Ⅰ的同时，使 $O_2^{\bar{\cdot}}$ 生成增加。6－OHDA 和 DA 也有类似的作用。以上事实说明，PD 发病与线粒体功能异常导致氧自由基的生成密切相关。

（四）细胞色素 P450 酶

细胞色素 P450 酶（P450）是一超家族酶系，广泛存在于生物体各组织器官，参与内源性活性物质及外源性异物的转化，在 P450 介导的代谢反应中伴有 ROS 生成。脑中 P450 酶的研究始于 20 世纪 70 年代末，对 P450 含量及亚型分布的研究发现，P450 酶在脑中含量极低，且不同亚型有一定分布特异性，在黑质纹状体血管中有 CY2E1 特异表达。有人认为，PD 发病过程中，环境的或内源性毒素可能通过改变 P450 酶的表达引起黑质细胞死亡。由于 CY2E1 被认为与自由基生成、内源性毒素产生密切相关。因而 P450 酶产生的自由基即使不在 PD 发病中起首要作用，也可能对疾病的进展有一定的影响。

（五）铁离子及其他过渡态金属离子的作用

铁离子在 PD 发病中有重要作用。严格地讲，铁离子并不直接导致氧自由基的产生，但可通过 Fenton 反应使 H_2O_2 生成˙OH。黑质纹状体中富含铁离子，且又存在高浓度的单胺类物质。多巴胺的代谢产生 H_2O_2，这给 Fe^{2+} 催化生成˙OH 提供了条件，但正常情况下，铁以非活性形式储存在铁蛋白内核。而临床检测表明，PD 患者脑中 Fe^{2+}/Fe^{3+} 比例增加，铁蛋白的含量明显下降。Hirsch 利用 X 线显微分析直接测定脑细胞中铁离子含量，发现 PD 患者脑中黑素化细胞胞浆中 Fe^{2+} 浓度增加，且这种改变有选择性，在其他黑质损伤性疾病中不出现。以上显示，PD 时铁代谢的异常，对因 PD 死亡的患者尸检也证实，在病变部位 Fe^{2+} 含量增加。过多的 Fe^{2+} 能导致羟自由基增多，Fe^{2+} 与神经黑素的结合更加强了这种氧化反应，从而引起神经细胞损伤。动物实验也显示，口服铁制剂可加重 MPTP 产生的类 PD 症状，黑质内注射 Fe 使大鼠多巴胺能神经选择性损伤可导致震颤，铁离子螯合剂 desferrioxamine 则对 6 - OHDA 的损伤有保护作用。

Mn 和 Cu 在黑质中含量很低（分别为约 8.9，0.89μg/g），目前尚未发现 PD 患者脑中二者含量有显著改变。但体外实验显示，Cu 与 DA，6 - OHDA 共同孵育，使二者自氧化产物半醌自由基生成增多，引起 DNA 断裂，8 - OH 脱氧鸟苷生成增加。此外，临床上 Mn 中毒可产生类 PD 症，提示除铁离子外，其他过渡态金属也可能在 PD 发病中起一定作用。

三、黑质纹状体中氧自由基的清除

与机体其他部位一样，黑质纹状体中也存在有抗氧化物及酶类，以清除过多的氧自由基，如超氧化物歧化酶（SOD），谷胱甘肽过氧化酶（glutathione GPX）。黑质纹状体中，清除氧自由基的主要酶是胞浆内的 Cu/ZnSOD。原位杂交显示 Cu/ZnSOD 基因的表达在黑质纹状体，尤其在黑素化神经元中明显高于脑组织其他部位，而 GSHpx 阳性细胞数则明显少于其他部位。至于 H_2O_2 水解酶（catalase）在整个脑组织中含量都低。GSH 属于抗氧化的小分子物质，在体内能与 H_2O_2 反应生成 GSSG，从而产生氧自由基清除作用，而这种物质，在脑内含量较低。以上这些提示，黑质纹状体部位易受氧自由基的损伤。已证实，PD 患者脑中 H_2O_2 水解酶、GSHpx 的活性明显降低，而 SOD 活性的上升被认为是对过氧化水平增加的代偿反应。PD 中 GSH 的耗竭并不直接损伤神经细胞，但增加细胞对氧自由基的易感性，且降低囊泡对多巴胺的摄取。selegiline在改善患者症状的同时能通过上调GSH，提高H_2O_2水解酶活性，抑制神经细胞凋亡。以上说明，PD使黑质纹状体中氧自由基清除能力下降。

四、多巴胺能神经元损伤与氧自由基

PD病理机制以多巴胺能神经元进行性减少为特征，导致这种神经元损伤的机制并不清楚。最近有人对PD患者脑中神经细胞进行显微观察发现，PD患者多巴胺能神经元的死亡有凋亡特征，能引起PD的外源性神经毒素MPTP、6-OHDA能使动物黑质纹状体细胞减少近90%。现已公认，这种作用与氧自由基有关。氧应激状态下，氧自由基启动链反应可以作用于大分子物质，产生脂质过氧化，降低生物膜的流动性，使蛋白质氧化，导致酶活性改变，双链DNA氧化断裂，进一步影响神经元功能。氧自由基（H_2O_2）诱导多种细胞凋亡已是公认事实。6-OHDA和MPP^+（1-methyl-4-phenlpyridinium，MPTP的活性代谢产物）也可引起体外神经细胞元代培养的细胞及PC12等神经源性细胞株凋亡或死亡。而预先给予抗氧化剂，可明显减轻这种损伤，证实其细胞毒作用有氧自由基参与。另外，体外发现多巴胺较低浓度即引起细胞凋亡，巯基化合物可拮抗这种毒性，说明这种作用与氧自由有关。此外，多巴胺还能抑制线粒体复合酶的作用从而加剧ROS生成。

有人发现，˙OH能降低突触膜的流动性，减少多巴胺（DA）的摄取，影响DA代谢。已知，DA在释放后大部分可以再摄取，少部分被MAO-B脱胺代谢，降低再摄取可能增加DA的脱胺及自氧化过程，也就会增加氧自由基生成，进一步增加氧自由基的神经毒性。

五、氧自由基与其他学说的关系

（一）线粒体致病假说

线粒体突变学说认为，线粒体在毒素的作用下，功能受到抑制或线粒体DNA（mtNDA）突变逐渐积累，最终导致能量产生减少，不足以供给组织需要从而造成疾病，导致衰老。如前述，PD患者脑中线粒体复合酶Ⅰ活性明显降低，显示能量产生的障碍，能量耗竭可诱发ROS大量产生。另外，线粒体在传递电子同时伴随有自由基生成，生成的自由基不可避免的作用于线粒体，造成线粒体损伤。这种损伤的积累会导致线粒体DNA发生突变。已证实，线粒体DNA与体细胞DNA相比，更易受环境影响而发生突变。mtDNA是组成呼吸链蛋白质合成所必需的DNA，mtDNA突变使组成呼吸链的各成分的合成受到抑制，产生能量耗竭。可见，线粒体能量耗竭与氧自由基密切相关。

（二）过度活化的小胶质细胞假说

神经元周围存在着星形胶质细胞和小胶质细胞，正常情况下处于非活化状态。有观点认为，PD发病时，黑质中的星形胶质细胞和小胶质细胞过度活化，某种细胞因子生成增加，引起神经元氧化性损伤。临床观察到PD患者黑质小胶质细胞α-TNF异常且PD患者脑中NO的释放增加。NO在其他组织中主要由巨噬细胞等活化的免疫细胞产生，在脑中则生成于活化的胶质细胞。NO从胶质细胞逸出后，进入其他神经元。而从某种角度说，NO本身即自由基，NO可以与$O_2^{\cdot-}$反应生成活性极强的自由基$ONOO^-$，可作用于蛋白质、脂类、DNA，产生过氧化反应。$ONOO^-$不仅能抑制线粒体复合酶。还有促进Ca^{2+}从线粒体流出的作用。NO本身也能抑制线粒体复合酶，并释放铁离子。另外，MPTP毒性的产生被认为是进入脑组织后，由星形胶质细胞和小胶质细胞吸收入线粒体，在线粒体中的MAO－B作用下生成MPP^+，MPP^+再进入黑质神经元成为真正的活性毒素。以上说明，脑胶质细胞在外源毒素致病中起一定作用。

（三）毒素假说

MPTP模型和6－OHDA致旋转模型是目前公认的PD动物模型，有着共同的作用机制，即通过自由基产生毒性。由于两者的类帕金森症状，使人们认为，PD可能由于外源性或内源性的某些神经毒素选择性作用于黑质纹状体产生。为此，人们试图寻找脑内是否存在MPTP或6－OHDA及其类似物。迄今发现，6－OHDA、n－methyl（－r）salsolinol、β－carblines等毒素在脑内均存在，但因含量极低，无法认定能产生毒性。近来发现，多巴胺在某些情况下能产生毒性，引起神经细胞凋亡。因此有人提出，PD是由于某种原因导致多巴胺活性增加或代谢改变，使多巴胺浓度增高，产生毒性。已有人注意到，压力即可显著增加大鼠纹状体区多巴胺的释放。对多巴胺产生毒性的作用机制分析显示，多巴胺有抑制线粒体复合酶Ⅰ活性的作用，可自氧化产生半醌自由基和羟自由基，引起DNA断裂，其诱导产生的凋亡可被含巯基的抗氧化剂抑制。提示多巴胺的神经毒性与自由基有关。因此，无论外源性还是内源性毒素，其神经毒作用均与自由基有关。

（四）兴奋性毒性、Ca^{2+}失衡假说

兴奋性毒性（excitotoxicity）指的是兴奋性氨基酸受体过度激活，引起神经细胞死亡。研究表明，PD发生中，存在这种兴奋性毒作用。对MPP^+毒性机制的深入探讨发现，MPP^+抑制线粒体复合酶Ⅰ，减少了能量储存，降低膜电位，使Mg^{2+}从兴奋性氨基酸受体结合部位释放，不再阻断NMDA受体，引起内源性谷氨酸长时间激活相应受体。NMDA受体激活后，Ca^{2+}大量内流，激活一系列钙依赖酶，产生自由基，进一步抑制线粒体功能，而谷氨酸受体拮抗剂可减轻MPP^+的毒性。PD中存在兴奋性毒的另一证据是，selegiline在抑制MAO－B的同时，使通过MAO－B降解的腐胺减少，从而抑制了多胺的合成，进一步影响NMDA受体功能。

NMDA受体激活后，不仅能通过Ca^{2+}产生自由基，同样引起Na^+内流增加。对小鼠纹状体细胞进行培养发现，谷氨酸能引起花生四烯酸释放，而花生四烯酸的代谢过程是体内产生ROS的又一大来源。由此可见，兴奋性氨基酸导致的神经毒过程，无不与氧自由基相关。

另有观察显示，PD患者脑中calbindind（一种结合钙的蛋白质）含量下降。提示，Ca^{2+}结合蛋白基因表达水平降低，这可能会导致Ca^{2+}缓冲失平衡。结合钙拮抗剂nimodipine预先给药，能改善MPTP、6－OHDA引起的动物行为与生化指标改变这一现象，提示在PD中也存在钙失衡现象。而钙离子与氧自由基之间的密切关系，早已为人了解，这里不再赘述。

（五）蛋白酶激活（protease activation）假说

蛋白酶在神经系统中，对神经外生和迁移时蛋白质结构的变化起重要作用。许多证据表明，在多种刺激引起的细胞死亡时蛋白酶激活是一个关键步骤。较新的理论认为，calpain（一种钙依赖的含半胱氨酸的蛋白酶）在神经退行性疾病引起的细胞死亡过程中起介导作用。钙通过与酶的特异部位结合，诱导calpain自发进行蛋白水解，从而激活蛋白酶，激活的calpain能分解包括细胞骨架蛋白、膜蛋白、信号转导分子在内的许多蛋白质，引起细胞凋亡。激活的蛋白酶也可以使氧化的蛋白质断裂，且氧化修饰蛋白对蛋白酶降解的敏感性取决于氧应激的程度。但是calpain激活与氧应激之间的联系，目前还没有很直接的证据。一般认为，calpain可以促进黄嘌呤脱氢酶（XD）向黄嘌呤氧化酶（XO）的转化，而XO是体内 O_2^- 的主要来源。因而calpain可能通过此途径参与氧应激过程。

六、其他问题

以上介绍了与PD相关的氧自由基的来源，致病机制及氧自由基学说与其他假说的相互关系。然而，导致PD的始发因素人们仍不清楚。也许由于患者的个体差异，这种始发因素因人而异。但可以确定，无论由何种原因引起，氧自由基在其中起着重要作用。可是为什么这种部位会产生特异性的氧自由基损伤？人们试图回答这个问题。目前认为，这种特异性可能与存在于多巴胺能神经元质膜上的多巴胺转运体（DA transpoter）有关。原位杂交显示，这种转运蛋白的分布具很强的特异性，在中脑中缝核处有高度表达，而下丘脑、嗅球等处呈低水平表达。这种转运蛋白能够转运多巴胺和结构与多巴胺相似的物质，如 MPP^+。这种转运蛋白有不同的亚型，对 MPP^+ 的亲和力不同，且在单胺能神经分布的其他部位，亲和力高的转运蛋白表达水平较低。若将这种高亲和力的转运蛋白重组到其他种类细胞膜上，则能使该细胞对 MPP^+ 的毒性的敏感性明显提高。这种转运蛋白的存在，也支持了多巴胺本身可能即内源性毒素的观点，只有这样才能解释毒素引起死亡的选择性和为什么多巴胺代谢的改变，引起氧自由基生成增加会使黑质纹状体细胞死亡。对这种转运蛋白的研究，将有助于揭示PD发病的诱因，了解疾病本质，进一步阐明氧自由基在PD发病中作用。

展望

随着老龄社会的到来，患PD者人数日益增多，虽然其发病原因和发病机制尚不清楚，现有治疗PD药物不能满足患病者要求，只能对症不能根治。本文综述目的系从治疗策略考虑，让从事新药研发的人们思考，研发神经保护药，有可能延缓PD病程的发展和防止病情的加重。

（冯卫红　刘耕陶）

参 考 文 献

1. Tretter L, Sipos I, Adam - Vizi V. Initiation of neuronal damage by complex I deficiency and oxidative stress in Parkinson's disease. Neurochem Res, 2004, 29 (3):569 - 577

2. Zarkovic K. 4 - hydroxynonenal and neurodegenerative diseases. Mol Aspects Med, 2003, 24 (4 - 5):293 - 303

3. Di Matteo V, Esposito E. Biochemical and therapeutic effects of antioxidants in the treatment of Alzheimer's disease, Parkinson's disease, and amyotrophic lateral sclerosis. Curr Drug Targets CNS Neurol Disord, 2003, 2 (2):95 - 107

4. Rego AC, Oliveira CR. Mitochondrial dysfunction and reactive oxygen species in excitotoxicity and apoptosis: implications for the pathogenesis of neurodegenerative diseases. Neurochem Res, 2003, 28 (10):1563 - 1574

5. Eriksen JL, Wszolek Z, Petrucelli L. Molecular pathogenesis of Parkinson disease. Arch Neurol, 2005, 62 (3):

353 – 357

6. Dexter D. T, Marsden C. D, Jenner P, et al. Increased levels of lipid hydroperoxides in the Parkinsonian substantia nigra: an HPLC and ESR study. Mov. Disord, 1994, 9 (1):92 – 97
7. Jnner P.; Olanow C. W. Oxidative stress and the pathogenesis of Parkinson's disease. Neurology, 1996, 47 (6 Suppl3):s161 – 170
8. Acuna – Castroviejo D. Melatonin is protective against MPTP – induced striatal and hippocampal lesions. Life Science, 1997, 60 (2):PL 23 – 29
9. Jan H, Bjoerg A, Torgeir F. Generation of reactive oxygen species by tyrosine hydroxylase: a possible contribution to the degeneration of dopaminorgic neuron? J. Neurochem, 1997, 68 (1):328 – 332
10. Mizuno Y, ozawa T, Tanaka M, et al. Role of mitochondria in the etiology and pathogenesis of Parkison's disease. Biochim Biophys, Acta. 1995, 1271 (1):165 – 174
11. Jenner P. Oxidative mechanism in nigral cell death in Parkinson'disease Mov. Disord. 1998, 13Suppl1:24 – 34
12. Levay G, Ye Q. P, Bodell W. J. Formation of DNA adducts and oxidative base damage by copper mediated oxidation of dopamine and 6 – Hydroxy dopamine. Experi. Neurol. 1997, 146:570 – 574
13. Owen A. D, Schapira A. H, Jenner P, et al. Oxidative stress and Parkinson's disease Ann N Y Acad Sci, 1996, 786:217 – 223
14. Ni Y, Zhao B, Hou J, et al. Preventive effect of Ginkgo biloba extract on apoptosis in rat cerebellar neuronal cell induced by hydoxyl radicals. Neurosci. Lett. 1996, 214 (2 – 3):115 – 118
15. Mayo J. C, Sainz R. M, Uria H, et al. Melatonin prevents apoptosis induced by 6 – hydroxydopamine in nenronal cells: implications for Parkinson's disease. J Pineal Res, 1998, 24:3, 179 – 192
16. Seato TA, Cooper JM, Schapira AH. Free radical scavengers protect dopaminergic cell lines from apoptosis induced by complex. inhibitors Brain Res, 1997, 777:1 – 2, 110 – 118
17. Offen D, Ziv L, Sternin H, et al. Hochman A. Prevention of dopamine – induced cell death by Thiol antioxidants: Possible implications for treatment of Parkinson's disease. Exp. Neurol, 1996, 141:32 – 39
18. Offen D, Ziv I, Panet F. I, et al. Dopamine – induced apoptosis inhibited in PC – 12 cells expressing Bcl – 2. Cellular and Mol. Neurolbiol, 1997, 17 (3):289 – 304
19. Simonian N. A, Coyle J. T. Oxidative stress in neurodegenerative disease. Ann. Rev. Pharmacol. Toxicol. 1996, 36:83 – 106
20. 冯卫红，刘耕陶．帕金森病与氧自由基．中国药理学通报，2000，16 (5):481 – 484

第13章 核突触蛋白（α-synuclein）与神经退行性疾病

α-synuclein（以下简写为α-syn）最早是从电鳐鱼的带电器官中分离得到的，由于其分布于神经元的突触末梢和细胞核，因此称为核突触蛋白。其功能还不十分清楚，但大量的研究报道已表明，α-syn是神经退行性疾病，如帕金森病（PD）、阿尔茨海默病（AD）和伴有路易小体的痴呆特征分子。α-syn异常积累，是神经退行性疾病临床症状发生、发展及受累脑区变性的原因，人们对这个蛋白从多个方面进行了较为深入地研究。

一、Syn蛋白家族

Syn是一个广泛分布在中枢神经系统突触前的小分子量蛋白家族，是新近发现的一个进化高度稳定性的蛋白家族，由三个基因控制，与载脂蛋白有相似之处。其成员包括：大鼠syn、大鼠和牛磷酸化神经蛋白（PNP-14）、金丝雀syn和人α、β-syn等。研究表明，该家族分子中两性分子团重复区保持高度同源性，此区由表及里11个氨基酸残基（XKTKEG-VXXXX）组成，其中KKGV完全保守。在α、β-syn和PNP-14的NAC区部分保守。大鼠中syn1与人类α-syn有95%相似性。α-syn由4号染色体上含7个外显子的单一基因编码的，分子量为 8～20kD，含 140 个氨基酸的具有热稳定性的多肽，在溶液中呈单体，很少折叠形成二级结构。N 末端含有 6 个残基的 7 次重复，C 末端显酸性。中心部分由 61～95 个残基是疏水的，与 AD 病人脑中的 NAC 的结构相同。后来逐渐发现，这个家族中的其他成员，β 和 γ－syn，分别位于 5 号和 10 号染色体上。β－syn 基因编码 134 个氨基酸，与牛磷酸神经蛋白有高度同源，与 α－syn 有 61％的同源。γ－syn 由 127 个氨基酸残基组成，因 C 末端序列不同，是这个家族中保守性较差的蛋白。它们都是由 5 个相似大小的外显子组成，而且这些基因的排列是非常保守的，是经过转录后加工产生的。Syn 很少经过翻译后加工。最近又有研究报道，syn 家族有四个成员，α－、β－、γ－、δ－syn，在氨基酸水平上有明显的同源性。人的 α－、β－有 62％的同源，γ－与 α－有 55％的序列一致，δ－与 γ－有 84％相同，见表 13－1。

表 13－1　Synuclein 家族成员

Synuclein	其他名称	染色体	外显子	氨基酸	表达
a－syn	NACP，synelfin syn－1	4q21.3－q22.6	6	140	CNS/PNS
β－syn	PNP－14	5q35.3	6	134	CNS
γ－syn	persyn，BCSG1	10q23.2	5	127	PNS/CNS breast cancer
δ－syn	synoretin	?	?	127	retinal cells

NACP：non－Aβcomponent precursor；CNS：central nervous systems；PNS：peripheral nervous systems；PNP－14：phosphoneuroprotein 14；BCSG1：breast cancer－specific gene－1

二、Syn 家族的分布和功能

哺乳动物的中枢神经系统富含 syn，而其他组织中相对少，尤其是骨骼肌和脾。早期研究发现，syn 局限在神经末梢突触前膜的囊泡内。应用特异的探针等分子生物学技术研究各种 syn 的组织分布发现，人的三种基因在脑中高度表达，α－和 γ－较 β－表达的多。成年大鼠脑中 β－syn 比较丰富，而其他组织表达较少。免疫组化研究发现，α－syn 在中枢儿茶酚胺能神经元区和黑质、海马、嗅球、纹状体、丘脑和大脑中较多而在脑干中较少。而且只有 α－syn 存在路易小体中。免疫组织化学研究发现，α－syn 只存在突触前膜的神经末梢中，而在细胞体和树突中几乎检测不到。β－syn 首先从牛脑中分离并被称为磷酸化神经蛋白 14（PNP－14）。PNP－14 和鼠的 β－syn 和人的 β－syn 有同源性，主要分布在突触前膜的神经末梢。β－syn 主要分布在胆碱能神经元区，而在儿茶酚胺能神经元中较少。γ－syn 作为人乳腺癌特异基因－1（BCSG－1）或 persynuclein 在外周神经系统的某些区域（如脊神经节和三叉神经节）中表达，主要分布在胆碱和儿茶酚胺能神经元区，在前脑中较少。synoretin 是 syn 家族中的新成员，主要在视网膜中表达，被称为 δ－syn。δ－syn 主要在视网膜中表达，在脑中很少表达。除神经细胞外的多种细胞中都可检测到 α－syn，例如，心脏、胰腺、骨骼肌、巨核细胞、血小板、淋巴细胞和单核细胞等。说明 α-syn 的功能不仅与神经退行性疾病有关，也可能与非神经性疾病有关。

Syn 的正常的生理功能还不十分清楚，组织化学染色发现，他们主要在中枢和外周神经系统中表达，α-和β-主要集中在突触，尤其是突触前膜，可能和突触功能、神经元的可塑性、学习、生长发育、细胞粘连、磷酸化、细胞分化和多巴胺重摄取的调节中起重要作用。有研究表明，出生后的鼠脑发育早期，α-syn mRNA 水平可被调控。表达人类 A53T 突变的 α-syn 转基因鼠肌肉组织活检发现，脊髓前角细胞变性、轴突破坏以及神经肌肉接头失神经改变。表明 α-syn 参与突触功能的维持机制。但有研究发现，细胞中 α-、β-syn 表达晚于突触的形成，说明 syn 在突触形成中不是必需的。

另外，还可能与囊泡的转运有关。体外研究发现，其与囊泡结合，抑制磷脂酶 D_2，从而抑制磷脂酰胆碱水解生成磷脂酸，抑制磷脂酶 D_2（PLD_2）对囊泡的破坏和诱导皮质再分布，导致囊泡的运动，表明其在信号诱导的细胞骨架调节和细胞摄粒中有重要作用。因此在囊泡转运过程中 syn 是重要的调节物。Davidson 等的研究发现，α-syn 易与含磷脂酸的囊泡结合，并且优先与直径较小的囊泡结合而不与大囊泡结合。与磷脂结合后，α-syn 的 α-螺旋比例由 3%上升到 80%。一般认为，α-syn 的稳定性与其二级结构中 α-螺旋的比例有关，α-螺旋增加 β-片层减少则不易聚集。因此 α-syn 二级结构的稳定性与突触膜系统的结合密切相关。另外，发现部分 α-syn 是由轴突囊泡的快速转运成分携带的。A30P 突变的家族性 PD 患者的 α-syn 由于缺乏与囊泡结合的能力而堆积、聚集。因此，α-syn 与突触膜系统的相互作用可能影响突触功能或 α-syn 的功能。特别指出的是，α-syn 可以调节 DA 的神经传递。可能是通过作用于囊泡 DA 储存，也可能是通过抑制 DA 生物合成中的限速酶——酪氨酸羟化酶。

由于未折叠的蛋白有利于蛋白之间的相互作用，α-syn 可以和多种蛋白结合，表明其有分子伴侣的特性，介导了蛋白之间及蛋白和脂质之间的相互作用。因此推测其在脂质代谢、信号传导、轴索转运、微管稳定性和动力性、细胞骨架成分与浆膜或脂质囊泡结合中起了重要作用。如体外实验发现、α-syn 与微管蛋白结合，促进生理条件下 α-syn 纤维的形成，并在病理条件下与 α-syn 阳性的结构共存。synephin-1 与 α-syn 的结合促进细胞内包涵体的形成。

野生型的 α-syn 产生抗凋亡的作用，能保护和修复受损神经元。研究发现，这种抗凋亡的作用与降低 caspase-3 并行。在有黑质-纹状体的多巴胺能神经损伤的区域中发现 α-syn 表达上调。另有研究显示，α-syn 可调节癌基因 bcl-2 的表达和灭活 c-jun 的 N 末端激酶的信号途径，因而能减少细胞的死亡。在此过程中，增加与 JNK 相互作用的蛋白（JIP-1b/IB1）表达，α-syn 与这个蛋白的相互作用起了重要作用。但是这种作用与 α-syn 的浓度有关，低浓度和高浓度的作用相反。当 α-syn 变异就更容易引起聚集，增加凋亡反应。α-syn 可与 PKC、BAD、Erk 等细胞内的效应因子结合，野生型的与 BAD 结合可以产生抗凋亡的作用，可以灭活这些凋亡因子，与 PKC 结合也有保护作用，因为它不被 PKC 和 PKA 磷酸化。但也有相反的报道称，过度表达的 α-syn 导致线粒体功能下降和促进氧化损伤（图 13-1）

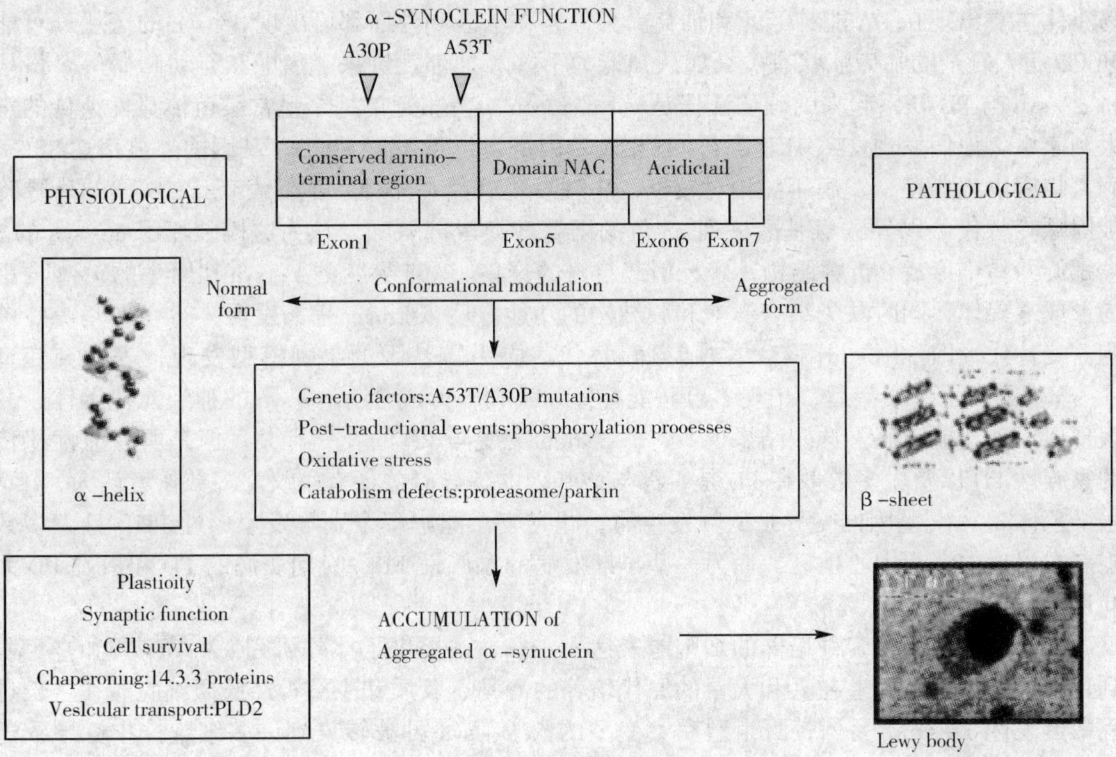

图 13－1　α－syn 的功能与失调

三、α－syn 与神经退行性疾病

虽然 α－syn 的生理功能不很清楚，但它能导致细胞死亡。在脑中 syn 主要分布在皮层、海马和黑质中，这些区域与老年痴呆和帕金森病早期记忆受损有关，推测其可能参与了神经退行性变的发展过程。目前，关于 α－syn 造成神经退行性疾病转基因的动物和细胞模型很多，虽然还没有完全模拟 PD 的哺乳类动物模型，但在研究 α－syn 引起神经退行性疾病中起了非常重要的作用。研究表明，α－syn 的异常积聚和异常的蛋白加工过程与神经退行性疾病有关，53 位的变异比其他类型的变异的毒性更大，可以诱导微管相关蛋白和 tau 蛋白形成纤维化，与 tau 蛋白共孵育可促进二者的纤维化。

（一）α－syn 与帕金森病（PD）

帕金森病是最常见的神经系统变性病之一，它的主要症状是震颤、齿轮样强直、运动迟缓和姿势平衡障碍。其病因是由于黑质纹状体多巴胺神经元的选择性缺失，导致纹状体多巴胺显著减少造成的。病理特征包括多巴胺能神经元的缺失、路易（Lewy）小体和 Lewy 轴突形成。黑质变性、LB 形成以及 PD 的典型临床表现，是多种致病因素共同作用的结果。近年来，随着 PD 致病基因的发现，人们相信遗传因素可能在 PD 的发病过程中起了重要作用。在路易小体中，除了含有泛素和蛋白酶体的亚基，还有 α－syn、parkin、泛素 C 末端水解酶

-L1，这些蛋白的变异与家族遗传性的PD有关。研究发现，PD病人中，含有α-syn的路易小体主要出现在DA能神经元和轴突。另外，在脑区和外周都可出现α-syn的斑块。可能和PD病人复杂的临床症状有关，如认知能力下降、抑郁、痴呆、焦虑和行动障碍等。最早将α-syn与PD联系起来的确切证据是polymeropoulos等报道的一个呈常染色体显性遗传的意大利家系。他们发现α-syn基因与PD相关基因都定位于4q21-q23，基因的外显率达85%。病人临床表现典型，发病年龄相对较早，病理发现有路易小体。他们发现，209位的鸟嘌呤被腺嘌呤替代可以导致氨基酸序列53位的丙氨酸换成苏氨酸，认为这样破坏了α-syn的α-螺旋并易于形成β折叠结构，容易引起自身的聚集。A53突变的α-syn比野生的α-syn更易形成寡聚体，同时缺失结合囊泡和膜结构的功能。后来kruger等又发现，88位的鸟嘌呤被胞嘧啶替代，即30位的丙氨酸被脯氨酸替代。应用转基因的果蝇模型发现，表达突变型α-syn基因的果蝇成年后，出现多巴胺能神经元丢失，形成含有α-syn的神经元包涵体，并表现出运动功能障碍。这些结果说明，α-syn的突变与PD的发病有关。但是所有显性遗传的家族性PD以及大多数散在PD是否都与该基因的变异有关还有争议。多数作者认为，第4号染色体α-syn基因的变异是低频发生的，此突变只能解释个别早发家族性PD，且大多数限制在以地中海为中心地区。而另一些早期发病的家族性PD、晚期发病的PD和散发PD无此遗传表现。

许多研究表明，多种培养的细胞能表达α-syn，这提供了体外研究α-syn功能的模型。到目前为止，已有报道在人和大鼠的原代培养的海马、胶质和少突神经胶质细胞瘤在生长过程中可表达α-syn。另外，野生型和突变型的人α-syn可被转染到许多细胞株中，导致过量的表达和神经毒性。但过量表达鼠的α-syn对神经元的存活没有影响。人α-syn的过量表达的机制还不清楚，可能通过不同的途径产生神经毒性。如过量表达的syn诱导离子依赖性的聚集、线粒体的损伤、氧化应激性损伤等。

研究α-syn的动物模型有α-syn基因敲除的小鼠和过度表达α-syn的转基因小鼠。前者发现，动物显示多巴胺释放增加，说明α-syn是调节多巴胺递质传递的负调节因子。后者显示，自主活动受损和多巴胺能神经末梢的丢失，以及在皮质、海马和黑质中形成富含α-syn的路易小体。这种有害的作用可能是因为积聚的蛋白相互聚集的结果。同样在表达A53T变异的动物模型中发现，能引起严重的运动障碍以至瘫痪和死亡，也是因为变异的蛋白加速了其聚集的过程。

（二）α-syn与阿尔茨海默病（AD）

随着人口老龄化的发展，老年人占人口构成的比例逐渐增加，AD患者也随之增多，其中半数以上为AD，老年斑是AD病人脑中的主要组织病理的标志。很长时间以来人们围绕着老年斑中的淀粉样蛋白，进行了比较深入地研究。近年来人们发现老年斑中除了淀粉样蛋白外，还有非淀粉样蛋白（NAC），NAC来自一个19kD的前体，即α-syn。NAC在老年斑的核心存在较多，在边缘区存在较少，而Aβ在老年斑中是均匀分布的。另外，临床研究发现，50%~60%散在的伴有唐氏综合征AD病人的脑中，可检测到α-syn阳性的路易小体和营养不良的神经元。AD病人的神经元的边缘区有大量双螺旋丝状的α-syn。

脑中表达的α-syn与AD的严重程度成反比，说明α-syn的有害作用发生在疾病的早期。即AD晚期的神经变性中NACP并不出现，而在早期有突触损害的作用。在AD早期的确发现前部皮质处α-syn升高。RT-PCR分析显示，全长α-syn基因mRNA产物在AD组和对照组的剪接形式基本相同。说明前体蛋白本身并不导致斑块的形成，但在富含这种蛋白成分的突触部位易于变性。如果说NACP/α-syn是AD病人脑中老年斑的一个成分的话，它引起病理改变的机制可能是Aβ与NAC结合。体外实验证实，Aβ可以和NACP/α-syn的NAC段结合。由于NACP缺乏信号肽，所以它多存在于胞浆内。因此，NACP不可能直接与存在于囊泡的Aβ蛋白接触。有一种假说认为，突触前膜的囊泡与细胞膜融合的部位，就是这两种物质接触的部位。有报道称，AD的早期淀粉样斑块可能就是细胞膜GM1神经节苷脂分子结合的Aβ蛋白，推测斑块形成开始于细胞膜上或细胞膜内。当NACP与Aβ蛋白形成复合体后，NACP的N和C末端可能被切除，形成Aβ的核心并加强淀粉样斑块的扩大。Masliahdeng指出，过度表达α-syn的转基因鼠表现运动受损，可被共同表达的淀粉样蛋白前体加重。表明，淀粉样蛋白和α-syn可能有交叉的有害作用，导致伴有路易小体的AD。体外实验研究发现，NACP在有$A\beta_{25-35}$片段存在时，可发生自身聚集，NACP与Aβ蛋白结合后又能促进后者的聚集。同样，Aβ和PrP也可促进α-syn的聚集。进一步研究发现，α-syn蛋白的变化也可促进自身的聚集，形成淀粉样结构（图13-2）。

最近，NACP/α-syn研究的一个开创者Tsunao Saitoh提出一个新的假说，即淀粉样斑块的形成可能是一种神经保护机制。Aβ的毒性来自其寡聚体且可以直接作用到神经元。但过多的Aβ形成的聚集体可以减少毒性。因为大的分子不容易和神经元结合，而NACP/α-syn作为Aβ聚集的辅助体，促进淀粉样斑块的形成，可以减少Aβ原纤维的毒性。因此可以认为，NACP/α-syn是有害Aβ的“清扫夫”。

（三）α-syn与路易小体痴呆

路易小体痴呆（dementia with LB，DLB）现在被认为是仅次于AD的神经退行性痴呆，属于神经退行性疾病中的“核突触蛋白病”。因为路易小体痴呆的病人既含有NACP/α-syn的路易小体又含有NAC的淀粉斑。大量的研究表明，α-syn的聚集和其129位的丝氨酸的磷酸化，是发病过程中非常重要的原因。在DLB中，代表突触完整性的蛋白synaptophysin比正常对照组明显降低，提示突触功能的异常与DLB认知功能损害可能有关。应用DNA末端标记法（TUNEL）发现，在PD、DLB的黑质、蓝斑和皮层中没有TUNEL阳性的神经元，但是却有数量不等的TUNEL阳性小胶质细胞和星形胶质细胞；在LB、营养不良的轴突和轴突球状体中，凋亡调节蛋白c-Jun，Bcl-2，Bax，Caspase3等均为阴性，但有应激蛋白和α-syn的大量表达。而活化的小胶质细胞和星形胶质细胞却有c-jun，Bcl-2，Bax，caspase3的阳性反应。说明在这些神经变性疾病中，存在与经典的神经元凋亡不同的细胞死亡机制。

（四）α-syn与多系统萎缩

多系统萎缩（MSA）是一种进展性散在的神经退行性疾病。1989年有人将少突胶质细胞浆包涵体作为此病的生物学标志。近年发现，神经元和少突胶质细胞浆包涵体（GCI）中都含有α-syn，以黑质、桥脑、下橄榄核等部位最多，α-syn被认为是最敏感的标志。MSA中的α-syn是不溶的聚集体，但这种聚集作用是受其他因素影响，还是本身就是MSA直接的病因目前还不是很清楚。研究发现，MSA病人脑中，α-syn mRNA表达的水平与对照病人没有明显差异。说明在MSA中，α-syn的转录调节是不受影响的。而转录后的调节，如磷酸化，糖基化等可能起了重要作用。GCI中的α-syn以其羧基末端的片段为主，而DLB的皮

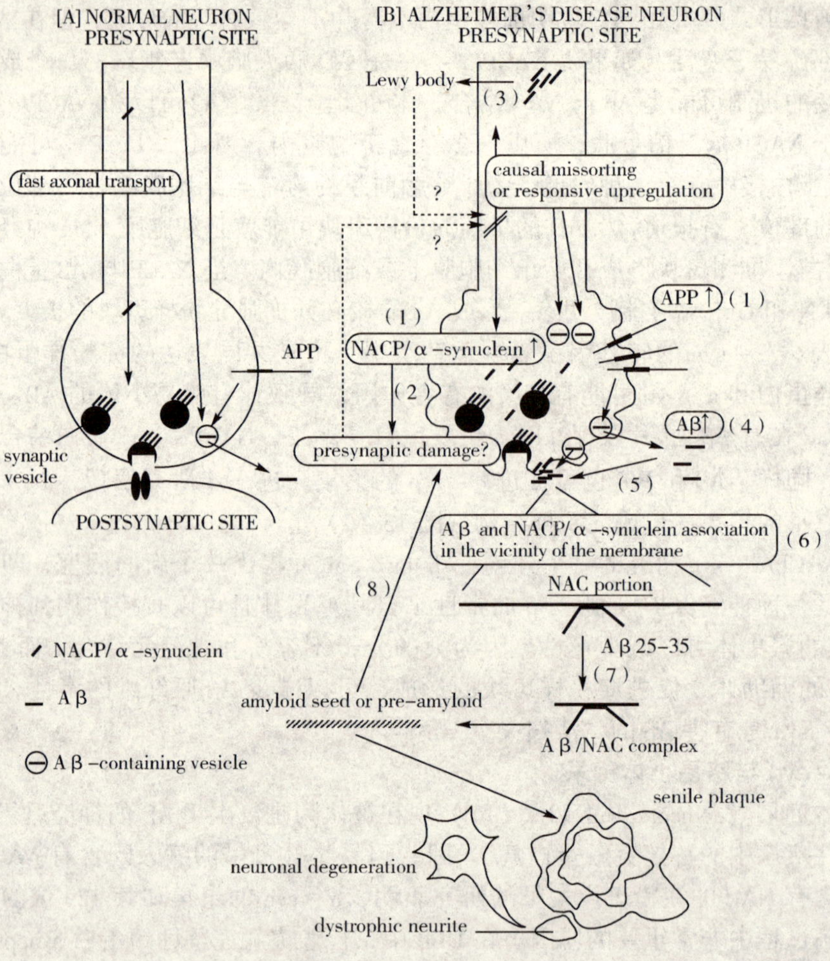

图 13-2 α-synclein 和 Aβ 与 AD 发病机制有关的假说

质 LB 中主要是全长的 α-syn。因此推测，可能是细胞类型或翻译后加工不同造成 α-syn 形成 GCI 或 LB。Tu 等发现，α-syn 多出现在 MSA 患者大脑白质少突胶质细胞的包涵体中。推测 α-syn 在细胞质中的溶解与渗透可能促进胶质细胞的变性、死亡。有一种转录因子Elk-1 也存在于 GCI 中，并且它和 α-syn 均与 MAP 激酶 ERK-2 结合，α-syn 特别是 A53T 突变的 α-syn 对 MAP 激酶的影响，使 Elk-1 的磷酸化明显减少。因此推测，α-syn 对 MAP 激酶通路的影响导致少突胶质细胞和神经元功能异常，从而引起 MSA 和 PD。

四、α-syn 作用的可能机制

（一）两种假设

α-syn 在分布、结构和功能等方面的异常可能与突触功能的损害及神经变性有关。关于 α-syn 如何影响 AD 的发展，有两种假设：一种认为，某种未知机制导致对 Aβ 的前体和

NACP 等重要的突触蛋白调控功能丧失，蛋白在突触内或附近堆积并形成斑块，并作为细胞内毒素导致突触功能异常，进而出现痴呆。认为突触蛋白的异常堆积是引起发病的原因。另一种假说认为，一种未知的应激因素破坏突触后，蛋白合成增加以维持丧失的突触功能，但这种合成增加或者不足以维持代偿突触的破坏，或者是突触蛋白功能的失平衡，最后也导致斑块的形成，表现为痴呆。这个假说认为，突触蛋白的异常堆积是疾病发展的结果而不是原因。已有研究发现，在 AD 病人脑中，可发现 α－syn 表达升高，β－syn 下降，γ－syn 升高。表明，syn 基因表达的产物之间的平衡对于维持正常脑功能是重要的因素，破坏这种平衡将导致神经退行性疾病。

（二）α－syn 凝聚是关键

已经广泛证实，α－syn 的聚集是许多神经退行性疾病的关键因素（图 13－3）。

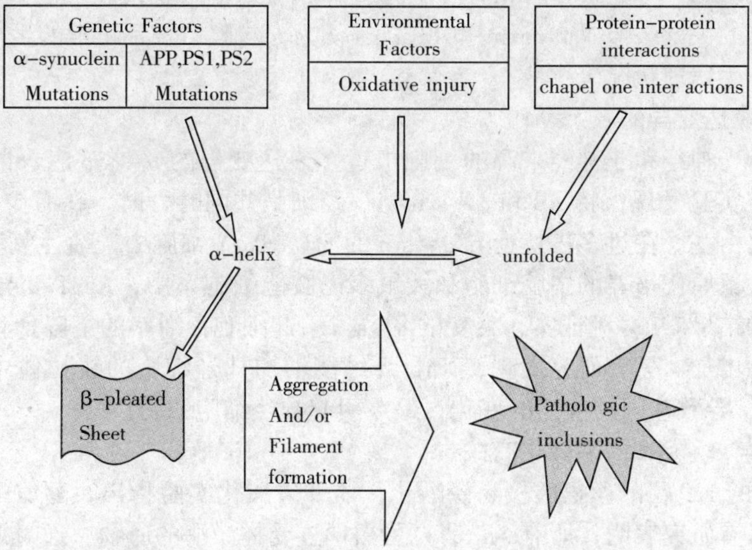

图 13－3　多种因素影响 α－synclein 凝聚形成的模式图

研究表明，α－syn 不仅本身容易聚集成淀粉样纤维丝，而且可以促进 Aβ 的多聚化，同样 Aβ 也可促进 α－syn 的聚集。表达过量或突变都可引起 α－syn 的聚集，且突变的 α－syn 比野生型的聚集的快。当 NACP/α－syn 形成 β 折叠结构时更容易引起聚集。事实上，当 NACP 从 AD 病人的淀粉样斑块中分离出来后，先后出现了许多抗体，许多神经病学家用这些抗体证实了 NAC 和淀粉样斑块的免疫反应。α－syn 的免疫反应可在大脑边缘区神经元中检测到，特别是杏仁核区。几乎所有的 α－syn 阳性神经元中都有 Tau 阳性的神经纤维缠结（NFT），表明 α－syn 在 AD 病人的大脑边缘区神经元中可形成丝状聚集体。体外实验显示，人重组 α－syn 可聚集形成的纤维与路易小体中观察到的纤维形状相同。α－syn 在某些条件下，如高温、高浓度和低 pH，可引起自身的聚集。但具体机制还不清楚，有研究报道指，可能是氧化应激引起的。当 α－syn 和细胞色素 C 或 H_2O_2 共同孵育，可促进其聚集且可被抗氧化剂拮抗。其他多种因素也可引起其聚集，如 Cu、Zn、$A\beta_{25-35}$、和一些化学染料，考马斯亮蓝、伊红等。研究显示，NAC 的 N 末端不仅引起全长聚集，而且还有毒性必需的序列，特别是 15

~18 区。进一步的研究证明，NAC（8-18）有毒性且能形成纤维和β-折叠结构，而 NAC（8-16）也有毒性和形成β折叠结构，但不能形成纤维。说明纤维的形成对毒性而言不是必需的，而β折叠结构是必需的。

变异的 NACP/α-syn 可以引起家族性的 PD，在 Lewy 小体中发现有 NACP/α-syn，在早老素和 APP 变异的 AD 病人脑中的 Lewy 小体中也发现有 NACP/α-syn。因此推测，NACP/α-syn 引起蛋白聚集的疾病多与形成路易小体有关。当 NACP/α-syn 形成β折叠的结构时更容易引起聚集。NACP/α-syn 最初的结构是非折叠且细长的，表明它与典型的淀粉样纤维形成聚集的过程不同。NACP/α-syn 孵育过程中可自身形成二聚体，促进纤维形成。去除 C 末端的 NACP/α-syn，容易形成类似脑中分离的细丝。

α-syn 分子结构中有与膜结合的部位，结合的过程有时间依赖性。研究发现，在培养的神经元中转染 α-syn，可导致 α-syn。可能通过 N 和 C 末端与膜相连。这些说明，α-syn 与膜结合是其聚集的关键。但 Narayanan 和 Dcarlata 认为，与膜结合是正常的生理过程，而干扰与膜结合才会产生病理状况。

（三）过多表达变异的 α-syn

研究发现，当神经和非神经来源的细胞内过多表达变异的 α-syn 时，能增加氧化损伤的易感性。体外实验发现，将 Aβ 和 α-syn 与神经细胞共同孵育时，在有少量 Fe^{2+} 存在时，它们可释放羟自由基。在过多表达变异 α-syn 的 SH-SY5Y 细胞中，活性氧增加，细胞的存活率降低。在大鼠原代培养的中脑细胞和大鼠多巴胺能细胞系中，A53T 变异的 α-syn 过多表达也有相同的结果。Lee 等证实，突变的 α-syn 引起细胞存活率的下降，伴随着脂质过氧化和细胞死亡的增加。另有研究发现，NAC 纤维能增加神经细胞的线粒体中的活性氧，进而激活 NF-kB，导致基因的表达的变化，最终引起神经细胞的凋亡。

（四）可能与 α-syn 的磷酸化有关

Syn 结构中的 129 位的丝氨酸极易磷酸化。体外磷酸化实验指出，酪氨酸激酶 1 和 2 参与了磷酸化。另有研究表明，所有 syn 是 G 蛋白偶连受体激酶的底物，通过调节这种底物的磷酸化，可以改变其功能。最近的研究显示，α-syn 可以与酸性磷脂相互作用，抑制磷脂酶 D_2（PLD_2）对囊泡的破坏，G 蛋白偶连受体激酶介导的 α-syn 磷酸化可以消除这种作用。α-syn 与囊泡结合可能是其生理功能，避免了积聚和形成与路易小体有关的聚集状态。从这方面看，α-syn 被膜上的 G 蛋白偶联受体的蛋白激酶磷酸化，除了消除其与膜的相互作用，有利于积聚和聚集外，还能干扰 α-syn 的抑制磷脂酶 D_2 的作用。

α-syn 还可和转录因子 Elk-1 形成复合体，再结合 MAP 激酶 ERK-2。推测 α-syn 可能是通过 MAPK 途径，引起神经元的功能丧失。另外，与微管相连的 Tau 蛋白也和 α-syn 在轴突中共存，二者的相互作用可能使突触囊泡和微管相连，也可导致蛋白激酶 A 介导的 Tau 蛋白的磷酸化，这都是 AD 等退行性神经疾病的特征。

（五）类似孔道机制

α-syn 可以结合和穿透酸性磷脂的囊泡，变异的 α-syn 比野生的 α-syn 穿透能力更强，类似孔道的机制可能是引起细胞功能障碍和死亡的原因。

（六）α-syn 和 parkin 共同作用

parkin 基因突变在 PD 中普遍存在，几乎所有的种族和已研究的 PD 人群中，都发现有该基因的突变，被认为是家族性 PD 的主要原因，已成为研究的热点。parkin 基因及其编码的蛋白在动物和人类中均广泛存在。parkin 基因定位于人染色体 6q25.2 - q27，全长 1.5Mb，有 12 个外显子，编码区长 1395bp，编码一个 52kD 的蛋白，parkin 蛋白由 465 个氨基酸组成，它的氨基末端有一个类似泛素样的结构域，在羧基末段有两个环形指状的结构域。有 E3 泛素连接酶的功能。E3 泛素连接酶在泛素化过程中提供底物的特异性，多泛素化的蛋白可被 26s 的蛋白酶体识别，然后降解。泛素 - 蛋白酶体途径参与了细胞内蛋白降解，控制着许多生命过程，如细胞周期、信号转导、分化和凋亡。早期的研究证实，parkin 变异是线粒体病，是因为线粒体的损伤导致的 AR - JP 病人 DA 神经元的丢失。线粒体呼吸链复合酶Ⅰ受损后，可以引起 α - syn 的积聚，进而结合蛋白酶体，抑制泛素依赖的蛋白酶体的功能，不能清除和降解异常的蛋白，最终导致 DA 神经元的丢失。parkin 通过恢复蛋白酶体的功能，来减少异常蛋白的毒性。如果 parkin 基因的突变导致 parkin 蛋白功能障碍，酶活性减弱或丧失，必然进一步影响机体对异常蛋白的清除。也有研究表明，大多数家族性的 PD 病人中，都是变异的 parkin 缺乏 E3 泛素连接酶活性。就是说，parkin 的 E3 泛素连接酶活性的受损，是常染色体隐性遗传青少年型 PD 的原因，这个蛋白的底物便不能被蛋白酶体识别造成 DA 神经元的损伤（图 13 - 4）。

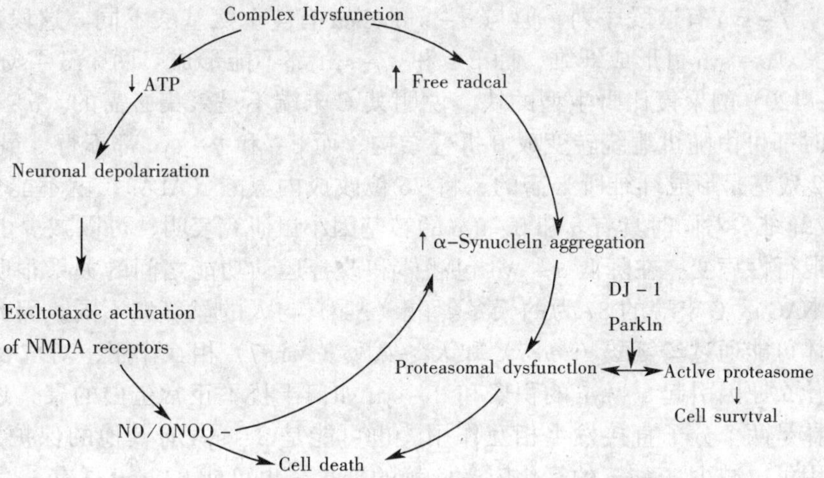

图 13 - 4　α - syn 和 Parkin 在神经细胞存活中的相互作用

α - syn 和 parkin 的 mRNA 的表达方式类似，二者又同时存在于 PD 的路易小体中，推测二者共同参与了 PD 的病理过程。研究表明，它们是通过和 α - syn 相互作用的蛋白 synphilin - 1 反应，从而促进路易小体的形成。但 parkin 可以与糖基化 α - syn 相互作用。因此，parkin 在 α - syn 沉积中显示了特异性，但不是直接预期发生反应，而与 α - syn 的转录后加工产物，如糖基化和构象改变，可能是二者发生反应的信号。

研究发现，过量表达 α - syn 导致的 DA 神经元损伤，可被过量表达人的 parkin 减轻。而且，共表达 α - syn 和 parkin 的果蝇，可以减轻 α - syn 和泛素阳性的路易小体。缺乏 parkin 时，可缩短生命期限，运动障碍和不育症。表明 parkin 对 α - syn 引起的损伤具有保护作用。

parkin 的保护作用不是直接和 α－syn 反应，而是通过恢复受损的蛋白酶体的功能。DA 神经元对蛋白酶体抑制剂敏感，过量表达的 α－syn 能抑制蛋白酶体，增加对蛋白酶体抑制剂的敏感性。聚集状的 α－syn 可以直接结合蛋白酶体，抑制泛素依赖的蛋白酶体功能。也有研究发现，parkin 对 α－syn 的剪切是通过激活 calpains，而不是 caspase。calpain 是钙依赖性细胞内蛋白酶，在 PD 病人的黑质区退化的多巴胺神经元中对氧化应激敏感和容易引起细胞内的钙离子浓度增高。体外实验表明，α－syn 可以被 calpain 消化。parkin 降低 α－syn 的毒性作用可被同时应用的 calpain 抑制剂拮抗。有文献报道，二者不是直接发生相互作用，这可能是由于二者之间的相互作用是与细胞的发展阶段有关，蛋白之间相互作用的差异可能使细胞内环境的差异的结果。

展望

在神经退行性病变病理过程中，α－syn 的聚集是主要因素还是次要因素还不肯定，但聚集现象对今后的疾病治疗方案的选择是有用的。α－syn 可能是 AD 病人淀粉样蛋白作用的增强子，加速神经细胞的死亡。通过研究影响聚集的因素和减慢蛋白聚集的过程，可作为延缓神经退行性疾病的一个有效的治疗策略。

另外，β－syn 的过度表达可以对抗过度表达的 α－syn 聚集。表明 β－syn 是 α－syn 功能的内源性调节剂。α－与 β－syn 不同之处是，β－syn 缺乏 α－syn 的 73～83 这段残基表达的 11 个氨基酸。γ－syn 有这段序列，但与 α－synuclien 有 4 个氨基酸不同。这段序列与形成 β 折叠结构有关。α－syn 可形成纤维，而 β－和 γ－syn 都不能形成。两个 α－syn 的剪切片段（1～87 和 1～120）的聚集比野生型的快，说明其 C 末端不是聚集必需的。α－syn 和这两个片段在孵育时都可由随机缠绕转变成 β 折叠结构，而 β－和 γ－syn 都不行。最近报道，α－syn 的 71～82 残基是形成纤维所必需的，将 76 位改成丙氨酸（ALA），就不能像野生型 α－syn 那样形成纤维。对同时具有 α 和 β－syn 的转基因小鼠研究表明，可以减少由 α－syn 积聚引起的神经退行性病变。在降低 α－syn 包涵体和改善运动功能之间的关系很明确。可能是鼠的 α－syn NAC 区 C 末端的 87 为的天冬氨酸（Asn）与人的丝氨酸不同。因此推测，这种可溶的杂合体可能通过丝氨酸（Ser87）和天冬氨酸（Asn87）相互作用，对抗 α－syn 形成纤维细丝。但什么原因引起 α－syn 的积聚和 β－syn 如何干扰不正常蛋白的聚集还不清楚。可能的一种解释是两个分子直接发生相互作用。也可能是 β－syn 有其他的保护机制。β－syn 的抗氧化作用可以减少 α－syn 的氧化应激依赖的聚集。也可能 β－syn 具有 α－syn 聚集负性调节因子的功能，或者同级内源性因子能调节其他分子的聚集，如 AD 老年斑中 Aβ40 可以抑制更多来源于 Aβ42 的蛋白的成核作用。β－syn 的 N 末端 1～15 个氨基酸是和 α－syn 相互作用的重要位点。因为在这个区域里，二者有较高的同源。实验证明，来源于 β－synN 末端 1～15 区域的小片段肽能够保护 α－syn 和 Aβ1～42 引起的神经损伤。因此，β－syn 及其类似物或杂合子作为治疗 AD 等退行性神经疾病的治疗方案，有重要的应用前景和意义。

综上所述，α－syn 作为一种突触蛋白，多种因素都可引起其表达、代谢、分布和功能的异常，从而引起多种神经退行性疾病，因此需要进一步的研究发现其在生理和病理中的作用。

（方 芳 刘耕陶）

参 考 文 献

1．Ma QL.，Chan P.，Yoshii M，et al．α－synuclein aggregation and nerurodegenerative diseases．J．Alzheimer's disease，2003，(5)：139－148

2．Sun YH.，Checler F．Amyloid precursor protein，presenilins，andα－syn：Molecular pathogenesis and pharmacological applications in Alzheimer's disease．Pharmacol Rev，2002，54 (3)：469－525

3．Perez，RG.，Waymire，JC.，Lin E.，et al．A role for alpha－synuclein in the regulation of dopamine biosynthesis．J．Neuroscience，2002，22：3090－3099

4．Costa CA．Recent advances on α－synuclein cell biology：functions and dysfunction．Current Mol．Med，2003，3：17－24

5．Hashimoto M，Hsu LJ，Rockenstein E.，et al．α－syn protects against oxidative stress via inactivation of the c－Jun N－terminal kinase stress－signaling pathway in neuronal cells．J Biol Chem，2002，277：11465－11472

6．Costa，AD，Ancolio CK，Checler F．Wild－type but not Parkinson's disease－related ala－53 － － > Thr mutant alpha －synuclein protects neuronal cells from apoptotic stimuli．J Biol Chem，2000，275：24065－24069

7．Dawsonl TM，Dawson VL．Molecular Pathways of Neurodegeneration in Parkinson's Disease Brain disease，2003，302 (31)：819－822

8．Giasson BI，Duda，JE，Quinn SM，et al．Spillover of glutamate onto synaptic AMPA receptors enhances fast transmission at a cerebellar synapse．Neuron，2002，3：521－533

9．Iwai A．Properties of NACP/alpha－synuclein and its role in Alzheimer's disease．Biochem．Biophys Acta，2000，1502 (1)：95－109

10．Angela M，Bidles D，Guthrie JS，et al．Identification of the region of non－Aâ component (NAC) of Alzheimer's disease amyloid responsible for its aggregation and toxicity．J Neurochemistry，2001，78：384－395

11．Lee HJ，Choi C，Lee SJ．Membrane－bound－synuclein has a high aggregation propensity and the ability to seed the aggregation of the cytosolic form．J Biol Chem，2002，277：671－678

12．Tabner BJ，Turnbull S，El－Agnaf OM，et al．Formation of hydrogen peroxide and hydroxyl radicals from A (beta) and alpha－synuclein as a possible mechanism of cell death in Alzheimer's disease and Parkinson's disease．Free Radic Biol Med，2002，32 (11)：1076－1083

13．Tanaka S，Takehashi M，Matoh N，et al．Generation of reactive oxygen species and activation of NF－kB by non－Aâ component of Alzheimer's disease amyloid．J Neurochemistry，2002，82：305－315

14．Volles MJ，Lansbury Jr．P．T．Vesicle permeabilization by protpfibrillar alpha－synuclein is sensitive to Parkinson's disease－linked mutations occurs by a pore－like mechanism．Biochemistry，2002，41 (14)：4595－4602

15．Petrucelli L．Parkin protects against the toxicity associated with mutant alpha－synuclein：proteasome dysfunction selectively affects catecholaminergic neurons．Neuron，2002，36：1007－1019

16．Windisch M，Hutter－Paier B，Makoto ER，et al．Development of a new treatment for Alzheimer's disease and Parkinson's disease using Anti－aggregatory â－synuclein－derived peptides．J Mol Neuroscience，2002，19：63－69

17．Rampello L，Cerasa S，Alvano A，et al．Dementia with Lewy bodies：a review．Arch Gerontol Geriatrics，2004，39：1－14

19．Eriksen JL，Wszolek Z，Petrucelli L．Molecular pathogenesis of Parkinson disease．Arch Neurol，2005，62 (3)：353－357

20．Bennett MC．The role of alpha－synuclein in neurodegenerative diseases．Pharmacol Ther，2005，105 (3)：311－31

第14章 阿尔茨海默病发病机制、动物模型以及治疗药物

一、发病机制

(一) 中枢神经递质代谢障碍

(二) 基因假说

(三) β-淀粉样蛋白级联假说

(四) 细胞骨架改变

(五) 金属离子假说

(六) 兴奋性氨基酸假说

(七) 钙平衡失调学说

(八) 其他

二、用于研究阿尔茨海默病的动物模型

(一) 前脑胆碱能系统损害模型

(二) 衰老动物模型

(三) 转基因动物模型

(四) 其他模型

三、治疗药物

(一) 改善胆碱能神经传递药物

(二) 疾病调整治疗

(三) 神经生长因子

(四) 促代谢药物

(五) 中药治疗

(六) 其他

阿尔茨海默病（Alzheimer's disease，AD）是一种不可逆的、渐进性的脑功能障碍。临床表现为记忆障碍、智力减退并伴有其他认知功能损害。根据欧美等11个国家的联合流行病理学调查，60～80岁以上老年人的痴呆患病率为1.0%到32.2%，其中AD的患病率为0.3%到0.8%。随着世界人口的老龄化，AD已经成为严重威胁老年人健康的四大疾病之一。AD的病理机制非常复杂，目前病因不清楚，缺乏有效的治疗措施。积极研究AD的发病机制，运用有效的动物模型，开发有效防治AD的药物，是当今药理学研究领域的重要课题之一。下面就近年来对AD发病机制、研究的动物模型以及治疗方面的进展做一综述。

一、发病机制

（一）中枢神经递质代谢障碍

1. 胆碱能　在 AD 的发病机制中，此学说是目前较为公认的。AD 患者皮层的胆碱能系统发生严重的溃变，引起老年性学习记忆减退和认知障碍，产生痴呆症状。正常基底前脑的胆碱能神经元（主要位于基底核、斜角带核和内侧隔核）合成大量乙酰胆碱，经投射纤维输送至大脑皮层和海马。乙酰胆碱被认为与学习记忆有关，而海马是学习记忆的重要解剖基础。发生老年痴呆时，基底前脑区的胆碱能神经元丢失，造成乙酰胆碱的合成、储存、释放减少，从而导致以记忆和识别功能障碍为主的多种临床表现。这一假说已经被尸检所证明。海马环路本身就是胆碱能通路，大脑皮层深层锥体细胞本身也是乙酰胆碱敏感神经元。胆碱能的上行激动系统可使大脑皮层处于兴奋、警醒状态，提供学习记忆时的必要背景条件。胆碱能神经元数量的减少、乙酰胆碱合成减少、乙酰胆碱受体和（或）受体敏感性减少、乙酰胆碱通路的解剖异常，都可导致学习记忆功能的障碍。关于乙酰胆碱的合成和代谢途径见图 14－1。

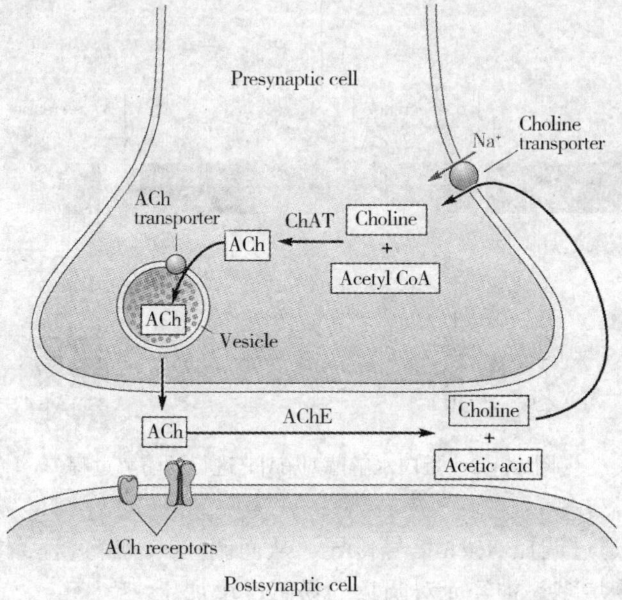

图 14－1　乙酰胆碱的合成和代谢途径

2. 儿茶酚胺类　起于蓝斑核的去甲肾上腺素能系统可调节广泛脑区的突触传入活动，提高注意力，促进信息的记忆和保存。解剖发现，痴呆患者蓝斑核神经元数量大大减少。在痴呆患者的脑脊液中，儿茶酚胺及其代谢产物高香草酸水平均下降，降低的程度与痴呆程度关系密切。

3．其他与记忆有关的神经递质　老年痴呆患者脑内5－羟色胺、多巴胺浓度均降低，脑内谷氨酸浓度升高，而γ－氨基丁酸含量显著下降。神经肽中生长抑素、促肾上腺皮质激素释放素、P物质、Y神经肽、阿片肽及血管加压素也有改变。

（二）基因假说

在众多AD的危险因素中比较肯定的是老化和家族遗传史。迄今发现老年痴呆相关基因中，类淀粉样蛋白前体（APP）、早老素1（PS1）、早老素2（PS2）基因与家族性、早发性老年痴呆有关；载脂蛋白E（apoE）基因及A2M基因与家族性、迟发性老年痴呆和散发性老年痴呆有关。

1．APP基因　APP经水解形成不同的β淀粉样蛋白（Aβ）分子，通常情况下，APP由α分泌酶酶解，APP基因的点突变出现新的酶切位点，易为β、γ分泌酶酶解，产生含39～43个氨基酸残基的Aβ（图14－2），诱导神经元凋亡。老年痴呆家系中以APP基因717密码子突变最常见。

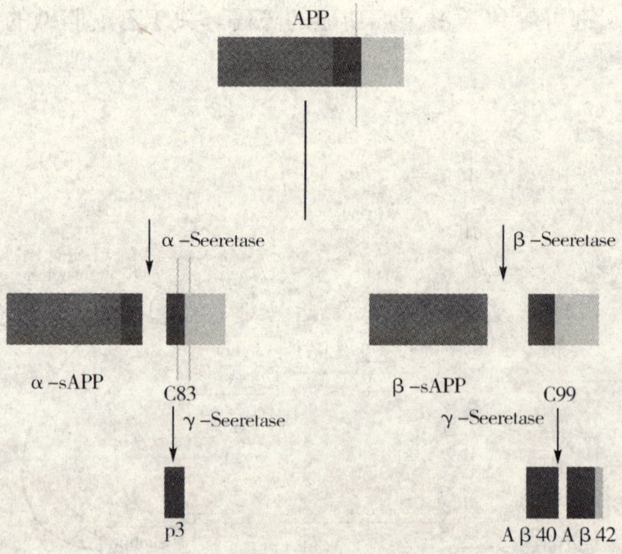

图14－2　蛋白水解酶对βAPP进行的酶解过程

2．PS基因　PS通过调控Notch信号传导，从而调控其裂解过程，参与APP的代谢。PS基因的突变使Aβ产生增多，神经元对凋亡的易感性增加。

3．apoE基因　它有ε2、ε3、ε4三种共显性等位基因，apoEε4是老年痴呆的危险因素，与老年痴呆的患病风险有量效关系，其产物apoE4可积聚于老年斑和神经纤维缠结中，使Aβ含量异常增加。tau蛋白过度磷酸化导致细胞骨架瓦解，脑内更多类淀粉样蛋白出现，并影响脑皮层糖代谢。

4．A2M基因和线粒体基因组（mtDNA）　A2M基因编码α2巨球蛋白，具有结合Aβ的能力，通过竞争Aβ和apoE，与低密度脂蛋白受体相关蛋白起作用。mtDNA基因的突变使线粒体中氧自由基生成增多，细胞膜受损，APP增多，脑细胞破坏。

（三）β－淀粉样蛋白级联假说

早发型 AD 患者由于 APP、PS1、PS2 基因突变使 $A\beta_{42}$ 生成增加，晚发型老年痴呆患者由于 Aβ 清除机制障碍，致 Aβ 随年龄逐渐上升，两者共同作用的结果使 $A\beta_{42}$ 在边缘叶和相关皮质积聚，形成弥散性沉积斑块或可溶性的寡聚体。Aβ 寡聚体激活小胶质和星形胶质细胞，伴随着炎症反应，导致突触进行性损伤，改变了神经元内的离子平衡状态，产生氧化损伤，从而改变了激酶和磷酸酶活性。一方面引起神经纤维缠结，另一方面引起了广泛的神经元轴突功能障碍，导致细胞死亡，逐渐产生痴呆。

（四）细胞骨架改变

微管是神经细胞中参与胞体与轴突营养输送的通道，是细胞骨架的重要成分，它由微管蛋白和微管相关蛋白（MAP）组成，tau 蛋白是 MAP 的主要成分。在老年痴呆脑内，异常过度磷酸化的 tau 蛋白含量显著升高并聚集成双螺旋丝形式（图 14－3），丧失了促进微管组装的生物活性导致细胞骨架的结构异常和神经细胞的死亡。微管组装能力的降低继而损害轴浆流，致使一些在胞体与神经末梢之间正常运输而又不被迅速降解的神经元成分聚集在受累的神经细胞内，最终导致神经细胞退变。

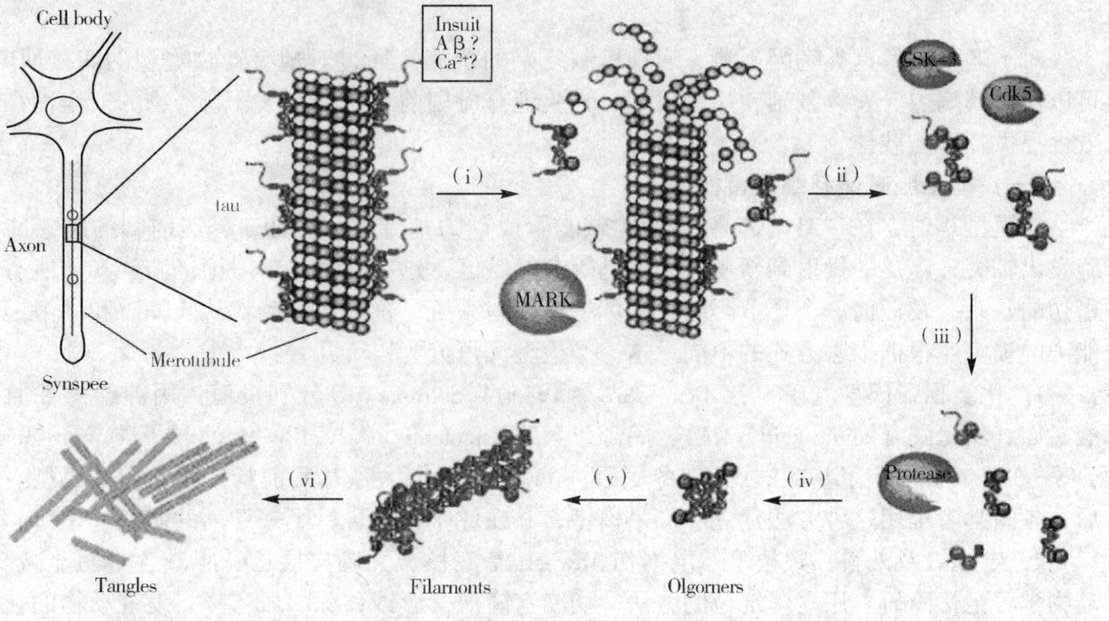

图 14－3　神经纤维缠结病理变化的级联反应示意图

（1）微管调节激酶（MAPK）被激活，使 Tau 蛋白的微管连接位点磷酸化；（2）磷酸化的 Tau 蛋白从微管表面脱离；（3）游离的 Tau 蛋白被酶解；（iv－vi）小的 Tau 蛋白片段开始聚集，逐渐形成神经纤维缠结

（五）金属离子假说

十多年前，人们已经认识到，铝可能与老年痴呆的发生有关。最新研究发现，锌、铜、铁也可能与老年痴呆相关，并认为 Aβ 的沉积和氧化还原反应受到铜、铁、锌的调节。老年痴呆患者类淀粉样蛋白沉积这一神经病理改变，主要与神经传递过程中锌的释放有关。

（六）兴奋性氨基酸假说

兴奋性氨基酸尤其是谷氨酸（Glu）受体（Glu R）的 mRNA 表达，在所有的神经元都存在，但以海马、大脑皮层及小脑的含量最丰富。Glu 及 Glu R 在中枢神经系统功能中起着重要的作用，参与了神经元的兴奋性突触传递，调节脑多种形式的学习和记忆等。Glu 参与老年痴呆发病的机制可能为：Glu 的快速兴奋作用，引起去极化，Cl^-、Na^+ 及水内流，导致细胞渗透性溶解。因去极化激活膜电位依赖式 Glu R，使大量 Ca^{2+} 内流，细胞内 Ca^{2+} 超载，激活磷酸肌醇环路，破坏细胞的超微结构，使神经元溃变死亡。

（七）钙平衡失调学说

越来越多的研究指出，细胞内 Ca^{2+} 浓度过高或 Ca^{2+} 超负荷，会使钙依赖性生理生化反应超常运转，耗竭 ATP，产生自由基，甚至引起细胞死亡。对老化或老年痴呆患者的研究发现，在含有神经纤维缠结的脑细胞和来源于老年痴呆患者的成纤维内均可见到 Ca^{2+} 的堆积。

（八）其他

另外，认为免疫因素、自由基损伤都是老年痴呆的危险因素。

二、用于研究阿尔茨海默病的动物模型

对于老年痴呆这类病因不清、病理机制复杂的疾病，通过对现有动物模型的间接研究，可以探讨其病因、发病基础，病变机制，为验证有应用前景的新疗法、新药物的安全性和有效性提供临床前载体。

（一）前脑胆碱能系统损害模型

该模型是建立在“AD 认知障碍的胆碱能假说”的基础上。已知，基底前脑的胆碱能细胞发出轴突，广泛的投射到新皮层和海马等高级脑区，这一投射与学习记忆和认知功能有着密切的联系。在任何一个环节阻断或损坏这一投射系统，都可导致动物认知障碍和学习记忆能力的损害。根据损害方式的不同，这一类模型又可分为以下几种：

1．化学损毁模型　1980 年 Ben – An 及 1985 年 Sefroniew 等分别报道，用神经毒性氨基酸，如红藻氨酸（kainic acid，KA）、鹅膏蕈氨酸（ibotemic acid，IBO）、使君子酸（quisqualic acid，QUIS）及 N – 甲基 – D – 天门冬氨酸（NMDA）注入大鼠基底前脑，建立痴呆模型。随后，各国学者也用这种方法建立了痴呆模型，并在此基础上进行了一系列的研究。

2．电损毁及外科损毁模型　电损伤 Meynert 基底核，大脑皮层乙酰胆碱含量明显减少，动物学习记忆障碍。用立体定位的方法，切断穹隆海马伞或移除一段穹隆，发现动物的获取能力和记忆能力均明显降低。

3．免疫毒素切除基底前脑胆碱能细胞模型　免疫毒素（immunotoxin）192 – IgG – SAP 能够选择性的破坏基底前脑的胆碱能细胞，而留下基底前脑的其他化学属性的细胞成分，将其注射入脑内会严重破坏基底前脑的胆碱能神经元，但该区域的其他神经元未受损害，使动物的学习记忆能力受到明显的损害。

上述的这种损毁模型，可以作为学习记忆功能低下的模型应用。但该模型并不出现老年痴呆患者典型的组织病理改变，也无老年痴呆患者的全身多系统衰竭的症状。因此，这类模型不是研究老年痴呆的最佳模型。

（二）衰老动物模型

1. 自然衰老模型　衰老是老年痴呆的肯定危险因素，随着年龄的增长，老年痴呆患病率呈增高趋势。自然衰老认知障碍动物模型，神经系统的改变是自然发生的，较其他动物模型更为接近老年痴呆的真实病理改变。

2. 快速衰老动物模型　早衰小鼠（senescence accelerated mouse，SAM）是一种比较理想的衰老模型。该鼠有许多品系，其中 SAM8 和 SAM10 可作为自然发病的老化痴呆鼠模型，有明显的学习记忆障碍和 AD 的诸多神经病理特征。此外，SAM 尚可出现一些神经递质和自由基代谢方面的病理改变。

3. D－半乳糖模型　这种亚急性衰老模型在 1991 年由我国学者龚国清等首次提出，随后很多学者在大鼠和小鼠上都证实，该模型表现出与人类自然衰老类似的生化改变、免疫功能低下、基因表达调控异常、细胞生长繁殖能力下降、细胞的退行性变、动物记忆巩固和再现障碍等现象。

（三）转基因动物模型

转基因动物可以在活体上研究某一特定致病基因的作用，是研究老年痴呆的独特而重要的模型。

1. APP 转基因小鼠　APP 基因异常代谢产生 Aβ 是老年痴呆发病过程中的关键环节。因此，APP 转基因小鼠常被用来研究 APP 的加工和代谢过程。涉及的基因包括野生型 APP 片段、突变型或野生型 FADAPP 基因。其中，Tg（APP695S WE）2576 小鼠是一种研究老年痴呆某些病变的较有价值的动物模型，这类小鼠在多种与海马功能有关的实验中，表现出认知功能缺损，且呈增龄性加重的趋势。

2. tau 转基因小鼠　1998 年研究证实，与额－颞叶痴呆并发帕金森病相关的 tau 的突变和第 17 号染色体有关。说明 tau 的功能障碍足以引起神经元功能的退变。人类 tau 病转基因小鼠将有助于阐明 tau 功能障碍导致 tau 内含物形成的机制、tau 内含物同其他病变，如神经元丢失之间的关系。如超表达野生型 4Rtau 最长异构体（2N4R）的转基因小鼠；过度表达最短 tau 变异体（0N3R）的转基因小鼠；tau（P301L）转基因小鼠等，均出现了学习记忆能力的下降。

3. 抗神经生长因子转基因小鼠　神经生长因子（NGF）与年龄相关性神经元退行性疾病有关。老年抗 NGF 转基因小鼠可表现出年龄相关性神经元退行性病理变化，还出现广泛的皮质神经元丢失、基底前脑胆碱能损害和行为损害。

4. 多个基因共表达的转基因小鼠　目前，老年痴呆患者脑中的淀粉样物质和 tau 病变之间的关系仍不清楚，多个基因共表达的转基因小鼠有助于该问题的阐明。TAPP 小鼠作为突变型 tau（P301L）转基因小鼠与 Tg2576 杂交得到的双重转基因后代，可同时产生神经纤维缠结和淀粉样病变。更为显著的是，该模型边缘系统的神经纤维病变大幅度增加。鉴于边缘系统是老年痴呆患者和 Tg2576 小鼠最早产生病变的脑区。TAPP 小鼠可用于说明 APP 功能障碍或 Aβ 沉积对神经纤维缠结形成的影响。

（四）其他模型

1. 脑缺血痴呆动物模型　人脑的供氧系统对脑功能有着重要的保护作用，缺血缺氧首先影响的是脑的正常功能，此时极易出现智能障碍。加拿大学者 Torre 报告，用老年动物制作慢性脑缺血模型引起的行为缺失和脑组织病理生理改变，在许多方面与人类的老年期痴呆相类似。

2．Aβ注射痴呆模型　Aβ脑室内注射可引起胆碱能神经元功能的丧失和学习记忆的损害。Nitta等人将合成的人Aβ，通过微型泵连续Wistar大鼠脑室内注射14天。发现大鼠学习记忆能力减低，皮层及海马中乙酰胆碱酯酶明显降低。

3．铝损害模型　部分研究者认为，铝可促使Aβ聚合，刺激活性氧产生，增强脂质过氧化，继而造成神经细胞膜的损伤。同时，铝能抑制蛋白磷酸酯酶2A和2B的活性，从而促使异常磷酸化的tau蛋白产生，继而利于神经纤维缠结的形成。

三、治疗药物

（一）改善胆碱能神经传递药物

乙酰胆碱缺乏是老年痴呆病因中强调的重点。20世纪80年代，老年痴呆治疗集中于乙酰胆碱替代疗法，但迄今为止没有取得满意的效果。胆碱疗法包括乙酰胆碱前体、胆碱酯酶抑制剂、胆碱能受体激动剂。

1．胆碱酯酶抑制剂　是最常用的治疗药物，也是最有希望的治疗方法。第一代胆碱酯酶抑制剂主要有毒扁豆碱（physostigmine），他克林（tacrine）。第二代胆碱酯酶抑制剂为多奈哌齐（donepezil）等。其中，他克林是一种中枢可逆性胆碱酯酶抑制剂，它对超过40%的患者有效，尤其对早期老年痴呆患者在改善智力、注意力、提高患者的自主能力方面效果明显，对治疗或延缓老年痴呆病情有明显作用。但其生物利用度低，个体吸收差异大，使其疗效波动很大，药物的毒性反应（包括肝毒性）使一些病人不能接受有效的治疗量。我国学者发现石蒜碱甲亦为胆碱酯酶抑制剂，治疗AD有一定疗效。

2．M1受体激动剂　直接激活毒蕈碱和烟碱能受体，能改善老年痴呆患者的认知水平。M1毒蕈碱受体主要位于额叶和海马，M2和M3受体主要位于外周，介导心血管等系统的反应。选择性M1受体激动剂可避免激动M2和M3受体引起的外周毒副反应，动物和临床试验都表明，选择性烟酸激动剂治疗老年痴呆有效。

（二）疾病调整治疗

1．分泌酶抑制剂　APP有α和β两种裂解方式。Aβ内的α分泌酶裂解APP生成非淀粉样可溶性βAPP和C端APP片段；另一方面，β分泌酶裂解APP的蛋白水解过程，随后被γ分泌酶裂解，生成Aβ片段。因此，抑制β和（或）γ分泌酶能减少Aβ的产生。

2．β淀粉样蛋白疫苗　减少Aβ的产生和刺激Aβ的清除都能降低脑内Aβ的沉积。研究发现，用Aβ对老年痴呆转基因鼠进行免疫，血清中出现高浓度的抗体，可以阻止Aβ的沉积、神经营养障碍、星形胶质细胞和小胶质细胞的炎症反应。免疫老年鼠也能显著延缓和减轻老年痴呆的进展。同时，Aβ免疫还能减轻老年痴呆鼠的认知障碍。Aβ免疫后产生特异性抗体，结合到斑块上，然后这些斑块物质被小胶质细胞吞噬或分解。但是，临床试验中出现了严重的中枢神经系统感染，仍需要进一步的试验证实疫苗的有效性。

3．金属元素的螯合物　Aβ上有与铜和锌离子高亲和力的结合位点。因此推测，通过金属螯合剂，螯合Aβ内的铜和锌离子，就能减少Aβ在脑内的沉积。已经在老年痴呆转基因鼠上证明，clioquinol 这种螯合剂能减少脑中 Aβ 沉积，目前正在进行Ⅱ期临床试验。

4．HMG－CoA 还原酶抑制剂　最新的流行病学调查发现，服用降低胆固醇的 HMG－CoA 还原酶抑制剂的病人，患老年痴呆的危险性降低。另一种 HMG－CoA 还原酶抑制剂 simvastatin 也被证实能降低 $A\beta_{1-40}$ 和 $A\beta_{1-42}$ 的含量。这提示降低胆固醇的水平能延缓老年痴呆的发展。

5．抑制 tau 蛋白的磷酸化　Aβ 纤维形成，通过激活 GSK－3b 导致 tau 蛋白的非正常磷酸化，破坏微管的稳定，可导致神经元的死亡。用 GSK－3b 的反义核苷酸阻断 Aβ 诱导的神经细胞毒性作用，有可能延缓老年痴呆的发展。最近合成的非 ATP、竞争性、选择性 GSK－3b 抑制剂，可避免 tau 蛋白的过磷酸化，这将是一种治疗老年痴呆的新途径。

（三）神经生长因子

神经生长因子（nerve growth factor，NGF）具有促进胆碱能神经元的存活和分化作用，可挽救老年痴呆变性的神经元，使残存的胆碱能神经元更健康，对疾病的抵抗力增强。动物实验表明，NGF 能防止脑胆碱能神经元变性、衰亡，并能改善老年动物基底胆碱能的功能。脑内注射 NGF 能防止神经元退化。NGF 对老年痴呆的临床应用，也取得了较为明显的效果，它对改善老年痴呆病人的记忆力以及生活能力效果明显，并改善病人的认识能力，延缓了病程的进展。

（四）促代谢药物

这一类药物能够促进细胞对葡萄糖的利用，增加神经元代谢，起到增加神经信息传导、改善智力的治疗作用。如脑复康（piracetam），能提高脑组织内腺苷酸激酶的活性以及大脑内 ATP/ADP 比值，促进信息传递，促进大脑对卵磷脂和氨基酸的利用，增强大脑对蛋白质的合成，提高学习记忆能力。

（五）中药治疗

应用中药治疗老年痴呆在我国有悠久的历史。中医对健忘症的描述在临床上与老年痴呆有许多相似之处。常用的古方如当归芍药散、黄连解毒汤等，及常用中药何首乌、人参、银杏、知母等对改善老年痴呆患者智力，增加认知功能和改善精神神经症状有良好的作用。中医认为，老年痴呆主要是阴阳气血失养所致。所以，中药治疗遵循清热解毒、舒肝安神、开窍醒脑、活血化瘀、理气化痰、益气养阴等功效。应用中药治疗 AD 有良好前景，应当加强研究。

（六）其他

1．非甾体类抗炎药（NSAID）　非甾体类抗炎药可以延缓老年痴呆组织破坏的进程或预防疾病的发生。常用的非甾体类抗炎药有吲哚美辛、奈普生等，随着此类药物使用年限的增加，患老年痴呆的危险下降。

2．激素疗法　研究发现，使用雌激素的妇女老年痴呆的发病率明显低于未使用雌激素妇女的发病率。绝经期雌激素替代疗法可以降低妇女患老年痴呆的危险性，推迟发病年龄，并可以使老年痴呆患者的临床症状、体征明显好转。临床试验表明，雌激素仅能起到减轻症状、延缓病情进展的目的，但仍需要试验来最终证实老年痴呆与雌激素的因果关系。

3．神经血管调节剂　如尼莫地平（nimodipine）等钙通道阻滞剂，能选择性扩张血管，增加脑血流量，对脑缺血具有保护作用，并能抑制和解除由血管活性物质引起的血管收缩。

因此，能预防和改善与年龄相关的某些中枢神经系统疾病症状，尤其能增强记忆的效力。

4．抗氧化剂 自由基被认为参与老年痴呆病人脑细胞的死亡过程。因此，抗氧化剂有治疗老年痴呆的作用。

展望

老年痴呆的发病机制十分复杂，可能与多种因素有关。概括地说，是内在原因和外在因素相互作用的结果，这些分子机制之间相互联系、相互影响。能够真实反映各个病理发展特征的动物模型，对老年痴呆的研究有着十分重要的意义。利用有效的动物模型验证有关老年痴呆病因、发病机制等的各种假说，为药物疗效研究提供载体，继而找到确切的治疗靶点。只有从分子水平阐明其发病机制和真正了解其病理特征，才能研发出有效抑制和延缓老年痴呆进程的药物。

（张 丹 张建军 刘耕陶）

参 考 文 献

1．Mesulam M．The cholinergic lesion of Alzheimer's disease：pivotal factor or side show? Learn Mem，2004，11（1）：43－49

2．Marien MR，Colpaert FC，Rosenquist AC．Noradrenergic mechanisms in neurodegenerative diseases：a theory．Brain Res Brain Res Rev，2004，45（1）：38－78

3．Mohmmad Abdul H，Wenk GL，Gramling M，et al．APP and PS－1 mutations induce brain oxidative stress independent of dietary cholesterol：implications for Alzheimer's disease．Neurosci Lett，2004，368（2）：148－150

4．Yamada M．Cerebral amyloid angiopathy and gene polymorphisms．J Neurol Sci，2004，226（1－2）：41－44

5．Selkoe DJ．Alzheimer's disease is a synaptic failure．Science，2002，298（5594）：789－91

6．Iqbal K，Alonso Adel C，El－Akkad E，et al．Alzheimer neurofibrillary degeneration：therapeutic targets and high－throughput assays．J Mol Neurosci，2003，20（3）：425－429

7．Lee MS，Kao SC，Lemere CA，et al．APP processing is regulated by cytoplasmic phosphorylation．J Cell Biol，2003，163（1）：83－95

8．Harkany T，Abraham I，Timmerman W，et al．beta－amyloid neurotoxicity is mediated by a glutamate－triggered excitotoxic cascade in rat nucleus basalis．Eur J Neurosci，2000，12（8）：2735－2745

9．Fujita T，Palmieri GM．Calcium paradox disease：calcium deficiency prompting secondary hyperparathyroidism and cellular calcium overload．J Bone Miner Metab，2000，18（3）：109－125

10．Bigl M，Apelt J，Luschekina EA，et al．Expression of beta－secretase mRNA in transgenic Tg2576 mouse brain with Alzheimer plaque pathology．Neurosci Lett，2000，292（2）：107－110

11．Probst A，Gotz J，Wiederhold KH，et *al*．Axonopathy and amyotrophy in mice transgenic for human four－repeat tau protein．Acta Neauropathol，2000，99（5）：469－481

12．Lewis J，Dichson DW，Lin WL，et al．Enhanced neurofibrillary degeneration in transgenic mice expressing mutant tau and APP．Science，2001，293（5534）：1487－1491

13．Gotz J，Chen F，Van Dorpe J，et al．Formation of neurofibrillary tangles in P301 L tau transgenic mice induced by Aâ42 fibrils．Science，2001，293（5534）：1491－1495

14．Irizarry MC，Hymam BT．Alzheimer's disease therapeutics［J］．Neuropathol Exp Neurol，2001，60（10）：923－928

15. Colombres M, Sagal JP, Inestrosa NC. An overview of the current and novel drugs for Alzheimer's disease with particular reference to anti – cholinesterase compounds. Curr Pharm Des, 2004, 10 (25):3121 – 3130

16. Gandhi S, Refolo LM, Sambamurti K. Amyloid precursor protein compartmentalization restricts beta – amyloid production: therapeutic targets based on BACE compartmentalization. J Mol Neurosci, 2004, 24 (1):137 – 143

17. Di Vaira M, Bazzicalupi C, Orioli P, et al. Clioquinol, a drug for Alzheimer's disease specifically interfering with brain metal metabolism: structural characterization of its zinc (Ⅱ) and copper (Ⅱ) complexes. Inorg Chem, 2004, 43 (13):3795 – 3797

18. Rametti A, Esclaire F, Yardin C, et al. Linking alterations in tau phosphorylation and cleavage during neuronal apoptosis. J Biol Chem, 2004, 279 (52):54518 – 54528

19. Lad SP, Neet KE, Mufson EJ. Nerve growth factor: structure, function and therapeutic implications for Alzheimer's disease. Curr Drug Targets CNS Neurol Disord, 2003, 2 (5):315 – 334

20. Rainer M, Mucke HA, Kruger – Rainer C, et al. Cognitive relapse after discontinuation of drug therapy in Alzheimer's disease: cholinesterase inhibitors versus nootropics. J Neural Trasm, 2001, 108 (11):1327 – 1133

21. Deguchi Y, Hayashi H, Fujii S, et al. Improved brain delivery of a non – steroidal anti – inflammatory drug with a synthetic glyceride easter: a preliminary attempt at a CNS grug delivery system for the therapy of Alzheimer's disease. J Drug Target, 2002, 8 (6):371 – 381

22. Mulnard RA, Corrada MM, Kawas CH. Estrogen replacement therapy, Alzheimer's disease, and mild cognitive impairment. Curr Neurol Neurosci Rep, 2004, 4 (5):368 – 373

23. Shigenobu K, Ikeda M, Fukuhara R, et al. Reducing the burden of Alzheimer's disease through the amelioration of "delusions of theft" by drug therapy. Int J Geriatr Psychiatry, 2002, 17 (3):211 – 217

24. Marlatt MW, Webber KM, Moreira PI, et al. Therapeutic opportunities in Alzheimer disease: one for all or all for one? Curr Med Chem, 2005, 12 (10):1137 – 1147

第15章 炎性细胞因子与阿尔茨海默病（Alzheimer's disease）

阿尔茨海默病（Alzheimer's disease，AD）是一个复杂的病理生理过程。近来研究提示，非典型性炎症反应是AD的主要病理特征之一。人类的脑细胞能够启动和放大脑特异性的炎症反应，AD中参与脑特异性的炎性级联反应的成分显著增加，如细胞因子、急性期蛋白在AD患者的脑中表达都明显地增加了，可以激活小胶质细胞（MC）和星形细胞（AC），活化的MC和AC又可引起炎症细胞因子产生，它们又共同参与了脑局部炎症过程，与神经纤维缠结和老年斑、补体蛋白、前列腺素和氧自由基，而且神经小胶质细胞（Microglia，MG）和星形细胞（Astrocyte，AC）处于活化状态。其中，细胞因子在AD炎性级联反应中起重要作用，跟其外周作用相似，能促进MG和AC胞间以及胞内信号转导过程。多种细胞因子参与了AD的病理生理过程，如IL-1，IL-6，TNF-α和TGF-β等，它们在AD中都发生了上调作用，本文就这些炎性细胞因子与AD的关系做一综述。

一、白细胞介素-1（IL-1）与阿尔茨海默病

IL-1是一种具有免疫调节功能的细胞因子。在AD病人中，IL-1在大脑皮层受感区过度表达，组织中浓度相应升高。免疫检测发现，具有IL-1免疫活性的MG数目显著增加，而且这些MG是与淀粉样蛋白斑块（amyloid plaques，AP）相联的。研究发现，死于Down's综合征的婴幼儿的脑组织中已经出现了IL-1，存在于弥散的非神经炎性β-淀粉样蛋白（β-amyloid，Aβ）沉淀中。因此，IL-1的过度表达可能发生于AP形成的早期。在认知功能缺陷的癫痫患者脑内以及脑损伤时，IL-1和Aβ前体蛋白（amyloid precursor protein，APP）的脑内含量可显著升高，与正常人比较，135和130kD的APP浓度分别升高了3～4倍，而具APP和IL-1免疫活性的神经元分别增加了16和3倍多，更易发生AD样的病理改变。IL-1可通过蛋白激酶C（protein kinase C，PKC）途径，促进APP的合成和分泌裂解，可进一

步促进 Aβ 的产生和沉积，IL－1 的过度表达在 AP 早期形成过程中起决定作用。将重组 IL－1 注入成年大鼠脑皮层中，可诱导 AC 生长和新血管的生成，诱导 AC 表达分泌型急性期蛋白和（或）Aβ 结合蛋白，其中包括 α1－抗凝乳蛋白酶（α1－antichymotrypsin，α1－ACT）、ApoE 和补体 C3，这些蛋白在 Aβ 斑块中的浓度都大大升高。

IL－1 具有神经营养作用，其中最重要的是诱导活化的 AC 在 AP 形成过程中大量表达 S100β，它是一种能促进神经突触生长的细胞因子，在 AD 患者脑内 S100β mRNA 及其蛋白的水平都显著升高。在 AD 的病理生理过程中，与 Aβ 斑块相联的神经突触处于营养不良状态，但还会过度生长，这可能与 S100β 具有促进突触生长的作用直接相关。在弥散的非神经炎性的 AP 中，MG 可过量表达 IL－1，IL－1 能促进 AC 对 S100β 的过量表达，继而 S100β 促进营养不良的神经突触的过度生长，直到形成神经突触斑块。这与营养不良的神经突触与具有 S100β 免疫活性的 AC 明显共位相一致。

IL－1 也可通过调控神经元胆碱酯酶（AchE）表达以及调节其活性来影响 AD 的病理生理过程。研究发现，活化 AC 分泌的 IL－1 可诱导 AchE mRNA 的表达，并增强其活性。这种作用可能会使 AD 中胆碱能神经元退化和功能下降更为恶化。

最近的遗传学研究提示，IL－1 基因多态性在 AD 的发病中发挥重要作用。对 IL－1－889 C/T 基因多态性与 AD 的关系进行了分析，结果显示，T/T 基因型的患者 AD 的发病率明显高于 C/T 或 C/C 型的患者。也有研究发现，IL－1＋3953 多态性影响 AD 患者的生存期，T/T 基因型的 AD 患者的存活期最短。

二、白细胞介素－6（IL－6）与 AD

IL－6 是一种多向性的细胞因子，与其水溶性受体或膜受体结合后形成有活性的 IL－6－RC 复合物，介导免疫应答和炎症反应，调节中枢神经系统（CNS）细胞生长和分化。IL－6 家族包括多种成分，如 IL－6、IL－11、抑瘤素、白血病抑制因子、纤毛神经营养因子（ciliary neurotrophic factor）和心肌营养因子－1 等，它们共用相同的信号转导分子。在人发育过程中，IL－6 在神经系统中表达，而成人 CNS 在正常情况下几乎检测不到 IL－6，但在病理条件下 IL－6 可强烈表达，MG、AC、神经元和内皮细胞都能合成 IL－6。

自 1991 年 Bauer 等在 AD 患者脑中发现 IL－6 以来，已经有大量的研究结果表明，IL－6 在 AD 的发生发展中发挥重要作用。AD 病人脑皮层 AC 可表达 IL－6、IL－6R 和 gp130，在海马组织中也有水溶性 sIL－6－RC 和膜联 IL－6－RC 的存在。IL－1 是急性期蛋白的强诱导剂，可通过激活神经元 ERK1/ERK2 和 STAT3（signal transducer and activator of transcription 3）诱导其表达，如 α1－ACT、C 反应蛋白（C－reactive protein）、α2 巨球蛋白（α2－macrogloblin，α2－MAC）和金属硫蛋白等。这些蛋白都是重要的热源，可增加血管通透性，激活淋巴细胞和诱导抗体合成。因此，通常 IL－6 被看作是一种破坏性的炎性细胞因子前体（proinflammatory cytokine，PIC）。AP 中有 α1－ACT、C 反应蛋白的存在，它们在 AD 病人的脑组织中浓度显著升高。α1－ACT 与淀粉样蛋白纤维的形成有关，而且多种急性期蛋白是蛋白酶抑制剂，因此，急性期蛋白可能干扰细胞内淀粉样蛋白的降解和 AP 的生长。IL－6 可以调节 APP 的合成，IL－6/sIL－6R 复合物可以增强 APP 的转录和表达。Schumann 等研究发现，在 SH－

SY5Y 神经母细胞瘤中，IL-6 可最大程度地诱导 STAT3 和 p42/44 MAPK（mitogen-activated protein kinase）的激活和转位。脑室内注射或过度表达 IL-6 的转基因动物，除引起明显的星形神经胶质炎外，也表现为形态学和功能上的改变，如树突分叉减少，海马胆碱能神经分布降低，突触传递长时程增强（long-term potentiation，LTP）和长期记忆功能不足，补体蛋白合成增多。从整体来看，则表现为明显的行为异常，学习记忆功能显著受损。

总体上看，虽然 IL-6 大量表达是有害的，能加重 CNS 紊乱的病理过程，但是也有证据表明，在一定条件下 IL-6 也具有抗炎、免疫抑制以及其他有利的作用。IL-6 在调节神经元生存和功能中起关键性作用；IL-6 在体内外均可促进胚胎感觉神经元的存活；IL-6 鞘内注射可增加大鼠脊背根神经节神经元内的神经营养因子 BDNF（brain-derived neurotrophic factor）。在 CNS 中，IL-6 能刺激脑垂体-肾上腺轴大量释放促肾上腺皮质激素（ACTH），ACTH 又可增加肾上腺糖皮质激素的合成，而糖皮质激素具有免疫抑制作用。因此，IL-6 可视为一种间接的免疫抑制因子。在 mRNA 和蛋白水平上，IL-6 可以抑制 IFN-γ 或 IFN-γ、脂多糖（LPS）诱导 AC 或 MG 的胞内粘附分子-1（intracellular adhesion molecule-1，ICAM-1）的表达。在转录后和（或）翻译后水平 IL-6 也可抑制 IFN-γ、IL-1β 和 LPS 诱导的神经胶质细胞 TNF-α 的表达。

三、转化生长因子-β（TGF-β）与 AD

TGF-βs 是一类多功能肽类生长因子，在组织发育、稳定内环境和组织修复中起重要作用。在哺乳动物中，TGF-β 有三种异构体，即 TGF-β1、TGF-β2 和 TGF-β3。TGF-βs 及其受体均可在神经元、AC 和 MG 中表达，在 AD 病理生理过程中具有重要作用。TGF-β2 和 TGF-β3 存在于正常中枢神经系统（CNS）的 AC 和神经元中，也可在神经退行性病变和脑卒中后增加。TGF-β1 是胶质细胞激活及其功能的调节因子，并可抑制其增殖。此外，TGF-βs 在 AD 中还可调节其他多种过程，如 AC 增多、脑炎症应答和 MG 激活、胞外基质合成、Aβ 积累和分布以及其他多种危险因素，如 APP、ApoE、α2-MAC 和环加氧酶-2（COX-2）等。

在 CNS 创伤性损伤后，形成密集的纤维瘢痕是导致功能丧失的重要原因之一。TGF-β 在胶质细胞瘢痕的形成中起重要作用，在受损 CNS 中，损伤反应相关细胞群体局部 TGF-β1 水平明显升高。研究发现，将 TGF-β1 注射到大鼠受损的脑中可引起强烈的成瘢反应，而如果将 TGF-β1 与其抗体混合后注射，就不会有纤维化瘢痕组织的沉积。另外，TGF-β1 可诱导胞外基质蛋白、蛋白酶和蛋白酶抑制剂的产生，其中很多可与 Aβ 一起沉淀于 AP 中。在 AD 患者脑中 TGF-β1 存在于 AP 内，脑脊液（CSF）和血清中的浓度也明显高于非痴呆（nondemented，ND）者。皮层 TGF-β1 mRNA 水平与脑血管中 Aβ 的沉积呈明显的正相关，在脑淀粉样血管病（cerebral amyloid angiopathy，CAA）患者的脑血管及其周围的 AC 中 TGF-β1 的免疫活性大大升高，部分含纤维缠结（neurofibrillary tangle，NFT）的神经元、活化 AC 和分支 MG 中也发现有 TGF-β3 持久的免疫染色。TGF-β1 的慢性过量表达可以触发病原性的级联反应，导致 AD 样脑血管淀粉化、微血管退变和脑局部代谢改变。在转基因小鼠的研究中发现，TGF-β1 是血管淀粉样沉淀的诱导剂和神经元 Aβ 聚集的调节因子。能够表达人类

APP/Aβ 的小鼠如果过度表达 TGF－β1，人 Aβ 在其血管中的沉淀就可大大加速。TGF－β1 转基因小鼠可发生持续的血管周围 AC 化，AC 持续表达有生物活性的 TGF－β1，可引发血管淀粉样沉淀和内皮细胞退行性变，而且在此之前发生了连接蛋白等基膜蛋白的沉积。同时，TGF－β1 的局部表达，可调节脑中 Aβ 的积累、再分布和清除。在大鼠模型中发现，仅注射 Aβ 不能产生 Aβ 的沉积，只有同时脑内注入 Aβ 和 TGF－β1 时才能形成脑内 Aβ 沉积。进一步表明，TGF－β1 在 Aβ 沉积和淀粉样形成中起调节性作用。脑血管淀粉样沉积、CAA 和微血管退行性变是和 AD 密切相连的，但发生原因尚未阐明。CAA 是脑内出血的主要原因，导致死亡的几率很高。在 CAA 患者中发现，血管细胞及其周围 AC 中含有 TGF－β1，而在 ND 中没有。

另外，有研究者提出了相反的结果。发现 TGF－β 可以保护神经元免受 Aβ、$FeSO_4$、Ca^{2+} 离子载体、谷氨酸盐、谷氨酸受体激动剂和 MPTP 的损伤可能是通过上调抗凋亡因子和 Ca^{2+} 稳定因子的表达，如 Bcl－2、Bcl－xl 和钙结合蛋白，以及保持线粒体电位来实现的。TGF－β 对 Aβ 毒性作用的对抗可能仅限于 Aβ 短暂处理的情况，在 Aβ 长期处理时就是相反的结果。

四、肿瘤坏死因子（TNF－α）与 AD

TNF－α 在外周既是一种 PIC，也是一种细胞毒性多肽，同其在其他 CNS 疾病，如脑外伤、多发性硬化症病人、缺血损伤和帕金森病（PD）等中一样，TNF－α 在 AD 的病理生理作用具有多样性。在 AD 病人血清、CSF、脑皮层以及 Aβ 激活的胶质细胞中，TNF－α 浓度都显著升高。研究证实，高浓度 TNF－α 能明显损伤人皮层神经元。过度表达 TNF－α 的转基因小鼠，可发生严重的炎症、脑病和神经退行性病变，死亡率很高。但有人发现，TNF－α 对大鼠海马神经元具有营养性作用，可对抗谷氨酸、氧自由基和 Aβ 对原代培养神经元的毒性作用。而 TNF－α 缺陷的转基因小鼠较无缺陷的小鼠在受损伤后更易丢失神经元，可能与 TNF－α 活化的神经元能表达 Mn－SOD 等神经保护分子有关。转录因子 NF－κB 是钙结合蛋白、锰 SOD 和 Bcl－2 等存活相关因子的诱导剂。研究发现，TNF－α 能诱导 NF－κB 的强烈表达，进而促进以上存活因子的产生。

TNF－α 在 CNS 的这种双向作用，一方面可能与不同的研究人员所用细胞的种属和类型不同有关，TNF－α 对人皮层神经元和类神经细胞具有毒性作用，而对大鼠的却有营养性作用。另一方面，TNF－α 可激活两种截然不同的Ⅰ型和Ⅱ型受体而发挥不同的生物学作用，这两种受体的同源性较低。Ⅰ型受体包含胞内“死亡域（death domain）”，激活后可引起细胞死亡。与此相反，Ⅱ型受体对神经元具有营养作用和保护作用。

上述的某些细胞因子参与阿尔茨海默病的炎症反应归纳于图 15－1。

五、细胞因子与 AD 病理过程的相互作用

高度不溶性的 Aβ 脑内沉积是 AD 的神经病理特征之一，也是目前研究的热点。炎症细胞因子和 Aβ 之间存在相互诱导的关系。一方面，Aβ 能诱导细胞表达多种细胞因子。Aβ 能

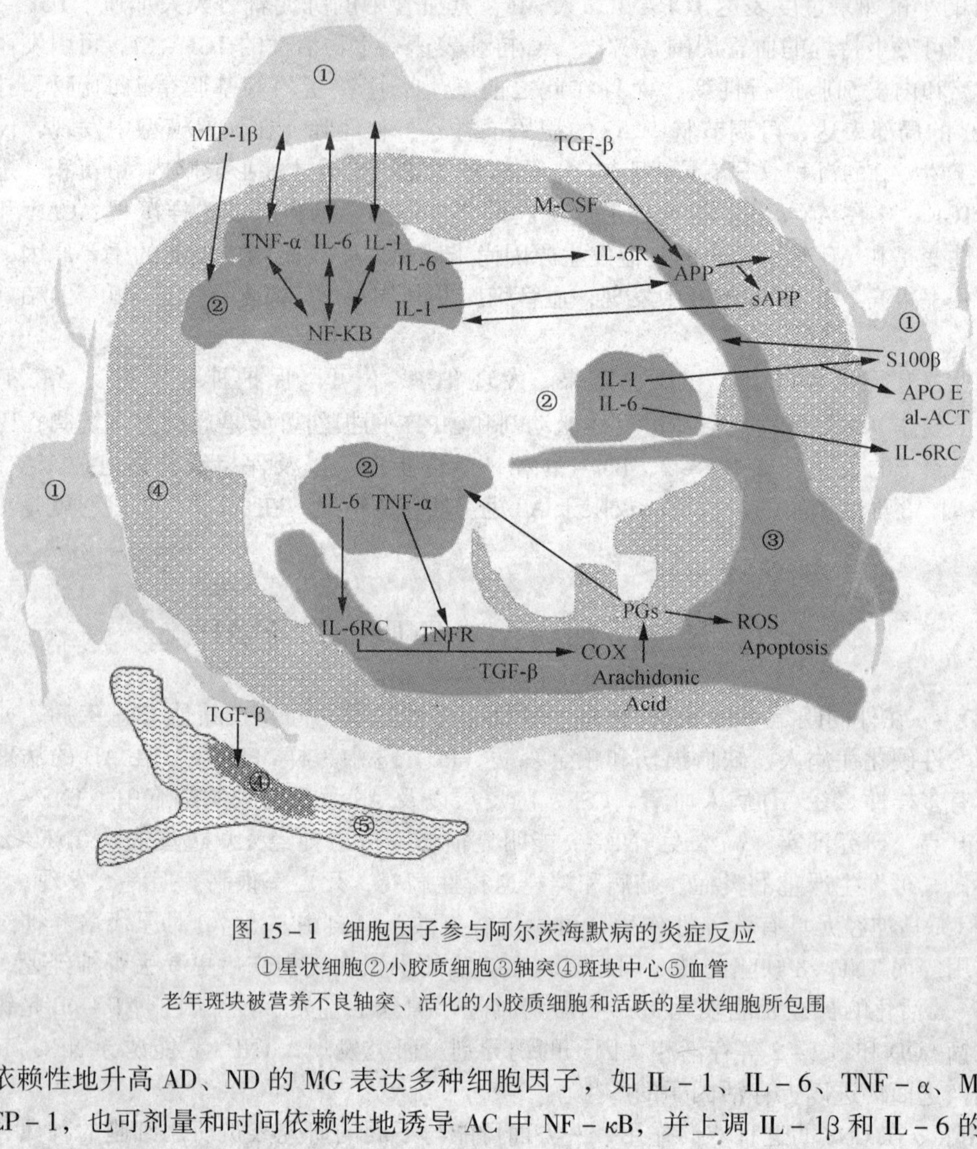

图 15－1　细胞因子参与阿尔茨海默病的炎症反应

①星状细胞②小胶质细胞③轴突④斑块中心⑤血管

老年斑块被营养不良轴突、活化的小胶质细胞和活跃的星状细胞所包围

剂量依赖性地升高 AD、ND 的 MG 表达多种细胞因子，如 IL－1、IL－6、TNF－α、MIP－1α 和 MCP－1，也可剂量和时间依赖性地诱导 AC 中 NF－κB，并上调 IL－1β 和 IL－6 的表达。Aβ25～35 刺激人单核细胞和小鼠 MG，使 IL－1β、IL－1Rα 和 MIP－1αmRNA 和蛋白增加。Aβ 和 Tau 高度糖基化修饰产物通过 RAGE（receptor for advanced glycation endproducts）激活神经元，诱导 IL－6 和 M－CSF 的表达。其中，M－CSF 在神经元应激反应中具有特殊意义，可引起周围 MG 的吸附、活化和增殖，结果通过网络化反应可能使局部炎症反应放大。另外，在人内皮细胞中，Aβ 可增加 IFN－γ、IFN－γR、CD40 和 IL－1β 的表达。

另一方面，细胞因子能诱导 Aβ 的生成。IL－1 和 IL－6 能够调节 Aβ 前体蛋白 APP 的合成，而 IL－6/sIl－6R 复合物能加强 APP 的转录和表达。IL－1 和 APP 相互作用的详细分子机制已经被阐明。在翻译水平上，IL－1 通过位于 APP 基因 5'－非翻译区（5'－untranslated region，5'－UTR）的一个 90 核苷酸序列调节氯霉素乙酰转移酶（chloramphenicol acetyltransferase，CAT）报告基因，在 APP 5'－UTR/CAT mRNAs 稳态水平未改变的情况下，CAT 蛋白合成显著增加，可使 APP 合成增加 6～15 倍。该 APP mRNA 翻译增强子位于 5' – 帽子区 +55 到 +144，与轻重链铁蛋白基因 5' – UTR 中相关翻译调控元件具有同源性。增强 APP mRNA 的翻译是 IL – 1 影响 AD 发病的途径之一。另外，IL – 1 也可通过上调神经元 NF – κB 相关核复合物的表达来增强 APP 的转录。脑内注射或接种到 C6 神经胶质瘤中，可引起 S100β 和 APP 的显著性地表达。

除上述几种炎性细胞因子外，还有多种其他细胞因子参与了 AD 的病理生理过程。如 IL – 8、巨噬细胞炎性蛋白 – 1α（Macrophage inflammatory protein – 1α，MIP – 1α）等。这些细胞因子在 AD 中发挥什么样的作用以及如何发挥作用，还有待于进一步的研究阐明。

结束语

综上所述，炎症细胞因子可以激活 MC 和 AC 等炎症细胞。反之，活化的 MC 和 AC 可引起炎症细胞因子产生，它们又共同参与了脑局部炎症过程，与 Aβ 和 Tau 蛋白的沉积紧密相关。这些研究确定了局部炎症在 AD 的病理生理过程中发挥了重要作用。甚至有的作者将炎症同 SP 和 NFT 共同并列为 AD 的三大主要特征。流行病学和临床研究表明，长期应用抗炎药物，可以延缓 AD 的发病并可缓解 AD 的症状，脑特异性抗炎药的研发已经成为治疗 AD 药物的一个研究热点。

（王庆利　刘耕陶）

参考文献

1. Mhatre M, Floyd RA, Hensley K. Oxidative stress and neuroinflammation in Alzheimer's disease and amyotrophic lateral sclerosis: common links and potential therapeutic targets. J Alzheimers Dis, 2004, 6 (2):147
2. Griffin WS, Sheng JG, Royston MC, et al. Glial – neuronal interactions in Alzheimer's disease: the potential role of a "cytokine cycle' in disease progression. Brain Pathol, 1998, 8 (1):65
3. Mackenzie IR. Anti – inflammatory drugs and Alzheimer – type pathology in aging. Neurology, 2000, 54 (3):732
4. Li Y, Liu L, Kang J, Sheng JG, et al. Neuronal – glial interactions mediated by interleukin – 1 enhance neuronal acetylcholinesterase activity and mRNA expression. J Neurosci, 2000, 20 (1):149
5. Rainero I, Bo M, Ferrero M, et al. Association between the interleukin – 1alpha gene and Alzheimer's disease: a meta – analysis. Neurobiol Aging, 2004, 25 (10):1293
6. Licastro F, Veglia F, Chiappelli M, et al. A polymorphism of the interleukin – 1 beta gene at position +3953 influences progression and neuro – pathological hallmarks of Alzheimer's disease. Neurobiol Aging, 2004, 25 (8):1017
7. Scheloske M, Haslinger A, Unger J, et al. Expression of the IL – 6 receptor complex (IL – 6RC) in human rapid autopsy tissue. Neuroscience, 1999, 25:1536
8. Ma J, Yee A, Brewer HB Jr, *et al*. Amyloid – associated proteins alpha 1 – antichymotrypsin and apolipoprotein E promote assembly of Alzheimer beta – protein into filaments. Nature, 1994, 372 (6501):92
9. Ringheim GE, Szczepanik AM, Petko W, et al. Enhancement of beta – amyloid precursor protein transcription and expression by the soluble interleukin – 6 receptor/interleukin – 6 complex. Brain Res Mol Brain Res, 1998, 55 (1):35
10. Schumann G, Huell M, Machein U, et al. Interleukin – 6 activates signal transducer and activator of transcription and mitogen – activated protein kinase signal transduction pathways and induces de novo protein synthesis in human neuronal cells. J Neurochem, 1999, 73 (5):2009

11. Heyser CJ, Masliah E, Samimi A, et al. Progressive decline in avoidance learning paralleled by inflammatory neurodegeneration in transgenic mice expressing interleukin 6 in the brain. Proc Natl Acad Sci U S A, 1997, 94 (4): 1500

12. Murphy PG, Borthwick LA, Altares M, et al. Reciprocal actions of interleukin – 6 and brain – derived neurotrophic factor on rat and mouse primary sensory neurons. Eur J Neurosci, 2000, 12 (6):1891

13. Wyss – Coray T, Lin C, von Euw D, *et al*. Alzheimer's disease – like cerebrovascular pathology in transforming growth factor – beta 1 transgenic mice and functional metabolic correlates. Ann N Y Acad Sci, 2000, 903:317

14. Wyss – Coray T, Lin C, Sanan DA, et al. Chronic overproduction of transforming growth factor – beta1 by astrocytes promotes Alzheimer's disease – like microvascular degeneration in transgenic mice. Am J Pathol, 2000, 156 (1): 139

15. Flanders KC, Ren RF, Lippa CF. Transforming growth factor – betas in neurodegenerative disease. Prog Neurobiol, 1998, 54 (1):71

16. Tarkowski E, Blennow K, Wallin A, et al. Intracerebral production of tumor necrosis factor – alpha, a local neuroprotective agent, in Alzheimer disease and vascular dementia. J Clin Immunol, 1999, 19 (4):223

17. Vallieres L, Rivest S. Regulation of the genes encoding interleukin – 6, its receptor, and gp130 in the rat brain in response to the immune activator lipopolysaccharide and the proinflammatory cytokine interleukin – 1beta. J Neurochem, 1997 , 69 (4):1668

18. Sullivan PG, Bruce – Keller AJ, Rabchevsky AG, et al. Exacerbation of damage and altered NF – kappaB activation in mice lacking tumor necrosis factor receptors after traumatic brain injury. J Neurosci, 1999, 19 (15):6248

19. Tamatani M, Che YH, Matsuzaki H, et al. Tumor necrosis factor induces Bcl – 2 and Bcl – x expression through NFkappaB activation in primary hippocampal neurons. J Biol Chem, 1999, 274 (13):8531

20. Cardinaux JR, Allaman I, Magistretti PJ. Pro – inflammatory cytokines induce the transcription factors C/EBPbeta and C/EBPdelta in astrocytes. Glia, 2000, 29 (1):91

21. Meda L, Baron P, Prat E, et al. Proinflammatory profile of cytokine production by human monocytes and murine microglia stimulated with beta – amyloid [25 – 35]. J Neuroimmunol, 1999, 93 (1 – 2):45

22. Du Yan S, Zhu H, Fu J, et al. Amyloid – beta peptide – receptor for advanced glycation endproduct interaction elicits neuronal expression of macrophage – colony stimulating factor: a proinflammatory pathway in Alzheimer disease. Proc Natl Acad Sci U S A, 1997, 94 (10):5296

23. Suo Z, Tan J, Placzek A, *et al*. Alzheimer's beta – amyloid peptides induce inflammatory cascade in human vascular cells: the roles of cytokines and CD40. Brain Res, 1998, 807 (1 – 2):110

24. Rogers JT, Leiter LM, McPhee J, et al. Translation of the alzheimer amyloid precursor protein mRNA is up – regulated by interleukin – 1 through 5' – untranslated region sequences. J Biol Chem, 1999, 274 (10):6421

第 16 章　血管内皮细胞炎症反应与动脉粥样硬化的关系

动脉粥样硬化病（AS）是一种具有慢性炎症反应特征的病理过程。血管内皮细胞在引发和扩大动脉炎症反应中起了关键的作用。以 NF－κB 转录因子家族为调控中心的内皮细胞活化及炎症基因诱导途径有可能成为有关危险因子促动脉粥样硬化形成的共同途径。选择性保护内皮细胞，调节内皮细胞的炎症反应，可能是合理的 AS 治疗靶点之一。

动脉粥样硬化病（AS）是多种病因造成的始发于动脉壁内膜的一系列复杂的分子和细胞改变的总结果，最终成为心肌梗死、脑梗死、肢端功能丧失等一系列疾病的诱发原因。大量流行病学调查和实验研究表明，高血脂、吸烟、糖尿病、高血压、性别差异都是与 AS 发生有关的危险因素，又似乎很难将它们归结出一条共同的致病途径。直到在 1986 年由 Ross 提出了 AS 发生的慢性炎症假说方显端倪。他指出 AS 病是一种具有慢性炎症反应特征的病理过程，AS 的发展过程在正常情况下是一种动脉壁内皮和平滑肌损伤的保护反应。其中包括纤维脂纹和纤维损伤的形成，并始终伴随炎症反应，而当反应过度时就成为疾病状态并导致 AS 损伤。简而言之，AS 是对各种不同损害的过度的炎症——纤维增生反应的结果。该假说的提出吸引了很多学者从炎症反应角度对 AS 过程进行研究。

一、内皮细胞损害是 AS 过程中的关键环节

慢性炎症反应假说的中心就是基于下列假设：各种不同危险因素经过某种方式导致内皮细胞功能紊乱后，激起一系列细胞相互作用并且在动脉粥样损伤的部位达到极点。过去内皮细胞只被认为在血管生理中起被动作用，主要承担调节凝血的作用。近期研究发现，内皮细胞通过分泌炎症介质或调节白细胞在其表面的粘附，而具备潜在的炎症作用。内皮细胞在引发和扩大动脉炎症反应中起了关键的作用。

内皮的独特定位使它能够和血流及血管壁内的其他细胞相互作用，借助其巨大的表面积

提供了各种相互作用的充裕位点。当暴露于各种“环境”刺激时，内皮细胞的功能和基因表达发生根本改变，从静息态转变为活化态，使其能参与各种炎症反应。内皮可被其他细胞所产生的细胞因子影响，同时自身也能产生一些细胞因子。既能募集炎症细胞到血管损伤部位，又可通过旁分泌的方式影响其下部的平滑肌细胞的增殖和收缩，而平滑肌的增殖是AS发展后期的重要特征。

（一）粘附分子

AS损伤形成的起始事件中，涉及循环中的单核细胞粘附于血管内皮表面并穿越血管内皮到动脉内膜的过程。一旦进入到内膜下，单核细胞可转化成巨噬细胞，摄取大量被氧化修饰的脂质，最终成为泡沫细胞。单核细胞粘附于动脉内皮是AS损伤形成起始的重要事件，介导单核细胞粘附的内皮表面粘附分子的表达是控制单核细胞在血管壁积聚的关键调控点。已鉴定出五种内皮－白细胞粘附分子参与了炎症过程。其中，可被细胞因子诱导的三种粘附分子，即血管细胞粘附分子（VCAM－1）、细胞间粘附分子－1（ICAM－1）和内皮细胞－白细胞粘附分子－1（E－选择素或ELAM－1）。

VCAM－1是一种针对淋巴细胞的内皮细胞受体。它可以介导单核细胞－内皮粘附，也使细胞因子活化的内皮细胞能结合某些肿瘤细胞。表达抗－$\alpha_4\beta_1$整合素受体（亦被称为极迟活化抗原－4）或$\alpha_4\beta_2$受体的细胞可与VCAM－1结合。内皮无结构性表达VCAM－1基因，但是对α肿瘤坏死因子（TNF－α）发生应答反应，高度诱导转录VCAM－1。ICAM－1是针对单核细胞、淋巴细胞和中性粒细胞的内皮粘附分子。象VCAM－1一样，ICAM－1是免疫球蛋白超家族中的一员，它是LFA－1（$\alpha L\beta_2$）和Mac－1（$\alpha M\beta_2$）整合素的受体，可结合所有的白细胞。尽管ICAM－1在内皮上存在结构性表达，但是细胞因子IL－1β和TNF－α可以加强它的表达。ELAM－1的表达也受细胞因子的影响。E选择素介导中性粒细胞和某些记忆T细胞粘附于活化的内皮细胞。E选择素基因在内皮细胞上没有结构型表达，但是IL－1β和TNF－α可以诱导其转录。在活化的炎症部位，小静脉和毛细血管内皮细胞可表达E选择素。这些内皮粘附分子在白细胞募集过程中分工各异，E选择素和VCAM－1可能介导循环白细胞快速瞬间的粘附，而ICAM－1可能介导其后的白细胞穿越内皮迁移。

在喂饲高胆固醇饲料兔主动脉内早期的泡沫细胞损伤邻近的内皮细胞上检测到VCAM－1和ICAM－1的表达增加，而在人类动脉粥样斑块的内皮中，ICAM－1的表达增加。也有某些研究证实，E选择素也存在于AS斑块的内皮细胞表面。这些发现提示，ICAM－1、VCAM－1及E选择素可能在AS损伤发展中介导了单核细胞的粘附。

（二）细胞因子

在血循环中各种刺激物质的作用下，人血管内皮细胞能够表达各种促炎性分子，如白介素－1、IL－5、IL－6、IL－8，单核趋化蛋白－1（MCP－1），生长相关原癌基因－α（GRO－α）蛋白，集落刺激因子（CSF），粒细胞－巨噬细胞集落刺激因子（GM－CSF）、G－CSF、M－CSF和血小板衍生生长因子（PDGF）、b－FGF和TGF－β或TNF－α。这些细胞因子、生长因子和内皮产生的NO和脂质，在AS发生过程中的细胞募集、迁移、细胞增殖以及脂质和蛋白（包括细胞外基质蛋白）合成调控中发挥重要作用。循环中以及邻近细胞产生的多种分子，可以刺激内皮细胞合成分泌趋化分子，如IL－8和MCP－1，从而吸引单核细胞进入动脉壁。巨噬细胞源性泡沫细胞是活性炎症分子的另一重要来源。而巨噬细胞转化成泡沫细胞后，又可以刺激内皮细胞表达生长调节分子，如 PDGF、TGFβ 以及 IL－1 和 TNF－α。这些分子可以诱导平滑肌细胞增殖并继发性表达 PDGF，促进了平滑肌细胞的增殖。所有的这些事件都促进了 AS 的发展。

二、NF－κB 在内皮细胞活化及炎症反应中的作用

细胞因子、内毒素、切应力、病毒感染、缺氧、脂质产物（例如氧化脂蛋白）都可以使内皮活化，表达粘附分子和炎性介质。已有证据表明，内皮的活化诱导了某些信号转导机制。最近，一些研究者发现，在炎症过程中，某些 DNA－结合蛋白具有基因多效性功能－而其中最引人注意的研究是内皮细胞中 NF－κB 转录因子二聚体的表达调控。

NF－κB 是普遍存在于细胞浆中的快反应转录因子，它与抑制性蛋白 IκB 结合处于非活性状态，它可以被许多刺激剂激活。例如，细胞因子、蛋白激酶 C 激活剂、氧化剂、病毒、免疫刺激剂、脂多糖、紫外线等。被激活的 NF－κB 与 IκB 解离，转入核内与靶基因的 κB 基因序列结合增强其表达。NF－κB 调节基因包括细胞因子、趋化因子、生长因子、粘附分子、免疫受体、转录因子、氧化应激相关酶以及急性期蛋白等。众多研究表明，NF－κB 参与炎症和免疫反应、某些疾病的病理过程、细胞周期调控及对病毒的反应等。内皮细胞内 NF－κB 的转录活化在血管病理中尤为重要。图 16－1 表示 NF－κB 在致血管内皮活化中的基因多效性调节作用。

与内皮细胞活化有关的各种刺激，可通过第二信使活化 NF－κB 转录因子家族中的特异成员（如 p50，p65）起作用。例如，细胞因子或高度糖基化产物（AGE）与相应受体相互作用，刺激第二信使系统。该信息途径包括活性氧介质的产生以及 NF－κB 与抑制蛋白 IκB 分离而活化。转录因子进入细胞核，与靶基因上特异 DNA 识别为点结合，增强 mRNA 转录，基因的表达。例如，ELAM－1、VCAM－1 和 ICAM－1 基因活化，将使内皮细胞表面可粘附循环白细胞；组织因子基因表达使内皮细胞促凝血；炎性细胞因子的表达扩大了持续的炎症反应。NF－κB 的活性可被一系列相关的抑制蛋白或抑制剂所调控（如 IκB 或 bcl－3），从而使 NF－κB 重新恢复可诱导状态。NF－κB 诱导的相关基因产物使血管炎性反应扩大并持续。使 AS 损伤在炎症部位发展形成。

NF－κB 通过包括氧化应激在内的各种不同信号刺激而活化，即如图 16－1 所示的以 NF－κB 转录因子家族为调控中心的内皮细胞活化，炎症基因诱导途径有可能成为有关危险因子促 AS 形成的共同途径。

三、氧化脂蛋白是内皮炎症分子的潜在诱导剂

高脂血症是致 AS 的独立危险因子。氧化脂蛋白则是关键的致 AS 物质，是内皮损伤的关键成分，同时也是内皮炎症因子的潜在诱导物。氧化脂蛋白一旦进入内皮下，就可能被内皮氧化成轻度修饰的脂蛋白（mm－LDL），后者可诱导内皮细胞表面粘附分子 P 选择素、ICAM－1 的表达，使循环中的单核细胞与内皮粘附。mm－LDL 不但是炎症细胞趋化物质，并且和高度氧化的脂蛋白 ox－LDL 都能诱导内皮表达并分泌 MCP－1。MCP－1 使大量单核细

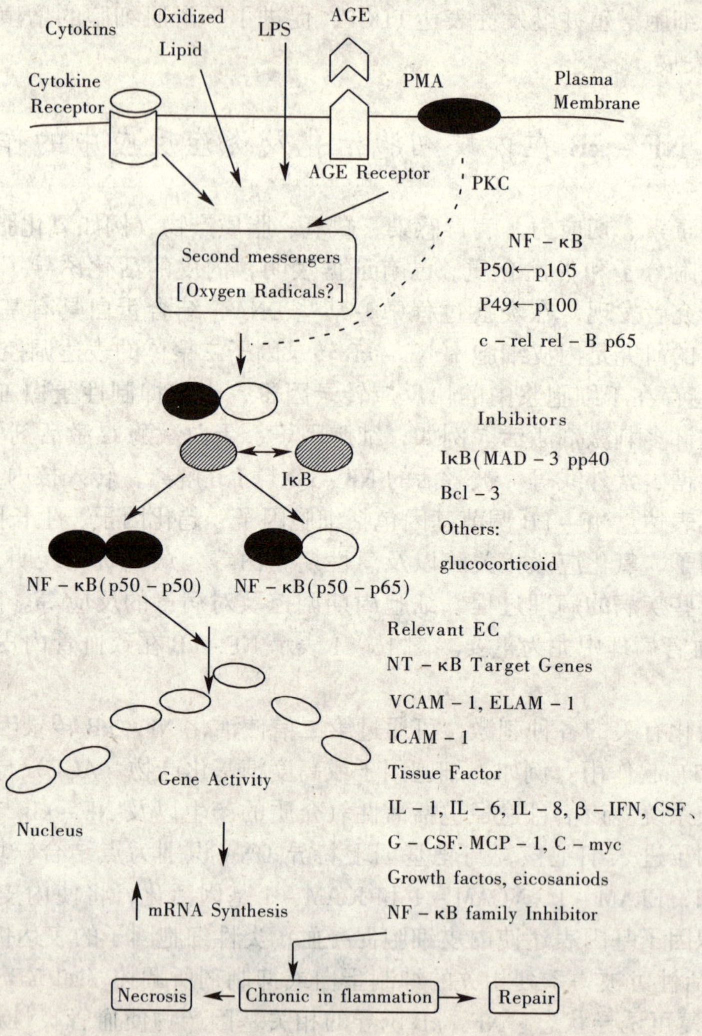

图 16 - 1　NK - κB 在血管内皮细胞活化及炎症反应中的多效性调节作用

胞和淋巴细胞聚集在内皮活化部位。当这些炎症细胞进入内皮下之后，由氧化修饰的 LDL 刺激内皮分泌的 M - CSF，促进了单核细胞转化成熟为巨噬细胞，后者可进一步氧化 mm - LDL 成为 ox - LDL，并大量摄入细胞内，转化为泡沫细胞。巨噬细胞源性泡沫细胞是活性炎症分子的另一重要来源。可以说，氧化脂蛋白致 AS 的一个重要机制就是作为内皮细胞炎症分子的潜在诱导剂，启动 AS 损伤。OX - LDL 诱导内皮细胞炎症反应也是通过 NF - κB 转录因子调节的转录调控途径（图 16 - 2）。

一项有趣的实验研究发现，对同样喂饲高胆固醇饲料的不同品系小鼠血管脂纹性损伤进行比较，脂纹形成敏感的品系小鼠（C56BL/6）比不敏感品系小鼠（C3H/HeJ）在血管损伤部位有更严重的损伤和更多的氧化脂质存在。基因分析表明，C56BL/6 小鼠 NF - κB 转录因子

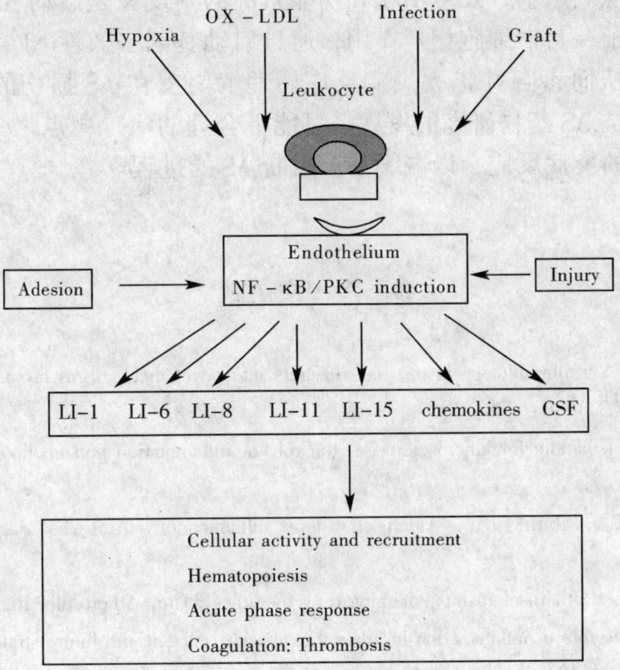

图 16－2　内皮在炎症和血管病理学的中心作用

的活性以及包含有 NF－κB 转录因子结合部位的基因的表达都强于 C3H/HeJ 小鼠。上述结果至少提示，在体内的 AS 损伤发展可能存在氧化脂质、血管炎症反应强度和 NF－κB 转录因子活化之间的内在联系。

四、内皮细胞炎症反应的调节可能作为寻找抗 AS 药物研究的靶点

人血管内皮在 AS 发展过程中起关键作用。抗炎药物可以调节血管内皮的功能，并表现出一定的抗 AS 药理作用。例如，甾体抗炎药地塞米松可以抑制血管内皮细胞产生 IL－6、TNF－α，后者可促进 AS 的病理发展。WHHL 兔的遗传性高脂血症动物体内实验亦发现，用醋酸可的松（5mg/d）治疗 3 个月的动物动脉粥样斑块的面积仅为模型组动物的 40%。非甾体抗炎药吲哚美辛 5mg/（kg·d）、保泰松 10mg/（kg·d）、氟灭酸 100 mg/（kg·d）也可以减轻饮食性高胆固醇血症新西兰大白兔的动脉斑块面积。最近的研究表明，经典心血管疾病预防性药物阿司匹林不但有稳定动脉斑块的抗血栓作用，还能够减轻循环中的白细胞在血管内皮的粘附，减少细胞因子刺激内皮细胞表达粘附分子。提示抑制血管内皮炎症反应是阿司匹林降低心血管疾病危险性的药理作用之一。

展望

内皮是血管的重要组成部分。一方面可调节正常生理过程，如释放小分子物质 NO、PGI_2 调节血管张力；形成和分泌生长调节分子和细胞因子；提供一个对白细胞非粘附性表

面。而同时在各种环境刺激下，发生活化和功能紊乱的内皮又是启动 AS 炎症反应的主要原因。内皮表达粘附分子，与白细胞相互作用，通过启动基因多效性 NF－κB 转录因子活化使各种细胞因子产生，从而参与并扩大炎症反应。理解内皮在 AS 损伤的炎症过程的分子机制，可促进更有效的抗 AS 药物研究的发展。可能更合理的治疗靶点之一是选择性保护血管内皮，调节内皮细胞的炎症反应，以减缓甚至阻断 AS 的进程。

（刘颖琳　刘耕陶）

参 考 文 献

1. Al Aly Z，Edwards JC. Vascular biology in uremia：insights into novel mechanisms of vascular injury. Adv Chronic Kidney Dis，2004，11（3）:310－318
2. Foley SM. Update on risk factors for atherosclerosis：the role of inflammation and apolipoprotein E. Medsurg Nurs，2005，14（1）:43－50
3. Mullenix PS，Andersen CA，Starnes BW. Atherosclerosis as inflammation. Ann Vasc Surg，2005，19（1）:130－138
4. Tardif JC. Antioxidants and atherosclerosis：emerging drug therapies. Curr Atheroscler Rep，2005，7（1）:71－77
5. Geisler T，Bhatt DL. The role of inflammation in atherothrombosis：current and future strategies of medical treatment. Med Sci Monit，2004，10（12）:RA308－316
6. Stocker R，Keaney JF Jr. Role of oxidative modifications in atherosclerosis. Physiol Rev，2004，84（4）:1381－1478
7. Cines DB，Pollak ES，Buck CA，et al. Endothelial cells in physiology and in the pathophysiology of vascular disorders. Blood，1998，91（10）:3527－3561
8. Steinberg D. Oxidative modification of LDL and atherogenesis. Circulation，1997，95:1062－1071
9. Pober JS，Cotran RS. Cytokines and endothelial cell biology. Physiology Review，1990，70:427－451
10. Collins T. Biology of Disease：endothelial nuclear factor－κB and initiation of atherosclerotic lesion. Laboratory Investigation，1993，68:499－508
11. Berliner JA，Navab M，Fogelman AM，et al. Atherosclerosis：Basic mechanisms，oxidation，inflammation and genetics. Circulation，1995，91:2488－2496
12. Liao F，Andalibi A，deBeer FC Fogelman AM et al. Genetic control of inflammatory gene induction and NF－（B－like transcription factor activation in response to an atherogenic diet in mice. J Clin Invest，1993，91:2572－1579
13. Bailey JM，Butler J. Anti－inflammatory drugs in experimental atherosclerosis，Part 6. Combination therapy with steroid and non－steroid agents. Atherosclerosis，1985，54:205－22
14. Makheja AN，Bloom S，Muesing R. Anti－inflammatory drugs in experimental atherosclerosis，Part7. Spontaneous atherosclerosis in WHHL rabbits and inhibition by cortisone acetate. Atherosclerosis，1989，76:155－161
15. Stoller DK，Grorud CB，Michalek V. Reduction of atherosclerosis with nonsteroidal anti－inflammatory drugs. J Surg Res，1993，54:7－11
16. Rao GH，Rao AT. Pharmacology of platelet activity－inhibitory drugs. Indian J Physiol Pharmacol，1994，38:69－84
17. Richard W. ST，Clair. Pathogenesis of atherosclerosis. Cardiology In Review，1997，5（1）:14－24
18. Krishnaswamy G，Kelley J，Yerra L，et al. Human endothelium as a source of multifunctional cytokines：Molecular regulation and possible role in human disease. Journal of interferon and cytokine research，1999，19:91－104

第 17 章　谷胱甘肽的生物学意义及其转化

一、GSH 的生物合成、降解、代谢及其调控

（一）GSH 生物合成

（二）GSH 的降解

（三）GSH 的代谢循环

（四）GSH 生物合成的基因调节

二、GSH 的生理功能

（一）GSH 作为保护剂作用

（二）GSH 参与许多细胞的反应

（三）GSH 的促氧化作用

谷胱甘肽（glutathione，GSH）是生物体内无处不有的一种巯基三肽，细胞和血浆内 GSH 含量丰富。动物细胞内 GSH 含量是最突出的低分子量巯基化合物（0.5 ~ 10mmol/L）。大部分细胞内 GSH 存在于胞浆，其余部分存在于线粒体、核基质及过氧化小体等多细胞器。除胆酸以外，GSH 含量可高达 10mmol/L。细胞外 GSH 浓度相对较低，例如，血浆 GSH 浓度为 2 ~ 20μmol/L。GSH 由于含有一个半胱氨酸残基，在亲电性物质（如自由基、活性氧和活性氮）作用下，容易自动氧化而形成 GSH 二巯化物（GSSG）。GSSG 流出细胞便造成细胞内 GSH 的净流失。蛋白质营养不良、氧化应激及许多病理条件下，均会引起细胞内 GSH 含量显著降低。一分子 GSH + 两分子 GSSG 的浓度通常认定为代表细胞内总 GSH 含量，其中有相当的一部分（约 15%）结合于蛋白质。GSH 与 GSSG 的比例通常被用作细胞内氧化还原状态（redox）的标志。在正常生理情况下，二者比例 > 10。GSH/GSSG 比例是决定细胞抗氧化能力的主要还原对，但是它的比值亦受其他还原对的影响。包括，$NADPH/NADP^+$ 和还原状态硫代氧化还原蛋白（thioredoxin）/氧化状态 thioredoxin。GSH 与超氧化物歧化酶和过氧化氢酶，共同组成机体中主要的抗氧化剂系统。GSH 的结构于 1935 年确认为：L – γ – glutamyl – L – cysteinylglycine（γ – Glu – CysH – Gly）。

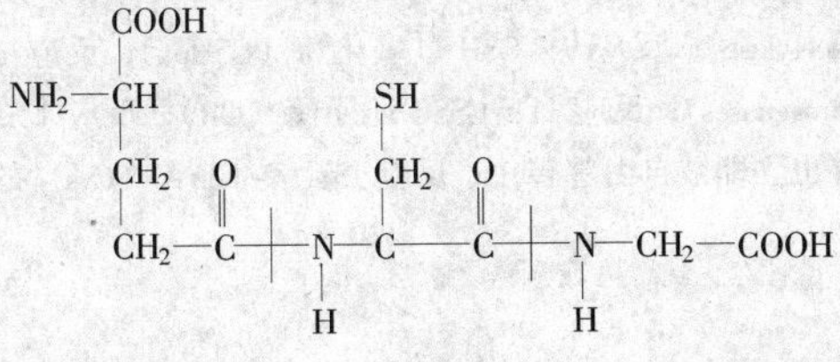

GSH 具有两个结构特征：谷氨酸（L – glutamate，L – Glu）的 γ – 位羧基参与肽键形成和

分子中存在游离的 - SH。这既是 GSH 细胞内稳定存在的结构基础，又与其功能密切相关。由于 GSH 是细胞内最常见的巯基形式和含量最丰富的低分子肽，占据了多种细胞内 90% 以上的非蛋白总硫量，是细胞内能结合与灭活亲电剂丰富的巯基储备形式。GSH 是健康的必需成分。

细胞保持 GSH 是对 GSH 消耗剂及氧化剂的一种适应性反应，这种适应性一是靠氧化型谷胱甘肽还原酶（glutathione disulfide reductase，GR）还原氧化型谷胱甘肽（glutathione disulfide，GSSG）为 GSH；二靠 GSH 生物体内器官间的转运；三靠 GSH 原位合成。除了一些表皮细胞可吸收完整的 GSH 分子，更多的细胞依靠的是 GSH 的在位合成。

一、GSH 的生物合成、降解、代谢及其调控

GSH 的生物合成、降解、代谢及其调控可归纳为下图（图 17 - 1）中的 13 个反应。

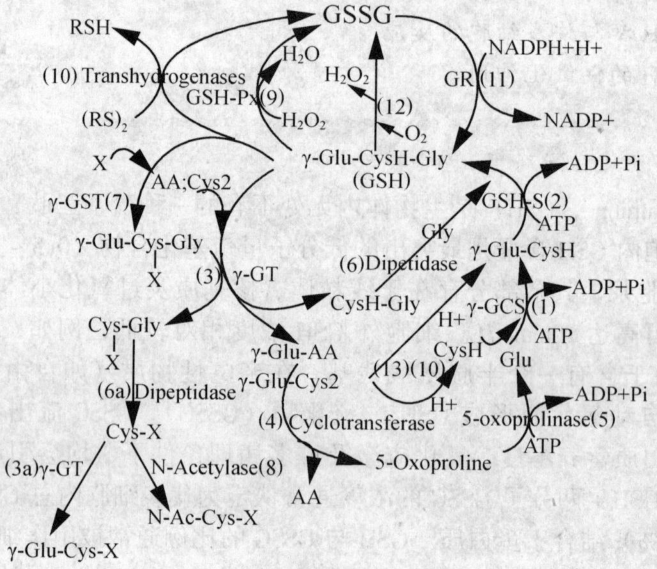

图 17 - 1 GSH 代谢示意图

反应 1：γ - 谷氨酰半胱氨酸合成酶（γ - GCS）；反应 2：GSH 合成酶（GSH - S）；反应 3 和 3a：谷氨酰转肽酶（γ - GT）；反应 4：谷氨酰环转移酶（cyclotransferease）；反应 5：5 - 氧代脯氨酸（oxoproline）；反应 6 和 6a：二肽酶（dipeptidase）；反应 7：γ - GSH - S - 转移酶（γ - GSH - S - T）；反应 8：N - 乙酰化酶（N - acetylase）；反应 9：GSH 过氧化酶（GSHpx）；反应 10：顺式氢化酶类（transhydrogenases）；反应 11：GSSG 还原酶（GR）；反应 12：GSH 被分子 O_2 氧化，GSH 也立即被自由基转化；反应 13：γ - Glu - $(Cys)_2$ 的转运。

（一）GSH 生物合成

GSH 在细胞内由左旋谷氨酸（L - Glu）、左旋半胱氨酸（L - CysH）和左旋甘氨酸（L - glycine，L - Gly）依次经 γ - GCS（反应 1）和谷胱甘肽合成酶（GSH synthetase，GSH - S，反

应2）催化合成。

（1）$L-glutamate + L-cysteine + ATP \xrightarrow{\gamma-GCS,\ Mg^{2+}} \gamma-glutamylcysteine\ (\gamma-GC) + ADP + Pi$

（2）$\gamma-glutamylcysteine + L-glycine + ATP \xrightarrow{GSH-S,\ Mg^{2+}} GSH + ADP + Pi$

其中L－CysH的获得性与γ－GCS的活性是GSH合成的限速步骤。研究表明，γ－谷氨酰胱氨酸（γ－glutamylcystine，γ－Glu－Cys_2）比L－CysH更易被用于GSH的合成。反应（1）可被GSH负反馈抑制，GSH的上限水平由反馈抑制调节。细胞内的GSH水平则取决于底物，尤其是L－CysH的获得性。

（二）GSH的降解

GSH（也包括GSSG和GSH硫结合物）的降解反应由γ－谷氨酰转肽酶（γ－GT）催化开始，γ－GT在调节细胞内GSH水平中发挥了重要作用。该酶将γ－谷氨酰基部分催化传递给氨基酸受体，如Cys_2、L－Glu和左旋蛋氨酸（L－Methionine，L－Met），某些二肽、水以及GSH自身（反应3），其中以Cys_2为最适受体，其Km约为30μmol/L。形成的γ－Glu－Cys_2转运入细胞后，被还原为L－CysH和γ－GC（反应10），γ－GC再被用于GSH合成。肿瘤细胞具有高水平的γ－GT，也许就是利用了此途径合成GSH。泵出的GSH参与组织间及组织内L－CysH的转移，保护细胞膜。GSH主要存在于细胞内，而γ－GT是一膜结合酶，其氨基酸序列的N－末端具有一短的膜锚定结构，其主要部分则位于细胞膜外表面。GSH需要跨过浆膜再与γ－GT作用，而形成的γ－谷氨酰氨基酸被其他器官细胞吸收，需再转运回细胞。进入细胞内的γ－谷氨酰氨基酸被γ－谷氨酰环化转移酶转变为相应的氨基酸和5－氧代脯氨酸（反应4）。GSH参与的γ－谷氨酰氨基酸转运成为氨基酸转运的一条途径，此过程有两次跨膜转运。5－氧代脯氨酸在细胞内5－氧代脯氨酸酶的催化下水解开环又形成L－Glu（反应5），该反应为需能反应。在转肽反应中形成的半胱氨酰甘氨酸由二肽酶裂解为L－CysH和L－Gly（反应6）。以上6个反应形成γ－谷氨酰循环，表示GSH合成及降解的过程。

（三）GSH的代谢循环

此循环中的两个酶还参与了GSH硫结合物的代谢。GSH硫结合物由GSH与某些亲电性化合物经非酶反应或GST催化形成（反应7）。具有亲电中心的化合物更易于与GSH结合，而这样的中心通常是化合物经微粒体氧化酶催化，形成的环氧化结构。如白三烯A（leukotriene A，LTA）是一环氧化物，与GSH结合后，形成了LTC。虽然许多化合物与GSH的结合是个解毒过程，但对有些化合物则是增毒过程，若GSH与亲电剂的复合物具有致突变性或致癌活性，则需进一步解毒。这些结合物中的γ－谷氨酰部分由γ－GT转移（反应3），以利于γ－谷氨酰氨基酸的形成，同时形成的硫代半胱氨酰甘氨酸由二肽酶裂解为相应的硫代半胱氨酸。硫代半胱氨酸可参与N－乙酰转移酶反应（反应8）或另一转肽反应形成相应的γ－谷氨酰衍生物（反应3a）。反应3a已证实需要外源性底物或LTE做底物。

细胞内还原型GSH在含Se的GSH过氧化物酶（GSH peroxidase，GSH Px）作用下转化为GSSG，同时催化H_2O_2和其他过氧化物发生还原反应（反应9）。GSH Px由4个亚单位组成，每个亚单位中均含有1个Se原子。GSH Px保护细胞膜和细胞的蛋白成分免于氧化损伤。

GSH Px 还参与前列腺素 PGs 的生物合成和调节前列环素（prostacyclin，PC）的生成。另有一种含 Se 的单体 GSH Px。有证据表明，还有一类非 Se 依赖的 GST 参与有机过氧化物的此类反应。除了 GSH Px，GSH 还可通过转氢酶的作用形成 GSSG（反应 10）。细胞内 GSSG 还原为 GSH 的反应则由分布极广的 GR 在 NADPH 辅助下催化完成（反应 11）。细胞外 GSH 向 GSSG 的转化也有报道，整个反应需要 O_2 参与形成 H_2O_2（反应 12）。GSH 与自由基反应也可转变为 GSSG。

GSH 是 GST 和 GSH Px 的直接底物，还是 γ－GT 的底物。Se 通过增加 γ－GCS 和 GR 的酶活性，增加 GSH 水平来保护细胞在各种细胞毒物生物转化中产生的自由基中间体造成的肝脏毒性。

人类个体中先天 γ－GCS、GSH－S、GR、5－氧代脯氨酸酶或 GSH Px 缺陷已有报道，这些个体通常表现出溶血倾向和脑功能缺陷。

完整的 GSH 本身并不被哺乳类细胞吸收摄取，而 L－CysH 的环化衍生物、一些酯类及 GSH 的单乙酯或双乙酯，则可增加胞内 GSH 水平。这些酯类因在甘氨酸残基上不带有负电荷基团，与 GSH 相比具有更强的疏水性，而不被胃肠道水解，可被完整地吸收。不同于 GSH 的是，GSH 单酯不是 GR 和 γ－GT 的底物。在放射 15 分钟后予以小鼠 GSH 单酯，可观察到部分的射线保护作用。这说明某些细胞的放射损伤是可逆的，GSH 不仅在放射损伤的防护中起作用，而且还可参与放射的修复过程。然而，胞外的 GSH 或 GSH 膜代谢产生的各种产物，如 γ－GC、半胱氨酰甘氨酸、L－CysH，又可被转运入细胞，被利用于合成 GSH。在生理情况下，Cys2 总量的 10%～20%是还原形式，Cys_2/L－CysH 由不同转运系统摄取，至今未发现两系统间的直接作用。

γ－GCS 有两个结合位点，γ－谷氨酰基部分和 L－CysH 的－SH 部分。GSH 可与 γ－GCS 上谷氨酸盐位点及另一个位点结合，非变构象地被谷氨酸盐竞争性地抑制。

大鼠肾脏 γ－GCS 分子量大约为 100000，由两个亚基组成，此两亚基可经二硫苏糖醇（DL－Dithiothreitol，DTT）处理后，非变性凝胶电泳解聚分开，大亚基（重链）73kD，具有酶的所有催化活性及被 GSH 反馈抑制的特性，可被诱导增加转录，但重链本身在体内并不具有显著活性；小亚基（轻链）30kD，不具有酶的活性，也不改变重链的催化特征和稳定性。轻链与重链看来无关，在合成后及分离过程中二者可以二硫键连接。最近证明，轻链具有重要的生理调节功能，对谷氨酰胺有低 Km 值，能增加重链催化亚基的 GSH 反馈抑制，具有调节酶与谷氨酸盐及酶与 GSH 亲和力的功能。小亚基是酶的必需部分。

某些组织如肝脏，相对于其他组织合成了比重链更多量的轻链。表明对某种特定的细胞来说，轻链量的获得在 GSH 合成中发挥了作用。然而在某些细胞，两亚基的合成可能是以独立的速率进行的。GSH 的反馈抑制可能就是减少了轻链，以致 GSH 和谷氨酸盐竞争酶上的谷氨酸盐结合位点。γ－GCS 在正常情况下，因有 GSH 的反馈抑制，未达其最大活性速率。

这种 GSH 对 γ－GCS 抑制提供了调节细胞内 GSH 水平的一种方式。GSH 引起该酶的还原，使谷氨酸盐位点更适于 GSH，GSH 比谷氨酸盐在谷氨酸盐位点上有更强的竞争性，引起酶活性的抑制。GSH 这种抑制作用参与的还原反应看来是影响谷氨酸盐与三肽在活性位点上的相互作用。当细胞 GSH 水平降低后，酶活性就从这种抑制作用中释放出来。

γ－GCS 的调节是转录水平上的调节。E．coli 的 γ－GCS 基因突变体失去了对 GSH 反馈抑制的敏感性，可表达出更高的 γ－GCS 活性。蛋白合成抑制剂可抑制注入 Se 引起的 γ－GCS 活性及 GSH 水平的升高。说明，γ－GCS 及 GSH 的升高与原位的蛋白合成增加有关。又有实验证明，PGA_2 引起 L－1210 细胞的 γ－GCS、GSH 升高，都有 γ－GCS 合成增加的因素。甲基汞氢氧化物（Methyl mercury hydroxide）可引起肾皮质 GSH、γ－GCS mRNA 增加。

γ－GCS 缺失的病人会产生溶血性贫血、脊髓小脑退化、外周神经病、肌病和氨基酸尿。

γ－GT 的增加被公认是肝癌前病变及肝癌细胞晚期的标志。该酶是细胞分化、衰老和（或）减少细胞增殖的标志，也是细胞胚胎化的标志。

抑制肾脏 γ－GT，可降低肾的 Hg 浓度（Hg 贮留），使 Hg 以 Hg－GSH 复合物的形式通过肾小球进入尿液排泄。

有明显全身性 γ－GT 缺失的病人会出现显著的 GSH 血症、GSH、γ－GC 和 L－CysH 的尿排泄症状，这可能与肾脏氨基酸转运缺陷有关。

与 GSH 有关的两条主要解毒途径分别是由非酶或 GST 介导的结合机制以及由 GSH Px 介导的过氧化物还原机制。

肝脏是体内主要的解毒器官，但其不同部位表现出的解毒作用和机制却有不同。门静脉周围区域（periportal area）和静脉周围区域（perivenous area）的解毒机制就不同，归纳如表 17－1 所示。

表 17－1　肝门静脉周围区域和静脉周围区域的解毒机制

门静脉周围区域	静脉周围区域
	P450 活性较高，主要是 P450 介导的化学活化，因而在产生过氧化物的酶容量方面与解毒之间存在着不平衡，故更易受外源物损伤
细胞的微粒体部分有显著高活性的非－Se－GSH Px 活性，此酶对膜脂质过氧化物的解毒过程重要，在高氧分压下保护氧自由基产生的破坏作用	胞浆液 Se－GSH Px 活性较低，而 Se－GSH Px 本身的活性比于非－Se－GSHpx 高，底物范围广
细胞中 G－6－PDH 活性高	s 细胞内 G－6－PDH（6－phosphogluconate dehydrogenase）活性较低，流出液中活性较高，G－6－PDH 是 NADPH 急需时的主要源路
GSH 补充速度快，浓度高	聚集 GSH 慢，终浓度低，细胞的内质网存在相对缺少的 GSH 结合容量
	胞浆富含 GST，GST 活性均匀分布在此部分的腺泡中

肝脏 GSH 含量受多种因素影响，这些因素包括：①合成前体，尤其是 L－CysH 的获得性；②γ－GCS 与 GSH－S 的活性；③GSH 利用氧化成为 GSSG 的速率；④GSH 以及 GSH 的前体 L－CysH、γ－GC 转运出入肝细胞的量及速率。γ－GCS 是肝脏 GSH 生成的限速酶，可被

GSH 非变构象的抑制。在 GSH 反馈控制肝 GSH 上限水平的前提下，日常饮食条件中 L－Cy-sH 的获得性是肝脏 GSH 生物合成的限速因素。

GSH 通过 GST 催化连接 GSH 巯基部分与外源物的亲电原子，进行外源物的解毒过程。

GSH 是 GSH－Px 的特异氢供体，但 GSH Px 的底物范围相当广泛，从 H_2O_2 到有机羟过氧化物，均可将 GSH 氧化为 GSSG。

GR 消耗 NADPH 的速度快于其他 NADPH 参与的反应，如脂肪酸合成或微粒体氧化酶活性。GR 是细胞内消耗 NADPH 的主要途径，NADPH 是 GR 活性的限速因子。GR 与 SOD 和抗坏血酸过氧化物酶一样，属于底物特异的酶抗氧化剂。

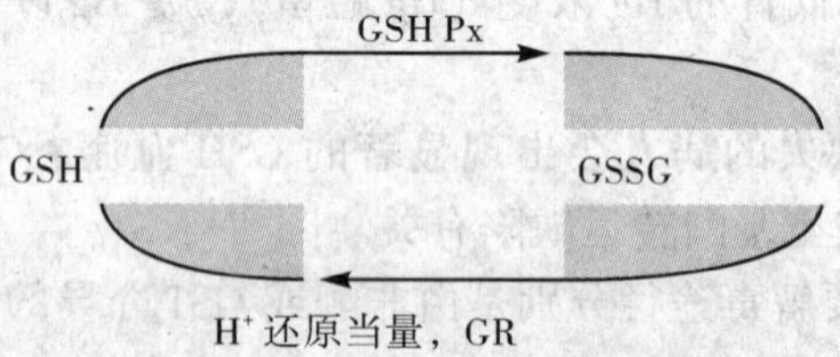

H^+ 还原当量来源：G－6－P 脱氢酶，NADP－脱氢酶，葡萄糖－6－磷酸，6－PG 脱氢酶，6－磷酸葡萄糖醛酸脱氢酶，异枸橼酸脱氢酶，苹果酸酶。

GSH 还参与体内转运。给动物注入 γ－GT 抑制剂后，动物出现 GSH 尿症，提示 GSH 外泵是多种细胞的一个特征。GSH 外泵是 γ－谷氨酰循环的步骤之一，但 γ－GT 活性很低的细胞仍然会外泵 GSH。血浆 GSH 主要来源于肝 GSH 合成；具有高转肽酶活性的细胞（如肾细胞）可利用血浆 GSH。肾静脉血浆低 GSH 水平和肝门静脉相对高的 GSH 水平说明存在着器官间的 GSH 循环。肾还具有器官内的 GSH 循环，GSH 由肾细胞外泵入肾小管，又被肾小管内的转肽酶和二肽酶再次利用，GSH 也可被肾细胞基底侧的这两种酶利用。在肝胆管中也存在着 GSH 的肝内循环途径，与肾脏中发现的很相似。GSH 通常是转运的主要形式。在氧应激状态形成的 GSSG 也可被外泵出细胞而清除。给大鼠和小鼠服用 GSH 合成酶 γ－GCS 抑制剂 BSO，可造成肝细胞浆中 GSH 含量的快速丢失，而对微粒体中 GSH 的丢失则慢得多。这是因为微粒体中缺乏 GSH 合成所需要的酶类，微粒体中 GSH 看来是来源于细胞浆中 GSH 的转运。

（四）GSH 生物合成的基因调节

合成 GSH 有 3 种关键酶，在 haploid 人基因库由一个单拷贝基因所复制。2 种 GCS 基因的 cDNA 已经拷贝和测序，此两种酶的 5’ 未翻译区也已经完成克隆测序和调节元件的分析，此两种酶能调节对许多刺激的反应。另一种调节 GSH 合成的 GScDNA 亦已经克隆和测序，但其 5’ 未翻译区尚未能够克隆，也不太清楚该基因的调节元件。

许多化合物包括那些能和 GSH 形成结合物和能产生自由基的化合物都能通过加强 GCS 的转录而刺激 GSH 的生物合成。

二、GSH 的生理功能

GSH 有许多重要的生理功能，其在在动物的功用见表 17－2。

(一) GSH 作为保护剂作用

表 17-2　GSH 在动物的功用

抗氧化防御功能
捕捉自由基和其他活性氧自由基
清除过氧化物和过氧化氢
预防生物膜的氧化
调节代谢功能
白三烯和前列腺素的合成
转化甲醛为甲酸
从甲基糖氧化物（methylglyoxal）产生 D-乳糖
将亲电性分子生成巯基尿酸类化合物
形成 GSH-NO 加成物
贮存和转运半胱氨酸
调节功能
细胞内氧化还原状态
信号转导和基因表达
DNA 和蛋白质合成及蛋白质水解
细胞增殖和凋亡
细胞因子产生和免疫反应
蛋白质谷氨酰化
线粒体功能和完整性

GSH 担当许多细胞重要的防御功能，包括自由基捕捉，亲电剂的解毒，以及保持细胞内巯基-二硫键的平衡状态，保护细胞免受自由基、过氧化物、重金属离子、各种毒物以及外源物质引起的损伤。如肝 GSH 是金属硫蛋白（MT）合成启动之前，解金属镉肝毒性的第一道防线。

增加细胞内 GSH 含量，不仅可减轻细胞的氧化性损伤，还可增强细胞抗毒物和射线的能力。射线会引起细胞内 GSH 浓度下降和 GSSG 形成。而 GSH 水平的降低将导致细胞对射线和抗肿瘤药物的敏感性增强，反之亦然。鉴于增加生物体内 GSH 和其合成的关键酶 γ-谷氨酰半胱氨酸合成酶（γ-GCS）可延长 γ-射线辐射及肿瘤化疗剂的存活时间。目前有研究集中于调节包括表现出多药耐药性的肿瘤化疗及放疗中的 GSH 水平。γ-GCS 的特异性抑制剂——L-BSO（L-buthionine-［S，R］-sulfoximine）作为化疗及放疗重要辅助治疗的可能性正得到深入研究。已有研究表明，BSO 可增加肿瘤的化疗敏感性，其引起的 GSH 降低可以增加人类淋巴细胞和其他细胞对射线的敏感性，降低 NIH-3T3 细胞系的 DNA 合成速率。这种 GSH 消耗法要成功地应用于治疗，首先需要知道宿主细胞和肿瘤细胞分别对 GSH 需求的状态，并且必须证明正常细胞和肿瘤细胞对 GSH 的需求有显著差异。许多正常细胞含有大量过剩的 GSH，而某些肿瘤细胞和寄生虫只含有接近其生存需要的 GSH 水平.

GSH 作为细胞内最显著的非蛋白巯基化合物，很早就认识到 GSH 的-SH 部分在抗氧化、外源性异物及代谢，以及调节细胞周期和基因表达中起重要作用。虽然 GSH 不直接与 H_2O_2 发生作用，但 GSH 可作为谷胱甘肽过氧化物酶（GSH-px）的底物而还原 H_2O_2 和脂质氢过氧化物。

$$H_2O_2 + 2GSH \xrightarrow{GSHpx} 2H_2O + GSSG \quad (1)$$

$$ROOH + 2GSH \xrightarrow{GSHpx} 2ROH + GSSG \quad (2)$$

上式（2）中 ROOH 为氢过氧化物，ROH 为 ROOH 相应的醇类。

GSH-px 是含硒的蛋白质家族，有多种亚型，对氢过氧化物底物特异性变异甚大。最近发现一类蛋白质称为过氧还原蛋白（peroxiredoxins）可通过 GSH 和其他巯基类化合物以催化 H_2O_2 的还原。它不是通过 GSHpx 的硒，而是通过其活性部位的半胱氨酸的-S-而起作用。该反应顺序如下所示：

$$H_2O_2 + Prx - S^- \longrightarrow OH^- + Prx - SOH \quad (3)$$

$$Prx - SOH + GSH \longrightarrow Prx - SSG + H_2O \quad (4)$$

$$Prx - SSG + GSH \longrightarrow Prx - S - + GSSG \quad (5)$$

上式中 Prx－SOH 表示磺酸化中间代谢物。

GSSG 不应当认为是作为氧化型 GSH，在 GSH 还原酶作用下，由 NADPH 将 GSSG 还原为 GSH。

$$GSSG + NADPH + H^+ \xrightarrow[\text{GSH还原酶}]{} NADP^+ + 2GSH \quad (6)$$

而 NADPH 明显地由磷酸戊糖旁路代谢以维持其平衡。在总 GSH 中 GSSG 占的分量不到 1%。

在氧化应激状态下，GSSG 的增加一般是暂时的。因为较快地在 GSH 还原酶作用下还原为 GSH。GSSG 能与蛋白质的－SH 基起反应而生蛋白质－GSH 混合二巯化物。

$$GSSG + \text{蛋白} - SH = \text{蛋白} - SSG + GSH \quad (7)$$

上述蛋白－SSG 复合物的生物半衰期比 GSH 长，或许由于蛋白质折叠，其在细胞内的基础水平相当高。此种交换反应是 GSH 在细胞信号传导方面发生作用的重要机制。当亲电性化合物非常活跃时，或更多地通过 GSH－S－转移酶的作用，GSH 与大量亲电性化合物能通过非酶途径形成结合物。与 GSH 形成结合物是许多外源性化合物和正常代谢过程中的一种重要现象。结合物的形成会引起 GSH 含量的下降，以此作为研究 GSH 在抗氧化机制中的作用。

GSH 与小分子形成的结合物从细胞排出，虽然一般认为这是解毒的一部分，但有时候 GSH 结合物，例如己氯丁二烯（hexachlorobutadiene）能引起肾毒性。虽然大部分其他组织中 γ－谷氨酸转肽酶（GGT）活性低，但肾脏中 GGT 活性却很高，能将 GSH－结合物分解为巯基尿酸（mercaptoric acid），在肾小管远端又被重吸收。无论肾脏如何，GGT 活性和 GSH－结合物的排泄被认为是机体对外源性化合物解毒机制的一个重要内容。

虽然 GSH 不直接与 H_2O_2 进行酶反应，但 GSH 在抗氧化中的其他功用取决于 GSH 与以碳为中心的自由基（$R^{\cdot}$）反应的能力在这个自由基（$R^{\cdot}$）溜冰场（rink）假设中。

$$R^{\cdot} + GSH \longrightarrow RH + GS^{\cdot} \quad (8)$$

$$GS^{\cdot} + GS \longrightarrow GSSG^{\cdot -} \quad (9)$$

$$GSSG^{\cdot -} + O_2 \longrightarrow GSSG + O_2^{\cdot -} \quad (10)$$

$$2O_2^{\cdot -} + 2H_2 + \longrightarrow H_2O + O_2 \quad (11)$$

GSH 与 SOD 交相起作用而防止氧化损伤

GSH 保护细胞的关键作用，是通过多种反应来清除细胞内的有害分子，而从 GSSG 恢复为 GSH 比较容易实现。可通过结合反应而消耗 GSH 或排泄 GSSG 来促使 GSH 的恢复，虽然有少数细胞能摄取 GSH，但 GSH 主要还是通过重新合成。

（二）GSH 参与许多细胞的反应

表 17－2 列举了 GSH 参与许多细胞的功能反应。

1．清除自由基　GSH 直接或间接地通过酶反应能有效地清除自由基和活性氧自由基（例如：羟自由基、脂质过氧基、过氧亚硝酸及 H_2O_2）。在这些反应中，GSH 被氧化成

GSSG，后者被依赖NADPH－GSH还原酶还原为GSH。另外，GSHpx依赖GSH而催化H_2O_2和其他过氧化物的还原。

2．GSH结合亲电性分子　GSH能与各种亲电性分子、生理性代谢物（例如：雌激素、黑色素、前列腺素、白三烯以及外源性分子如扑热息痛、溴代苯）形成巯基尿酸，此类反应由Ⅱ相解毒酶GSH－硫－转移酶（GST）启动而完成。

3．GSH清除NO　GSH能与NO形成S－亚硝酸－GSH加成物后，由巯基氧化还原蛋白（thioredoxin）系统裂解为GSH和NO。最近有证据支持内源性NO的启动作用是由细胞内GSH介导的。另外，NO和GSH为胰岛素增敏剂对肝起作用所必需的，表明NO和GSH在调节脂质、葡萄糖及氨基酸的利用方面起重要作用。

4．GSH能清除甲醛　GSH是甲醛脱氢酶的底物，该酶能将甲醛和GSH反应而转化为S－甲酰－GSH。甲醛是一种致癌物，清除甲醛有生理意义，因为甲醛是体内的蛋氨酸、胆碱、甲醇（乙醇脱氢酶），rarcozine（rarcozine氧化酶）及外源性分子（通过内质网的依赖细胞色素P450单加氧酶）代谢的产物。

5．GSH调节前列腺素代谢　GSH在体内过氧化物异构酶转化前列腺素H2（花生四烯酸的一种代谢产物）为前列腺素D2和E2所需要的。

6．GSH参与glyoxalaze系统转化methylglyoxal为D－乳酸的反应，该反应是微生物的一条有效途径。

7．GSH参与蛋白质的谷胱甘肽化　GSH能与蛋白质的半胱氨酸残基形成二巯键（－S－S－），即蛋白质的谷胱甘肽化，如thioredoxin，泛素结合酶，细胞色素C氧化酶等蛋白质，在细胞生理中起重要作用。

8．GSH参与蛋白质、核酸的合成　GSH是细胞利用还原性吡啶，提供还原当量系统的重要成分。GSH与蛋白上L－CysH残基是细胞内主要巯基还原当量的来源。GSH能促进细胞内胱氨酸（Cystine，Cys_2）还原为L－CysH，促进蛋白质中巯基的形成，能维持血红素结构中L－CysH的还原态，保持正常红细胞的细胞结构。GSH也许能促进DNA合成前体——脱氧核苷酸的生成，更直接地介导DNA合成。

9．GSH参与肿瘤耐药机制　一方面是肿瘤细胞内GSH含量的增加，加强了GSH与化疗药物的结合，使得化疗药物的清除加强，细胞内药物浓度降低，细胞产生耐药性；另一方面GSH的增加，诱导细胞内以白三烯C_4（leukotriene C_4，LTC_4）为底物之一的ATP－依赖性GSH硫结合物外泵蛋白（ATP－dependent GSH S－conjugate export pump，GS－X pump）的过量表达，使细胞内药物的泵出增加，药物浓度降低，细胞产生耐药性。GSH以第二种方式参与了顺铂的肿瘤耐药机制，细胞转染含γ－GCS基因的质粒后，细胞内GSH显著增加，诱导细胞内GS－X泵过量表达，减少了细胞内顺铂的蓄积，导致顺铂耐药。

10．GSH与细胞凋亡及基因表达　GSH巯基类抗氧化物还可抑制细胞凋亡。细胞凋亡广泛参与的病因有：AIDS，自身免疫性疾病，神经退行性疾病以及肿瘤生长。许多细胞凋亡诱导剂是氧化物或前体氧化物，抑制剂则有抗氧化剂的特征。因而推想，细胞凋亡可能对细胞内的氧化－抗氧化平衡敏感，可接受细胞氧化－还原状态的调节。bcl－2基因的产物，一种可抑制细胞凋亡的蛋白，就是一种细胞内的抗氧化剂。含巯基抗氧化剂对淋巴细胞的细胞凋亡研究表明，N－乙酰左旋半胱氨酸（NAC）可抑制TNFα对HIV感染单髓细胞系细胞凋亡的诱导作用，原因就在于 NAC 在脱乙基后参与了 GSH 合成的缘故。虽然 GSH 对 T 细胞杂交瘤 DO－11.10 以抗 CD_3 抗体（诱导凋亡）或 6－α－甲基强的松龙引起的细胞凋亡不起关键作用，但并不排除 GSH 在一些亚细胞结构，如核或细胞外腔隙中，对细胞凋亡的调节有重要作用。

近来还有报道称，GSH 清除剂可以诱导肝血红素氧化酶和鸟氨酸脱羧酶的转录表达，暗示细胞内不同的 GSH 水平可以激发或抑制某些特别基因的表达。GSH 对巨噬细胞 NOS 的调节，可能是调节 NOS 的转录后表达，也可能是诱导 NOS 活性必需的其他分子。

细胞内的氧化－还原状态可调节许多基因在氧应激状态下 mRNA 的水平或 mRNA 的稳定。氧应激状态通过激活转录因子如 NF－κB 来影响转录，如 H_2O_2 就可激活 NF－κB。位于大鼠 GSH－S－转移酶（GST）Ya 亚基及 NAD（P）H：醌还原酶基因上的顺式作用调节因子——抗氧化剂反应元件（Antioxidant reaction element，ARE），位于基因 5'－间隔区域，通过调节转录蛋白 fos 和 jun，就可对 H_2O_2 作出反应。而 ARE 与 fos/jun 的结合则是由其 DNA 结合区域 L－CysH 残基的氧化－还原状态调节的。在人 γ－GCS 基因的 5'－间隔区域也已被确证有氧应激敏感的 ARE。糖尿病人的 GSH 合成及硫转运减少，使得细胞对氧应激的敏感性增加，最终导致糖尿病并发症。

11．GSH 与免疫系统中 T 淋巴细胞功能　T 淋巴细胞对强抗原刺激比对弱抗原刺激的反应更需要 L－CysH 和 GSH。给予 GSH，T 细胞的某些功能可以得到增强；而部分减少细胞内 GSH 储量，将导致胚细胞的转化与增殖，以及产生细胞毒性 T 细胞。感染 HIV 的病人体内就缺乏 L－CysH 和 SH。GSH 还与细胞因子有联系，如 PGA_2 调节细胞功能的生理学作用，是通过活化 GSH 的生物合成来实现的。

12．GSH 的医疗用途　调节细胞内巯基已用于减少肿瘤化疗中出现的毒副作用，并有望研究成为肿瘤治疗的一种新策略。N－乙酰左旋半胱氨酸（N－acetyl－L－cysteine，NAC），一种研究最广泛的细胞巯基调节保护剂，就具有多种治疗用途：①NAC 可用作肿瘤化疗的一种辅助剂，在与化疗烷化剂的结合研究中发现，NAC 具有组织特异性的保护作用，但机制不明，环磷酰胺与 ifosfamide 均为代谢活化的烷化剂，但对非肿瘤部位，如胆囊、髓干细胞及心脏有毒性作用，NAC 在生物体内脱乙基后作为 L－CysH 可参与 GSH 合成，合成的 GSH 对环磷酰胺胆囊毒性物丙烯醛有结合作用；②NAC 也被最普遍地用做抗扑热息痛（APAP）肝毒性，APAP 的毒性代谢中间体——N－乙酰－对－苯醌亚胺（N－acetyl－p－benzoquinoneimine，NAPQI）会耗竭 GSH，造成细胞损伤，细胞 GSH 缺失会抑制胞外刺激的信号传导，或大鼠肝细胞的 Ca^{2+} 外流，因而增加胞内 GSH 可保护 APAP 诱导的肝坏死，NAC 主要是能增加肝 GSH 合成，GSH 反过来会结合或还原 NAPQI，两者中以 NAC 刺激 GSH 生物合成增加 NAPQI 的排泄为主，而其刺激的 GSH 对 NAPQI 再次直接还原为 APAP 的作用则很小甚至可忽略；③NAC 可治疗呼吸紊乱，NAC 作为一种黏液溶解剂和抗氧化剂用于治疗肺部炎症，可防止细胞受自由基损伤，阻止巨噬细胞和中性粒细胞的肺侵入，降低巨噬细胞产生氧自由基的能力，这些均与 NAC 增加肺和血浆中 GSH 水平，参与以上反应有关；④NAC 是 HIV 感染的姑息对症治疗中的潜在药物，HIV 感染病人 CD_4^+ 选择性降低，NAC 则可增加该类细胞数，GSH 巯基、GSH 单酯和 NAC 均可抑制一种临床上感染单细胞系的 HIV 的复制，因巯基可抑制 NF－κB，提示使用 NAC 可延长 HIV 感染的潜伏期，推迟发病。

由上可见，GSH 在动物中起极为重要的作用.

(三) GSH 的促氧化作用

与上述 GSH 作用相反者，最近发现 GSH 有促氧化作用——促氧化谷胱甘肽（prooxidant GSH）。在细胞转运和释放金属离子过程中，GSH 能与金属阳离子结合，例如铁和铜离子，对细胞的氧化还原外环境有重要的影响。巯基化合物特别是当其解离为巯基离子（$R-S^-$）形式时能影响金属阳离子的还原，金属阳离子的电子能反过来转移给分子氧（O_2），从而产生超氧阴离子（$O_2^{\cdot-}$），经超氧化物酶（SOD）的歧化生成很强的促氧化剂 H_2O_2。形成一个金属离子的“氧化－还原循环”。在这一方面自相矛盾的是，巯基的还原能力最终转变为全面的促氧化效应（脂质过氧化）。GSH 的谷氨酰键生理性裂解是位于细胞膜结合的 GGT 催化。因而有可能是 GGT 作用的活性部位亦是促进金属离子还原和氧化还原循环的作用部位，结果刺激氧化损伤的发展。GGT/GSH 介导的氧化反应能“氧化性地”参与细胞增殖和凋亡的信号的氧化还原调节。故有下述定义的提出：GSH 分解代谢作为信号机制（GSH catabolism as a signaling mechanism），这些发现丰富了人们对 GSH 在细胞氧化还原作用中的重要地位和复杂性的认识。

GSH 促氧化作用的另一方面是，GSH 能与 NO 自由基形成 S－硝基谷胱甘肽（GSNO），作为促氧化的转运形式而参与一些病理生理过程。

归纳起来，GSH 的转运和代谢复杂，其生理功能是多方面的（图 17－2）。

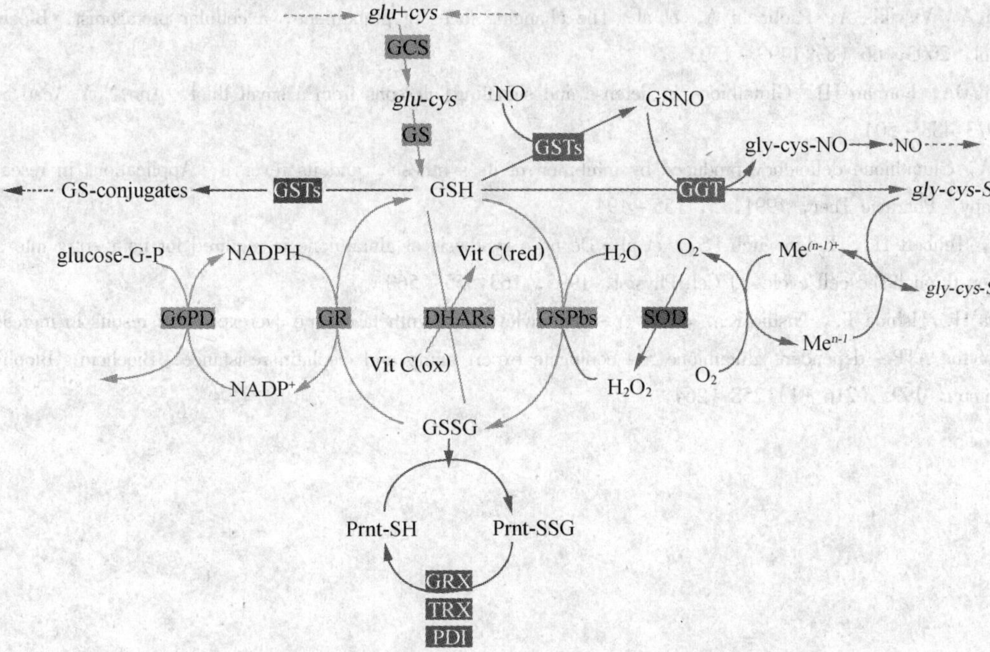

图 17－2　GSH 在细胞稳态平衡中起各种作用相互间的联系示意图

解毒（蓝色），抗氧化（绿色），促氧化（红色），调节（黄色）。

缩写：γ－GCS：γ－谷氨酰－半胱氨酸－合成酶；DHARs：脱氢维生素 C 还原酶；G6PD：葡萄糖－6－磷酸脱氢酶；GPXs：谷胱甘肽过氧化酶；GR：谷胱甘肽还原酶；GRX：谷胱甘肽还原蛋白；GS：谷胱甘肽合成酶；GSNO：S－硝基谷胱甘肽；GSTs：GSH－硫－转移酶；Me：金属镁；PDI：蛋白二硫化物异构酶；SOD：超氧化物歧化酶；TRX：硫代氧化还原蛋白（thioredoxin）

展望

GSH 在进化过程中逐渐适应了扮演多种角色的需要，GSH 有显著的调节细胞代谢及功能的作用。GSH/GSSG 是最重要的氧化还原对，在细胞抗氧化、解毒、营养代谢以及全身稳态平衡中起极重要作用。GSH 不足会造成氧化应激损伤，因而，在衰老及许多疾病的发生中起关键的作用。GSH 的研究既是一个基础理论问题，又有重要的实用意义。加深对 GSH 功能的了解和认识，必将有助于对生命现象本质的探索。

我们在以往的研究中发现，一些抗肝细胞损伤的中药成分，如五味子乙素，黄皮酰胺，四氢黄连碱，以及人工合成治肝炎药双环醇等，均能显著提高动物肝脏 GSH 含量。这些化合物对 GSH 代谢包括生物合成和降解的调控机制，以及对与之相关的细胞功能的生物学意义，均值得深入研究，想必会有新的发现。

（吴宇群　刘耕陶）

参 考 文 献

1. Wu G，Fang YZ，Yang S，et al. Glutathione metabolism and its implications for health. J Nutr，2004，134（3）：489－492

2. Dickinson DA，Forman HJ. Cellular glutathione and thiols metabolism. Biochem Pharmacol，2002，64（5－6）：1019－1026

3. Pompella A，Visvikis A，Paolicchi A，et al. The changing faces of glutathione，a cellular protagonist. Biochem Pharmacol，2003，66（8）：1499－1503

4. Dickinson DA，Forman HJ. Glutathione in defense and signaling：lessons from a small thiol. Ann N Y Acad Sci，2002，973：488－504

5. Meister A，Glutathione deficiency produced by inhibition of its synthesis，and its reversal. Applications in research and therapy. Pharmac Ther，1991，51：155－194

6. Poot M.，Teubert H.，Rabinovitch PS.，et al. De novo synthesis of glutathione is required for both entry into and progression through the cell cycle. J Cell Physiol，1995，163：555－560

7. Kurokawa H.，Ishida T.，Nishio K.，et al. γ－glutamylcysteine synthetase gene overexpression results in increased activity of the ATP－dependent glutathione S－conjugate export pump and cisplatin resistance. Biochem. Biophys. Res Commun，1995，216（1）：258－264

第 18 章　吸烟与血管内皮损伤

点燃的香烟释放出两种类型的烟气：直接吸入主动吸烟者肺部的是主流烟气，从点燃的香烟释放进入空气中的则是侧流烟气。被动吸烟者吸入的是侧流烟气。烟气中 92% 为气相，如一氧化碳（CO）、氨、甲醛等，7% ~ 8% 为微粒相，包括烟碱及烟焦油，是香烟不完全燃烧的产物。环境中的香烟烟气包括 4 000 多种化合物，其中 40 种具有致癌性。很多毒物在侧流烟气中比主流烟气中的浓度更高，如 CO 的浓度高 5 倍，苯并芘高 3 倍，氨高 50 倍。造成这种差异的原因，是主动吸烟者吸入烟气时，香烟的燃烧更完全，而且过滤嘴能滤除一些毒物。

流行病学的资料表明，吸烟与冠心病发生呈正相关，长期吸烟则使冠心病死亡率上升约 20% ~ 70%。动脉粥样硬化的早期病变主要发生在动脉的内皮，冠状动脉是粥样硬化病变形成的易患部位，吸烟 20 分钟即可损伤冠状动脉血管内皮。因此，吸烟对健康的危害性已越来越受到人们的关注。现将近年来吸烟与血管内皮损伤的研究概况综述如下。

一、临床研究

吸烟引起动脉内皮损伤首先表现为内皮依赖性舒张反应受损，这种内皮功能障碍是动脉粥样硬化的前奏。乙酰胆碱的舒张作用依赖于内皮结构、功能的完整性，它促进内皮释放内皮舒张因子一氧化氮（NO），作用于血管平滑肌的鸟苷酸环化酶，引起血管松弛反应。定量冠状动脉造影研究表明，不论粥样硬化病变存在与否，长期吸烟都能引起冠状动脉内皮依赖性舒张功能受损。乙酰胆碱使吸烟者的心外膜冠状动脉呈收缩状态，而正常人的冠状动脉近端1/3，以及远端血管则呈舒张反应。一氧化氮合酶抑制剂N－单甲基－L－精氨酸使正常人的冠状动脉基础直径缩小，并能抑制乙酰胆碱引起的舒张反应，但对吸烟者的冠状动脉影响却很小，而且吸烟者与正常人相比，冠状动脉对硝酸甘油的舒张反应显著性增强。这表明，吸烟者静息时动脉内皮释放NO减少，并且乙酰胆碱刺激内皮释放NO也受到了抑制，这间接反映了内皮功能受损，从而使吸烟者对外源性NO供体硝酸甘油的舒张反应以及乙酰胆碱的收缩反应超敏。也有作者报道，从吸烟者吸烟开始，主动脉弹性迅速下降，持续至少20分钟。

vWF因子是内皮特异性产物，所以是体内实验中最好的内皮细胞损伤指标。Blann等人的研究表明，吸烟者禁烟一晚，然后吸两支烟后立即取血，发现血清vWF因子水平比对照组明显增高。vWFAg具有促进凝血和血栓形成的活性，激活血小板，粘附聚集于内皮下，促进动脉粥样斑块的发展。吸烟后30分钟内皮细胞即可出现损伤，引起vWF因子的释放。但这种增加是短暂的，停止吸烟后，血清vWF因子迅速恢复。

Raitakari等人研究了20例“目前”被动吸烟者（被动暴露于环境烟气中每天中过1小时，持续两年以上），20例被动吸烟戒烟1～10年的既往被动吸烟者，余为对照组。血管超声测定肱动脉反应性充血（严格表明内皮依赖性舒张功能，由血流的剪切力信号介导内皮NO释放），以及舌下含化硝酸甘油（非内皮依赖性舒张反应）时的血管反应性。在被动吸烟持续时间及强度相似的情况下，既往吸烟组比“目前”被动吸烟组内皮介导的舒张功能明显改善，在停止暴露两年后更明显，但与对照组相比，仅仅部分内皮依赖性舒张功能得以恢复。

二、动物实验

Zhu等人分别将大鼠被动暴露于烟气中3天、3周或6周，观察对心肌缺血再灌注损伤模型的影响。发现随被动吸烟时间的延长，心肌梗死面积大小呈剂量依赖性增加，被动吸烟6周后梗死范围几乎是对照组的两倍。与动脉内皮不同，静脉内皮NO的产量低。然而，即使在静脉也有证据表明，吸烟引起内皮功能障碍。Freischlag等人的研究显示，成年新西兰白兔每日被动吸烟3小时，每周5天。8周之后，与对照组相比，股浅静脉对氯化钾及去甲肾上腺素的收缩反应和对硝普钠的舒张反应均无差异，而对各种剂量的乙酰胆碱松弛反应均减低。

Penn等人选择腹主动脉易自发产生粥样斑块的小公鸡，被动吸烟6～22周，其中低剂量组暴露量相当于人们日常所处的重度吸烟环境。结果表明，与对照组相比，暴露组斑块发生数目及分布情况无差异，但所有血管段斑块面积均增加。另外，给小公鸡单独吸入CO却无此作用。观察实验胆固醇（0.3%）饮食饲养的新西兰兔，被动吸烟10周对其胆固醇致粥样硬化作用的影响。发现随烟气暴露程度的增加，主、肺动脉粥样硬化的面积也随之上升。

Hutchison等人发现，大鼠胎儿期（21天）及新生儿期（出生后28天）被动吸烟，均会引起主动脉环对苯肾上腺素敏感性增加。胎儿期大鼠还伴有乙酰胆碱引起的内皮依赖性及硝酸甘油引起的非内皮依赖性舒张反应损伤。表明，发育中的心血管对烟草暴露损伤更敏感，子宫屏障不能防止胎儿免受其影响。

另外，大鼠皮下注射尼古丁，扫描电镜及透射电镜观察内皮未见异常，而暴露于烟气中的大鼠内皮则可见明显的变化。如：内皮表面微绒毛样突起，大泡形成，质膜小泡数目增加，以及 Weibel - Palade 小体也增多。表明香烟中的非尼古丁成分引起内皮损伤。

三、组织培养研究

Blann 等人将吸烟者及正常人的血清，与体外培养的人脐静脉内皮细胞共同孵育 3 小时。吸烟者的血清引起内皮细胞上清中 vWF 因子浓度增高，表明内皮细胞损伤，但反映脂质过氧化物水平的 MDA 浓度却无差异。作者认为，吸烟后脂质过氧化物水平升高可能需要数小时，而该研究是在禁烟一晚，吸烟后立即采血的。Noronha - Dutra 等人在体外，将烟气通入非吸烟者的血浆，然后与脐静脉内皮细胞共同培养 30 分钟，去除血浆，再以正常培养液继续孵育 90 分钟。发现内皮细胞的磷酸戊糖途径激活，细胞内三磷酸腺苷池耗竭，总谷胱甘肽及血管紧张素转换酶释放增加。

为寻找香烟引起内皮依赖性血管舒张功能受损机制，Su 等人研究了香烟水溶性提取物（CSE），对体外培养的猪肺动脉内皮细胞中内皮源一氧化氮合酶（eNOS）活性及含量的影响。发现 CSE 引起内皮 eNOS 的活性呈时间和剂量依赖性下降，抑制作用在 4 小时之后才出现。上述变化呈不可逆性，蛋白激酶（PKC）抑制剂或抗氧化剂无保护作用。Southern 和 Western 印迹分析表明，CSE 引起内皮 eNOS mRNA 及蛋白含量也呈不可逆的时间依赖性下降。这提示，酶活性的抑制是继发于 eNOS mRNA 及蛋白水平的降低，所以 CSE 是在基因转录水平发挥作用的。另外，分别用尼古丁和亚硝酸盐孵育内皮细胞，并不改变其 eNOS 的活性。CSE 与体外培养的人脐静脉内皮共同孵育，激活 caspase - 3，并随 CSE 浓度增加呈现剂量依赖性增高。24 小时后，明显诱导内皮的凋亡。Albaugh 等人发现，尼古丁促进人脐静脉内皮细胞分泌 TNF - α，后者可能介导香烟引起内皮细胞生长的抑制。

四、潜在的毒性成分

（一）氧自由基机制

香烟烟气可以引起上述血管内皮结构和功能的变化，但具体机制以及相关成分尚待探讨。香烟烟气的产生实际上是一个非常复杂的物理化学过程，在烟气的气相和焦油相中含有大量的自由基。每吸入一口烟气，其中含大约 10^{14} 个自由基，这使吸烟者处于持续的氧化应激状态之中，血浆维生素 C 等抗氧化剂水平下降。烟气中的焦油相自由基较稳定，主要是醌类自由基，可以形成醌 - 半醌 - 氢醌氧化还原体系，这成为体内氧自由基的持续来源之一。这些氧自由基可能直接或间接激发并促进脂质过氧化过程，促进低密度脂蛋白（LDL）氧化，造成内皮损伤，加速动脉粥样硬化的发展。然而，某些研究者发现，抗氧化剂不能保护烟气对内皮 eNOS 的抑制作用，而且香烟烟气中的氧自由基半衰期短，引起肺血管内皮损伤或许有可能，但对能否经血液循环到达心血管内皮持怀疑态度。

（二）多环芳烃类的作用

烟草中的某些成分，如亚致癌剂量的多环芳烃类的主要作用是加速已存在的粥样硬化斑块的发展。既往吸烟者戒烟后，生命期与未曾吸烟者的生命期相近似。这提示，香烟的主要作用更近似于“促进”，而非“始动”，可能是促进正常静止的细胞增生，这些静止的细胞某些已具有增生优势（如已经转化），香烟使部分转化细胞完成转化过程，然后刺激它们分裂。多环芳烃，尤其是 7、12－二甲基苯蒽、苯并芘，与高密度脂蛋白及低密度脂蛋白结合，优先到达心脏、主动脉、肺、肝脏等，这可以促进这些致癌物进入内皮，损伤其 DNA，加速粥样硬化的发展。

（三）尼古丁

尼古丁可能通过内皮细胞分泌 TNF－α，引起内皮细胞生长抑制。

五、防治措施

（一）戒烟

吸烟作为动脉粥样硬化的三大危险因素之一，也是一种可以人为预防的因素。研究表明，吸烟对内皮的损伤作用，在某种程度上是可逆的。主动吸烟者戒烟后，心血管事件的危险性下降。戒烟 1 年，患冠心病的危险性下降 50%，戒烟 10 年，则与未吸烟者相同。所以，防止香烟对内皮的损伤，主动吸烟者戒烟、被动吸烟者停止烟气暴露是最好的措施。

（二）低焦油、低尼古丁含量的香烟

戒烟不成功者或不愿戒烟者，可吸低焦油、低尼古丁含量的香烟。

（三）抗氧化剂治疗

给予维生素 C 或维生素 E，可以改善吸烟者氧化应激状态，从而可能会减轻血管内皮的损伤。

展望

吸烟对人体有害，是诱发心血管疾病特别是冠心病以及肿瘤，如肺癌的重要的危险因素之一，可谓人人皆知。然而，如何处理好卫生健康与财政税收之间的关系，是一个非常复杂的社会经济学问题。大力宣传吸烟对人体健康的危害，鼓励人们不吸烟和烟民戒烟是上策。加强吸烟对人体健康危害的基础理论研究和防治烟害的措施仍不可忽视。

（杨玉梅 刘耕陶）

参考文献

1．Nishikawa A，Mori Y，Lee IS，et al．Cigarette smoking，metabolic activation and carcinogenesis．Curr Drug Metab，2004，5（5）:363－373

2．Steenland K，Thun M，Lally C，et al．Environmental tobacco smoke and coronary heart disease in the American Cancer Society CPS－Ⅱ cohort．Circulation，1996，94:622－628

3．Kugiyama K，Yasue H，Ohgushi M，et al．Deficiency in nitric oxide bioactivity in epicardial coronary arteries of cigarette smokers．J Am Coll Cardiol，1996，28:1161－1167

4. Sumida H, Watanabe H, Kugiyama K, et al. Dose passive smoking impair endothelium - dependent coronary artery dilation in women? J Am Coll Cardiol, 1998, 31:811 - 815
5. Stefanadis C, Vlachopoulos C, Tsiamis E, et al. Unfavorable effects of passive smoking on aortic function in men. Ann Intern Med, 1998, 128:426 - 434
6. Blann AD, McCollum CN. Adverse influence of cigarette smoking on the endothelium. Thromb Haemostas, 1993, 70 :707 - 711
7. Raitakari OT, Adams MR, McCredie RJ, et al. Arterial endothelial dysfunction related to passive smoking is potentially reversible in healthy young adults. Ann Intern Med, 1999, 130:578 - 581
8. Zhu BQ, Sun YP, Sievers RE, et al. Exposure to environmental tobacco smoke increases myocardial infarct size in rats. Circulation, 1994, 89:1282 - 1290
9. Freischlag JA, Johonson D, Farooq MM, et al. Cigarette smoke impairs endothelium - dependent relaxation in rabbit superficial femoral veins. J Surg Res, 1999, 81:77 - 80
10. Penn A, Snyder CA. Inhalation of sidestream cigarette smoke accelerates development of arteriosclerotic plaques. Circulation, 1993, 88:1820 - 1825
11. Zhu BQ, Sun YP, Sievers RE, et al. Passive smoking increases experimental atherosclerosis in Cholesterol - fed rabbits. J Am Coll Cardiol, 1993, 21:225 - 232
12. Hutchison SJ, Glantz SA, Zhu. BQ, et al. In - utero and neonatal exposure to secondhand smoke causes vascular dysfunction in newborn rats. J Am Coll Cardiol, 1998, 32:1463 - 1467
13. Pittllo RM, Bull HA, Gulati S, et al. Nicotine and effects on the ultrastructure of aortic endothelium. Int J Exp Path, 1990, 71:573 - 586
14. Noronha - Dutra AA, Epperlein MM, Woolf N. Effect of cigarette smoking on cultured human endothelia cells. Cardiovasc Res, 1993, 27:774 - 778
15. Wang J, Wilcken DE, Wang XL. Cigarette smoke activates caspase - 3 to induce apoptosis of human umbilical venous endothelial cells. Mol Genet Metab, 2001, 72:82 - 88
16. Zang LY, Stone K, Pryor WA. Detection of free radicals in aqueous extracts of cigarette tar by electron spin resonance. Free Radic Biol Med, 1995, 19:161 - 167
17. Glantz SA, Parmley WW. Passive smoking and heart disease. Circulation, 1993, 83:1 - 12
18. Taylor AE, Johnson DC, Kazemi H. Environmental tobacco smoke and cardiovascular disease. Circulation, 1992, 2:699 - 702

第19章 氧化应激与急性肺损伤

一、肺组织自由基的产生与消除
二、氧化应激对肺组织的损伤作用
三、氧化应激致肺损伤的分子机制
（一）NF－κB
（二）TNF－α
（三）花生四烯酸
（四）表面活性蛋白B
四、自由基生成与消除的调控

急性肺损伤（acute lung injury，ALI）是一组因肺泡毛细血管膜弥漫性损伤导致肺水肿和肺微不张，临床上主要表现为呼吸窘迫和顽固性低氧血症的综合征，进一步发展可成为急性呼吸窘迫综合征（acute respiratorydistress syndrome，ARDS）。ALI和ARDS的主要病理特征为肺微血管通透性增高，而导致的肺泡渗出液中富含蛋白质的肺水肿及透明膜形成，并伴有肺间质纤维化。引起ALI的病因很多，主要有败血症、严重感染、休克、输液过量、吸入异物及脂肪栓塞等。有关ALI的发病机制，目前还不完全明了。近年来，越来越多的研究资料显示，过氧化损伤在急性肺损伤中起着非常重要的作用。现将有关研究进展综述如下：

一、肺组织自由基的产生与消除

自由基主要分为两大类：一是活性氧类或氧自由基（reactive oxygen species，ROS）。主要有过氧化氢（H_2O_2）、单态氧（$^1O_2$）、超氧阴离子（$O_2^{\bar{\cdot}}$）及羟自由基（·OH）等。肺是体内与体外进行气体交换的场所，是机体从外界获得氧气的必经之路。因此，如果外界气体中氧气浓度发生改变，必将导致肺部产生大量的过氧化物。这种情况一般出现在对人工呼吸机的不正确使用和管理，如吸入大量的高浓度氧（$O_2>95\%$）或纯氧等情况。肺细胞在暴露于高氧环境下，可通过线粒体电子传递链产生$O_2^{\bar{\cdot}}$、·OH及烃基类基团等自由基；在内皮细胞、血管平滑肌细胞，也可通过非酶促反应生成大量的ROS，如通过线粒体电子传递链上的辅酶Q等所介导的氧化还原反应；在淋巴细胞也可通过5－脂氧化酶（5－lipoxygenase，5－LO）产生ROS，而超氧化物歧化酶（SOD）将超氧阴离子通过酶促反应转化为H_2O_2和$^1O_2$，另外，吸入微粒、含金属的离子（如铁离子、铜离子及硅等）时，H_2O_2可转化为高反应性的·OH。

除此之外，在体内还存在多种生成自由基的途径，如活化的巨噬细胞和中性粒细胞可在还原型烟酰胺腺嘌呤二核苷酸磷酸（NADPH）氧化酶和黄嘌呤氧化酶（XO）介导下，生成大量的 $O_2^{\cdot}$ 及其衍生物。NADPH 氧化酶敲除小鼠可完全阻断气管滴入脂多糖（LPS）产生可用电子自旋共振（electron spin resonance，ESR）检测的自由基产物。提示气管滴入 LPS 所产生的自由基是通过激活 NADPH 氧化酶的结果。中性粒细胞在肺部组织的募集与扣押（sequestration）是 ALI 的一大特征，而中性粒细胞对肺脏的主要损害就是在肺部产生大量的自由基。用激活的多形核白细胞（PMNs）灌流大鼠肺，可引起其渗透性增加，这种现象可被 SOD 或 XO 抑制剂别嘌呤醇所阻断。活化的 PMNs 在肺中堆积的现象可被别嘌呤醇部分阻断，但不为 SOD 所抑制。提示，PMNs 引起的肺血管通透性增加是由于超氧阴离子损伤了内皮细胞的结果，而这种超氧阴离子可能是由特异存在于内皮细胞的 XO 所产生的。

经上述各种途径所生成的 $O_2^{\cdot}$ 或 H_2O_2，在正常情况下，可通过酶解或通过谷胱甘肽过氧化酶作用生成水。在谷胱甘肽过氧化酶所催化的反应中，还原型谷胱甘肽（GSH）被氧化成氧化型谷胱甘肽（GSSG），后者又在谷胱甘肽还原酶催化下，经过消耗 NADPH 而转化为 GSH（图 19－1）。

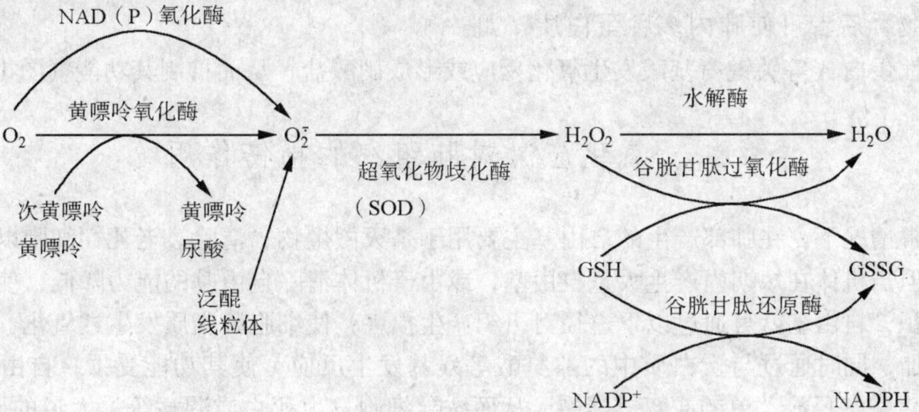

图 19－1　活性氧自由基（ROS）的产生与清除

另一类就是活性氮类自由基（reactive nitrogen species，RNS）或氮自由基类。如一氧化氮（NO）及其衍生物过氧化亚硝酸根离子（$ONOO^-$）、硝基阴离子（NO^-）及亚硝基阳离子（NO^+）等。NO 在体内是由 L－精氨酸在一氧化氮合酶（NOS）催化下转化而来的。体内存在三种 NOS 亚型，即诱生型 NOS（inducible NOS，iNOS）又叫Ⅱ型 NOS、内皮细胞型 NOS（endothelial NOS，eNOS）又称为Ⅲ型 NOS，以及神经型 NOS（neuronal NOS，nNOS）又称为Ⅰ型 NOS。在呼吸道中，上述三种 NOS 可在多种细胞中表达，这些细胞包括气道和肺泡的上皮细胞、巨噬细胞、中性粒细胞、内皮细胞以及平滑肌细胞等。其中，eNOS 和 nNOS 的活性主要由细胞内钙离子的浓度控制。而 iNOS 可因许多刺激因子，如细胞因子、LPS 及其他免疫性相关物质，诱导巨噬细胞使其表达。外源性的或内源性 NO 可与 O_2 或 $O_2^{\cdot}$ 发生反应生成 RNS，NO、N_2O_3，也可与一定的硫醇类化合物发生自氧化后形成硫氮醇加合物（S－nitrosothiol adducts，RSNO）。RSNO 在调节白细胞向内皮细胞粘附中发挥重要作用。同时，$ONOO^-$

也可与 H^+ 发生反应，生成 ONOOH，ONOOH既具有 OH^- 的特性，又具有 NO_2^- 样的特性，$ONOO^-$ 与 ONOOH 处于动态平衡。在没有底物的情况下，这种质子化形式的物质可通过形成活化的异构体 ONOOH* 而转化为硝酸盐类化合物（NO_3^-）。在此过程中，既有强氧化物的生成，又可在不生成 H_2O_2 的情况下将 O_2^- 清除，因而又表现出抗氧化的作用。这大概与 NO 有时表现出氧化性毒性，有时又表现出抗氧化的作用有关。研究发现，在各种刺激因子的作用下，肺内皮细胞、肺泡细胞、呼吸道上皮细胞以及活化的肺巨噬细胞等均可产生 NO 和过氧化物。二者可形成过氧化硝基化合物，后者可使肺内多种蛋白质，如表面活性蛋白 A 等关键氨基酸发生氧化反应或形成硝酸盐，从而抑制其功能（图 19－2）。

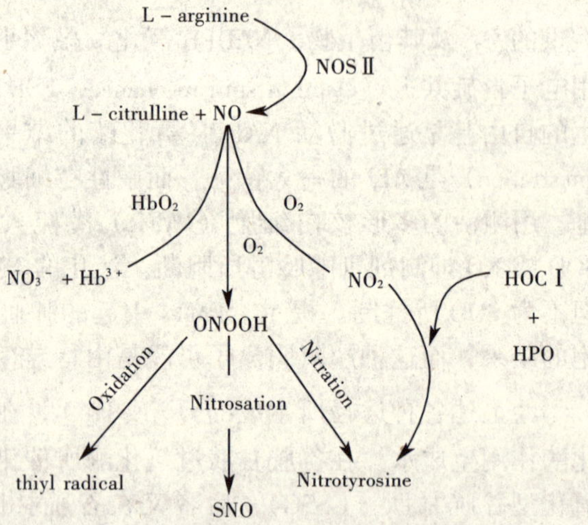

图 19－2 肺脏活性氮自由基（RNS）的产生与清除

二、氧化应激对肺组织的损伤作用

正常情况下，在肺部产生的自由基主要用于杀灭微生物、清除衰老死亡细胞以及肿瘤细胞等。但当机体在短期内产生大量自由基，或由于机体清除自由基的能力降低，使自由基在体内堆积，自由基就可通过以下途径对组织产生损害：使细胞膜脂质发生过氧化，导致膜通透性增加，同时通过与蛋白质中的酪氨酸等残基发生反应，使其功能受损；自由基还可使 DNA 发生碱基释放、单链或双链断裂，从而诱导细胞发生死亡或凋亡等。大量的研究表明，自由基对肺组织所造成的过氧化损伤在 ALI 的发生、发展中起着重要作用。在可能发生 ARDS 或正在处于 ARDS 患者的肺泡灌洗液（BALF）中，过氧化氮类物质（NOx）浓度显著升高；在后来发生死亡患者的 BALF 中，NOx 的浓度在发病后 3 天、7 天时显著高于其他患者。用臭氧（0.8 ppm）处理野生型小鼠 3 小时，可以时间依赖性的方式使肺冲洗液中的蛋白量和细胞数升高，小鼠的肺巨噬细胞所产生的 NO 和过氧化氮量增加。在臭氧处理后的肺巨噬细胞所产生的 PGE_2 和超氧化阴离子也增加；将 3 天龄的幼鼠放在高氧环境（$O_2 \geq 95\%$）或普通房间空气中 7 天、14 天。结果显示，暴露在高氧环境中 7 天的大鼠其肺泡发生了损伤，其特征为有细胞残骸存在、红细胞渗出、单核细胞的炎性渗透等；大鼠暴露于高氧环境中 14 天，结果发生肺水肿、炎症及上皮细胞增殖（与对照组比较）。高氧可降低 Ca^{2+} 依赖性 NOS 活性（与增加 eNOS 蛋白表达有关的一种效应），但可引起 Ca^{2+} 不依赖性 NOS 活性升高近 10 倍，并在 14 天后仍保持显著升高的状态。在经高氧处理的大鼠肺中，免疫斑点显示，iNOS 表达呈时间依赖性升高并表现出两阶段性，其高峰在 7 天。大鼠暴露于 $> 95\%$ O_2 或 40 ppm NO 6 小时，可引起大鼠呼出更高浓度的戊烷及蛋白羰化产物。暴露于 NO 和空气的混合气体中，可引起大鼠的蛋白羰化产物和髓过氧化酶活性的升高。显示高氧或 NO 可引起自由基介导的肺损伤。

内源性 NO 生成增加在肺缺血再灌注（I/R）所引起的急性肺损伤中起了重要作用。I/R 发生后，其滤过系数（filtration coefficient，fc）、肺湿重以及肺泡灌洗液中蛋白含量均显著增加。而吸入 NO（20 ~ 30 ppm）或 4 mmol/L 精氨酸可加剧这些反应。I/R 引起的肺血管通透性增加和肺损伤的作用可被 5 mmol/L N – L – 硝基精氨酸甲酯（nomega – nitro – L – arginine methyl ester，L – NAME，一种非特异性 NO 合酶阻断剂）所阻断，而 L – NAME 的保护作用又可被吸入 NO 所翻转。提示，I/R 增加 fc 和促进肺泡炎症的作用是通过刺激内源性 NO 的合成所致，外源性 NO（来自精氨酸或直接输入气道）也可明显增加 I/R 对肺的损伤。

越来越多的研究显示，外界刺激所引起的 NO 生成量增加，主要是由于 iNOS 合成 NO 增加所致。来自 iNOS 敲除小鼠的肺巨噬细胞不产生 RNS，即使用臭氧处理后亦不产生，而且 PGE_2 生成量也在正常水平。臭氧也不能诱导 iNOS 敲除小鼠的肺部发生炎症和组织损伤。提示，通过 iNOS 产生的 NO 及其氧化产物过氧化氮，在臭氧所致的炎症介质释放及组织损伤中起了重要作用。用臭氧（0.8 ppm）处理野生型小鼠 3 小时后，其肺泡灌洗液中蛋白量在处理后 24 ~ 48 小时达高峰。这与肺泡巨噬细胞 iNOS 蛋白及其 mRNA 表达增加相关。臭氧吸入也导致硝基酪氨酸在肺中残留（这是过氧化氮损伤的一个体内标志）。相反，iNOS 敲除小鼠的肺泡灌洗液中的蛋白质含量不增加，而且来自 iNOS 敲除小鼠的肺巨噬细胞也不产生 NO 或过氧化氮，也没有在肺中形成硝基酪氨酸的证据。提示，臭氧引起的肺损伤是由 iNOS 所介导的 RNS 生成增加所致。

LPS 是由革兰阴性杆菌所产生的脂多糖，在严重感染性疾病所致的 ALI 中起着关键性作用。利用 LPS 可引起 ALI 的特性来复制 ALI 动物模型，是研究 ALI 发病机制的重要工具。在 LPS 诱导的 ALI 发病机制中，由 iNOS 所生成的 NO 在其中起了重要作用。给正常 C57BL/6 小鼠和 iNOS 敲除（iNOS – / – ）C57BL/6 小鼠滴鼻 LPS，从 iNOS – / – 小鼠血管渗入气道的中性粒细胞显著低于野生型，而在肺脏的灌洗液中，其肿瘤坏死因子（TNF – α）和巨噬细胞致炎蛋白 – 2（macrophage inflammatory protein – 2）量显著低于野生型小鼠。显然，来自 iNOS 的 NO 参与了致炎细胞因子的生成和中性粒细胞的募集。小鼠在滴入 LPS 后，也可增加肺冲洗液中的总蛋白量，诱导基质金属蛋白酶 – 9（MMP – 9）和粘液素 5AC 活性（作为肺上皮细胞损伤和或粘膜增生的指标），增加冲洗液蛋白中硝基酪氨酸含量（一种氧化性损伤的标志）。所有这些反应，iNOS – / – 均显著低于野生型小鼠。抑制 NOS 活性，同时也可减少 LPS 刺激小鼠肺泡巨噬细胞所生成 TNF – α 和巨噬细胞致炎蛋白 – 2，而这些作用可被 NO 供体所拮抗。说明，NO 参与了巨噬细胞细胞因子的信号传递。基因芯片全肺的基因表达分析显示，吸入 LPS 可引起编码一些前致炎因子、可诱导性张力因子及其他细胞外因子的基因转录，同时抑制编码一定细胞骨架蛋白和信号蛋白的 mRNA，这些反应在 iNOS – / – 小鼠体内普遍减弱。比较两种小鼠的基因表达发现，有几种细胞骨架蛋白、细胞表面蛋白和信号蛋白的表达在 iNOS – / – 小鼠发生了改变。提示，iNOS 在参与 LPS 所引起的急性炎症中涉及了多种机制：与前致炎细胞因子信号传递有关，也与作用于炎症 – 免疫反应有关的几种基因表达改变有关。

用 L – NAME 的研究结果证实了 NOS 及其合成的 NO 在 ALI 发病中的重要作用。LPS 可显著升高肺泡冲洗液中的亚硝酸盐/硝酸盐浓度、乳酸脱氢酶（LDH）活性及蛋白浓度，用高压氧（HBO_2）后可增强 LPS 升高亚硝酸盐/硝酸盐的作用，但可降低 LDH 和蛋白浓度到对照水平。预先给小鼠 L-NAME，可取消亚硝酸盐/硝酸盐的升高，但进一步升高 LDH 水平和蛋白质浓度。与仅用白色假丝酵母（Candida albicans）的小鼠比较，在静脉注射白色假丝酵母之前，用 L-NAME 预处理小鼠的 BALF 中的硝酸盐-亚硝酸盐浓度在 24 小时、48 小时显著降低，其肺组织匀浆中的 TNF-α、IL-1β、巨噬细胞致炎蛋白-2 及 BALF 的中性粒细胞计数均显著降低，iNOS 蛋白表达和硝基酪氨酸生成量显著地被抑制，其动物肺组织损伤减轻、生存率增加。提示，在白色假丝酵母引起的 ALI 中，NO 可能起着非常重要的作用，而局部抑制 NOS 可减轻其肺损伤。

许多前致炎细胞因子与 iNOS 上调有关，而 iNOS 可产生大量的 NO，NO 又通过调节细胞因子的表达影响白细胞的募集。研究发现，与野生型小鼠比较，iNOS 基因敲除小鼠对 LPS 引起的炎症反应明显减弱。其特征为中性粒细胞聚集减少，细胞因子表达减少。而且在肺细胞因子中，iNOS-/-小鼠的 IL-2 显著增加，同时使 IL-10 不能上调。显示，NO 反应可能是促使细胞因子对内毒素发生反应的一种关键性介质，增加二型反应（IL-10），减弱一型反应（IL-12）。

利用抗氧化剂治疗可减轻 NO 及高氧对肺损伤的实验证实了过氧化损伤在 ALI 中的重要作用。小猪在通以 100 ppm NO and 90% O_2 48 小时后，给予不同剂量的人重组 SOD（rhSOD）。结果显示，rhSOD 治疗组与未治疗组比较在 BAL 中中性粒细胞趋化活性、细胞计数及蛋白浓度以及丙二醛浓度等方面均存在显著差别。从过度表达细胞外 SOD（EC-SOD）与野生型小鼠比较，过度表达 EC-SOD 可减少肺冲洗液中的细胞数和总蛋白，减轻肺部炎症和损伤。

氧化应激在病毒性肺损伤中同样起着重要作用。许多病毒均可引起 ARDS，如流感病毒和呼吸道合胞病毒等。研究显示，流感病毒所致的肺损伤并非是由于病毒复制本身对肺的损伤，而是由病毒引起的免疫反应致一些炎症细胞因子释放。这些炎症细胞因子可产生一系列的连锁反应，其中活性氧和活性氮的生成在病毒诱导肺损伤的机制中起了非常重要的作用。在流感病毒感染的 C57B1/6 和 C3H/HeJ 小鼠肺组织，其抗氧化酶，如 Mn-SOD，三吲哚-2，3 加双氧酶（indoleamine-2，3-dioxygenase，IDO），亚铁血红素加氧酶-1（heme oxygenase-1），以及谷胱甘肽过氧化酶的表达在肺组织中升高，转录调节蛋白如核转录因子（NFκB）、激活蛋白（activator protein-1，AP-1）等活性增加。Mn-SOD 的基因表达虽然增加，但其活性并不增加。动物在感染流感病毒后，其肺冲洗液中的 LDH、总蛋白水平均显著增加，肺脏干重/湿重比值显著增加，GSH 水平在感染后 5 至 7 天时显著降低，GSSG 水平显著升高，其 MDA 水平亦明显升高，肺组织中 iNOS mRNA 表达亦显著增加。硝酸盐、亚硝酸盐水平以及硝基酪氨酸产物也显著增加。病理切片观察发现，在感染动物肺组织的支气管周围、血管周围以及肺泡均存在水肿及单核细胞浸润等。而过度表达 SOD 的小鼠在感染流感病毒后，上述指标均明显优于野生型，且在其肺组织中未见到机化（organizing）的肺炎成分。

三、氧化应激致肺损伤的分子机制

在氧化应激致肺损伤的作用机制中，既涉及到 NFκB、AP-1 的活化，也涉及到众多细胞因子的释放，同时还与 p38 丝裂活化蛋白激酶（p38MAPK）等信号传递通路的改变密切相关。

（一）NF－κB

研究发现，在呼吸道上皮细胞，H_2O_2（100μmol/L）可引起 NF－κB 的活化和白细胞介素－8（IL－8）释放增加。高氧（95%）可协同增加 TNF－α 介导的 NF－κB 的活化以及 NF－κB 依赖性基因表达，其机制涉及抑制性 κB 激酶（IKK）的激活。与单用白细胞介素－1（IL－1β）比较，高氧与 IL－1β 同时使用时更能刺激 A549 细胞，（一种人肺泡Ⅱ型细胞）可增加 IKK 的活化、延长 Iκα 的降解、延长核转位及 NF－κB 与 DNA 的结合。IKK 的这种活化不伴有 NF－κB 依赖性基因的表达增加。这种独特机制与 p65 磷酸化减少无关。在 A549 细胞，H_2O_2（100μmol/L）与 TNF－α（10 ng/ml）所形成的氧化应激表现为 GSH 的耗竭和 GSSG 水平升高，同时增加组蛋白的乙酰化。在细胞核中，围绕在 DNA 外面的乙酰化组蛋白与去乙酰化组蛋白的比例决定着染色体的重构（remodelling）。染色体的重构及 DNA 解螺旋在允许转录因子接近并与 DNA 结合导致基因转录中发挥重要作用。核组蛋白的乙酰化是一个可逆的过程。其中，乙酰化转移酶（acetyltransferases，HATS）催化乙酰化，而去乙酰化酶催化去乙酰基。H_2O_2 和 TNF－α 均可增加组蛋白的乙酰化。该过程与降低 GSH 含量、升高 AP－1 及 NF－κB 活性导致前致炎因子 IL－8 释放增加有关。

（二）TNF－α

TNF－α 与其受体结合而发挥致炎效应。A549 细胞可自发性释放Ⅰ型可溶性肿瘤坏死因子受体（typeⅠsoluble tumor necrosis factor receptor（sTNF－RⅠ），H_2O_2 可呈剂量、时间依赖性促进 A549 细胞释放 sTNF－RI。用蛋白激酶 C（PKC）抑制剂预处理，可以减弱 H_2O_2 所致的 sTNF－RI 脱落。虽然 H_2O_2 可引起细胞表面的 sTNF－R 表达减少，但 sTNF－RI mRNA 水平并未发生改变。自由基还可通过改变与细胞粘附相关的细胞因子表达而影响 ALI 的发生。胰腺炎可引起 ALI。研究发现，胰腺炎可引起肺组织 P 选择素（P－selectin）升高，而细胞间粘附分子（intercellular adhesion molecule－1，ICAM－1）不变。用免疫中和 P 选择素或 ICAM－1 可阻止白细胞渗透入肺组织。在引起胰腺炎后，黄嘌呤和黄嘌呤氧化酶活性均升高。抑制黄嘌呤氧化酶活性可阻止 P 选择素在肺组织内的上调以及中性白细胞的渗透。提示，在急性胰腺炎期间，P 选择素在肺组织上调是决定白细胞募集的一个关键因素，而 P 选择素表达的升高决定于黄嘌呤氧化酶所产生的自由基水平。

（三）花生四烯酸（AA）

AA 及前列腺素 E_2（PGE_2）均为强致炎剂。H_2O_2 可呈剂量依赖性形式增加 A23187 刺激的 AA 及 PGE_2 的释放。该效应与特异性胞浆磷脂酶 A_2（cytosolic phospholipase A_2，$cPLA_2$）活性升高及 $cPLA_2$ 的 505 位丝氨酸残基发生磷酸化相关联，而所有这些作用均可被上皮生长因子受体激酶抑制剂 AG1478 所取消。转染 Ras 位点阴性的细胞可减少 H_2O_2 引起的 AA 释放及 $cPLA_2$ 磷酸化（与 Ras 表达阳性的比较）。细胞外信号调节激酶（extracellular signal－regulated kinase，MEK）和 p38MAPK 的抑制剂可抑制 H_2O_2 增加 AA 释放及 $cPLA_2$ 活性的作用。上述结果提示，H_2O_2 通过磷酸化上皮生长因子/Ras/细胞外信号调节激酶和 p38MAPK 途径增加 $cPLA_2$ 活性。

（四）表面活性蛋白 B（surfactant protein B，SP-B）

肺不张是 ALI 的特征之一，其原因可能与肺表面活性物质受损，致使其顺应性降低有关。SP-B 是肺表面活性物质的基本组成成分，在许多肺部炎症性疾病中，升高 NO 水平与 SP-B 水平降低有关，提示 SP-B 水平降低与肺损伤有关。研究显示，NO 供体以浓度、时间依赖性降低 H441 和 MLE-12（分别具有支气管上皮细胞（clara）和肺泡Ⅱ型上皮细胞的特性）的 SP-B mRNA 水平。NO 供体也拮抗地塞米松诱导 H441 细胞表达 SP-B mRNA 的作用。NO 抑制 SP-B mRNA 的作用可被转录抑制剂 5，6-二氯-1-β-D-核呋喃糖-苯并咪唑（5，6-dichloro-1-beta-D-ribofuranozy l-benzimidazole）所阻断。在 H441 和 MLE-12，NO 供体降低含有人 SP-B DNA 5'端 -911/+41 bp 碱基的报告质粒表达荧光素酶的表达。显示对 SP-B 启动子活性有抑制作用。NO 降低 SP-B mRNA 水平不为 LY-83583 and KT-5823（分别为腺苷酸环化酶抑制剂和蛋白激酶 G 抑制剂）所阻断，而且可透过细胞膜的 cGMP 及其类似物 8-溴-环磷酸鸟苷（8-bromo-cGMP）对 SP-B mRNA 水平均无作用。这些资料显示，升高 NO 可通过基因转录对 SP-B 基因表达实现负调节，而这种作用与 cGMP 水平无关。提示 NO 升高所致的 SP-B 表达减少与肺损伤有关。

四、自由基生成与消除的调控

目前，对肺部自由基生成调控的研究主要集中在对 NO 生成的调控方面。许多可引起 ALI 的因素均可对 NO 的生成发挥影响。目前的研究结果显示，这些调节因子可从多个环节影响 iNOS 的生成及其活性。在这些影响因素中，既有细胞因子的参与，也与转录因子、信号传递通路的活化密切相关。在 A549 细胞中，TNF-α 和 IL-1β 可直接诱导合成 iNOS 单体（monomer），而且不同的细胞因子之间可协同诱导合成 iNOS 单体。外源性 BH4 对 IL-1β 诱导的 NO 生成量无作用，但可显著加强干扰素 γ（INF-γ）和 TNF-α 诱导 NO 的生成。所涉及的机制可能有以下两方面：①iNOS 单体生物合成是由于转录因子间非线性反应；②协同活化胞浆 NF-κB。Jak2 激酶抑制剂可抑制细胞因子诱导的 Stat 1 与 DNA 结合及人诱导型 NO 合酶（human inducible nitric-oxide synthase，hiNOS）基因表达，Stat 1 位点阴性表达可抑制 hiNOS 报告基因表达。电泳显示，在 hiNOS 启动子的 -5.2kb 处的 DNA 元件只与 Stat 1 结合。在 Stat 1 变异的成纤维细胞，过度表达 NF-κB 可活化 hiNOS 启动子报告基因的表达，而对野生型无效。提示 Stat 1 可在这些细胞中抑制 NF-κB 的功能。NF-κB 抑制因子（NF-kappaB-repressing factor，NRF）与一个特异的负调节元件（negative regulatory element，NRE）发生作用，该 NRE 介导抑制一定 NF-κB 反应基因的转录。通过比较 IFN-β 和 IL-8 启动子的序列发现，NRE 位于 hiNOS 启动子上游的 -6.7kb，凝胶电泳显示结构性 NRF（constitutive NRF）与 hiNOS 的 NRE 结合。在启动子转染的实验中，hiNOS 启动子的 -6.7kb 处的 NRE 位点发生变异，导致 NRF 的结合丧失，基础性 hiNOS 转录增加，但细胞因子刺激的 hiNOS 转录不增加。如果过度表达 NRF，既可抑制基础性 hiNOS 启动子的活性，也降低细胞因子诱导的 hiNOS 启动子活性。这种活性有赖于一个完整的 cis-作用性 NRE 模子（intact cis-acting NRE motif）。提示，通过与 hiNOS 启动子上游的 cis-作用性 NRE 结合处理 NRF 蛋白与结构性抑制 hiNOS 基因有关。

GSH 占所有细胞内非蛋白类巯基的 90%，是细胞内的重要还原剂，在过氧化诱导的肺损伤中发挥着重要的防御作用。研究发现，在许多肺部炎症时，如 ARDS 患者的肺里层液（lung lining fluid）中均有 GSH 水平的改变。谷氨酰胺是合成 GSH 的重要前体物质。将 A549 细胞暴露于高氧环境中，其谷氨酰胺的消耗量是正常含氧量环境的两倍，其摄入的增加量与 GSH 水平升高量相平行。GSH 是在谷氨酰半胱氨酸合成酶（glutamylcysteine synthetase，GCS）及 GSH 合成酶的连续作用下合成的。这两种酶均特异性存在于细胞胞浆中，其合成 GSH 的速度决定于 CS 的总量、可利用的 L－半胱氨酸以及 GSH 对 GCS 的反馈抑制作用的大小。人体肺脏是 GSH 的重要储存场所（6.1～17.5nmol/mg）。细胞外的 ELF 含有丰富的 GSH，可以还原氧化物、自由基及亲电子化合物。这样肺组织的细胞外 GSH 可以保护肺巨噬细胞、上皮细胞及肺内皮细胞等免于来自氧化应激损伤，帮助维持表面活性物质功能。完整的 GSH 不被肺组织大量摄取。细胞外的 GSH 被谷氨酰转肽酶（glutamyl－transpeptidase，GT）裂解为其组成的氨基酸后在细胞内重新合成，而不是直接进行重摄取。GT 是一种浆膜酶，存在于肺上皮细胞中，其活性位点直接在细胞外。该酶可裂解谷氨酰胺－半胱氨酸－甘氨酸的谷氨酰胺键，谷氨酰胺部分再转化为单个氨基酸、二肽或 GSH 本身，以及生成其他谷氨酰胺衍生物等。在肺上皮细胞中，其 GT 活性甚高，可以利用来自肺泡内层液体（alveolar lining fluid）中的 GSH，大多数浆液中的 GSH 均被 GT 酶所分解。显然，GT 在决定肺泡内层液体中的 GSH 水平起着重要作用。由于内皮细胞、肺巨噬细胞及成纤维细胞的 GT 水平较低，因而不易利用细胞外 GSH 在细胞内合成 GSH。GSH 可与富含巯基（－SH）的蛋白质部分，如白蛋白，形成蛋白质二硫化物，也可经氧化作用形成 GSSG，而 GSSG 对细胞具有毒性。氧化应激最先可耗竭 GSH，接着引起细胞内 GSH 水平的代偿性升高，GSH 升高是诱导 GCS－HS 之故。在肺及支气管的上皮细胞、内皮细胞等组织，H_2O_2、氧化还原循环、维生素 K 及组织过氧化等均可先引起 GSH 的耗竭，然后在 12～24 小时使 GSH 水平升高。这种 GSH 升高的现象与 GCS 亚单位基因的 mRNA 表达增加有关。

GSH 的代谢也受着众多因素的调节，在肺上皮细胞里，因氧过多、臭氧、黄嘌呤/黄嘌呤氧化酶、H_2O_2、维生素 K、脂质过氧化产物、氧化型低密度脂蛋白等产生的氧化应激所引起的 GSH 持续升高，是由于 GCS 重亚单位（GCS－HS）mRNA 上调所致。由硒、铁、甲基水银、亚砷酸钠及镉等重金属所产生的氧化应激所引起的 GSH 合成增加，是因为这些金属可激活 AP－1，诱导蛋白磷酸化，激活 c－Jun NH_2 末端激酶。所有这些现象均与诱导－GCS 表达有关。TNF－α 可升高 A549 细胞的 GSH 水平，同时升高 γ－GCS 活性及 γ－GCS－HS mRNA 表达。在一个特定的最近的 AP－1（putative proximal AP－1，主要为 c－jun 同二倍体）结合位点（－269 至－263 碱基对）发生变异，可阻断 TNF－α 所介导的启动子活化。电泳分析发现，TNFα 可增加 AP－1 与 DNA 的结合，地塞米松可显著降低 GSH 水平，降低 γ－GCS 活性，及 γ－GCS－HS mRNA 表达。TNF－α 上述作用均可被地塞米松所取消。提示 TNF－α 和地塞米松调节 GSH 水平及 γ－GCS－HS mRNA 表达的作用是通过影响 AP－1 而实现的。研究显示，氧化剂、酚类抗氧化剂以及致炎剂和抗炎剂等均可调节 AP－1 的活性，而 AP－1 又可调节 GCS 的表达。GCS 由具有催化作用的 GCS－HS 和调节功能的亚单位（GCS－LS）。研究发现，在人的 GCS－HS 和 GCS－LS 基因的启动子区域（5'－端）含有一个特定的 AP－1（putative AP－1）及一个抗氧化反应元件（antioxidant response element，ARE），而 AP－1 和

ARE 在应答各种刺激时引起 GCS 表达是必需的。

显然，过氧化物与抗氧化剂在体内常处于一种动态平衡之中，当机体遇到过氧化损伤的同时，常自动启动抗氧化剂如 GSH 的合成，使过氧化物尽快从体内消除，以便达到新的平衡。如果机体或组织在短期内产生大量的过氧化物，使机体不能很快将体内产生的自由基消除，则会对组织产生过氧化性损伤。

结束语

综上所述，许多致炎因子可从多种途径诱导，破坏机体氧化与抗氧化之间的动态平衡，使自由基不能及时从肺组织中清除出去，致使自由基在肺组织通过多种途径使肺组织受损，最终产生 ALI 甚或 ARDS。因此，在防止 ALI 或 ARDS 中，及时清除肺组织中的自由基可能对肺功能起到很好的保护作用。

在病毒引起的急性肺损伤疾病中，SARS（severe acute respiratory syndrome，即严重急性呼吸道症候群）由于其高传染性和高致死率，使人们闻之而色变。研究发现，引起 SARS 的元凶是一种新的冠状病毒（coronavirus），为与其他冠状病毒相区别，特将其称为 SARS CoV。患者在感染该病毒后 7～10 天左右出现发热、头痛、咳嗽等一般症状，其中有相当大比例之病人在就诊时（通常在发生上述症状 3 到 4 天后），其胸部 X 线片可看到肺两侧呈间质性浸润，使得 X 线片发生典型云状朦胧的外观。此后，部分病人可发生 ARDS。由于目前无有效防治方法，少数患者可出现死亡。对 SARS 死亡患者肺组织进行尸检结果显示，其肺脏主要表现出弥漫性肺泡损伤，其病理改变与病期密切相关。如在 10 天之内死亡的患者，可表现出急性期弥漫性肺泡损伤（acute－phase diffuse alveolar damage，DAD），水肿等；10 天之后表现出机化期 DAD（organizing－phase DAD），肺泡Ⅱ型细胞增生、鳞状化生，出现多核巨细胞及急性支气管肺炎等。在所有的死者肺组织均可检测出 SARS Cov。可见 SARS 患者的早期肺组织损伤，实际上就是一种 ALI，是引起 SARS 的主要病理基础。由于目前无稳定可用的动物模型进行系统研究，因而缺乏直接的动物研究资料。因此，有关 SARS CoV 引起 SARS 的确切机制目前并不完全清楚，推测与病毒抗体引起的免疫反应所致的损伤有关。因患者呼吸道分泌物中病毒量在感染病毒后 10 天即显著减少，与此同时抗 SARS CoV 的抗体量显著增加。值得注意的是，感染者的潜伏期常在 7～10 天。因此，该病的产生可能并非病毒本身复制所致。这种现象实际上与流感病毒引起的 ARDS 相似。提示，SARS CoV 引起的肺损伤可能同样有氧化应激的参与。因此，从抗氧化剂中筛选防治 SARS 的有效药物是一个值得深入研究的课题。

但目前的研究还不能回答的问题是，在发生 ALI 或 ARDS 后，何时补充抗氧化剂较为适宜。因在发生 ALI 后，机体在耗竭 GSH，通过多种途径激活 GSH 合成的相关酶类，使 GSH 水平迅速恢复到正常水平。甚或高于正常水平。此时，再加入抗氧化剂对机体是否产生有益作用，目前还未见相关报道。目前的研究多采用预防给药所得的研究结果。另外，血红蛋白是运输 O_2 的主要物质，也是与肺脏组织接触最多的物质。有研究显示，血红蛋白及其所含的铁离子可能与自由基的产生有关。但目前有关血红蛋白在 ALI 中的作用和地位目前的研究甚少。深入探讨上述两方面的内容，可能会对临床上有效防治 ALI 产生深远影响。

（谭正怀 刘耕陶）

参考文献

1. Wulf D. Free radicals in the physiological control of cell function. Physiol Rev, 2002, 82:47
2. Bhatia M, Moochhala S. Role of inflammatory mediators in the pathophysiology of acute respiratory distress syndrome. J Pathol, 2004, 202 (2):145
3. Sato K, Kadiiska MB, Ghio AJ, et al. In vivo lipid - derived free radical formation by NADPH oxidase in acute lung injury induced by lipopolysaccharide: a model for ARDS. FASEB J, 2002, 16 (13):1713
4. Tanita T, Song C, Kubo H, et al. Superoxide possibly produced in endothelial cells mediates the neutrophil - induced lung injury. Ann Thorac Surg, 2000, 69 (2):402
5. van der Vleit A, Eiserich JP, Cross CE. Nitric oxide: a pro - inflammatory mediator in lung disease? Respiratory research, 2000, 1 (2):67
6. Lang JD, McArdle PJ, O'Reilly PJ, et al. Oxidant-antioxidant balance in acute lung injury. Chest, 2002, 122 (6 Suppl):314S
7. Fakhrzadeh L, Laskin JD, Laskin DL. Deficiency in inducible nitric oxide synthase protects mice from ozone - induced lung inflammation and tissue injury. Am J Respir Cell Mol Biol, 2002, 26 (4):413
8. Turanlahti M, Pesonen E, Lassus P, et al. Nitric oxide and hyperoxia in oxidative lung injury. Acta Paediatr, 2000, 89 (8):966
9. Kao SJ, Peng TC, Lee RP, et al. Nitric oxide mediates lung injury induced by ischemia - reperfusion in rats. J Biomed Sci, 2003, 10 (1):58
10. Laskin DL, Fakhrzadeh L, Laskin JD. Nitric oxide and peroxynitrite in ozone - induced lung injury. Adv Exp Med Biol, 2001, 500:183
11. Okamoto T, Gohil K, Finkelstein EI, et al. Multiple contributing roles for NOS2 in LPS - induced acute airway inflammation in mice. Am J Physiol Lung Cell Mol Physiol, 2004, 286 (1):L198
12. Nagata K, Iwasaki Y, Takemura Y, et al. Effect of inhaled NG - nitro - L - arginine methyl ester on Candida - induced acute lung injury. Chest, 2003, 124 (6):2293
13. Shanley TP, Zhao B, Macariola DR, et al. Role of nitric oxide in acute lung inflammation: lessons learned from the inducible nitric oxide synthase knockout mouse. Crit Care Med, 2002, 30 (9):1960
14. Ghio AJ, Suliman HB, Carter JD, et al. Overexpression of extracellular superoxide dismutase decreases lung injury after exposure to oil fly ash. Am J Physiol Lung Cell Mol Physiol, 2002, 283 (1):L211
15. Suliman HB, Ryan LK, Bishop L, et al. Prevention of influenza - induced lung injury in mice overexpressing extracellular superoxide dismutase. Am J Physiol Lung Cell Mol Physiol, 2001, 280 (1):L69
16. Rahman I, Gilmour PS, Jimenez LA, et al. Ergothioneine inhibits oxidative stress - and TNF - alpha - induced NF - kappa B activation and interleukin - 8 release in alveolar epithelial cells. Biochem Biophys Res Commun, 2003, 302 (4):860
17. Odoms K, Shanley TP, Wong HR. Short - term modulation of interleukin - 1 {beta} signaling by hyperoxia: uncoupling of I {kappa} B kinase activation and NF - {kappa} B - dependent gene expression. Am J Physiol Lung Cell Mol Physiol, 2004, 286 (3):L554
18. Rahman I, Gilmour PS, Jimenez LA, et al. Oxidative stress and TNF - alpha induce histone acetylation and NF - kappaB/AP - 1 activation in alveolar epithelial cells: potential mechanism in gene transcription in lung inflammation. Mol Cell Biochem, 2002, 234 - 235 (1 - 2):239

19. Hino T, Nakamura H, Abe S, et al. Hydrogen peroxide enhances shedding of type I soluble tumor necrosis factor receptor from pulmonary epithelial cells. Am J Respir Cell Mol Biol, 1999, 20 (1):122

20. Peiris JSM, Phil D, Yuen KK, et al. The severe acute respiratory syndrome. N Engl J Med, 2003, 349 (18): 2431

21. Pawliczak R, Huang XL, Nanavaty UB, et al. Oxidative stress induces arachidonate release from human lung cells through the epithelial growth factor receptor pathway. Am J Respir Cell Mol Biol, 2002, 27 (6):722

22. Salinas D, Sparkman L, Berhane K, et al. Nitric oxide inhibits surfactant protein B gene expression in lung epithelial cells. Am J Physiol Lung Cell Mol Physiol, 2003, 285 (5):L1153

23. Kwon S, Newcomb RL, George SC. Mechanisms of synergistic cytokine - induced nitric oxide production in human alveolar epithelial cells. Nitric Oxide, 2001, 5 (6):534

24. Ganster RW, Taylor BS, Shao L, et al. Complex regulation of human inducible nitric oxide synthase gene transcription by Stat 1 and NF - kappa B. Proc Natl Acad Sci U S A, 2001, 98 (15):8638

25. Feng X, Guo Z, Nourbakhsh M, et al. Identification of a negative response element in the human inducible nitric - oxide synthase (hiNOS) promoter: The role of NF - kappa B - repressing factor (NRF) in basal repression of the hiNOS gene. Proc Natl Acad Sci U S A, 2002, 99 (22):14212

26. Rahman Irfan and MacNee William Lung glutathione and oxidative stress: implications in cigarette smoke - induced airway disease Am J Physiol Lung Cell Mol Physiol, 1999, 277:L1067

27. Rahman I, Antonicelli F, MacNee W. Molecular mechanism of the regulation of glutathione synthesis by tumor necrosis factor - alpha and dexamethasone in human alveolar epithelial cells. J Biol Chem, 1999, 274 (8):5088

28. Franks TJ, Chong PY, Chui P, et al. Lung pathology of severe acute respiratory syndrome (SARS): a study of 8 autopsy cases from Singapore. Hum Pathol. 2003, 34 (8):743

29. Marshall E, Enserink M. Caution urged on SARS vaccines. Science, 2004, 303 (13):944

第 20 章　药物代谢的途径和药物性肝炎的生化学机制

肝脏是体内重要的解毒器官和代谢库，体内许多内源性物质如类固醇类和进入体内的大多数药物，均在肝脏被代谢或化学性修饰。调控药物代谢的生化过程，在很大程度上决定药物作用时间的长短、清除及毒性。药物代谢可使有效的分子变为无效或活化一个无效的前体或产生一种毒性产物。苯巴比妥类便是一个例子，经肝脏代谢后被羟基化生成无效的对羟基苯巴比妥，其水溶性增加而膜脂溶性降低，或直接地排出，或与葡萄糖醛酸结合形成复合物而排出体外。20 世纪中期，英国著名药理学家 Williams 提出药物代谢分为Ⅰ相和Ⅱ相代谢的概念，后来发展为化学性生物转化（biotransformation）。抗癌药 5－氟尿嘧啶（5－FU）欲发挥抗癌效果需要抑制尿嘧啶合成酶活性，阻断肿瘤细胞 DNA 合成。5－FU 本无活性，经肝脏生物转化生成单磷酸 5－FU 才有抗癌活性，这是化学性生物转化的一个例子。有时候，一种有效药物经生物转化后可生成另外的活性分子。Terfenadine 便是一个例子。terfenadine 对心脏有毒性，其氧化代谢产物 fexofenadine，目前已作为一种安全的替代药而上市，避免了 terfenadine 致命性心脏副反应。另外，常用解热镇痛药对乙酰氨基酚（扑热息痛）经肝脏代谢后，一部分转化为一种活性中间产物 NAPQI，对蛋白质分子上的半胱氨酸 SH 基有特别的亲能力，与之共价结合从而引起肝细胞坏死。补充高浓度巯基（－SH）化合物以保护蛋白质上的游离－SH 基，则可清除 NAPQI 达到保护肝细胞的目的。N－乙酰半胱氨酸是大剂量扑热息痛中毒的有效解毒剂。通过上述的几个例子说明，了解药物代谢基本原理，会有益于从理论上设计更有效安全的药物。

由于肝脏是药物代谢的主要器官，故本章首先简略地介绍肝脏Ⅰ相代谢酶系及生物转化的作用。

一、Ⅰ相生物转化－肝微粒体细胞色素 P450

在影响药物代谢的主要酶系中，细胞色素 P450 单加氧酶起决定性作用。细胞色素 P450 酶系简写为 CYPs，它催化进入体内的药物和内源性化合物在肝脏的氧化，也催化药物在肾脏、胃肠道、皮肤和肺脏内的氧化代谢。

在化学上，药物氧化的过程可简写如下式：

药物＋还原型辅酶Ⅰ（NADPH）＋ O_2 ⟶ 被氧化药物＋ $NADP^+$ ＋ H_2O

CYPs 位于细胞内质网，其功能组分包括含铁蛋白细胞色素 CYP，NADPH－细胞色素 P450 还原酶及磷脂酰胆碱（PC），需要 NADPH 作为能量来源和电子供体。CYPs 与 NADPH－细胞色素 P450 还原酶两者比例约为 10∶1。在体外构建 CYPs 酶系需要包含有 CYPs 铁蛋白、还原酶、NADPH、O_2 及 PC 方能发挥功效。

在微粒体 CYP 药酶系统过程中，电子的流动见图 20－1。

一个游离药物进入微粒体 CYPs 系统，在有 PC 存在下，于 CYP 分子的氧化状态 Fe^{3+} 形成一个复合物，在 NADPH－细胞色素 P450 还原酶催化下，NADPH 转化为 $NADP^+$，释出一个电子，使 CYP Fe^{3+} 还原为 Fe^{2+}，还原的复合物吸收一个分子氧（O_2），经 CYP 还原酶第二次电子传递，产生一分子水（H_2O），结果一个药物分子被羟化，Fe^{2+} 氧化为 Fe^{3+}。羟化的药物从 CYP 酶复合物中释出，上述循环重复进行。

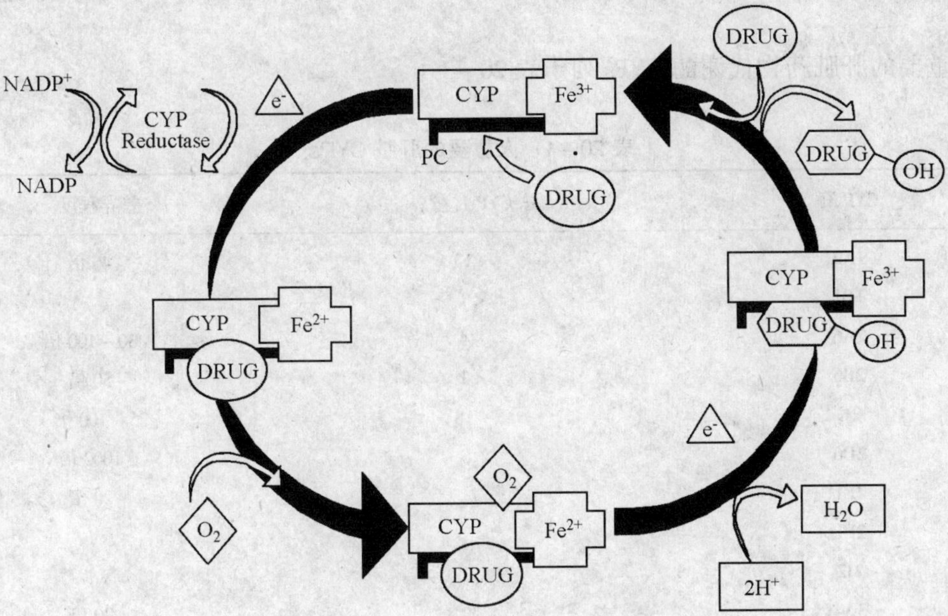

图 20－1　CYP 代谢药物的循环示意图

(一) P450 的命名和分类

细胞色素 P450 名称之由来系根据光谱学观察结果而命名。还原型细胞色素铁蛋白酶（Fe^{2+}）对 CO 特别敏感，能与之相结合，于 450nm 处有特异性吸收光谱（图 20－2），故命名细胞色素 P450。光照可使 CO－CYP 复合物分离，然后该复合物能吸附 O_2。

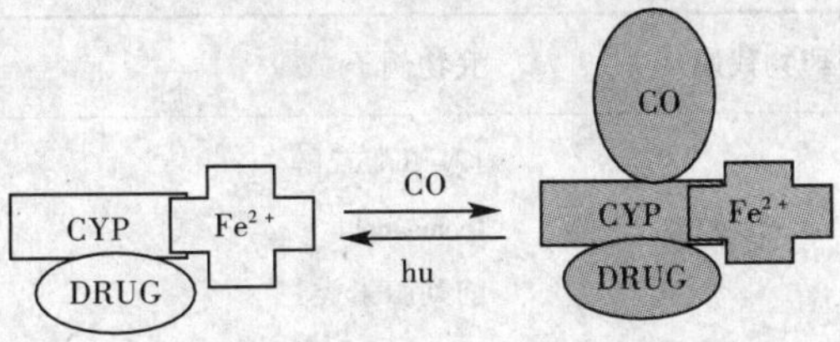

图 20－2　当药物结合于 CYP 还原复合物，
CYP450 对 CO 有高度亲和性

CYP 酶复合物的上述光谱特性对研究该酶底物特异性、动力学、诱导和抑制非常有用。

(二) 人肝 CYPs 酶系

人肝有 12 种 CYP 基因家族。在这 12 种基因家族中，大部分药物代谢酶属 CYP1、2 和 3 家族。所有这些酶的分子量介于 45～60kD 之间。它们的命名和分类与其氨基酸序列同源性有关。亚家族称为异构酶，与其家族有明显的氨基酸序列同源性。例如 CYPⅠA。当发现一个以上亚家族，另外加一个数字，如 CYPⅠA2。经常地，2 种或多种 CYP 能够催化同样类型药物的氧化，表示有广谱底物特异性。以往基于生物化学转化而将 CYPs 分为不同类型 CYP450 和 CYP448 造成了混乱，现在以基因序列来分类 CYP，解决了这个混淆的问题。

人重要的肝脏药物代谢酶 CYPs 列于表 20 - 1。

表 20 - 1 人重要的肝脏 CYPs

CYP 酶	总 CYP 含量%	差异程度
1A2	~13	~40 倍
1B1	<1	
2A6	~4	~30 ~ 100 倍
2B6	<1	~50 倍
2C	~18	25 ~ 100 倍
2D6	2.5	>1000 倍
2E1	7	~20 倍
2F1		
2J2		
3A4	28	~20 倍
4A 4B		

表中 CYP 家族 1A2、2C 和 3A4 代谢药物占了 50%以上，它们在肝脏的含量波动相当大，当病人对药物的疗效出现波动时，需要作进一步的临床评价。CYP 参与一些临床重要药物的代谢列于表 20 - 2。

表 20 - 2 CYP 参与一些临床重要药物的代谢

CYP 酶	参与药物代谢（%）	底物例子
1B1		17 - β 雌二醇
2F1	~1.3	Ipomeanol
4A		前列腺素类
ⅠAⅠ	2.5	R - warfarin
2A6	2.5	环磷酰胺，卤烷，zidovudine
2B6	3.4	环磷酰胺，睾酮
2E1	4.1	扑热息痛，Chlorzoxazone，Dapsone，卤烷
A2	8.2	扑热息痛，咖啡因，非那西丁，（R） warfarin
2C8，9	15.8	tolbutammide，diclofenac，（S） - warfarin，phenytonin 环己巴比妥
2C18，19	8.3	diazepam，omeprazole，（s） - mephenytoin
2D6	18.8	可地因，debrisoquine，dextromethophan，bufuralol，sparteine
3A4，5	34.1	carbamazepine，考地松，dapsone，diazepam， 红霉素，midazolam，nibedipine，omeprazole，睾酮

有时候多种 CYP 代谢一种药物，例如扑热息痛、diazepam；有的 CYP 既代谢内源性生物活性分子（前列腺素类，甾醇类），亦代谢进入体内的外源性药物。各种 CYP 酶活性受许多因素的影响。例如，在 CYP1A，2A6，2C9，2C19，2D6 和 2E1，家族中遗传多态性最明显；营养因素可影响 CYPⅠA1，1A2，2E1，3A3 及 3A4，5 家族；吸烟可影响 CYP1A1，1A2，2A6，2B6，2C，2D6，3A3，3A4，5 家族；环境中外源化合物则影响 CYP1A1，1A2，2A6，1B，2E1，3A3，3A4，5 家族。

肝外的 CYPs 对药物浓度亦可有显著影响。除了主要的 CYP3A 家族外，胃肠道存在 CYPs2D6，2C，2B6 及 IAI。同样地肺内亦有 CYPs，CYPsIAI，2A6，2B6，2C，2E，2F，及 4B1。肾脏内有 CYP1A1，1B1，3A 及 4A11。皮肤、胎盘、前列腺及其他组织亦有 CYPs，可抑制或激活药物的代谢。所有这些都可以影响临床上某种治疗用药的效果或毒性。

二、CYP 介导的生物转化

大部分药物的分子量均为低于 500D 的小分子有机化合物。各种 CYP 异构酶的作用是可以预测的，因为有些化合物的结构成分是化学转化的主要靶点。然而，不是任何一种特殊药物的代谢都能够完全预测。可能其结构上的某个部位被某种 CYPs 代谢，而其另外的结构部位被另一种 CYPs 代谢。下面举的例子是某一特定药物代谢途径及其对 CYP 代谢酶的选择性。

（一）脂肪族羟化（aliphatic hydroxylation）

脂肪族碳原子的羟化往往发生于分子的第二个或第三个 C 原子。图示如下，羟化后脂溶性降低而水溶性增加。

$$RCH_2CH_3 \longrightarrow RCH(OH)CH_3$$

Ibuprofen 是脂肪族羟化的一个例子（图 20 - 3）。其他药物，如戊巴比妥、环孢菌素也都通过类似途径被羟化。

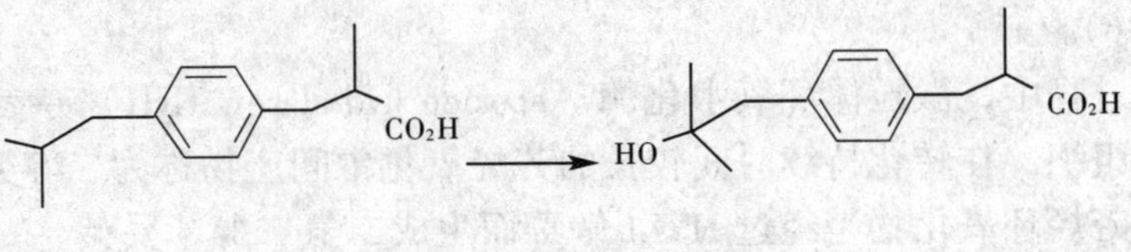

图 20 - 3　Ibuprofen 的脂肪族羟化

（二）芳香族羟化（aromatic hydroxylation）

许多芳香族药物的羟化，或是直接通过不对称氧传递，或是通过一种不稳定的芳烃氧化中间产物而完成。

由于环氧中间产物的半衰期短，立即通过分子重排或反应，而导致多种替代中间产物的形成，可能是对位和间位羟化及二氢二醇代谢物，如苯巴比妥。N - 乙酰苯胺是芳香羟化的一个例子（图 20－5）。通过 CYP 介导芳烃环氧化物的形成而迅速地进行分子重排，而产生一种单个的代谢物。

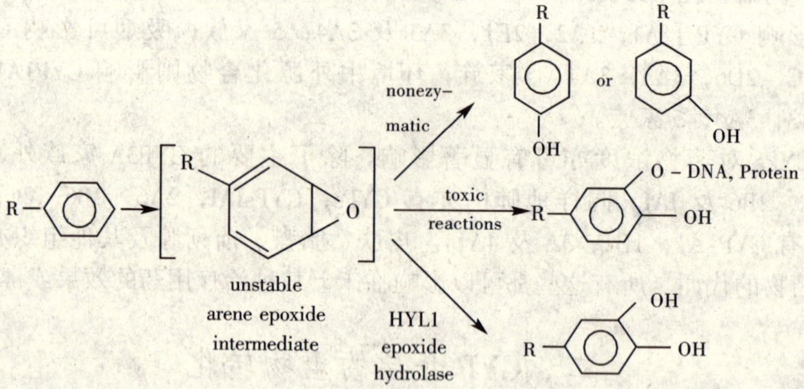

图 20－4 芳香环碳原子的羟化

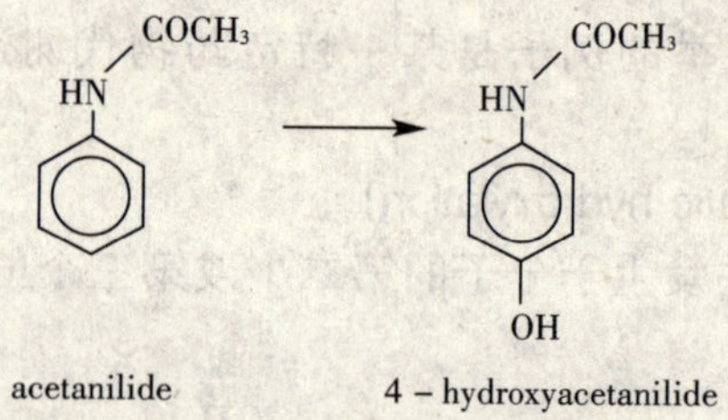

图 20－5 乙酰苯胺的代谢生成
4－羟基乙酰苯胺

二苯内酰脲（phenytoin）通过一种芳烃环氧化中间产物，而形成的主要代谢物为对羟基内酰脲（图 20－6）。

在上述代谢过程中，微粒体环氧水化酶（epoxide hydrolase，Hyl1）亦参与代谢。该酶广泛地分布于各种组织，在转化持续时间较长的芳烃氧化中间产物称为二醇类代谢物中起保护作用。苯妥英的芳烃环氧化物是经过 HYL1 解毒而生成二氢二醇苯妥英。

妊娠期间服用 phenytoin 可产生先天性结构性畸形，包括腭裂。其原因是 phenytoin－芳烃环氧化中间产物与缺乏 HYL1 的组织细胞的 DNA 反应所造成。

（三）氮－脱烷基反应（N－dealkylation）

氮原子脱烷基化（去烃）涉及自由基阳离子中间产物和分子氧。严格地说，氧原子脱烷基和硫原子脱烷基均与氮原子脱烷基反应有关。虽然反应机制可能有别。含有甲胺功能集团的药物都是经氮－脱烃反应而被代谢（图 20－7）。乙基吗啡是药物代谢氮－脱烃反应的例子。其他药物，如利多卡因、氨基比林、6－甲基硫嘌呤，都属于氮脱烃反应而被代谢。

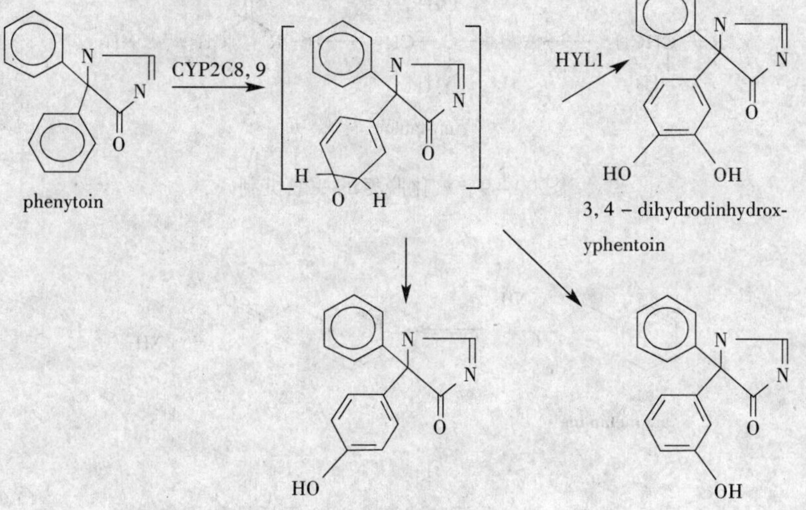

图 20 - 6　二苯内酰脲的代谢

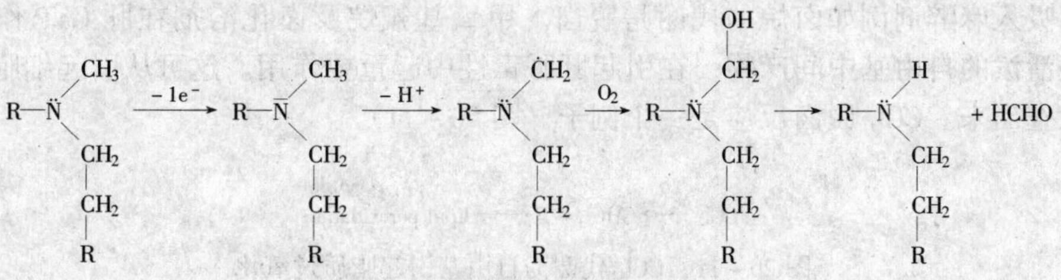

图 20 - 7　N - 脱甲基反应产生甲醛作为副产物

含多功能基团药物都是多种 CYP 的底物和代谢途径。乙基吗啡的氮脱甲基反应与氧脱烃反应二者中有一个主要的 N - 脱甲基的副产物是甲醛（HCHO）（图 20 - 8）。

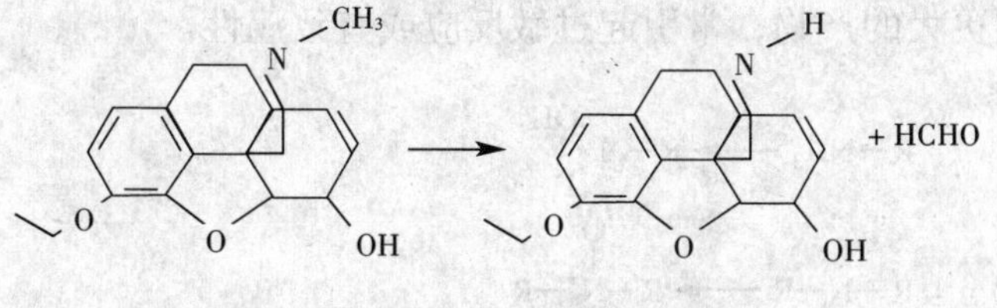

图 20 - 8　乙基吗啡的 N - 脱烃反应

（四）氧化脱氨反应

氧化脱氨的一般机制是通过一个不稳定的甲醇胺中间产物（图 20 - 9）。苯丙胺是药物代谢氧化脱氨的一个例子（图 20 - 10）。

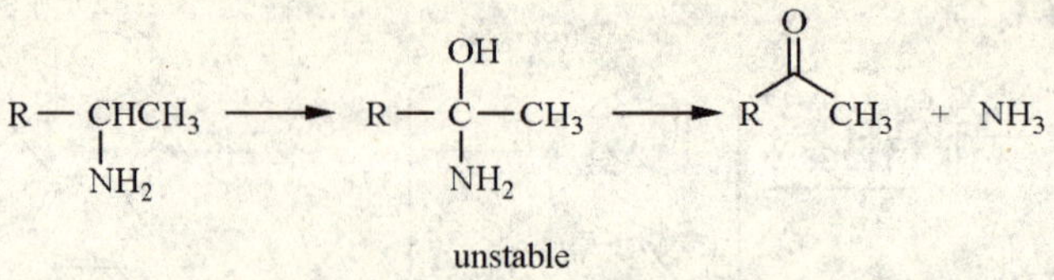

图 20-9 氧化脱氨的一般机制

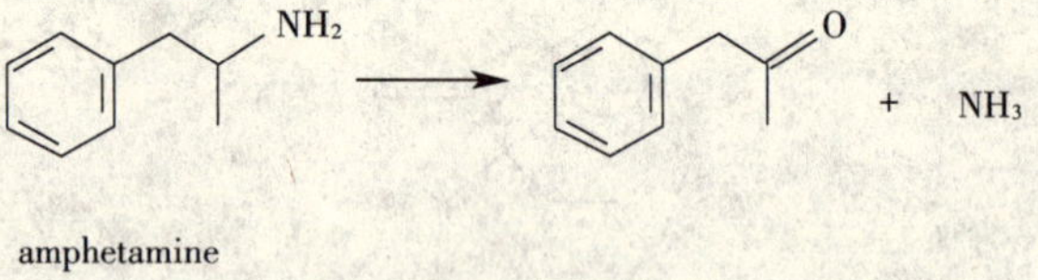

图 20-10 苯丙胺代谢为一个无活性的酮

（五）脱卤反应

许多吸入麻醉剂例如卤烷的代谢是脱卤。甲氧基氟烷及卤化溶剂在肝 CYP 作用下，产生化学上活泼的自由基中间产物，在引起肝脏毒性中起重要作用。这可从引起细胞脂质过氧化而被检查出来。CCl_4 脱卤反应是一个例子（图 20-11）。

$CCl_4 \longrightarrow CHCl_3 + R\cdot \longrightarrow$ lipid peroxidation

图 20-11 CCl_4 代谢为自由基引起脂质过氧化

（六）氮-氧化（N-oxidation）

胺类化合物容易被 CYP 酶代谢，分子中氮原子是易被氧化的部位。脂肪族胺类容易氧化成羟胺类（图 20-12）。羟胺类的碱性比其母体胺类弱。芳香胺类则在 CYP 酶作用下转化成比其母体胺类毒性更大的产物，常引起过敏反应或有致癌性。

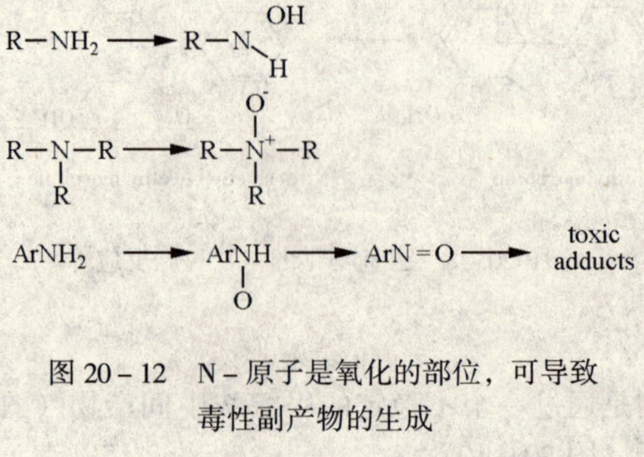

图 20-12 N-原子是氧化的部位，可导致
毒性副产物的生成

Dapsone 是 CYP3A4 和 CYP2E1 的底物，N-氧化而生成 dapsone 羟胺。Dapsone 引起的高铁血红蛋白症和粒细胞减少症与其 N-氧化产物有关（图 20-13）。

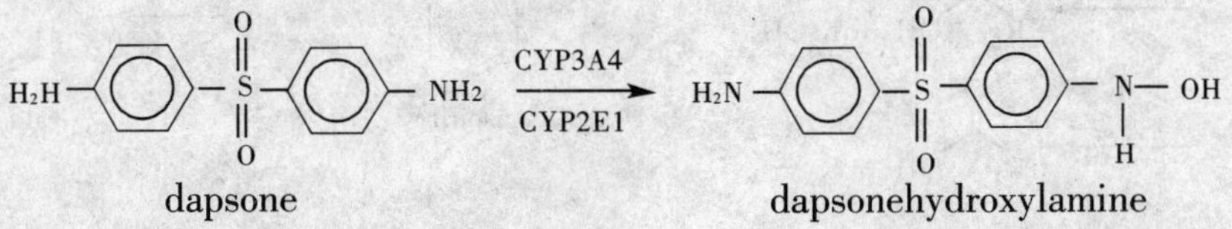

图 20-13　dapsone 是 N-氧化的底物

（七）硫-氧化（S-氧化）

含硫化合物易被 CYP 酶氧化，亦可非酶氧化（图 20-14）。氯丙嗪是被 CYP3A 代谢的一个例子。氯丙嗪亦经 N-氧化和 N-脱烃途径而被代谢，产生多种排泄产物（图 20-15）。

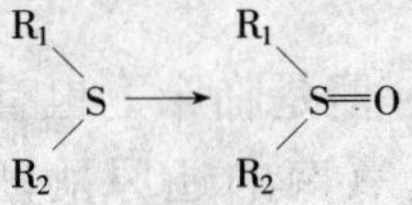

图 20-14　硫氧化的通式

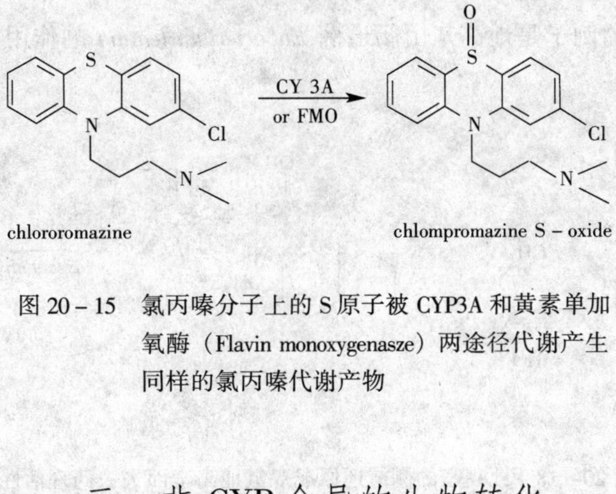

图 20-15　氯丙嗪分子上的 S 原子被 CYP3A 和黄素单加氧酶（Flavin monoxygenasze）两途径代谢产生同样的氯丙嗪代谢产物

三、非 CYP 介导的生物转化

（一）水解

酯类或酰胺类的水解是常见的反应。由存在于各组织和生理体液中的一些特殊的酯酶、酰胺酶以及蛋白酶所催化。这些酶对底物特异性的要求是大不相同的。水解反应与药物代谢Ⅱ相结合反应是相反的（图 20-16）。阿司匹林是在血浆中易被水解的一个例子（图 20-17）。

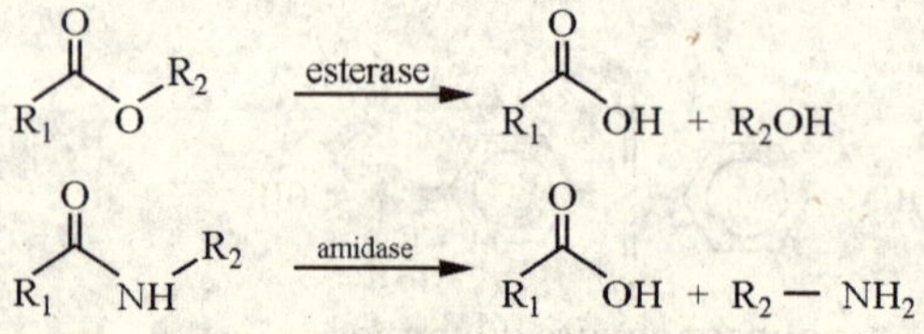

图 20－16 水解反应参与许多内源性化合物的代谢

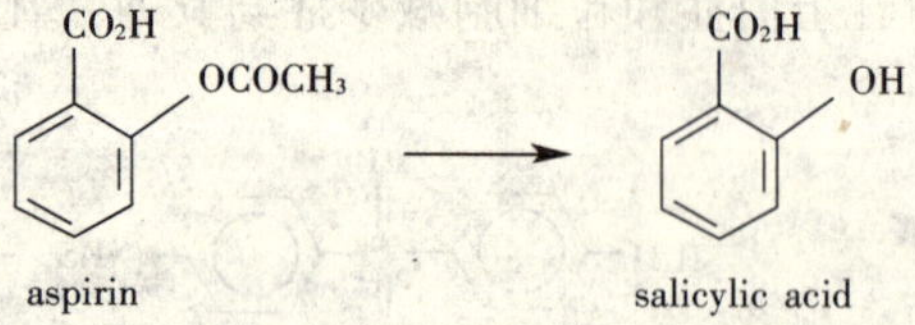

图 20－17 阿司匹林及其活性代谢物水杨酸

阿司匹林在血浆中的半衰期仅 15 分钟，其活性代谢物水杨酸半衰期长的多，抗炎症活性半衰期达 12 小时。然而，水杨酸会刺激胃粘膜而出现副反应，故临床上使用乙酰水杨酸或水杨酸钠以减少副反应。

（二）还原反应（reduction）

虽然大部分药物都是由氧化代谢，但是临床上也有许多药物是经还原反应而被代谢。在多数情况下，还原反应是由肠道内厌氧菌的还原酶所代谢。白浪多喜为芳香偶氮化合物（$Ar_1-N=N-Ar_2$）被还原为丙胺类（anilines，Ar_1-NH_2，Ar_2-NH_2），其还原代谢物之一为磺胺，是有效的抗菌药，早在 1935 年就知道了。因此，白浪多喜成为抗菌药的一个前体药药物。

第二个还原反应的例子是地高辛由肠道菌 *Eubacterium lentum* 的作用下生成双氢地高辛而失去活性（图 20－18）。

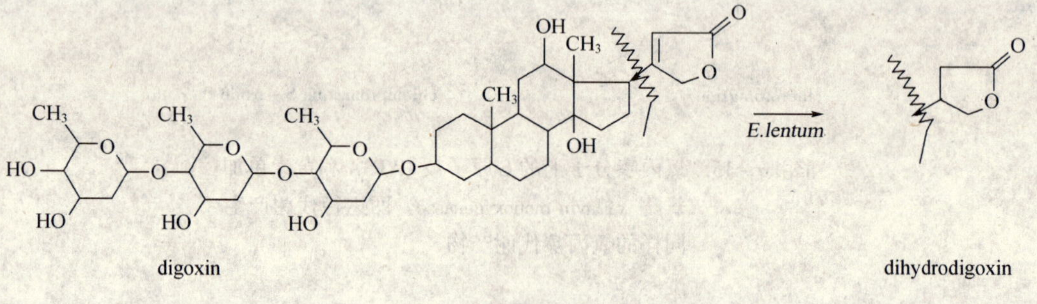

图 20－18 地高辛的侧链还原成双氢地高辛而失去药理活性

服用地高辛病人中，大约 10% 的人排泄大量无活性的还原产物双氢地高辛。在有些病人中，地高辛在肠道代谢大大减低了地高辛的生物利用度。反过来，如果这类病人需要使用抗生素，会导致血中地高辛浓度达到毒性水平。因为，所用抗生素会阻断先前的肠道 *E. lentum* 对地高辛的灭活作用，因而地高辛的生物利用度增加。

（三）氧化（oxidation）

1. 黄素单加氧酶 肝内除 CYPs 外，微粒体尚含有黄素单加氧酶（FMOs），它催化含氮、硫、磷、硒等亲核性杂原子化合物的代谢，产生与 CYPs 催化结构上类似的代谢物。

FMOs 与 CYPs 不同之处是，FMOs 不需要底物与酶分子紧密地结合，而只要能与酶分子单个位点相结合的底物分子。再者，FMOs 不像 CYPs 含有铁原子，对热也非常不稳定。FMOs 与 CYPs 相比较，在代谢任何药物中的作用不能从其化学结构上预测 FMOs 的作用。已从人、猪、兔等不同种属肝和肺证实，存有 5 种不同哺乳类 FMOs 异构酶，并且能用多克隆抗体去做鉴定。FMOs 具有很大的广谱活性，能对许多化学结构不同的底物进行氧化代谢，这些事实支持 FMOs 在对许多药物的代谢中起重要作用。FMOs 代谢药物时需要 O_2 和 NADPH。膳食、药物、性别等因子对 FMOs 活性的影响的研究不如对 CPYPs 研究得那么多。但很清楚的是，FMOs 为对一些普通药物，如烟碱和西米替丁进行代谢的重要酶系。

烟碱是被 FMO3 催化的氮原子－氧化的一个例子（图 20－19）。在人肝 FMOs 催化下，烟碱给药量的大约 4％是立体选择性地转化为顺式－（S）－（－）－烟碱 N－1' 氧化物，而约有 30％是经 CYP2A6 代谢。西米替丁和氯丙嗪是 FMOs 催化底物的硫原子氧化的例子。此两种药物同时也是 CYP3A 的底物。

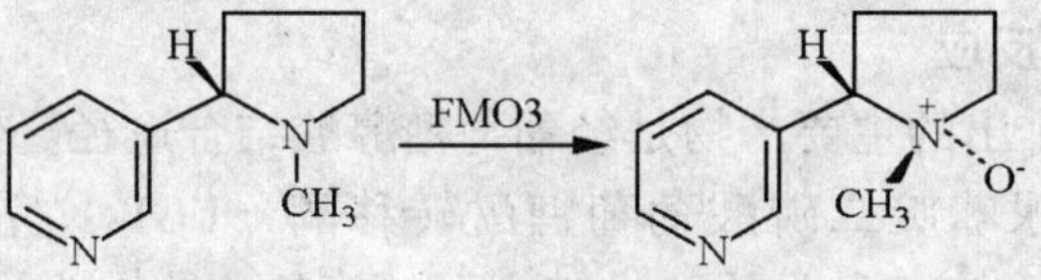

nicotine　　　　nicotine-N-oxide

图 20－19　烟碱以立体特异性方式被 FMOs 氧化为 N－氧化烟碱

2．单胺氧化酶（MAO）　单胺氧化酶 A 和 B（MAO－A 和 B）存在于线粒体，氧化代谢体内生物胺类神经递质的脱氨反应，例如多巴胺、肾上腺素、去甲肾上腺素。MAOs 与 FMOs 相似之处是催化某些药物氧化后所产生的化学结构类似的代谢物，与 CYPs 氧化脱氨后所产生的代谢物相似。MAOs 与 CYPs 氧化脱氨后产生的代谢产物结构相同，所以只能以酶区分二者的不同，而不能以代谢物的结构去区分二者脱氨有何不同。肝、肾、肠及脑内有 MAOs 存在。为改变中枢神经系统神经递质的平衡而设计的 MAO 不可逆的自杀性底物作为治疗药，例如 selegiline。体外酶系统试验是识别 MAO 和 CYPs 氧化脱氨的方法。

同样地，二胺氧化酶催化如组胺及多胺类药物的氧化脱氨代谢。肝、肠及胎盘的二胺氧化酶含量甚高，在有 O_2 存在下，能催化胺类药物为乙醛类代谢物。

3．乙醇类和乙醛类　由肝脏非微粒体脱氢酶和非特异性肝酶所代谢。乙醇便是一个特殊的例子。乙醇与某些临床处方用药在药物代谢上或药效上产生相互影响。乙醇首先经乙醇脱氢酶代谢成为乙醛，然后经乙醛脱氢酶作用生成乙酸（图 20－20）。

$$CH_3CH_2OH + NAD^+ \xrightarrow{\text{乙醇脱氢酶}} CH_3CHO + NADH + H^+$$

$$CH_3CHO + NAD^+ \; H_2O \xrightarrow{\text{乙醛脱氢酶}} CH_3CO_2H + NADH + H^+$$

图 20－20　乙醇脱氢酶的产物是乙醛脱氢酶的底物

乙醇脱氢酶和乙醛脱氢酶对乙醇及含有乙醇功能基团的药物的代谢极为重要。乙醇亦经肝微粒体 CYP2E1 代谢。但在正常生理情况下，乙醇脱氢酶和乙醛脱氢酶是乙醇代谢的主要酶类。

四、Ⅱ相药物的生物转化

药物经Ⅰ相生物转化产生的代谢物，往往需要与体内的某种糖或氨基酸相结合，生成极性更大的水溶性复合物而排出体外。体内的结合反应有多种，包括葡萄糖醛酸化、磺酸化或硫化，乙酰化，甲基化，氨基酸结合（甘氨酸，牛磺酸，谷胱甘肽）。这些Ⅱ相生物转化，大体上相同和可以比较的。然而，催化上述结合反应的酶系统各异，其催化生成的代谢产物亦大不相同。并非所有代谢产物全都没有药理活性，其中有的有药理活性，有的甚至有毒性。在人结合反应主要有三种方式：葡萄糖醛酸结合反应为首要途径，其次为磺酸化途径，乙醛化途径个体差异很大。

（一）葡萄糖醛酸化反应

大部分药物在尿中排出的主要产物是经葡萄糖醛酸结合途径。催化此结合反应的酶主要是由肝脏微粒体可溶性尿嘧啶二磷酸葡萄糖酰转移酶（UGTs）完成，肾脏和脑组织亦有 UGTs。UGTs 有两个亚族，有多种异构酶，其主要的氨基酸结构差异很大。UGT1 亚族主要催化酚类和胆红素的葡萄糖醛酸化，而 UGT2 主要与固醇类和胆汁酸类相结合。UGTs 催化是将从 UDP－葡萄糖醛酸而来的葡萄糖醛酸给予一个药物的氧或氮原子而形成一个复合物。葡萄糖醛酸化的底物深广（图 20－21）。

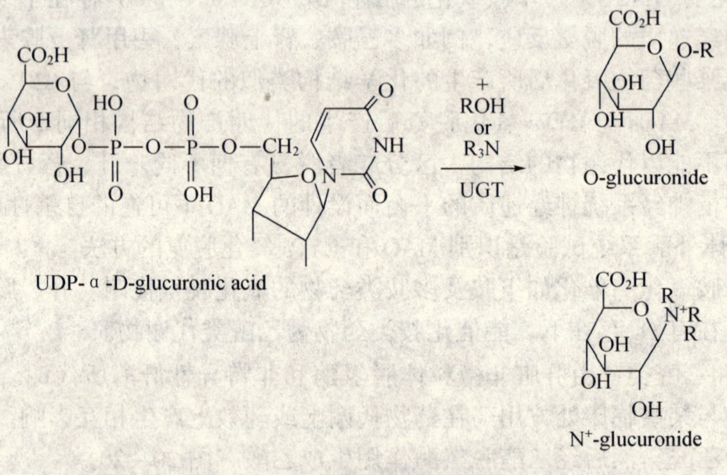

图 20－21 N 原子和氧原子相连的葡萄糖醛酸化大大加强了药物的极性和水溶性

酚类、醇类、芳香酸或脂肪族胺类及羧酸类均是葡萄糖醛酸化良好的功能基团。以吗啡为例，吗啡－3－葡萄糖醛酸是吗啡的主要代谢产物，占 45%～55%；吗啡－6－葡萄糖醛酸代谢物占 20% ~ 30%，其镇痛活性比原形药吗啡强；而吗啡 - 3 - 葡萄糖醛酸没有镇痛活性，却能拮抗吗啡和吗啡 - 6 - 葡萄糖醛酸抑制呼吸的副作用。尿中含氮药物的葡萄糖醛酸化产物，以往由于缺乏合适的检测方法而不能测定，现今已有方法能够测定。给予烟碱剂量的 17% 为含 N_1 葡萄糖醛酸化产物，丙烯胺的 N - 葡萄糖醛酸化产物有致癌性。

（二）磺酸化或硫化

酚类、羟胺类或醇类经硫化转移酶作用而生成硫酸酯反应。通式如下（图 20 - 22）：将有些极性化合物转化为极性高的功能性代谢物，在中性 pH 条件下充分离子化。硫酸化反应是由至少两类硫酸化转移异构酶（STs）催化。一类 STs 存在于胞浆与药物代谢酶共存，另一类 STs 为膜结合的位于高尔基体，与糖蛋白类、蛋白类、氨基糖化产物（glycosamino - glycans）硫酸化相连。STs 广泛分布于人各种组织，胞浆中有 5 种 ST 异构酶，其中 4 种参与酚类的硫酸化，一种参与羟基类固醇类的硫酸化。

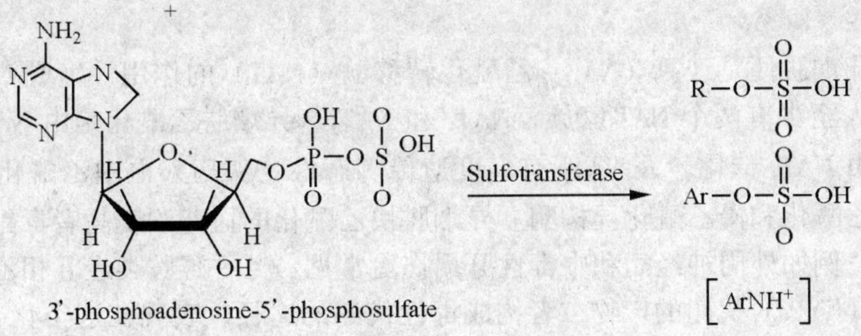

图 20 - 22　酶性硫酸化的一般途径

如同葡萄糖醛酸化一样，硫化代谢物的药理活性比起相应母体的活性强。例如，治脱发药 minoxidil 需要毛囊中的 STs 进行硫化，转化为 minoxidil 硫酸酯才有效（图 20 - 23）。后者是钾离子通道激动剂，使血管扩张，改善血液循环，促进毛发生长。第 2 个例子是芳香胺类的致癌性，多环芳香胺类先由 CYPs 进行氮原子羟化，然后硫化生成不稳定的 N - O - 硫酸酯类代谢产物，进一步解离而生成活性硝基离子中间产物，与 DNA 和蛋白质形成加合物。结肠癌发生原因的环境 - 基因假说认为；食物中的芳香胺类经位于结肠的 STs 多态性作用，将前致癌物代谢活化为活性中间产物而诱发癌症。

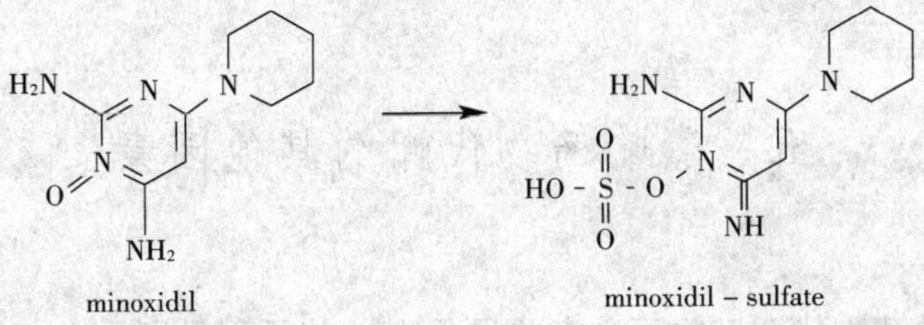

图 20 - 23　Minoxidil 转化为 minoxidil 硫酸酯才有生物活性

（三）乙酰化

乙酰化转移酶存在于胞浆，许多组织如肝、小肠、血液及肾脏均有。芳香性或脂肪族胺类、羟基或磺酸化基团类化合物均是乙酰化转移酶的底物（图 20－24）。

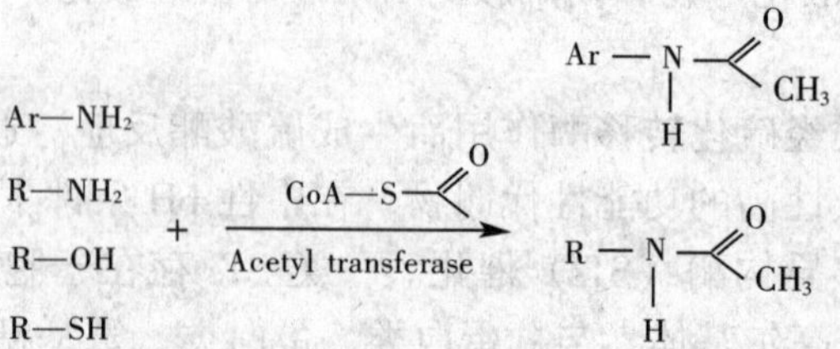

图 20－24　乙酰化转移酶将从辅酶 A 来的酰基团传送给药物

抗结核药异烟肼便是经氮（N）－乙酰化转移酶（NAT）的作用，生成 N－乙酰异烟肼（图 20－25）。人至少有两个 NAT 家族，NAT_1 和 NAT_2，异烟肼乙酰化是由 NAT_2 催化，而对氨基水杨酸是由 NAT_1 催化。人 NAT_2 有高度遗传多态性，从病人血中乙酰化异烟肼水平的差异发现有快乙酰化和慢乙酰化异构酶。异烟肼快乙酰化的血药浓度高者毒副作用发生率比慢乙酰化常见，例如外周神经病和中毒性肝损伤更常见。芳香羟胺类经Ⅱ相乙酰化代谢和芳香胺类经Ⅰ相（CYPs）代谢的产物二者构成毒性代谢的途径，表现在这类化合物的致癌性。快乙酰化有增加结肠癌发生的危险性，其毒性机制是从不稳定的乙酰化芳香羟胺类形成的活性硝基离子有关。

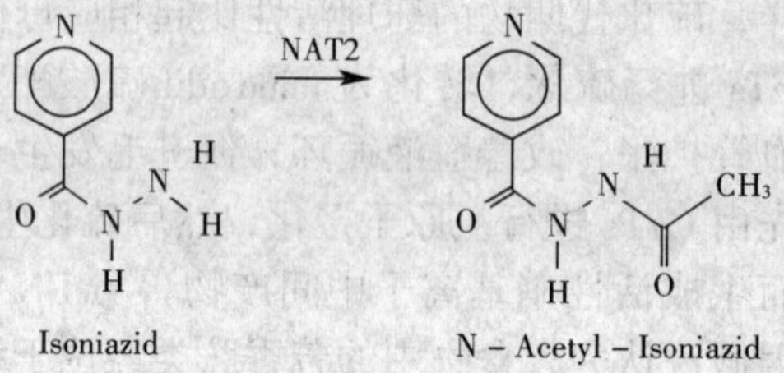

图 20－25　异烟肼经氮（N）－乙酰化而失活

五、影响药物代谢的其他因素

（一）种属

不同种属生物的药物代谢产物百分率差异很大，其原因是肝内 CYPs 和其他药物代谢酶成分存在遗传性变异。在啮齿类、犬、猴及其他种属动物药代研究的结果对指导药物在人的作用是有用的，但只能供人药代动力学的参考。

当前人临床用药中有 50%的氧化是由 CYP3A4 代谢，不同种属间 CYP3A 亚家族变异很大。人肝表达 CYPs3A4、3A5 和 3A7（婴儿组织和胎盘）；大鼠表达 CYPs3A1、3A2、3A9、3A18、及 3A6；兔仅表达 CYP3A6。这些遗传上 CYPs 的变异反映在其他药物代谢酶，对 CYPs 诱导剂和抑制剂反应的不同。

（二）酶的诱导和抑制

一个药物重复多次给药，或一种药或食物或环境中某种成分可增强或抑制药物的代谢。原因是有的分子能诱导或抑制 CYPs 药酶活性。故 CYP 酶诱导或抑制是造成药物间相互影响十分重要的因素。苯巴比妥是 CYP（CYP450）诱导剂，多环芳香碳氢类化合物是另一类 CYPs（CYP480）的诱导剂。利用特异性药物作工具可了解人 CYPs 异构酶的遗传多态性。

由于 CYP3A4 在药物和类固醇代谢中的重要功能，许多内源性和外源性化合物对 CYP3A4 的诱导便引人注意。大环类抗生素 rifampicin 是 CYP3A4 最有效的诱导剂。苯巴比妥、phenytoin 以及许多不同的其他外源性化合物和内源性激素亦能诱导 CYP3A4 活性。rifampicin 能诱导 CYP3A4 基因的转录。

与诱导相反者是 CYP 活性的抑制，许多食物成分和药物对 CYPs 活性有抑制作用，例如葡萄汁、苯丙胺、西米替丁、SKF525A、美沙酮、磺胺都是 CYPs 酶抑制剂。有如此多的 CYPs 诱导剂和抑制剂。多药合用时会影响治疗药在血液中的水平，导致药效和毒性的变化。故临床药理学研究时，需要注意在 CYPs 活性方面的问题，以便应对可能出现的药物相互间的影响。目前药物使用说明书中都要注明有无 CYP 这方面的问题，目的就在于此。

（三）性别

性别对药物在体内的分布及药代动力学可能有影响，但有时候难以与药物对 CYPs 的诱导与抑制区分开来。

（四）年龄

年龄对药物代谢有影响，最明显的药物代谢例子是新生儿，这与肝药酶系统的发育成熟有关。新生儿出生 14 周内肝 UDP－葡萄糖酰转移酶水平明显地低于成年人，结果导致新生儿血清未结合胆红素水平增加，常见的新生儿黄疸原因在此。如果血清胆红素水平超过 300mg/L，则对新生儿有一定的危险。如果此时应用磺胺类药物治疗，则有加重这一情况的危险。因为磺胺药与白蛋白竞争胆红素。如果产前给母亲或产后给婴儿服用苯巴比妥，可以缓解新生儿高胆红素血症。其机制是诱导肝药酶活性。然而，这不再是一条可取的途径，因为产前服用苯巴比妥可引起凝血酶原减少，而产后光照法治疗更为有效。

六、药物性肝炎的生化机制

临床上常见的药物副反应大约 70%～80%是由于超出正常的药理学反应所致，通常都与药物受体及药代动力学有关，且有明确的剂量－效应关系。然而，许多的副反应不是经药物受体介导的，而是经由 CYPs 代谢后生成的化学上活性细胞毒性代谢物所引起。下面简介药物引起肝脏毒性的机制。在新药研发过程中及临床使用时，有的药物终止研发或已上市药物因毒性而退出市场，肝脏毒性是其主要原因。肝脏毒性药物依照其病理损害情况不同，可分为下列 4 大类（表 20－4）：

表 20－4　药物引起肝脏毒性的分类

Ⅰ　肝细胞坏死

A 局灶性坏死（CCl_4－类型）：CCl_4，卤代肼（benzenes），扑热息痛

B 病毒性肝炎样（点状型坏死）：异烟肼，isoniazid，卤烷

Ⅱ　非复杂性胆汁淤滞（固醇类型）：同化激素，雌激素

Ⅲ　非特异性肝炎伴有胆汁淤滞（氯丙嗪型）：酚噻嗪类、异烟肼、红霉素 estolate

Ⅳ　药物引起胆汁瘀滞脂肪变性：四环素

药物引起肝脏毒性的基本机制是由于活性代谢物与肝细胞大分子物质共价结合或是特异质（idiosyncratic）反应。

（一）活性代谢物共价结合引起的肝脏毒性

1. 溴代苯　活性代谢物与肝细胞大分子共价结合概念的提出，起源于美国药理学家 Brodie 的研究。他和他的同事发现，给大鼠服用^{14}C标记溴代苯后，肝脏有大片坏死，^{14}C集中于肝脏中心叶，用溶剂冲洗肝脏不能洗去^{14}C。说明有共价结合。而在体外直接将^{14}C溴代苯加于肝切片，未见有共价结合。当大鼠预先用苯巴比妥处理以诱导 CYPs，^{14}C－溴代苯的共价结合增加；而当用 CYPs 抑制剂 SKF－525A 处理大鼠后，^{4}C－溴代苯的共价结合降低。由此得出结论，溴代苯经 CYPs 代谢转化后生成活性代谢物（芳烃环氧化代谢物），造成肝细胞损伤。在芳烃氧化物与肝细胞大分子共价结合前，解毒酶和 GSH 在清除此毒性代谢物中起重要作用（图 20－26）。

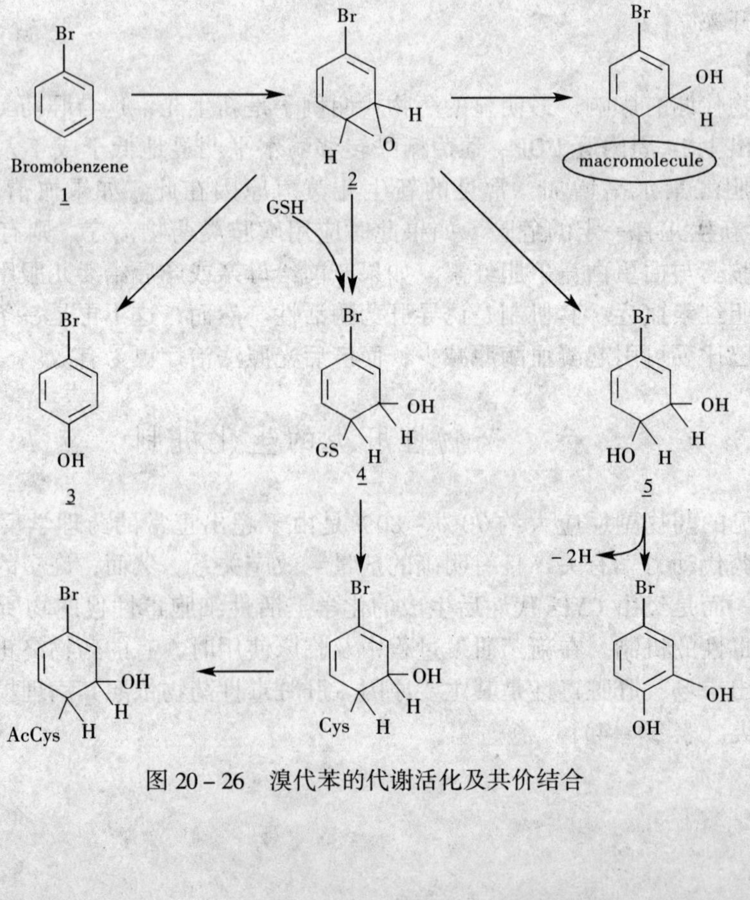

图 20－26　溴代苯的代谢活化及共价结合

溴代苯的代谢图：①形成化学上活性环氧代谢物；②该活性代谢物或直接与邻近肝细胞大分子共价结合，或被 GSH 清除；③和其他进一步代谢（2，6），或非酶型转化，或有环氧水合酶结成为稳定的羟化代谢物（3，5，8）

2．扑热息痛　与溴代苯相似，大剂量扑热息痛能引起人和动物肝坏死。大鼠的研究证实，其毒性反应的机制亦是由 CYPs 代谢后生成一种活性代谢物 N－乙酰对－苯喹啉－亚胺（NAPQ1）所引起（图 20－27）。NAPQ1 与肝细胞蛋白质共价结合产生许多加成物。虽然推论 NAPQ1 与肝细胞蛋白质共价结合，是产生肝坏死的机制，但尚不清楚，究竟肝细胞何种蛋白质是扑热息痛作用的靶点。由于 NAPQ1 只有在消耗肝细胞 GSH 70% 以上时，才会与肝细胞蛋白质共价结合，这为临床应用 N－乙酰半胱氨酸救治大剂量扑热息痛中毒提供了理论依据。

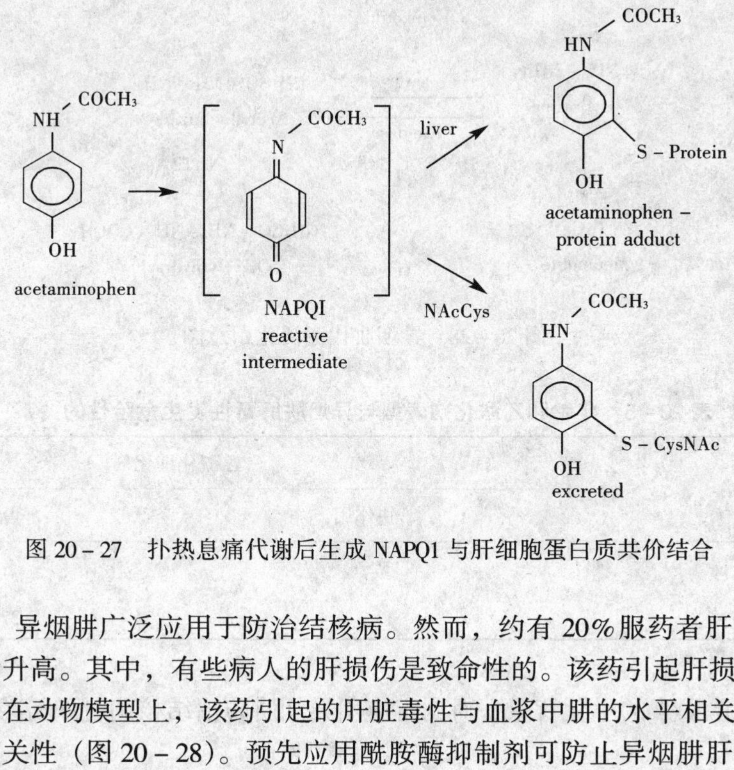

图 20－27　扑热息痛代谢后生成 NAPQ1 与肝细胞蛋白质共价结合

3．异烟肼　异烟肼广泛应用于防治结核病。然而，约有 20%服药者肝功能受损，血清转氨酶和胆红素升高。其中，有些病人的肝损伤是致命性的。该药引起肝损伤的机制乃代谢活化途径所致。在动物模型上，该药引起的肝脏毒性与血浆中肼的水平相关，而与乙酰肼和异烟肼水平无相关性（图 20－28）。预先应用酰胺酶抑制剂可防止异烟肼肝毒性。另外，肼可经 CYPs 进一步代谢生成活性肝脏毒物。

异烟肼代谢为肼，然后经 CYPs 代谢为活性中间产物。N－乙酰转移酶（NHT2）作用于图中的几个点，使肼浓度降低。这可以解释一个事实，快作用乙酰化剂似乎不如慢作用乙酰化剂容易导致异烟肼肝毒性。另一方面，结核病人如果慢性饮酒会诱导 CYP2E1，同时服用异烟肼，会使肼毒性代谢物的生成增加，加重肝炎发生的危险性。因为，CYP2E1 活性增强会促进肼的代谢转化及其与肝细胞大分子的共价结合。异烟肼肝毒性的机制便可从图 20－28 得到解释。然而，有一个因素即年龄与异烟肼毒性发生率的关系，至今尚不能解释，为什么 35 岁以上病人服用异烟肼比 35 岁以下者易发生肝毒性（表 20－5）。

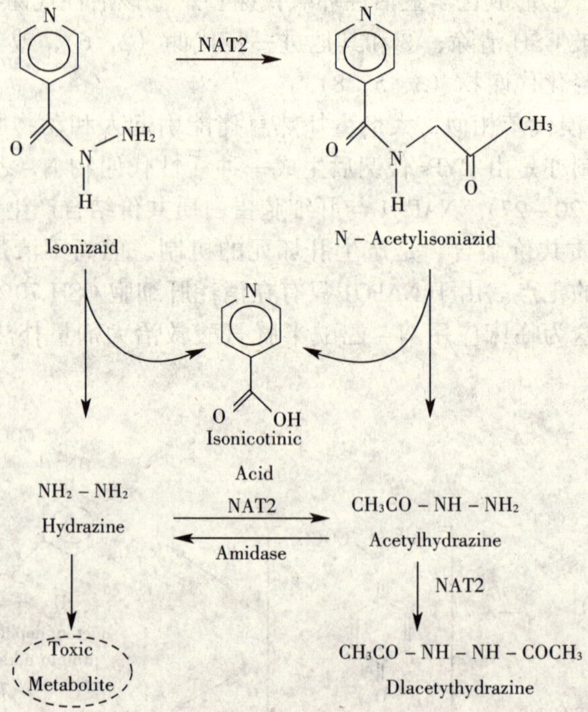

图 20－28 异烟肼代谢活化示意图

表 20－5 年龄和乙酰化剂表型与异烟肼肝毒性发生危险性的关系

年龄	乙酰化催化剂	
	快作用	慢作用
<35 岁	3.7%	13%
≥35 岁	13.2%	37.0%

了解上述危险因素的生化背景，对制定应用异烟肼防治结核病时如何减少肝毒性有指导意义。

（二）免疫机制介导的肝脏毒性

免疫机制在有些药物引起的肝脏毒性反应中起明显作用。一个化合物引发免疫反应其最小分子量需要 1000D。大多数引发免疫反应药物是起半抗原作用。在大多数情况下，通常是有关分子先经代谢转化生成活性中间产物，与生物大分子共价结合形成一个新抗原。如图 20－29 所示，在有些情况下，活性代谢物可作为直接肝脏毒物，也可作为免疫原。代谢药物的酶或许在大分子靶点之中，或者随后被活性代谢物使之失去活性，此现象可称为“自杀性抑制”。新抗原转运至细胞膜，激活体液和细胞免疫反应，最后导致肝细胞损伤。

传统上，免疫介导的毒性反应在临床上有可预知性。例如，检查时可发现有发热、皮疹、嗜伊红细胞增多。在接触毒物与出现临床症状之间有一段潜伏期，重复使用该药之后中

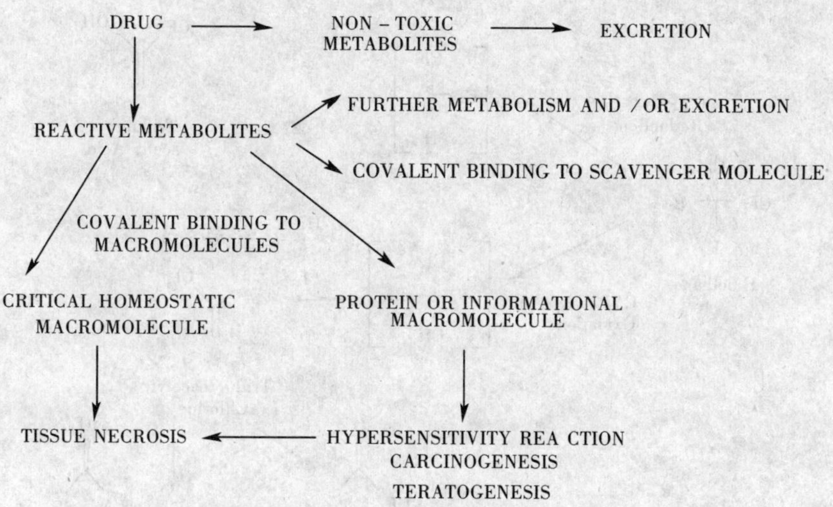

图 20 – 29　免疫介导的毒性反应的共同机制

毒症状和体征出现加快。近来的研究为了解这些反应的机制提供了许多基础性依据。

卤烷是一种挥发性通用麻醉药，该药于 1956 年临床应用。不久便发现，使用卤烷麻醉者出现两种类型的肝损害。20% 的病人出现血清转氨酶升高，其原因是自由基代谢物造成(图 20 – 30)。第二种毒性是肝炎样反应，以肝细胞坏死为特征，有致命的危险。此种形式肝损伤与初次用卤烷者 3 5000 人中才有 1 人，多次使用卤烷者 3 700 人中就有 1 人，几乎增加了十倍。此种类型肝炎发生的时间晚。应用卤烷次数多者更易发生。通常这种反应病人有发热和检查时嗜伊红细胞增多，故认为与免疫机制有关。因为发现多次使用卤烷出现肝功能损伤的病人血清中有抗体，能特异地与卤烷麻醉兔的肝细胞膜特异的结合，使肝细胞对正常的淋巴细胞的毒性作用敏感。

进一步的研究发现，卤烷活性酰氯代谢物能与注射卤烷大鼠的肝细胞膜脂共价结合。该活性代谢物作用的大分子靶点之一是 CYP2E1，此酶能催化卤烷形成三氟乙酰氯化物。有卤烷型肝炎病人中，45%由抗 CYP2E1 自身抗体和有能抗此反应的新抗原。内质网有许多大分子靶点，在该处作为伴侣参与蛋白质折叠。目前尚不清楚，这些抗体在卤烷型肝炎中是否起病原性作用。很可能是细胞介导的免疫机制起了重要作用。有人发现，在豚鼠卤烷型肝炎模型中，肝 Kuffer 细胞起抗原呈递细胞作用。不清楚接受卤烷麻醉病人中仅如此少的病人会发生药物型肝炎。这或许与人肝 CYP2E1 个体差异大（其差异达 30 倍之大）有关，以及肝内 GSH 和其他非蛋白硫基能清除三氟乙酰氯化物以保护肝脏亦有关系。这可解释，为什么肥胖病人和老年人发生卤烷型肝炎的危险性高。因为胖人 CYP2E1 活性高，老人肝 GSH 水平低有关系。如果使用卤烷麻醉之前，给病人服用 CYP2E1 特异性抑制剂 disulfiram，则三氟乙酸形成的量比不使用 disulfiram 组病人少。有人推测，病人应用氯烷麻醉之前，使用一剂 disulfiram 也许能有效的降低新抗原形成，从而可降低卤烷型肝炎的发生。通过免疫机制而诱发药物型肝炎尚有其他实例，本章便不一一述及。

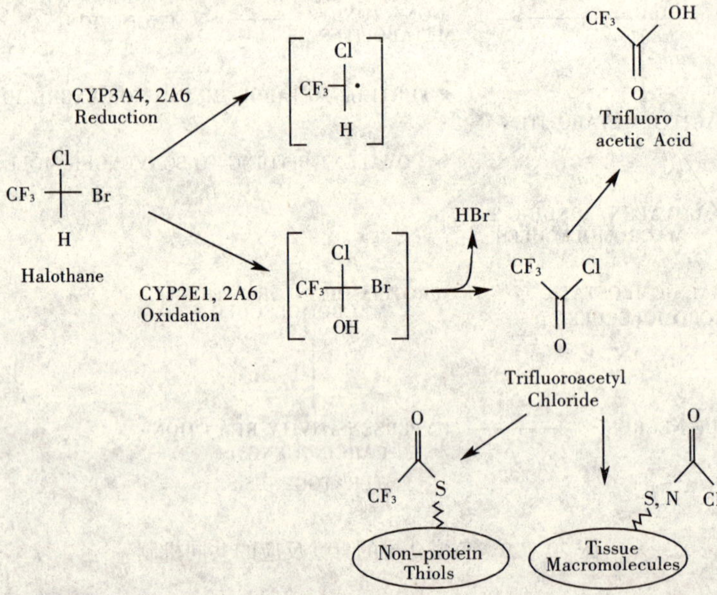

图 20-30 卤烷代谢活化以引起肝损害

结束语

综上所述，药酶在代谢某些内源性物质及许多分子结构不同的药物和环境污染物的过程中起关键作用。一般说来，经代谢后药物的毒性降低，谓之解毒。但有些药物经代谢后产生的活性中间物会对有关细胞造成毒性，如药物型肝炎和致癌，此谓增毒。药物经代谢后是解毒还是增毒，取决于肝药酶的多态性及药物的分子结构特点。因此，了解肝药酶代谢药物的途径及代谢活化的基本概念，对合理用药和新药设计均有重要意义。

（刘耕陶）

参 考 文 献

1. Marky SP. Pathways of drug metabolism. In Atkinson A JR, Daniels CE, Dedrick RL, et al. (Eds). Principles of clinical pharmacology. Acad Press. San Diego, London Boston New York Sydney Tokyo Toronto. 2001, 123-180
2. Atkinson, AJ. Jr, Markey SP. Biochemical mechanisms of drug toxicity. 181-200. In Atkinson, A JR, Daniels CE, Dedrick RL, et al. (Eds). Principles of clinical pharmacology. Acad Press. San Diego, London Boston New York Sydney Tokyo Toronto. 2001, 123-180
3. 左萍萍，刘吉成．药物代谢动力学．见 左萍萍，刘吉成，程锦轩，孙兰主编．图表药理学．北京：中国协和医科大学出版社，2004:11-23
5. 刘耕陶．细胞色素 P-450．见 宋振玉，刘耕陶主编．当代药理学．北京：北京医科大学中国协和医科大学联合出版社，1994:74-90
6. Gonzalez F. The molecular biology of cytochrome P450s. Pharmacol Rev, 1989, 40 (4):244-275

第　二　篇

药　物　部　分

第 21 章　五味子的药理作用及其临床应用

一、五味子的化学成分
二、药理作用
（一）抗肝损伤及其作用机制
（二）抗氧自由基损害的作用
（三）抗人低密度脂蛋白（LDL）过氧化的作用
（四）五味子酚（Sal）对谷氨酸和 ox－LDL 引起神经细胞损伤的保护作用
（五）对肝脏解毒功能的增强作用
诱导肝细胞色素 P450 作用
诱导的肝细胞色素 P450 性质的鉴定
对肝脏蛋白质和糖原合成的作用
（六）对中枢神经系统的镇静效用
（七）对免疫功能的抑制作用
（八）对心血管系统的影响
（九）对呼吸系统的影响
（十）抗溃疡作用及对消化系统的影响
（十一）抗应激作用
（十二）对子宫的兴奋作用
（十三）其他
（十四）药代动力学研究
（十五）毒性
三、临床应用
（一）慢性肝炎
（二）神经衰弱和精神分裂症
（三）潜在型克山病
（四）难产
（五）痫疾
（六）视力减退
（七）重度哮喘
（八）盗汗

我们对五味子的药理研究始自1972年，对五味子粗提取物及从五味子属植物的果仁中分离出近20种木脂素成分，从抗肝脏损伤、肝药酶、肝蛋白质和糖原合成、抗氧化、肿瘤耐药以及中枢系统等方面，进行了比较系统的研究，总结出五味子作用于肝脏的多个环节。在研究五味子的基础上，成功地创制两种治肝炎新药联苯双酯和双环醇（参见第22章和第23章）。

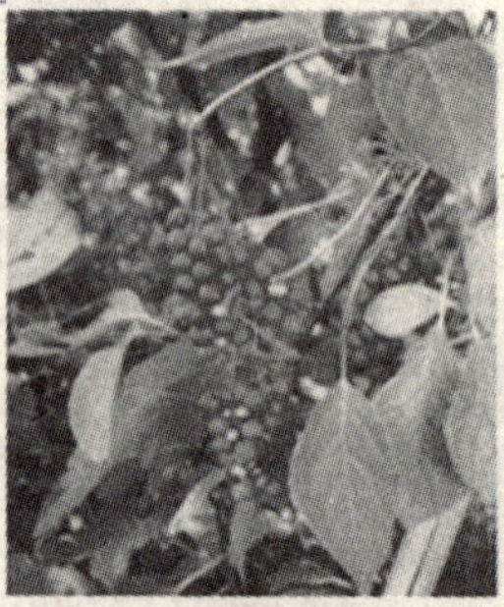

图21－1 五味子标本

本品为木兰科植物五味子 *Schisandra chinensis*（*TurcZ*）*Bail* 的果实（见图21－1）。神农本草经和本草纲目对该药的性味功能早有记载：味酸、甘、性温、无毒、润肺、滋肾、止汗、止泻、涩精。主治咳嗽、自汗、盗汗，遗精、久泻、神经衰弱等。华中五味子 *S·sphenanthera Rehd et Wils* 亦做五味子入药。早在20世纪50年代，国外对五味子的化学成分及药理作用就有不少研究，从中分离出几种五味子素。认为五味子对中枢神经系统有镇静作用，对心管系统有强心作用。我国对五味子的化学成分和药理作用的系统研究始自1970年前后。本章介绍的主要是我们自己实验室的研究结果，亦适当收载他人的报道。

一、五味子的化学成分

国内外从15种不同品种五味子及其有关植物，分别提取出不同骨架结构的92种木脂素类成分，26种三萜酸类及一些内酯类化合物。大部分木脂素具有联苯环辛烯（dibenzocy-clooctene）基本骨架。由于分离的化学成分甚多，仅选择从北五味子、南五味子（即华中五味子）、红花五味子（kadsua longipenducul at finet et gagnep）分离出的成分列于表21－1。

表21－1 从北五味子（Sc）、南五味子（sr）及红花五味子（K1）提取出的化合物一览表

（注：Sc，北五味；Sr，南五味子；Kl，红花五味子）

No.	化合物名称	来源
	lignans（木脂素）	
1.	deoxyschisandrin	Sc，Sr.
2.	kadsuranin	K1
3.	wuweizisu B（schizandrin B）	Sc
4.	r－Schisandrin	Sc
5.	R（+） wuweizisu C（schizandrin C	Sc
6.	schisanhenol	Sr，K1
7.	schisanhenol acetate〗Sr	
8.	（+） －Gomisin K2	Sc
9.	（+） －gomisin K3	Sc

续　表

No.	化合物名称	来源
10.	R（+）－gomisin M1	K1
11.	（±）－gomisin M1	Sc
12.	R（+）－angeloyl－gomisin M1	K1
13.	gomisin M2	Sc，K1
14.	schisanhenol B	Sr
15.	schisandrin	Sc，K1
16.	isoschisandrin	Sc
17.	schisandrol B（Gomisin A）	Sc，K1
18.	gomisin T	Sc
19.	gomisin H	Sc，K1
20.	angeloylgomisin H	Sc，K1
21.	tiggloylgomisin H	Sc
22.	benzoylgomisin H	Sc
23.	S（－）－wuweizisu B（gomisin N，schizandrin B	Sc
24.	（－）rubschisanddrin	Sr
25.	wuweizisu C（schizandrin C）	Sc，Sr
26.	（－）－gomisin K1	Sc
27.	（－）－gomisin J	Sc
28.	（－）－gomisin L1	Sc
29.	（－）－gomisin L2	Sc
30.	2gomisin S	Sc
31.	epigomisin O	Sc
32.	schisantherin A（gomisin C）	Sc
33.	schisantherin B（gomisin B）Sc，K1	
34.	schisantherin D	Sc
35.	gomisin F	Sc
36.	gomisin G	Sc
37.	andeloylgomisin Q	Sc
38.	tigloylgomisin P	Sc
39.	binankadsurin A	Sc
40.	angeloylbinankadsurin A	K1
41.	isobutyroylibinankadsuin A	K1
42.	benzoylbinankadsurin A	K1
43.	gomisin D	Sc
44.	gomisin E	Sc
45.	gomisin O	Sc
46.	angeloylgomisin O	Sc
47.	rubschisantherin	Sr
48.	angeloylisogomisin O	Sc，Sr

续 表

No.	化合物名称	来源
49.	benzoylisogomisin O	Sc
50.	gomisin R	Sc
51.	acetoxyloxokadsurane	Kl
52.	Propoxyloxokadsueane	Kl
53.	Isovaleroyloxodadsurane	Kl
54.	benzoyloxokadsurane	Kl
55.	meso – dihydroguai – aretic acid	Kl
56.	（+） – dihydroguai – aretic acid	Kl
57.	pregomisin	Sc，Sr
58.	（+） – anwulignan	Kl
	triterpenoid（三萜类）	
59.	(24Z) – 3 – oxolanost – 8，24 – dien – 26 – oic（Anwuwzonic acid	Kl
60.	(24Z) – 3 – oxo – 12a – hydroxlyl – anosta – 8.24 – dien – 26 – oicacid	Kl
61.	kadsulactone	Kl
62.	neokadsuranic acid B	Kl
63.	neokadsuranic acid C	Kl

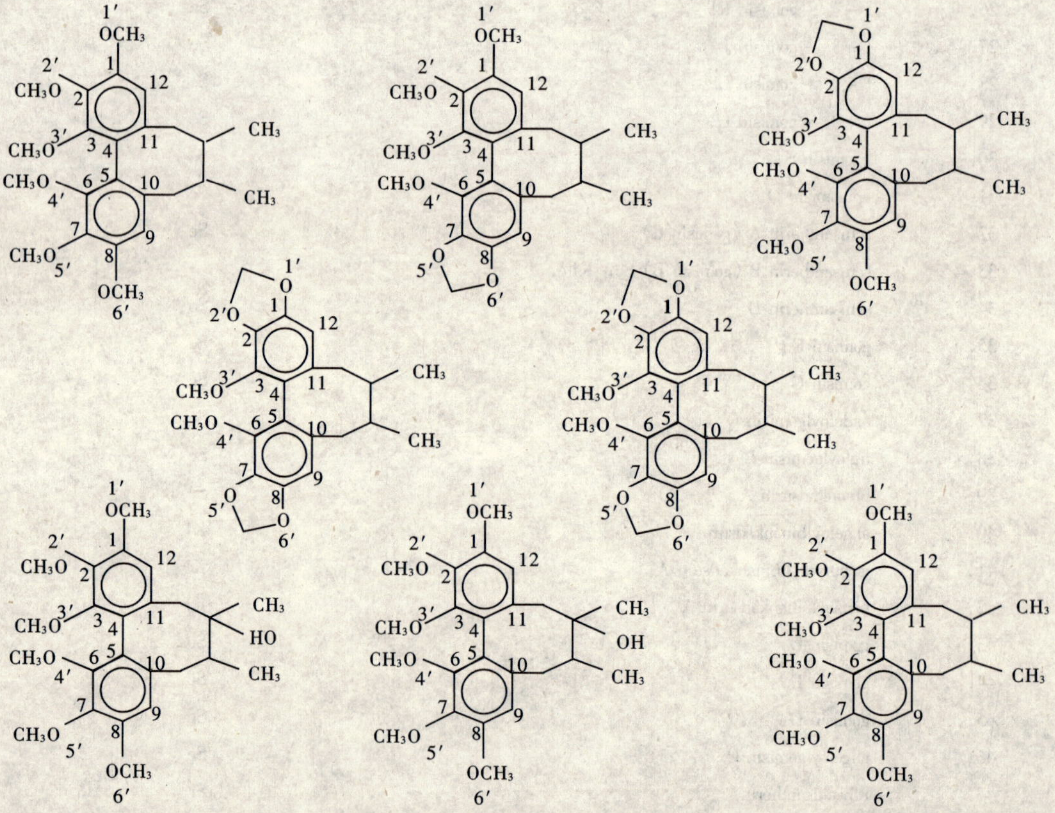

图 21 – 2　8 种五味子素的结构式

本文研究最多的 8 种五味子素的结构式如下图 21－2 所示。

二、药理作用

（一）抗肝损伤作用及其作用机制

1．对四氯化碳（CCl_4）等毒物所致肝损伤的影响　给小鼠腹腔注射 0.1％CCl_4－花生油 10ml/kg 以造成肝损害。6 小时后开始灌胃五味子不同粗制剂，剂量相当生药 10g/kg，每日 1 次，共 4 日。末次给药 6 小时后，再由腹腔注射 CCl_4 一次以加重肝损伤。结果五味子果仁乙醇提取物（五仁醇）降低血清转氨酶（SGPT）作用显著，且能减轻肝组织病理损害。五味子果皮乙醇提取物和五味子果仁水提取物均无效（表 21－2）。表明五味子具有保肝作用，其有效成分存在于果仁中，且为脂溶性。此结果为化学分离五味子有效成分提供了线索。

表 21－2　五味子几种粗提取物对 CCl_4 损伤小鼠血清 SGPT 的影响

组别	SGPT U ± SE	
	CCl_4 损伤小鼠	正常小鼠
CCl_4 损伤对照	1092 ± 122	
五味子果仁水提物	1134 ± 19	
五味子果皮醇提物	1130 ± 30	
五味子果仁醇提物 10g/kg × 4	205 ± 25**	187 ± 15
正常对照		183 ± 11

** $P<0.01$.

在其他肝损害动物模型，如给大鼠注射 CCl_4，给小鼠腹腔注射硫代乙酰胺，给家兔灌胃长效雌激素乙炔雌二醇环戊醚等方法以造成肝损害，五仁醇均有保肝作用，使 SGPT 显著降低。

从北五味子、南五味子及红花五味子提出近 20 种木脂素类化合物，其中 10 余种化合物对 CCl_4 等几种化学性肝脏损害模型均有保护作用。

提前 24 小时分别给小鼠灌胃五味子类化合物，剂量一般为 100mg/kg。所试验的 18 种木脂素类化合物中，13 种有显著降 sGPT 作用。它们是（±）五味子乙素，s（－）五味子乙素，R（＋）五味子乙素，R（＋）五味子丙素，S（－）五味子丙素，五味子醇乙，五味子酯甲，五味子酯乙，R（＋）五味子素 M，R（＋）当归酰五味子素 M，当归酰五味子素 R，（－）红花五味子素，五味子酚。无效的 5 种木脂素类化合物是五味子甲素、五味子醇甲、五味子酯甲、五味子酚乙及前五味子素（表 21－3）。

表 21-3 五味子素抗 CCl_4 肝损伤、抑制 CCl_4 诱发的肝微粒体 MDA 及 CCl_4 与肝微粒体共价结合的作用

木脂素	降 SGPT	抑制 MDA 生成	抑制 $C^{14}CCl_4$ 共价结合
五味子醇乙	+++	±	±
五味子酯乙	+++	±	±
S（-）五味子丙素	+++	+++	+
R（+）五味子乙素	+++	+++	++
（±）五味子乙素	++	++	+
R（+）五味子丙素	++	++	+
s（-）五味子乙素	++	++	+
R（+）当归酰五味子素 M	++	++	-
R（+）当归酰五味子素	++	++	-
（-）红花五味子素	++	+++	+
五味子酚	+	+++	+
五味子甲素	+	+	+
五味子醇甲	-	-	-
五味子酯甲	-	-	+
前五味子素	-	+++	+

-号表示无作用，±号表示作用微弱，+号表示有作用，++号表示作用中等，+++表示作用最强

从这些结果分析化学结构与降 SGPT 作用的关系，可看出如下的规律：五味子素类化学结构上的苯环母核上有一个或两个次甲二氧基团者，降 SGPT 活性较强；联苯环 S-构型的作用强于其 R 构型；联苯环上取代基的活性为羟基（-OH）>甲氧基（OCH_3）>当归酰基，八圆环取代基的作用为苯酰基者降 SGPT 活性<羟基（-OH）>羧基（-COOH）。

对硫代乙酰胺肝损害小鼠的作用　用此动物模型检查了从北五味子提取出的 4 种成分的作用，其中 3 种即五味子丙素、五味子醇乙及五味子酯乙在剂量为 50mg/kg 时，均有降 SGPT 作用，五味子乙素的作用不明显。

2. 对分离的大鼠肝细胞损伤的保护作用　用胶原酶灌流方法，分离大鼠的肝细胞在体外进行试验。加少量 CCl_4 损伤肝细胞后，转氨酶释放增加，脂质过氧化产物丙二醛（MDA）增多。用扫描电镜观察到，肝细胞质膜表面微绒毛凝聚、破溃。当预先加入五味子乙素 1mmol/L 可明显减轻 CCl_4 所引起的上述各种损伤性变化（图 21-3）。

3. 对小鼠免疫性肝脏损害的保护作用　CCl_4 和硫代乙酰胺损害肝脏属化学中毒性肝炎。国外报道，肝损害可用免疫学方法复制。给小鼠或大鼠尾静脉注射丙酸杆菌（P. Acnes）以致敏巨噬细胞和肝 kupffer 细胞，并聚集于肝脏。数天之后，再由尾静脉注射细菌性脂多糖（LPS），以活化集积于肝脏内的巨噬细胞，释放大量细胞毒素以损害肝细胞。研究表明，给小鼠五味子有效成分 gomisin A（即五味子醇乙）100mg/kg 每日 1 次，连续 10 天，对采用上

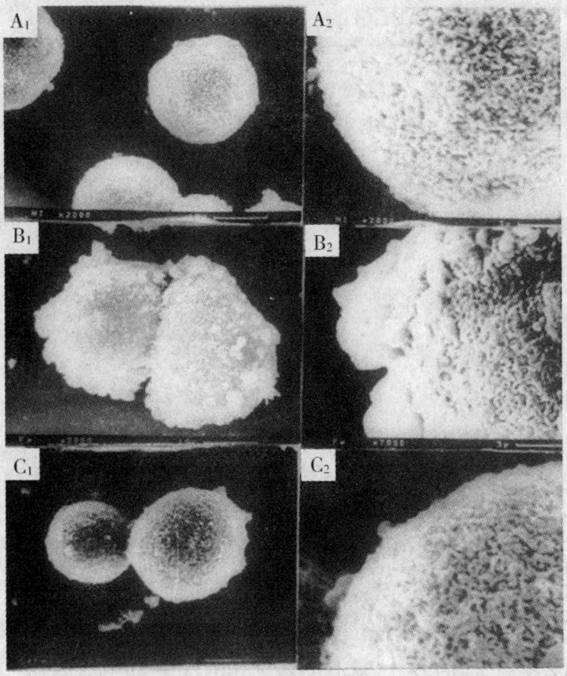

图 21－3　对分离的大鼠肝细胞损伤的保护作用的扫描电镜图

上：正常对照；中：CCl_4 损伤对照；下：五味乙素保护

述方法造成的免疫性肝损害有显著保护作用，不仅 SGPT 显著降低，小鼠死亡率亦显著减少。反映五味子对肝脏损害有比较全面的保护作用。

4．对 CCl_4 诱发的肝脏微粒体脂质过氧化及 $^{14}CCl_4$ 与肝微粒体脂质和蛋白质共价结合的抑制作用　CCl_4 之所以损害肝细胞系由于其经肝微粒体细胞色素 P450 代谢活化（activation）后生成三氯甲基（$-CCl_3$），后者为自由基，化学性质非常活泼，能与生物膜上大分子物质，如脂质和蛋白质发生共价结合，从而破坏生物膜如内质网膜的结构和功能。在体外，将大鼠肝微粒体与五味子各成分 1mmol/L 及还原型辅酶Ⅱ（NADPH）0.1mg 混匀后，在 37℃水浴共同温孵 15 分钟，加入用乙醇稀释 20 倍的 CCl_4 10μl，继续温育 30 分钟后，测定脂质过氧化产物丙二醛（MDA）的生成量。结果表明，凡具有抗 CCl_4 肝损害作用的五味子有效成分，一般都能抑制 MDA 的生成。采用同样方法，将 $^{14}C-CCl_4$ 与肝微粒体、NADPH 及五味子各成分 1mmol 在 37℃温育适当时间后，提取与肝微粒体脂质和蛋白质共价结合的 $^{14}C-CCl_4$ 及其放射性。结果与抗脂质过氧化作用一致，凡能阻抑 CCl_4 诱发肝微粒体脂质过氧化反应的五味子有效成分，一般亦都能抑制 $^{14}C-CCl_4$ 与微粒体脂质和蛋白质的共价结合。虽然抑制的百分率不如抑制 MDA 生成那样明显（表 21－4）。

表 21-4 8 种五味子素抑制 CCl_4 诱发的 MDA 生成、$^{14}C-CCl_4$ 共价结合、CO 的生成及 NADPH 和 O_2 消耗

化合物	抑制 %				
	MDA 生成	$^{14}C-CCl_4$ 共价结合	CO 生成	NADPH 消耗	O_2 消耗
五味子甲素	73.2	+45.8	+4.0	+25.6	0
五味子乙素	87.9	40.8	28.0	35.9	90.6
五味子丙素	89.2	46.7	36.0	48.7	89.1
五味子醇甲	70.7	26.1	6.7	+23.1	18.8
味子醇乙	45.2	22.0	14.7	23.1	71.9
五味子酯甲	49.7	38.4	24.7	35.9	48.4
五味子酯乙	46.5	45.9	20.6	33.3	45.3
五味子酚	76.1	未测	38.6	未测	未测

各数值为 2 或 3 次测定的平均值。与对照组比较，+ 号表示增加而非抑制。

5. 对 NADPH 和分子氧消耗的影响　CCl_4 经肝微粒体细胞色素 P450 代谢活化后生成 CCl_3，后者进一步代谢转化为氯仿及一氧化碳，在此代谢转化过程中消耗 NADPH 及氧分子。采用上述脂质过氧化的实验条件，选择五味子各成分中对 CCl_4 诱发脂质过氧化作用最明显的一种成分五味子乙素，测定其对 CCl_4 诱发微粒体脂质过氧化过程中 NADPH 和氧消耗的影响。结果表明，五味子乙素 1mmol/L 能显著抑制 NADPH 和氧的消耗。分析以上三方面的结果，可以认为，五味子的某些成分抗 CCl_4 肝脏损害的机制，很可能一方面是阻抑了·CCl_3 自由基对肝细胞膜的损害。另一方面可能通过对肝微粒体细胞色素 P450 的影响而减少·CCl_3 的生成，肝细胞的损害因而减轻。

6. 对肝脏转氨酶（GPT）的影响　给小鼠灌胃五味子乙素 100mg/kg，每日 1 次，连续 3 日，结果肝脏 GPT 显著降低。将五味子酯甲处理的大鼠肝 GPT 蛋白分离纯化，用纯化的 GPT 蛋白给家兔免疫产生抗 GPT 抗体，然后用电泳法定量测定五味子酯甲处理大鼠肝脏组织中 GPT 蛋白含量。证明五味子虽抑制肝 GPT 活性，但不影响 GPT 蛋白含量，相反，GPT 蛋白稍有增加，可能为代偿性增多。因此，五味子能降低肝 GPT 活性的确切机制尚不清楚。有人认为，五味子对肝 GPT 的降低作用便是该药对肝炎病人显示降低血清 GPT 作用的原因。但是，五味子对动物实验性肝损害的保护作用，不仅是降低血清 GPT，对肝细胞形态亦有保护作用，并能降低免疫性肝脏损害小鼠的死亡数，这难以用降低肝 GPT 的作用来解释。此外，还能促进肝糖原和蛋白质合成，有抗氧化作用，能提高肝微粒体细胞色素 P450 含量，从而增强肝脏对毒物和化学致癌物的解毒功能。纵观五味子对肝脏的这些药理作用，对保护肝细胞免受损伤和促进损伤肝细胞的修复应当有利而无害。

（二）对氧自由基损害的抗氧化作用

氧自由系指超氧阴离子（$O_2^{\cdot}$）、羟自由基（·OH）和 H_2O_2。细胞内氧自由基产生过多会损害大分子物质，如核酸、蛋白质、酶、生物膜，引起许多不良后果。某些疾病的发生与氧

自由基损害有关。例如，中毒性肝炎包括酒精性肝病，炎症，关节炎，心、脑、肾脏缺血后再灌注损害，辐射损害，衰老，神经退行性疾病如帕金森病、阿尔茨海默病，肿瘤发生，等等。在氧自由基引起的诸多组织损害反应中，生物膜多聚未饱和脂肪酸的脂质过氧化是最基本的损害反应之一。既然五味子的某些木脂素成分能拮抗 CCl_4 引发的肝微粒体膜脂质过氧化，提示这些化合物对氧自由基引起的膜脂质过氧化亦可能有拮抗作用。为此进行了研究，结果表明，五味子的多种成分确有抗氧化作用。

1．对维生素 C－NADPH 及 Fe^{2+}－半胱氨酸刺激的膜脂质过氧化的阻抑作用　大剂量维生素 C 在有 NADPH 存在的条件下，通过生物膜上黄素蛋白电子传递系统的作用，能将分子氧激活，生成 $O_2^{\bar{\cdot}}$，引起脂质过氧化。过量的硫酸亚铁（Fe^{2+}）亦可通过生物膜上黄素蛋白电子传递系统刺激 $O_2^{\bar{\cdot}}$ 的生成。另一方面，又可催化 $O_2^{\bar{\cdot}}$ 与 H_2O_2 反应生成·OH，引起膜脂质过氧化。丙二醛（MDA）系脂质过氧化的产物，其生成量的多少反映脂质过氧化程度的轻重。将小白鼠肝微粒体分别与五味子的 9 种成分在体外温孵 15 分钟后，加入维生素 C－NADPH 或硫酸亚铁和半胱氨酸，继续温孵 30 分钟，测定温孵液中 MDA 含量。从五味子分离出的 9 种化合物各 1mmol/L，均能程度不同地阻抑 MDA 的产生（表 21－4）。其中，五味子酚、(±）五味子乙素、R（＋）五味子乙素、S（－）五味子乙素、R（＋）五味子丙素、S（－）五味子丙素、五味子甲素阻抑 MDA 产生的作用比相同浓度的维生素 E 强。1mmol/L 的五味子酚拮抗 MDA 产生的作用达百分之百（表 21－5）。

表 21－5　9 种五味子素对维生素 C－NADPH 及 Fe^{2+}－半胱氨酸刺激的膜脂质过氧化的阻抑作用

化合物	MDA 生成抑制%	
	维生素 C/NADPH	Fe^{2+}/cysteine
维生素 E	60	3
五味子酚	100	100
S（－）五味子丙素	100	60
R（＋）五味子丙素	70	50
S（－）五味子乙素	85	38
R（＋）五味子乙素	65	29
(±）五味子乙素	78	37
五味子甲素	45	20
五味子醇甲	30	10
五味子醇乙	20	8

2．对酒精中毒所致肝脏脂质过氧化的保护效应　为验证五味子的这些成分在体内是否亦有抗脂质过氧化效应，用急性酒精中毒小鼠模型做了研究。众所周知，酒精可损害肝脏，其原因之一是由于它能引起脂质过氧化。每日给小鼠口服药物 1 次，连续 3 日，于最后一次给药后，小鼠禁食 8 小时、经口给 50%酒精 15ml/kg，12 小时后，测定肝组织中 MDA 含量。

结果小鼠于服用酒精后，肝内 MDA 含量增加 2 倍左右。预先口服五仁醇提取物 0.5~1g/kg、五味子酚或五味子乙素 200mg/kg 组小白鼠肝脏组织内 MDA 含量显著降低。在体外抗脂质过氧化作用不显著的五味子醇甲和五味子醇乙，对小白鼠急性酒精中毒所导致的肝脏内 MDA 升高无明显影响（表 21-6）。体外与体内实验的结果基本吻合。

表 21-6 五味子酚和五味子乙素（200mg/kg×1）对酒精中毒所致小鼠肝脏脂质过氧化的保护效应

组别	MDA nmol/g 肝	P
正常对照	4.9±0.8	<0.01
50% 酒精 15 ml/kg 对照	18.7±4.7	
五味子酚	11.5±4.2	<0.01
五味子乙素	12.0±2.8	<0.01
五味子醇乙	16.5±4.7	>0.05

注：每组小鼠 8 只

3. 对氧自由基损害心脏和脑线粒体的保护作用　将分离的大鼠心脏线粒体在体外与五味子酚预先温孵适当时间后，加入 Fe^{2+}-半胱氨酸以引起脂质过氧化性损害，同时测定 MDA 和 ATP 酶活性，结果表明，五味子酚 1mmol/L 能显著抑制 MDA 的生成和 ATP 酶活性的丧失，线粒体肿胀及其形态结构的完整性亦得到保护。将分离的大鼠脑线粒体和脑膜分别与 Fe^{2+}-半胱氨酸一起温孵适当时间后，由于膜脂质过氧化损害，导致 MDA 的生成增加，ATP 酶活性丧失，膜脂质流动性降低，线粒体的结构严重破坏。预先加入五味子酚 1mmol/L，可显著防止线粒体和脑膜出现的上述病理性变化。将脑线粒体温孵液先充氮气以造成缺氧，继而充氧气以模拟缺氧再灌注损伤。结果 MDA 显著升高，ATP 酶活性下降。预先向温孵液中加入五味子酚 lmmol/L，缺氧再灌注所造成的脑线粒体的上述损伤均明显减轻（表 21-7）。

表 21-7 五味子酚（Sal）对氧自由基损害脑线粒体的保护作用

组别	MDA（nmol/h·mgpr）	ATPase 活性（nmol/h·mgpr）
	Fe^{2+}/cysteine 诱发	
正常对照	0.43±0.02**	130±5**
Fe^{2+}/cysteine 对照	15.7±0.1	75±5
Sal 0.1 mmol/L	0.22±0.01**	143±10**
五味子乙素 0.1 mmol/L	6.8±0.2*	95±7*
维生素 E0.1 mmol/L	5.8±1.5*	87±3*
	缺氧/重充氧	
充氮气对照	10.5±3*	155±3.3*
氮气+O_2	15.3±2.3	86±4.8
氮气+Sal+O_2	10.3±0.2*	111±15*
氮气+维生素 E+O_2	10.9±0.3*	89±7*

* $P<0.01$. ** $P<0.001$

4. 对阿霉素（adriamycin）损害大鼠心脏线粒体的保护作用　阿霉素是一种广谱抗癌药，在临床应用有严重的副作用，使少数病人心脏功能受损害。其原因是阿霉素从心肌线粒体呼吸链获得电子后，变成阿霉素半醌自由基，进而与分子氧和 H_2O_2 反应生成氧自由基，损害心肌线粒体的结构和功能。五味子的多种有效成分，特别是五味子酚具有很强的抗氧化作用。该化合物是否能拮抗阿霉素对心肌线粒体的损害作用？研究的结果表明，大鼠心肌线粒体与阿霉素共同温孵适当时间后，脂质过氧化产物 MDA 显著升高，ATP 酶活性相应地下降，线粒体发生肿胀，线粒体结构严重破坏，基质溶解和出现空泡化。预先加入五味子酚 1mmol/L，几乎能完全拮抗阿霉素对心肌线粒体的损伤作用（图 21－4）。用 ESR 技术测定的结果证实，五味子酚并不影响阿霉素半醌自由基的形成，但能阻抑由阿霉素半醌自由基与分子氧及 H_2O_2 反应后所生成的氧自由基（图 21－5）。而五味子酚在体内和体外对阿霉素的抗癌活性并无拮抗作用。这为应用五味子酚以降低阿霉素的心脏毒性而不削弱其抗癌活性的可能性提供了理论依据。

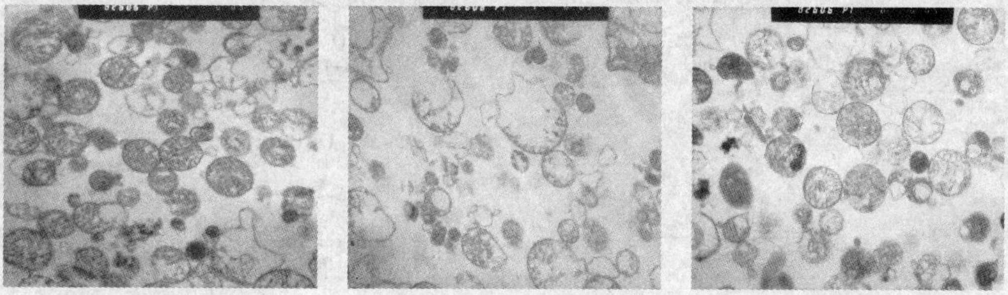

正常对照　　阿霉素损伤对照　　五味子酚保护

图 21－4　对阿霉素（adriamycin）损害大鼠心脏线粒体的保护作用

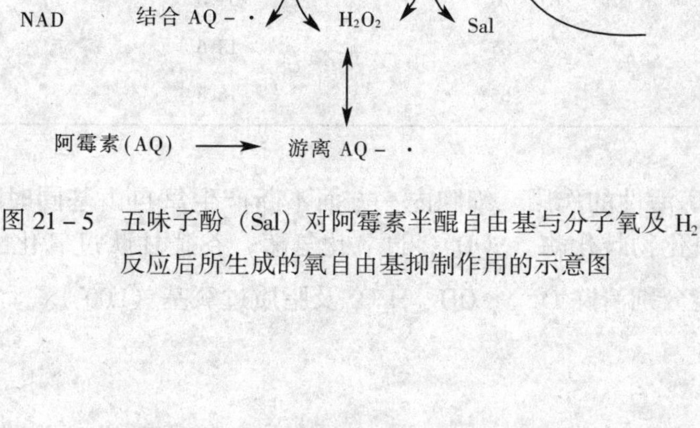

图 21－5　五味子酚（Sal）对阿霉素半醌自由基与分子氧及 H_2O_2 反应后所生成的氧自由基抑制作用的示意图

5. 直接捕获氧自由基作用　采用电子自旋共振技术（ESR）研究了五味子的有效成分抗氧化的效应。证明五味子酚、五味子乙素等能直接捕获 $O_2^{\cdot -}$ 和·OH，且有一定的结构活性关系（表 21－6）。S 构型五味子素的活性比 R 构型者强，结构式上具有两个次甲二氧基团者比仅有一个次甲二氧基团者强，此结果与其抑制 MDA 生成的作用基本上一致。

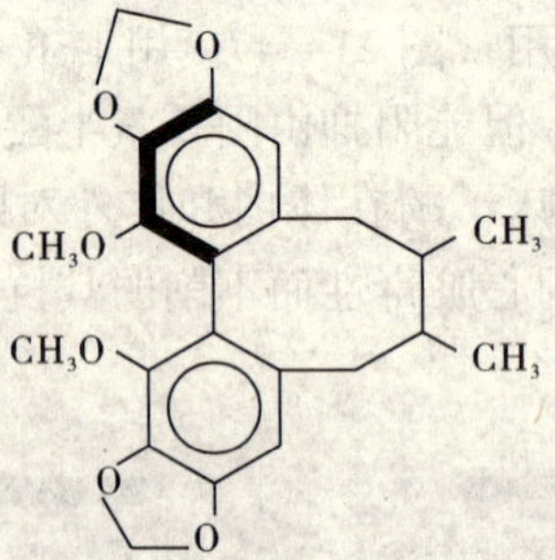

S(−) Sin C

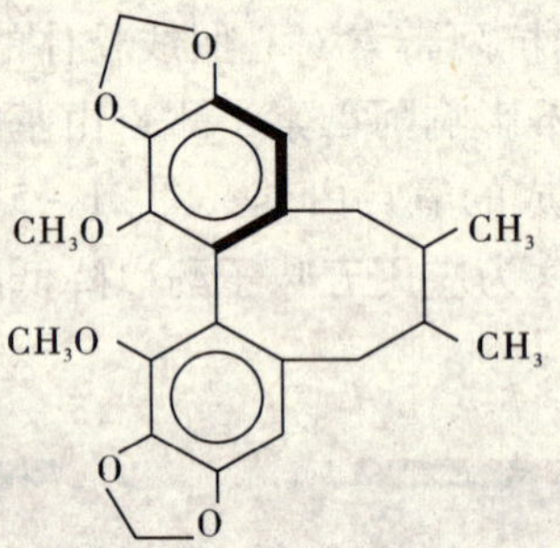

R(+) Sin C

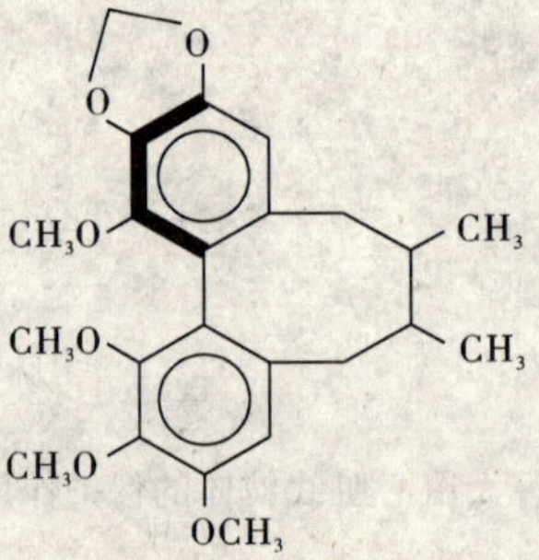

S(−) Sin B

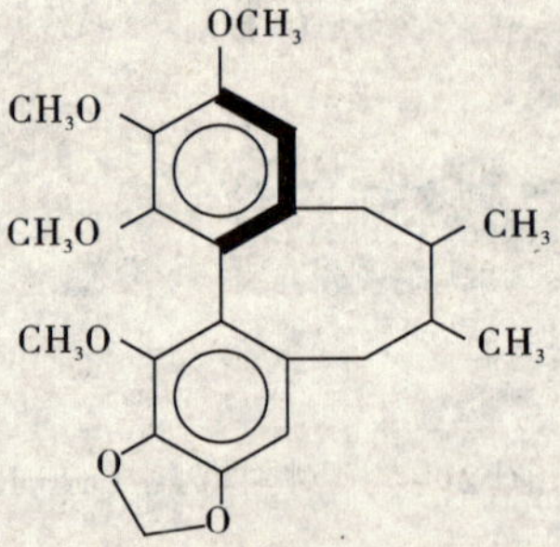

R(+) Sin B

表 21－6　五味子素直接捕获 $O_2^{\cdot -}$ 和·OH 的结构活性关系

Compound	MDA% inhibition	ROS scavenging（%）	
		·OH	$O_2^{\cdot -}$
S（－）Sin C	100	41.3	29.7
R（＋）Sin C	70	34.6	24.2
R（－）Sin B	85	18.6	24.2
R（＋）Sin B	65	18.8	18.2

6. 增强抗氧化酶活性的作用　细胞内一方面不断产生氧自由基同时存在着清除氧自由基的酶系统，如超氧化物歧化酶（SOD），过氧化氢酶，谷胱甘肽过氧化酶（GSHPX）。这些酶统称抗氧化酶，能分别清除 $O_2^{\cdot -}$、·OH、H_2O_2 及脂质过氧基（$LOO^{\cdot}$）。

$$O_2^{\bar{\cdot}} + O_2^{\bar{\cdot}} \xrightarrow{SOD} O_2 + H_2O_2 + 2H^+$$

$$H_2O_2 \xrightarrow{\text{过氧化氢酶}} O_2 + 2H_2O$$

$$2H_2O_2 + RH \xrightarrow{\text{过氧化物酶}} 2H_2O + R^{\cdot}$$

$$ROOH + 2GSH \xrightarrow{GSH-Px} ROH + GSSG + H_2O$$

上述五味子的有效成分能否提高细胞内抗氧化酶活性，以增强细胞内自身清除氧自由基的能力呢？每日给大鼠分别口服五味子乙素 200mg/kg 一次，连续 3 日，结果肝胞浆液（cytosol）中 SOD 及过氧化氢酶活性显著提高。这两种酶活性的提高，有利于体内清除 $O_2^{\bar{\cdot}}$、·OH 及 H_2O_2，减轻氧自由基对细胞的损害。

7. 拮抗 H_2O_2 引起红细胞溶血作用　红细胞膜富于磷脂，易遭受氧自由基攻击而发生脂质过氧化及溶血。采用 H_2O_2 与红细胞共同温孵以引起红细胞膜脂质过氧化和溶血的方法，观察有抗脂质过氧化效应的五味子有效成分的影响。结果表明，五味子酚、五味子乙素、五味子丙素等对 H_2O_2 引起大鼠红细胞溶血及 MDA 的产生。

从以上几方面的实验结果看来，五味子的某些成分能够：①清除 $O_2^{\bar{\cdot}}$ 和·OH；②拮抗 H_2O_2，的过氧化作用；③提高细胞内 SOD 和过氧化氢酶活性。因此，五味子具有抗氧化剂的效应。

8. 量子化学计算五味子素清除自由基的构效关系　为解释五味子素清除自由基的构效关系，用量子化学进行了计算。先用分子力学方法 MMX 优化每个五味子素分子的结构，然后用半经验量子化学方法 AM1 对各个分子进行全结构优化计算，最后用密度函数理论的 B3LYP 方法，在 6－31G 基组上计算单点能，从而得到理论参数，包括电荷密度、O－H 解离能和质子解离能，得到如下结果。生物体系中存在不同种类的自由基，抗氧化剂对他们的清除机制是不同的。

清除·OH 的构效关系　·OH 是最活泼的自由基，危害很大。抗氧化剂清除·OH 主要是通过络合金属离子（如 Fe^{2+}）的间接机制进行的。当然，抗氧化剂也可以通过夺氢反应清除·OH。但在生物体系中，·OH 只要产生就会迅速地与周围的生物分子反应，因此，抗氧化剂直接清除·OH 并不重要。总之，衡量清除·OH 活性的理论指标为络合金属离子位点的数目及络合强度。从结构上分析，8 种五味子素抗氧化剂络合位点的数目没有差别，但络合强度有差别，即氧原子（O）带有较多负电荷且络合位阻小的络合强度大。计算氧原子表明，具有二氧甲基基团的分子有利于络合金属离子，因为这些基团的氧原子负电荷较大，而且二氧甲基的平面性使络合位阻较小。同时，由氧原子的平均负电荷，可推断五味子素间接清除·OH 的活性顺序为：S（－）SinC～R（+）SinC＞SolB＞S（－）SinB＞ Sal＞R（+）SinB＞ SinA＞SolA。

清除 $O_2^{\bar{\cdot}}$ 的构效关系　$O_2^{\bar{\cdot}}$ 本身不太活泼，但可产生·OH，是生物体系中自由基产生的根源，所以清除 $O_2^{\bar{\cdot}}$ 意义很大。抗氧化剂清除 $O_2^{\bar{\cdot}}$ 的机制是质子转移反应与电子转移反应相结合的协同反应及亲核加成和亲核取代反应。相应理论指标是酚羟基的质子解离能及 C 原子的正电荷。由于除了五味子酚有质子解离的可能外，其余 7 种五味子素没有可解离的质子，因此它们的抗氧化清除 $O_2^{\bar{\cdot}}$ 主要借助亲核加成或取代反应。计算表明，凡具有二氧甲基基团的分子 C 原子的正电荷较大，且 $O_2^{\bar{\cdot}}$ 进攻的位阻较小，故清除活性较高。C 原子的平均正电荷密度表明，$O_2^{\bar{\cdot}}$ 亲核加成或取代反应的活性顺序为：

SolB > S（－）SinC > R（＋）SinC > S（－）SinB > R（＋）SinB > SolA > SinA > Sal。

五味子酚还具有经质子转移反应清除 $O_2^{\bar{\cdot}}$ 的机制。计算结果显示，五味子酚的质子解离能低于 α－生育酚。故五味子酚的清除 $O_2^{\bar{\cdot}}$ 活性高于 α－生育酚，但与其他五味子素相比较的活性顺序却不好判断。

清除烷基自由基（R·）、烷氧自由基（RO·）、烷过氧自由基（ROO·）的构效关系 R·，RO·和 ROO·是不活泼的自由基，但寿命长，危害大。因此清除它们的意义重大。酚类抗氧化剂清除这些自由基的机制主要是夺氢反应途径，相应的理论指标是酚羟基的 O－H 解离能。计算表明，五味子酚的 O－H 解离能高于 α－生育酚的相应数值，因此五味子酚清除此类自由基的活性低于 α－生育酚。其他五味子素由于没有酚羟基，而 C－H 解离能又远高于 O－H 解离能，故这些分子没有清除此类自由基的活性。

总体来看，五味子素清除自由基的构效关系为：具有二氧次甲基基团的抗氧化剂活性高，且具有量效关系，即有二氧次甲基基团越多，活性越高；对不同异构体，S（－）型活性强于 R（＋）型。五味子酚具有清除·OH、$O_2^{\bar{\cdot}}$ 和烷（氧）基自由基的能力，因此活性比较强。考虑到生物体系中首先产生 $O_2^{\bar{\cdot}}$，因此五味子酚的总抗氧化活性可能强于维生素 E。在上述量子化学计算的基础上，从理论上构建出几种抗氧化活性可能更强的化合物见图 21－6。

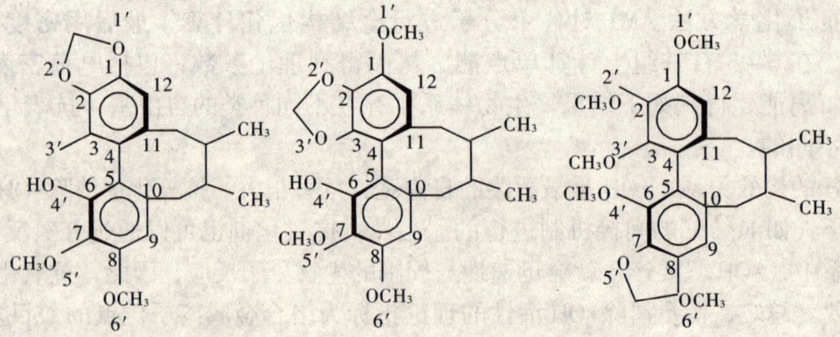

图 21－6 理论上构建出几种抗氧化活性可能更强的化合物

9．分子图形学（molecular modeling）计算 5 种五味子素分子表面的疏水性 膜脂质是氧自由基攻击最敏感的靶点，抗氧化剂首先要透过膜脂双层才能发挥作用。抗氧剂分子表面的疏水性状如何影响其抗氧化活性的强弱，分子图形学方法便可用来计算分子表面疏水性的大小。为了解结构不同的几种五味子素抗氧化活性为什么有强弱，我们对 5 种五味子素分子表面的疏水性进行了分子图形计算。计算分子的疏水中心与分子表面最大疏水点之间的距离（Emax－PHOB）后发现，抗氧化活性强者 Emax－PHOB 短，反之，抗氧化活性弱者，Emax－PHOB 长。其中以 Sal 的 Emax－PHOB 最短（表 21－9，图 21－7），这与生化测定的抗氧化活性以 Sal 最强结果相符合。这种将量子化学和分子图形计算与生化学研究相结合的方法，把五味子有效成分的抗氧化药理理论研究，提高到了一个新的水平。

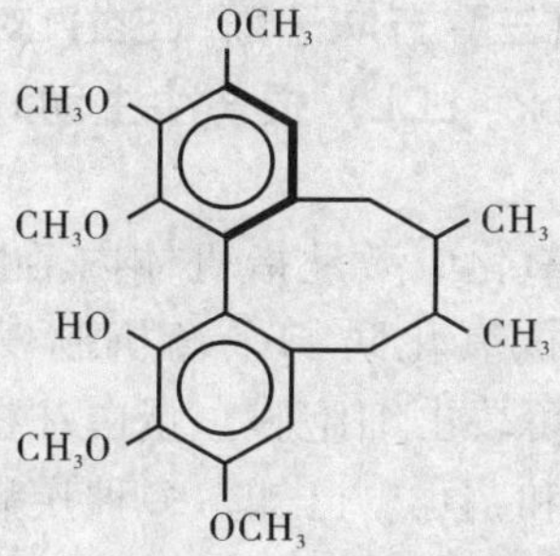

Sal

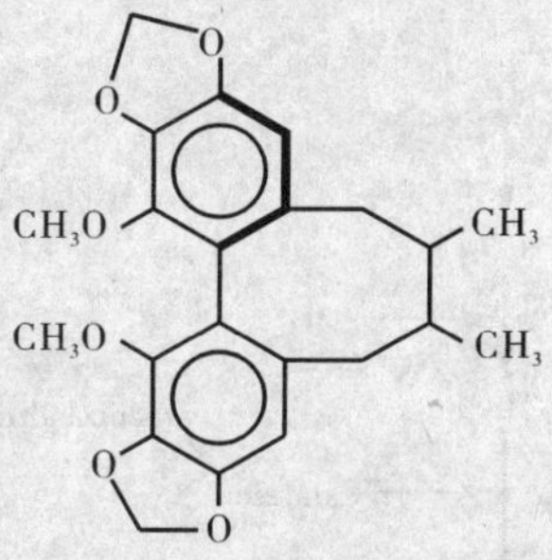

R(+) Sin C

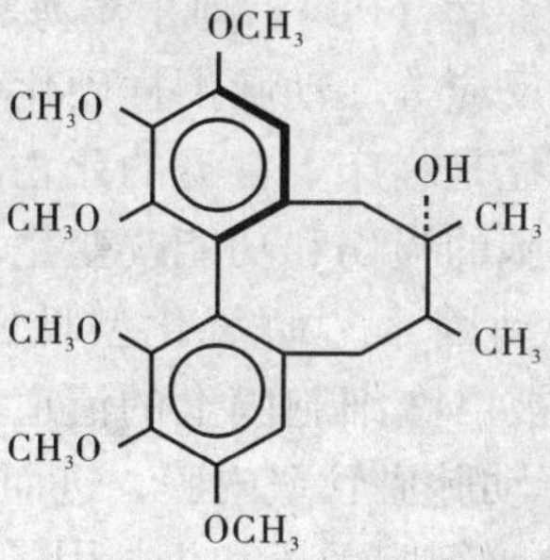

Sol A

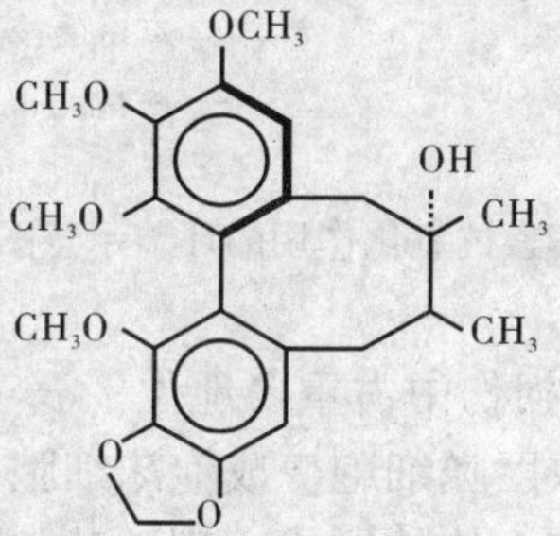

Sol B

Compound	MDA % inhibition	Emax-PHOB (1Å = 0.1nm)
Sal	100	1.8568
R（+）Sin C	70	1.9146
Sol A	30	3.6850
Sol B	20	4.1278

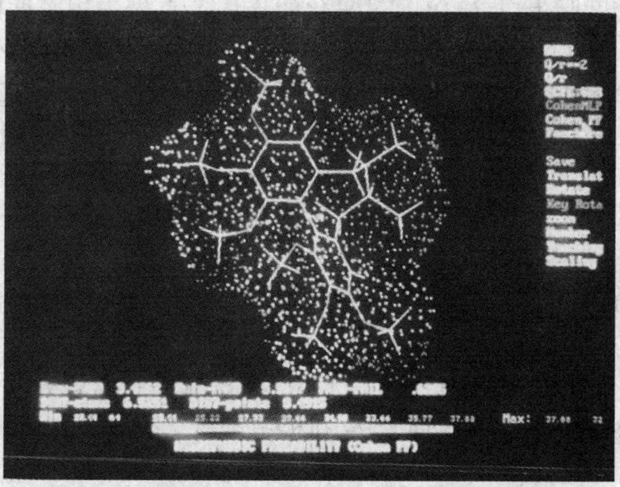

图 21 – 7　分子图形学计算五味子酚分子表面的疏水性

归纳起来，五味子素抗氧化作用是多环节的，图示如下：

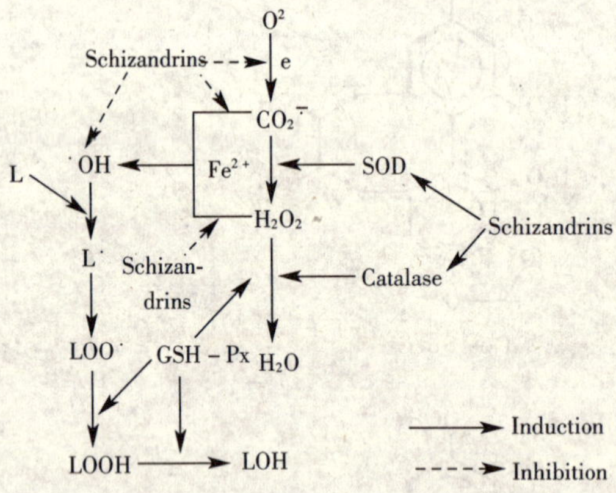

图 21-8　五味子素抗氧化作用的环节示意图

（三）五味子酚（Sal）对氧化低密度脂蛋白（ox-LDL）损伤牛主动脉内皮细胞的保护作用

氧化应激是指机体内活性氧（ROS）的产生和抗氧化防御平衡机制发生紊乱，过多的ROS可攻击细胞膜、蛋白和核酸，引起细胞的损伤和凋亡。已知，多种疾病与氧化应激关系密切，包括动脉粥样硬化，神经退行性疾病如帕金森病（PD）、阿尔茨海默病（AD），癌症，变态反应等。动脉粥样硬化引起的心、脑血管并发症是临床上常见的死亡原因之一。血管内皮细胞的损伤和功能改变是动脉粥样硬化发生的始动因素，而氧化型低密度脂蛋白（ox-LDL）在内皮细胞损伤中占重要地位。ox-LDL可被巨噬细胞膜上的清道夫受体所识别，将其大量吞噬，导致巨噬细胞变成泡沫细胞，积蓄于动脉血管壁内膜，进而对动脉壁细胞产生毒性，刺激凝血和血栓的形成，刺激动脉壁细胞分泌细胞因子和生长因子等物质，从而促进动脉粥样硬化的发生。某些抗氧化剂对动脉硬化发生的多个环节有抑制作用，如β-胡萝卜素和维生素E等抗氧化剂，则均可抑制低密度脂蛋白（LDL）的氧化，延缓动物动脉粥样硬化斑块的形成。

我们的研究证明，从五味子提取的多种五味子素类成分具有抗氧化活性，其中Sal的活性尤其明显。为了解Sal对LDL过氧化以及对ox-LDL损伤牛主动脉内皮细胞有无保护作用，我们做了如下的研究：①Sal抗人血清低密度脂蛋白（LDL）过氧化的作用；②Sal对ox-LDL损伤牛主动脉内皮细胞的保护作用；③Sal对ox-LDL氧化性损伤神经细胞的保护作用。

1. 抗人血清低密度脂蛋白（LDL）过氧化的作用　首先采用密度梯度超速离心法，分离人血清低密度脂蛋白（LDL），在含0.01% EDTA的PBS中透析48小时，过滤除菌后于4℃保存。LDL通过琼脂糖电泳鉴定纯度。LDL氧化修饰前将保存的LDL置于透析袋在PBS中透析40小时以除去EDTA，调整蛋白浓度至1mg/ml。LDL溶液分别与Sal 1×10^{-4}、5×10^{-5}、1×10^{-5} mol/L 37℃预温孵1小时后，加入10μmol/L $CuSO_4$开始氧化，37℃反应20小时，加入200μmol/L EDTA终止反应。以等量非氧化LDL（n-LDL）作为对照平行测定。分别测定ox-LDL中丙二醛（MDA），维生素E（VE）及脂褐素的含量。采用琼脂糖电泳观察ox-LDL中载脂蛋白B（apolipoprotein，apo B）电泳迁移率的改变。用超微弱发光法检测LDL氧化过程中自由基的产生及Sal的作用。

为研究巨噬细胞介导的低密度脂蛋白（LDL）过氧化，按常规方法分离收集昆明种小鼠腹腔巨噬细胞，以5×10^5个细胞/孔种于24孔板中进行培养。分别与不同浓度Sal预温孵1小时，而后分别加入200μg/ml LDL，0.5μmol/L $CuSO_4$，37℃，5% CO_2培养18小时，加入1mmol/L EDTA终止氧化反应。取细胞上清测定MDA和脂褐素含量，结果分述如后。

Sal 对氧化修饰的 LDL 中 MDA 和脂褐素的生成的影响　如表 21－10 所示，LDL 与铜离子氧化修饰 20 小时后，脂质过氧化产物 MDA 的含量显著升高，显示脂蛋白已被剧烈氧化。当其与 Sal 1×10^{-4}、5×10^{-5}、1×10^{-5} mol/L 预温孵 1 小时，MDA 的生成显著降低，且呈剂量依赖性关系。

表 21－10　Sal 对铜离子引起 LDL 过氧化的抑制作用（$\bar{x}\pm s$，$n=4$）

组别	MDA（nmol/mgpr）	VE（nmol/mgpr）	脂褐素 mmol/mgpr
n－LDL 对照	$0.58\pm0.17^{**}$	$34.49\pm6.73^{**}$	$1.7\pm0.26^{**}$
Ox－LDL 对照	43.76 ± 0.27	3.30 ± 0.61	4.85 ± 0.1
Sal 1×10^{-4} mol/L	$5.91\pm0.11^{**}$	$15.66\pm3.67^{**}$	$2.88\pm0.34^{**}$
Sal 5×10^{-5} mol/L	$10.80\pm0.92^{**}$	$13.45\pm1.71^{**}$	3.88 ± 0.46
Sal 1×10^{-5} mol/L	$14.76\pm4.73^{**}$	$7.34\pm2.45^{*}$	$4.22\pm0.24^{*}$

$^{**}P<0.01$；$^{*}P<0.5$ vs ox－LDL 组

LDL 氧化过程中会产生大量的脂褐素，如表 21－10 所示。Cu^{2+} 氧化 LDL 组脂褐素生成的量明显高于对照组。不同浓度的 Sal 与 LDL 预温孵均可有效地抑制脂褐素的生成。

Sal 对氧化后的 LDL 中维生素 E 含量变化的作用　维生素 E 是 LDL 中的内源性抗氧化物质，表 21－10 显示 LDL 在 Cu^{2+} 诱导的氧化过程中维生素 E 几乎被耗尽，提前加入 Sal 1×10^{-4}、5×10^{-5}、1×10^{-5} mol/L 可有效地防止维生素 E 含量的下降，并且有剂量效应关系。

Sal 对载脂蛋白 B（apo B）电泳迁移率的影响　由于氧化过程中载脂蛋白被修饰，使得 LDL 所带负电荷增加，表现为电泳迁移率的改变。如图 21－9 所示，氧化修饰后的 LDL apoB 电泳迁移率明显加快。不同浓度 Sal 与 LDL 预温孵 1 小时则可明显降低 ApoB 的电泳迁移率，且随 Sal 浓度的增加，迁移率递减。

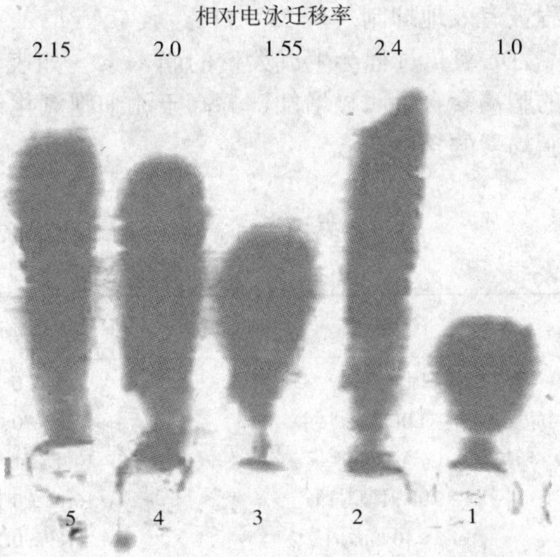

图 21－9　Sal 对铜离子引起 LDL 氧化后电泳迁移率变化的影响

1. n－LDL；2. ox－LDL；3. Sal 1×10^{-4} mol/L；4. Sal 5×10^{-5} mol/L；5. Sal 1×10^{-5} mol/L

Sal 对铜离子引起 LDL 氧化过程中自由基产生的抑制作用　用超微弱发光方法测定铜离子诱导的 LDL 氧化过程中自由基产生的情况，如图 21－10 所显示，LDL 与 Cu^{2+} 共温孵过程中化学发光随时间推移而逐渐加强，说明该过程有自由基的产生。

向该系统中加入不同浓度的 Sal 均可抑制自由基的产生，且有明显的剂量效应关系，其中 Sal 1×10^{-4}mol/L 可完全抑制氧化过程中自由基的产生。

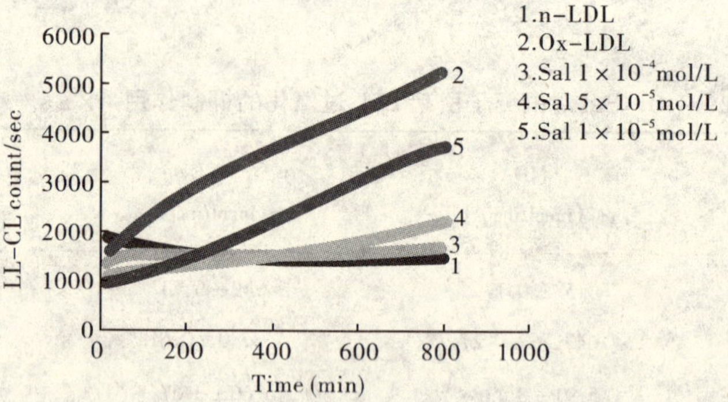

图 21-10 Sal 对铜离子引起 LDL 氧化过程中自由基产生的抑制作用

Sal 对小鼠巨噬细胞诱导人血清 LDL 氧化后 MDA 和脂褐素生成的抑制作用 结果显示，在无细胞 Cu^{2+} 氧化对照组（Cu^{2+}）中，200μg/ml 的 LDL 与 0.5μmol/L Cu^{2+} 共温孵后有一定程度的氧化，表现为 MDA 含量的增加。而在小鼠巨噬细胞存在下，LDL 氧化程度明显增加，培养上清中的 MDA 含量显著高于无细胞氧化组。说明巨噬细胞参与了 LDL 的氧化过程。预先加入 Sal 5×10^{-5}mol/L 和 1×10^{-5}mol/L 均可降低 MDA 含量，显示巨噬细胞介导的 LDL 氧化过程被有效地抑制（表 21-11）。

LDL 氧化过程会生成大量的脂褐素。如表 21-11 所示，LDL 与巨噬细胞共温孵后，生成的脂褐素含量明显增加，并高于无细胞氧化组。当加入 Sal 5×10^{-5}mol/L 可显著降低上清中脂褐素的含量。

表 21-11 Sal 对小鼠巨噬细胞诱导人血清 LDL 氧化后 MDA 和脂褐素生成的抑制作用（X±S，$n=4$）

组别	MDA nmol/mg Pr	脂褐素（mm/mg pr）
细胞对照	3.54±0.18**	10.0±0.95**
n-LDL 对照	4.28±0.11**	88.5±3.10**
Cu^{2+} 对照	10.17±1.98**	102.25±3.56**
ox-LDL 模型对照	16.62±0.90	111.75±3.32
Sal 5×10^{-5}mol/L	6.89±0.35**	102.5±4.03*
Sal 10^{-5}mol/L	11.28±0.49*	108.5±2.87

** $P<0.01$；* $P<0.5$ vs ox-LDL 组

铜离子诱导的脂蛋白氧化是常用的体外模型，涉及自由基反应。虽然引起反应的氧化机制还不清楚，但可能包括超氧阴离子以及由 Fenton 反应产生的羟自由基。LDL 被氧化修饰过程中可产生大量脂质过氧化产物（MDA）和脂褐素，脂褐素是脂质过氧化降解产物（醛类物质），与蛋白游离氨基结合后形成的希夫碱，可在特定的激发波长下产生荧光。同时，LDL 中的维生素 E 含量被耗竭，氧化过程中水合醛脂过氧化产物可与 apo B 的赖氨酸 ε－氨基结合，而且，活性氧使 LDL 中的组氨酸和脯氨酸转化为带负电的天冬氨酸和谷氨酸，使得 LDL 所带负电增加，表现为电泳迁移率的增加。而发生衍化的 apo B 是氧化脂蛋白被清道夫受体识别的必要条件。本研究表明，Sal 可明显降低脂蛋白氧化过程中 MDA 及脂褐素的产生，防止 ox－LDL 中维生素 E 含量的下降，减低脂蛋白的电泳迁移率，显示了一定的抗氧化作用。

Cu^{2+} 催化的 LDL 脂质过氧化过程是由自由基介导的自动催化的过程，会产生大量的脂过氧自由基，当脂过氧自由基相互反应形成无自由基的产物时，可产生三线态氧和三线态羰基化合物，其衰减至基态的过程可用微弱发光法（LL－CL）动态检测。因此，观察 LDL 氧化过程中微弱发光的变化可显示自由基产生的情况。本实验结果显示，LDL 与 Cu^{2+} 温孵过程中，微弱发光迅速增加。预前加入 Sal 可有效抑制 LL－CL 的升高，可能是通过清除自由基阻断了脂质过氧化的链式反应。体外实验显示，血管壁的各种细胞包括内皮细胞、平滑肌细胞、巨噬细胞，均可氧化 LDL，各种细胞介导氧化的机制有所不同，涉及到不同的加氧酶，氧自由基，钙离子和氮氧化物。体内研究发现，早期动脉粥样硬化病变部位有巨噬细胞存在，且这些细胞内含有大量的氧化脂质，因而由巨噬细胞介导的 LDL 氧化是 LDL 体内氧化的途径之一。研究发现，LDL 与巨噬细胞上 LDL 受体的结合，以及活化的单核巨噬细胞的呼吸爆发，均可引起超氧阴离子产生增加，引起 LDL 的氧化。本实验观察了小鼠腹腔巨噬细胞介导的人血清 LDL 的氧化。结果显示，在微量铜离子存在下，LDL 可被巨噬细胞剧烈氧化，培养上清的 MDA 和脂褐素含量显著升高，提前加入 Sal 能有效抑制巨噬细胞介导的 LDL 氧化，降低 MDA 和脂褐素的生成。

综上所述，Sal 对铜离子和巨噬细胞介导的低密度脂蛋白的过氧化均有一定的抑制作用，其可能的机制是通过直接清除氧化过程中的自由基实现的。

2．五味子酚对牛主动脉内皮细胞氧化性损伤的保护作用　血管内皮细胞是血管壁的一层单层细胞，正常情况下更新率低，为血浆蛋白提供了一个选择性的通透屏障。内皮细胞通过合成释放一些因子调节血管张力，并能表达白细胞粘附分子，趋化蛋白和主要的组织相容性抗原。ox－LDL、血管紧张素Ⅱ和氧化应激等致动脉粥样硬化的因素均可损伤内皮细胞，影响上述内皮因子的表达和释放，引起早期的内皮功能障碍，破坏血管壁的完整性，导致巨噬细胞在血管内膜的聚集，平滑肌细胞的活化和增殖，凝血障碍，这是动脉粥样硬化早期的病变。ox－LDL 包含多种过氧化脂质，可以损伤内皮细胞，诱导内皮细胞的凋亡，导致动脉斑块的不稳定和脱落。有证据显示，自由基参与了 ox－LDL 诱导的内皮细胞凋亡，应用抗氧化剂则可降低内皮细胞的损伤。鉴于此，本研究进一步观察 Sal 对 ox－LDL 引起的牛主动脉内皮细胞损伤和凋亡的保护作用。

Sal 对 ox－LDL 损伤牛主动脉内皮细胞的保护作用　取出新生奶牛约 15 厘米长的主动脉，在无菌操作下，用 0.1%Ⅳ型胶原酶于 37℃消化 15 分钟，分离内皮细胞，进行培养，待细胞长成单层后，以 0.25%胰酶＋0.02%EDTA 消化液消化传代。细胞换用含 10%胎牛血清的 1640 培养基培养，取 4～9 代细胞用于实验，将内皮细胞分别与人 ox－LDL（1mg/ml）共同培养。给药组提前 1 小时加入不同剂量的 Sal。正常对照组细胞以无血清培养基培养。

处理后的细胞在倒置显微镜下观察细胞形态的变化，拍照保存。MTT法检测细胞存活率，取培养上清50μl测定乳酸脱氢酶（LDH）活性。

Sal对内皮细胞形态变化的影响 正常生长的牛主动脉内皮细胞为铺路石状的卵圆形贴壁细胞，经ox－LDL 200μg/ml作用后，内皮细胞形态变长，成柳叶型。随ox－LDL刺激时间延长，细胞贴壁性减弱，收缩呈圆形，进而飘浮于培基中，表明细胞受到明显损伤。而相同剂量的n－LDL对细胞形态无明显影响，说明无毒性刺激。预先加入Sal 5×10^{-5}mol/L，1×10^{-5}mol/L，可明显减少细胞飘浮变形，细胞形态接近对照组，提示Sal具有显著的保护作用。

Sal对ox－LDL诱导细胞存活率（MTT法）下降和细胞内乳酸脱氢酶（LDH）泄漏的影响 表21－12结果显示，ox－LDL（200μg/ml）作用24小时，可使血管内皮细胞存活率下降至60.6%，预先加入Sal 5×10^{-5}mol/L，1×10^{-5}mol/L可明显提高细胞存活率，差异显著。Sal 5×10－5mol/L还可有效降低细胞内LDH的泄漏，表明有保护作用。

表21－12 Sal对ox－LDL引起主动脉内皮细胞毒性损伤害的保护作用（$\bar{x}\pm s$，$n=4$）

组别	MTT（OD570nm）	LDH（U/dl）
对照	$0.779\pm0.050^{**}$	$1092.5\pm85.2^{*}$
ox－LDL 200μg/ml	0.472 ± 0.053	1432.5 ± 114.1
Sal 5×10^{-5}mol/L	$0.754\pm0.083^{**}$	$1142.5\pm54.4^{*}$
Sal 1×10^{-5} mol/L	$0.595\pm0.027^{**}$	1467.5 ± 146.3
Sal 5×10^{-6} mol/L	0.576 ± 0.076	1512.5 ± 135.3

$^{*}P<0.05$，$^{**}P<0.01$，vs ox－LDL

Sal对ox－LDL诱导内皮细胞凋亡的保护作用 为观察Sal对ox－LDL诱导牛主动脉内皮细胞凋亡有无抑制作用，内皮细胞损伤对照组加入含200μg/ml ox－LDL的无血清1640培养基培养24小时，给药组提前1小时加入不同剂量的Sal预温孵，正常对照组细胞以无血清培养基培养。内皮细胞经Sal和ox－LDL损伤处理后，用消化液消化贴壁的细胞，按文献方法提取DNA。经1.5%琼脂糖电泳分离，紫外灯下观察细胞凋亡特有的梯状条带出现的情况。内皮细胞用Hoechst33342荧光染色观察凋亡细胞的形态，流式细胞仪观察细胞凋亡百分率及Sal的保护作用。

荧光显微镜观察Sal对ox－LDL诱导细胞凋亡的形态的影响 经不同处理的内皮细胞用Hoechst33342染色后，在荧光显微镜下观察细胞核DNA的形态。对照组细胞染色质分布均匀，荧光强度较低。ox－LDL损伤组，大量细胞核内染色质凝聚，呈现明亮的蓝紫色光点，说明细胞发生了凋亡。经Sal 5×10^{-5}mol/L，1×10^{-5}mol/L预处理1小时后，具有强荧光染色的细胞明显减少，大多数细胞核染色均匀，显示了Sal能明显抑制ox－LDL诱导的细胞凋亡（图21－11）。

琼脂糖凝胶电泳检测Sal对ox－LDL引起的内皮细胞凋亡的作用 凋亡细胞由于内源性核酸内切酶激活，可在核小体处将DNA切断，使其降解为180～200bp或其整数倍的片段，这种片段可作为细胞凋亡的一项重要生物学指标。电泳照片显示（图21－12），内皮细胞经200μg /ml ox－LDL处理24小时后，出现清晰的DNA梯状条带，说明细胞被诱导而出现凋

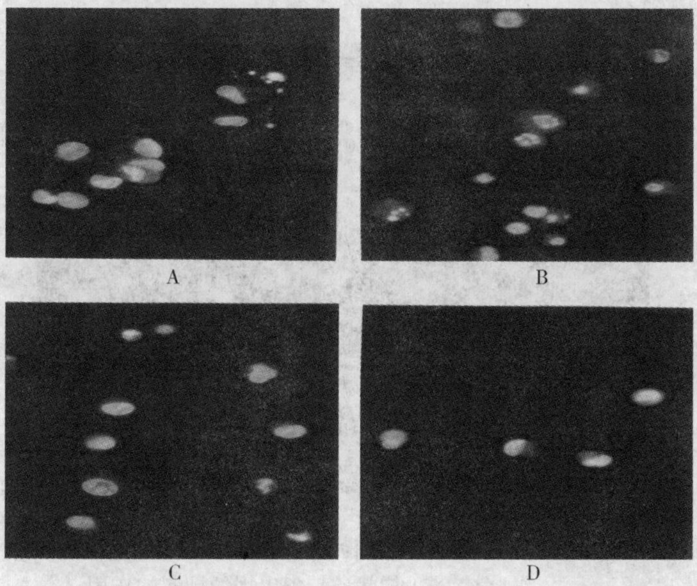

图 21 - 11　Hoechst 33342 染色法观察 Sal 对 ox - LDL 诱导细胞凋亡的影响

A. 对照；B. ox - LDL 200μg /ml；C. Sal 5×10^{-5}mol/L；D. Sal 1×10^{-5}mol/L.

亡。提前 1 小时加入 Sal 5×10^{-5}mol/L，1×10^{-5}mol/L 可显著减少 DNA 梯状条带亮度，提示细胞凋亡被明显抑制。

流式细胞仪观察细胞凋亡　细胞发生凋亡后，DNA 被切割成许多小片段，可从细胞中泄漏出去，使细胞内 DNA 含量减少，经流式细胞仪检测，会在 G1 峰前出现一亚 G1 峰。当内皮细胞与 ox - LDL 共温孵 24 小时后，出现明显的亚 G1 峰，凋亡细胞比例达到 45.4%。Sal 5×10^{-5} mol/L，Sal 1×10^{-5} mol/L 均可显著降低凋亡细胞的比例（表 21 - 13）。

表 21 - 13　Sal 对 ox - LDL 引起牛动脉血管内皮细胞凋亡的抑制作用

组别	细胞凋亡数比例（%）
对照	13.2
ox - LDL 200μg/ml	45.4
Sal 5×10^{-5}mol/L	33.9
Sal 1×10^{-5}mol/L	23.8

3. Sal 对 ox - LDL 诱导内皮细胞内自由基（Ros）产生的抑制作用　ox - LDL 能损伤牛血管细胞内皮，引起内皮细胞凋亡，其作用是否由氧自由基（ROS）介导？为此，以激光共聚焦显微镜和流式细胞仪观察二氯荧光素双醋酸（2’,7’ - dichlorofluorescin diacetate，DCFH - DA）氧化法标记 ox - LDL 诱导内皮细胞内自由基的产生及 Sal 的抑制作用。分子探针 DCFH - DA 本身为无荧光的化合物，它可穿过细胞膜进入细胞内，被细胞内的酯酶水解为无荧光的 DCFH。DCFH 可被自由基迅速氧化为高荧光的 2’,7’ - 二氯荧光素（2,7 - dichlorofluorescin，DCF）。故测定细胞内荧光强度的变化，可显示细胞内自由基含量的变化。

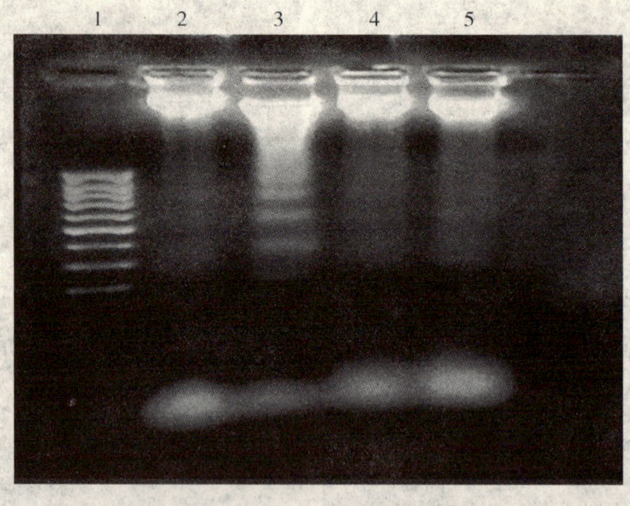

图 21 - 12 琼脂糖凝胶电泳检测 Sal 对 ox - LDL 引起的内皮细胞核 DNA 梯状条带条出现的抑制的作用

1. DNA ladder marker；2. 对照；3. ox - LDL 200μg/ml 处理对照；4. Sal 5×10^{-5}mol/L；5. Sal 1×10^{-5}mol/L

取对数生长期的内皮细胞接种于 35mm 培养皿中，实验前各皿细胞加入 DCFH - DA 至 10μmol/L，给药组同时加入 Sal，37℃温育 30 分钟。吸去培养上清，细胞用 PBS 洗两次，加入含 ox - LDL200μg/ml 的无血清培养基，立即于激光共聚焦显微镜下连续监测 15 分钟，观察细胞内荧光强度的连续变化或用流式细胞仪分析细胞内荧光强度的变化。

流式细胞仪观察结果 100μg/ml、200μg/ml ox - LDL 分别与内皮细胞温孵 15 分钟后，细胞内 DCF 荧光强度明显升高，表明细胞内 ROS 产生增加，且与 ox - LDL 浓度呈剂量 - 效应关系。将内皮细胞与 ox - LDL 200μg/ml 共温孵 15 分钟，结果发现细胞内 DCF 荧光强度升高约 4 倍。提前加入 Sal 1×10^{-5}mol/ml 细胞内 DCF 荧光强度与对照组接近，说明细胞内自由基的产生被完全抑制（图 21 - 13）。

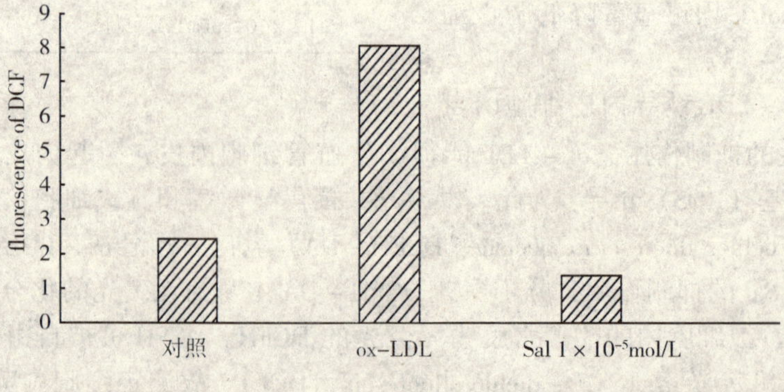

图 21 - 13 流式细胞仪观察 Sal 对 ox - LDL 诱导内皮细胞内自由基（Ros）产生的抑制作用

激光共聚焦显微镜观察结果　激光共聚焦显微镜可观察经 DCFH 染色后的细胞内 ROS 产生的动态变化。如图 21 - 14 所示，内皮细胞与 ox - LDL 共温孵后，细胞内荧光强度迅速增加，说明有 ROS 的产生。提前经 Sal 处理的细胞在 ox - LDL 刺激下，细胞内荧光变化不明显，提示 ROS 含量无明显增加。

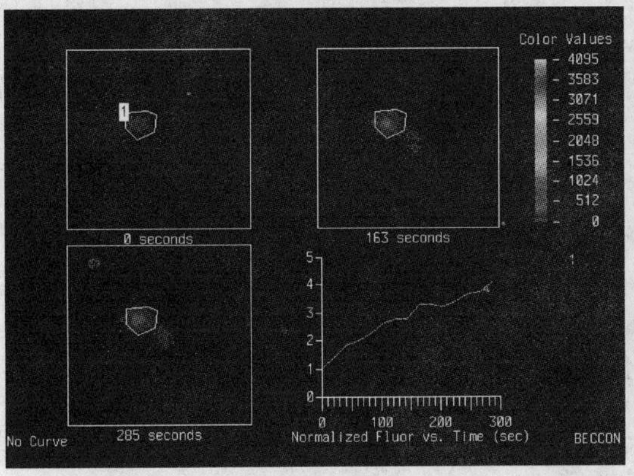

对照

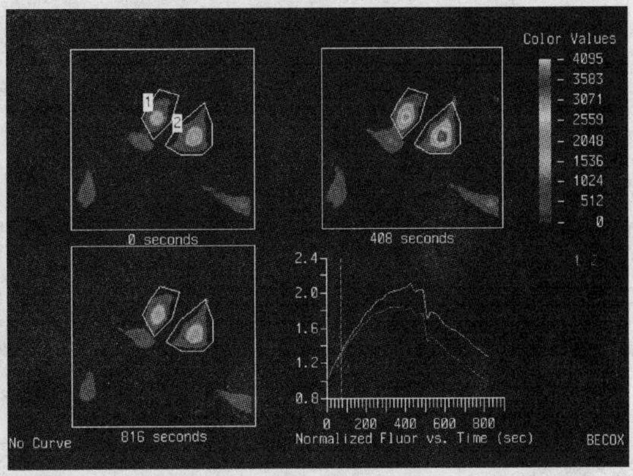

OX-LDL 200g/ml

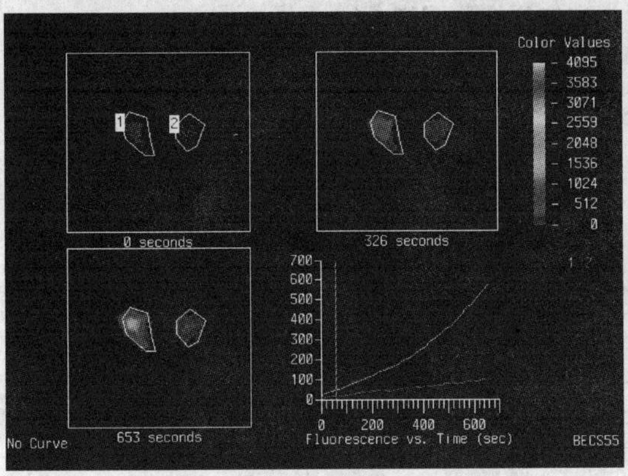

Sal 5 × 10⁻⁵mol/L

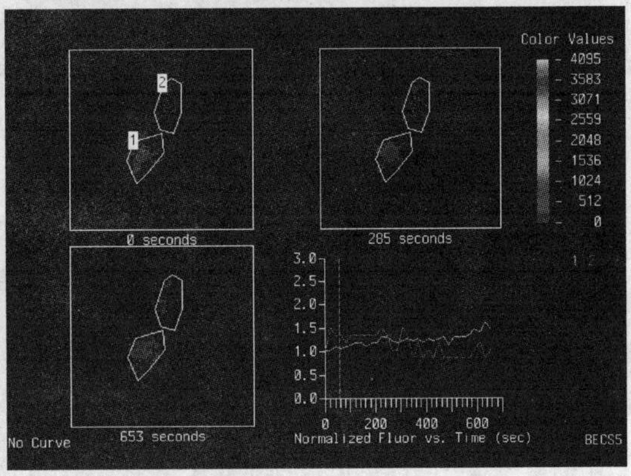

Sal　10^{-5}mol/L

图 21 - 14　激光共聚焦显微镜观察 Sal 对 ox - LDL 引起血管内皮细胞内 ROS 产生（DCFH 染色）的动态变化的抑制作用

4．Sal 对 ox - LDL 诱导内皮细胞线粒体膜电位变化的作用　线粒体是 ROS 产生的重要场所，在细胞凋亡中亦有着重要作用，损伤的线粒体可释放出细胞色素 C 等促凋亡因子，引发系列反应，最终导致细胞凋亡，而线粒体膜电位的变化标示线粒体受损伤的程度。罗丹明 123（Rhodamine123）是一种具有荧光的阳离子染料，可特异地被线粒体摄取，在线粒体中聚集，其摄取量与线粒体的膜电位相关。线粒体膜受到损伤后，线粒体对罗丹明 123 的摄取能力降低，表现为细胞内荧光强度增加。上述变化可用流式细胞仪来观察细胞内的荧光强度的变化。内皮细胞经 ox - LDL 及 Sal 处理一定时间后，加入罗丹明 123 至终浓度 0.5μmol/L，

37℃温育 20 分钟，用流式细胞仪分析细胞内荧光强度的变化。

结果发现，内皮细胞经 200μg/ml ox－LDL 处理 14～24 小时后，细胞内罗丹明 123 染色荧光强度逐渐增强，提示线粒体损伤程度逐渐增加，膜电位降低（图 21－15）。选择 18 小时为观察点，结果显示（图 21－16），提前 1 小时加入 Sal 5×10^{-5}mol/L 或 1×10^{-5}mol/L 能明显地降低 200μg/ml ox－LDL 处理细胞荧光强度，提示线粒体的损伤得到了保护。

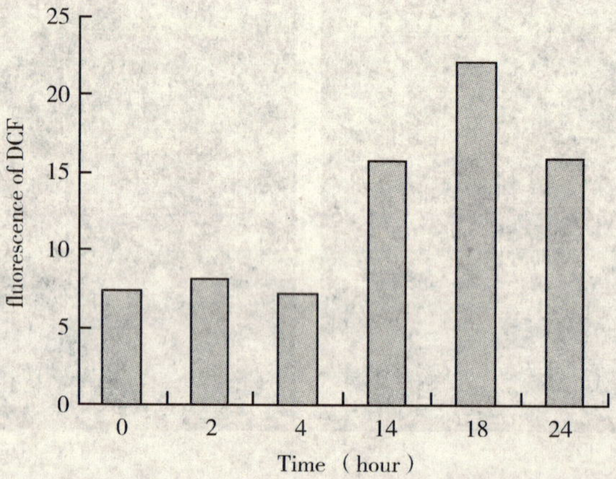

图 21－15　Ox－LDL 诱导内皮细胞线粒体膜电位变化的时间关系荧光标示法

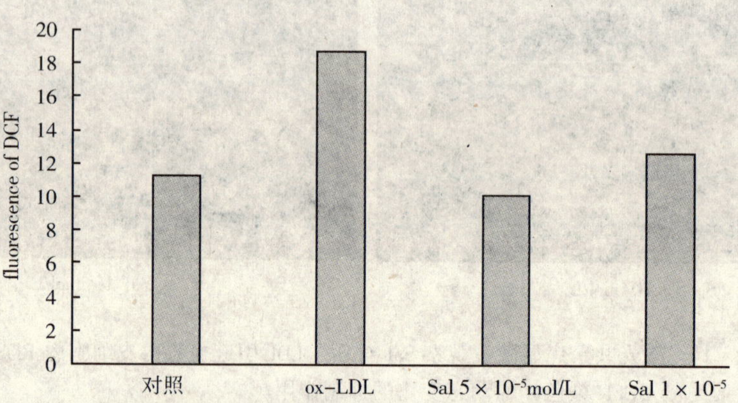

图 21－16　Sal 对 ox－LDL 诱导内皮细胞线粒体膜电位变化的抑制作用

以上结果表明，Sal 对 ox－LDL 引起的内皮细胞损伤有明显的保护作用，能抑制 ox－LDL 诱导的内皮细胞凋亡。其作用机制可能是通过抑制细胞内 ROS 的产生，防止线粒体损伤的结果。

（四）五味子酚（Sal）对谷氨酸和 ox－LDL 引起神经细胞损伤的保护作用

已知氧化低密度脂蛋白（ox－LDL）与动脉粥样硬化的发生有密切关系。近年来，国外的研究发现，ox－LDL 亦存在于中枢神经系统，它包含的多种脂质过氧化产物可诱导神经细胞的凋亡，并且它的毒性与氧化应激有关。兴奋性氨基酸谷氨酸是一种神经毒素，多种神经退行性疾病均可出现谷氨酸的过度释放，刺激神经元氧化应激反应，引起神经细胞的损伤和凋亡。本研究主要观察 Sal 对 ox - LDL 和谷氨酸诱导的神经细胞株 NG108 - 15（NG）的损伤和凋亡的保护作用。

1. Sal 对谷氨酸引起 NG 神经细胞毒性损伤及凋亡的保护作用　NG 细胞为神经母细胞瘤和神经胶质瘤的杂交瘤细胞，常用于神经药理的研究。为选择合适的谷氨酸浓度，NG 细胞与不同浓度的谷氨酸温孵 30 分钟后，继续培养 24 小时后，用 MTT 方法观察细胞的存活情况。如图 21 - 17 所示，谷氨酸浓度达到 3mmol/L 后，NG 细胞存活数明显降低，故选取谷氨酸 3mmol/L 作为毒性损伤的浓度，观察 Sal 的作用。

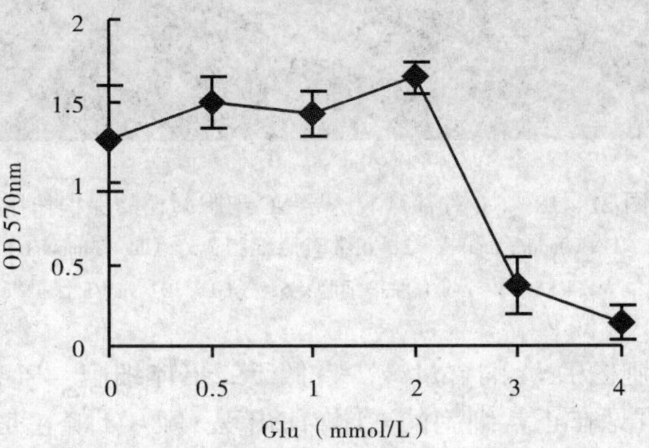

图 21 - 17　谷氨酸对 NG 神经细胞的毒性损伤

结果显示，NG 细胞经谷氨酸 3mmol/L 处理后，细胞存活率明显降低，仅为对照组的 31.8%。而培养细胞上清中 LDH 水平明显升高，反映细胞膜受损。同时加入 Sal 1×10^{-5} mol/L，则可使细胞内 LDH 的漏出显著降低，由 742.5 ± 60.9 降低至 516.3 ± 85.2（$P<0.01$），细胞存活率上升至 70.7%，可见 Sal 具有明显的保护作用。

细胞形态观察发现，谷氨酸作用于 NG 细胞可引起细胞形态变化和细胞数量明显减少，加入 Sal 1×10^{-5}mol/L 或维生素 E 1×10^{-4}mol/L 可使细胞形态接近正常。

2. Sal 对谷氨酸处理 NG 细胞内谷胱甘肽（GSH）含量的影响　GSH 是神经细胞内重要的抗氧化物质，它的下降会导致细胞抗氧化能力的减弱。NG 细胞经谷氨酸（Glu）3mmol/L 处理后，细胞内的 GSH 含量显著降低。预先加入 Sal 5×10^{-5}mol/L 后细胞内 GSH 水平的下降明显减少。正常对照为 233.7 ± 69.7 nmol/mg 蛋白，谷氨酸处理对照组为 17.1 ± 8.5，Sal 保护组为 502.8 ± 156.6。Sal 保护作用非常显著，甚至还高于正常对照组。

3. Sal 对谷氨酸诱导 NG 细胞凋亡的保护作用　本实验结果显示，NG 细胞经谷氨酸处理 30 分钟后，继续以无血清培养基培养 24 小时，经琼脂糖电泳分析细胞 DNA 出现明显的梯状条带，说明谷氨酸诱导了 NG 细胞凋亡。于谷氨酸刺激同时加入 Sal 5×10^{-5}mol/L，可显著减少 DNA 梯状条带的出现，提示细胞凋亡被明显抑制（图 21 - 18）。

细胞发生凋亡后，DNA 被切割成许多小的片段，由于这些小片段分子量很低，可以从

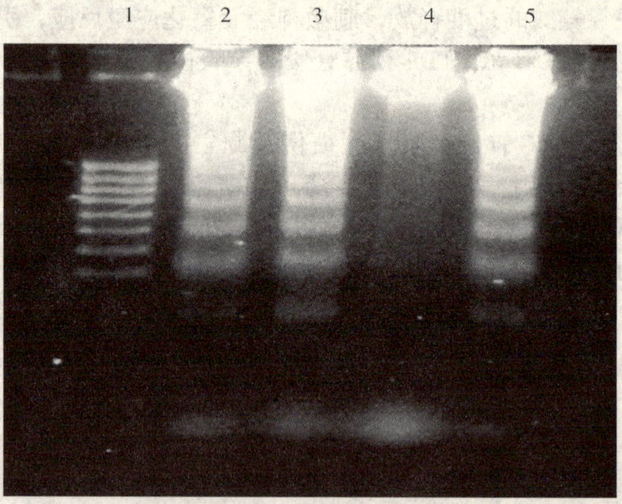

图 21 – 18 Sal 对谷氨酸诱导 NG 细胞凋亡的保护作用

1. DNA ladder marker；2. 正常对照细胞；3. Glu（3mmol/L）处理细胞；4. Sal 5×10^{-5}mol/L 保护细胞；5. Sal 1×10^{-5}mol/L 保护细胞.

细胞中泄漏出去，使细胞内 DNA 的含量减少，低于二倍体细胞。PI 染色后经流式细胞仪测定细胞内 DNA 含量，可见在正常细胞的 G1 峰前出现一亚 G1 峰，是细胞发生凋亡的标志。结果发现，NG 细胞在无血清培养基中培养 24 小时后会有部分细胞凋亡，经谷氨酸处理的细胞凋亡比例明显升高到 48.2%，同时加入 Sal 5×10^{-5} mol/L 后，细胞凋亡比例降低为 30.2%，接近于对照组的 28.4%。

4. Sal 对谷氨酸引起 NG 细胞线粒体细胞色素 C 释放的影响　细胞线粒体细胞色素 C 的释放在启动细胞凋亡中起重要作用。Western – blot 测定的结果显示，谷氨酸 3mmol/L 作用不同时间后，能引起 NG 细胞线粒体细胞色素 C 的释放，且释放量随时间而变化（图 21 – 19）。NG 细胞用谷氨酸处理 6 小时后，释放入胞浆中的细胞色素 C 含量明显增加，而用 Sal 5×10^{-5}mol/L 和 1×10^{-5}mol/L 保护的 NG 细胞细胞色素 C 的释放明显减少。

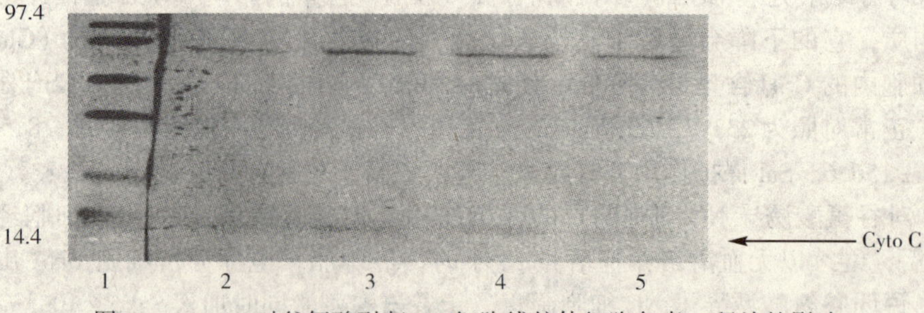

图 21 – 19 Sal 对谷氨酸引起 NG 细胞线粒体细胞色素 C 释放的影响

1. 低分子量蛋白样品；2. 对照；3. Glu 处理 6 小时；4. Sal 5x10 – 5mol/L 保护；5. Sal 1×10^{-5}mol/L 保护

为进步研究 Sal 的神经保护作用，我们另外用胚胎大鼠脑细胞进行了下列研究。

5．Sal 对大鼠脑突触体和线粒体氧应激损伤的保护作用　将分离的大鼠脑突触体及线粒体，在体外与氧自由基生成系统 Fe^{2+} – Cys 于 37℃温育后，MDA 明显升高，线粒体 ATPase 活性明显降低。预先分别加入不同浓度（$1\times10\sim1\times10^{-6}$ mol·L^{-1}）的 Sal，对上述损伤均有显著保护作用，且有剂量 – 效应关系。选用脂质探针 DPH，测定膜流动性的结果表明，Sal 可防止膜脂质过氧化时膜流动性的降低；Sal 能明显减轻大鼠脑线粒体由于脂质过氧化损伤出现的基质溶解、内脊断裂、肿胀等以及突触体囊泡排空、肿大乃至破裂等损伤性变化。Sal 能够对抗 H_2O_2 引起的大鼠脑突触体内抗氧化物质 GSH 含量的显著降低，使 GSH 含量基本恢复正常。

6．Sal 对氧应激引起大鼠脑神经递质释放的影响　谷氨酸可通过激活 NMDA 受体等途径而诱导氧自由基生成，在脑创伤、脑缺血、脑缺氧及癫痫等中枢神经系统疾病及损伤过程中起重要作用。本实验将分离的大鼠脑突触体在体外用 H_2O_2 及 Fe^{2+} – Cys 进行损伤，以引起谷氨酸释放以及分离的大鼠脑细胞内游离钙浓度增加。预先加入不同浓度 Sal，能显著抑制上述的变化，当浓度为 1×10^{-5} mmol/L 时，对 H_2O_2 引起的谷氨酸释放和细胞内游离钙浓度增加的抑制率分别 > 50%。利用 HPLC——电化学检测器检测脑内多巴胺（dopamine，DA）的代谢，发现 Fe^{2+} – Cys 与大鼠脑突触体共温孵，可增加 DA 的释放及经单胺氧化酶（MAO）代谢转化为 3，4 – 二羟基苯乙醛（DOPAC），Sal 不仅能够抑制 DA 的释放，还能抑制 DOPAC 的生成。

7．Sal 对培养胎大鼠脑神经细胞氧应激损伤的保护作用　将分离的 Wistar 大鼠胎脑神经细胞进行体外培养，分别用谷氨酸、无糖无氧及血红素造成损伤，对从形态学和生物化学诸方面观察 Sal 的保护作用。结果显示，培养 8 ~ 10 天的脑神经细胞暴露于 500μmol/L 的谷氨酸及 NMDA，培养上清液中 LDH 水平显著提高，细胞中 GSH 含量明显降低。相差显微镜下观察细胞形态与正常组相比，细胞突起回缩，折光率降低。将培养 8 ~ 10 天的脑神经细胞进行无糖无氧处理以模仿脑缺血损伤，或将血红素加入培养液中以模仿脑出血损伤，都产生与谷氨酸毒性相类似的损伤。Sal 可抑制上述各模型引起的培养脑神经细胞形态的损伤，并使培养上清液中 LDH 活性显著降低，细胞中 GSH 含量明显回升，细胞形态基本恢复正常。

8．对培养胎大鼠脑神经细胞凋亡的影响　我们利用培养的 Wistar 大鼠胎脑神经细胞，用 H_2O_2、NMDA、"缺血再灌"诸因素处理以诱导细胞凋亡，提取 DNA 进行琼脂糖电泳，可见清晰的 DNA 梯状条带；细胞经 PI 染色，通过流式细胞仪检测，在 G_1 峰前出现一个"G_1 亚峰"（sub – G1 peak），该峰的出现是细胞发生凋亡的标志之一；电镜观察损伤细胞有核碎裂、染色质浓缩聚集现象存在。Sal 可抑制 H_2O_2、NMDA、"缺血再灌"处理诱导细胞凋亡现象的发生，正常细胞比例增加。

9．Sal 对小鼠脑缺血损伤的保护作用　用双重结扎并剪断小鼠双侧颈总动脉使小鼠因脑缺血而死亡，结扎颈总动脉前 30 分钟，给小鼠口服 Sal 100 mg/kg，结果损伤对照组脑缺血 30 分钟时小鼠死亡率达 80%；Sal 组小鼠死亡率为 45%，表明小鼠死亡时间后延。利用核磁共振（NMR）技术活体动态观察小鼠脑缺血、缺氧后能量代谢的变化。结果表明，Sal 可以延长缺血、缺氧小鼠脑内 ATP、磷酸肌酸（Pcr）耗竭的时间。以上结果提示，Sal 可以经胃肠吸收通过血脑屏障，对脑缺血、缺氧损伤具有一定的保护作用。

10．ESR 检测 Sal 捕捉氧自由基的作用　利用电子自旋共振仪检测 Sal 对氧自由基的清除作用。以黄嘌呤－黄嘌呤氧化酶为超氧阴离子（O_2^-）发生系统，以 $H_2O_2-Fe^{2+}$ 为羟自由基（·OH）发生系统。结果显示，Sal 对 O_2^- 和·OH 均有清除作用，其中对·OH 的清除作用强于对 O_2^- 的清除作用。

综上所述，Sal 在脑细胞遭受不同氧化性损伤实验条件下，均表现有明显的保护作用，很值得朝着防治与衰老相关的中枢神经系统退行性疾病的方向进行深入研究。

11．Sal 对 ox－LDL 诱导的 NG 细胞毒性的保护作用　本部分研究中所用的方法和观察指标基本与上述谷氨酸实验相同。用 MTT 法检查结果显示，随着 ox－LDL 浓度的增加，NG 细胞存活率明显降低（图 21－20）。ox－LDL 200μg/ml 作用 24 小时后，NG 细胞存活率仅为对照组的 42%。细胞内 LDH 释放亦明显升高。

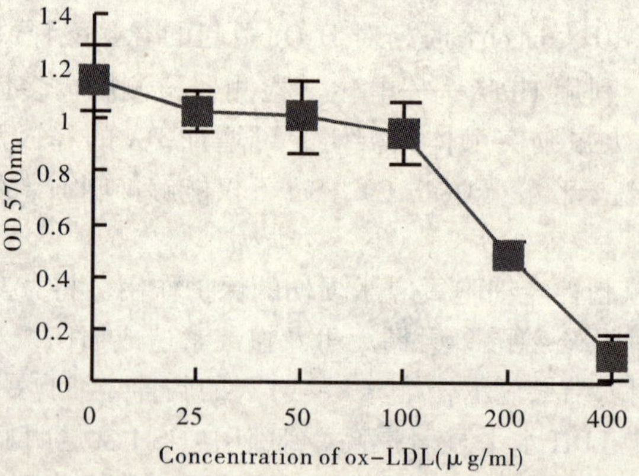

图 21－20　ox－LDL 诱导 NG 细胞毒性的剂量－效应关系

故选择 ox－LDL 200μg/ml 作为毒性浓度。于加 ox－LDL 前，预先加入 Sal 5×10^{-5} mol/L 和 1×10^{-5} mol/L 具有明显的保护作用，可使细胞存活率显著上升，Sal 5×10^{-5} mol/L 还可有效地阻抑细胞内 LDH 的漏出。ox－LDL 亦可引起 NG 细胞数量明显减少，细胞形态出现变化，未氧化 LDL（n－LDL）对细胞形态则无明显影响。预先加入 Sal 5×10^{-5} mol/L 或维生素 E 10^{-4} mol/L 具有明显的保护作用，使细胞形态接近正常。

12．Sal 对 ox－LDL 诱导神经细胞凋亡的保护作用　用三种方法检查细胞凋亡的情况，结果如下。

荧光染色法观察 NG 细胞凋亡的形态变化　NG 细胞经 ox－LDL 处理后用 Hoechst33342 染色，在荧光显微镜下观察细胞核 DNA 的形态。对照组细胞染色质分布均匀，荧光强度较低。ox－LDL 损伤组大量细胞核内染色质凝聚，呈现明亮的蓝紫色光点，说明细胞发生了凋亡。NG 细胞经 Sal 5×10^{-5} mol/L，1×10^{-5} mol/L 预处理 1h 后，具有强荧光染色的细胞明显减少，大多数细胞核染色均匀，显示 Sal 能明显抑制 ox－LDL 诱导的 NG 细胞凋亡。

琼脂糖凝胶电泳检测 DNA 梯状条带　电泳照片显示，对照组 NG 细胞用无血清培养基中培养 24 小时后，部分细胞凋亡，有 DNA 梯状条带出现；经 ox－LDL 处理的细胞 DNA 梯状条带加深，提示 ox－LDL 具有诱导 NG 细胞凋亡的作用。提前 1 小时加入 Sal 5×10^{-5}mol/L，1×10^{-5}mol/L 可使 DNA 梯状条带显著减少，细胞凋亡被明显抑制。

流式细胞仪检测细胞凋亡　图 21－21 结果显示，对照 NG 细胞凋亡比例为 9.19%，当细胞与 ox－LDL 共温孵 24h 后，出现明显的亚 G1 峰，凋亡细胞比例达到 44.9%。提前加入 Sal 5×10^{-5}mol/L 可显著抑制细胞的凋亡，凋亡细胞比例仅为 16.4%。

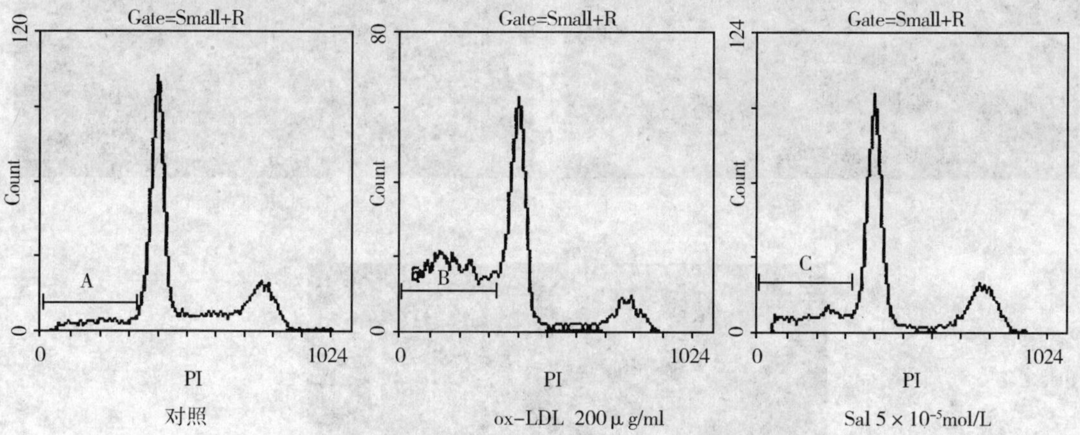

图 21－21　流式细胞仪检测 Sal 对 ox－LDL 诱导 NG 神经细胞凋亡的影响

13. Sal 对 ox－LDL 诱导神经细胞内自由基（ROS）产生的作用　用 DCF 荧光针标示 ROS 的产生，分别采用流式细胞仪和激光共聚焦显微镜观察 ox－LDL 诱导神经细胞内 ROS 的产生。流式细胞仪观察 NG 细胞与不同浓度的 ox－LDL 共温孵 15 分钟后，细胞内 DCF 荧光强度均有明显上升，且具有剂量效应关系。提示 ox－LDL 可迅速刺激神经细胞内 ROS 的产生。

当 NG 细胞与 ox－LDL 200μg/ml 共温孵 24 小时后，NG 细胞内 DCF 荧光强度明显高于对照组，相同浓度的 n－LDL 不引起细胞内自由基的变化。提前加入 Sal 1×10^{-5} mol/L 可明显降低细胞内的 DCF 荧光含量。提示 ROS 水平减少（图 21－22）。维生素 E 1×10^{-4} mol/L 无明显作用。

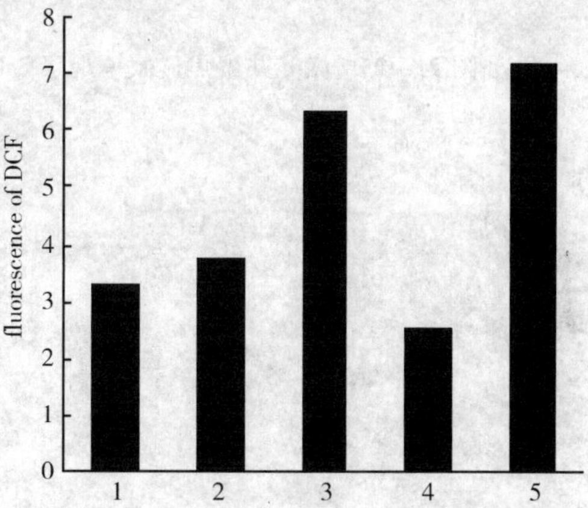

图 21－22　Sal 对 ox－LDL（200μg/ml）诱导神经细胞内自由基产生的作用

1. 对照；2. n－LDL；3. ox－LDL；4. Sal 1×10^{-5}mol/L；5. 维生素 E 1×10^{-4}mol/L

激光共聚焦显微镜观察细胞内 ROS 产生的变化，结果显示，NG 细胞与 200μg/ml ox－LDL 共温孵 15 分钟内，细胞内荧光强度随时间延长迅速增加，提示有 ROS 的产生。提前经 Sal 1×10^{-5}mol/L 处理的细胞在 ox－LDL 刺激下，细胞内荧光变化不明显，表明 ROS 的产生被抑制（图 21 - 23）。

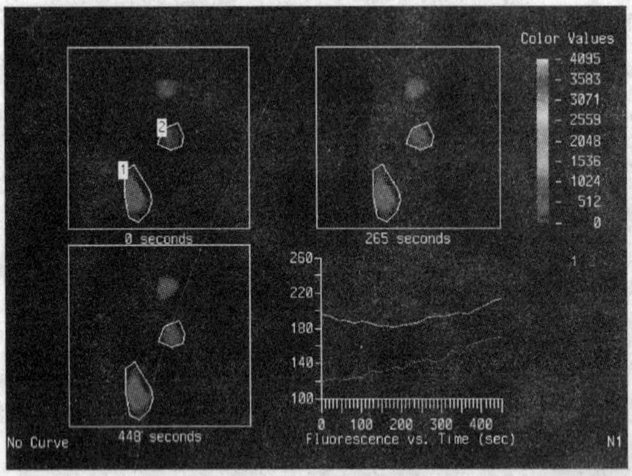

对照组

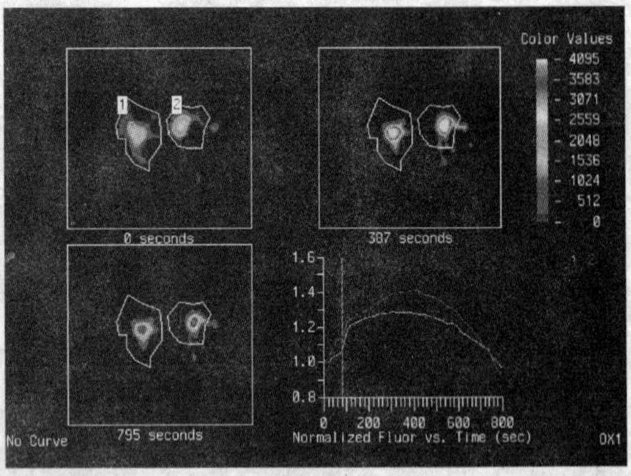

ox-LDL 200 g/ml

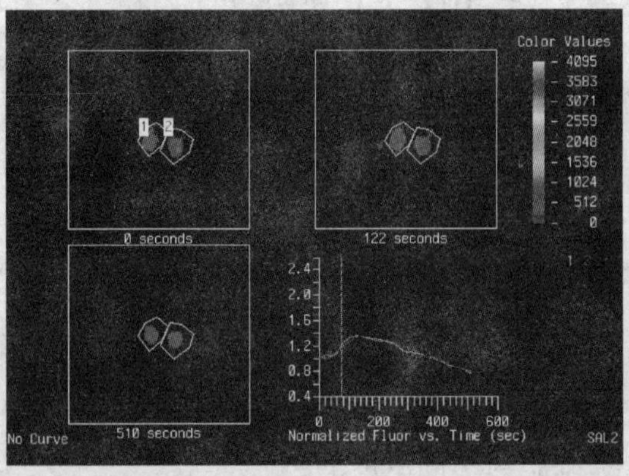

Sal 10^{-5}mol/L

图 21 - 23　激光共聚焦显微镜观察 Sal 对 ox - LDL 诱导 NG 细胞内自由基产生的影响

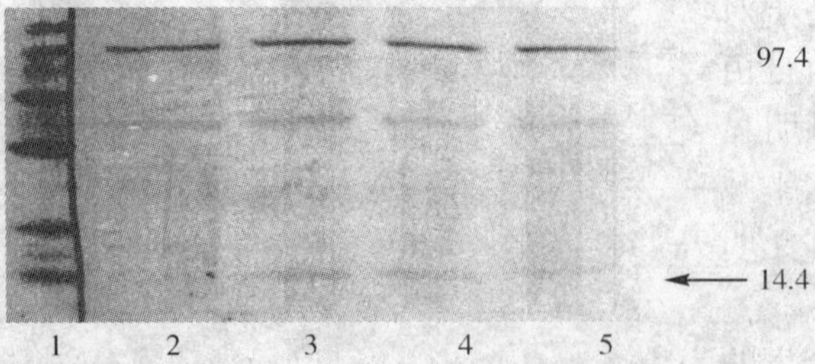

图 21 - 24　Sal 对 ox - LDL 诱导 NG 神经细胞凋亡时线粒体细胞色素 C 释放的影响

1. 低分子量蛋白样品；2. 对照；3. ox - LDL 处理 6 小时；4. Sal 5×10^{-5}mol/L；5. Sal 1×10^{-5}mol/L

14. Sal 对 ox - LDL 诱导 NG 神经细胞凋亡时线粒体细胞色素 C 释放的影响

Western - blot 检测的结果显示，NG 细胞与 ox - LDL 共温孵后，可引起线粒体细胞色素 C 的释放增加，且随时间的变化释放量亦发生变化。选取 ox - LDL 与 NG 细胞作用 6 小时为观察点，此时，细胞浆内细胞色素 C 含量明显高于对照组细胞。提前加入 Sal 1×10^{-5} mol/L 能有效地抑制线粒体细胞色素 C 的释放，胞浆中细胞色素 C 的含量明显降低（图 21 - 24）。

已知，氧化低密度脂蛋白（ox－LDL）与动脉粥样硬化的发生有密切关系，近年来国外的研究发现，ox－LDL 亦存在于中枢神经系统。LDL 氧化可产生多种脂质过氧化产物，其中的 4－hydroxynonenal 已被证实可通过损伤线粒体，升高细胞内钙来介导 ox－LDL 诱导的氧化应激过程，引起神经细胞的凋亡和坏死。兴奋性氨基酸谷氨酸是一种神经毒素，多种神经退行性疾病均可导致其过度的释放。过量的谷氨酸可通过经典的 NMDA 或非 NMDA 受体介导的神经毒性途径和氧化性谷氨酸毒性，诱导神经元的损伤和凋亡，二者均可引起细胞内 ROS 增加，导致氧化应激反应，引起神经细胞的损伤和凋亡。本研究主要观察五味子酚（Sal）对谷氨酸和 ox－LDL 引起神经细胞株 NG108－15 的损伤和凋亡的保护作用。结果显示，ox－LDL 和谷氨酸作用于 NG108－15 细胞均可引起细胞损伤，表现为细胞的存活率（MTT 法）明显降低，释放入培养上清液中的 LDH 水平显著提高，细胞形态发生变化。而加入一定浓度的 Sal 可明显提高细胞的存活率，降低培养上清液中 LDH 水平，改善细胞的形态，表明 Sal 对二者引起的 NG 细胞毒性有明显的保护作用。

谷氨酸和 ox－LDL 对神经细胞的损伤作用均包括诱导细胞的凋亡。为观察本研究中这两种刺激剂是否诱导了 NG 细胞凋亡，实验采用了多项细胞凋亡的相关指标，结果显示，提取损伤细胞的 DNA 经琼脂糖电泳出现清晰的凋亡特有的梯形条带（ladder）；损伤细胞经流式细胞仪检测出现亚 G1 峰，统计得到凋亡细胞百分率明显升高；于荧光显微镜下观察经 Hochest33342 染色的细胞，出现局部强荧光，显示核染色质聚集，呈现凋亡细胞特有的形态。上述指标均表明，ox－LDL 和谷氨酸可诱导 NG108－15 细胞的凋亡。在培养系统中加入不同浓度的 Sal，可有效的抑制细胞的凋亡状况，使 ladder 减弱，降低凋亡细胞百分率，细胞核染色质荧光染色均匀。提高五味子酚对谷氨酸和 ox－LDL 引起的 NG108－15 细胞凋亡具有明显的保护作用。

谷氨酸诱导的神经细胞凋亡涉及到胞内游离钙的升高，并通过钙依赖的系列反应，如脂氧酶和磷脂酶途径，导致细胞内自由基的升高和蓄积，进而损伤细胞。GSH 是神经细胞内重要的抗氧化物质，可清除过量产生的 ROS。多种神经退行性疾病中均发现细胞内 GSH 水平的下降，GSH 水平的降低会使细胞抗氧化能力减弱，易受氧化应激导致损伤。本实验发现，经谷氨酸刺激的 NG 细胞，细胞内 GSH 水平大幅下降，同时加入不同浓度的 Sal，可有效的防止 GSH 水平的降低，由此发挥其保护作用。

有研究报道，ox－LDL 可通过与细胞膜受体的结合，迅速引发细胞内 ROS 的产生。当 ox－LDL 进入细胞后，它可被溶酶体 β－氧化酶迅速降解，该过程也会引起 ROS 的产生。提前加入抗氧化剂可有效降低 ox－LDL 引起的神经细胞损伤，表明 ROS 介导了这一损伤过程。本研究通过激光共聚焦显微镜和流式细胞仪，检测到 ox－LDL 与 NG 细胞接触后内细胞内 ROS 迅速升高，提示 NG 细胞可能具有 ox－LDL 受体，ox－LDL 可通过受体结合和扩散途径进入细胞，引起细胞内 ROS 的持续升高，进而引起细胞损伤。提前加入 Sal 可显著抑制以上两种条件下，ox－LDL 引起的 ROS 产生，提示 Sal 可通过抑制 ox－LDL 与细胞膜受体的作用和降低细胞内 ROS 的产生发挥其保护作用。

线粒体在细胞的凋亡过程中发挥着重要的作用，受损的线粒体膜通透性发生变化，引起线粒体瞬时通透性孔道（MTPP）的异常开放，释放大量包括细胞色素 C 在内的促凋亡因素，它在胞浆中与凋亡激活因子Ⅰ和 ATP（或 dATP）结合，激活系列胱冬肽酶（caspase），诱导细胞的凋亡。氧化应激反应中，细胞内 ROS 的升高可使线粒体细胞色素 C 的释放增加，进而引起细胞的凋亡。本实验在以上谷氨酸和 ox - LDL 两种氧化损伤 NG 细胞的模型中，均观察到细胞色素 C 的释放增加，而化合物 Sal 可降低细胞色素 C 的释放，推测这可能是其抗细胞凋亡作用的机制。

综上所述，Sal 对谷氨酸和 ox - LDL 引起的神经细胞 NG108 - 15 的损伤有明显的保护作用，可抑制二者引起的神经细胞凋亡。两种损伤模型虽然都涉及氧化应激反应，但作用机制有所不同，Sal 的保护机制也有所区别，但其对线粒体细胞色素 C 释放的抑制作用可能是一个普遍的保护机制。

（五）对肝脏解毒功能的增强作用

肝脏具有许多重要生理功能，其中之一是解毒。参与解毒的酶系统存在于肝微粒体，称药物代谢酶，即细胞色素 P450 系统。一般而言，该酶系统的主要功能系将脂溶性有机化合物还原和氧化，转变为水溶性强的代谢产物，易于排出体外，从而减轻一些化合物，包括进入体内的药物和毒物的毒性，但有些化合物，如致癌物，CCl_4 等等，经肝细胞色素 P450 的代谢活化后，其毒性不是减弱，反而增加，此现象称代谢活化。中医认为五味子“入肝经”，有滋补强壮功用，该药是否能增强肝脏的解毒功能？为此进行了下列研究。

1．诱导肝细胞色素 P450 作用　研究的结果表明，每日给大鼠和小鼠分别口服从五味子提取的五味子甲素、五味子乙素、五味子丙素、五味子醇乙及 Sal 一次，剂量 200mg/kg，连续 3 日。结果，肝微粒体细胞色素 P450、NADPH - 细胞色素 P450 还原酶、氨基比林脱甲基酶、苯并芘（benzo（a，c）pyrene）羟化酶、微粒体蛋白质均显著增加（表 21 - 14），反映了肝脏药物代谢酶的活性增强。

表 21 - 14　四种五味子素对小鼠肝微粒体细胞色素 P450 酶系统的诱导作用

项　目	五味子乙素	五味子丙素	五味子醇乙酚	五味子
肝重（克%体重）	+	+	+	+
微粒体蛋白（mg/g 肝）	+ +	+ +	+	+
细胞色素 P450（nmol/mg 蛋白）	+	+ +	+ +	+
NADPH 细胞色素 C 还原酶	+ +	+ +	+ +	+
细胞色素 b_5（nmol/mg）	—	—	—	—
氨基比林脱甲基酶	+ +	+ +	+ +	+
苯并芘羟化酶	+ +	+ +	+ +	+

注：+表示作用增强；+ +表示作用更明显；—表示无影响

药物代谢酶 P450 由粗面内质网（RER）合成，贮存于滑面内质网（SER）。为了了解五味子醇乙和五味子乙素对何种内质网 P450 有作用，给大鼠口服五味子醇乙或五味子乙素 200mg/（kg·d），连续 3 日。第四日将动物处死后，用密度梯度离心法分离 SER、RER，测定 P450 及有关酶活性。结果发现，五味子醇乙和五味子乙素主要诱导 SER 中的 P450 活性，并使 SER 中蛋白质含量明显升高（表 21 - 15）。

表 21－15　五味子醇乙和五味子乙素对 SER 和 RER 中 P450 酶活性的影响

组　别	P450（nmol/mg 蛋白）		微粒体蛋白（mg/g 肝）	
	SER	RER	SER	RER
对 照	1.06 ± 0.22	1.25 ± 0.30	11.4 ± 1.7	10.7 ± 0.4
五味子醇乙	$2.33 \pm 0.33^{**}$	$1.40 \pm 0.50^{*}$	$14.4 \pm 0.89^{**}$	$13.7 \pm 3.2^{*}$
五味子乙素	$1.58 \pm 0.44^{**}$	1.25 ± 0.31	9.9 ± 1.2	9.4 ± 0.6

与对照组比较：$^{**}P < 0.01$，$^{*}P > 0.05$

2．诱导的肝细胞色素 P450 性质的鉴定　哺乳类动物肝微粒体细胞色素 P450 为蛋白质家族，有多种亚型。诱导剂因其诱导性质不同分为下列三大类：①苯巴比妥类，主要诱导 P450，使 NADPH 细胞色素 C 还原酶活性增加；②多环碳氢类致癌剂如 3－甲基胆蒽及苯并芘，诱导 P448，使苯并芘羟化酶增加；③解毒类固醇如 PCN，对 P450 的诱导不明显，主要使 NADPH－细胞色素 C 还原酶活性增加。究竟五味子乙素诱导 P450 作用的性质属于哪种类型？将五味子乙素诱导的大鼠肝微粒体 P450 进行了分离和鉴定（这部分工作是 1981 年做的，当时没有现在的分子生物学方法）。

当将五味子乙素诱导的大鼠肝微粒体用胆盐溶解，经 DEAE 纤维素柱层分离，P450 可分离为 A，B1，B 三个主要部分。分别测定正常对照大鼠、用五味子乙素、苯巴比妥诱导的大鼠肝细胞微粒体 A，B1，B 三个主要部分依赖 P450 的脱甲基酶活性。从各组脱甲基酶活性的结果来看（图 21－25），五味子乙素主要诱导 B 部分 P450，使其活性增加。免疫双扩散实

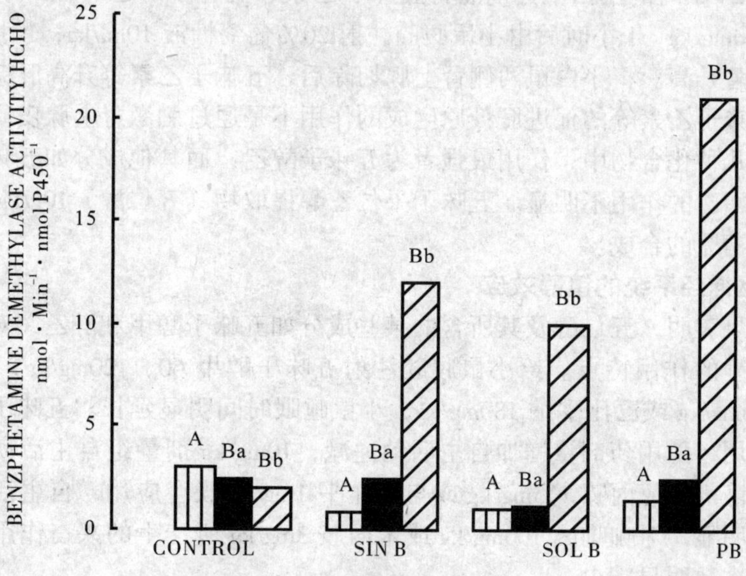

图 21－25　五味子醇乙（Sol B）和五味子乙素（Sin B）主要诱导 Bb 部分 P450 的脱甲基酶活性

验证明，五味子乙素诱导的肝微粒体蛋白质及B部分细胞色素P450均可与高度纯化的抗苯巴比妥诱导的肝细胞色素P450抗体起免疫沉淀反应。以上结果表明，五味子乙素对肝微粒体细胞色素P450的诱导作用与苯巴比妥非常相似，所诱导的P450有相同的抗原性，属于苯巴比妥类型诱导剂。

肝P450被诱导之后有两种可能的后果，或是增强对毒物的解毒功能，或是减弱或甚至反而增加毒物的毒性。化学致癌物一般都是经过肝代谢活化后转化为有致癌性的中间产物而诱发癌变。为进一步了解五味子乙素诱导肝P450后究竟是增强肝解毒功能还是相反，又研究了服用五味子乙素或五味子醇乙的大鼠肝微粒体对化学性致癌剂^{3}H－苯并芘及非致癌物^{3}H－雌二醇（estradiol）的代谢转化的影响。结果发现，使用五味子乙素或五味子醇乙（200mg/kg×3）治疗的大鼠肝微粒体能加速化学性致癌剂^{3}H－苯并芘及非致癌物^{3}H－雌二醇（estradiol）的代谢，特别有意义的是，能加速^{3}H－苯并芘朝致癌性弱的代谢产物方向转化。在致突变试验中，五味子乙素能拮抗苯并芘等致癌物的致突变性（mutagenecity）。

慢性肝炎病人有时身上出现蜘蛛痣、肝掌、脸色灰暗，这都因病人肝脏功能不好而使灭活雌激素的能力减弱，导致体内雌激素过多有关。雌二醇是体内雌激素主要成分之一，五味子素类能增强雌二醇在肝脏的代谢失活，这对慢性肝炎病人肝功能的改善有益。以上结果支持五味子所含的某些成分能提高肝脏的解毒功能。

3．对肝脏蛋白质和糖原合成的作用　体内许多物质的合成和分解均在肝脏进行。为了解五味子对肝脏合成代谢功能的影响，研究了五味子乙素等对肝脏蛋白质和糖原合成功能的影响。每日给小鼠灌胃五味子乙素100mg/kg，连续3日，能显著促进由腹腔注射^{14}C－苯丙氨酸参入肝脏蛋白质，表示肝蛋白质合成增加。

给预先饥饿24小时的小白鼠分别灌胃五味子乙素、五味子醇乙、五味子醇甲或五味子甲素，剂量均100mg/kg，1小时后由小鼠腹腔注射20%葡萄糖液10ml/kg，1小时后给五味子成分组肝糖原显著升高。将小白鼠两侧肾上腺切除后，五味子乙素等升高肝糖原的作用仍然存在。表明，五味子乙素等的促进肝糖原生成的作用不是通过刺激肾上腺皮质激素的分泌而实现的。在上述几种化合物中，作用最强者为五味子醇乙，而其他成分如五味子丙素、五味子酯甲和五味子酯乙的作用不明显。五味子果仁乙醇提取物（五仁醇）10g/kg同样亦能刺激肝脏蛋白质和肝糖原的合成。

（六）对中枢神经系统的镇静效应

动物实验结果表明，五仁醇及其所含的某些成分如五味子醇甲和醇乙，对中枢神经系统有类似安定药镇静的作用特点。给小鼠腹腔注射五味子醇甲60、120mg/kg，15分钟后，注射戊巴比妥纳50mg/kg或巴比妥纳180mg/kg，小鼠睡眠时间明显延长。五味子醇甲对小鼠自主活动有抑制作用，随用药剂量增加自主活动递减，10mg/kg剂量组自主活动次数减少约一半。当与中枢镇静剂如氯丙嗪1.5mg/kg或与利血平1mg/kg联合应用，自主活动减少次数比单独应用各药更明显，对咖啡因100mg/kg或苯丙胺3mg/kg所产生的兴奋作用有明显拮抗作用，使自主活动次数明显减少。

给大鼠腹腔注射或灌胃五味子醇甲后出现木僵状态。其腹腔注射ED_{50}剂量为107（87～131.6）mg/kg，口服为314（340～420）mg/kg。由脑室内注射多巴胺5～45μg/kg可拮抗五味子醇甲的木僵状态。注射去甲肾上腺素、5－HT、乙酰胆碱、甘氨酸或多巴胺加5－HT均不能拮抗五味子醇甲的致木僵作用，反映五味子醇甲的木僵作用可能与多巴胺系统有某种关系。

五味子醇甲可拮抗电刺激所引起的小鼠激怒反应，其ED_{50}剂量为99（86.6～112.8）mg/kg。对单居小鼠的激怒行为的拮抗作用更加明显。腹腔注射五味子醇甲50mg/kg时，几乎完全抑制单居所致的激怒行为。五味子醇甲对电休克、静脉注射烟碱1mg/kg、戊四唑55mg/kg、北美黄连碱0.4mg/kg所致的强直性惊厥有明显拮抗作用，但对戊四唑和烟碱所致的阵挛性惊厥无作用，亦不能拮抗士的宁、咖啡因、印防己毒的致惊厥作用。

在大鼠回避性条件反应实验中，由腹腔注射五味子醇甲20、30mg/kg能抑制二级条件反射及条件反射，并延长其潜伏期，五味子醇甲30mg/kg在对条件反射及二级条件反射产生明显抑制的情况下，对非条件反射无影响。显示了对回避性条件反射的选择性抑制作用。五味子醇甲对大鼠操作或条件反射亦有一定影响。总之，五味子醇甲在1/50 LD_{50}剂量下有明显的中枢神经抑制作用。五味子醇甲的中枢作用大部分与五仁醇相似，很可能五味子醇甲是作用于中枢的有效成分之一。五味子醇乙亦有明显作用。由于药物来源有限未能全面观察其作用。从化学结构上看，五味子醇甲和五味子醇乙结构的8圆环上有一个羟基（－OH），其他几种对中枢神经无明显作用的五味子成分则没有此－OH功能基团，看来该－OH或许与其中枢神经作用有关系。另外，用高压液相电化学检测器，检测五味子醇甲对大鼠脑内单胺类神经递质及其代谢产物的影响。腹腔注射五味子醇甲50mg/kg或100mg/kg 30分钟后，大鼠脑纹状体内多巴胺及DOPAC含量明显增加，使下丘脑内多巴胺明显增加。其他单胺类神经递质变化不明显。以上结果提示，五味子醇甲的中枢抑制作用可能与影响脑内多巴胺的代谢有关。非常有趣的是，北五味子所含的五味子醇甲和五味子醇乙对中枢神经有安定作用，但对肝脏功能并无影响。相反，对肝脏功能有影响的五味子乙素和五味子丙素等对中枢神经却无抑制作用。可见，五味子的不同成分作用于不同的靶器官，起不同的药理作用。

（七）对免疫功能的抑制作用

小鼠在用绵羊红细胞（SRBC）免疫前，经不同途径服用五仁醇（灌胃、腹腔注射、肌内注射），均能使小鼠抗体分泌细胞（PFC）和特异性玫瑰花形成细胞（SRFC）数目明显下降。显示有免疫抑制作用，且抑制程度与剂量呈正相关。每天给五仁醇剂量5mg/kg（按所含五味子乙素计算）无效，12.5mg/kg出现明显抑制作用，50mg/kg对PFC抑制率达70%，SRFC抑制率达73%。在上述有效剂量范围内，小鼠一般状态良好，无明显毒性作用。在进行SRBC免疫的同时或24小时后给五仁醇，对小鼠的PFC和SRFC均无明显抑制作用。

在五仁醇与皮质激素联合应用的实验中，小鼠每日灌胃五仁醇25mg/kg，另由皮下注射皮质激素5mg/kg，连续4天。五仁醇能增强皮质激素对免疫的抑制作用。抗排斥异体作用在耳郭心肌移植实验中，将同种小鼠心肌移植至耳郭，数天后以心电图测量心肌存活情况。于移植心肌后，每日给小鼠灌胃五仁醇70mg/kg 1次，连续14日，可显著延长移植心肌存活时间。表明五仁醇对机体排斥异体有一定抑制作用。五仁醇与醋酸强的松和硫唑嘌呤每日各15mg/kg合并应用，延长心肌存活时间更长，比单独使用时有明显增加。由于五仁醇对机体一般状态影响较小，毒性低，副作用小，与常规免疫抑制剂合用时有可能减少后者的用量。五仁醇本身甚至有可能对某些自身免疫性病有一定用途。

（八）对心血管系统的作用

从五味子中提取的戈米辛（gomisin）A，B，D，G，H，J，N五味子素丙和前戈米辛等木脂素成分，对$PGF_{2\alpha}$所致离体狗肠系膜动脉收缩具有缓解作用，对$CaCl_2$引起的收缩有抑制作用。戈米辛A，B，C，D，J和（+）－去氧五味子素对去甲肾上腺素引起的收缩具有抑制作用，其中戈米辛J作用最强。戈米辛J钠盐对去甲肾上腺素和$CaCl_2$引起狗离体肠系膜动脉收缩抑制作用的ID_{50}分别为$131.8 \pm 0.11 \times 10^{-6}$ mol/L，$6.96 \pm 0.16 \times 10^{-6}$ mol/L. 对$PGF_{2\alpha}$引起收缩的缓解作用ED_{50}为$9.72 \pm 0.36 \times 10^{-6}$ mol/L，戈米辛J钠盐对离体豚鼠心脏有增加冠脉血流量作用。给麻醉犬静脉注射戈米辛J钠10^{-4}，3×10^{-4} g增加其冠状动脉血流量。给正常和麻醉家兔以及麻醉犬静脉注射五味子100%煎剂，中和酸度煎剂和酊剂0.1～0.5ml/kg以及0.5～1ml/kg血压显著下降。戈米辛A3×10^{-5} g/ml对豚鼠离体心房出现持续性负性肌力作用，五味子素1×10^{-5} g/ml出现一过性正性肌力作用。3×10^{-5} g/ml出现一过性正性肌力作用后，呈负性肌力作用。给麻醉大鼠静脉注射戈米辛、五味子素5mg/kg对血压几乎无影响。静脉注射1.5mg/kg减少心跳次数。给家兔肌内注射五味子浸膏0.2g（相当生药）/kg对血压无明显影响。给肌肉营养不良雄性仓鼠灌胃五味子丙素类似物联苯双酯（DDB）150mg/kg，每日一次，连续给药31日，使心肌钙含量下降60.9%，钙累积区域下降86.2%，心肌坏死区域也缩小了51.8%。对血浆肌酸磷酸激酶（CPK）亦无明显下降。体外试验对电刺激后引起的CPK释放率及肌张力下降也无保护作用。上述结果提示，DDB对肌营养不良并发心肌病可能有一定治疗作用。Sal 1mmol/L可保护阿霉素引起的心肌线粒体损伤，这与其直接清除·OH有关。

（九）对呼吸系统的影响

给正常和麻醉家兔以及麻醉犬静脉注射五味子100%煎剂0.1～0.5ml/kg，0.5～1.0ml/kg对其呼吸有明显兴奋作用，使呼吸加深加快，且能对抗吗啡的呼吸抑制作用。中和其酸度之煎剂作用略有减弱，其酊剂也有同样作用。兴奋呼吸的同时血压显著下降。切除迷走神经和颈动脉窦区神经后，呼吸兴奋作用仍然存在。因此可以认为，呼吸兴奋作用是由于对呼吸中枢直接兴奋所致。给戊巴比妥钠所致呼吸抑制家兔静脉注射100%五味子煎剂0.5ml/kg，使呼吸频率增快，振幅增高，呼吸节律整齐，呼吸深而慢、既可减轻呼吸肌负荷，又可降低氧耗量，增加潮气量，维持时间长，非常有利于改善呼吸衰竭，其作用明显优于可拉明。5～10mg/kg五味子素对呼吸有明显兴奋作用。给大鼠静脉注射戈米辛五味子素5mg/kg，对呼吸几乎无影响。对机械刺激豚鼠气管所致咳嗽有明显镇咳作用，腹腔注射戈米辛的ED_{50}为57.2mg/kg，五味子素大于125mg/kg。

（十）抗溃疡作用及对消化系统的影响

幽门结扎时于十二指肠给药一次，术后腹腔注射长梗南五子醇提取物及其三萜类化合物部分（KLH），总木脂素部分（KLL）100mg/kg对幽门结扎型胃溃疡有较好的保护作用。在致溃疡前1小时，灌胃KLH和KLL，消炎痛，无水乙醇型胃溃疡有较好的预防作用。给大鼠灌胃戈米辛A 100mg/kg，五味子素50，100mg/kg明显减少大鼠应激性溃疡指数，五味子素作用更明显。给大鼠灌胃去氧五味子素 100mg/kg 具有抗应激性溃疡发生的作用。给大鼠灌胃味子素 50，100mg/kg 有抗水浸应激性溃疡作用，明显减少溃疡指数。戈米辛 A 和五味子素 3×10^{-4}g/ml 浓度对乙酰胆碱引起离体豚鼠和大鼠回肠收缩均有明显抑制作用，戈米辛 A 1×10^{-4}，3×10^{-4}/ml 对组胺引起离体回肠收缩均有明显抑制作用。五味子素作用不明显。戈米辛 A 1、2、3×10^{-5}g/ml 对尼古丁引起回肠收缩有抑制作用，后两剂量作用更为显著。五味子素只有 3×10^{-5}g/ml 浓度才有抑制作用。给大鼠皮内注射五味子素 25，50mg/kg 1 小时后，胆汁分泌增加，50mg/kg 其作用维持 4 小时。皮内注射 100mg/kg 戈米辛 A 作用不明显。皮内注射 100mg/kg 五味子素明显减少大鼠胃液分泌，pH 值上升，戈米辛 A 对其无明显影响。五味子素和戈米辛 A 对大鼠胃收缩有抑制作用。

（十一）抗应激作用

给小鼠皮下注射五味子（取其酊剂蒸发去乙醇加水成溶液）1g/kg，单用或合用（五味子 0.5～1.0g/kg，酸枣仁 1～5g/kg）均能提高烫伤小鼠存活率，延长存活时间。五味子和酸枣仁配伍还能推迟烧伤大鼠休克的发生和延长存活时间，并能减少小鼠烧伤局部水肿。戈米辛 A，五味子素、去氧五味子素有抗应激性胃溃疡作用。

（十二）对子宫的兴奋作用

给家兔肌内注射五味子浸膏 0.2g（生药）/kg，使子宫节律性收缩显著增强。五味子浆果悬液和种皮混合悬液等三种制剂对家兔在体、离体无孕子宫及早期妊娠和产后子宫均可引起节律性收缩。其兴奋子宫作用与垂体后叶素作用为同一类型。兴奋子宫不影响血压，比麦角类有其优点。

（十三）其他

五味子乙醇提取液在体外有广谱抑菌作用。但由于其酸度较强尚难得出有特异抗菌作用的结论。在体内外有抗病毒作用、有杀蛔虫作用、还有抑制雄鸡性功能作用。

（十四）药代动力学研究

用薄层扫描法测定五味子醇甲在大鼠及小鼠体内代谢及脑内分布。给大鼠灌胃五味子醇甲 8mg/只，胃肠吸收快（$t_{1/2}=55.8$ 分钟）。给大鼠静脉注射 100mg/kg 后，血药浓度呈二室开放模型，血浆的分布相半衰期（$t_{1/2}a$）仅 1.44 分钟。说明药物由血循环迅速分布到组织，消除相半衰期（$t_{1/2}\beta$）为 42.14 分钟，表明代谢及排泄也很快表现分布容积 Vd = 3.6L/kg，五味子醇甲在组织分布很广。给大鼠静脉注射 100mg/kg 5 分钟后，在肺分布最高，其次为肝、心、脑及肾、肠和脾分布最低。除肠和脾外，五味子醇甲含量均较血浓度高。同时看到，五味子醇甲自整体小鼠消除很快。以上结果都符合表观分布容积大及消除半衰期短的药代动力学特点。给大鼠静脉注射 150mg/kg，5 分钟后测定各部分脑组织五味子醇甲含量，结果脑内分布以下丘脑、纹状体及海马浓度最高，其次为低位脑干及间脑，而大脑皮层及小脑浓度较低。各脑区药物浓度的差别可能与其中枢作用有某些联系。给小鼠静脉注射 ^{3}H－五味子醇甲 23mg/kg 后，分析其药时曲线，属于开放型二室模型；灌胃给药时，曲线为单室模型。模型不同可能与其实验方法（如取样个数、时间、仪器、灵敏度）等因素有关。从两组动力学参数看，静脉给药，^{3}H－五味子醇甲在血液中分布迅速，消除缓慢。灌胃给药其在胃肠吸收差，只有近一半药物能被机体吸收应用。^{3}H－五味子醇甲主要分布在肝、肺、脾，有利于肝病的治疗，主要在肝脏代谢，形成大量的脂溶性代谢产物，占 68.5%，而从尿中排出的原形药物仅占 9.6%。采用 Wistar 大鼠肝微粒体体外代谢法，对五味子醇甲的代谢转化进行研究。从体外代谢产物中鉴定其主要的三个代谢产物为 7，8 - 顺二羟基五味子醇甲，7,8 - 顺二羟基 - 2 - 去甲基五味于醇甲及及 7,8 - 顺二羟基 - 3 - 去甲基五味子醇甲。给大鼠腹腔和静脉注射五味子醇甲 150mg/kg，收集尿液和胆汁，每 4 小时收集 1 份，12 小时后每 8 小时收集 1 份，连续收集 2 日。用 HPLC 分析方法检验尿液和胆汁，结果观察到，五味子醇甲代谢率较高，就第一相反应而言，7,8 - 顺二羟基五味子醇甲为初级代谢产物；7,8 - 顺二羟基 - 2 - 去甲基五味子醇甲及 7,8 - 顺二羟基 - 3 - 去甲基五味子醇甲为次级代谢产物，且 3 位去甲基的代谢率比 2 位去甲基的代谢率低 1/3，与体外代谢实验结果基本相符。

（十五）毒性

给小鼠灌胃五味子浸膏、种子混悬剂，浆果种皮混悬剂三种制剂 5g/kg，2 日内未见死亡。说明毒性较低。给小鼠灌胃五味子乙醇提取物 0.6，1.2g/kg，每日 1 次，连续给药 10 日，出现活动减少，竖毛，萎靡不振等轻度中毒现象。但体重仍增加，对血象和主要脏器无明显影响。Rec - assay 法表明，五味子的热水（90℃）提取物有致突变作用，而温水（45℃）提取物则无此作用。给小鼠灌胃五味子脂肪油 10 ~ 15g/kg，15 ~ 60 分钟后出现呼吸困难，运动减少，1 ~ 2 日后死亡。给小鼠灌胃五味子种子挥发油 0.28g/kg 后，呈抑制状态，呼吸困难，共济失调，1 ~ 3 小时内全部死亡。五味子乙素毒性较低，给小鼠一次灌胃 2g/kg，10 只小鼠无一死亡。给小鼠灌胃 200mg/kg 每日一次，连续给药 30 日，对小鼠生长，血红蛋白及主要脏器组织形态均无明显影响。给犬灌胃 10mg/kg，每日一次，连续 4 周，对其食量，体重，血象，肝肾功能及肝组织活检与给药前相比均无明显差异。

三、临床应用

（一）慢性肝炎

给慢性肝炎患者内服含五味子 1.5g 和 3.0g 两种蜜丸，每次 2 丸，每日 2 ~ 3 次。小剂量组 11 例，疗程平均 32.9 日，大剂量组 19 例，疗程平均 56.3 天。治疗后血清 GPT 恢复正常 16 例，显效 8 例，有效 6 例，降酶显效率 80%，对血清白蛋白偏低者有促进白蛋白合成作用。将煎制五味子糖浆后的五味子核仁用乙醇提取，浓缩干燥制成片剂或胶囊，每次服 1g，日服 3 次，两周为一疗程。共治疗急性无黄疸型肝炎 25 例，迁延性肝炎 9 例；肝硬化活动期 6 例，共 40 例。结果，SGPT 降至 < 40 单位者 32 例，好转 3 例，其他肝功能指标也多有好转。五味子核油胶囊（每粒含油 0.4g），每日口服 3 粒，日服 3 次，一个疗程 2 个月。其治疗慢性活动性肝炎 36 例，近期有较好疗效，降 SGPT 有效率达 82.3%，并对碘、硫酸锌反应也有良好作用。HBsAg 阴转率 26.6%，有效率 40%。HBeAg 阴转率为 66.7%，与对照组比较差异显著，反跳率为 20%。五味子 100g，白僵蚕 100g，蝉衣 50g 共研成细末制成丸剂，每次服 10g，早晚各服 1 次，30 日为一疗程。SGPT 恢复正常后，改为维持量（每晚服 10g），二个疗程后血浆白蛋白、球蛋白比例恢复正常。共治疗 SGPT 持续增高半年以上者 20 例，获良效。五味子粉 5g，加蜂蜜制成丸，每丸重 10g。每次服 1 丸，日服 3 次，15 ~ 20 日为一疗程。共治疗因服抗精神病药引起谷丙转氨酶升高患者 100

例，有显著疗效，降酶速度快，反跳现象轻微，不需停用抗精神病药，也无需服用其他保肝药。

（二）神经衰弱和精神分裂症

北五味子对神经衰弱以及疲劳过度所致体力劳动和脑力劳动能力减低均有良好治疗作用。对无力型、无力抑郁型、幻觉类偏狂型和紧张型精神病患者，无论其病因如何，均有良好治疗作用，且无副作用。但对精神运动性兴奋、恐怖状态、忧虑、精神激惹性忧郁、明显的幻觉及妄想状态者无效。对中风后 2～4 天内仍有运动趋势的痉挛性轻瘫有良好的治疗作用；对小脑共济失调和帕金森病也有较好疗效，但尚需更多临床观察加以证实。一般口服五味子种子（0.25～2）g/d，根据病情用量差异较大。

（三）潜在型克山病

松枝五味子汤由鲜红松枝 400g，五味子 750g 组成。将五味子加水 20kg 煮沸，待煮液凉后，倒入装鲜红松枝的缸内，每天搅拌数次，浸泡一周后过滤。将滤液 20kg 加糖精 10g 调味分装 40 瓶，每瓶 500ml。给 45 例潜在型克山病患者每次服 25～50ml，日服 2～3 次，连服 15 天。结果显效 10 例，有效 25 例，无效 10 例。

（四）难产

每次口服 70%北五味子酊剂 20～25 滴，每隔 1 小时 1 次，共 3 次，处理滞产 80 例，其中 72 例效果很好，其余 8 例因分娩活动缺乏或子宫强直性收缩而未见效。

（五）痢疾

给儿童痢疾患者口服五味子生药 0.25～2g，酊剂（90%）30～40 滴或五味子浸膏 0.5g，有良好治疗效果。

（六）视力减退

北五味子可以用来治疗各种眼疾所致视力减退，提高夜间或暗处劳动作业者视力。

（七）重度哮喘

五味子 30～50g，地龙 9～12g，鱼腥草 30～80g，先浸泡 2～4 小时，用文火煎 15～20 分钟，水煎 2 次，约 250ml 于下午 4 时，8 时各服一半，治疗重度哮喘 50 例。经 7 个月～2 年观察，痊愈 1 例，临床控制 47 例，有效 2 例。

（八）盗汗

五味子、五倍子各 100g，共研细末，过筛，加入 70%酒精适量，调成糊状（勿太稀），装瓶封存或临用时调配。取药糊如鸽蛋大放在 5～6cm 大小之塑料薄膜或不透水蜡纸上，贴在肚脐正中盖上纱布用胶布固定，24 小时换药一次。治疗盗汗、自汗 50 例，2～3 次见效，总有效率 91%，尤宜于儿童使用。

以上概述了五味子及其活性成分五味子素等的药理学研究进展和临床应用。中医理论认为，五味子“入肝而补肾”，具有滋补强壮的功效。联系我们对五味子研究的结果，可归纳如下：①保肝；②诱导肝药酶，增强解毒功能；③促进蛋白质、糖原合成；④抗氧化保护肝、心脑血管功能；⑤克服肿瘤耐药性，增强对抗药癌的敏感性；⑥对中枢神经系统有镇静作用。这些研究结果或许可用来部分地解释中医理论关于五味子“入肝补肾，滋补强壮”的内涵。

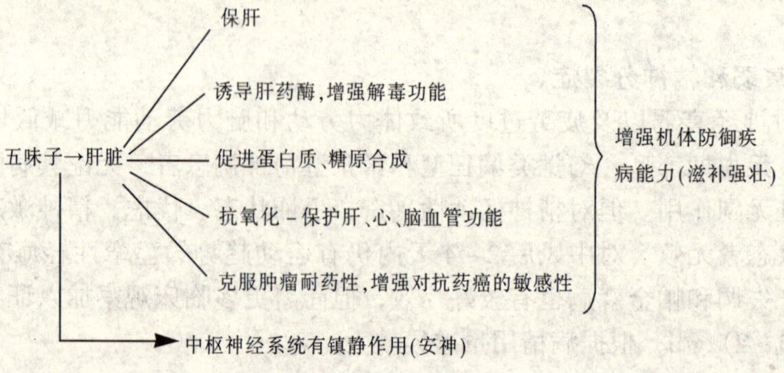

结束语

五味子的药理研究前后进行了近 30 年，发现了许多过去不知道的药理作用，衍化出两种治慢性肝炎新药联苯双酯和双环醇。五味子本身还可能有克服肿瘤多药耐药性（MDR）的用途，正在进行相关的研究，期望又有新的突破。

（参加本章部分工作者有博士、硕士生林童俊、李莉、卢华、张铁梅、余凌虹）

参 考 文 献

1. Li LN. The biological active constitutes of Schizandra chinensis and related plants. Abs Chin Med (ACME), 1989, 3 (4):414

2. Chen YY, et al. Studies on Fructus Schizandrae. Ⅳ. Isolation and determination of the active components (in lowering high SGPT levels) of Fructus Schizandrae Sinensis Baill, Scie Sin, 1976; (1):98

3. Chen YY, Yang YC. Studies on the SGPT－lowering active component of the Fructus Schizandrae Rubriflora Rhed et Wils. Acta Pharmac Sin, 1982; 17:312

4. Li LN, et al. Dibenzocyclooctadene lignans from roots and stems of Kadsura Coccinea. Plant Med, 1985, 297

5. Bao TT, Liu GT, Song ZY, et al. Studies on Fructus Schisandrae chinensis. I Its effect on increased SGPT levels in animals caused by hepatotoxic chemical agents. Chin Med J; 1974, 54:275

6. Bao TT, Liu GT, Song ZY, et al. Studies on Fructus Schisandrae. Ⅲ, some pharmacological action of scinsandrin B. Chin Med. J, 1975, 55:498

7. Liu GT. Studies on Fructus Schnsandra chinensis. Pinal report on "Seminar on the Use of Medicinal Plants in Health Care". Tokyo, Japan, 1977, Sept. 13－17. World Health Organization Regional Office for the Western Pacific. PP. 101－102. Manila. Philippines

8. Bao TT, Liu GT, Song ZY. Protective action of Scinsandrin B on hepatic injury in mice. Chin Med J, 1977, 3;173

9. Bao TT, Liu GT, Sung ZY. A comparison of the pharmacological actions of 7 constituents isolated from Fructus Schizandrae. Chin Med J, 1980; 93 (1):41

10. Zhang TM, Wang BE, Liu GT. Action of Schizandrin B, an antioxidant, on lipid peroxidation in primary cultured hepatocytes. Acta Pharmacol. Sin, 1989, 10 (4):353

11. Yasuhiro M, Tohkan S, Seiji M. Effect of Gomisin A in an immunological－induced acute hepatic failure model. Planta Med, 1991, 57:11

12. Liu GT, Lesca P. Pharmacoligical properties of dibenzocyclooctene derivative isolated from Fructus Schizandrae, Ⅲ

Inhibitory effects on carbon tetrachloride induced lipid peroxidation, metabolism and covalent binding of carbon tetrachloride to lipids. Chem Biol Inter, 1982, 41:39
13. 上海药物研究所等. 华中五味子降转氨酶成分的研究. 生物化学与生物物理学报, 1976, 8:333
14. Lu Hua, Liu Geng - Tao. Anti - oxidant activity of dibenzocyclooctene lignans isolated from Schisandraceae. Plant Med, 1992, 58:311
15. Lu H, Liu GT. Effect of dibenzo (a, c) cyclooctene lignans isolated from Fructus Schizandrae on lipid peroxidation and anti - oxidative enzyme activity. Chem - Biol Inter. 1991; 78:77
16. Xue JY, Liu GT, Wei HL, et al. Antioxidant activity of two dibenzocyclooctene lignans on the aged and ischemic brain in rats. Free Radic Biol Med, 1992, 12:127
17. Lin TJ, Liu GT. Protection by schisanhenl against adriamycin toxicity in rat heart mitochondria. Biochem Pharmacol, 1991; 42:1805
18. Lin Tong - Jun, Liu GT. Detection of ress radical scavenging activity of schisanhenol by electron spin resonance. Acta Pharmacol Sin, 1990, 11 (6):534
19. Zhao BL, Liu GT, Xin WJ, et al. Scavenging effect of schizandrins on active oxygen radicals. Cell Biol Inter Reports, 1990, 14 (2):99
20. Li XJ, L GT, Xin W J, et al. Scavenging effects on active oxygen radicals by schizandrins with different structures and configuration. Free Radic Biol Med, 1990; 9:99
21. Liu GT, Lu H. Antioxidant activity of dibenzocyclooctene lignans isolated from Fructus Scinzandrae. Plenary lectures on 5th Southeast Asian and Western Pacific Regional Meeting of Pharmacologist. July. 5 - 9. 1988. Beijing, China
22. Liu GT, Cresteil T, Le Provost E, et al. Specific evidence that scinzandrins induce a Phenobarbital - like cytochrome P450 from separated rat liver. Biochem Biophys Res Commu, 1981, 103:1131
24. Liu GT, Lesca P. Pharmacological properties of dibenzocyclooctene derivatives isolated from Fructus Schizandrae chinensis. II Induction of Phenobarbital - like hepatic monoxygenases. Chem Biol Inter, 1982, 39:315
25. Liu GT, Wei HL. Induction of hepatic microsomal monooxygenasesby schisanhenol. Acta Pharmacol Sin, 1985, 6:41
26. Liu GT. Effects of some compounds isolated from Chinese Medicinal herbs on hepatic Microsomal cytochrome P45. and their potential biological consequences. Drug Met Rev, 1991, 23:439
27. Li Y, Liu GT. Effects of schizandrins and biphenyl dimethyl dicarboxylate on enzymes of liver smooth and rough endoplasmic reticula in rat. Acta Pharmacol Sin, 1987, 8:560
28. Lu H, Liu GT. Effects of schizandrin B and scisanhenol on metabolizing - phase II enzymes and estradiol metabolism. Acta Pharmacol Sin, 1990, 11 (3):331
29. Liu GT. Hepato - pharmacology of Fructus Schisandrae. In. Chang H. M., Yeung H. W., Tso, W W. Koo. A. (eds). Advances in Chinese Medicinal Materials Research. 1985, pp. 257 - 267. World Scientific Pub Co
30. 边振甲, 任志红, 钮心懿. 五味子有效成分“醇甲”的中枢神经系统作用. 药学学报, 1983, 18 (6):416
31. 龙振洲, 等. 五仁醇增强皮质激素免疫抑制作用的实验观察. 中西医结合杂志, 1985, 5 (6):361
33. 庄红明, 等. 五仁醇延长小鼠同种异体心肌组织抑制物存活期的初步观察. 中西医结合杂志, 1987, 7 (1):33
34. 张守仁, 等. 长梗南五味子对实验性胃溃疡作用的初步观察. 中草药, 1990; 21 (9):27
35. 姜 燕, 贾有志. 日本五味子木脂素成分研究概况. 国外医药植物药分册, 1991, 6 (3):106
36. 钮心懿, 等. 薄层紫外扫描法测定五味子醇甲在大鼠体内代谢及脑内分布. 药学学报, 1982, 18 (7):491

37. 崔燕岩，等. 五味子醇甲的代谢转化. 药学学报，1992，27 (1):57
38. 包天桐，刘耕陶，宋振玉，等. 五味子仁七种成分的一些药理作用比较. 中华医学杂志，1975，55 (7:498
39. Sugawa M., Ikeda S., Kushima Y., et al. Oxidized low density lipoprotein caused CNS neuron cell death. Brain Res，1997，761:165 – 172
40. Yu L H，Liu G T，Sun YM，Zhang H Y. Anti – oxidative effect of schisanhenol on human low densit liopoprotein and its quantum chemical calculation. Acta Pharamcol Sin，2004，25 (8):1038 – 1044
41. 余凌虹，刘耕陶. 五味子酚对氧化应激引起神经细胞和血管内皮细胞损伤的保护作用. 硕士论文 2002
44. Zhang T M，Wang B E，Liu GT. Effect of schisandrin B on lipoperoxdative damage to plasma membrin of rat liver. Acta Phamarcol Sin，1992，13 (3):255 – 258
45. Zhang K J，Liu GT. Effects of schisanhenol on respiratory burst in rat neutrophils. CJIM，1999，5 (2) 134 – 137
46. Liu GT，Wei HL. Induction of hepatic microsomal monooxygenases by schisanhenol in rats. Acta Pharmacol sin，1985，6 (1):41 – 44
47. Liu GT，Wei HL. Protection by Fructus achizandrae against acetaminophen hepatotoxicty in mice. Acta pharmac Sin，1987，2299):650 – 654

第 22 章　第一代抗肝炎新药联苯双酯（DDB）的药理作用及临床应用

联苯双酯（diphenyl dimethyl bicarboxylate，DDB）是在研究中药五味子的基础上，化学合成五味子有效成分的类似物，而研发的一种治肝炎新药。DDB治疗慢性病毒性乙型肝炎及丙型肝炎降低血清谷丙转氨酶（ALT）疗效显著，优于日本的甘草甜素（Minophagen）及德国的利肝隆（legalon，silymarin）。服用较大剂量且服药时间一年以上，对乙肝病毒指标，如HBeAg和HBV－DNA转阴亦有一定疗效，对人药物性肝炎亦有显著降ALT效果，DDB口服无明显副反应。药理研究发现，DDB有抗肝损伤、增强肝脏解毒功能、抗突变、逆转肿瘤多药耐药性（即增强会生产耐药性的抗癌药的疗效）等作用。DDB在国内广泛应用已20余年，目前出口韩国、埃及、印尼、越南、缅甸等国家，治疗慢性乙型肝炎及丙型肝炎。

在中国肝炎特别是乙型肝炎是一种常见病，乙肝携带者（即表面抗原HBsAg阳性者）高达约1.2亿人，需要治疗的病人约3千万，每年尚有数百万新发病人。目前治肝炎药物品种虽多，但尚无疗效满意、副作用少的治肝炎药。因此，迫切需要研制新的治肝炎药，满足这样的社会需要。自20世纪70年代初开始，我所药理室、植化室及合成室不同学科的有关科技人员紧密合作，经历近十年，研究成功我国第一代抗肝炎新药联苯双酯（DDB）。

一、发现经过

联苯双酯（DDB）化学名称4，4’－二甲氧基－5，6，5’，6’－二次甲二氧基－2，2’－二甲氧羰基联苯，简称diphenyl dimethyl bicarboxylate（DDB）。结构式如下图所示：

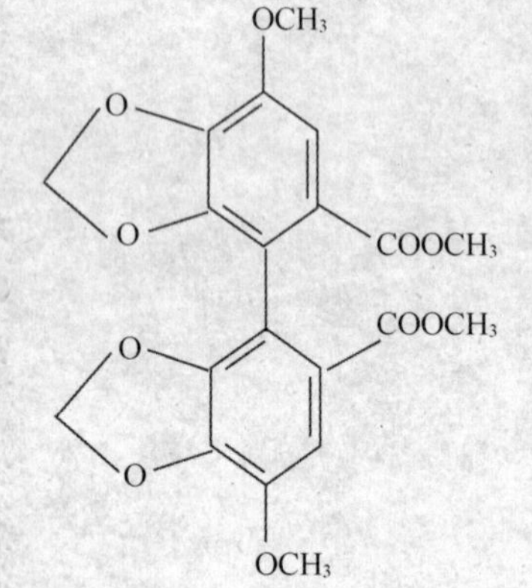

分子式：$C_2OH_{18}O_{16}$，分子量：418.96，白色结晶，不溶于水

DDB是在研究中药五味子的基础上研发的一种治肝炎新药，根据临床的线索，中国医学科学院药物研究所从1972年起，开始研究五味子的抗肝损伤作用及其化学成分。从五味子的果仁中分离出7种有效成分，药理试验发现，其中5种成分有抗四氯化碳肝损伤作用。鉴于五味子有效成分的来源有限，1974年该所几位化学家人工全合成五味子丙素，DDB是合成五味子丙素的一种中间体，结构比较简单，用没食子酸为原料，只需5步化学反应便可合成。药理筛选发现，该化合物亦有抗四氯化碳肝损伤作用。经药理和毒理研究后，1978年首先由北京公安医院，首都医院、北京佑安医院、北京地坛医院、302医院及天坛医院试用，治疗慢性病毒性乙型肝炎，取得较好的降血清谷丙转氨酶（ALT）效果。后来扩大到长春、宁波、石家庄及上海等地医院验证，取得同样疗效，1980年通过鉴定，同年DDB片剂报批生产。在药物代谢研究中发现，DDB粉剂口服后吸收率只有25%～30%，70%左右自粪便排出。为提高生物利用度，该所开始DDB制剂的研究，通过物理药剂学和生物药剂学试验，从多种制剂配方中选出生物利用度最高的一种滴丸制剂，DDB滴丸口服后的吸收率比片剂高2倍以上。临床研究证明，使用相当DDB片剂1/3剂量的滴丸对慢性肝炎有同样的疗效。1983年DDB滴丸鉴定，同年报批生产，至今一直在全国普遍使用。目前仍有二十多家药厂生产该药，出口韩国、埃及、印尼、越南、缅甸等国家，治疗慢性乙型肝

炎和丙型肝炎，现每年为国家创外汇收入上百万美元。DDB 曾获国家发明三等奖及卫生部甲级科研成果奖。有关 DDB 的药理和临床研究结果综述如下。

二、药理作用

在发现 DDB 对四氯化碳引起的肝损伤小鼠有降低血清 ALT 作用的基础上，对其药理作用进行了比较系统的研究。内容包括下列几个方面：①对多种化学毒物损伤肝脏的防治作用；②降低 ALT 作用的机制及抗四氯化碳肝脏损伤作用的机制；③对肝微粒体细胞色素 P450 的诱导作用；④促进雌激素在肝脏的灭活及抗突变作用；⑤药物代谢及滴丸制剂的研究；⑥毒性试验（急性、亚慢性及“三致”实验）。

（一）保肝作用

1．对四氯化碳肝损伤的预防和治疗作用　实验用雄性昆明种小鼠，一组于第一天灌胃 DDB 两次，每次剂量为 150mg/kg，相隔 6～8 小时。对照组给相等体积的 2%吐温－80。末次给药 24 小时后，两组小鼠均由腹腔注射 0.1%四氯化碳花生油溶液 10ml/kg 一次，饥饿 16 小时后，将动物处死，测血清 ALT，同时取小块肝脏，用生理盐水制成 5%匀浆，取适当量分别测定中性脂肪（甘油三酯）含量。

另用两组雄性小鼠，由皮下注射含 1%四氯化碳的花生油 5ml/kg，隔天一次，共注射三次。于第一次注射四氯化碳后，次日开始用 DDB 治疗，每日上午及下午个灌胃一次，剂量每次为 250mg/kg。对照组给相等体积 2%吐温－80 溶液。连续给药治疗 6 日，于给完最后一次药物 3 小时后，处死动物，测血清 ALT 及肝脏脂肪含量。

预防和治疗的结果表明，DDB 对于四氯化碳损伤肝脏引起的血清 ALT 升高均有明显的降低作用，但对肝脏中脂肪含量的影响不明显。结果见表 22－1。

表 22－1　DDB 对四氯化碳损伤小鼠肝脏的预防及治疗作用（$\bar{x} \pm s$，$n = 10$）

实验	组　别	血清 ALT（单位%）	肝脂肪（mg/g 肝）
预防	对　照	716 ± 34.1	20.2 ± 3.7
	DDB 150mg/kg	532 ± 60.0**	31.6 ± 16.1
治疗	对　照	756 ± 77.7	49.6 ± 3.5
	DDB 250mg/kg	257 ± 36.0**	50.0 ± 6.6

与对照组比较：* $P < 0.05$，** $P < 0.01$

给 Wistar 雄性大鼠分别口服 DDB100mg/kg 体重或等体积赋形剂，30 分钟后，口服四氯化碳 0.5ml/kg，24 小时后处死动物，测血清转氨酶。结果表明，DDB 组血清 ALT 明显降低。

2．对 D－氨基半乳糖肝损伤的影响　D－氨基半乳糖损伤肝脏的机制与四氯化碳不同，故研究 DDB 对此动物模型的影响。给大鼠 1 次口服 DDB200mg/kg，60 分钟后注射 D－氨基半乳糖 800mg/kg 体重，16 小时后，测血清转氨酶，肝脏做病理切片。结果表明，血清 ALT 和 AST 均显著降低，血清 ALT 降低的幅度尤为显著，肝病理损害程度亦明显减轻（表 22－2）。

瑞士日内瓦大学 Benakis 采用^{14}C－氨基比林脱甲基反应作为动物模型，测定呼出气中$^{14}CO_2$量的多少作为保肝作用的指标，研究了 DDB 对四氯化碳和 D－氨基半乳糖肝损伤后呼出气中$^{14}CO_2$ 量的影响。每日给 Wistar 雄性大鼠 1 次口服 DDB200mg/kg 体重，共 3 日。然后注射 D－氨基半乳糖 500mg/kg 体重或口服四氯化碳 0.2ml/kg 体重以造成肝损伤。结果发现，在四氯化碳中毒大鼠，DDB 治疗组呼出气中$^{14}CO_2$ 量由不治疗对照组的 33%下降至 23%，在 D－氨基半乳糖中毒大鼠$^{14}CO_2$ 呼出量对照组为 32%，DDB 为 19%，均低于对照组，表示 DDB 有肝保护作用。

表 22－2 DDB 对 D－氨基半乳糖（800mg/kg）中毒大鼠的保护作用（$n=8$，$\bar{x} \pm s$）

指 标	对 照	DDB	P
血清 ALT（单位%）	1012 ± 220	330 ± 17	< 0.01
AST（单位%）	1696 ± 130	1152 ± 35	< 0.05
肝脏病理变化			
炎症	0.44	0	
脂肪变	0.13	0	
病变程度	4	1	

3. 对硫代乙酰胺（TAA）肝损害的保护作用　实验方法与上述的小鼠四氯化碳预防实验相同，只是以 TAA 代替四氯化碳，TAA 腹腔注射剂量为 50mg/kg。表 22－3 实验结果表明，DDB 预先给药能明显防止 TAA 引起的血清 ALT 升高，但对肝脏脂肪含量并无影响。

表 22－3 DDB 对硫代乙酰胺（TAA）及泼尼松龙引起的小鼠高血清转氨酶的影响（$n=10$）

实 验	组 别	血清 ALT 单位%	肝脂肪（mg/g 肝）
TAA	对 照	734 ± 24.0	23.1 ± 1.9
	DDB150mg/kg	657 ± 60.9 *	24.0 ± 1.8
泼尼松龙	泼尼松龙对照	548 ± 20.0	82.0 ± 9.1
	DDB150mg/kg	396 ± 59.0*	87.0 ± 8.1
	正常	140 ± 12.0	17.0 ± 1.7

与对照组比较：* $P < 0.05$

4. 对扑热息痛肝损伤小鼠的保护作用　中毒剂量的扑热息痛可引起肝损伤，其作用机制与四氯化碳和 D－半乳糖又不相同。扑热息痛经肝微粒体细胞色素 P450 代谢后产生一种活性中间物，引起肝谷胱甘肽（GSH）耗竭，最后与肝细胞蛋白质进行共价结合，造成细胞坏死。

昆明种小鼠灌胃 DDB 200 mg/kg，2 次/日。对照组给等体积赋形剂。第二日下午，腹腔注射扑热息痛 120mg/kg，2 小时后测肝 GSH 含量。16 小时后测血清 ALT。结果见表 22－4。DDB 对扑热息痛中毒引起的血清 ALT 升高及肝 GSH 含量的降低有一定的影响（$P<0.05$）。

表 22－4　DDB 对扑热息痛中毒小鼠血清 ALT 及肝脏 GSH 含量的影响（$n=9$）

组　别	血清 ALT 单位	肝 GSH 含量（0. D/mg 肝）
对　照	3575 ± 165	0.152 ± 0.02
DDB 200 mg/kg × 2 次	2420 ± 545*	0.196 ± 0.02*
DDB 200 mg/kg × 3 次	2530 ± 459*	

与对照组比较：* $P<0.05$

5．对皮质激素诱导的血清 ALT 升高的影响　皮质激素通过对肝脏酶蛋白的诱导作用，促进 ALT 酶蛋白的合成，可引起血清转氨酶的升高。给小鼠皮下注射皮质激素（泼尼松龙）以造成高血清转氨酶的模型，观察 DDB 的作用。

将 3 组昆明种雄性小鼠分别给予不同处理，正常对照不做任何处理，给药组每日灌胃 DDB 两次，每次剂量 150mg/kg，共给药四天。泼尼松龙对照组给相同体积 2% 吐温－80，于给药第二天开始，两组动物每日由皮下注射醋酸泼尼松龙悬液 20mg/kg，共 3 次。末次注射 16 小时后，处死动物，测定血清转氨酶和肝脏脂肪含量。

结果亦列于表 22－3。小鼠注射醋酸泼尼松龙后血清 ALT 明显升高，肝脏脂肪含量亦明显增加，用 DDB 治疗的小鼠血清转氨酶水平明显地降低，但对肝脏脂肪含量的增加并无明显作用。

6．肝脏病理形态学及组织化学观察　对四氯化碳损伤小鼠肝脏形态的光镜检查按上述四氯化碳预防实验的方法。将小鼠分组后，分别给药及注射四氯化碳，届时将动物处理后，取出小块肝脏，做成病理切片。根据肝脏病损程度大致分为三级：＋表示有轻微坏死灶，或伴有少数细胞浸润。＋＋表示坏死灶及浸润均较明显。＋＋＋表示有相当广泛的坏死与浸润。结果列于表 22－5。

表 22－5　DDB 对四氯化碳中毒小鼠肝脏形态损伤的保护作用

组　别	肝损伤程度					平均级别
对 照	＋＋	＋＋＋	＋＋	＋＋	＋＋	2.4
	＋＋	＋＋＋	＋＋	＋＋＋	＋＋＋	
DDB100mg/kg	＋＋	＋	＋	＋＋		1.8
	＋＋	＋＋	＋＋	＋＋		
DDB200mg/kg	＋＋	＋	＋	＋＋		1.8
	＋＋	＋	＋＋	＋＋＋		

光学显微镜观察结果显示，对照组 8 只小鼠肝脏切片有 6 例肝细胞肿大，小叶中央大片肝细胞溶解性坏死，其余肝细胞空泡变性，另 2 例病变稍轻，但肝细胞普遍空炮变性。肝损害平均程度为 2.4 级。给 DDB 治疗组动物肝脏病变较对照组普遍明显减轻，8 例肝脏中仅 2 例有轻微的中心坏死，其余 6 例肝细胞仅呈轻微空泡变性，病损程度平均为 1.8 级。肯定 DDB 对肝脏损伤有保护作用。

组织化学观察结果显示，给成年大鼠每隔 4 日皮下注射四氯化碳 4ml/kg 体重，共二次，治疗组另外每日上下午灌胃 DDB 500mg/kg 体重，第 8 天处死动物。肝脏作组织化学及电镜观察，光镜观察到 DDB 治疗组 24 只大鼠中有 76.4%大鼠的肝损害恢复显著。电镜的超微结构显示，肝细胞内线粒体肿胀减少，内质网池扩张已不明显，核蛋白体脱落和膜断裂现象基本消失。组织化学检查见到胞质内 RNA 和糖原含量增多，琥珀酸脱氢酶（SDH）和 ATP 酶活性增强。线粒体上的细胞色素氧化酶及内质网上的非特异性脂酶和葡萄糖-6-磷酸酶（G-6-Pase）染色反应增强。对 SDH 和 G-6-Pase 进行显微分光光度计测试，DDB 治疗组的酶活性比损伤对照组明显增强，差异非常显著（表 22-6）。光镜、电镜及组织化学观察结果表明，DDB 对四氯化碳损伤肝组织有修复作用。

表 22-6 用显微分光光度计定量测定 DDB 对单个肝细胞内 SDH 及 G-6-Pase 活性的影响

组 别	酶活性（E）±S	
	SDH	G-6-Pase
正常组	70.1±3.1（12）	110.8±5.6（13）
损伤组	29.7±1.6（21）	66.4±2.4（24）
DDB 治疗组	48.6±2.6（33）*	80.1±2.0（33）*

括号内数字为测定肝小叶数，E 为消光值，与正常对照组比较，* $P<0.01$

7. 对体外培养大鼠肝细胞中毒损伤的保护作用　大鼠肝脏用胶原酶缓冲液灌洗法分离肝细胞在体外进行培养。向培养液中分别加入 1，10 或 100μg DDB，同时加 D-氨基半乳糖以损伤肝细胞，测定自肝细胞释放入培养液中的转氨酶量。结果表明，加 DDB 和 D-氨基半乳糖的肝细胞释放出来的 ALT 减少，有明显的剂量-效用关系（表 22-7），AST 亦稍减少，但不如 ALT 明显。DDB 与正常肝细胞共同培养后，释放出来的 AST 和 ALT 量未见明显变化。

将分离的大鼠肝细胞与不同浓度 DDB 于 37℃ CO_2 培养箱中温孵 1 小时后，加入 10 mmol/L 四氯化碳或 1 mmol/L D-氨基半乳糖共同培养一定时间，分别测定培养液中 ALT 释放量及丙二醛（MDA）生成量。结果，肝细胞释放的 ALT 及脂质过氧化产物生成量均明显减少，扫描电镜观察到肝细胞受 CCl4 及 D-氨基半乳糖损伤后，细胞表面微绒毛凝聚、发泡、膨出。加 DDB 保护后，肝细胞的上述损伤明显减轻，形态接近正常（图 22-1，2）。

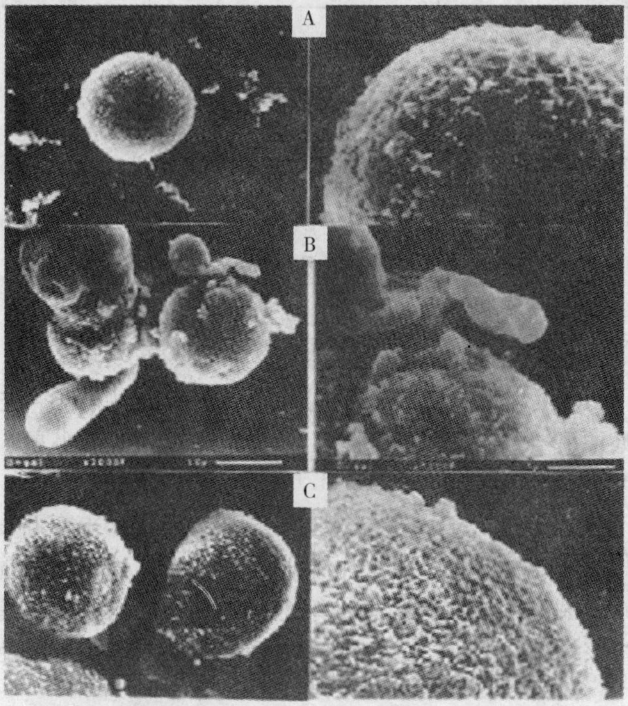

图 22－1　DDB 对 CCl_4 损伤分离的大鼠肝细胞保护作用的扫描电镜图

A 正常对照；B CCl_4 损伤对照；C DBB（200μg/10^6 个肝细胞）保护

左侧图放大 2 000 倍，右侧图放大 7 000倍

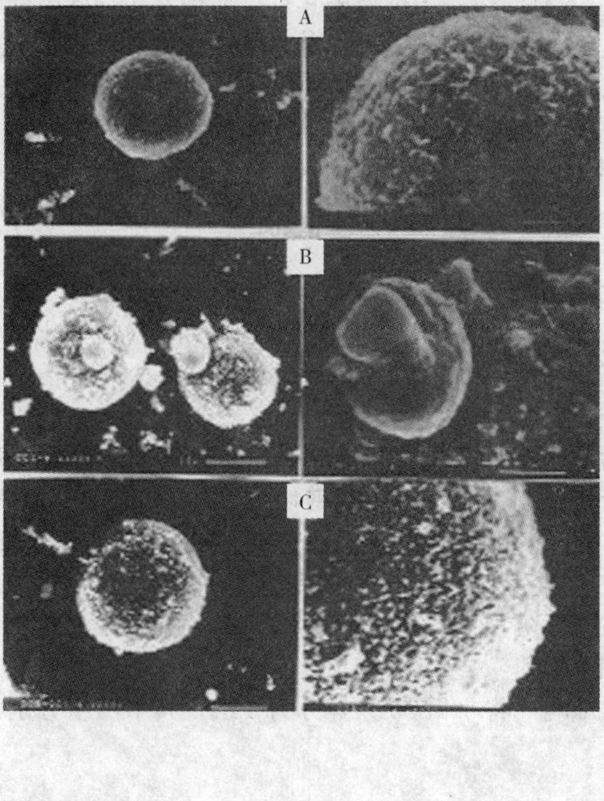

图 22－2　DDB 对 D－氨基半乳糖损伤分离的大鼠肝细胞保护作用的扫描电镜图

A 正常对照；B D－氨基半乳糖损伤对照；C DBB（200μg/10^6 个肝细胞）保护

左侧图放大 2 000 倍，右侧图放大 7 000倍

表 22-7 DDB 对体外培养肝细胞用 D-氨基半乳糖中毒后转氨酶释放的影响（每个浓度 3 管）

DDB (μg)	ALT （单位/10^6 个细胞）	%	AST （单位/10^6 个细胞）	%
不加药对照	176±0	100	584±3	100
DDB 1	151±6*	86	593±51	102
10	114±6**	65	570±29	98
100	75±6**	43	519±39	89

与对照组比较：* $P<0.05$，** $P<0.01$

8．对肝糖原及肝游离核糖体蛋白和 RNA 含量的影响　昆明种小鼠于腹腔注射 D-氨基半乳糖 800 mg/kg 后 4~8 小时内，肝糖原和血糖水平均明显降低。预先 1 小时给小鼠口服 DDB 300 mg/kg 一次，可防止血糖和肝糖原水平的降低。

给 Wistar 大鼠分别口服 DDB 300，200 mg/kg 每日一次，共 10 天。结果，DDB 300mg/kg 组大鼠肝游离核糖体蛋白及 RNA 含量均显著增加。肝总蛋白及肝微粒体蛋白量亦均明显增加。核糖体是蛋白质合成的场所，而游离核糖体主要是与维护细胞结构和功能所需要的蛋白质的合成有关。DDB 的选择性提高游离核糖体蛋白及 RNA 的含量可能有利于损伤肝细胞的修复。

9．对肝脏部分切除小鼠的肝脏再生的影响　将切除 75%肝脏的小鼠 30 只等分为 3 组，前两组于手术后 6 小时分别灌胃 DDB 200 mg/kg 及 300 mg/kg 一次，术后第 2 日及第 3 日上下午各再给药一次（共给药 5 次）。第 3 组为对照组。于术后第 4 日将动物处死，取出肝脏并称重。肝重（g/100 g 体重），对照 3.64±0.09，DDB 200mg/kg 及 300mg/kg 组肝脏重量明显增加，分别为 4.15±0.06 及 4.19±0.01，表示有加速部分肝脏切除动物的肝脏再生作用。

10．对大鼠肝硬化的作用　用二甲基亚硝胺（DMN）造成大鼠肝硬化，给大鼠口服 DDB 30mg/kg 进行防治，每周 3 次共 4 周。结果，血清 ALT、AST 及胆红素均明显降低，对白蛋白/球蛋白（A/G）比例倒置则无改善作用。DDB 通过抑制核因子（NF-κB）的活性而减轻肝细胞损伤和炎症。但上述剂量 DDB 对肝组织内胶原成分 4-羟基羟脯氨酸含量并无降低作用。当将 DDB（5~25 mg/kg）与肿瘤化学预防剂 oltiprazin（25~5mg/kg）联合应用，抗 DMN 诱发的大鼠肝纤维化作用增强。二药以按 5:1 比例配伍的效果比较合适，不仅血生化指标改善，肝纤维化亦明显减轻。从药学角度考虑可将 DDB 与 Oltiprazin 配伍成一个复方治肝纤维化和肝硬化。

NF-κB 在调控细胞炎症因子的产生中发挥重要的作用。DDB 能减轻动物实验性肝损伤，临床上用于慢性肝炎的治疗。DDB 能否抑制与细胞炎症关系密切的 NF-κB 表达值得研究。韩国的学者报道，给大鼠注射脂多糖（LPS）以引起肝脏炎症，NF-κB 和 TNF 表达增强，预先给大鼠口服 DDB 可明显阻抑 TNF 的产生及 TNF-mRNA 的表达，同时减少抑制性核因子（IκB）的降解。DDB 减轻肝脏炎症或许与其防止 IκB 的降解而降低 NF-κB 的激活，从而降低 TNF 的产生，减轻 TNF 对肝脏的炎症损伤。

11．对小鼠戊巴比妥钠睡眠时间的影响　将小鼠 50 只等分为 5 组，其中两组分别灌胃

DDB 200mg/kg 及 300mg/kg，上下午各一次，次日上午再给一次。末次给药后 24 小时，腹腔注射戊巴比妥 50mg/kg 一次；另两组只给 DDB 一次，剂量亦为 200mg/kg 及 300mg/kg，余下的一组为对照，灌胃相等体积的 2%吐温 – 80。1h 后腹腔注射戊巴比妥钠 50mg/kg 一次，于注射戊巴比妥钠后，以翻正反射的消失和恢复作为睡眠指标，观察入睡动物数及平均睡眠时间。结果如表 22 – 8 所示。连续三次灌胃 DDB，于末次灌胃后 24 小时给戊巴比妥钠可以缩短小鼠的睡眠时间。于给 DDB 一次后 1 小时腹腔注射戊巴比妥钠，对小鼠的睡眠时间则无明显影响（表 22 – 8）。

表 22 – 8　预先灌胃 DDB 对小鼠腹腔注射戊巴比妥钠（50mg/kg）睡眠时间的影响（$n=10$）

给药方法	DDB 剂量（mg/kg）	睡眠时间（分钟）$\bar{x} \pm s$	P
对　照		139 ± 32.2	
上下午各一次，次日晨又一次，	200	47 ± 8.4	< 0.05
末次给药 24 小时注射戊巴比妥钠	300	33 ± 8.8	< 0.01
给药一次，1 小时后注射戊巴比	200	163 ± 21.3	> 0.05
妥钠	300	141 ± 24.5	> 0.05

12. 对遗传性肌营养不良地鼠心肌坏死的影响　给遗传性肌营养不良地鼠口服 DDB 150mg/（kg·d），共 31 日。结果心肌坏死面积减少 51.8%，钙离子沉积面积减少 86.2%，心肌钙含量减少 60.9%（表 22 – 9，10）。此结果提示，DDB 可减少损伤心肌细胞内钙含量。已知细胞内钙离子浓度提高是造成细胞坏死和死亡的重要因素。DDB 可防止肌营养不良地鼠坏死心肌内钙离子浓度的堆积，从另一方面提示 DDB 抗肝细胞坏死的原因可能亦与此有关系。

表 22 – 9　正常和肌营养不良地鼠用 DDB 治疗后心肌钙含量的变化

组 别	动物数	Ca 含量（μg/g 心肌）$\bar{x} \pm s$	P
正常地鼠对照	10	35.2 ± 2.2	
DDB 150 mg/kg × 31	10	32.6 ± 4.5	> 0.05
肌营养不良地鼠对照	9	4211 ± 1451	
DDB 150 mg/kg × 31	9	1645 ± 420	< 0.05

表 22 - 10 DDB 对肌营养不良地鼠心肌内钙沉积面积及心肌坏死面积的影响（$\bar{x} \pm s$）

组别	动物数	Ca 沉积面积	心肌坏死面积
对照	9	5.1 ± 4.0	11.4 ± 6.7
DDB 150 mg/kg × 31	9	0.7 ± 0.5**	5.5 ± 3.3*

与对照组比较：* $P < 0.05$，** $P < 0.01$；Ca 沉积面积和心肌坏死面积以占整个面积百分率表示

（二）保肝作用的机制

对于 DDB 作用的机制从两个方面进行了研究，一是针对血清 ALT 本身，另一方面是针对四氯化碳肝损伤。结果分述如下。

1. 降低血清谷丙转氨酶（血清 ALT）作用的机制

（1）对四氯化碳中毒小鼠及泼尼松龙处理小鼠肝脏和血清 ALT 活性的影响　给小鼠灌胃 DDB 200mg/kg 两次，两次间隔 6 小时，然后由腹腔注射 0.1% 四氯化碳花生油溶液 10 ml/kg 一次。16 小时后，将动物处死，测定肝匀浆及血清 ALT。结果可见（表 29 - 11），给药组肝和血 ALT 活性均显著低于对照组。

另有两组小鼠，每组 9 只，一组每日灌胃 DDB 200mg/kg 两次（上下午各一次，相隔 6～8 小时），连续四天，另一组灌胃相当体积的 2% 吐温 - 蒸馏水作为对照。于给药的第二天起，两组小鼠均由皮下注射泼尼松龙 20mg/kg，每日一次，第一、二次于上午灌胃 DDB 后注射，第三次于下午灌胃药物后注射，末次注射后 16 小时，将动物处死，测定匀浆及血清 ALT 活性。从表 22 - 11 的结果可看出，给药组肝脏及血清 ALT 活性均明显低于对照组。

表 29 - 11 DDB 对 CCl_4 中毒小鼠及泼尼松龙处理小鼠肝脏及血清 ALT 活性的影响（$\bar{x} \pm s$）

实验	组别	肝脏 ALT（U/mg 肝）	血清 ALT（U%）
CCl_4 中毒	对 照	2.63 ± 0.10	1181 ± 122
（每组 7 鼠）	DDB 200 mg/kg × 2	2.01 ± 0.17*	650 ± 59**
强的松龙处理	对照	1.50 ± 0.08	948 ± 21
（每组 9 鼠）	DDB 200 mg/kg × 8	0.48 ± 0.06**	663 ± 65*

与对照组比较：* $P < 0.05$，** $P < 0.01$

（2）对正常小鼠肝脏及血清 ALT、AST 及醛缩酶活性的影响　每日给小鼠灌胃 DDB150 mg/kg，或同体积赋形剂一次，连续 7 天。末次给药后 2 小时，将动物处死，测定肝脏匀浆及血清 ALT、AST 及醛缩酶活性。结果列于表 22 - 12。

小鼠灌胃 DDB 后，肝脏的上述三种酶中仅 ALT 活性明显降低，其他两种酶活性无明显变化。血清中 ALT、AST 及醛缩酶活性在对照组与给药组间差异均不显著。

表 22－12　DDB 对正常小鼠肝脏及血清 ALT、AST 及醛缩酶活性的影响（$n=7$）

	酶 活 性	对 照	DDB 150 mg/kg×7
肝脏	ALT O．D/mg 肝	0.280±0.018	0.220±0.016*
	AST O．D/mg 肝	0.210±0.010	0.220±0.007
	醛缩酶 O．D/mg 肝	0.170±0.007	0.200±0.008
血清	ALT O．D/ml	0.094±0.013	0.110±0.012
	AST O．D/ml	0.310±0.014	0.270±0.010
	醛缩酶 O．D/ml	0.070±0.008	0.090±0.004

与对照组比较：* $P<0.05$

（3）对正常小鼠及四氯化碳中毒小鼠肝匀浆体外温孵后 ALT 活性的影响　3 只小鼠由皮下注射含 0.5% 四氯化碳的花生油 5ml/kg，16 小时后，将动物处死，取小块肝脏磨成匀浆后合并。另将 10 只小鼠均分为两组，5 只灌胃 DDB 300mg/kg，5 只给赋形剂作为对照，1 小时后将动物处死，分别将各组小鼠的血清及肝匀浆合并。取肝匀浆及血清各 50μl 置同一试管内，或将肝匀浆及血清各 50μl 分别放入试管内，所有各管均放置 37℃水浴温孵 2 小时，然后测定 ALT 活性。结果以肝匀浆与血清混合温孵后测得的 ALT 活性相当于肝匀浆单独测定时 ALT 活性的百分率表示。

表 22－13 的结果表明，口服大剂量 DDB 的小鼠血清分别与正常小鼠或四氯化碳中毒小鼠肝匀浆温孵后 ALT 活性未见明显降低。表明 DDB 对 ALT 无直接灭活作用。

表 22－13　DDB（300 mg/kg）口服对小鼠血清与正常小鼠及四氯化碳中毒小鼠肝匀浆体外温孵后 ALT 活性的影响

0.1% 小鼠肝匀浆（50μl）	＋小鼠血清（50μl）	ALT 相当于单独测定的 %
正常肝匀浆	＋ 正常血清	104
正常肝匀浆	＋ DDB 组血清	99
四氯化碳肝匀浆	＋ 正常对照血清	93
四氯化碳肝匀浆	＋ DDB 组血清	109

（4）对小鼠注射外源性高血清 ALT 血清后血液中血清 ALT 消失速率的影响　将 30 只小鼠均分为两大组，每组再均分为 5 个小组。一大组给赋形剂作为对照，另一大组灌胃 DDB200 mg/kg 两次，两次相隔 8 小时，末次给药 16 小时后，将两组中各小组动物均由尾静脉注射四氯化碳中毒小鼠的高血清 ALT 血清 50μl（相当 OD 0.16/10g 体重），注射后 0.5，1，2，4 及 8 小时，分别测定小鼠血清 ALT 活性。

对照组及给药组小鼠于注射高血清 ALT 血清后，血中 ALT 活性升高的幅度及血液中 ALT 水平消失的速度基本一样，两组间几无差异。表明 DDB 并不促进血循环中血清 ALT 的失活（图 22－3）。

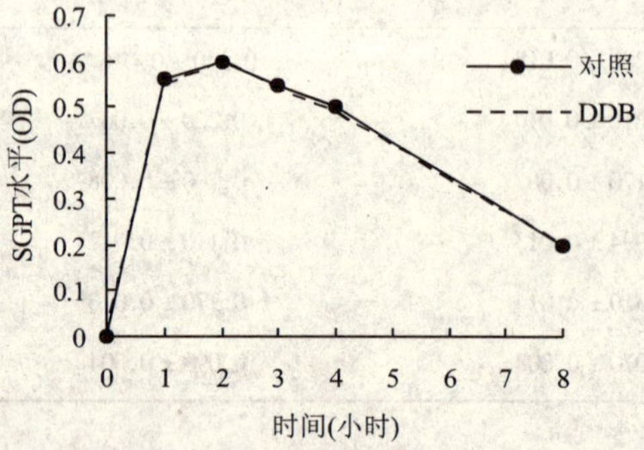

图 22－3 DDB 对小鼠注射外源性高 ALT 血清后血中 ALT 消失速度的影响

从研究结果来看，DDB 能降低小鼠肝脏 ALT 活性，但对 AST 及醛缩酶活性无影响。肝脏 ALT 水平的降低是由于酶活性受抑制还是酶蛋白量的减少，或 ALT 蛋白生物合成减低所致？当将服用大剂量 DDB1 小时后的小鼠血清与正常小鼠及四氯化碳中毒小鼠肝匀浆在体外温孵后，肝匀浆 ALT 活性并不降低（因 DDB 不溶于水，药物无法直接加入肝匀浆作体外温孵实验）。结果表明，小鼠服 DDB 后，血液中并无直接抑制肝脏 ALT 活性的物质。另外的实验证明，服 DDB 小鼠的血清与注射四氯化碳小鼠的血清一起温孵，ALT 活性亦不降低。此外，DDB 不能加速小鼠注射外源性的高血清 ALT 血清在血液中血清 ALT 水平的速度。表明 DDB 无直接灭活 ALT 或加速血液中 ALT 失活的作用。如果说血清 ALT 降低系继发于肝 ALT 的抑制，为什么正常小鼠在肝 ALT 明显降低的情况下，血清 ALT 却未见下降。从化学性肝损伤实验结果看，DDB 在四氯化碳中毒大鼠降低血清 ALT 作用明显，在 D－氨基半乳糖模型血清 ALT 和 AST 两者均明显降低，而在扑热息痛模型血清 ALT 和 AST 下降均不明显。在上述 3 种模型为什么 DDB 对血清 ALT 和 SAT 的影响又不一样？如果认为 DDB 只降低血清 ALT，为什么在 D－氨基半乳糖模型 SAT 亦明显降低，而在扑热息痛模型连血清 ALT 也不降低。综合来看，DDB 降血清 ALT 的机制比较复杂，有待更多研究加以阐明。

2．抗四氯化碳肝损伤作用的机制 关于四氯化碳损伤肝脏的机制，目前的观察认为，四氯化碳经肝脏细胞色素 P450 代谢后，产生自由基 CCl_3，$\cdot CCl_3$（三氯甲基）自由基非常活泼，与肝细胞生物膜的脂质及蛋白质共价键结合，引起脂质过氧化，使脂质和蛋白分子裂解，导致细胞结构和功能的破坏。根据这一论点，我们研究了 DDB 对四氯化碳引起肝微粒体（内质网膜的碎片）脂质过氧化的终末产物丙二醛（MDA）的生成量及 $^{14}CCl_4$ 结合于肝微粒体脂质和蛋白质的影响。

（1）对四氯化碳引起脂质过氧化的影响：将 DDB（1×10^{-4}mol/L）加入用苯巴比妥诱导的小鼠（DBA/2）肝微粒体悬液及含 NADPH 的缓冲液内，37℃保温 15 分钟后，加四氯化碳 0.5μl 以引起微粒体脂质过氧化，测定 MDA 的生成量。结果列于表 22－14，DDB 能显著抑制四氯化碳引起的 MDA 的生成，抑制率达 51.8%。当 DDB 事先不与 NADPH 还原的肝微粒体温孵，MDA 生成量减少 26.9%。

为探讨 DDB 抑制四氯化碳引起的脂质过氧化作用是否与细胞色素 P450 有关系，选用 P450 的特异性酶抑制剂甲吡酮以抑制 P450 的活性，观察其对 DDB 抑制 MDA 生成的作用有何影响。如 DDB 抑制 MDA 生成的作用系通过对 P450 的影响而实现，当加入甲吡酮应当能使 DDB 抑制 MDA 生成的作用减弱，否则应无影响。表 22－15 的结果表明，于加 DDB 前先加甲吡酮 1 毫克分子，DDB 抑制 MDA 的作用完全被阻断。从表 22－14 和表 22－15 的结果，可以肯定 DDB 在体外能够抑制四氯化碳引起的微粒体脂质过氧化，而这种抑制作用系通过对肝细胞色素 P450 的影响而实现的。

表 22-14　在体外 DDB 对四氯化碳引起的小鼠肝微粒体脂质过氧化的抑制作用

DDB 加入量	MDA 生成的抑制率（%）	
	温孵时间 15 分钟	温孵时间 0min
0	-（0.166）	-（0.26）
10^{-4}M	51.8%（0.080）	26.9%（0.19）

括号内数字为 MDA 的水平：OD 值/15min/1.5μg 微粒体蛋白，所列数字为二个样品之平均值，DDB 溶于 DMF（二甲基甲酰胺）。

表 22-15　甲吡酮对 DDB 抑制四氯化碳引起的肝微粒体脂质过氧化作用的影响

DDB 加入量	MDA 生成的抑制率（%）	
	不加甲吡酮	加 1 mmol/L 甲吡酮
0	-（0.255）	-（0.15）
1×10^{-4}mol/L	33.3%（0.15）	+23.3%（0.185）

注：温孵条件及丙二醛测定方法同表 16 不同的只是于加 DDB 之前加甲吡酮 1mmol/L，括号内数字为丙二醛 OD 值/15min/1.5μg 微粒体蛋白，所列数字为二个样品之平均值。

（2）对 $^{14}CCl_4$ 与肝微粒体脂质及蛋白质共价键结合的影响：当 DDB 与苯巴比妥诱导的小鼠肝微粒体及含 NADPH 的缓冲液在 37℃温孵 15 分钟后，加 0.5 微居里 $^{14}CCl_4$，继续温孵 30 分钟。然后提取脂质及蛋白质，用液闪仪测定 ^{14}C 的放射性强度。结果如表 22-16 所示，DDB 能显著抑制 $^{14}CCl_4$ 与微粒体脂质的结合，抑制率达 41.2%。对 $^{14}CCl_4$ 与微粒蛋白质的结合亦有一定的抑制作用，但不如对脂质的抑制作用明显。

表 22-16　DDB 对 $^{14}CCl_4$ 与肝微粒体脂质及蛋白质共价键结合的影响

DDB 加入量	$^{14}CCl_4$ 结合于脂质（CPM/mg 蛋白）	抑制%	$^{14}CCl_4$ 结合于蛋白质（CPM/mg 蛋白）	抑制%
0	3538	-	1927	-
1×10^{-4}mol/L	2079	41.2	1558	19.1

注：表中数字为三个样品之平均值。

（3）对四氯化碳代谢为一氧化碳（CO）及代谢过程中辅助因子（NADPH 及氧）消耗的

影响 DDB既可抑制四氯化碳引起的肝细胞微粒体脂质的过氧化，又可抑制$^{14}CCl_4$共价键结合于微粒体脂质，这种影响是由于直接干扰了四氯化碳毒性代谢物对生物膜内质网的损伤抑或由于改变了肝细胞色素P450代谢最终产生CO，在其代谢过程中消耗NADPH及分子氧？因此，我们将DDB与加有NADPH的小鼠肝微粒体悬液在37℃水浴温孵10分钟后，温孵条件同前。加数mg保险粉、血红素溶液（70μg蛋白）、四氯化碳1μl，用分光光度计自动描记差异光谱曲线的变化。如果温孵液中有一氧化碳生成，则血红素与之结合形成羧络血红素，在波长425 nm处呈现一特异的吸收峰。另外，用分光光度计在340nm处监测加入温孵液中NADPH的消耗量，用氧电极监测温孵过程中氧消耗量的变化。有关结果如表22－17所示，DDB 10^{-4}mol/L对四氯化碳代谢转化为CO以及代谢过程中对NADPH和氧的消耗，均有比较明显的抑制作用。

表22－17 DDB对四氯化碳代谢转化为一氧化碳（CO）及代谢转化过程中对辅助因子NADPH和O_2消耗的影响

DDB加入量	相当对照%		
	CO生成	NADPH消耗	O_2消耗
0	100	100	100
10^{-4}M	83.7	61.5	39.1
抑制%	17.3	38.5	60.9

（三）对肝脏解毒功能及雌激素代谢的影响

肝脏是一个重要的解毒器官，参与解毒的酶存在于肝细胞微粒体，其中起关键作用的是细胞色素P450，该酶的主要功能是使许多脂溶性化合物转化为水溶性较大的代谢物，易于排出体外，以减轻对机体的毒性。既然DDB能减轻四氯化碳等毒物对肝脏的损伤，而其保护作用看来又与肝细胞色素P450有一定关系，该药本身对肝细胞色素P450有无诱导作用，很值得研究。

1. 对肝细胞色素P450的诱导作用 每日给SD雄大鼠灌胃DDB 200mg/kg一次，连续三天。动物饥饿一夜后，将其处死，制备肝微粒体，测定微粒体内细胞色素P450，NADPH－细胞色素C还原酶，细胞色素b_5，氨基匹林脱甲基酶，苯并芘羟化酶及微粒体蛋白质浓度。结果显示，DDB对肝微粒体酶系统有诱导作用，使细胞色素P450，NADPH－细胞色素C还原酶，氨基匹林脱甲基酶及苯并芘羟化酶活性明显增加（表22－18）。电子显微镜观察发现，DDB处理的大鼠肝细胞光面内质网明显增生。表示DDB可刺激细胞色素P450的生物合成。

细胞色素P450分布于滑面和粗面内质网，为了解DDB对哪种内质网P450有作用，给大鼠口服DDB 200mg/（kg·d），连续3日。对照给赋形剂，第四日处死后，将肝匀浆用密度梯度离心法，分离滑面（SER）、粗面（RER）内质网，测定酶活性。结果表明，DDB主要诱导SER中的药酶活性，并使SER中蛋白质含量明显升高（表22－19）。

表 22-18　DDB 对小鼠肝微粒体细胞色素 P450 酶系统的诱导作用

项　目	对 照	DDB	P
肝重（克%体重）	4.2±0.3	5.4±0.3	<0.05
微粒体蛋白（mg/g 肝）	13.9±1.3	22.2±0.3	<0.05
细胞色素 P450（nmol/mg Pr）	0.66±0.04	1.20±0.01	<0.05
NADPH 还原酶（细胞色素 C 被原还 nmol/（min·mg）	62.8±4.8	82.0±8.4	<0.05
细胞色素 b_5（nmol/mg Pr）	0.15±0.01	0.21±0.01	>0.05
氨基匹林脱甲基酶［nmol/（min·mg Pr）］	19.7±0.5	30.0±0.5	<0.05
苯并芘羟化酶［nmol/（min·mg Pr）］	73.5±3.7	128.0±11.0	<0.05

表 22-19　DDB 对 SER 和 RER 中 P450 有关酶活性的影响

项　目	SER		RER	
	对 照	DDB	对 照	DDB
细胞色素 P450（nmol/mg 蛋白）	1.06±0.10	2.58±0.26**	1.25±0.15	1.02±0.12
NADPH 细胞色素 C 还原酶［细胞色素 C 被还原 nmol/（min·mg）］	29.4±3.68	42.7±2.13**	21.1±2.20	24.4±2.70
氨基比林脱甲基酶［nmol/（min·mg Pr）］	12.1±2.0	24.6±4.7**	8.2±0.3	7.1±0.7
蛋白含量（mg/g 肝）	11.4±0.86	15.6±0.96**	10.7±0.20	10.6±0.71
葡萄糖-6-磷酸酶（OD/mg 蛋白）	0.75±0.03	0.79±0.03	0.85±0.02	0.83±0.03

与对照组比较：** $P<0.01$

2．诱导的肝细胞色素 P450 性质的鉴定　哺乳类动物肝微粒体有多种形式的细胞色素 P450，诱导剂因其诱导性质不同分为下列三大类：①苯巴比妥类，主要诱导 P450，使 NADPH-细胞色素 C 还原酶活性增加；②多环碳氢类致癌剂，如 3-甲基胆蒽及苯并芘，诱导 P448，使苯并芘羟化酶增加；③解毒类固醇，如 PCN，对 P450 的诱导不明显，主要使 NADPH-细胞色素 C 还原酶活性增加。为了解 DDB 诱导 P450 作用的性质属于哪种类型，将 P450 进行了分离和鉴定。

当将 DDB 诱导的大鼠肝微粒体用胆盐溶解，经 DEAE 纤维素柱层分离，然后将分离的 P450 不同部分进行体外重组，测定其脱甲基酶活性以确定 DDB 究竟诱导那部分 P450。结果表明，DDB 主要诱导 B 部分 P450，使其活性增加（图 22-4A，B）。免疫双扩散实验证明，DDB 诱导的肝微粒体蛋白质及细胞色素 P450B 部分均可与高度纯化的抗苯巴比妥诱导的肝细胞色素 P450 抗体起免疫沉淀反应，以上结果表明，DDB 对肝微粒体细胞色素 P450 的诱导作用与苯巴比妥非常相似，所诱导的 P450 有相同的抗原性，属于苯巴比妥类型诱导剂。

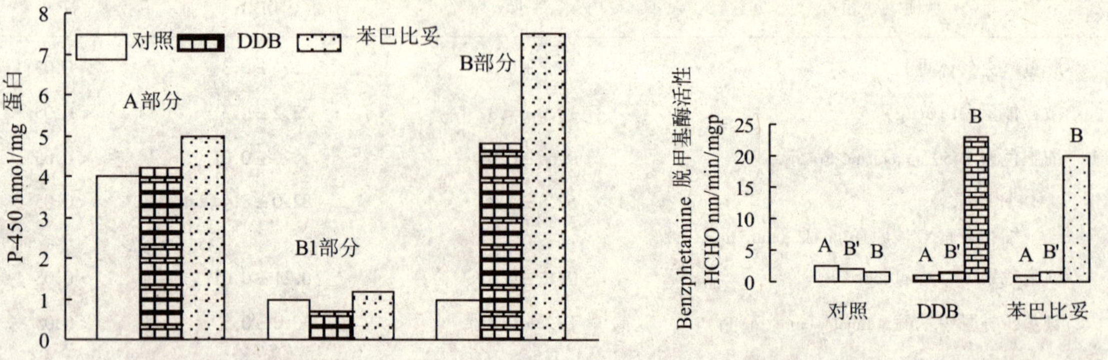

A DDB 诱导的大鼠肝细胞色素 P450 在不同分离部分的比活性

B 肝细胞色素 P450 不同部分脱甲基酶活性体外重组

图 22-4A，B 体外重组方法确定 DDB 诱导 P450 的部分

3．促进肝脏代谢雌激素的作用 每日给小鼠灌胃 15% 四氯化碳 - 花生油 10ml/kg 体重一次，连续三日，给药组每日服 DDB 200mg/kg，共三日，第 4 天处死动物，取出肝脏，制备微粒体。取适当量微粒体蛋白，加 NADPH 及 ^3H - 雌二醇，共同温育 30 分钟，提取雌二醇，高压液相分离，液闪仪计数放射活性，另取适量微粒体蛋白测细胞色素 P450。结果表明，给 DDB 组小鼠肝脏微粒体代谢 ^3H - 雌二醇速率，比对照组明显增快（表 22-20），肝微粒体细胞色素 P450 含量明显增加。可见，DDB 可促进肝脏损伤小鼠的解毒功能。众所周知，慢性肝炎患者往往伴有雌激素代谢障碍，某些体征如蜘蛛痣、肝掌与雌激素过多有关。DDB 促进雌激素在体内灭活的这一作用对慢性肝炎患者有利，临床应用 DDB 治疗慢性乙型肝炎病人的蛛蛛痣消退亦说明了这一点。

表 22-20 DDB 对四氯化碳中毒小鼠肝微粒体代谢 3H - 雌激素能力的影响

肝微粒体	^3H - 雌二醇代谢量（cpm）	%	细胞色素 P450（nmol/mg pr）
对照	2563 ± 429	58.3	0.080 ± 0.013
DDB 200 mg/kg × 3	3480 ± 16*	79.1	0.174 ± 0.064*
DDB 200 mg/kg × 6	3330 ± 184*	75.7	0.167 ± 0.025*

与对照比较 * $P < 0.01$

4．对化学致癌剂［^3H］- 苯并吡的代谢物图相及其代谢物与 DNA 分子共价键结合的影响 很多化合物能够诱导肝细胞 P450 的活性，诱导 P450 的生物学后果总的说来是降低许多有机化合物的毒性。但是，另一方面亦可使某些化合物的毒性增加。四氯化碳便是一个例子，某些需要经过肝脏代谢激活的化学致癌物亦如此。例如，苯并芘本来是无活性的，并不致突变也不致癌，经过肝细胞色素 P450 的代谢激活后转化为有活性的代谢产物，其中能致癌的称终末致癌物，能与 DNA 分子的碱基共价键结合，破坏 DNA 的结构和功能，引起突变，最终导致肿瘤发生。为了解 DDB 诱导肝细胞色素 P450 的生物学后果，我们研究了该药对［^{3}H］－苯并芘的代谢物及其代谢产物与 DNA 分子结合图相的影响。

按照 Hundley 等的方法，将［^{3}H］－苯并芘分加别与 DDB 诱导的大鼠或对照大鼠的肝微粒体悬液及 NADPH 再生系统在 37℃水浴温孵，然后用乙酸乙酯提取［^{3}H］－苯并芘代谢产物，用高压液相层析法分析代谢产物的图相。结果如图 22－5 所示。与对照动物相比较，DDB 及苯巴比妥处理的大鼠肝微粒能普遍提高［^{3}H］－苯并芘的几种主要代谢产物－9，10 二醇，4，5 二醇，9－羟基及 3－羟基苯并芘的形成。特别值得指出，DDB 使 3－羟基苯并芘生成的量甚至大大高于苯巴比妥的作用，而使 4，5 二醇，9，10 二醇苯并芘生成的量远远不如苯巴比妥显著。

按照 Pelkonen 法进行的 DDB 诱导的大鼠肝微粒体对［^{3}H］－苯并芘代谢物与 DNA 分子共价结合的影响的实验。结果表明，DDB 诱导的大鼠肝微粒体可改变［^{3}H］－苯并芘代谢物——DNA 复合物的图相，其主要影响表现在提高 4，5 一氧化物苯并芘（峰 G），9－羟基－4，5 氧化物苯并芘（峰 H）及苯并芘醌－氧化物（峰 F）与 DNA 的结合，而不增加终末致癌代谢物 7，8－二醇－9，10－环氧苯并芘的代谢，DDB 主要作用于分子结构的第 4，5 碳位置。上述两项实验结果支持 DDB 诱导肝脏细胞色素 P450 的生物学效果，是能够加速致癌剂苯并芘朝着致癌性较弱的活性代谢物转化，可能有抗突变作用。

5．抗突变实验　为验证上述的可能性，按照 Ames 等的方法研究了 DDB 的抗突变作用。

抗突变实验系用 TA－98 菌株，人肝匀浆 9000g 分离部分及致突变剂 2－乙酰氨基芴、DDB 及黄曲霉毒素。结果表明，DDB 400μg 对 2－乙酰氨基芴引起的伤寒沙门菌突变的抑制率接近 50%。结果表明，DDB 对黄曲霉毒素的致突变性亦有拮抗作用（图 22－5）。另外，将 DDB 与苯并芘给大鼠合并应用，或苯并芘单独使用，取上述处理动物的肝脏匀浆 9000g 离心部分，在体外按 Ames 方法比较其激活体外加入平皿内的苯并芘的致突变性，其实变菌落数比对照组大约多 8 倍。DDB 与苯并芘合并应用的大鼠肝脏，其激活苯并芘为致突变物的能力明显的低于单独用苯并芘处理的大鼠肝脏匀浆，突变菌落数有相当程度的降低。此结果支持 DDB 在体诱导肝脏细胞色素 P450 后，可降低苯并芘对肝微粒体酶系统的激活致突变剂的能力。其原因很可能是加速了苯并芘在体内代谢的结果。DDB 对进入体内的某些化学毒物及致癌剂，如黄曲霉毒素，亦有解毒作用，对机体说来应当是有利的。

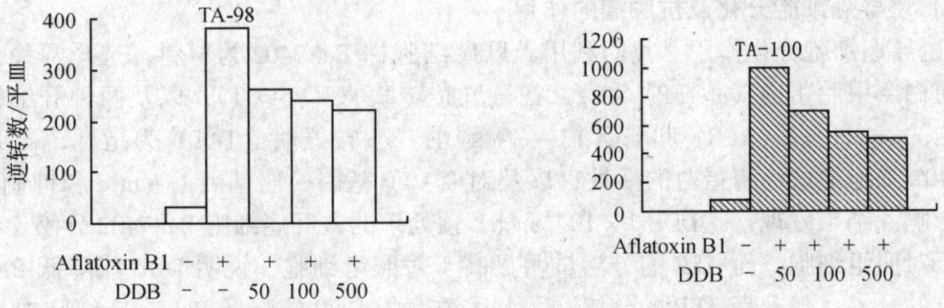

图 22－5　DDB 对黄曲霉毒素致突变性的抑制作用

6．DDB 对化学致癌剂损伤大鼠肝细胞核 DNA 的保护作用　上述的实验结果提示，DDB 对苯并芘和黄曲霉毒素等化学致癌的毒性及其代谢有一定的保护性影响。为进一步了解 DDB 对化学致癌剂所致肝细胞 DNA 的损伤及对于肝解毒关系密切的药物代谢Ⅱ相酶的影响，进行了下述的研究：①将大鼠肝细胞核在体外预先与 1 mmol/L DDB 温育 15 分钟，然后与^{3}H－苯并芘（^{3}H－BP）及 NADPH 共同温育 30 分钟。结果^{3}H－BP 与大鼠肝细胞核 DNA 结合的量减少了大约 60%。

另外，利用大鼠肝细胞加入黄曲霉毒素 B_1（AFB_1）进行非程序性 DNA 合成（UDS）试验，预先加入不同剂量 DDB，结果 DDB 剂量依赖性地抑制 UDS。DDB 10^{-4}mol/L 抑制 UDS 达 70%。UDS 是反映细胞核 DNA 受损伤与修复情况的一种检测方法。UDS 越高表示细胞核 DNA 受损伤越重，修复越多，反之表示受损伤和修复减少。DDB 能减少 AFB_1 所引起的 UDS，说明该药有保护作用。DDB 的这种保护作用或是由于阻抑 AFB_1 与肝细胞核的结合，或是改变了肝细胞对 AFB_1 的代谢，或是增加 DNA 修复的功能，或是还有其他机制。

至于^{3}H－BP 与 DNA 的共价结合，^{3}H－BP 经肝细胞核膜上的多烷芳烃羟化酶（AHH）的活化（在有 NADPH 存在的条件下）而生成亲电性的中间产物，该中间产物与细胞核 DNA 的亲核中心相结合。DDB 分子有几个未配对电子作为亲核中心，DDB 的这一理化特性也许可与细胞核 DNA 去竞争^{3}H－BP 的结合，从而减少 DNA－BP 加成物的形成。

肝脏谷胱甘肽－硫－转移酶（GSH－S－T，Ⅱ相酶）在机体对化学致癌物的解毒过程中起关键作用。DDB 对 GSH－S－T 是否有提高作用？每日给小鼠口服 DDB 200mg/kg 一次连续 3 天。结果，除细胞色素 P450（Ⅰ相酶）活性明显升高外，GSH－S－T 的活性亦显著增加。说明 DDB 对肝脏药物代谢酶活性（Ⅰ相酶和Ⅱ相酶）有全面诱导作用。这对提高机体清除有毒物质包括致癌物是有利的。

台湾有学者报道，DDB 对 α－FB1 引起的大鼠肝损伤有保护作用。每日给大鼠口服 DDB 200mg/kg 一次，共 4 天，可明显抑制因注射 α－FB1 所引起的血清转氨酶升高，DDB 可诱导大鼠肝脏药酶，细胞色素 P450 ⅠAⅠ，ⅡB1 及谷胱甘肽－硫－转移酶（GSH－S－T）活性。用 DDB 处理的大鼠肝脏微粒体，可增加 α－FB1 的致突变性及与 DNA 的共价结合。然而 DDB 处理大鼠 S－9 部分（含线粒体及胞浆部分）却能拮抗 α－FB1 的上述损伤作用。由此看来，DDB 的拮抗 α－FB1 肝毒性作用是通过诱导肝 GSH－S－T 的介导，而非加速肝细胞色素 P450 代谢 α－FB1 的解毒过程而实现的。

（四）诱导癌细胞分化及抗肿瘤的作用

1．诱导癌细胞分化作用　我们利用人肝癌细胞株 Bel 7402 为材料，选择两种公认的肝癌标记蛋白－甲胎蛋白（α－FP）和 γ－谷氨酰胺转肽酶（γ－GT），以及两种肝细胞分化的标记蛋白——白蛋白（ALB）和酪氨酸－α－酮戊二酸转氨酶（TAT）为指标，研究了 DDB 对 Bel 7402 细胞中这些酶蛋白的活性，以及对 α－FP 基因、癌基因 C－myc 和抑制基因 P53 表达的影响。结果发现，①DDB 1×10^{-4} mol/L 预处理的人肝癌细胞 Bel 7402 分泌 α－FP 的量明显低于对照组细胞，而 ALB 的分泌量明显高于对照组细胞，说明 DDB 能降低 Bel 7402 细胞 α－FP 的分泌，却升高 ALB 的分泌；②上述浓度的 DDB 能降低 Bel 7402 细胞中 γ－GT 活性，而明显提高 TAT 酶活性（表 22－21）。

表 22－21　DDB（10^{-4} mol/L）对 Bel 7402 人肝癌细胞分泌 α－FP，γ－GT，ALB，及 TAT 活性的作用（$\bar{x} \pm s$）

组 别	α－FP（mg/10^7 个细胞）	ALB（μg/10^7 个细胞）	γ－GT（U/mg Pr）	TAT（U/mg Pr）
对照组				
培养 2 天	204 ± 21	4.6 ± 0.7	未测	1.6 ± 0.7
培养 4 天	256 ± 14	5.3 ± 1.2	5.7 ± 0.7	2.6 ± 1.9
培养 6 天	228 ± 66	6.5 ± 0.5	8.6 ± 1.0	3.8 ± 1.6
DDB 组				
培养 2 天	138 ± 40*	7.2 ± 1.0**	未测	4.6 ± 1.4**
培养 4 天	85 ± 33**	9.8 ± 0.9**	1.7 ± 2.0**	11.0 ± 2.0**
培养 6 天	89 ± 24**	9.0 ± 2.0*	1.4 ± 2.0**	11.5 ± 1.1**

与对照组比较：* $P < 0.05$，** $P < 0.01$

应用 Northern blot 方法，证明 1×10^{-4} mol/L DDB 与 Bel 7402 细胞共同培养 48 小时对癌基因 C－myc 的表达和 α－FP 基因的表达均有明显抑制作用，而增强 P53 的表达。众所周知，α－FP 是早期诊断人肝癌的一项重要的生化指标。DDB 1×10^{-4} mol/L 浓度下能使 γ－FP 的分泌量明显减少，而作为肝细胞分化成熟指标的蛋白分泌量却明显增多，提示人肝癌细胞在 DDB 作用下其基因表达的表型向正常方向逆转。γ－GT 也是一向公认的肝癌标志，与 γ－GT 相反，TAT 在正常肝细胞分化中的活性较高，而肝脏癌变时下降，是肝细胞分化的指标之一。DDB 能诱导 TAT 活力上升，却抑制 γ－GT 活性，再次表明 DDB 具有逆转肝癌细胞某些表型的作用，DDB 抑制 α－FP 基因的表达则是该药降低肝癌细胞分泌 α－FP 的机制之一。这些结果提示，DDB 能诱导 Bel 7402 细胞的分化。一般认为，癌基因 C－myc 的表达在细胞增殖和分化中起重要作用，C－myc 表达的降低可诱导细胞的分化，抑癌基因 P53 有诱导细胞终末分化、调控细胞生长的功能。DDB 显示能明显降低 Bel 7402 细胞 C－myc 基因的表达却显著诱导抑癌基因 P53 的表达。反映 DDB 在基因水平对癌细胞功能有调控作用。另外，c－AMP 是已知的胞浆第二信使，也是某些癌细胞的内源性分化诱导剂。研究发现，DDB 能升高 Bel 7402 细胞内 c－AMP 含量，提示 DDB 诱导 Bel 7402 细胞分化可能与此有一定关系。

5．诱导白血病 HL－60 细胞株细胞分化作用　为检查 DDB 对 HL－60 细胞由恶性向良性方向分化的作用，将 HL－60 与 0.1 mmol/L DDB 共同培养适当时间。结果发现，培养 6 天后酸性磷酸酶活性明显增强，共同培养 4 天，细胞吞噬活性即明显增强。细胞形态向成熟颗粒细胞转化，表明 DDB 能诱导 HL－60 沿着颗粒细胞方向分化，进一步证明 DDB 有诱导癌细胞分化的作用。

用人肝癌 Bel－7402 细胞株与 DDB 共同培养的结果亦表明，0.1 mmol/L DDB 能明显增加该细胞株 cAMP 和钙调蛋白的含量，却明显抑制拓扑异构酶Ⅱ的活性；细胞超微结构亦出现变化，核仁消失，胞浆面积变大，细胞核缩小，细胞核与细胞浆比例变小。上述结果表明，

DDB对Bel7402的某些表型的抑制作用可能与其影响cAMP、钙调蛋白及拓扑异构酶有一定关系。

（五）逆转肿瘤多药耐药的作用

DDB对肿瘤多药耐药的逆转作用及其作用的机制详见本书第25章，此处不拟赘述。

三、药物代谢及滴丸制剂的研究

（一）DDB在胃肠道内的消失

给体重均匀的成年大鼠灌胃DDB淀粉悬液100mg/kg，于给药后不同时间取出全部胃肠道，与收集的粪一同制成匀浆，用HPLC测定残存于消化道内及排出DDB总量。以给药后即刻处死之大鼠回收量为100%，给药后不同时间回收率见表22－22。

表22－22 DDB在胃肠道内的消失

给药后时间（小时）	4	6	8	12	24
回收率（%）	97.3	89.4	72.8	78.7	74.8

注：每一时间的数值为两只大鼠平均值、即刻回收为100%

可见，DDB在大鼠胃肠道内消失很慢，主要在前8小时，灌胃后24小时仍可回收剂量的70%左右。表示其吸收率低。

我们又进行了体外温孵实验。取200g左右雄性大鼠5只进行实验，4只作对照。分别取出胃及小肠8cm，各注入DDB淀粉悬液1 ml，两端结扎，于37℃恒温水浴振摇4小时。以对照作为100%。结果胃平均回收91%，肠内回收92%，说明DDB在胃肠内破坏很少。

（二）血药浓度

以不同剂量DDB淀粉悬液（100mg、200mg、400mg和1000mg/kg）给大鼠灌胃后，0.5至8小时断头取血。血清、血浆及血细胞中均未测出原形药。用DDB二甲基亚砜溶液给大鼠尾静脉注射40mg/kg，用HPLC测定测定不同时间血清药物浓度。绘制药－时曲线，进一步计算出以下动力学参数：

$a = 2.0/h$　　$t_{1/2}a = 0.35h$

$\beta = 0.12/h$　　$t_{1/2}\beta = 5.68h$

$K_{21} = 0.32/h$　　$Ke = 0.76/h$

$K_{12} = 1.36/h$　　表观分布容积 $Vd = 2.91L/kg$

中心室分布容积 $V_1 = 0.56L/kg$

结果表明，DDB静脉注射后，在血中的半衰期较长，清除较慢。

（三）组织分布

大鼠灌胃DDB 100～1000 mg/kg后0.5、1、2、4、6及8小时处死，每组两只。分别取出各器官组织，测定药物含量。除大剂量时脂肪组织、肝、肾等有极微量药物外，其余组织均未测出。说明DDB口服后组织内极少。大鼠尾静脉注射40mg/kg DDB后10分钟、30分钟及5小时处死（每组2只），静注DDB后0.5小时内肝、心、肺中分布较多，但5小时后，这些组织的含量下降很多，而脂肪组织中的含量明显增高。各时间脑内分布均较低。

（四）排泄

大鼠分别灌胃 DDB 50mg/kg 及 100mg/kg，分段收集尿、粪，其排泄见表 22 - 23。可见尿中几无原形药排出，而 48 小时自粪中排出给药剂量的 60% ~ 80%。

表 22 - 23　大鼠灌胃 DDB 排泄情况（3 只平均值）

DDB 剂量	时 间（小时）	尿排泄率（%）	粪排泄率（%）
50mg/kg	24	0	63.7
	48	0	79.0
100mg/kg	4	0.009	
	12	0.017	
	24	0.035	57.7
	48	0.092	60.0

（五）DDB 自小鼠体内的清除

选体重均匀小鼠自尾静脉注射 DDB（溶于二甲基亚砜溶液）1.07 mg/只，不同时间后处死，剥皮去尾，制成匀浆，测定 DDB 回收率。以静注后即刻处死回收为 100%，结果静脉注射后的前 0.5 小时 DDB 很快自体内消失。给药后 0.5 小时仅能回收给药剂量的 43.9%，但其后代谢缓慢，至 12 小时仍能回收 8.6%。

（六）DDB 经血及肝切片代谢

取大鼠抗凝全血 3 份，每份 0.5ml，在冰冻下做肝切片（厚 0.3mm 左右）3 份，每份 400mg，分别放入盛有氧饱和的 krebs 液 3ml 及 DDB 10μg 的小瓶中，37℃恒温水浴振荡温孵 1 小时后，测定药物回收率，以未温孵为 100%，加入全血者三份平均回收 107%，肝切片则平均回收 38.9%。说明血液对 DDB 无代谢作用，而肝脏对 DDB 的代谢作用较强。

（七）正常人口服后的排泄及肝炎病人血浓度

正常男、女各一人，空腹口服 DDB 3mg/kg（片剂），即分别为 200mg 和 150mg，分段收集 48 小时内尿及 3 天粪。两人尿中均未测出原形药物，见表 22 - 24。

表 22 - 24　正常男女各一人口服 DDB 后排泄情况

	正常男性	正常女性
DDB 剂量	200 mg	150 mg
24 小时粪	36.4%	55.2%
48 小时粪	74.0%	64.5%
DDB 剂量	50 mg	
24 小时粪	41.8%	
48 小时粪	80.2%	

24小时分别从粪排出DDB量，男为36.4%，女为55.2%，48小时累计从粪排出DDB量分别为74%和64.5%，第三天仅排出微量。5天后同一男性又口服DDB 50mg，24小时自粪排出41.8%，48小时共排出80.2%。此结果初步说明，人口服此药后，吸收亦较差，口服不同剂量后胃肠吸收的百分数大致相同。

另外，测定了3例54～58岁患慢性活动性肝炎病人服药后血浓度。其中一人服DDB 1月余，剂量为50mg，每日3次，其血清ALT已恢复正常20天，服药后1小时及2小时血中未测出原形药物。另外两例仅服药一天，其血清ALT均在400～500U%，其中一人DDB血清浓度1小时为0.38μg/ml，2小时为0.35μg/ml。另一人2及3小时均未测出DDB。

HPLC测定DDB的方法较灵敏，每生物样品中含0.3μg即可测出。测定时保留时间恒定，干扰小，故特异性较高。从实验结果可见，无论大鼠、小鼠或人口服后吸收均较差。小鼠灌胃后24小时，仍能从胃肠道回收给药剂量的70%左右。另外，大鼠胃肠体外温孵实验说明，DDB在胃肠内的破坏很少。证明DDB灌胃后，有30%左右被吸收。大鼠灌胃后及人口服后均自粪中排出给药剂量的70%左右。虽有30%的药物自胃肠道吸收，但大鼠血液和组织中均未测到DDB。体外温孵实验证明，肝切片对DDB代谢很快。因此，由于DDB在胃肠道内吸收较少，而且缓慢，被吸收的少量DDB首先经门静脉进入肝脏，迅速代谢转化。在肝脏的首过作用下，其原形很难进入体循环及其他器官组织。所以，虽用大剂量DDB给大鼠灌胃，仍未测出血及组织中药物含量，尿中也几无原形药物排泄，从中分离出代谢产物4-羟基DDB。

大鼠及小鼠经尾静脉给药后，DDB自体内的消除均较慢，自血清及体内消失半量所需时间均在5小时以上。给大鼠药物0.5小时内，组织分布以肝脏最高，心及肺次之，但5小时后，肝脏与其他组织无显著差异，含量均低于10μg/g组织，但此时脂肪组织中DDB含量则明显增高，达到57μg/g组织。因此静注后5小时，脂肪组织中DDB含量可占体内总量的绝大部分。说明此药静注后，随着时间的变化，逐渐蓄积于脂肪组织中。由于脂肪组织血液供应较差，DDB静注后初期不能立即分布于脂肪组织中。因此其他组织，如肝、心等及血中含量较高，DDB的代谢亦较快，表现为药-时曲线分布半衰期较短及小鼠给药后半小时体内清除较快。而随时间的延长，脂肪组织中含量逐渐升高，同时以缓慢向血中释放。因而限制了DDB在体内的代谢和消除速度。表现为药-时曲线消除半衰期及小鼠体内清除半衰期的延长。

（八）DDB滴丸制剂的研究

鉴于DDB口服后大部分从粪便中排出，吸收少，生物利用度仅25%～30%。为提高药物的生物利用度，本所药剂研究人员经反复实验研制出滴丸制剂。系用聚乙二醇-6000为载体制成的滴丸，DDB片剂为直接由药物的结晶粉末压片，药物的粒径较粗，不易被吸收，而制成的滴丸药物有50%以分子状态分散，容易被吸收，大鼠、家兔及正常人服DDB后的生物利用度的比较结果，滴丸的生物利用度为片剂的3倍左右，即口服后药物吸收率为70%左右，片剂仅25%～30%（表22-25，图22-26，27）。从滴丸和片剂对四氯化碳肝损伤预防作用的比较可以看出，使血清ALT降低至相同水平的药物剂量，滴丸为30mg/kg，片剂为200mg/kg体重，滴丸约为片剂的1/7，亦说明滴丸的效果优于片。临床研究结果表明，所用滴丸剂量仅为片剂的1/3，其疗效相同。因此，用滴丸代替片剂可大大节省药物用量，病人的药费负担亦大为减少。

表22-25　DDB滴丸和片剂在人和动物从粪便排泄率的比较

	DDB剂型	剂量（mg/kg）	24小时内DDB从粪便排泄率（%）	*P*
大鼠（6只）	片剂悬液	50	74.1	<0.01
	滴丸	50	39.3	
家兔（6只）	片剂悬液	100	54.5	<0.01
	滴丸	100	7.4	
人（6人）	片剂	3	45.6	<0.01
	滴丸	3	17.6	

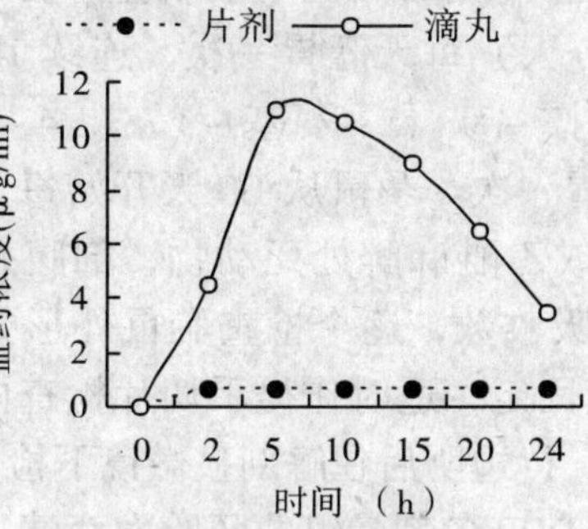

图22-6　DDB滴丸和片剂药-时曲线（兔）

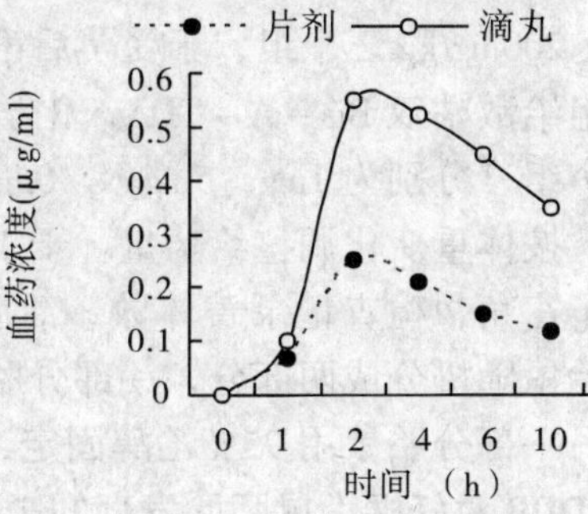

图29-7　DDB滴丸和片剂药-时曲线（人）

四、毒性实验

（一）急性毒性

给雄性小鼠一次灌胃DDB 2g/kg或4g/kg，在观察的7天内，每组10小鼠中无一死亡，亦无中毒表现。

（二）亚慢性毒性

小鼠：共用体重11～14克的小鼠60只，雌雄各半，依体重及性别平均分为3组，对照组每日灌胃2%吐温-80，给药组分别灌胃DDB 200及500mg/kg，每日一次，连续28天。在给药期间观察小鼠一般健康情况，每3天记录体重一次。实验结束时，取出小鼠心、肝、脾、肺、小肠、睾丸、子宫及肾上腺。用10%福尔马林固定，做病理切片，观察各组织形态的情况。

给药期间动物外观活动良好。未见有体重增长受抑制的表现，各脏器形态亦未见有病理改变。可见DDB 500mg/（kg·d）连续灌胃28天对雌雄小鼠无明显毒性。

犬：犬9只，3雌6雄，分为3组，每组1雌2雄，其中第一组为对照，第二、三组经口（拌于饲料中）给予DDB。剂量分别为50mg/kg（第二组）及150mg/kg（第三组），每日1次，连续28天。此后，第三组剂量增加至每日300mg/kg，（第二组仍为50mg/kg），再连续28天，共56天。观察项目包括动物一般情况、体重、血象（红、白细胞，血红蛋白）、肝功能（血清ALT、ZTT）及肾功能（NPN）。给药前测定正常值两次，开始给药后每周检查一次，连续6周（第7及第8周未测），最后放血处死动物，取心、肝、脾、肺、肾、胃、肠及肾上腺作病理形态学观察。

实验前后比较，犬于服DDB 8周内，上述各项观察指标均未见有异常变化。各组织的病理形态未见明显改变。

（三）致畸实验

用中国医学院动物中心繁殖的体重188~260克未经产雌性大鼠与体重220~300克的雄性大鼠2:1同笼过夜，次晨检查雌鼠阴道涂片，发现精子者即定为受孕第0天（D0）。因DDB的毒性很低，做不出半数致死量，乃参照动物血清转氨酶实验所用剂量，分成50mg、100mg及200mg/kg三个组，于受孕后第7天（不包括0天）每天灌胃一次，连续10天。阳性对照组给敌枯双Bis-A-TDA，化学名为N、N′-甲撑-双（2-氨基-1，3，4-噻二唑）亦分三个组，分别为1mg，5mg及10mg/kg，于D10灌胃一次。孕鼠从D0天开始每3天称体重一次，按体重变化调整给药量。于D20以脊椎脱臼或乙醚麻醉处死动物，剖腹并迅速打开两侧子宫角，检查记录黄体数、活胎数、死胎数及吸收数，逐个检查胎鼠外形并称量窝重。将胎鼠随机分成两部分，一部分胎鼠投入Bouin液固定，适时作徒手切片检查内脏有无畸形；另一部分胎鼠用95%乙醇固定，经茜素红染色，待透明后在解剖显微镜下检查骨骼。

1．DDB对妊娠大鼠胚胎发育的影响　妊娠期服用DDB各剂量组的胚胎发育情况与正常对照组相比无显著差异，DDB三个剂量组间亦无明显差别。其活胎的百分数分别为94.4%、92.4%、94.2%，其他检查项目亦相差无几。正常组与阳性药对照敌枯双相比则差别非常明显，其活胎的百分数随剂量的增加而减少，分别是25.3%、1.3%、0%。可见，敌枯双不仅对胚胎有毒性，而且随着剂量增加胚胎毒更显著，10mg/kg组的死胎达百分之百。说明本实验结果可靠，而DDB无致畸作用。

2．DDB对妊娠大鼠的致畸效应　妊娠母鼠连续灌胃DDB 10天，各组与正常对照组一样，均未发现外观畸形。而阳性对照敌枯双各剂量组都有明显的外观畸形，如脑膜膨出、露脑畸形、圆屋顶头颅、裂唇及裂、吻部肿大、四肢短小、肝肠外露于腹壁、脊柱裂、短尾及无尾等。

3．DDB对胎鼠骨骼和内脏发育的影响　DDB各剂量组与正常对照组相同，均未发现骨骼及各脏器的异常，而与阳性对照敌枯双相比有非常显著的差别。妊娠母鼠在第10天只灌胃一次敌枯双，每个剂量组都出现了明显的内脏和骨骼畸形，如无脑、无枕骨、骨化迟、缺肋、肋骨弯曲、脊柱畸形、四肢骨发育不全以及脑室扩大、无晶状体、无肾及输尿管等。而在DDB各组都正常，故未列表。

总之，以上实验表明，DDB 50、100及200mg/kg的各组大鼠，在妊娠第7天灌胃给药，每日一次，连续10天，无论对胚胎还是外观以及骨骼和内脏的发育均无致畸作用。

（四）致突变实验

按照Ames方法利用变异的鼠伤寒沙门菌进行实验，先作毒性测定，后检查致突变性。

一般说来，化学致癌剂的致癌性与致突变性有很好的相关。故 Ames 致突变实验是目前广泛用以检查某些化合物有无致突变性的一种比较简易的方法。

1．DDB 对沙门菌 TA－98 菌的毒性　在进行致突变实验前需要进行被测物质的毒性实验，目的是为了致突变实验选择合适的剂量。将溶于 DMSO 的 DDB 溶液直接加于 TOP－琼脂混合液中，再加入稀释 106 倍的沙门菌 TA－98 液 0.1ml 及用 Aroclor 诱导的大鼠肝脏 S－9（9000g）部分 0.5ml，混匀，立即倒入含 0.1mol/L 组氨酸 0.1ml 的琼脂平皿，放于 37℃ 24 小时。计数每个平皿的菌落数。每个标本同时做两个平皿。结果 DDB 剂量高达 500μg/平皿对 TA－98 菌株无毒性。

2．致突变实验　方法同毒性实验，所用沙门菌株为 TA－98，TA－100，TA－1535，TA－1537。结果 DDB 剂量在 10～500μg 范围内，无论有无肝微粒体存在，均不引起上述沙门菌株的突变，加 DDB 平皿上的逆转菌落数与不加者非常相近，而加已知致癌物的平皿内逆转菌落数比对照平皿高出几十倍。

在致突变的实验中，接 Ames 规定的标准，如果一个化合物在剂量高至 500μg/平皿时还看不到变异沙门菌的突变，即可认为该化合物无致突变作用，DDB 符合此标准，故可以认为无致突变作用。

3．微核实验　结果阴性、DDB 无诱变作用。

概括以上结果，DDB 对多种动物实验性肝损伤有保护作用，该药并不直接抑制肝脏谷丙转氨酶的活性，亦不加速血液中谷丙转氨酶的消失。进一步的研究发现，DDB 在体外能抑制四氯化碳引起的动物肝脏微粒体脂质过氧化以及 $^{14}CCl_4$ 共价与肝微粒体脂质的结合，并且能抑制四氯化碳转化为一氧化碳，减少在代谢进程中对氧和还原型辅酶Ⅱ的消耗。这些结果为阐明 DDB 对抗四氯化面损伤肝脏的作用机制提供了证据。另一方面，DDB 对肝细胞色素 P450 有诱导作用，其诱导的生物学效果是能够加速某些致癌剂如苯并芘的代谢，使其更多地转化为致癌性较小的代谢物，并且能够使其与 DNA 分子共价结合的苯并芘代谢物主要是致癌性较小的分子。另外，在突变的伤寒沙门菌有一定抗突变作用。还能促进雌激素的失活，这些充分反映出 DDB 确实能增强肝脏对毒物的解毒功能，DDB 本身的毒性极小，无致畸及致突变作用，这对肝炎病人来说应当是有益的。已知一些肝炎病人最终可转化为肝癌。DDB 可抑制某些致癌剂的致突变作用，并可抑制人肝癌细胞株 Bel 7402 分泌甲胎蛋白及诱导癌细胞分化，该药长期服用对肝炎转化为肝癌的过程是否亦有某种阻抑作用，值得关注。

对非标记的和［^{3}H］标记的 DDB 进行药物代谢研究的结果表明，DDB 口服后吸收量仅 30%左右，大约 70%以原形自粪便排出。被吸收的 DDB 从门静脉入肝脏，在肝脏的首过作用下，迅速被代谢转化，血液中 DDB 原形药浓度甚微，看来，DDB 是一种药理活性相当强的药物。联苯双酯滴丸制剂吸收率比其片剂高 2～3 倍，故可代替片剂用于临床，有节省药量和药费的好处。

五、临床研究

（一）对慢性乙型肝炎的疗效

1．对降 ALT 疗效的观察　372 例慢性乙型肝炎病人每次服 DDB 25mg，每日 3 次，共 2

～3个月，谷丙转氨酶（ALT）降至正常的显效率为67.6%～89.1%。首都医院应用本品治疗慢性病毒性肝炎93例，ALT降至正常者72例，有效率77.4%，而水飞蓟蜜丸对照组28例中，ALT降至正常者仅4例，占14.3%，两组相比较有非常显著的差异（$P<0.001$）。北京市公安医院应用本品治疗病毒性肝炎92例，显效者82例，占89.1%，而一般保肝西药对照组80例中，显效者仅15例，占18.8%，差别也很显著（$P<0.01$）。DDB片剂及滴丸临床协作组共治疗372例慢性肝炎（包括部分肝炎后肝硬化）ALT升高的显效率，分别为85.6%（268/313例）及67%（140/209例），疗效明显高于对照组的15%（15/100例）（$P<0.01$）。上海地区用DDB片剂（25～50mg，tid）治疗服药8周内。84例慢性乙肝病人，服药6个月血清ALT降至正常者80例，占95.2%（27）。

DDB对慢性肝炎ALT升高的降酶疗效，有几个特点：

（1）用药疗程与降ALT的关系：服DDB1个月即可取得明显的降酶疗效，恢复正常79.8%，服DDB 3个月复常85.6%。

（2）单项ALT升高者，其降酶疗效较同时伴有浊絮异常者为优：首都医院报告单项ALT升高的32例中，降ALT显效者30例（93.8%），而ALT、麝浊、麝絮二项以上异常的61例中，显效者42例（68.9），两者有显著差别（$P<0.05$）。DDB协作组所观察的结果亦相似，其显效率前者为91.9%（203/221例），后者为75.2%（121/161例），$P<0.01$。表明DDB对肝功能多项指标异常较明显者，降ALT的疗效略差。

（3）对HBsAg阴性组的降酶疗效，较阳性者为优：DDB协作组报告的361例中，HBsAg阳性组的降酶显效率为80.6%（191/237），阴性组的显效率为96.0%（119/124），有显著差异（$P<0.05$）。

（4）降酶疗效与病程、病型：降酶疗效与慢迁肝、慢活肝以及中医辩证分型无明显关系。

（5）降酶疗效与剂量的关系：在一定的剂量范围内，其降酶疗效虽大致相同（如首都医院应用DDB片剂300mg/d、150mg/d及75mg/d的降酶显效率分别为61.9%、81.9%及61.1%，差别不显著（$P>0.05$），但对一部分较小剂量（25mg）其降酶疗效不够显著的患者，适当增加剂量之后，往往可以取得良好效果。

（6）远期疗效不够巩固：停药过早，ALT易于复发（反跳）。对部分患者随诊的结果表明，服药3～5个月，停药后1～3个月的“反跳”率约50%，1年内总“反跳”率为60%～70%。“反跳”时ALT高于治疗前者约占40%，低于治疗前者占60%。“反跳”病例再服DDB治疗，ALT的下降仍然显效。病程长、肝功异常时间较长者易于“反跳”，反之则少。适当延长疗程（半年～1年或1年以上），似可减少ALT的“反跳”率。

2．对其他化验指标的疗效

（1）对蛋白电泳的疗效：首都医院报告应用DDB对慢性肝炎及肝硬化患者蛋白电泳异常30例的疗效观察。结果表明，本品对升高白蛋白和降低γ球蛋白，也有一定的疗效。白蛋白及γ球蛋白的均值，DDB组治疗前后有明显改变，而对照组（一般保肝西药及非益气活血中药）则均无明显改变。表明前者的疗效优于后者。

对白蛋白的显效率及有效率（显效+进步）两组无明显差别（$P>0.20$）。对γ球蛋白的显效率及有效率，两组有显著差别（$P<0.05$）。表明联苯双酯对降低γ球蛋白，有一定

好的疗效。DDB 组对升高白蛋白的疗效虽与对照组无显著差别，但毕竟有半数左右（56%）的患者显示疗效。北京公安医院对 23 例血清白蛋白治疗前后的结果也表明，本品对白蛋白有升高作用。

（2）对甲胎蛋白（AFP）的疗效：首都医院应用 DDB 治疗 14 例慢性肝炎及肝硬化 AFP 升高的患者，其 AFP 均值（ng/ml）疗前为 98.57±96.70，疗后降至 26.07±51.03，有显著差异（$P<0.02$），一般保肝西药组 11 例患者治疗前后 AFP 均值分别为 113.90±99.45 及 85.45±73.26，无明显差别（$P>0.05$）。两组之间治疗后 AFP 均值相比较，差别显著（$P<0.05$）。此外，DDB 组在疗程（1～3 个月）结束时 AFP 下降至正常（<25ng/ml）或下降 50%以上者（显效）共 12 例，占 85.7%（其中降至正常者占 71.4%），而对照组达显效标准者仅 3 例，占 27.3%，两组相比较，差异显著（$P<0.05$）。表明 DDB 对慢性肝炎及肝硬化患者 AFP 升高者有较好的疗效。

（3）对胆红素的疗效：首都医院应用 DDB 治疗慢性肝炎及肝硬化伴有胆红素异常患者 20 例。结果显效（下降至正常或下降幅度>50%）16 例（80%），进步 1 例（5%），无效 3 例（15%）。表明 DDB 对慢性肝炎及肝硬化患者胆红素增高有较明显的疗效。

（4）对转肽酶的疗效：DDB 滴丸协作组报告慢性乙肝病人治疗前后转肽酶均值有显著差异，治疗前为 116.6±75.70 单位，治疗后降至 81.95±62.25 单位，差异显著（$P<0.05$）。

（5）对 HBsAg 的疗效：据 DDB 片及滴丸协作组对 HBsAg 阳性的 377 例观察，本品对 HBsAg 转阴无效。

（6）对肝炎主要症状及体征的疗效：综合 DDB 片剂及滴丸协作组共 591 例统计，服药后有效例数/有症状例数为：肝区痛 220/346 例，有效率 63.6%，乏力 171/339 例，有效率 50.4%，食欲不振 143/242 例，有效率 59.1%，便溏 62/160 例，有效率 38.8%，腹胀 179/304 例，有效率 58.9%，表明随着肝功能的好转，症状也有一定的改善。DDB 对肝脾肿大无明显作用。

（二）DDB 与甘草甜素疗效的比较

北京佑安医院在慢性活动性肝炎病人比较了 DDB 和日本产甘草甜素的治疗作用。两组病人治疗前的背景材料基本相同（表 22－26），绝大部分病人均做肝穿刺病理诊断为慢性活动性肝炎，DDB 25mg，每日 3 次。甘草甜素（stronger neo minofagen C，SNMC）40mg/d 加至 5%葡萄糖液 250ml 静注。两组用药均连续 8 周为一疗程。

表 22－26　治疗前两组病人的各项基本资料（$\bar{x}\pm s$）

组别	男	女	年龄	病程（月）	HbsAg +/－	病理诊断			
						CAH	CPH	肝硬化	未做
DDB	23	1	34±12 （18－62）	59±73	22/2	18	0	1	5
甘草甜素	22	3	33±11 （17－15）	35－42	22/3	21	2	2	0

注：CAH，慢性活动性肝炎；CPH，慢性迁延性肝炎

疗效判断标准：①明显改善，血清 ALT 较治疗前下降 75%或以上，或血清 ALT，TTT 及胆红素均达正常；②改善，SGTP 较治疗前下降 25% ~ 75%；③无效：血清 ALT 较治疗前下降 25%以上或上升者。

治疗结果（表 22 - 27），DDB 组总疗效显著优于甘草甜素组。血清 ALT 平均值治疗前 DDB 组为 412 ± 146，经治疗后逐步降至 185 ± 115；甘草甜素组由治疗前的 397 ± 168 下降至 325 ± 191。以血清 ALT 恢复至正常值计算，DDB 组为 48%，甘草甜素为 12%。可见 DDB 的降血清 ALT 效果优于甘草甜素组。两组 γ - GT 的均值在治疗前 DDB 组显著高于甘草甜素组，经治疗后两组的数值均下降。DDB 治疗慢性肝炎期间，未出现副作用。系统观察病人的白细胞及血小板，无 1 例出现异常变化。说明对造血系统无不良影响，表明该药比较安全。

表 22 - 27　DDB 与甘草甜素总疗效的比较

	总例数	明显改善	改善	无效	
DDB	24	13	8	3	$P < 0.01$
甘草甜素组	25	2	15	8	

（三）DDB 与利肝隆疗效的比较

北京公安医院选择病情基本相同的慢性肝炎病人 20 对，分别服 DDB 及德国产水飞蓟素（利肝隆 legalon，silymarin），疗程三个月。治疗后 DDB 组 20 例中血清 ALT 有 18 例恢复正常；利肝隆组 20 例中，血清 ALT 恢复正常者仅 4 例，DDB 的降血清 ALT 的疗效明显优于利肝隆（表 22 - 28）。

表 22 - 28　DDB 与利肝隆对慢性肝炎病人的配对比较观察

药物	例数	血清 ALT 降至正常例数	%	P
DDB（25mg，tid）	20	18	90	$P < 0.01$
利肝隆（70mg，tid）	20	4	20	

（四）DDB 滴丸与片剂临床疗效的比较

从 1982 年至 1983 年，北京 DDB 临床协作组共 6 家医院对滴丸与片剂的疗效进行了比较。滴丸组 209 例，每次 5 粒（每粒含 DDB 1.5mg，5 粒共 7.5mg），每日 3 次；片剂组 70 例，每次 2 片（每片 12.5mg，2 片共 25mg），每日三次。疗程均为 3 个月。结果表明，滴丸每日剂量 22.5mg 与片剂每日 75mg，两者降血清 ALT 的效果相近，恢复正常率约 70%。此外，对降低血清胆红素（轻度升高）及转肽酶、升高白蛋白（电泳分析）有一定疗效（表 22 - 29），对肝炎症状如肝区痛、乏力、食欲不振、腹胀，便溏亦有一定的改善，对肝脾肿大及 HBsAg 转阴无明显作用。

表 22－29　DDB 滴丸与片剂治疗 3 个月对慢性肝炎疗效的比较

指标	滴 丸（7.5mg，tid）	片剂（25mg，tid）
病例数	209（CAH，69）	70（CAH，29）
血清 ALT 恢复正常%	67.6	53.6
转肽酶（单位）		
疗前	116.6±75.7（60 例）	113.0±80.4（37 例）
疗后	81.9 ±62.3*	96.4±72.5*
胆红素（mg）		
疗前	1.9±0.80（24 例）	1.92±8.3（14 例）
疗后	1.24±1.21*	1.22±1.18*
蛋白电泳白蛋白		
疗前	61.96±7.17（99 例）	60.24±7.34（20 例）
疗后	63.72±7.2*	62.96±7.14*
γ－球蛋白 疗前	21.56±3.85	22.46±3.40
疗后	20.86±6.19	21.84±2.60

注：括号内数字为测定病人数。做肝穿刺诊断者：滴丸组 38 例，片剂组 18 例。CAH 代表慢性活动性肝炎 * 与治疗前比较，$P<0.05$。

广州传染病院、福州传染病院、西安传染病院、广州市第一医院及福州军区 172 医院，共报告 DDB 滴丸治慢性肝炎 238 例，血清 ALT 恢复正常者为 70.9%～90.2%，平均为 82.7%。

副作用：以上报告中，服滴丸的 400 余人中，6 例病人出现轻度恶心，不需停药，未见其他明显副反应，有 56 例治疗前后做血红蛋白、白细胞、血小板、尿常规检查均未见明显变化。

总之，滴丸与片剂比较，滴丸剂量减少而疗效相近，无毒副反应，这样既可节省药源，又可减少患者药费负担。

（五）DDB 大剂量和长期治疗对乙肝病人病毒复制的作用　近来有人报告，DDB 大剂量和长期治疗对乙肝病人病毒复制有抑制作用。DDB 大剂量长期服用对 HBV 100 名慢性乙型肝炎接受 DDB 滴丸治疗，年龄⩽12 岁者，剂量为每次 6～12mg（4～8 丸），＞12 岁者，15～22.5mg（10～15 丸），每日 3 次，上述剂量维持不变，即便病人血清 ALT 和 AST 恢复正常，只有当病人血清 HBeAg 和 HBV－DNA 由阳性转阴性，DDB 剂量可逐步减低。病人除口服 DDB 外，还服用肌苷、维生素 B 和复合 B、维生素 C、复合氨基酸和水飞蓟素，但不允许使用其他抗病毒剂如干扰素及核苷类药物。

另有 104 名慢性乙型肝炎病人作为对照组，病人背景情况与 DDB 基本相同，治疗方法除不服用 DDB 滴丸外，其他辅助治疗药剂（肌苷、维生素 B 和复合 B、维生素 C、复合氨基酸和水飞蓟素）与 DDB 组相同，此组病人中有 42 人于治疗过程中因自己服用其他药物包括 DDB 而被排除，故只有 62 例病人进入总结（表 22－30）。

表 22－30 两组慢性乙型肝炎病人的背景情况（$\bar{x} \pm s$）

组别	血清 ALT（单位/L）	AST（单位/L）	HBeAg 阳性率%	HBeAb 阳性率%	HBV－DNA 阳性率%
DDB 组	119.6±96.2	95.0±59.0	82.08（87/106）	7.55（8/106）	100（106/106）
对照组	109.5±84.7	89.0±80.9	87.1（54/62）	12.9（8/62）	100（62/62）
P	>0.05	>0.05	>0.05	>0.05	

病人平均服药时间，DDB 组为 19.72±8.84（7～55）个月，对照组为 19.11±9.20（8～49）个月，两组之间亦无明显差异，说明两组有可比性。

检测指标有血清 ALT，AST，GGT，ALP，总胆红素（TBil），白蛋白和球蛋白，每月测定一次。待血清生化指标恢复正常后，每 3 个月测定一次病毒指标：血清 HBsAg，HBsAb，HBeAg，HBcAb，用酶联法测定。每 3 个月一次血清 HBV－DNA 用定量 PCR 测定，最低检测灵敏度为 10^5 fg/ml。

治疗结果可见，血清生化指标方面：DDB 组所有病人血清 ALT 于 1.27±0.95 个月内全部恢复正常，而对照组病人血清 ALT 恢复正常时间为 8.35±6.32 个月，AST 恢复正常时间，DDB 组为 6.61±5.89 个月，对照组为 9.95±8.01 个月。DDB 组病人 ALT 和 AST 恢复正常所需时间明显缩短，两组之间差异显著（$P<0.05$）。

病毒学指标方面显示，血清 HBV－DNA 和 HBeAg 转阴率以及 HBeAb 血清转换阳性率随服药时间的延长而增加，最终 DDB 组 HBV－DNA 转阴率为 39.62%（42/106），这些病人的 HBeAg 亦随之转阴性，而对照组 HBV－DNA 转阴率仅 3.22%（2/62 人），两组差异非常显著（$P<0.01$）。说明，DDB 较大剂量且服药时间较久对病人乙型肝炎病毒复制有治疗效果，有关 HBV－DNA、HBeAg 及 HBeAb 的变化见表 22－31。

表 22－31 DDB 组和对照组血清 HBV 标志转化率（%）

组 别	HBeAg 转阴率（%）	HBeAb 阳性转化率（%）	HBV－DNA 转阴率（%）
DDB 组	49.43（43/87）	28.57（28/98）	39.62（42/106）
对照组	14.81（8/54）	11.11（6/54）	3.22（2/62）
χ^2	17.29	6.11	26.81
P	<0.01	<0.01	<0.001

从服药不同时间后 HBV－DNA、HBeAg 及 HBeAb 的变化看，服药 18 个月，上述指标的变化基本达到峰值。之后，有效率不再提高（图 22－8）。由此看来，服用 DDB 时间不应少于 1 年半为好。

血清 HBV－DNA 水平与血清转换率的关系　HBV－DNA 水平与 DDB 促使 HBV－DNA 转阴率呈负相关，即 HBV－DNA 水平低者 HBV－DNA 转阴率高，疗效好，反之则低（表 22－32）。

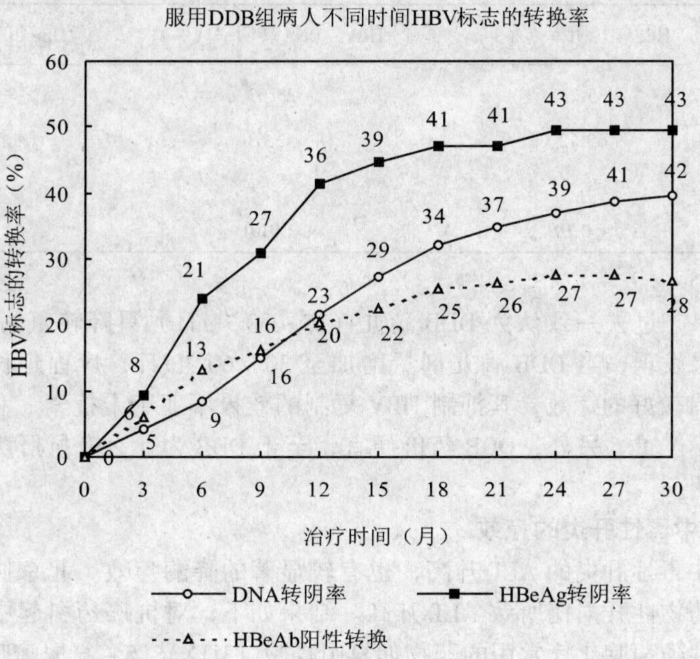

图 22－8　DDB 组和对照组不同时间血清 HBV 标志转化率（%）

表 22－32　血清 HBV－DNA 量与 HBV－DNA 转阴率的关系

HBV－DNA 量（fg/ml）	$<0.5\times10^3$	$0.5\sim1\times10^3$	$1\sim5\times10^3$	$5\sim10\times10^3$	$10\sim50\times10^3$	$>50\times10^3$
HBV－DNA（阳性例数）	18	3	15	14	34	14
HBV－DNA（转阴例数）	14	2	6	4	8	0
转阴率（%）	77.78	66.67	40.00	28.57	23.53	0

注：除外 8 例 HBV－DNA 阳性病人未做 PCR 定量测定

血清 ALT 水平与 HBV 标志转换率的关系：血清 ALT 以 < 80U/L 和 > 80U/L 者为划界线，分析 HBeAg 和 HBV－DNA 转阴率及 HBeAb 阳性率的关系，发现 ALT≥80U/L 组，HBeAg 和 HBV－DNA 转阴率及 HBeAb 转阳率均明显高于 ALT < 80U/L 组（表 22－33）。表明病人 ALT 高者，DDB 对 HBV 复制的疗效更好一些。

副反应：仅有 2 人主诉有轻微上消化道不适和恶心，不需停药，改为饭后服用，症状便自行缓解。另外，在 DDB 治疗过程中有 6 例病人血清 ALT 和 AST 水平升高，有的病人伴有轻度恶心、食欲差、感觉疲倦，其中一例病人 ALT 升至 93U/L，AST 升至 489U/L，让病人充分休息，加用甘草甜素等保肝药。ALT 和 AST 降低。同时 HBV－DNA 量减少，6 人中 4 人的 HBV－DNA 转阴性，6 例病人 HBeAg 全转阴性，2 例 HBeAb 转换为阳性。

表 22－33 血清 ALT 水平与 HBV 标志指标转换率的相关性

组 别	HBeAg 转阴率（%）	HBV－DNA 转阴率（%）	HBeAb 阳性转化率（%）
<80	35.71	25.53	20.00
≥80	65.12	52.63	37.25
χ^2	7.35	7.86	3.46
P	<0.01	<0.01	>0.05

归纳以上结果，过去一致认为 DDB 滴丸（15～30 丸/日）只降转氨酶，而无抗 HBV 效果。本研究的结果发现，当 DDB 滴丸剂量增加至 30～60 丸/日，疗程延长至 1 年以上，对 HBV 病毒复制亦有较好的疗效，其抑制 HBV 复制的效果不亚于干扰素 α 和核苷类药物，副反应甚少见，亦不严重。另外，DDB 药价便宜，至于 DDB 为什么有抗肝炎病毒效果，尚待进一步研究来阐明。

（六）对药物中毒性肝炎的疗效

DDB 对药物中毒性肝炎的 ALT 升高，也有较显著的降酶疗效。北京协和医院用该药治疗绒癌患者化疗药物性肝损伤所致 ALT 升高。结果如下；对抗癌药引起中毒性肝炎的防治作用。绒癌及恶性葡萄胎化疗常用的药物如氨甲蝶呤（MTX）、5－氟尿嘧啶（5－FU）、更生霉素（KSM）等大剂量、短疗程、冲击疗法，对肝脏有不同程度损伤，甚至出现黄疸或急性黄色肝萎缩（肝昏迷）。由于不能继续化疗绒癌及葡萄胎往往又恶化，以致失去治疗的机会，北京协和医院 1982 年 11 月至 1984 年 11 月在妇科绒癌病房。对 23 例由于化疗引起的药物中毒性肝炎患者采用 DDB 治疗，并选择条件相似而采用一般保肝疗法的 23 例作为对照。

治疗方法为 DDB 滴丸 5～10 粒，每日 3 次，或 DDB 片剂 25～50 mg，每日 3 次，对照组服用肝泰乐 100 mg，每日 3 次，葡萄糖醛酸 400～800mg，每日静滴一次，治疗期间每 5～7 天化验肝功能一次，疗程 1～1.5 月。治疗结果显示，DDB 对化疗引起的药物中毒性肝炎的疗效良好，血清 ALT 10 天内复常率达 82.6%，而对照组为 39.1%，且有 2 人昏迷死亡，此结果为绒癌的持续及时化疗创造有利的条件。

在上述结果的基础上，1984 年 3 月至 1985 年在北京协和医院绒癌病房，对 22 例绒癌或恶性葡萄胎患者，在化疗的同时，采用 DDB 进行预防性治疗，以观察其对中毒性肝炎的保护作用，同时用一般保肝药物治疗的 22 例作为对照。

选择 5－氟尿嘧啶（5－FU）、更生霉素（KSM）、消瘤芥（ATS258）、氨甲蝶呤（MTX）四种化疗药物不同组合联合化疗，引起中毒性肝炎的绒癌或恶性葡萄胎患者，经应用 DDB 治疗后血清 ALT 已恢复正常但还需继续进行化疗者，服用 DDB 作为观察对象。同时，选择临床病情及化疗用药方面与 DDB 组大致相同的患者作为对照组。

给药方法是在化疗的同时，DDB 组服用 DDB 滴丸 5～10 粒（7.5～15 mg），每日 3 次；对照组服用肝泰乐 100mg，每日 3 次，或复合磷酸酯酶 2 片，每日 3 次。或葡萄糖醛酸 400～800mg 静滴，每日 2 次，或五味子蜜丸 2 丸，每日 2 次，疗程 3 个月。给药期间，每 5～10 天化验血清 ALT 一次。

观察结果如下：

1．在化疗期间（3个月内），血清ALT升高者，DDB组3例。占13.6%，对照组13例，占59.1%，两组差异显著（$P<0.05$）。

2．由于血清ALT不正常而延长化疗间隔的时间，DDB组0例；对照组11例，占50%。

3．由于血清ALT不正常而减少化疗用药天数：DDB组0例；对照组5例，占22.7%。

4．由于血清ALT不正常而更换化学药物或减少化疗药物剂量者：DDB组0例；对照组3例，占36.4%。

上述结果表明，DDB对预防化疗药物引起的中毒性肝炎有较好的疗效，主要表现在：①降低了血清谷丙转氨酶的复升率；②减少了因等待肝功恢复正常而延长化疗间隔时间；③保证了化疗必须的用药天数；④避免了因血清ALT不正常而更换化疗药物或减少化疗药物的剂量。由此看来，在化疗同时合并使用DDB，能起预防化疗药物中毒性肝炎的作用，为绒癌或葡萄胎继续化疗创造了有利条件，值得推广使用，总结提高。而对照组，因肝功恢复慢，因而延长化疗间隔时间（占50%），或者减少化疗天数（占22.7%），或被迫更换化疗药物品种或减少化疗药物剂量（占36.4%）。

在整个化疗过程中，DDB组病人未发现其他肝功能（胆红素）异常，或出现明显肝病症状。绒癌或恶性葡萄胎患者在化疗过程中，胃肠道反应较重，过去应用五味子蜜丸，对降低血清ALT也取得较好的疗效，但由于丸剂体积较大，对有胃肠反应的患者，在化疗中往往不能坚持服用。应用一般保肝药物，如肝泰乐或复合酶等，虽剂型较小而无服用困难，但疗效又不好。DDB不但效果好，而且剂型小，服用极为方便，未发现明显的副作用，对有胃肠道反应的患者仍然适用。

除绒癌或恶性葡萄胎患者在化疗过程中并用DDB，可以预防肝脏损伤的报道外，亦有医院使用DDB治疗抗结核药引起的血清ALT升高，效果亦较好。

（七）对甲胎蛋白（α－FP）持续阳性的初步试用观察

江苏启东肝癌研究所试用DDB滴丸治疗α－FP阳性者30例，其中资料完整者25例，男性14例，女性11例。α－FP低持阳标准，凡α－FP血凝法1∶10～1∶100或火箭电泳50～200 ng/ml，持续2个月或2个月以上，连续检测3次或3次以上，排出妊娠，胚胎生殖腺肿瘤，临床尚不能确诊为肝癌者。

α－FP转阴标准：随访中α－FP连续检测2次或2次以上血凝法或火箭电泳＜50ng/ml。

药物用法：DDB滴丸，每次5～10粒，每日3次，服药时间最长24个月，最短为6个月。

观察对象：α－FP低持阳20例，其中血清ALT＞40单位6例，5例α－FP＞200ng/ml。

结果：①DDB滴丸治疗α－FP低持阳20例，α－FP降为正常者18例，占90%。2例发生肝癌占10%。；②发生肝癌的5例，从α－FP（＋）到确诊肝癌的平均时间为11个月。文献报告，从α－FP首次阳性到诊断肝癌的平均时间约为8个月。一例小肝癌使用12个月，肿块直径只增大了3～4cm。提示DDB似乎有延缓肝癌的发生、发展的作用。在目前对α－FP低持阳无特殊治疗药物的情况下，DDB可值得一试。

结束语

DDB是人工合成的五味子丙素的一种类似物，降酶疗效显著。在临床方面较五味子制剂有较多的优点：如部分病人服五味子制剂降酶无效者，服用DDB有效，不受五味子药源不足的限制，没有五味子酸味所致的胃部不适，药物体积小，携带和服用方便等。此外，长期服用（少数病例已连续服用2～3年，甚至3年以上）未发现不良反应和任何副反应。对ALT以外的某些肝功指标，也有一定的疗效。

DDB存在的主要问题是降酶远期疗效不够巩固，停药后约半数的患者ALT复升（“反跳”），因而有人对DDB持否定的看法。实际上，目前对慢性病毒性肝炎（乙型和丙型肝炎）还没有特定疗效药。不少药物，因其疗效欠佳而不存在ALT“反跳”的问题，即便干扰素和核苷类药物，也都存在明显的“反跳”。从DDB治疗的患者来看，大多数都是各种药物治疗反复发作或肝功持续异常的病例。因此，如果在较多的显效患者中能有一半左右的病人于停药后保持病情稳定，疗效巩固，还是有其治疗意义。当然，如何减少“反跳”，防止复发，是一个需要进行多方研究和解决的问题。

对DDB疗效的评价之有不同看法，主要是对其疗效机制持不同的见解。如有人认为，DDB的降酶作用是由于抑制了肝脏中的谷丙转氨酶活性而导致血清ALT的下降，怀疑DDB对患者是否有利？笔者认为，如果DDB仅仅只有抑制肝脏ALT的作用，那就无法解释为什么它还能对其他肝功指标如蛋白电泳、胆红素等及α－FP升高亦有疗效；对抗癌药物中毒性血清ALT升高病人亦有效而不使肝损伤病情恶化。也无法解释DDB能减轻四氯化碳等化学毒物对肝脏的损伤作用，也难以解释DDB能诱导肝微粒体细胞色素P450而提高机体对某些致癌毒物的解毒能力的作用。从研究结果可看出DDB疗效有利的另一个方面，是通过促进肝细胞的恢复及改善其生理生化功能而实现的。解放军302医院等对5例慢性肝炎患者DDB治疗前后的肝穿刺活检。结果表明，随着ALT的正常及病情的好转，肝脏的病理改变亦相应地减轻。有几个问题提出来加以商榷：

1．关于疗程方面　基于对DDB的上述疗效，考虑肝脏病变的恢复要比ALT的正常要缓慢得多，因而即使ALT已恢复正常，也不宜急于停药。其疗程亦至少1年比较合适，少数病情较严重者还可适当延长服药时间，甚至长期服用。

2．关于剂量方面　加大剂量，如滴丸每次10～15粒（15～22.5mg，一天3次），疗程1年以上，可能疗效更好，对HBV病毒复制也可能会显示疗效，ALT正常一段时间后可逐渐减少DDB剂量以维持巩固疗效。

3．关于适应证　DDB的适应证国内以往主要针对慢性肝炎。近几年来，埃及等国家应用DDB治疗丙型肝炎，降低血清ALT和AST疗效明显，约有15%病人丙肝病毒指标转阴性。但从提高抗肝炎病毒疗效考虑，多种药物联合治疗是国际趋势，DDB与其他抗肝炎病毒药合并应用值得一试。

总之，DDB是20世纪70至80年代，在研究中药五味子的基础上，历时十年研发的一种新药，是药物所植化、药理、合成、制剂等不同学科的宋振玉、刘耕陶、包天桐、谢晶曦、周瑾、张纯贞、杨建华、陈延镛、黎连娘、谷士杰等等共同努力研究的成果，许多医院的医生们参与研究，也都做出了贡献，联苯双酯才有今天。事物总得不断发展，从发展创新着想，需要努力研发出疗效比DDB更好的抗肝炎新药。

（参加本章部分工作者有硕士、博士生青卫国，符波铁，刘志毅）

参 考 文 献

1. 刘耕陶. 从五味子研究到联苯双酯的发现. 药学学报，1983，18:714
2. 包天桐，刘耕陶，魏怀玲，等. 五味子的研究. 五味子对化学物质引起的动物高血清谷丙转氨酶的影响. 中华医学杂志，1974，54:275
3. 陈延镛，舒仲宝，黎莲娘. 北五味子降谷丙转氨酶有效成分的分离与鉴定. 中国科学，1976，1:98
4. 谢晶曦，张纯贞，杨建华，等. 五味子丙素类似物合成的研究. 1、4、4' - 二甲氧基 - 5、6、5'. 6' - 二次甲基二氧基 - 二甲羰基联苯及其异构体的合成. 药学学报，1982，17:23
5. 王彩福，张育轩，张育轩. 联苯双酯治疗病毒性肝炎 382 例临床疗效观察. 天津医药，1982，3（4）:206
6. 张育轩，于惠钦，史济招. 联苯双酯及水飞蓟丸治疗慢性病毒性肝炎临床临床疗效观察. 中西医结合杂志，1981，1（1）:24
7. 张育轩，于惠钦. 中医辨证论治及联苯双酯对慢性肝炎、肝硬化患者甲胎蛋白增高的疗效观察. 北京医学，1982，4（4）:255
8. 于惠钦，张育轩. 联苯双酯对慢性肝炎及肝硬变患者某些异常化验指标的疗效观察. 中西医结合杂志，1983，3:163
9. 王彩福，倪承瑞，张育轩，等. 联苯双酯滴丸治疗病毒性肝炎及肝炎后肝硬化 209 例临床疗效观察. 北京医学情报病毒性肝炎专辑，1984，(9):7
10. 王彩福，等. 联苯双酯滴丸治疗病毒性肝炎及肝炎后肝硬化 56 例观察. 新药与临床，1984，3（5）:13
11. 张育轩，于惠钦. 联苯双酯滴丸治疗慢性肝炎及肝硬变 43 例疗效观察. 中西医结合杂志，1984，4（10）:609
12. 王克欣，倪承瑞. 联苯双酯治疗慢性肝炎的疗效观察. 新药与临床 1986. 5（2）:88
13. 潘澄清，等. 联苯双酯滴丸治疗慢性乙型肝炎疗效双盲法观察. 第三次全国肝炎评价会议上报告，1986 年 10 月；广州
14. Yu Hui - qin，Yang Yu Xue，Song Hong Tao. Biphenyl - Dimcthyl Dicarboxylatc in trcating and Preventing Hepatitis due to drug poisoning. Chinese Medical Journal，1987，100（2）:122
15. 刘耕陶，魏怀玲，宋振玉. 联苯双酯对小鼠肝损伤的保护作用的进一步研究. 药学学报，1982，17:101
16. 高俊玲，叶百宽，贲长恩. 联苯双酯对碳所致大鼠肝损伤修复作用的组织化学观察和显微分光光度计的测定. 解剖学杂志，1986，9:6
17. Benakis A，et al. Hepatoperties of a dibenzo（a，c）cyclooctene derivativr from Fructus Schizandrae chinensis evaluated in rat with ^{14}C - aminopyrine/demethylation model USGEB Bulletin USSBE，1986，15
18. 符铁波，刘耕陶. 联苯双酯抗肝细胞损伤作用的实验研究. 中华医学杂志，1990，70（4）:201
19. Liu KT，Lesca P. Pharmacological properties of dibenzo（a，c）cyclooctene derivatives isolated from Fructus Schizandrae chinensis. 111. Inhibitory effects on carbon tetrachloride - induced lipid peroxidation，metabolism and covalent binding of carbon tetrachloride to lipid Chem - Biol. Interactions，1982，39:301
20. Liu KT，Lesca P. Pharmacological properties of dibenzo（a，c）cyclooctene derivatives isolated from Fructus Schizandrae chinensis. 11. Induction of Phenobarbital - like hepatic monooxygenases，Chem - Biol. Interactions，1982，39:315
21. 李燕，刘耕陶. 五味子乙素、醇乙及联苯双酯对大鼠肝脏滑面内质网及粗面内质网细胞色素的影响. 中国药理学报，1987，8:560
22. Liu KT，Lesca P. Specific evidence that Schizandrins induce a Phenobarbital - like cyctohrome P450 form separated

from rat liver. Biochem - Biophys. Res Commun, 1981, 103:1131
23. 王承芬，等. 联苯双酯的致突变性和抗突变性作用的研究. 全国药理学会论文汇编，1984
24. 严瑞琪，等. 联苯双酯及三种中草药对黄曲霉毒素 B_1 诱发大鼠肝癌的影响. 癌症，1986，(2):141
25. Shen DG, Araki M, Higuchi I, et al. The effect of DDB on dystrophic hamsters: an in vivo and in vitro study. Muscle Nerve, 1987, 10 (5):391
26. 王晓良，宋振玉. 联苯双酯的吸收、分体、代谢和排泄. 药学学报，1983，18:892
27. 王晓良，宋振玉. 联双酯代谢产物的分离和鉴定. 药学学报，1984，19:90
28. 刘耕陶，魏怀玲，宋振玉. 联苯双酯、二苯乙烯、五仁醇及灵芝对小鼠实验性肝损伤保护作用比较. 药学学报，1979，14:598
29. 青卫国，刘耕陶. 联苯双酯对致癌物损伤大鼠肝细胞的保护作用. 中华医学杂志，1991，71 (12):694
30. 刘志毅，刘耕陶，张世馥. 联苯双酯对人肝癌细胞株的诱导分化作用. 中华医学杂志，1995，75 (11):676
31. Liu Zy, Liu GT, Zhang SF. Reversing effect of dimethyl - 4, 4' - dimethyl - 5, 6, 5', 6' - dimethylenedioxybiphenyl - 2, 2' - dicarboxylate (DDB) on the phenotypes of human hepatocarcinoma cells line. Cancer Letts, 1996, 108:67
32. 崔速南，汪明明，范桂玲. 大剂量联苯双酯抗乙型肝炎病毒疗效的临床观察. 中华医学杂志，2002，82:8538

第 23 章　第二代抗肝炎新药双环醇（Bicyclol）的临床用途与药理作用

双环醇（bicyclol）是在总结以往从中草药研究抗肝炎药的经验的基础上，人工合成的治肝炎新药，该药具有抗肝炎病毒、抗肝损伤及抗肝纤维化等作用。双环醇对肝脏的作用机制新颖，多靶点发挥作用，能清除自由基以维持肝细胞膜的稳定性，能保护肝细胞线粒体免受损伤，抑制免疫反应引起的肝细胞凋亡，并且有诱导肝癌细胞分化及癌化学预防的作用。

临床试验采用国际上通用的双盲、随机、对照方法，经北京、上海等多家医院进行临床试验，以联苯双酯作为对照药，选择慢性乙型肝炎病人 ALT 和 AST 高于正常值 2 倍以上，同时 HBeAg 和 HBV - DNA 阳性。双环醇和联苯双酯剂量均每次 25mg，每日 3 次，口服，连续服药 6 个月，停药后随访 3 个月。结果表明，服用双环醇的 269 例乙肝病人，血清 ALT 和 AST 水平显著降低，恢复正常有效率约 50%，兼有一定比例病人的 HBeAg 和 HBV - DNA 由阳性转阴性，以及血清抗 e 抗体转换为阳性，停药后反跳率较低，未见明显不良反应。服用联苯双酯的 138 例，亦有类似的疗效。但是对病人血清 ALT 超过 200U/L 者，双环醇对 HBeAg 转阴及抗 e 抗体阳转的疗效明显地优于联苯双酯。另有 39 例丙型肝炎病人用双环醇 25mg，每日 3 次，连服 6 个月后，病人 ALT 恢复正常率约达 60%，停药后仍正常者为 48.7%，5 例病人 HCV - RNA 转阴性，停药 3 个月后仍阴性者 2 例，未见明显不良反应。2000 余例乙型肝炎及近 100 例丙型肝炎的Ⅳ期临床试验结果，疗效基本上与Ⅲ期临床一样，有效安全。2004 年 9 月国家药品监督管理局颁发正式生产证书，由北京协和药厂独家生产，目前正在全国范围内使用。

双环醇在 15 个发达国家和我国台湾地区获准专利保护，是我国第一个拥有自主知识产权的抗肝炎新药。

慢性病毒性肝炎是一种全世界均有发生的疾病。在中国，乙型肝炎是严重危害性人民健康的常见病之一。全国人口中，感染过乙型肝炎者达 57.6%，乙型肝炎病毒携带者大约 1.2 亿人，乙型肝炎病人约有 2～3 千万，乙型肝炎病人经 5～20 年后约有 12%可发展为肝硬化，在肝硬化病人中大约有 20%最后发展为肝功能衰竭，5%发展为肝癌。慢性病毒性丙型肝炎（简称丙肝）主要分布在西方世界和阿拉伯地区，同样有发展为肝硬化和肝癌的危险。目前，虽然有许多药物用于肝炎的治疗，然而满意的药物极少，即便是 2α - 干扰素和核苷类药，如拉米夫定（lamivudine），它们的疗效仍然有限，远期疗效欠佳，不良反应较多。面对中国如此众多的肝炎病人，寻找有效安全的抗肝炎新药乃是一项刻不容缓的任务。

一、双环醇发现的历史

乙型肝炎（简称乙肝）和丙肝是全世界广泛分布的疾病，至今 2α - 干扰素被认为是治疗丙肝和乙肝的有效药，另一些核苷类药物，如拉米夫定（lamivudine），亦广泛用于乙肝的治疗。但此两种药物的远期疗效不理想，停药后反跳率高。2α - 干扰素不良反应较多，且价格较贵。服用拉米夫定者每年约有 20%的病人出现野生型病毒株变异，产生耐药性的问题。故严格说来，目前尚无满意的治疗药物。

中医中药治疗肝病包括病毒性肝炎有丰富的经验。早在 1970 年前后，我国临床发现中药五味子能改善乙肝病人肝功能和症状，使升高的血清转氨酶（ALT）明显降低。根据临床的这个线索，中国医学科学院药物研究所的有关科研人员开始整理研究五味子的化学成分及其药理作用，在发现从五味子提出的五味子丙素对动物是保肝降转氨酶最有效的成分之一的基础上，化学家们便着手人工合成一系列五味子丙素类似物，经药理筛选发现其中一种化合物称联苯双酯（DDB）对动物模型有明显保肝作用，且毒性低。临床试验证明，DDB 对乙肝病人降低血清转氨酶（ALT）作用显著，病人症状亦明显改善。自 1983 年起至今，DDB 一直在国内广泛使用，目前出口韩国、埃及、越南、印尼等国家，用于乙肝和丙肝的治疗。然而，DDB 抗肝炎病毒的作用较弱，停药后反跳率较高。为研发更有效、停药后反跳率较低的抗肝炎新药，中国医学科学院药物研究所以张纯贞领导的化学研究组与刘耕陶领导的药理研究组合作，在总结以往从中草药研究抗肝炎药的经验的基础上，经历十余年，研制成功抗肝炎新药双环醇（双环醇），化学名 4，4’－二甲氧基－5，6，5’，6’－双（亚甲二氧基）－2－羟甲基－2’－甲氧羰基联苯（图 23－1）。药理实验证明，该药具有抗肝炎病毒、抗肝损伤及抗肝纤维化等作用。双环醇对肝脏的作用机制是多靶点，能清除自由基以维持肝细胞膜的稳定性，能保护肝细胞线粒体免受损伤，抑制免疫反应引起的肝细胞凋亡。

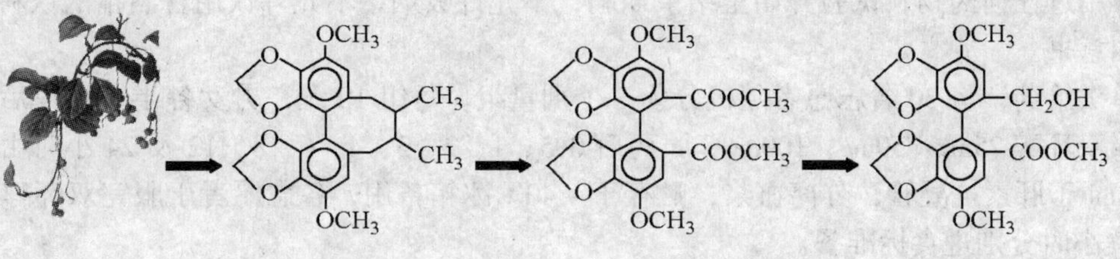

图 23－1　五味子标本、五味子丙素、DDB 和双环醇的结构式

在完成临床前有关实验研究后，由上海、北京等地的多家医院采用双盲、随机、阳性药物对照方法，对乙肝和丙肝病人进行了临床研究。双环醇口服（每次 25mg，日 3 次）连续 6 个月，停药后随访 3 个月。Ⅲ期临床结果表明，269 例乙肝病人服双环醇后出现显著的降低血清 ALT 和 AST 效果，兼有一定抑制乙肝病毒复制作用，停药后反跳率较低，未见明显不良反应。2001 年 9 月国家药品监督管理局批准由北京协和药厂试生产，在医院内使用，同时在全国进行Ⅳ期临床试验，对双环醇的临床疗效和安全性作进一步评价。2004 年 5 月已完成 2000 例乙肝及近 100 例丙肝的Ⅳ期临床试验，疗效基本上与Ⅲ期临床结果一样，有效安全，获国家颁发正式生产证书，进入医保用药，在全国广泛使用，并远销乌克兰，成为我国第一个拥有自主知识产权的抗肝炎新药。现将有关双环醇的临床疗效和药理作用综述如下。

二、双环醇对慢性病毒性乙型肝炎和丙型肝炎病人的临床试验

自 1996 年 12 月国家新药评审办批准双环醇进行临床试验后，由上海市静安区中心医院姚光弼教授负责组织北京和上海两地的多家医院（包括北京大学医学部附属医院传染科、北京地坛医院和佑安医院，上海静安区中心医院、瑞金医院及华山医院等），按照 GCP（good clinical practice）原则，并征得上海医学伦理委员会同意，开始进行临床试验研究。

（一）Ⅰ期临床试验

1．健康志愿者耐受性试验　本试验目的是观察健康志愿者对双环醇的毒副反应。挑选 18 名健康志愿者加入本试验，9 男 9 女，年龄平均 40.6±8.5 岁，体重 61.2±9.1kg。进入试

验前3天，所有志愿者都进行全身体格检查，包括心电图、血和尿常规、血生化指标及表面抗原（HBsAg），证明健康，并签署知情同意书。将此18名志愿者分为6个剂量组，双环醇剂量由小到大，分别为6.25、12.5、25、50、75、150mg，口服，每日3次，共4周。于服药后1、2、4周，分别做上述全身体格检查，记录志愿者的任何反应。结果表明，服用双环醇150mg组3人中有2人主诉有口干感觉，其余各剂量组志愿者均未出现不良反应，各项体格、血和尿常规及血生化指标亦均无异常发现，表明双环醇在剂量6.25mg～150mg范围内对志愿者是安全的。

2．健康志愿者双环醇血药浓度测定　经体格检查证明健康的30名志愿者加入此试验，男女各15名，平均年龄28.6±9岁，平均体重61.7±7.1kg。所有30名志愿者于试验前一周内未服用过任何药物，试验开始至结束期间，不允许吸烟，不允许饮用含酒精的饮料，签署知情同意书。

单次给药　将30名志愿者随机分为3个剂量组，每组10人，男女各半，过夜后分别一次口服双环醇25mg、50mg、100mg。服药后0.5、1、2、3、4、6、8、12及24小时由肘静脉抽血8ml于肝素抗凝管，分离血浆，贮存于－40℃冰箱备用，各志愿者于服完双环醇后0.5、4及10小时分别进食标准餐。

多次给药　上述志愿者中服用双环醇25mg和50mg一次剂量组，于第二天起每次服同样剂量双环醇，每日3次，连续6天。于试验第5天，服用双环醇前及服药后2小时，分别抽血一次。于试验第7天，服用双环醇前及服药后0.5、1、2、4、6、8、12及24小时分别取血一次，用高效液相体（HPLC）测定血中双环醇浓度，并比较试验第1天与第7天服药后血中双环醇浓度的差异，以及试验第5天与第7天服药后2小时血中双环醇浓度的变化。

餐前餐后给药　将上述单次服用双环醇100mg组10名志愿者于休息一周后进入本次试验，他们于进食一次大早餐（200毫升鲜牛奶，一个肉包和一个菜包）后服双环醇100mg，服药后0.5、1、2、4、6、8、12及24小时分别由肘静脉取血8ml，供测定双环醇之用。

HPLC测定实验条件与双环醇动物药代动力学试验相同。

结果　志愿者服双环醇25mg、50mg、100mg一次后，药代动力学参数符合一室模型和一次清除规律，各项药代动力学参数列于表23－1。服药一次与多次双环醇的动力学参数之间没有明显差异，表明血液中没有双环醇蓄积。餐前与餐后服双环醇曲线下面积（Cmax）分别为151.26±39.00及222.64±43.22μg/L，二者差异较大，但$AUC_{0-\infty}$无明显差异。这可能提示，由于双环醇的亲脂性强，餐后胃肠道油脂较多，易于药物吸收。总言之，双环醇呈线性药代动力学特征（图23－2），它的吸收可受进食的影响，故仍以餐前服用本药为宜。通过以上研究结果，建议临床给药方案为25mg～50mg，每日3次，餐前服用，也可以是早饭、中饭前各服药一次，睡前服药一次。

（二）Ⅱ期临床试验

在完成Ⅰ期临床试验后，选择17名慢性乙肝病人进入双环醇临床疗效试验观察，事前病人都签署知情同意书，男9人，女8人，年龄20～50岁。病人选前均询问详细病史、行全面的临床检查、肝功能及HBV标志、血和尿常规、心电图检查。

1．入选标准　①治疗前6个月经HBsAg、HBeAg和HBV DNA检查阳性；②血清ALT高于正常值2～10倍已3个月；③体格检查；④签署知情同意书。

表 23－1　健康志愿者单次口服 3 个剂量双环醇的药代动力学参数（$\bar{x} \pm s$，$n = 10$ 人）

参　数	25mg	50mg	100mg
吸收半衰期（$t_{1/2ka/h}$）	0.84 ± 0.68	0.33 ± 0.09	1.19 ± 1.09
清除半衰期（$t_{1/2ke/h}$）	6.26 ± 6.24	6.17 ± 2.01	4.66 ± 1.21
分布容积（Vd/F）	455.05 ± 135.34	622.94 ± 325.37	688.83 ± 308.14
清除率（$CL/F/L/h^{-1}$）	93.45 ± 67.66	83.31 ± 71.97	104.30 ± 45.76
达峰时间（t peak/h）	1.80 ± 0.63	1.20 ± 0.42	2.30 ± 0.82
峰浓度（$C\ max/\mu g/L^{-1}$）	50.08 ± 13.49	106.72 ± 39.71	151.26 ± 39.00
浓度－时间下曲线面积（$AUC_{0\sim n}/ng/h \cdot L^{-1}$）	297.12 ± 160.15	803.69 ± 421.54	1083.19 ± 381.18
浓度－时间下曲线面积（$AUC_{0\sim\infty}/ng/h \cdot L^{-1}$）	426.98 ± 281.19	981.53 ± 498.53	1200.96 ± 386.83

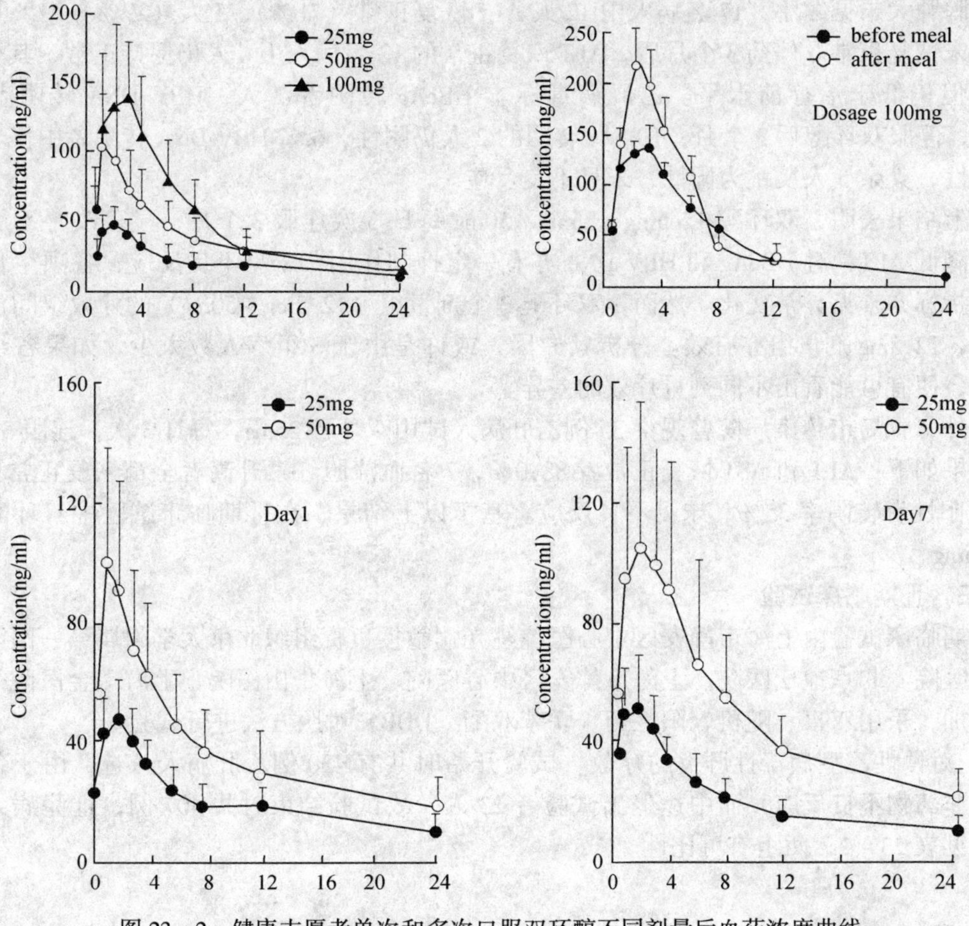

图 23－2　健康志愿者单次和多次口服双环醇不同剂量后血药浓度曲线

2. 排除标准 ①丙肝或戊肝病人；②代偿期肝硬化有下列表现之一者：血胆红素高于正常上限值2.5倍者；凝血酶原时间延长正常值3秒以上；血清白蛋白小于30g/L，有腹腔积液或食管静脉曲张出血或肝性脑病史者；③有自身免疫性肝炎征象者；④骨髓抑制有下列表现者：血红蛋白<100g/L、血小板<100×10^9/L、WBC<4.0×10^9/L者；⑤药物性肝炎；⑥血清肌酐超出正常值者；⑦伴有心肾、脑、肺、精神和神经症状者；⑧入选前6个月内曾用过抗病毒剂、免疫调节剂或抑制者；⑨妊妇和哺乳期妇女。

3. 分组及处理 经筛选合乎要求的17名乙肝病人随机分为3组，第一组和第二组各有男女3名，第三组男3名女2名。双环醇剂量为第一组服12.5mg，第二组服25mg，第三组服50mg，每日3次，连服12周。服用双环醇期间，禁止服用任何其他抗病毒剂、保肝药、免疫调节剂及中药。

4. 观察项目 ①临床疗效评估；②服药前和服药后2、4、8、12周及停药后2、4、12周做各项实验室检查，包括血清ALT、AST、总胆红素、肌酐、白蛋白、球蛋白、血和尿常规、血小板、凝血酶原时间、乙肝病毒学指标包括HBeAg、抗HBe、HBsAg及HBV-DNA则于服药前及服药后4、8、12周各检查一次，记录症状和不良反应。

5. 结果 服药3个月后，所有病人症状如疲倦、食欲不振、肝区痛、腹胀等均明显缓解，肝脾肿大未见缩小，17名病人中12人ALT恢复正常（71%），5人（29%）ALT明显降低但仍未恢复正常。停药3个月后，ALT恢复正常的12名病人中6人仍保持正常，其余6人有反跳但仍低于治疗前水平。乙肝病毒标志HBeAg转阴者2人，HBV DNA转阴者6人（35%），停服双环醇后3个月，HBeAg转阴的2人仍阴性，6名HBV DNA转阴者中仅1人仍维持阴性，其余5人反跳为阳性，未见不良反应。

以上结果表明，双环醇12.5mg、25mg、50mg每日3次连服3个月，显著改善乙肝患者症状及降低ALT，对HBeAg和HBV DNA亦有一定抑制作用，未见不良反应，各项生化及体格检查指标亦未见异常变化。然而，双环醇3个剂量组（12.5mg~50mg）的疗效组间没有明显差异，12.5mg剂量组亦有效。分析其原因，或许是由于3组病人数太少，如果各组病人数较多，便有可能看出不同剂量疗效的差异。

另外，青岛市传染病院曾观察35例乙肝病人试用双环醇25mg，每日3次，连服3个月。疗效结果如下：ALT和AST恢复正常者88.0%，7名血清胆红素升高者全都恢复正常，HBV-DNA阳性者转阴率35%，未见不良反应。基于以上结果，在Ⅲ期临床试验中双环醇剂量选用25mg。

（三）Ⅲ期临床试验

Ⅲ期临床试验由上海市静安区中心医院姚光弼教授负责组织北京大学附属第一医院、北京佑安医院、北京地坛医院、上海市静安区中心医院、上海华山医院、上海瑞金医院等多家医院参加，采用双盲、随机、阳性药（联苯双酯，DDB）对照方法进行试验。

1. 对慢性乙型病毒性肝炎的疗效 试验开始时共有430例乙肝病人入选，由于各种原因（并非药物不良反应）而中途退出试验者23人，故试验结束时共407例，这些病人的病情状况见表23-2，两组有可比性。

表 23-2　双环醇和治疗组 DDB 和对照组乙肝病人的病情状况

	双环醇组	对照组（DDB）	P
病例数	269	138	
年龄（年）± SD	31.2 ± 9.3	31.6 ± 9.8	> 0.05
性别（男/女）（例%）	215/54（79.9%/20.1%）	99/39（71.7%/28.3%）	> 0.05
治疗前 ALT 值（U/L ± SD）	175.8 ± 114.8	170.2 ± 114.7	> 0.05
治疗前 AST 值（U/L ± SD）	118.5 ± 111.8	115.7 ± 87.9	> 0.05

407 例病人年龄分布 16 ~ 60 岁，男性 314 例，女性 93 例，按中国国家诊断乙肝标准确诊为乙肝病人，病人入选及剔除标准与上述的Ⅱ期小样本临床试验完全相同。入选本试验前 3 个月所有病人血清 ALT 和 AST 高于正常值上限 1.5 ~ 10 倍，同时入选前 6 个月 HBeAg 和 HBV - DNA（斑点杂交法）阳性。病人按 21 比例随机分为两组，一组服双环醇，一组服 DDB 作为阳性对照药。双环醇组 269 例（男 215 人，女 54 人），DDB 组 138 例（男 99 人，女 39 人），两组平均年龄分别为 31.2 ± 9.3 岁及 31.6 ± 9.8 岁。双环醇组和 DDB 组血清 ALT 水平（IU/L ± SD）分别为 175.8 ± 114.8 和 170.2 ± 114.7，AST（IU/L ± SD）分别为 118.5 ± 111.8 及 115.7 ± 87.9。上述各项背景两组间均无明显不同，有可比性。

剂量及用法　双环醇每片含药 12.5mg，阳性对照药 DDB 每片含药 25mg，淀粉赋形剂每片含淀粉 25mg，三种片剂均白色，外观形状及重量均基本上一样，难以区分。试验治疗组服二片双环醇，阳性对照组服 DDB 一片和淀粉片一片，每日口服 3 次，连续 6 个月，停药后随访 3 个月。

观察项目　记录病人症状及体征，血清 ALT、AST、总胆红素、肌酐、血和尿常规于试验前及服药后 2、4、6、8、12、24 周及停药后 4、8、12 周分别检查一次，凝血酶原时间、白蛋白及球蛋白于试验前及服药后 12、24 周及停药后 12 周分别测定 1 次。心电图则于试验前及试验结束时分别检测 1 次。

所有血清标本各医院均贮存于 - 40℃冰箱，最后集中于上海检测中心统一进行乙肝病毒学标志检测，HBsAg、HBeAg 及抗 HBe 用同批 Abbott 试剂盒检测，HBV - DNA 检测采用斑点杂交法，试剂由上海医科大学预防医学所提供。检测时由同一技术人员采用双盲法完成，即检测人员不知道所检测血标本何者为双环醇组，何者为 DDB 阳性药对照组，检测完毕后才公布分组结果。

疗效判断　血清 ALT、AST、HBeAg、抗 HBe 及 HBV - DNA 等指标以及症状体征之变化。

结果　双环醇治疗组病人主要症状如疲倦、食欲不振、肝区痛、腹胀、恶心、肝掌及肝病面容均明显改善（表 23 - 3），血清 ALT 和 AST 显著下降（图 23 - 3）。双环醇组治疗 6 个月后 ALT 和 AST 下降至正常百分率分别为 53.5% 及 48.7%，停药 3 个月后 ALT 和 AST 正常率各为 40.2% 及 48.7%，DDB 治疗亦有同样效果。二者之间统计学上没有显著差异（P > 0.05）。对乙肝病毒学标志的疗效，双环醇组的有效率比 DDB 组稍高（表 23 - 4A - B），特别是 ALT 大于 200IU/L 的乙肝病人，双环醇对 HBeAg 转阴率及抗 HBe 阳性率的疗效明显优于

DDB组，统计差异显著（$P<0.05$）（表23-5）。

表23-3 双环醇对乙肝病人症状的改善作用

症状	观察时间	双环醇组	DDB对照组	P（卡方检验）
乏力	治疗前阳性率	67.7%（182/269）	68.8%（95/138）	0.809
	第24周缓解率	79.3%（134/169）**	80.2%（73/91）**	0.859
	第24周缓解率	79.1%（121/153）**	79.0%（64/81）**	0.990
食欲不振	治疗前阳性率	40.2%（108/269）	45.7%（63/138）	0.287
	第24周缓解率	96.0%（97/101）**	93.4%（57/61）**	0.476
	停药3月缓解率	93.1%（81/87）**	9.07%（49/54）**	0.749
肝痛	治疗前阳性率	29.0%（78/269）	33.3%（46/138）	0.368
	第24周缓解率	81.7%（58/71）**	86.1%（37/43）**	0.545
	停药3月缓解率	87.1%（54/62）**	82.4%（28/43）**	0.556
腹胀	治疗前阳性率	26.8%（72/269）	31.2%（43/138）	0.351
	第24周缓解率	86.6%（58/67）**	88.4%（38/43）**	0.782
	停药3月缓解率	89.3%（50/56）**	87.2%（34/39）**	0.756
恶心	治疗前阳性率	12.3%（33/269）	12.3%（17/138）	0.988
	第24周缓解率	100.0%（31/31）**	100.0%（17/17）**	–
	停药3月缓解率	100.0%（28/28）**	100.0%（13/13）**	–
呕吐	治疗前阳性率	0.4%（1/269）	3.6%（5/138）	0.019
	第24周缓解率	100.0%（1/1）	100.0%（5/5）	–
	停药3月缓解率	–	100.0%（2/2）	–
低热	治疗前阳性率	1.1%（3/269）	2.9%（4/138）	0.234
	第24周缓解率	100.0%（3/3）	100.0%（4/4）	–
	停药3月缓解率	100.0%（2/2）	100.0%（3/3）	–
黄疸	治疗前阳性率	8.68%（23/269）	7.3%（10/138）	0.648
	第24周缓解率	95.5%（21/22）**	86.6%（58/67）**	0.534
肝病面容	治疗前阳性率	21.9%（59/269）	19.6%（27/138）	0.580
	第24周缓解率	31.6%（18/57）**	26.9%（7/26）*	0.668
肝掌	治疗前阳性率	17.8%（48/269）	19.6%（27/138）	0.672
	第24周缓解率	8.7%（4/46）	30.8%（8/26）*	0.023
蜘蛛痣	治疗前阳性率	7.8%（21/269）	7.3%（10/138）	0.840
	第24周缓解率	28.6%（6/21）*	11.1%（1/9）	0.393

* $P<0.05$，** $P<0.01$，符号检验：治疗前后自身对比。

表 23－4A　2 组乙型肝炎病人治疗后 ALT 和 AST 的复常率比较

组别	病人例数	时间/周	ALT%	AST%
双环醇	269	治疗 12	46.5	41.6
		24	53.5	48.7
		停药 12	40.5	48.7
联苯双酯	138	治疗 12	53.6	37.0
		24	61.6	44.2
		停药 12	45.7	50.0

χ^2 检验：两组间比较疗效无显著性差异（$P>0.05$）。

表 23－4B　治疗 6 月结束时和停药 3 月后 HBeAg 和抗 HBe 的变化［%（例）］

分组	病人例数	HBeAg 阴转		HBeAg 阴转/HBe 阳转	
		治疗 6 月	停药 3 月	治疗 6 月	停药 3 月
双环醇	269	20.8（56）	29.0（78）	15.6（42）	20.8（56）
联苯双酯	138	15.2（21）	21.0（29）	9.4（13）	14.5（20）

χ^2 检验：两组间比较疗效无显著性差异（$P>0.05$）

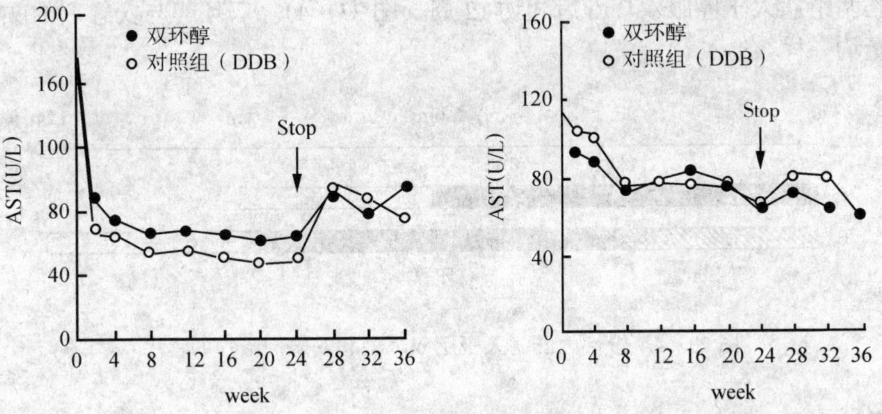

图 23－3　乙肝病人服用双环醇和 DDB（对照）后，血清 ALT 和 AST 水平平均值的变化

表 23-5 双环醇和 DDB 对 ALT > 200IU/L 的乙肝病人 HBeAg 阴转率及血清抗 e 抗体转换率疗效的比较

药物	HBeAg 阴转率（%）		血清转换率（%）	
	服药 24 周	停药 12 周	服药 24 周	停药 12 周
双环醇	28.6（18/63）	47.6（30/63）	25.4（16/63）	38.1（24/63）
DDB	18.8（6/32）	21.9（7/32）	15.6（5/32）	12.5（4/32）
P 值		<0.015	<0.010	

不良反应 双环醇不良反应少见、温和，仅有 1 例病人出现皮疹，1 例病人感到头晕。DDB 组 2 例病人有皮疹、一例病人有恶心和食欲不振，上述病人未经特殊治疗自行恢复。双环醇和 DDB 对心、肝、肾和血生化未见有影响。

结论 双环醇治疗乙肝能显著改善肝功能，兼有一定抑制病毒复制的苗头，在 ALT > 200IU/L 病人中，HBeAg 阴转率和血清转换率双环醇的疗效明显优于 DDB，安全性好。

2. 对慢性丙型病毒性肝炎的疗效 双环醇对丙型肝炎的疗效观察采用随机、双盲、安慰剂对照方法。39 名病人入选本试验，年龄分布 16～50 岁，试验前做下列检查：病史、详细临床检查、肝、肾功能、血和尿常规、心电图。

入选标准 ①血清 ALT 高于正常值 2～5 倍已 6 个月；②HCV-RNA 或抗 HCV 抗体阳性至少已有 6 个月。排除标准与上述乙肝试验相同，所选的 39 例病人均为用 2α-干扰素治疗无效者。将 39 名病人随机分为两组，A 组 20 例接受双环醇治疗，剂量 25mg，每日 3 次，连服 24 周。B 组 19 例病人开始 12 周服安慰剂，然后揭盲给予双环醇 25mg，每日 3 次，共 24 周，甲、乙两组病人于停服双环醇后随访 12 周（图 23-4）。双环醇与安慰剂的颜色、外观、大小、重量均一样。

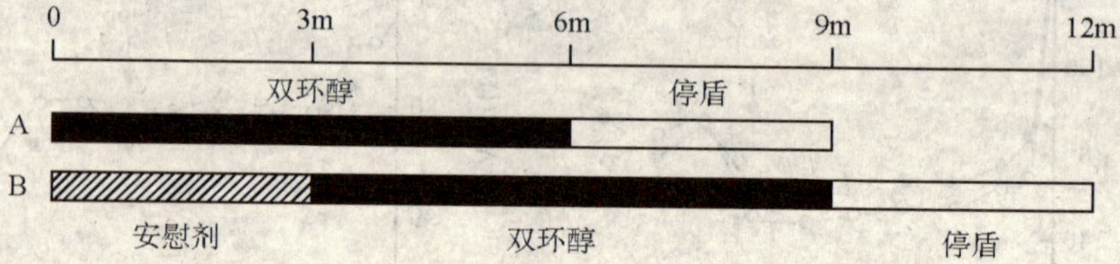

图 23-4 慢性丙肝病人服用双环醇和安慰剂治疗的程序

观察项目 临床症状，血清 ALT 及胆红素于治疗前及治疗开始后每月检查一次，白蛋白、球蛋白、血和尿常规、凝血酶原时间、HCV-RNA 或抗 HCV 抗体检查则于治疗前及治疗后每 3 月进行一次。

结果 服用双环醇的 A 组 20 例病人服药前血清 ALT 平均值为 120±43U/L，治疗 6 个月后降低至 57±32U/L，前后差异显著（$P<0.05$），病人症状亦明显改善。B 组 19 例病人试验前血清 ALT 为 126±48 U/L，服安慰剂 3 个月后 ALT 为 129±97U/L，基本上无变化（$P>0.05$），病人症状亦未见改善。当服用双环醇 6 个月后，血清 ALT 降低至 68±45U/L，双环醇治疗前后差异非常显著（$P<0.01$，图 23－5）。

两组共 39 例病人服用双环醇治疗 6 个月后，血清 ALT 降低至正常百分率为 64.1%，停药 3 个月后仍维持正常者为 48.7%。治疗 6 个月后，5 例病人血清 HCV RNA 转为阴性，停药后仍阴性者 2 例，未见明显不良反应，A、B 组病人中各有 1 例主述有头晕，未予特别治疗，自行消失。

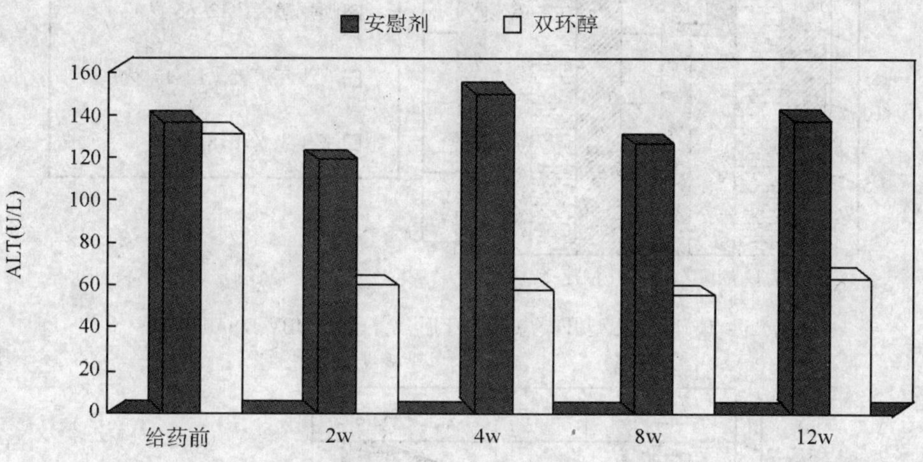

图 23－5　两组丙肝病人用双环醇及安慰剂治疗前后血清 ALT 平均值的变化

结论　以上结果表明，双环醇治疗丙肝能显著降低血清 ALT，改善患者症状，未见明显不良反应。但本试验观察中仅 39 例丙肝病人，例数嫌少，尚需要在更多的丙肝病人对双环醇的疗效作出确切评价。

（四）Ⅳ期临床试验

1．治疗慢性乙型肝炎的疗效　在全国各地 68 个医院已完成 4 期临床试验，采用开放方式，2000 余例乙肝病人和 100 例丙肝病人接受治疗。病人入选标准及排除标准、双环醇用药剂量及疗程、疗效观测指标均与Ⅲ期临床试验相同。结果与 3 期临床试验基本相同，治疗

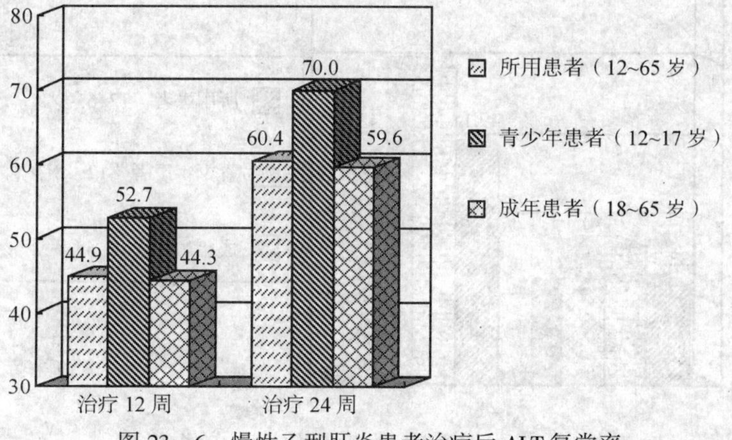

图 23－6　慢性乙型肝炎患者治疗后 ALT 复常率

HBV 和 HCV 病人，降低转氨酶作用显著，并能使部分病人的病毒指标转阴，无显明显副反应。结果见图 23-6，7，8，9。

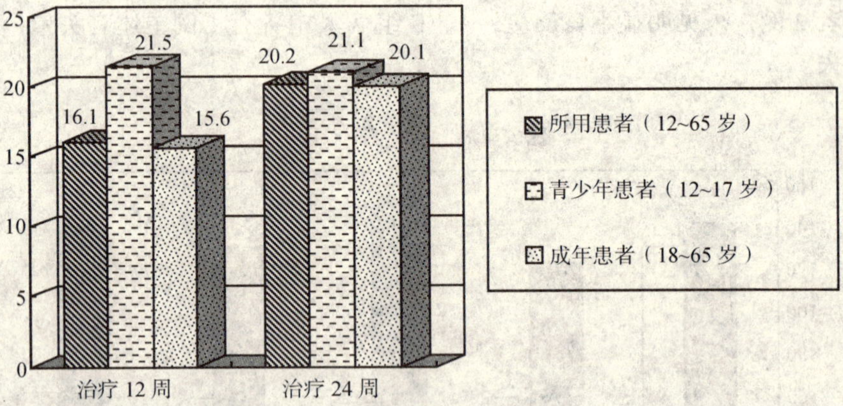

图 25-7 慢性乙型肝炎患者治疗后及停药后 HBV DNA 阴转率

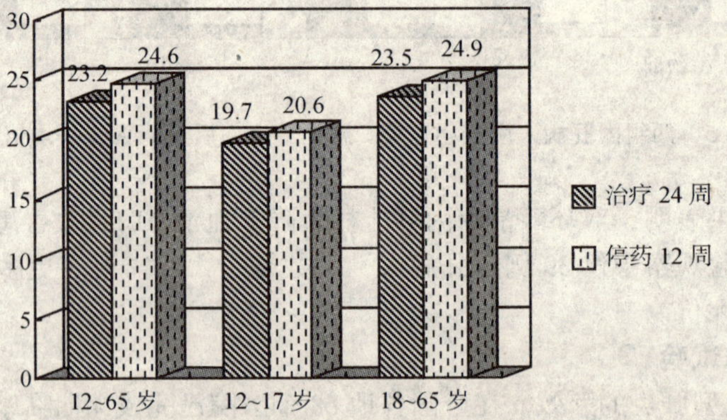

图 23-8 慢性乙型肝炎患者治疗 24 周和停药 12 周后 HBeAg 阴转率

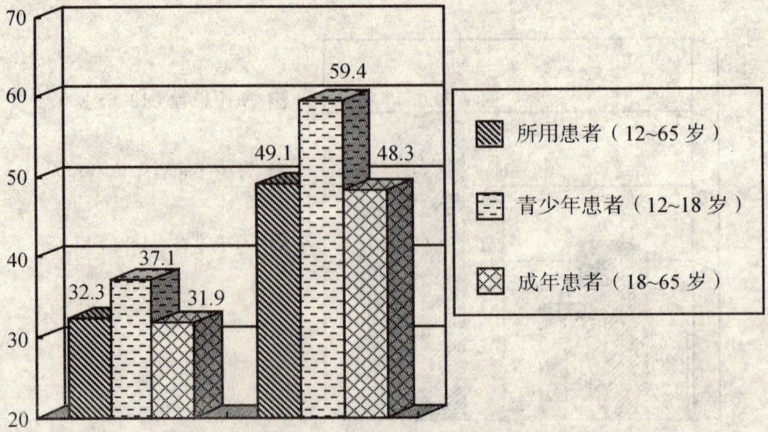

图 23-9 慢性乙型肝炎患者治疗后 AST 复常率

2. 治疗慢性丙型肝炎的疗效和安全性

100 例丙型肝炎病人用双环醇治疗，剂量 25～50mg，每日 3 次，口服，疗程 6 个月，停药后随访 3 个月。入选病人治疗前血清 ALT 和 AST 均高于正常值 2 倍以上，且 HCV－RNA 阳性。结果如表 23－6 所示，血清 ALT 和 AST 复常率明显，部分患者 HCVRNA 阴转，停药 3 个月内疗效巩固，未见“反跳”。乏力、恶心、食欲不振、呕吐等症状明显改善，未见明显副反应。

对 HCV－RNA 阴转率的疗效，治疗 24 周为 18.8（18/96），停药 12 周为 25.3（22/87），对 HCV 复制有一定抑制效果。

表 23－6　双环醇治疗慢性丙型肝炎的疗效和安全性（括号内为病人数）

时间	复常率（%）		ALT－AST 同时复常率（%）
	ALT	AST	
治疗 12 周	49.0（49/100）	21.7（20/92）	—
治疗 24 周	54.0（54/100）	38.0（35/92）	31.9（29/92）
停药 12 周	64.7（33/51）	65.6（21/32）	59.3（16/27）

三、双环醇的药理作用

双环醇为白色结晶，不溶于水，纯度 99%，口服给药时将双环醇用 0.5% 羧甲基纤维素钠配成悬液，体外试验时则将双环醇溶于二甲基亚砜。

（一）对鸭肝炎和 2.2.15 细胞株的抗肝炎病毒作用

目前，抗肝炎病毒药的研究尚缺乏可靠的乙肝或丙肝病毒复制的模型，所以其他嗜肝病毒如旱獭（woodchuck）肝炎病毒（WHV）及鸭肝炎病毒（DHBV）模型一直是用作为评定药物抗肝炎病毒活性的整体动物模型。WHV 可自发地演变为肝硬化，最终变成肝癌，故更接近人的病毒性肝炎。中国没有旱獭这种动物生长，但可复制鸭肝炎病毒模型。北京鸭或南方麻鸭于孵化出生 3 天，从雏鸭足静脉注射感染有肝炎病毒的鸭血清，4 天后血清中可检查出 DHBV－DNA，并可持续 2 周。加之，鸭注射鸭肝炎病毒血清后 2 天肝脏提取物中发现有 DHBV－DNA，说明 DHBV 可在鸭肝内复制。DHBV－DNA 可用斑点杂交法进行检测。所以，中国鸭肝炎常被采用作为评定药物有无抗肝炎病毒活性的模型。我们从体外鸭肝细胞培养和鸭肝炎动物作了如下的试验研究。

1. 双环醇对体外培养的鸭肝细胞感染 DHBV 的抗病毒作用　先将孵化出生第一天的雏鸭从足静脉注射含 DHBV 的血清 0.2ml，7 天后取其肝脏，分离肝细胞。将分离的肝细胞 5×10^5 悬液放置培养板与 L15 培养基混合，分别加入不同浓度双环醇药液，或赋形剂（1.5% V∶V）或已知抗病毒剂阿糖腺苷－单磷酸盐量，置 37℃含 5% CO_2、95% 空气培养箱中培养 7 天，每 3 天更换培养基 1 次，将肝细胞 DNA 提取物用斑点杂交法检测 DHBV DNA 含量。结果发现，双环醇在 1×10^{-4}～5×10^{-4}mol/L 浓度范围内剂量依赖性地抑制鸭肝细胞内 DHBV－

DNA 的复制（图 23－10），而双环醇的上述浓度本身对鸭肝细胞无毒性，表明该药有抑制 DHBV 复制的作用。

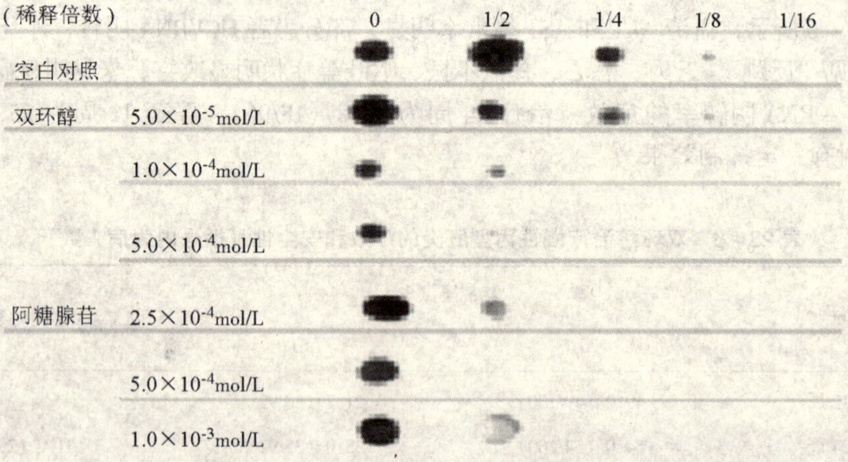

图 23－10 双环醇对体外培养的鸭肝细胞内 DHBV DNA 的抑制作用.

2．双环醇对鸭肝炎血清 DHBV 的抑制作用 一天龄北京雏鸭经抽血检查血清中 DHBV－DNA 阴性者用于本试验，从足静脉注射含 DHBV 的血清 0.2ml，感染 7 天后，将鸭分为 5 组进行血清 DHBV－DNA 检查后，一组灌胃 0.5% 羧甲基纤维素钠作为对照组，3 组鸭分别灌胃双环醇 0.1、0.2、0.3g/kg，另一组鸭由腹腔注射膦甲酸钠（forscanet）0.25g/kg，各组给药每日 2 次，连续 10 天，于给药第 5 天、第 10 天及停药后 3 天，分别从鸭足静脉取血，用斑点杂交法测定 DHBV－DNA 含量。另外，将给予双环醇 0.3g/kg 组鸭的肝脏取出，制备匀浆液，测定 DHBV－DNA 含量，给药治疗前 5 组鸭血清 DHBV－DNA 水平没有明显差异，经治疗 10 天后，双环醇 0.2g/kg、0.3g/kg 组 DHBV－DNA 水平明显降低（表 23－7），0.1g/kg 组无效。双环醇 0.3g/kg 治疗 5 天血清中 DHBV－DNA 亦显著降低。双环醇 0.1g/kg 和 0.2g/kg 对鸭肝炎血清 DHBV－DNA 的作用曾重复两次，0.2g/kg 双环醇均有效，0.1g/kg 无效，三批实验结果基本一致。

表 23－7 双环醇对鸭肝炎血清 DHBV DNA 的抑制作用

组别	剂量（g/kg×10 天）	DHBV－DNA 抑制率%（$\bar{x} \pm S$） 第 5 天	第 10 天	停药后 3 天
对照	－	15.3±32.6	14.3±42.8	61.9±27.8
膦甲酸钠	0.25 每日 2 次 i．p．	64.8±34.3**	61.4±37.1**	21.9±27.7
双环醇	0.1 每日 2 次 p．o．	26.1±25.4	30.3±34.1	57.4±26.9
双环醇	0.2 每日 2 次 p．o．	23.3±30.2	70.1±16.3***	48.7±20.9
双环醇	0.3 每日 2 次 p．o．	68.0±20.8**	60.4±30.0**	23.3±49.8

与对照组比较：** $P<0.05$、*** $P<0.01$。

3．双环醇对感染肝炎病毒鸭的肝脏内 DHBV－DNA 的抑制作用　于给药第 5 天、第 10 天及停药后 3 天，分别取出上述体内试验中对照鸭及用双环醇 0.3g/kg 治疗的鸭肝脏各 2 只，制成匀浆后，提取 DNA，用斑点杂交法检测 DHBV－DNA 含量。如同双环醇对鸭血清 DHBV－DNA 的作用一样，用双环醇治疗 10 天后，肝内 DHBV－DNA 的含量明显减少。对照组肝匀浆液稀释 8 倍后，DHBV－DNA 斑点仍甚明显，而双环醇治疗组肝匀浆液稀释 2 倍或 4 倍后 DHBV－DNA 斑点便已不明显（图 23－11）。表示肝脏内 DHBV－DNA 的复制受到一定程度的抑制。

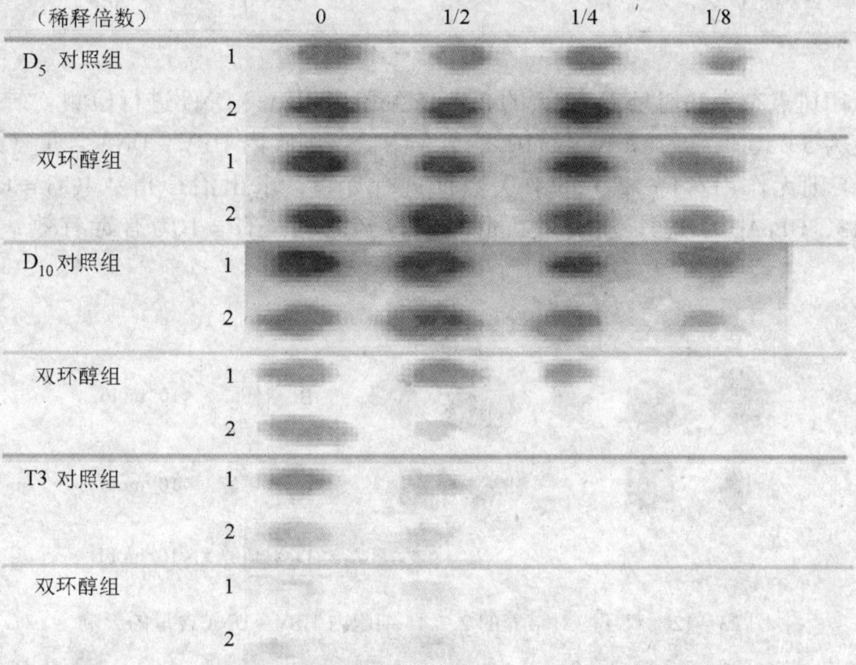

图 23－11　双环醇对感染肝炎病毒鸭的肝脏内 DHBV－DNA 的抑制作用

4．双环醇对 2.2.15 细胞复制 HBsAg 和 HBeAg 及细胞内人乙肝病毒 HBV－DNA 的抑制作用　2.2.15 细胞株是人肝癌细胞株（HepG2 细胞）转染了人乙肝病毒 DNA，因此，该细胞在体外培养中能复制与人相同的 HBsAg、HBeAg 及 HBV－DNA。可用检测人 HBsAg、HBeAg 及 HBV－DNA 的方法来评价药物抗肝炎病毒的作用，故本试验目的是观察双环醇对 2.2.15 细胞株复制人乙肝病毒复制标志物有无抑制作用。24 孔培养板每孔加入 2.2.15 细胞 1.2×10^5 个，加 MEM 培养基及相关试剂，培养 1 天后，加入不同浓度双环醇（5×10^{-4}、1×10^{-4}、5×10^{-5} mol/L），对照孔加入等体积赋形剂（DMSO），于培养第 4 天和第 8 天，换培养基及上述浓度双环醇，继续培养至第 12 天，将培养液移出，保存于－20℃冰箱，留作 HBsAg 和 HBeAg 检测之用。结果表明，双环醇在 5×10^{-4} 和 1×10^{-4} mol/L 无细胞毒性浓度下，能显著抑制 2.2.15 细胞株复制 HBsAg 和 HBeAg，结果见表 23－8。

表 23－8 双环醇对 2.2.15 细胞株分泌 HBsAg 及 HBeAg 的抑制作用

检测日期	双环醇（mol/L） HbsAg 抑制（%）			双环醇（mol/L） HBeAg 抑制（%）		
	5×10^{-4}	1×10^{-4}	5×10^{-5}	5×10^{-4}	1×10^{-4}	5×10^{-5}
第 4 天	71.0	59.1	26.9	73.1	34.6	0
第 8 天	98.7	41.6	0	65.5	20.7	6.9
第 12 天	98.3	30.0	0	68.0	20.0	0

另外，用斑点杂交法对培养 12 天的 2.2.15 细胞内 HBV－DNA 进行检测。结果表明，双环醇在浓度为 5×10^{-4}、及 1×10^{-4}mol/L 能显著降低该细胞内 HBV－DNA 含量（图 23－12）。5×10^{-5}mol/L 则无作用。将 12 天的有关数据进行计算，求出治疗指数（TI＝CD50/ID50），HBsAg 为 2.3，HBeAg 为 1.6，属有效抗肝炎病毒药之列（TI＝1 为有毒有效，TI＞1 为有效）。

A　A　B　C　D

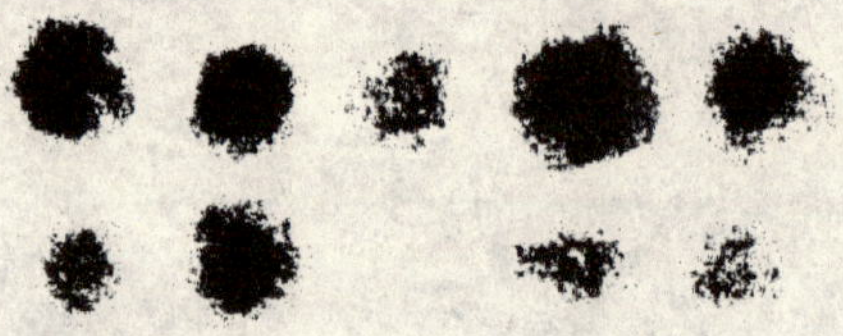

A 对照

B 双环醇 5×10^{-4}mol/L

C 双环醇 1×10^{-4}mol/L

D 双环醇 5×10^{-5}mol/L

图 23－12 双环醇对培养的 2.2.15 细胞内 HBV－DNA 含量的影响

5．双环醇在体外对鸭肝炎病毒（DHBV－DNA）多聚酶活性的影响　将不同浓度双环醇与 DHBV－RCs 及酶底物于 37℃共同培养 2 小时，用同位素标记法检测 DHBV－DNA 多聚酶活性。结果表明，双环醇在浓度为 1×10^{-3}mol/L～1×10^{-5}mol/L 范围内对 DHBV－DNA 多聚酶活性无影响，表明该药不是 DHBV－DNA 多聚酶活性抑制剂。

从以上结果可看出，双环醇在鸭肝炎及 2.2.15 细胞株显示有抗肝炎病毒作用，但非 DHBV－DNA 多聚酶抑制剂，究竟双环醇抗病毒作用的机制是什么？尚有待进一步研究以阐明。

临床试验中发现，双环醇对对慢性乙肝病人除有显著降低血清 ALT 和 AST 作用外，对慢性乙肝病人乙肝病毒复制标志物 HBeAg 和 HBV－DNA 亦有一定转阴的效果。由此看来，双环醇抗肝炎病毒的药理学研究结果与其临床疗效基本一致。

（二）对 5 种实验性肝损伤动物模型的保肝作用

不少毒物可引起肝损伤，其中以四氯化碳（CCl_4）、D－氨基半乳糖及大剂量扑热息痛为常用的复制动物肝脏损伤的化合物。这三种化合物损伤肝脏的机制不同，CCl_4 本身无毒，进入体内后经肝药酶细胞色素 P450 代谢活化后去掉一个氯原子，生成三氯甲基自由基（·

CCl_3），引起肝细胞生物膜脂质和蛋白质过氧化，从而造成肝细胞炎症和坏死。扑热息痛为常用解热镇痛剂，如剂量过大则造成肝损伤。其原因是扑热息痛经肝细胞色素 P450 代谢后，生成较多的 N－乙酰基－苯喹啉亚胺（NAPQI），亦是一种活泼的自由基，与肝细胞内谷胱甘肽（GSH）相结合，造成肝内 GSH 的耗竭，最后与肝细胞蛋白质分子共价结合，造成肝细胞坏死。D－氨基半乳糖能损伤肝细胞核 DNA，释放一些细胞因子，从而引起肝细胞损害。上述 3 种化合物损伤肝细胞的机制不同，肝组织形态学损伤后的表现亦不尽相同。为了解双环醇对肝损伤的保护作用，采用下述 5 种不同肝损伤模型研究了双环醇的作用。结果一致表明，双环醇有显著保肝作用。

1．双环醇对 CCl_4 所致小鼠急性肝损伤模型的保护作用　共用 8 组昆明种雄性小鼠，每组 10 只，于实验第一天分别口服不同剂量双环醇、联苯双酯（DDB，作为阳性对照），正常对照组给予等体积赋形剂，上下午各一次，两次时间相隔 6 小时。末次给药后 24 小时，各组小鼠均由腹腔注射 0.1% CCl_4 花生油 10ml/kg 一次。小鼠禁食过夜后处死，取血供测定 ALT 和 AST 之用。另将双环醇和 DDB 大剂量组（200mg/kg）及正常对照组小鼠肝脏取出，做病理形态学检查。

结果表明，小鼠于注射 CCl_4 后血清 ALT 和 AST 显著升高，肝组织形态损伤明显。用双环醇 200、100、50mg/kg 处理后血清 ALT 和 AST 显著降低，有明显的剂量－效应关系，即随着剂量的增大，作用更加显著（表 23－9）。双环醇 200mg/kg 组小鼠肝形态学损伤亦明显减降（图 23－13），DDB 亦有作用，但不如双环醇显著，大约弱 3～4 倍。

表 23－9　双环醇口服对 CCl_4 所致小鼠急性肝损伤的保护作用（每组小鼠 10 只）

药 物	剂量 mg/kg × 2 次	血清 ALT U/dl ± SD	血清 AST U/dl ± SD
正常对照	–	23 ± 3.5	116 ± 21
CCl_4 损伤对照	–	658 ± 94	488 ± 66
双环醇	50	353 ± 188***	397 ± 123
	100	235 ± 191***	342 ± 117
	200	71 ± 18***	250 ± 49***
DDB	50	627 ± 161	529 ± 134
	100	600 ± 125	517 ± 59
	200	407 ± 197**	486 ± 133

** $P < 0.05$，*** $P < 0.01$。

在另一试验中，小鼠于注射 0.1% CCl_4 花生油 10ml/kg 前 1 小时，分别口服双环醇及 DDB 200mg/kg 一次，禁食 16 小时后，测血清 ALT 和 AST，肝脏未作病理切片检查。结果，服用双环醇组小鼠血清 ALT 和 AST 均明显降低，而 DDB 无效。再次表明双环醇的作用比 DDB 强。

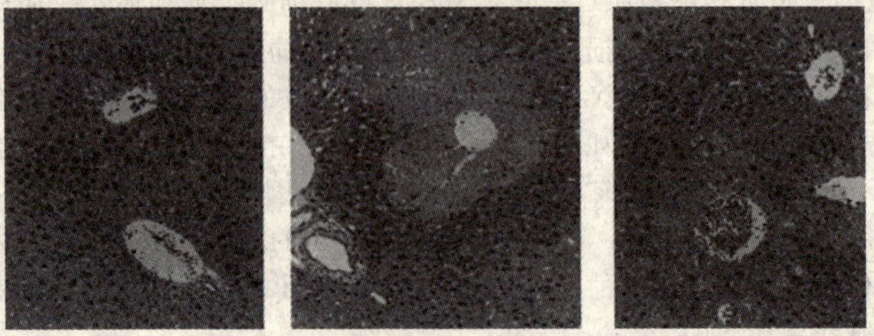

从左至右：

正常对照

CCl_4 损伤对照

双环醇保护小鼠

图 23－13 双环醇 200mg/kg 对 CCl_4 所致小鼠肝组织形态损伤的保护作用

（H. E. 染色，放大 100 倍）

2．双环醇对 D－氨基半乳糖引起的小鼠肝损伤的保护作用 8 组雄性小鼠分别灌服双环醇及 DDB 一次，剂量均各 50、100、200mg/kg。正常对照组及 D－氨基半乳糖模型对照组灌服赋形剂（0.5%CMC－Na）。1 小时后，除正常对照组外，各组小鼠均由腹腔注射 D－氨基半乳糖 1g/kg，禁食 16 小时后，测定血清 ALT 和 AST，200mg/kg 组肝脏作病理切片检查。结果见表 23－10 及图 23－14。双环醇 50、100、200mg/kg 均能显著降低 D－氨基半乳糖所致的血清 ALT 升高，随剂量的增加，作用更为明显，200mg/kg 组血清 AST 水平亦明显降低，同时肝组织损害如炎症和坏死及脂肪变性均减轻（图 23－14）。DDB 亦有效用，但其作用仍不如双环醇显著。

表 23－10 双环醇口服对 D－氨基半乳糖所致小鼠肝损伤的保护作用

（每组 10 只小鼠，$\bar{x} \pm s$）

药物	血清 ALT（U/dl）	血清 AST（U/dl）
正常对照	35 ± 8	139 ± 29
D－氨基半乳糖损伤对照	258 ± 179	339 ± 107
双环醇 50mg/kg	76 ± 16***	330 ± 75
双环醇 100mg/kg	61 ± 12***	299 ± 78
双环醇 200mg/kg	66 ± 10***	254 ± 32***
DDB 50mg/kg	176 ± 91	323 ± 87
DDB 100mg/kg	133 ± 42**	277 ± 60
DDB 200mg/kg	107 ± 37**	278 ± 56

与 D－氨基半乳糖模型对照组比较 * $P<0.05$，*** $P<0.01$

3．双环醇对扑热息痛所致小鼠肝损伤的保护作用 8 组小鼠分别给予双环醇及 DDB 或赋形剂，剂量各 50、100、200mg/kg。给药 1 小时后，除正常对照组外，各组小鼠均由腹腔注射扑热息痛 120 mg/kg 一次。禁食 16 小时后，处死小鼠，测定血清 ALT 和 AST，200mg/kg

从左至右：
正常对照
D- 氨基半乳糖损伤对照
双环醇保护组

图 23－14　双环醇对 D－氨基半乳糖所致小鼠肝组织损伤的保护作用（HE 染色，放大 100 倍）

组小鼠肝脏作病理形态学检查。结果如表 23－11 所示，双环醇能剂量依赖性地降低升高的血清 ALT 和 AST 水平，200mg/kg 组小鼠肝脏形态学损害特别是片状坏死明显减轻（图 23－15），而同样剂量的 DDB 的作用不明显。

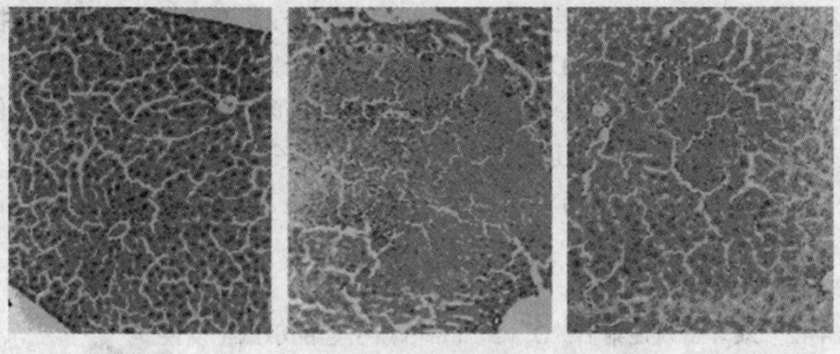

从左至右：
正常对照
扑热息痛损伤对照
双环醇保护小鼠

图 23－15　双环醇对扑热息痛所致小鼠肝组织病理损害的保护作用（HE 染色，放大 100 倍）

表 23－11　双环醇口服对扑热息痛所致肝损伤小鼠的保护作用（每组 10 只小鼠，$\bar{x} \pm s$）

组别	血清 ALT（U/dl）	血清 AST（U/dl）
正常对照	18 ± 5	79 ± 30
扑热息痛对照	1239 ± 311	809 ± 334
双环醇 50mg/kg	763 ± 571	716 ± 383
双环醇 100mg/kg	340 ± 329***	566 ± 284*
双环醇 200mg/kg	361 ± 345***	507 ± 248*
DDB 50mg/kg	840 ± 603*	647 ± 436*
DDB 100mg/kg	1160 ± 374*	814 ± 372*
DDB 200mg/kg	962 ± 580*	765 ± 425*

与扑热息痛对照组比较：* $P>0.05$，*** $P<0.01$。

4．双环醇对卡介苗加脂多糖（B．C．G+LPS）引起的小鼠肝损伤的保护作用 除了上述化学性肝损害动物模型外，亦可采用免疫学方法造成小鼠和大鼠肝损害。例如，B．C．G或丙酸痤疮杆菌（P．acnes）加LPS，这种方法造成的肝脏损伤的机制与化学性肝损伤完全不同。当第一次用免疫刺激剂如注射B．C．G及P．acnes后，使单核细胞或巨噬细胞致敏和聚集于肝脏，当注射LPS以攻击肝脏内致敏的单核细胞及巨噬细胞包括kupffer细胞，使其释放大量细胞因子、化学因子及自由基，通过这些因子去损伤正常的肝细胞。另外，一氧化氮（NO）在免疫性肝损伤中依不同情况而起双重作用，既有损害作用，又有保护作用。为了解双环醇对免疫性肝损伤的作用，特选用B．C．G加LPS方法造成小鼠肝损伤，观察双环醇的作用以及与NO的关系。

雄性昆明种小鼠，由尾静脉注射活B．C．G大约5×10^7个/只小鼠，12天再由尾静脉注射LPS 7.5微克/只，10h后测定血清ALT、AST及NO，取肝脏做病理切片检查。药物治疗组则于注射B．C．G后次日开始至注射LPS前，每日给小鼠口服双环醇37.5、75、150mg/kg两次，连续9日。结果发现，双环醇37.5～150mg/kg剂量均能显著降低血清ALT和AST水平，减轻肝脏炎性肉芽肿等损伤。然而，血中NO水平非但不降低，反而升得更高（表23-12）。当预先注射B．C．G以致敏小鼠，于注射LPS同时，由腹腔注射NG-单甲基L-精氨酸（NMA）7mg/只，以抑制NO合成酶，阻断NO的生成。结果双环醇对肝损伤的保护作用便消失，血中NO水平明显降低，而血清ALT和AST水平非但未降低反而升得更高，肝组织形态损害亦加重（表23-13）。在此试验中，有一组小鼠隔日由腹腔注射有免疫抑制作用的环磷酰胺30mg/kg一次共5次，结果血清ALT、AST及NO水平全都明显降低。说明，双环醇对此免疫性肝损伤小鼠模型的保护作用与环磷酰胺不同，而且在双环醇保肝作用的调节机制中有NO的介入。

表23-12 双环醇对注射B．C．G加LPS所引起的小鼠免疫性肝损伤的保护作用（$\bar{x}\pm s$）

组别	动物数	血清ALT（U/dl）	血清AST（U/dl）
正常对照	6	267±60***	288±39***
B．C．G加LPS对照	13	1001±117	996±58
双环醇37.5mg/kg	10	777±101***	934±107
双环醇75mg/kg	14	599±95***	751±59***
双环醇150mg/kg	13	390±71***	612±87***
环磷酰胺30mg/kg	8	536±157***	559±93***

与B．C．G加LPS对照组比较：*** $P<0.01$

在注射B．C．G加LPS所致肝损伤小鼠模型中，除血清ALT、AST及NO显著升高外，于注射LPS后的头4h内，血浆中肿瘤坏死因子（TNF）亦显著升高，用双环醇治疗的小鼠血中TNF亦显著降低。说明在B．C．G加LPS所致肝损伤的作用机制中亦涉及TNF。所以，

B．C．G 加 LPS 所致的小鼠肝损伤是一个复杂的免疫过程。双环醇对此损伤有保护作用，更说明双环醇抗肝损伤的药理作用确实很有意义。

表 23－13　用 NG－单甲基精氨酸（NMA）抑制 NO 合成对双环醇降转氨酶作用的影响

组 别	血清 ALT（U/dl）	血清 AST（U/dl）	血浆 NO（μmol/L）	肝炎性肉芽肿级数
卡介苗＋LPS 对照	968 ± 128	1257 ± 131	65 ± 12	1.79
双环醇 150mg/kg	535 ± 167***	969 ± 124***	106 ± 17***	1.17
NMA＋双环醇 150mg/kg	700 ± 77△△	1271 ± 84△△	7.4 ± 3.0△△	2.25

与双环醇组比较，△△ $P<0.01$，与卡介苗＋LPS 组比较，*** $P<0.01$。

为进一步了解双环醇对 TNF 的作用，另将注射 B．C．G 小鼠的腹腔巨噬细胞洗出，在体外进行培养，加入 LPS 以刺激巨噬细胞产生 TNF。预先加入不同浓度双环醇与巨噬细胞培养后，LPS 刺激巨噬细胞产生 TNF 的作用被明显抑制。进一步的研究发现，双环醇能抑制上述巨噬细胞 TNFm RNA 的表达。由此看来，双环醇对因免疫激活所产生的某些细胞因子，如 TNF 及 NO 有调控作用。

5．双环醇对 Con A 和 D－氨基半乳糖/脂多糖（D－GalN/LPS）诱导的肝损伤的保护作用

Con A 诱导的肝损伤是一个免疫介导的肝损伤模型。激活的 T 淋巴细胞在肝损伤的发病机制中起着关键的作用。它通过释放细胞因子或直接的细胞和细胞的相互作用损伤肝细胞。D－氨基半乳糖和脂多糖能诱导小鼠肝损伤。其原因是 LPS 可诱导包括肝内 Kupffer 细胞在内的单核巨噬细胞分泌多种炎症因子，扩大炎症损伤。一些细胞因子能直接诱导肝细胞坏死或凋亡，其肝损伤的发生的原因与 Con A 造成的肝损伤相似又不尽相同。本研究的目的是利用 Con A 和 D－氨基半乳糖/脂多糖（D－GalN/LPS）诱导的小鼠肝损伤模型，研究双环醇的保护作用及可能的分子机制。小鼠灌胃 200mg/kg 和 100 mg/kg 双环醇 3 次，每次间隔 12 小时。末次给药后 1 小时，由尾静脉给予 23mg/kg Con A。生物化学法测定血清中 ALT，ELISA 法测定血清中 TNF－α 的蛋白水平，应用 L929 细胞法测定肝脏 TNF－α 的生物学活性，光镜观察肝脏损伤的程度，应用 RT－PCR 的方法测定肝脏内 TNF－α，IFN－γ，Fas 和 Fas Ligand（FasL）mRNA 的表达。结果表明，小鼠于注射 Con A 后 12 小时和 16 小时，双环醇 100mg/kg 和 200 mg/kg 能够显著降低小鼠血清 ALT 的水平，减少肝脏坏死面积和炎症面积。双环醇 200mg/kg 显著降低血清中 TNF－α 的水平，降低率为 58.7%，并且能够抑制 Con A 诱导的肝内 TNF－α 的产生。Con A 注射后 2 小时，肝组织内 IFN－γ，Fas 和 FasL 的基因表达显著升高。双环醇 200mg/kg 能明显抑制 IFN－γ mRNA 的表达，抑制率达到 40%，对 Fas 和 FasL 基因表达的上升亦有显著的下调作用，能使 Fas 和 FasL 的表达恢复至正常对照组水平。由此可见，双环醇能够抑制 Con A 诱导的小鼠肝损伤，对启动凋亡的 Fas/FasL 的表达有抑制作用，双环醇对 IFN－γ 基因表达的下调和对 TNF－α 释放的抑制也可能是双环醇抗 Con A 所致肝损伤的主要原因。

在 D－GalN/LPS 诱导的小鼠肝损伤模型，按上述 Con A 肝损伤实验中的给药方式和相同的各种方法测定血清中转氨酶水平、TNF－α 生物学活性、肝脏 TNF－α 的生物学活性、肝脏损伤以及肝脏内 TNF－α，γ－干扰素（IFN－γ），Fas /Fas Ligand（FasL）mRNA 的表达。此外，应用 Griess 法测定血清中 NO_2^-/NO_3^- 的含量，Western blotting 分析 iNOS 的表达和 IκB 降解。结果表明，双环醇 100mg/kg 和 200mg/kg 能显著降低 D－GalN/LPS 诱导的转氨酶 ALT 和 AST 升高。双环醇 200mg/kg 能降低血清中 TNF－α 和 NO_2^-/NO_3^- 的水平，对肝脏中 TNF－α 的量亦具有抑制作用。小鼠于注射 D－GalN/LPS 后肝脏 Fas 和 FasL 的 mRNA 的表达显著升高，IFN－γ mRNA 的表达只有轻微的增加。双环醇 200mg/kg 能够显著下调肝脏 Fas 和 FasL mRNA 的表达，使其恢复到正常对照组的水平，亦能降低轻微增加的 IFN－γ mRNA 的表达。看来，IFN－γ 在 D－GalN/LPS 诱导的肝损伤中可能并不起主要作用。小鼠注射 D－GalN/LPS 后，iNOS 的表达显著增加，双环醇 200mg/kg 和 100mg/kg 均能降低 iNOS 的表达，使血清中 NO_2^-/NO_3^- 几乎恢复至正常对组的水平（表 23－14）。小鼠注射 D－GalN/LPS 后 0.5、1 和 6 小时 IκB 发生降解，双环醇 200mg/kg 和 100mg/kg 抑制 IκB 降解。

总之，双环醇能够抑制 Con A 和 D－GalN/LPS 诱导的小鼠肝损伤，这种抑制作用可能与其下调肝组织内 Fas/FasL 表达以及抑制 TNF－α 释放和 iNOS 的表达有关。

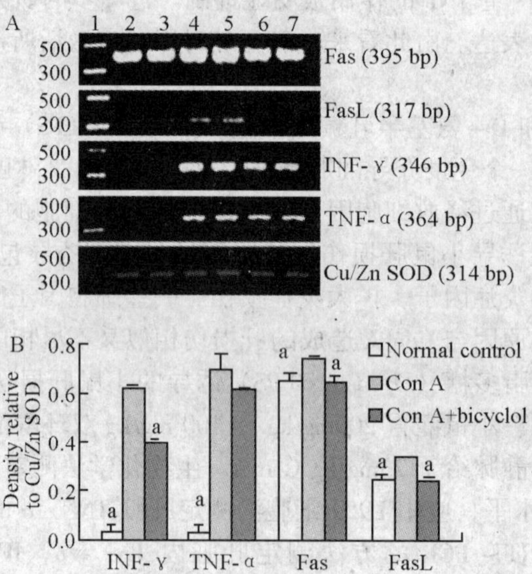

图 23－16 RP－PCR 检测双环醇 200 mg/kg 对注射 Con A 小鼠肝 Fas－，FasL－，IFN－γ 及 TNFα－ mRNA 表达的抑制作用

（A 图：1. 标准品；2. 3. 对照；4. 5. Con A 组；6. 7. 双环醇 200mg/kg；B 图：与 CuZn－SOD 相比的相对值：$^{a}P<0.05$ vs Con A 组）

6. 双环醇对 CCl_4 所引起的离体大鼠肝细胞损伤的保护作用　用胶原酶灌洗法分离雄性 Wistar 大鼠的肝细胞，经台盼蓝染色法证明分离的肝细胞存活率在 85% 以上者用于实验。将分

离的肝细胞用 RPMI - 1640 培养液稀释成 1×10^6 个细胞/ml，取上述的 1ml 肝细胞悬液放置塑料培养板，在 5% CO_2 ~ 95% 空气培养箱中 37℃培养 39 小时后，换培养液，加入不同浓度双环醇培养 3 小时，换培养液，并加入 10mmol/L CCl_4（用 95% 乙醇稀释），继续培养 3 小时后取培养液测 ALT、AST 及脂质过氧化产物丙二醛（MDA）的量，肝细胞留作扫描电镜观察。如图 23 - 17 所示，正常大鼠肝细胞表面微绒毛排列整齐，当加入 CCl_4 后，肝细胞表面受严重损伤，微绒毛凝聚、发泡、膨出。预先用 1mmol/L 双环醇保护后，CCl_4 中毒所致的肝细胞损伤显著减轻，肝细胞表面形态如同正常。在扫描电镜下计数各组 200 个肝细胞表面损伤百分率，CCl_4 中毒组为 72% ± 3%，用双环醇 1mmol/L 保护组损伤率为 36% ± 1%，减少一半。

表 23 - 14　双环醇小鼠注射 D - GalN/LPS 后血清中 NO_2^-/NO_3^- 水平升高的降低作用

组别	NO_2^-/NO_3^{-1}（mmol/L）	抑制率（%）
Normal	74.05 ± 31.83	
D - GalN/LPS control	121.85 ± 24.60	
双环醇 200mg/kg	74.57 ± 24.31	98.9 ± 50.8**

n = 10．$\bar{x} \pm s$．** $P < 0.05$ vs．GalN/LPS 组．

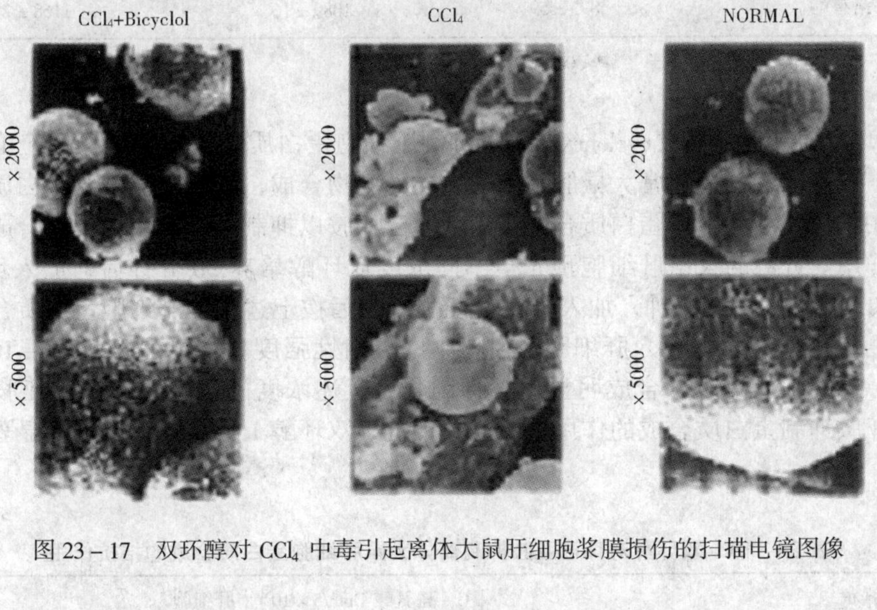

图 23 - 17　双环醇对 CCl_4 中毒引起离体大鼠肝细胞浆膜损伤的扫描电镜图像

肝细胞 CCl_4 中毒后转氨酶释放及丙二醛（MDA）生成量均增加，用双环醇保护的肝细胞 ALT 和 AST 释放量及 MDA 生成量均减少，特别是双环醇 1mmol/L 浓度的保护作用尤为明显（$P < 0.01$）。

（三）促进肝细胞蛋白质合成的作用

血清蛋白质由肝细胞合成，慢性肝病患者有时伴有白蛋白（A）量下降，球蛋白（G）量升高，以致 A/G 比例倒置。双环醇对肝细胞合成蛋白质功能有何影响？为此用放射性核素^{14}C－亮氨酸参入法进行了下述的试验。

1．双环醇对正常离体大鼠肝细胞合成蛋白质的影响　用胶原酶灌洗法分离 Wistar 大鼠肝细胞，加入培养板，培养基为 RPMI1640，每孔 10^6 个肝细胞。分别加入不同浓度双环醇或赋形剂于 37℃水溶培养 30 分钟，然后每个培养孔加^{14}C－亮氨酸 0.5 微居里，共同培养 60 分钟。用 TritonX－100 溶解肝细胞，用 5%三氯醋酸（TCA）沉淀蛋白质，400r/min 离心 10 分钟，用 TCA 洗 3 次和离心后，蛋白质沉淀加 1mol/L NaOH 溶解。取适当量加入闪烁液，于液体闪烁仪计数参入蛋白质溶液中的^{14}C－亮氨酸放射量。结果发现，双环醇 1×10^{-3} 和 1×10^{-4} mol/L 明显促进^{14}C－亮氨酸参入肝细胞蛋白质，分别提高约 3 倍和 2 倍（表 23－15）。马洛替酯（malotilate）是日本研发的有刺激肝蛋白质合成的治肝硬化药，在本试验中以它作为阳性对照药，虽然该药亦有作用，但远不如双环醇的作用显著。

表 23－15　双环醇对^{14}C－亮氨酸参入大鼠肝细胞蛋白质的促进作用
（每个数据为 4 个样品测定之 $\bar{x}\pm s$）

药物	放射量 Dpm/5×10^5 个肝细胞		
	药物浓度（mol/L）		
	0	10^{-3}	10^{-4}
双环醇	996 ± 57	3053 ± 29***	1883 ± 2***
马洛替酯	893 ± 59	1089 ± 16*	1168 ± 2**1

与对照组（0）比较，*$P<0.05$，**$P<0.01$，***$P<0.00$

2．双环醇对环己亚胺（cycloheximide）抑制肝细胞蛋白质合成的拮抗作用　上述的试验结果表明，双环醇能促进正常大鼠肝细胞蛋白质的生物合成，该药对肝细胞蛋白质合成被抑制时的作用如何？为此，用蛋白质合成抑制剂环己亚胺以抑制肝细胞蛋白质的合成，观察了双环醇的作用。分离的大鼠肝细胞预先与不同浓度双环醇培养 30 分钟后，加入环己亚胺 1×10^{-4}mol/L 继续培养 30 分钟，加入^{14}C－亮氨酸，然后按上述离体肝细胞蛋白质合成试验相同方法，测定^{14}C－亮氨酸参入肝细胞蛋白质中的放射性强度。结果列于表 23－16。加入环己亚胺后，肝细胞蛋白质的合成明显地被抑制，当上述浓度的双环醇与环已亚胺合并应用时，环已亚胺抑制蛋白质合成的作用被明显地拮抗，双环醇 1×10^{-3}mol/L 仍能显著刺激肝蛋白质合成。

表 23－16　双环醇对环已亚胺抑制离体大鼠肝细胞蛋白质合成的拮抗作用

双环醇浓度（mol/L）	^{14}C－亮氨酸 Dpm/5×10^5 个肝细胞			
	正常对照	环已亚胺	双环醇	双环醇＋环已亚胺
1×10^{-3}	1312 ± 65	546 ± 29	2130 ± 30***	1265 ± 87***
1×10^{-4}	1410 ± 33	220 ± 0	1860 ± 14***	381 ± 428*

与环已亚胺组比较：*$P<0.05$，***$P<0.001$。每个数据为 4 个样品测定之 $\bar{x}\pm s$。

3．双环醇对 CCl_4 肝损伤大鼠肝细胞蛋白质合成的影响　上述两项试验中，双环醇有刺激离体大鼠肝细胞蛋白质合成的作用，该药是否亦有刺激 CCl_4 中毒大鼠肝细胞蛋白质合成的作用？为此，按上述实验条件，将 5×10^5 个大鼠肝细胞预先与不同浓度双环醇培养 1 小时，然后加用乙醇稀释 40 倍的 CCl_4 10μl，继续培养 2 小时，每个培养孔加 ^{14}C－亮氨酸 5μci，培养 1 小时，按上述方法提取肝蛋白及计数放射性（Dpm）。结果表明，大鼠肝细胞加 CCl_4 中毒损伤后，肝蛋白质合成能力明显降低，而用双环醇治疗的大鼠肝脏合成蛋白质的能力明显提高。说明，对于 CCl_4 损伤大鼠肝细胞，双环醇亦能刺激蛋白质的合成（表 23－17）。

表 23－17　双环醇对 CCl_4 损伤大鼠肝细胞蛋白合成的影响

	正常对照	CCl_4 对照	双环醇 + CCl_4	
			1mmol/L	0.1mmol/L
^{14}C－亮氨酸 Dpm/5×10^5 细胞	5205 ± 166	493 ± 26	1504 ± 157**	1176 ± 78**

与 CCl_4 对照比较：** $P<0.01$。各数据为 4 个样本的 $\bar{x}\pm s$。

上述 3 项试验结果表明，双环醇有刺激肝蛋白质合成的作用，这将有利于受损害肝细胞的修复。

（四）对肝纤维化的防治作用

慢性乙肝和丙肝患者中，有些人经 5～20 年持续感染后会发展成肝硬化。如果治肝炎药物，特别是长期使用能防治或减少肝硬化的发生和发展，这样的药物会有很好的临床价值。双环醇对肝纤维化有何影响？我们进行了以下研究。

1．对大鼠肝纤维化的作用　在慢性 CCl_4 肝损伤大鼠先后共进行 3 次试验，均证明双环醇有抗肝纤维化作用，今将其中一次试验的结果简述如下。

将体重 100～120 克的雌性 Wistar 大鼠分组后，除正常对照组外，其余各组大鼠均由皮下注射 25% CCl_4－橄榄油 2ml/kg 体重，每周 2 次（间隔 3 天），连续 12 周。将注射 CCl_4 的大鼠于第 6 周分为 3 组，其中两组分别口服溶于聚乙二醇 400 的双环醇 100、200 mg/kg 体重，对照组口服相同体积聚乙二醇 400，每日一次，星期天除外，连续 6 周。于末次注射 CCl_4 48 小时后，将各组大鼠处死，血液用于测定 ALT、AST、总胆红素、白蛋白、球蛋白、脯氨酸酶（PLD）、透明质酸（HA）及Ⅲ型前胶原肽（Pro－Ⅲ－P）。肝脏留作病理切片观察及组织化学观察转化生长因子（TGFβ1）活性之表达。血液生化检测结果见表 23－18 和表 23－19。与正常对照组比较，注射 CCl_4 大鼠血清 ALT、AST、总胆红素（TB）、球蛋白、脯氨酸酶、HA 及 Pro－Ⅲ－P 均明显升高，A/G 比例倒置，肝脏脂肪变性、坏死等病理形态损伤及胶原纤维形成显著（图 23－18），说明肝纤维化模型复制成功。用双环醇治疗组大鼠，上述的血生化异常变化及肝脏病理学损害均获得明显改善。

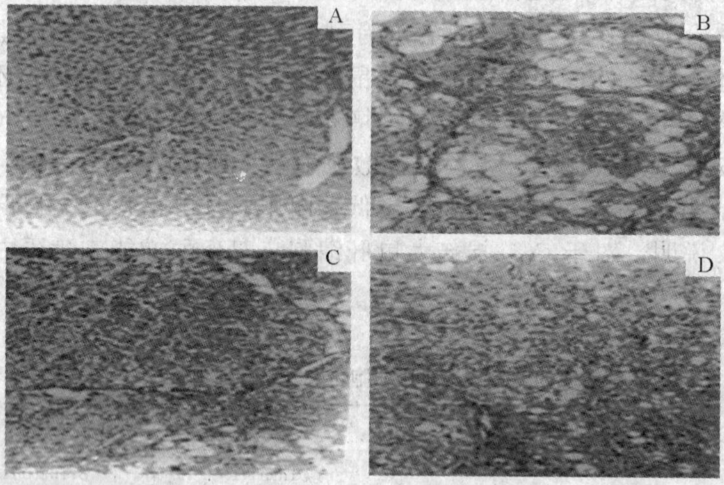

图 23－18　双环醇对因 CCl_4 慢性损害大鼠肝脏所出现的肝纤维化及病理形态的保护作用

表 23－18　双环醇对 CCl_4 所致肝纤维化大鼠血清透明质酸（HA），三型前胶原肽（Pro－Ⅲ－P）脯氨酸酶（PLD），肝脏病变及肝脏胶原纤维的影响

组　别	肝脏病损程度（平均分数）	肝胶原纤维程度（平均分数）	HA	Pro－Ⅲ－P	PLD
正常对照	0.75 ± 0.75**	0	30.0 ± 7.4	9.1 ± 5.1**	6.4 ± 0.3
CCl_4 损伤对照	21.25 ± 2.8	2.6 ± 0.7	845.2 ± 484.6	36.3 ± 9.6	8.7 ± 0.1
双环醇 200mg/kg × 6 周	9.9 ± 2.75*	1.3 ± 0.5*	95.1 ± 42.5**	12.4 ± 2.3**	8.1 ± 0.2**

与 CCl_4 损伤对照组比较：* $P < 0.01$，** $P < 0.001$。

表 23－19　双环醇对 CCl_4 所致肝纤维化大鼠血清 ALT，AST，白蛋白/球蛋白比例（A/G）及总胆红素（TB）的影响

组别	ALT（U/dl）	AST（U/dl）	TB（μmol/L）	A/G
正常对照	48 ± 32**	114 ± 15**	1.69 ± 0.33**	1.08 ± 0.23
CCl_4 损伤对照	1156 ± 300	1156 ± 172	13.74 ± 6.74	0.81 ± 0.17
双环醇（200mg/kg）	499 ± 54**	689 ± 60**	5.43 ± 3.25**	1.01 ± 0.14*

CCl_4 损伤对照组比较：* $P < 0.01$，** $P < 0.001$。

上述结果表明，双环醇对 CCl_4 所致大鼠肝纤维化有显著防治作用。已知贮脂细胞在肝纤维化形成过程中起重要作用，也是细胞外基质产生的主要来源。转化生长因子（TGF－

β1）则能刺激贮脂细胞增殖、胶原合成及其他细胞外基质因子包括 TGF－β1 本身的生成。

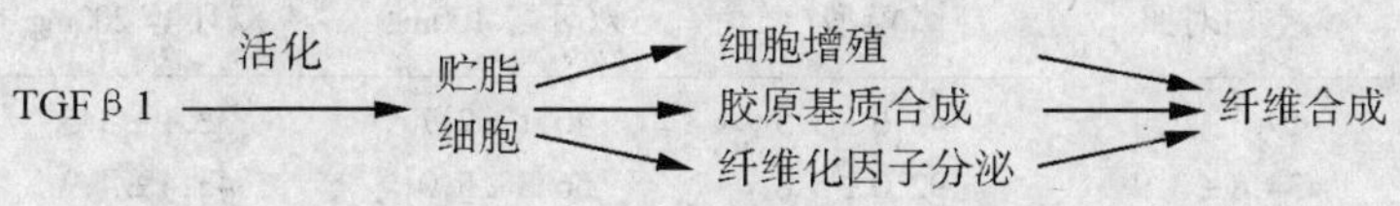

双环醇既然能够抗大鼠肝纤维化，其作用的机制是否与 TGF－β1 蛋白的表达有关系。为此，将上述肝纤维化大鼠试验中的正常对照组、CCl_4 损伤对照组及双环醇 200 mg/kg 治疗组大鼠肝脏用 SP－免疫组化染色法检查 TGF－β1 表达的情况。结果表明，CCl_4 肝纤维化大鼠肝 TGF－β1 的表达比正常对照高 4 倍，而用双环醇 200mg/kg 体重治疗组大鼠肝 TGF－β1 降低至接近正常对照组水平（图 23－19）。由此可见，双环醇抑制 TGFβ1 的表达至少是其抗肝纤维化作用机制中的一环。

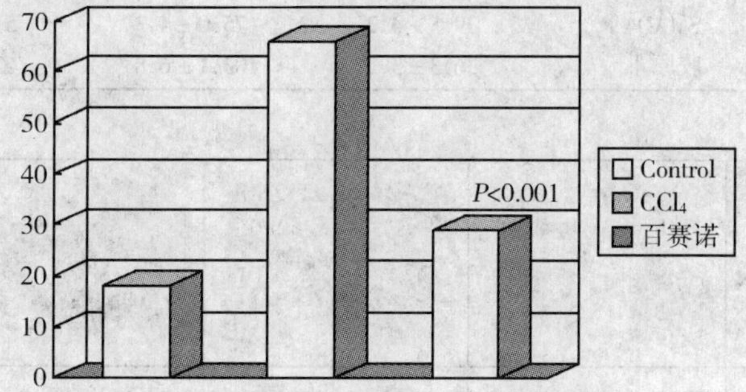

图 23－19　双环醇对 CCl_4 所致肝纤维化大鼠肝脏 TGF－β1 蛋白表达的抑制作用

（上述 SP 免疫组化法染色大鼠肝 TGF－β1 经图像扫描仪分析结果）

2．对小鼠肝纤维化的预防和逆转作用　每周给小鼠 ip CCl_4 2 次，CCl_4 浓度依次为 5% CCl_4 2 周，10% CCl_4 2 周，15% CCl_4 4 周，同时饮用含苯巴比妥钠 350mg/kg 纯净水，以造成肝纤维化。在预防试验中，于 ip CCl_4 次日开始，给药组口服双环醇，每日 1 次（星期日除外），连续 8 周，在治疗试验中，小鼠 ip CCl_4 8 周后，将其分组，停止 ip CCl_4，给药组口服双环醇，每日 1 次（星期日除外），连续 4 周。在预防和治疗试验中双环醇剂量均为 200，100mg/kg。另外，设阳性药秋水仙碱 0.1mg/kg 对照组。试验结束时，处死小鼠，分别测定血清中有关肝功能及肝纤维化指标，用免疫组化方法检测肝层连蛋白（FN）、基质金属蛋白酶（MMP－2）、组织 MMP－I 抑制因子（TIMMP）、血小板衍化生长因子（PDGF－BB）及 SMAD4 等 6 项指标。结果表明，双环醇既能预防肝纤维化的形成，也能促使已形成的肝纤维化的消退，血清及肝组织的各项肝纤维化指标均有明显改善（图 23－20，21 及表 23－20，21）。

表 23－20　双环醇对慢性 CCl_4 肝损伤小鼠肝脏的各项肝纤维化指标的预防作用

指标	空白对照	模型	双环醇 100mg	双环醇 200mg	秋水仙碱
MMP－2	18.5±3.1	55.8±5.0	44.7±3.7*	30.4±3.2 **	40.2±3.9 **
TIMP－1	36.4±2.7	107.2±9.7	76.2±6.9 **	56.2±5.3 **	80.3±5.1 **
FN	26.7±3.6	124.5±11.7	84.8±7.9 **	43.6±4.0 **	114.5±8.8
PDGF－BB	32.2±4.1	63.5±4.2	48.8±4.8 **	49.6±3.7 **	49.8±3.8 **
SMAD4	39.6±4.8	97.7±6.4	67.4±3.4 **	86.0±5.5*	80.4±5.3 **
胶原Ⅰ	35.2±4.0	123.1±9.4	83.2±4.5 **	90.8±4.3 **	104.1±9.1*

* $P<0.05$，** $P<0.01$ vs 模型组

表 23-21 双环醇对慢性 CCl_4 肝损伤小鼠肝脏的各项肝纤维化指标的促进消退作用

指标	空白对照	模型	双环醇 100mg	双环醇 200mg	秋水仙碱
MMP-2	19.3±2.9	43.6±3.5	40.1±2.7	32.1±3.5 **	37.2±3.6 *
TIMP-1	34.8±3.9	92.0±5.8	56.8±5.0 **	43.4±4.9 **	71.6±4.5 **
FN	27.5±3.2	102.5±6.9	61.4±6.3 **	38.4±5.5 **	79.6±6.8 **
PDGF-BB	32.6±3.4	44.4±4.0	42.6±5.1	47.2±2.9	48.6±3.6
SMAD4	39.5±4.2	75.0±4.3	51.4±4.4 **	73.8±4.5	74.2±3.9
胶原Ⅰ	36.3±3.2	103.1±6.8	62.4±5.2 **	69.4±6.5 **	87.0±7.6 **

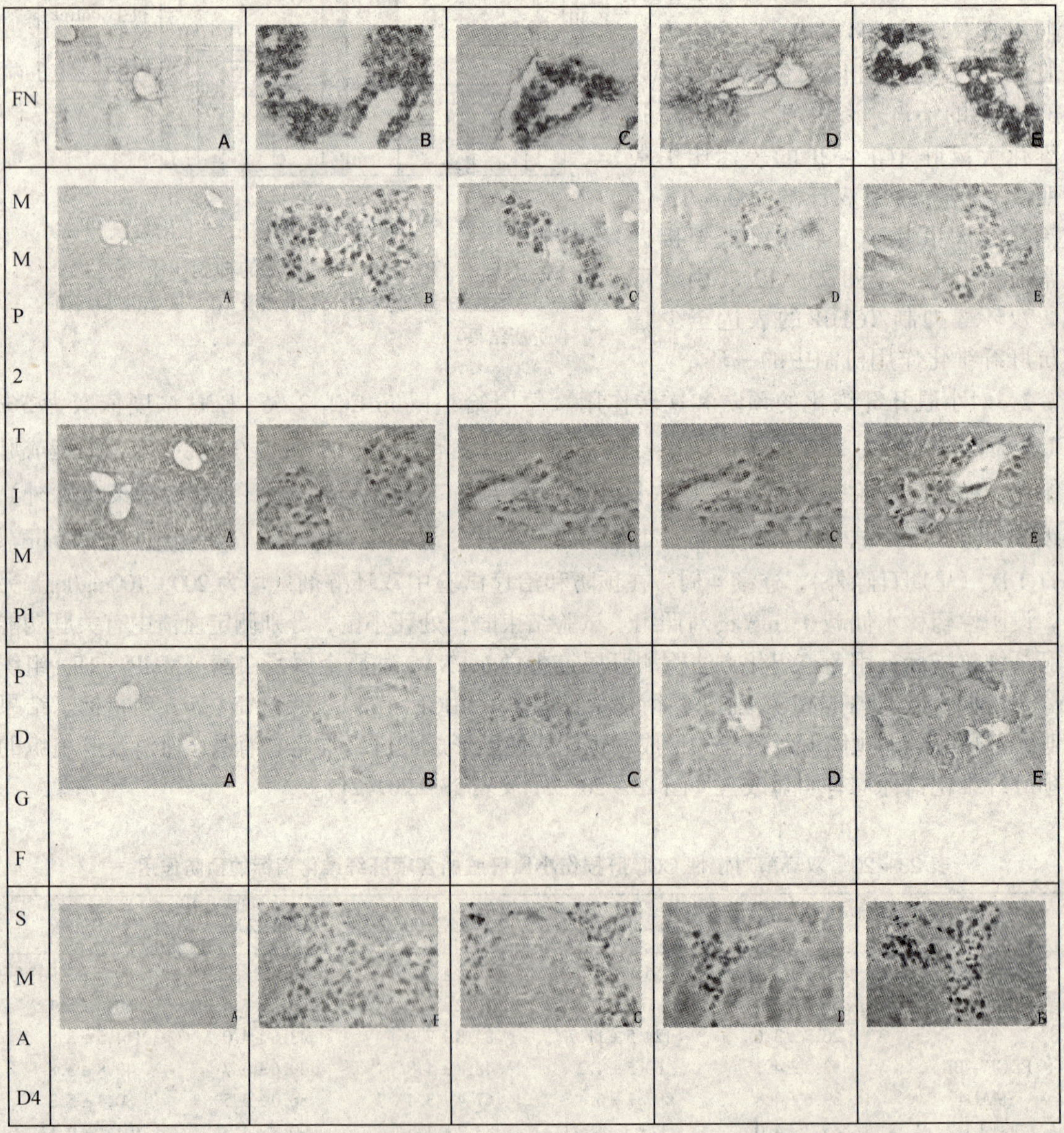

图 23-20 用免疫组化方法检测双环醇对小鼠纤维化肝层连蛋白（FN）、基质金属蛋白酶（MMP-2）、组织 MMP-I 抑制因子（TIMMP）、血小板衍化生长因子（PDGF-BB）及 SMAD4 等 6 项指标的预防作用

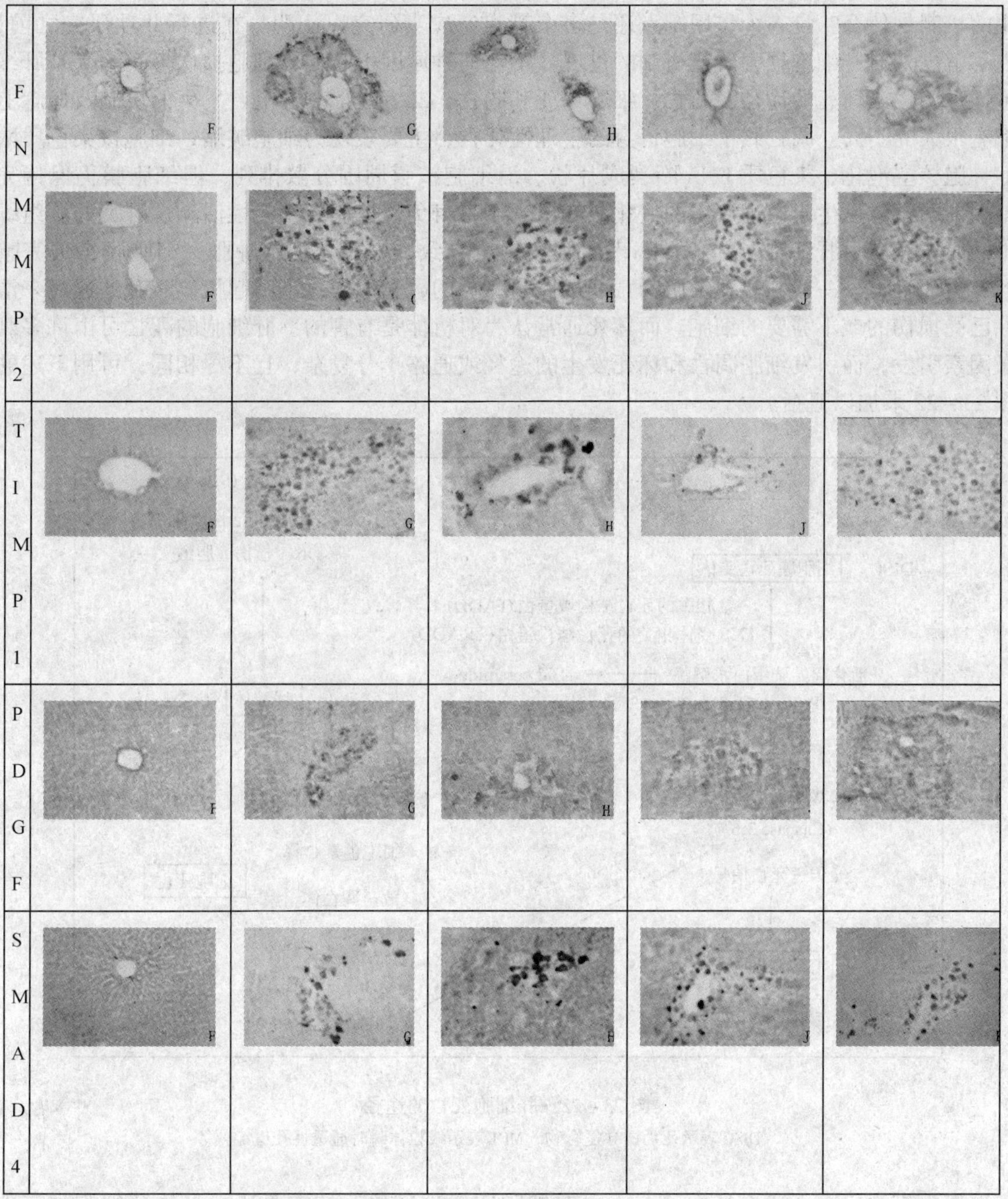

图 23－21　用免疫组化方法检测双环醇对小鼠纤维化肝层连蛋白（FN）、基质金属蛋白酶（MMP－2）、组织 MMP－I 抑制因子（TIMMP）、血小板衍化生长因子（PDGF－BB）及 SMAD4 等 6 项指标的治疗作用。

（五）抗肝细胞损伤作用的机制

如上所述，双环醇具有抗肝炎病毒、抗肝细胞损伤及抗肝纤维化等多方面的作用，其作用的机制是什么？是一个作用靶点还是多个靶点？应当研究以阐明。在进行此项研究之前，先了解国外对肝细胞损害研究机制的进展。不论何种原因引起的肝细胞损伤，其结果是肝细胞通过凋亡或坏死的途径而死亡。细胞坏死和凋亡，二者在形态学上、发生的机制及概念上都有很大的不同。凋亡属于细胞自身的生理性死亡，主要表现为细胞皱缩，细胞核染色质浓缩、胞核空泡化、染色质DNA断裂成片状、沿细胞核膜周围分散排列，但细胞膜仍保持完整性。凋亡常发生于生理环境的变化，亦出现于自身免疫性肝炎和慢性活动性肝炎的肝组织中。而坏死多由肝细胞受到各种病理因素作用所导致，表现为细胞肿胀、细胞膜丧失完整性，进而溶解。一般来说，细胞凋亡对机体是有益的，它可通过不引起机体紊乱的途径来清除已受损伤的或不需要的细胞。而坏死通常认为对机体是有害的。肝细胞的死亡可由许多刺激因素引发，而引发细胞凋亡和坏死发生的途径或通路十分复杂，且不尽相同，可用下述的图23－22来加以概括。

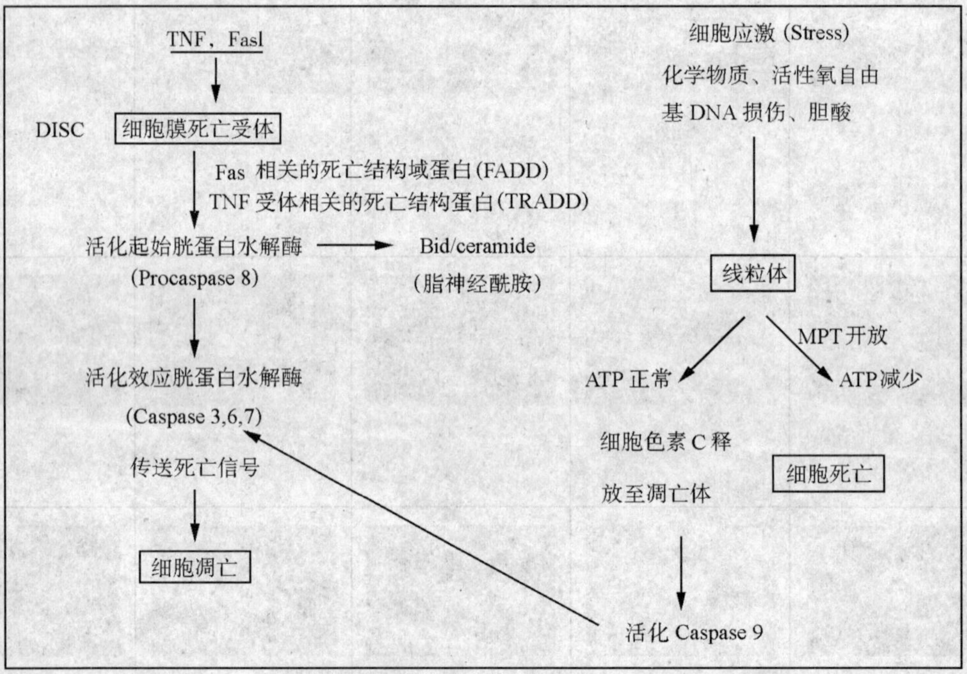

图23－22 肝细胞死亡的途径

DISC表示死亡诱导复合物，MPT表示线粒体瞬时通透性孔道

简而言之，在上述途径中，caspase对细胞凋亡途径的调控需要死亡受体及细胞内其他信号机制的参与，是细胞内很重要的调控凋亡的途径。线粒体在肝细胞死亡过程中起重要的作用，它受某些因素刺激后，释放可促进细胞凋亡的细胞色素C，也可通过开放线粒体的瞬时通透性孔道（MPT）引发连锁反应，如能量代谢未受损害，调控细胞凋亡，如果伴有能量代谢障碍则引发细胞坏死。故线粒体在肝细胞坏死中起着十分关键的地位。同时，与肝细胞

损伤密切相关的 BCl_2 蛋白质家族的作用也是通过线粒体的介导来完成。肿瘤坏死因子（TNF）、Fas 配基（Fasl）、活性氧自由基等内源性因子，通过相关的途径可诱发肝细胞凋亡或坏死。对肝细胞死亡机制的研究不只是对阐明肝实质细胞及非实质细胞死亡的抑制和活化过程有重要的意义，对探索更好的治疗肝病药亦有很重要的策略意义。

参照国外关于肝细胞死亡的机制研究进展情况，我们对双环醇抗肝细胞损伤的机制进行了下述的研究。

1．对肝脏 ALT 和 AST 活性及肝脏 ALT 酶蛋白量的影响　首先要回答的一个问题是：双环醇对肝损伤动物和肝炎病人之所以能降低 ALT 和 AST，是否双环醇为 ALT、AST 抑制剂？研究的结果表明，双环醇对血清和肝脏 ALT 和 AST 活性无抑制作用，亦不影响肝脏 ALT 酶蛋白量。这一结论基于下述的实验。

（1）对小鼠肝脏和血清 ALT 和 AST 活性的影响　将小鼠肝脏加生理盐水磨成 10%匀浆，取 20μl，另取小鼠血清 50μl，分别与溶于二甲基亚砜的双环醇 1mmol 于 37℃水溶温孵 8 小时，对照管加等体积二甲基亚砜。用试剂盒检测 ALT 及 AST 活性，结果见表 23－22。双环醇与肝脏匀浆及血清温孵 8 小时后，无论是自身前后或与不加药对照组比较，ALT 和 AST 活性几乎没有变化，说明双环醇并不抑制 ALT 和 AST 的活性。

表 23－22　双环醇与肝脏匀浆及血清温孵 8h 对 ALT 和 AST 活性的影响

组　别	ALT（U）		AST（U）	
	0h	8h	0h	8h
		肝　脏		
对照	498	487	1013	997
双环醇 1mmol/L	499	474	1012	992
		血　清		
对照	206	196	200	208
双环醇 1mmol/L	198	209	206	193

（2）对肝脏 ALT 酶蛋白含量的影响：虽然在上述试验中，双环醇对肝脏和血清 ALT 和 AST 活性没有抑制作用，该药对肝脏转氨酶蛋白量有无影响？有必要加以研究。为此，将小鼠肝匀浆采用生化学技术将 ALT 酶蛋白（AST 未做）分离纯化，经 SDS－凝胶电泳法证实为单一蛋白质，ALT 活性提高 245 倍。取此纯化的 ALT 蛋白 3mg 与完全福氏佐剂混合给家兔皮内多点注射，每周 1 次，共 5 次，使家兔产生抗 ALT 蛋白抗体。将免疫的家兔处死后取出血清，经免疫扩散法证实兔血清含有抗 ALT 抗体。取该血清 30μl 与适当量取自正常小鼠及用双环醇 150mg/kg 给药一次的小鼠 1%肝匀浆混合，用火箭免疫电泳（Rocket electrophorosis）法定量检测 ALT－抗 ALT 抗体蛋白复合物泳动的面积，实测出各斑点的面积平方毫米数。对照组 4 只小鼠肝 ALT－抗 ALT 蛋白复合物面积平均为 $82.3 \pm 6.8mm^2$，给双环醇组的 5 只小鼠该复合物面积平均为 $82.0 \pm 7.4mm^2$，二组间几乎没有差异（图 23－23）。表明双环醇对肝 ALT 蛋白含量亦无影响，AST 蛋白未进行此研究。

上述两项实验结果支持双环醇不是 ALT 和 AST 活性抑制剂，亦不降低肝 ALT 酶蛋白量。换言之，双环醇的降 ALT 和 AST 作用，不是通过抑制转氨酶活性或降低肝 ALT 酶蛋白量而实现。

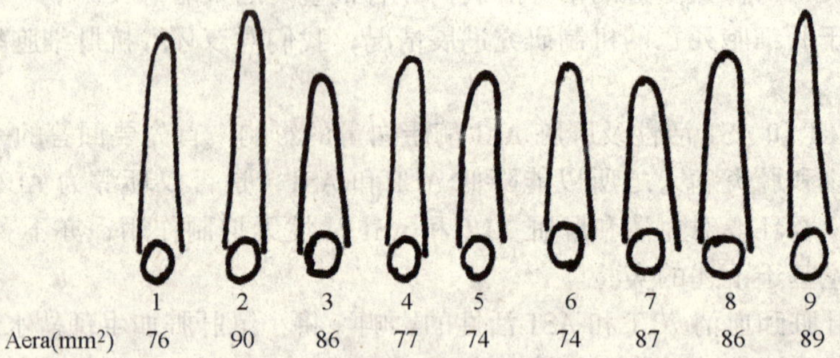

图 23-23　免疫火箭电标法检测双环醇对小鼠肝 ALT 蛋白量的影响

图中 1~4 号为正常对照小鼠肝，5~9 号为双环醇用药组小鼠肝

2．清除自由基、稳定肝细胞膜的作用　已知自由基能够引发生物膜脂质过氧化，从而损害膜的结构和功能。CCl_4 之所以能损害肝脏是由于它在肝脏内经药酶细胞色素 P450 代谢后生成三氯甲基自由基（$\cdot CCl_3$），后者引发肝细胞各生物膜的脂质过氧化，膜结构受损伤，肝细胞浆中 ALT 和线粒体中 AST 便释出细胞入血液，造成血清 ALT 和 AST 升高。既然双环醇对 CCl_4 等毒物所致肝损伤有保护作用，双环醇是否有清除自由基抗氧化作用？是否能维持肝细胞膜的稳定性？为回答上述问题，特进行了下述的实验。

（1）对 CCl_4 引起的肝脏微粒体脂质过氧化的抑制作用：微粒体实际就是细胞内质网的碎片，用超离心法制备小鼠肝微粒体用于脂质过氧化试验。取肝微粒体悬液 100μl 与不同浓度双环醇或赋形剂以及 NADPH（还原型辅酶Ⅰ）混合，于 37℃共同温孵 15 分钟。然后加 20μl CCl_4 以引发膜脂质过氧化，以丙二醛（MDA）生成量表示脂质过氧化的程度。结果如图 23-24 所示。加入双环醇 1×10^{-4}mol ~ 1×10^{-6}mol 能抑制 MDA 的生成，剂量-效应关系非常明显，10^{-4}mol 双环醇几乎百分之百地抑制 MDA 的生成。

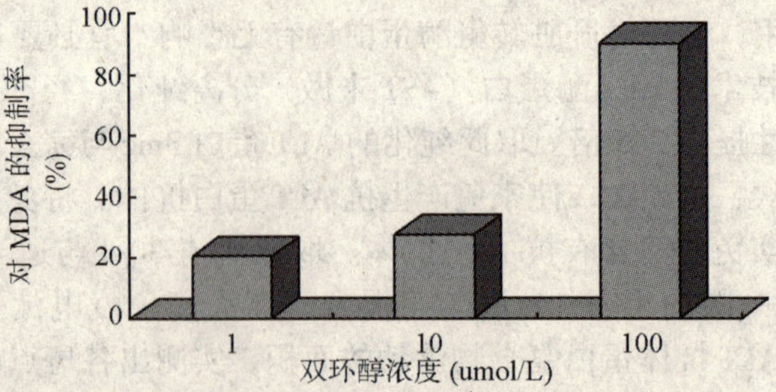

图 23-24　不同浓度双环醇对 CCl_4 引发的肝微粒体

脂质过氧化（MDA 生成）的抑制作用

上述结果为体外试验，为进一步证实双环醇在动物体内是否亦有抗脂质过氧化作用，给小鼠口服双环醇 300 mg/kg 体重一次或每日 1 次连续 3 次。给药 24 小时后，给小鼠一次腹腔注射 10% CCl_4 10 ml/kg 体重，90 分钟后，处死小鼠，用超离心法制备肝脏微粒体，测脂质过氧化产物共轭双烯含量。结果表明，双环醇无论给药 1 次还是 3 次，都能明显降低肝微粒体内共轭双烯含量，体外和体内结果一致，支持双环醇有抗氧化作用。

（2）对 $^{14}CCl_4$ 与肝微粒体脂质和蛋白质分子共价结合的抑制作用：CCl_4 代谢转化后生成的 $\cdot CCl_3$ 之所以能够引起膜过氧化损害，首先是 $\cdot CCl_3$ 与肝细胞生物膜大分子物质，如脂质和蛋白质进行共价结合（一旦结合，不易脱落），形成牢固的复合物，从而损害膜的结构和功能。在上述的体外和体内试验中，双环醇能显著抑制 CCl_4 引发的膜质过氧化。为进一步研究双环醇对 CCl_4 与肝微粒体脂质和蛋白质共价结合有无抑制作用，特用 ^{14}碳同位素标记的 $^{14}CCl_4$ 进行如下的实验。将小鼠肝微粒体预先与 1×10^{-4} mol/L 双环醇及 NADPH 于 37℃水温共同温孵 15 分钟，然后加入 0.5 微居 $^{14}CCl_4$，再温孵 60 分钟。停止反应后，分别提取肝微粒体脂质及蛋白质，用液体闪烁计数法测量 $^{14}CCl_4$ 在脂质及蛋白质中的放射性强度，以此表示共价结合的量，结果列于表 23－22。$^{14}CCl_4$ 主要与肝微粒体脂质共价结合，其结合量几乎为蛋白质的 10 倍。而双环醇 1×10^{-4} mol/L 对 $^{14}CCl_4$ 与肝微粒体脂质共价结合的抑制率达 94%，对与蛋白质共价结合的抑制率为 30.7%。说明双环醇对 $^{14}CCl_4$ 与肝微粒体脂质结合的抑制作用尤为显著。生物膜的主要成分是脂质，双环醇抗膜脂质过氧化作用可能主要是抑制了 CCl_4 与膜脂质的共价结合的结果。

表 23－23　双环醇在体外对 $^{14}CCl_4$ 与小鼠肝微粒体脂质及蛋白质共价结合的抑制作用

药物浓度	脂质中 ^{14}C 放射性		蛋白质中 ^{14}C 放射性	
	dpm	抑制%	dpm	抑制%
0	2048	0	242	0
双环醇 10^{-4}mol/L	117	94.3	158	30.7

（3）电子自旋共振法（ESR）检测双环醇捕捉 $\cdot CCl_3$ 自由基产生的试验：在上述的两项试验中，双环醇显示有抗脂质过氧化及抑制 $^{14}CCl_4$ 与肝微粒体大分子物质共价结合的作用。有必要进一步研究双环醇是否能捕捉 $\cdot CCl_3$ 自由基。自由基很不稳定，半衰期极短，用一般方法无法检测，只有加入自旋捕捉剂如 PBN，使其与自由基形成一个相对比较稳定的复合物，半衰期较长，可用顺磁共振仪检测到自由基复合物的信号，通过电脑自动计算出自由基信号量的多少。因此，本实验系将小鼠肝微粒体蛋白 2mg 与 1mol/L 双环醇、10mmol/L CCl_4、2.5mmol/L PBN 及适量 NADPH 在 37.2mmol/L Tris－HCl 缓冲液中（pH8.0），于 37℃温孵 20 分钟。用 CCl_4 提取 PBN 复合物，置小石英管中，用 ESR 技术检测 $\cdot CCl_3$ 信号量。从 ESR 图谱上可见到明显 $\cdot CCl_3$ 信号，加入 1mol/L 双环醇后，CCl_4 经代谢后转化生成的 $\cdot CCl_3$ 自由基信号显著减少，抑制率达 60%（图 23－25）。

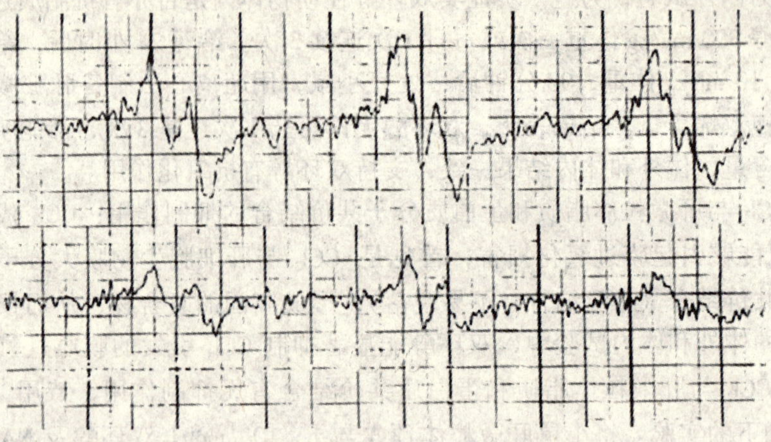

图 23-25 ESR 技术检测双环醇对 CCl_4 经 NADPH 还原的肝微粒体代谢后生成的·CCl_3 自由基的捕捉作用。

自由基有氧自由基和非氧自由基之分，CCl_3 为非氧自由基。双环醇有捕捉非氧自由基·CCl_3的作用，对氧自由基有无捕捉作用？为此，又利用大鼠腹腔中性粒细胞，加入佛波酯（PMA）以诱发白细胞呼吸爆发（respiratory burst），产生大量氧自由基，损害白细胞的溶酶体，释放溶酶体酶。另外，用黄嘌呤－黄嘌呤酶氧化体系以产生超氧阴离子和羟自由基。在上述两种实验体系中，双环醇均有抑制氧自由基的作用。文献报道，人肝细胞感染肝炎病毒后会产生许多炎症介质包括氧自由基在内，损伤肝细胞膜、线粒体及细胞核 DNA。上述的试验结果支持双环醇通过抗氧化，抑制自由基与膜大分子的共价结合以及捕捉自由基，从而维持肝细胞膜的稳定性，这应当是双环醇保肝作用机制中的一环。

3．对肝细胞线粒体损伤的保护作用　新近的报道指出，线粒体及其释放的细胞色素 C 在肝细胞坏死和凋亡中起至关重要的作用。ALT 和 AST 在肝细胞内分布的部位亦各异，ALT 存在于胞浆，而 AST 存在于线粒体。当线粒体受损伤后，AST 释放入胞浆，进入血液。药理学和临床试验研究中均发现，双环醇除降低血清 ALT 外，亦降低 AST，提示双环醇对线粒体损伤可能有保护作用。

（1）对肝细胞线粒体形态损伤的保护作用：为证实双环醇有抗肝细胞线粒体损害的可能性，给小鼠腹腔注射扑热息痛（AP）120mg/kg 体重以造成肝损害。于注射 AP 之前 3 天内，每日分别给小鼠口服双环醇 150mg/kg 或 50mg/kg 体重 1 次，共 3 日。将各组小鼠处死后，取出肝脏加磷酸缓冲液（pH7.4）磨成匀浆，分离线粒体，做电镜观察和测定 AST 等生化指标。与正常对照小鼠肝线粒体形态比较，注射 AP 的小鼠肝线粒体出现肿胀、空泡化、基质溶解等严重损伤性变化。用双环醇 150mg/kg 体重保护组小鼠于注射 AP 后，肝线粒体形态的上述损害显著减轻，基本上接近正常（图 23-26），双环醇 50mg/kg 的作用不如其 150mg/kg 显著。

（2）对肝细胞线粒体膜肿胀的保护作用：将上述分离的小鼠肝线粒体加入适量 Ca^{2+}（$CaCl_2$）以造成线粒体膜肿胀，用分光光度法于 520 nm 处测定线粒体混浊度的变化，混浊度

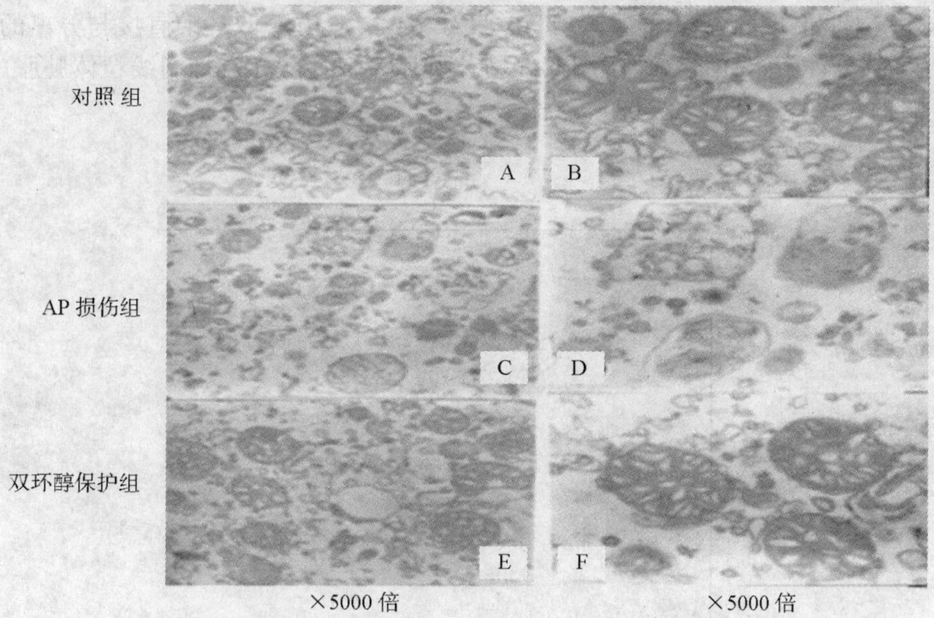

图 23－26　电镜观察双环醇对注射 AP 所致的小鼠肝线粒体损害的保护作用

之减低表示线粒体肿胀。结果发现，注射 AP 的小鼠肝线粒体之混浊度降低的数值比正常对照组还大，表示线粒体已处于肿胀状态。而用双环醇 50mg/kg 体重组小鼠的肝线粒体，于加 Ca^{2+} 后出现肿胀的情况基本上与正常对照组一样（图 23－27）。表示线粒体损害显著减轻，

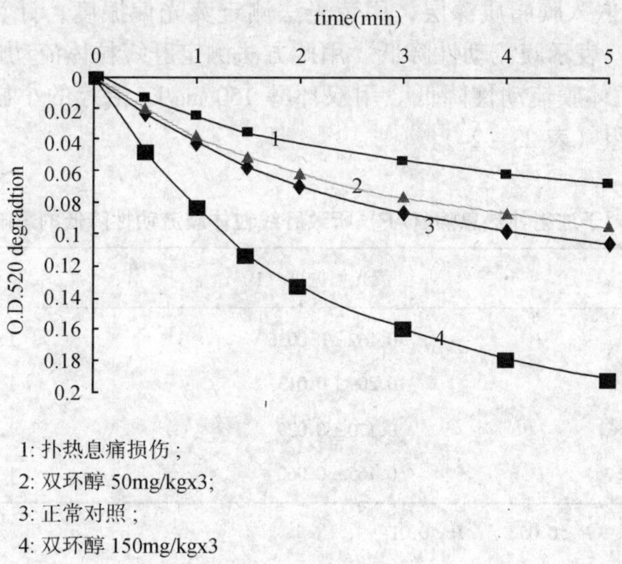

图 23－27　双环醇对注射扑热息痛的小鼠肝线粒体于体外加 Ca^{2+} 所引起的肿胀的保护作用

双环醇 150mg/kg 对肝线粒体肿胀的保护作用，甚至超出正常值。

在体外将不同浓度的（1×10^{-5}，1×10^{-4}，1×10^{-3} mol/L）双环醇直接与分离的小鼠肝线粒体温孵 15 分钟，然后加 Ca^{2+} 以引起线粒体肿胀。双环醇亦有抑制线粒体肿胀的作用，且有明显的量－效关系（图 23－28）。

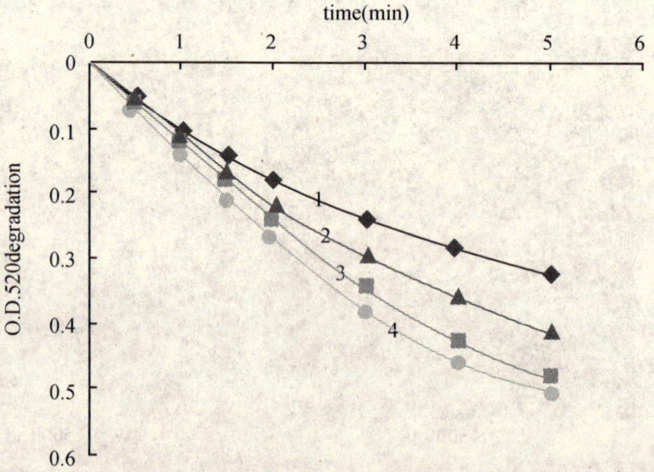

4：Ca^{2+} 处理对照线粒体

1,2,3：分别为双环醇 10^{-3},10^{-4},10^{-5}mol/L 处理线粒体

图 23－28 双环醇体外加药对 Ca^{2+} 引起的小鼠肝线粒体肿胀的直接抑制作用

用脂质探针 DPH 嵌入膜脂质深层，用荧光法测定荧光偏振度，计算膜微粘度（η）。荧光偏振度高 η 值亦高，表示膜流动性降低。用此方法测定肝线粒体流动性的结果表明，小鼠于注射 AP 后，肝线粒体膜流动性降低。用双环醇 150 mg/kg 治疗的小鼠肝线粒体膜的流动性基本接近正常对照组（表 23－24）。

表 23－24 双环醇对于注射扑热息痛（AP）所致肝线粒体膜流动性降低的影响（每组 8 只小鼠）

组 别	荧光偏振度（P）	微粘度（η）
正常对照	0.162 ± 0.0036**	1.126 ± 0.319**
AP 损伤对照	0.209 ± 0.013	1.671 ± 0.197
双环醇 150 mg/kg × 3	0.170 ± 0.029**	1.199 ± 0.303**
双环醇 50 mg/kg × 3	0.165 ± 0.060*	1.230 ± 0.447*

与 AP 损伤对照组比较：* $P<0.05$，** $P<0.01$

（3）对肝线粒体内 AST 及谷胱甘肽（GSH）含量降低的保护作用：用生化方法测定小鼠肝线粒体内 AST 水平及谷胱甘肽（GSH）的含量。结果显示，小鼠于注射 AP 2 小时后，线粒体内 AST 和 GSH 均显著降低。用双环醇 150mg/kg 治疗组，线粒体内 AST 和 GSH 均无明显降低，表 23 – 25 反映线粒体的损伤减轻。双环醇 50mg/kg 的作用不如 150mg/kg 明显。

表 23 – 25　双环醇对小鼠于注射扑热息痛（AP）后 2h 肝线粒体内 AST 和 GSH 水平下降的保护作用（每组 8 只小鼠）

组别	AST（U/mg 蛋白）	GSH（μmol/g 蛋白）
正常对照	274 ± 30**	47.97 ± 11.43*
AP 损伤对照	224 ± 24	34.33 ± 5.10
双环醇 150 mg/kg × 3	272 ± 47*	46.72 ± 13.55*
双环醇 50 mg/kg × 3	237 ± 39	48.59 ± 14.76*

与 AP 损伤对照比较：* $P < 0.05$，** $P < 0.01$。

（4）对肝线粒体受损害后释放细胞色素 C 的保护作用：肝线粒体受损害后，释放细胞色素 C，是启动细胞坏死和凋亡的信号因子。用 Western Blot 法检测注射 AP 小鼠肝细胞浆液中细胞色素 C 蛋白。结果显示，双环醇治疗小鼠肝细胞浆液中细胞色素 C 释放的量减少。

（5）对肝线粒体受损害后能量代谢障碍的保护作用：用顺磁共振检测小鼠肝线粒体能量代谢指标，如 ATP 和磷酸肌酸（PCP）的变化。发现注射 AP 后，ATP 和 PCP 都减低，表示能量代谢障碍。而用双环醇治疗的小鼠，肝线粒体 ATP 和 PCP 含量均明显提高。

以上这些结果一致支持双环醇可保护肝线粒体免受损害。这应当也是该药保肝作用机制中的又一个环节。

4．抗肝细胞凋亡的作用　人病毒性肝炎是病毒嵌入肝细胞核 DNA，故能不断复制。近年来国外有人报道，肝细胞凋亡在病毒性肝炎的病理生理学中有重要意义，而抑制肝细胞凋亡将会是治疗病毒性肝炎的一条新途径。为对双环醇药理作用的性质有更多了解，特给小鼠从尾静脉注射 Con A 以诱发免疫性肝炎，造成肝细胞核 DNA 损伤及凋亡，采用多种方法观察双环醇的作用。

（1）对刀豆蛋白（Con A）诱发的小鼠肝细胞凋亡的抑制作用：结果发现，小鼠于注射 Con A 后，肝细胞核 DNA 断裂为小分子 DNA 增加，凝胶电泳图像中出现 DNA 梯状条带（图 23 – 29），由线粒体释放到胞浆液的细胞色素 C 蛋白量增加（图 23 – 30）。当小鼠于注射 Con A 前预先每日一次口服双环醇 150mg/kg 体重，连续 3 天，Con A 引起的上述的肝细胞核 DNA 降解和梯状条带的出现以及细胞色素 C 的释放均明显减少。另外，将小鼠肝细胞核 DNA 提出或用纯的 DNA 在体外与氧自由基产生系统（硫酸铜 – 维生素 C – 过氧化氢混合液）共同温孵一定时间，用超微弱化学发光仪能检测出 DNA 受损伤后化学发光强度的增多。加入不同浓度双环醇后，上述的化学发光呈剂量依赖性地减弱（图 23 – 31）。表示 DNA 受损伤的程度减轻。在另一试验中发现，小鼠于注射 Con A 后数小时内，血清肿瘤坏死因子（TNF）降低，肝脏内过氧化氢含量均显著升高。小鼠预先用双环醇处理 3 天后，血清中 TNF（图 23 – 32）及肝脏内 H_2O_2 含量均明显降低。由此推论，双环醇通过对细胞因子如 TNF 和 H_2O_2 及细胞色素 C 的阻抑作用而抗肝细胞的凋亡。这是双环醇保肝作用机制中重要的一环。

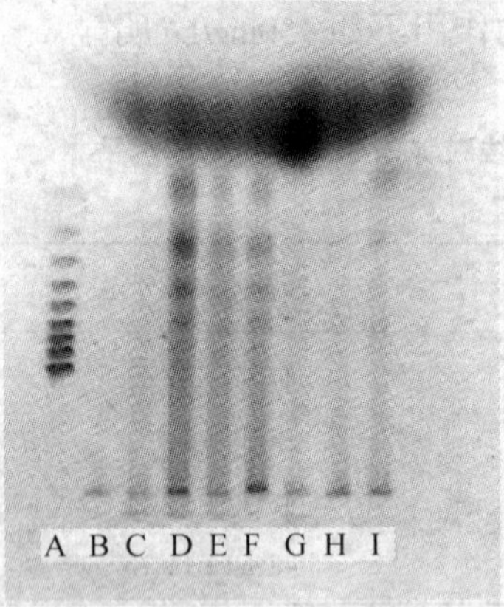

组 别	凋亡百分率（%）
正常组	0（0/9）
Con A 组	100（9/9）
双环醇组	25*（2/8）

$P<0.01$，括号内为小鼠只数

A，标准品不同分子量 DNA
B，C．正常对照组
D，E，F，Con A 模型对照组．
G．H．I．双环醇 150mg/kg 治疗组

图 23－29 双环醇对小鼠于注射 Con A 后出现肝细胞 DNA 梯状条带的影响检测

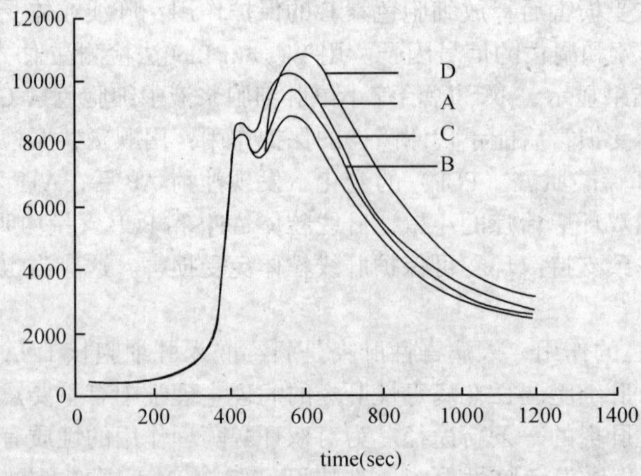

图 23－30 双环醇体外加药对氧自由基产生系统引起的纯 DNA 的氧化性损害的直接保护作用（超微弱化学发光法检测）

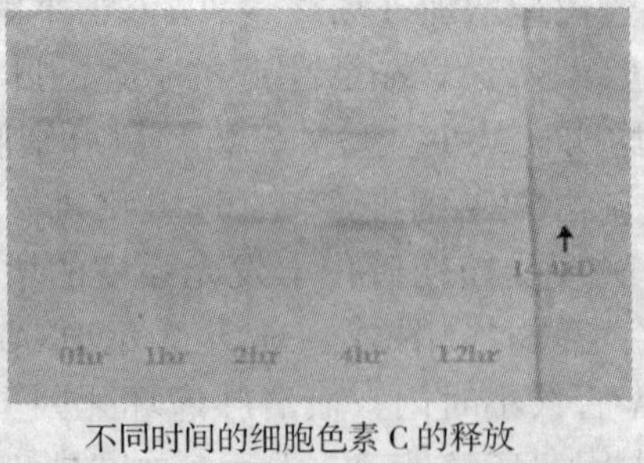

不同时间的细胞色素 C 的释放

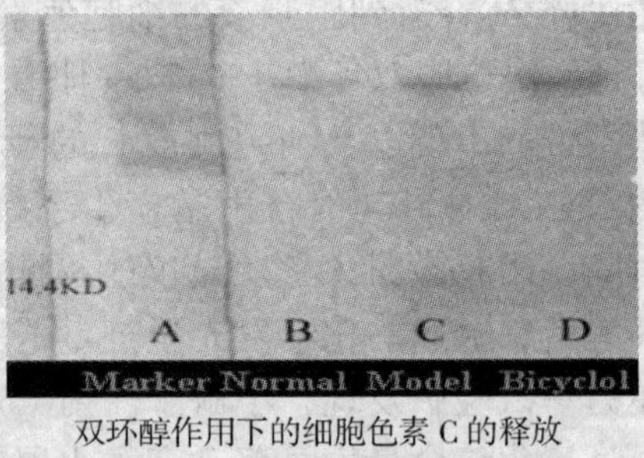

双环醇作用下的细胞色素 C 的释放

图 23－31 双环醇对小鼠于注射 Con A 后肝线粒体细胞色素 C 释放的阻抑作用（Western Blot 法检测）

5．双环醇对 Con A 诱导 T 淋巴细胞 Fas/FasL 的调控作用　上述的两项实验结果表明，双环醇对免疫性肝损伤有保护作用，并能抑制肝脏 Fas/FasL 的表达。已知，淋巴细胞的活化在免疫介导的肝损伤中起着关键的作用。为了研究双环醇对免疫介导的肝损伤的保护作用是否与其抑制淋巴细胞活化有关，我们以小鼠脾脏 T 淋巴细胞为研究对象，以 Con A 为免疫刺激剂，在体外和体内研究了双环醇对 T 淋巴细胞活化的影响。在体外实验中，用 MTT 法检测 Con A 10μg/ml 诱导小鼠脾脏 T 淋巴细胞的增殖。RT－PCR 法测定 IL－2 mRNA 的表达，Western blotting 测定 MAP kinase 的磷酸化和 IκB 的磷酸化。体内实验中，流式细胞术检测静脉注射 Con A 23mg/kg 24 小时后脾脏 T 淋巴细胞的凋亡。以流式细胞术检测静脉注射 Con A23mg/kg 2 小时后 T 淋巴细胞 Fas 和 FasL 的表达。结果表明，小鼠口服双环醇能显著抑制 Con A 诱导的淋巴细胞凋亡和细胞表面

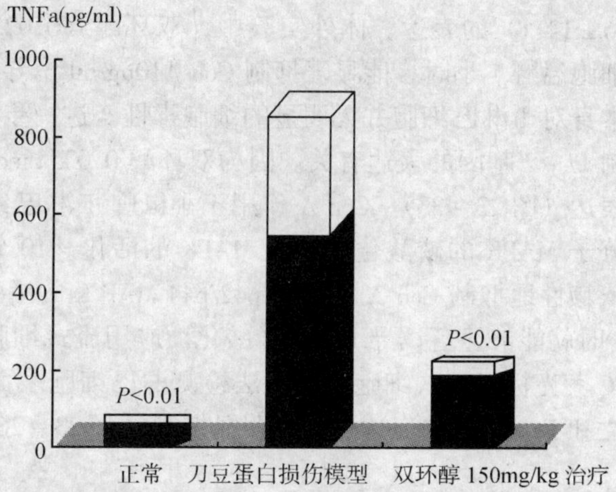

图 23－32　双环醇对小鼠于注射 ConA 后血清 TNF（水平升高的抑制作用（ELISA 检测）

A

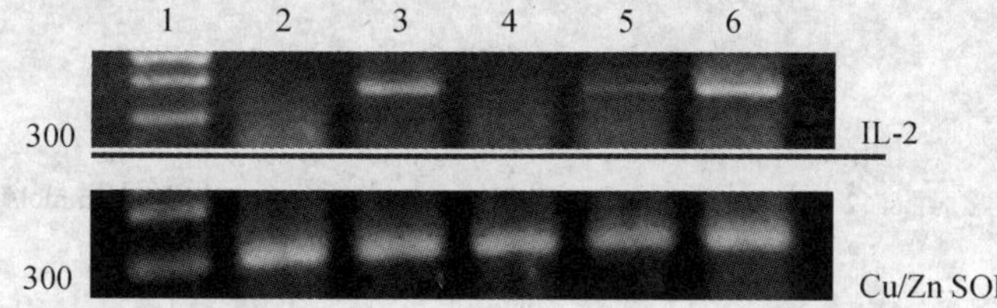

1 标准品，2 正常对照，3 Con A 10μg/ml，4 双环醇 0.5mM，5 双环醇 0.1mmol/L，6 双环醇 0.5mmol/L

B

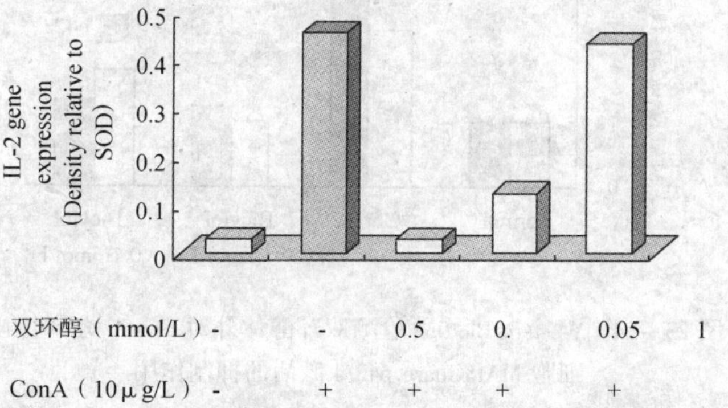

图 23－33　RP－PCR 检测双环醇体外对 Con A 诱导小鼠脾淋巴细胞 IL－2mRNA 表达的抑制作用（B 与 Cu/Zn SOD mRNA 相对比值）

蛋白 Fas（双环醇 6.5±3.6 vs Con A 组 26.9±11.4）和 FasL（双环醇 10.4±2.39 vs Con A 组 31.6±14.1）的表达。体外实验中，双环醇（0.025mmol/L~0.5mmol/L）预先与小鼠脾 T 淋巴细胞温孵 1 小时，能显著抑制 Con A10μg/ml 诱导的 T 淋巴细胞的增殖。而上述浓度的双环醇本身对 T 淋巴细胞并无明显的细胞毒性。进一步的研究表明，双环醇的上述抑制作用与其抑制 IL-2 基因的表达有关。因为双环醇 0.025mmol/L~0.5mmol/L 能够明显抑制 IL-2mRNA 的表达（图 23-33)。Con A 作用于小鼠脾 T 淋巴细胞后 5 分钟便能显著诱导细胞内信号传导分子 MAPK 的磷酸化，导致 MAPK 的活化，10 分钟活化程度进一步增加。双环醇能够剂量依赖性地抑制 Con A 诱导的 p42/p44 MAP K 的磷酸化（图 23-34)。Con A 与脾 T 细胞温孵 1 小时就能够显著诱导 IκB 的磷酸化。应用流式细胞术测定了脾脏 T 淋巴细胞的凋亡。应用 FITC 荧光标记流式细胞术的方法检测淋巴细胞表面 Fas 和 FasL 的表达。结果 T 淋巴细胞的凋亡和 Fas/FasL 的表达均受到明显抑制（表 23-26)。

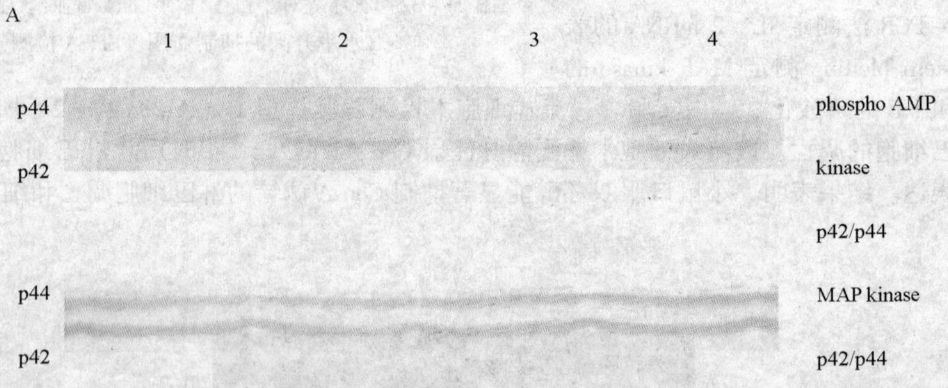

1 正常对照，2 Con A 10μg/ml，3 双环醇 0.5mmol/L，4 双环醇 0.1mmol/L

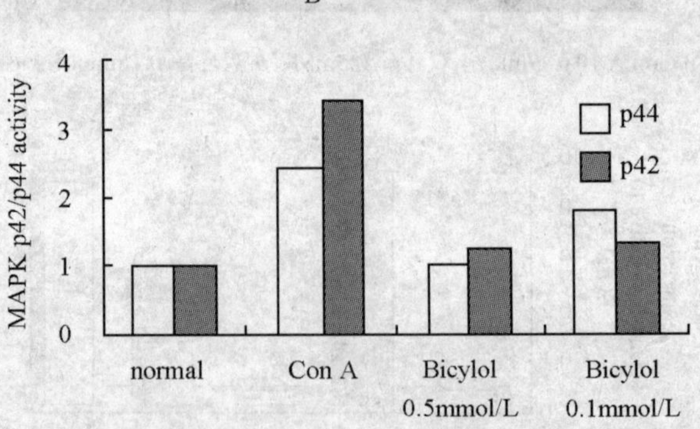

图 23-34 Western Blotting 检测双环醇体外对 Con A 诱导小鼠脾淋巴细胞 MAPKinase p42/4 激活的抑制作用

结论：双环醇能够抑制 Con A 诱导的 T 淋巴细胞活化，通过下调 Fas、FasL 和 IL－2 基因的表达，抑制 MAPK 的磷酸化和 IκB 的降解，从 IκB 的降解。双环醇 0.5 和 0.1mM 均能抑制 IκB 的磷酸化和降解并释放 NF－κB 入核（图 23－35）。体内实验中，给小鼠灌胃双环醇 200mg/kg 和 100mg/kg 3 次，末次给药后一小时静脉注射而抑制淋巴细胞的增殖。

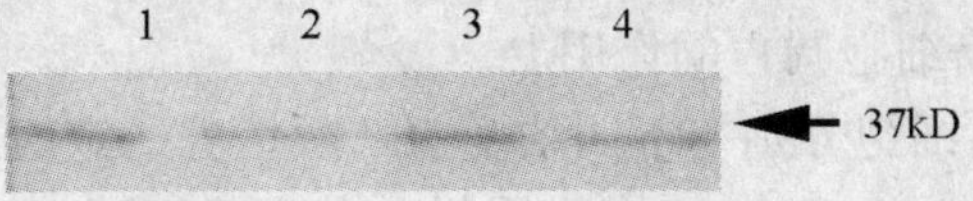

1 正常对照，2 Con A 10 μ g/ml，3 双环醇 0.5mmol/L，
4 双环醇 0.1mmol/L

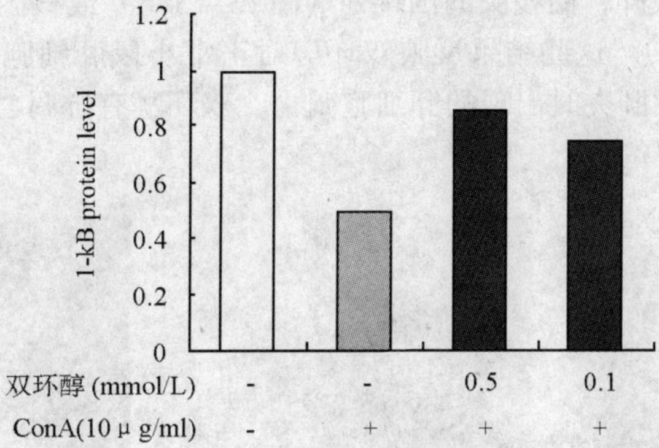

图 23－35　Western Blotting 检测双环醇体外对 Con A 诱导小鼠脾淋巴细胞 IκB 降解的抑制作用（B）

IκB

蛋白水平与正常对照的比值

表 23－26　流式细胞术检测双环醇体内给药对 Con A 诱导小鼠脾淋巴细胞 Fas/FasL 表达的下调作用

组别	Fas/FasL	抑制率（%）
正常对照	4.43 ± 0.53* / 2.78 ± 2.15*	
Con A 23mg/kg	26.87 ± 11.45/31.61 ± 14.22	
Con A + 双环醇 200mg/kg	6.54 ± 3.56 * /10.44 ± 2.39*	90.9/73.4
Con A + 双环醇 100 mg/kg	12.82 ± 7.7/13.72 ± 2.7	62.6/62.1

Data are $\bar{x} \pm s$ of 3 mice/group. * $P < 0.05$ vs Con A.

（六）诱导肝癌细胞分化及癌化学预防的作用

已知乙肝和丙肝患者中，有一部分人经过若干年后可演变为肝癌。虽然其肝癌发生的机制尚不清楚，但 90% 左右肝癌病人伴有病毒性肝炎病史则是不争的事实，说明肝癌与肝炎二者有非常紧密的关系。目前，慢性乙肝和丙肝的治疗需要长期用药，如果一种治疗慢性肝炎药有阻断肝癌发生的潜力，这类药物将会有很大的价值。另外，人肝细胞感染病毒肝炎后对凋亡的易感性差，不容易凋亡，这或许是肝癌发生的原因之一。基于以上的事实，令人想到双环醇对肝癌及肝癌的发生是否有阻抑作用？为此做了以下研究。

1．诱导人肝癌 Bel7401 和 HepG2 细胞凋亡和分化的作用　首先利用两种人肝癌细胞株 HepG2 和 Bel－7402。观察双环醇对细胞增殖、凋亡、甲胎蛋白分泌及其基因表达、癌细胞分化等的影响以及诱导肝癌细胞凋亡的作用。

当 HepG2 和 Bel－7402 细胞分别与不同浓度双环醇培养一定时间后，用 MTT 法检测细胞增殖率。发现双环醇（1～5）$\times 10^{-4}$mol/L 能抑制上述两种癌细胞的增殖。双环醇 5×10^{4}mol/L 则引起细胞凋亡，表现在凝胶电泳图像中出现癌细胞核 DNA 梯状条带，细胞形态上出现典型的凋亡特征，核仁裂碎，向核膜周围排列（图 23－36A）或核固缩，核染色质出现“花斑状”变化（图 23－36B）。这些结果反映双环醇对正常小鼠肝细胞与人肝癌细胞的作用不同。在 Con A 诱发免疫性肝炎时出现的肝细胞凋亡，双环醇有抗凋亡作用，而对人肝癌细胞 HepG2 和 Bel－7402 则诱导凋亡。

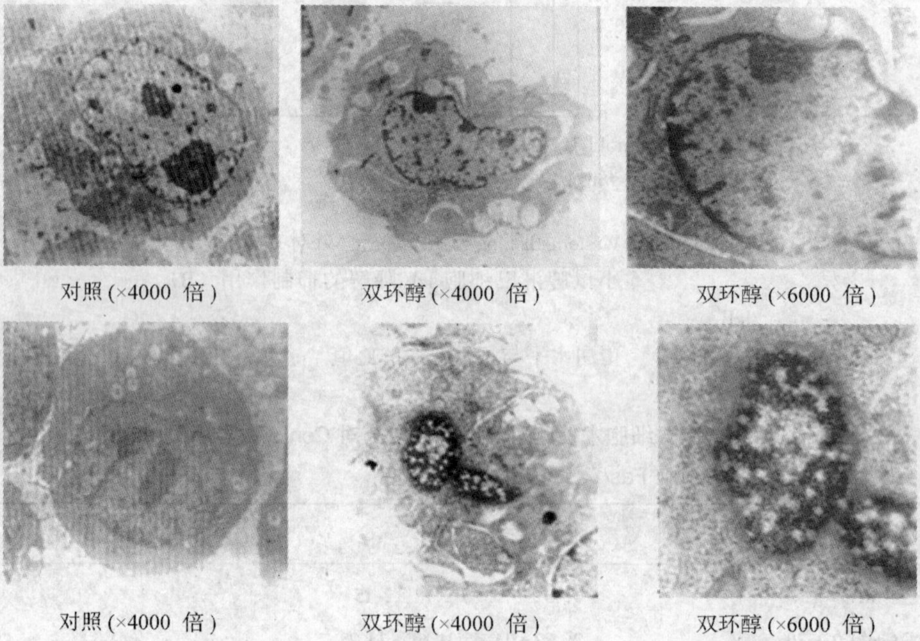

图 23－36A－B　在双环醇作用下，人肝癌细胞 HepG2 形态学特征的变化
（双环醇 5×10^{-4}mol/L 培养 3 天后的电镜照片）

正常肝细胞一旦转变为肝癌细胞后，许多表征发生变化，例如，肝癌细胞分泌甲胎蛋白，这是诊断早期肝癌发生的一种有用的生化指标，γ－GT 活性增高，而肝癌细胞合成白蛋白的功能及酪氨酸转移酶（TAT）活性低下。肝癌细胞的这些特异性表征可被一些药物，如维胺类化合物所诱导而逆转，从恶性变向良性分化，此谓诱导癌细胞分化（inducing cell differentiation）。既然双环醇有诱导肝癌细胞凋亡的作用，该药是否亦能诱导癌细胞分化？研究

的结果表明，当 Bel－7402 和 HepG2 细胞与适当浓度双环醇共同培养一定时间后，用试剂盒检测上述的培养液中甲胎蛋白、γ－GT、白蛋白及 TAT 活性。结果表明，双环醇 5×10^{-4} mol/L 能显著抑制甲胎蛋白的分泌量及 γ－GT 活性，而明显刺激白蛋白合成及提高 TAT 活性（图 23－37，38）。提示在双环醇作用下，肝癌细胞出现了分化现象，亦即诱导恶性变细胞向良性细胞方向分化，这是双环醇药理作用的又一特点。

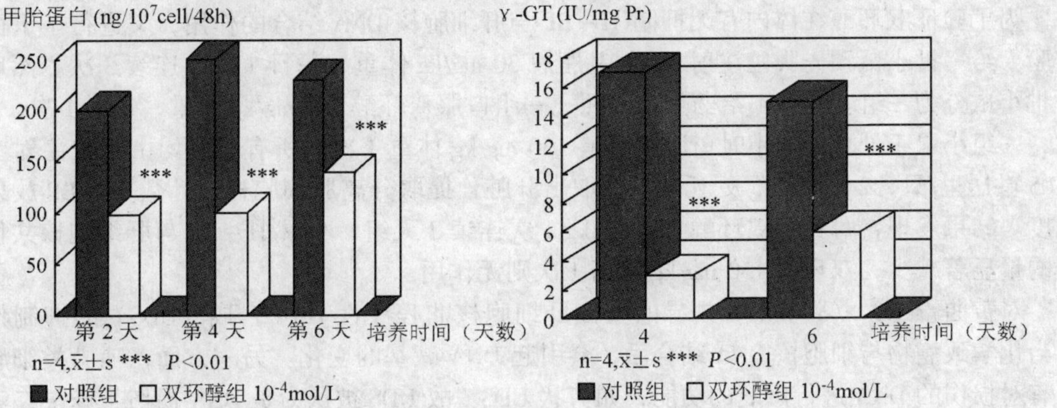

图 23－37　双环醇对人肝癌细胞株 Bel－7402 分泌甲胎蛋白及 γ－GT 酶活性的抑制作用

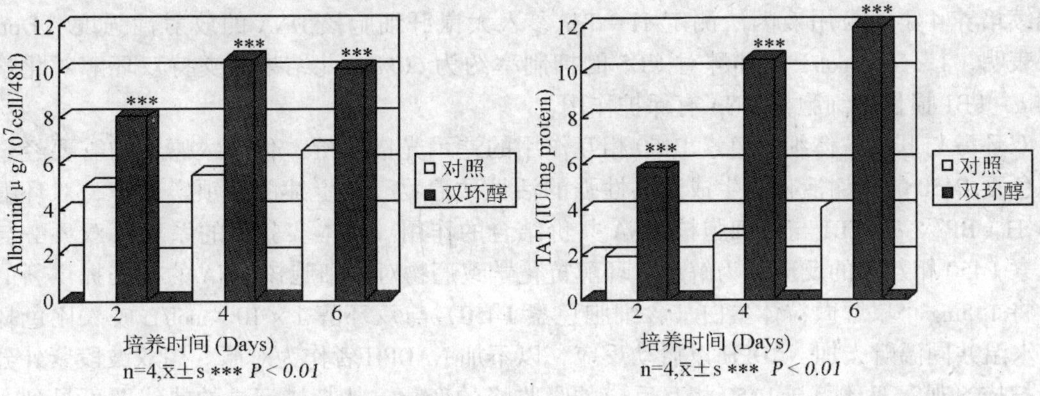

图 23－38　双环醇对人肝癌细胞株 Bel－7402 分泌白蛋白及 TAT 酶活性的刺激作用

以上结果来自体外试验，为进一步了解双环醇对肿瘤的影响，又对小鼠移植性 Lewis 肺癌小鼠进行研究。发现，双环醇较大剂量（300mg/kg）口服，每日 1 次，连续 10 天，对肿瘤生长的抑制率可达 50%左右，说明双环醇有一定抗癌活性。

2．对细胞体外恶性转化的影响及其机制　肝癌的发生除与肝炎病毒感染有密切关系外，某些化学致癌物如苯并芘（BP）、黄曲霉毒素 B1（α－FB1）、亚硝胺类亦可诱发癌变。如前所述，双环醇对肝损伤有保护作用，有诱导人肝癌细胞凋亡及分化的作用。该药对化学致癌剂所致肝脏毒性及癌前期病变的影响如何？值得研究。为此，进行了下述的实验。

(1) 对化学致癌剂损害肝细胞核的预防作用

对3H－BP与小鼠肝细胞核DNA共价结合的阻抑作用　将正常小鼠肝脏制备细胞核，取肝细胞核DNA 1mg预先分别与不同浓度双环醇于37℃水温共同温孵15分钟，然后加入^3H－BP 1微居里/10μl，0.4mg还原型辅酶Ⅱ（NADPH），继续温孵30分钟，提取和计数肝细胞核DNA中的^3H－BP放射性强度。结果表明，双环醇1×10^{-4} mol/L能抑制^3H－BP与肝细胞核DNA的结合，抑制率达50%左右。

为了验证双环醇在体内有无抑制^3H－BP与肝细胞核DNA结合的作用，又进行了下面的实验。给一批小鼠预先腹腔注射3－甲基胆恩30 mg/kg体重，每日1次，连续3次。然后将这批小鼠分为3组。一组不给药作为对照，一组口服双环醇150 mg/kg体重，每天1次，共3次，一组小鼠于处死前2小时口服双环醇150 mg/kg体重1次。所有小鼠均由腹腔注射^3H－BP 5微居里/只，2小时后，处死小鼠，取出肝脏，提取分离肝细胞核，计数^3H－BP放射性强度。结果发现，每日给双环醇150 mg/kg 1次连续3天组，小鼠^3H－BP与肝细胞核共价结合的量显著减少，双环醇150 mg/kg给药1次则无作用。

对黄曲霉毒素（α－FB1）诱导的大鼠肝细胞核非程序性DNA合成（UDS）的抑制作用　当化学致癌物与细胞核DNA结合后，会引起DNA碱基的变化。另一方面，哺乳类细胞内又有对损伤的DNA进行修复的功能，如剪状UDS。故UDS被认为是DNA损伤与修复二者的标志。本实验用胶原酶灌洗法将大鼠肝细胞分离，取10^5个肝细胞悬液与含有羟基脲10mmol的Eagle培养基放入5毫升培养瓶，置95% O_2－5% CO_2培养箱37℃培养1小时，然后加入1×10^{-7} molα－FB1及10μl（0.5微居里）^3H－胸腺嘧啶核苷（^3H－Tdr）以及5×10^{-4}mol/L双环醇继续培养4小时，用液闪法测定^3H－Tdr参入大鼠肝细胞核DNA的放射性强度（Dpm）。结果表明，1×10^{-3}mol/L双环醇对UDS的抑制率约为50%，此结果亦支持双环醇对化学致癌物α－FB1损伤肝细胞核DNA有保护作用。

双环醇与肝微粒体细胞色素P450相互作用的差示光谱分析　化学致癌物均需要经过肝细胞色素P450的代谢活化，生成亲电性强的活性致癌物。在上述的两项实验中，双环醇有阻抑^3H－BP及α－FB1与肝细胞核DNA共价结合的作用。故本实验目的系观察双环醇与细胞色素P450相互间的反应，为解释双环醇抗化学致癌物对肝细胞核DNA的损伤提供新的依据。将1.5mg小鼠肝微粒体蛋白（含细胞色素P450）与双环醇1×10^{-3}mol/L放入比色杯于37℃水温共同温孵，加NADPH以启动反应，以不加NADPH者作为对照。用双波段紫外分光度计扫描，观察双环醇与P450相互反应的吸收峰的变化。从扫描记录的曲线图可见到，于455 nm处出现一明显的吸收峰（称Sorret峰），代表双环醇与P450相互反应所产生的复合物。

许多事实证明，化学致癌物在与DNA的亲核性中心共价结合之前，需要经肝P450代谢活化后生成亲电性终末致癌物，最终导致DNA损伤和基因突变。所以，化学致癌物与DNA的结合是启动肿瘤发生重要的一步。苯并芘（BP）在有NADPH存在下，经位于肝细胞核膜的多环芳烃羟化酶（AHH）代谢活化后，生成亲电性活性中间代谢物，然后与DNA的亲核性中心结合。本实验结果表明，双环醇能显著抑制3H－BP与肝细胞核DNA的共价结合，而且剂量－效应关系明显。

化学致癌剂一旦与DNA结合后，引起DNA结构和功能损害。哺乳类细胞同时有修复

DNA 损伤的能力，如 UDS，DNA 修复的程度取决于 DNA 受损伤的程度，UDS 增高表示 DNA 损伤加重，α－FB1 能引起大鼠肝细胞核 UDS 增加，表示 DNA 损伤的加重。双环醇能抑制 α－FB1 所引起的 UDS 的增加，亦即双环醇有抗 DNA 损伤的作用，双环醇的这一作用的机制是什么？或许是该药阻抑了 α－FB1 与肝细胞核 DNA 的结合，或许是改变了 α－FB1 在肝细胞内的代谢途径。从差示光谱中可看出，双环醇能与肝细胞色素 P450 相互作用后生成一复合物，这或许可为双环醇阻抑^{3}H－BP 与 DNA 的结合以及 α－FB1 引起的 UDS 增加提供一种解释。因为双环醇与 P450 复合物的形成表示双环醇与 P450 分子中的铁卟啉环中心相结合，占据了该位置，从而阻止了其他依赖 P450 代谢的化合物与 P450 的结合，进而影响其代谢活化。总而言之，双环醇对化学致癌剂损害肝细胞核 DNA 有保护作用的这个事实，提示该药在预防肿瘤发生中有它的潜在价值。

（2）对 3T3 细胞体外恶性转化的影响及其机制：上述的试验中，双环醇显示有阻抑化学致癌剂如 BP 及 α－FB1 对动物肝细胞核 DNA 损伤的作用。为进一步研究双环醇在癌变中可能的化学预防作用，又从多方面进行研究。癌症的化学预防作用是指对化学致癌的抑制，其可靠的研究指标既包括体外的抗突变、抗染色体或 DNA 损伤、抗氧化和抑制细胞恶性转化的实验，又包括体内致癌物诱发癌变或癌前病变的抑制实验等。其中，以体外细胞转化和体内癌变模型最能反映药物真实的预防癌变作用。在体外，有许多致癌剂可直接或间接地诱发多种正常细胞向恶性细胞转化，并以转化小鼠胚胎成纤维 Balb/3T3 细胞的模型为最常用。其中，使用 3－甲基胆蒽（3－MC）和佛波酯（PMA）二阶段转化 Balb/3T3 细胞的模型研究得较为成功并易于转化成功。目前，体内研究癌变机制及其化学预防的模型很多，用于肝癌变的模型亦很多，并以使用二甲基亚硝胺（DMN）作致癌剂，部分肝脏切除为促癌因素模型研究的最为详细。鉴于双环醇具有抑制化学致癌剂如 BP 和 α－FB1 对大小鼠肝细胞核 DNA 损伤的作用，因此又选择体外 3－MC 和 PMA 联合诱导小鼠 Balb/3T3 细胞转化及体内用 DMN 诱发大鼠肝癌前病变两种化学致癌模型，研究双环醇的化学预防作用，并探讨其作用相关机制。

体外 Balb/3T3 细胞恶性转化试验　在体外 3－MC 2μg/ml 和 PMA 100ng/ml 二阶段联合应用成功地诱导 Balb/3T3 细胞转化，转化灶数目为 37.8 ± 3.4 个/瓶。双环醇 $1\times10^{-6}\sim1\times10^{-4}$ mol/L 共同培养，转化灶数目呈剂量依赖性地明显减少（$P<0.001$），双环醇 1×10^{-6} mol/L 对恶性转化灶数目的抑制率为 45.5%，与相同剂量的阳性对照药维甲酸（RA）的作用几乎一样。当以恶性转化 3T3 细胞在软琼脂中克隆成功率为指标，在软琼脂上正常 3T3 细胞不能生长，而恶性转化的 3T3 细胞则能生长形成一定大小的集落，其克隆形成率为 173.6 ± 15.1/10^4 个 3T3 细胞。在加入双环醇 $1\times10^{-6}\sim1\times10^{-4}$ mol/L 浓度范围内，克隆形成率随药物浓度的增大而明显减少，双环醇 1×10^{-6} mol/L 抑制细胞克隆形成达 46.5%，其抑制活性与相同浓度的维胺酸接近（表 23－26）。以上结果表明，双环醇 $1\times10^{-6}\sim1\times10^{-4}$ mol/L 在体外有抑制 3－MC 和 PMA 诱发 3T3 细胞恶性转化的效用。

细胞的增值在正常细胞向恶性转化为肿瘤细胞的过程中起着重要的作用。MTT 法可测定细胞数目的增加，而^{3}H－TdR 参入量可反映细胞 DNA 合成水平及细胞增殖的状况。3T3 细胞在低血清培养条件下，加入 PMA（100 ng/ml）作用 48 小时可明显提高正常静止态 3T3 细胞的增殖，包括细胞数目（MTT 法）和^{3}H－TdR 参入量均显著增加。加入双环醇 $1\times10^{-6}\sim1\times$

10^{-4}mol/L共同培养48小时，对PMA刺激上述的3T3细胞数目和^{3}H－TdR参入量的增加均显示明显的抑制作用。

表23－26 双环醇对3－MC和PMA联合诱导3T3细胞恶性转化灶形成率及其在软琼脂中克隆形成率的抑制作用

组别	药物浓度 mol/L	转化灶数目 个/瓶	转化灶数目 抑制%	克隆形成率 个/10^4个细胞	克隆形成率 抑制%
正常对照	－	0.4±0.6*	－	0	－
3－MC+PMA对照	－	37.8±3.4	－	133.6±151	－
维甲酸（RA）	1×10^{-6}	21.0±3.4*	44.9	82.2±15.5*	52.6
双环醇	1×10^{-6}	20.8±3.8*	45.5	92.8±15.5*	46.5
	1×10^{-5}	10.2±2.3*	73.8	68.8±21.6*	60.4
	1×10^{-4}	4.0±2.1*	90.4	14.2±5.1*	91.8

与3MC+PMA组比较：* $P<0.001$，每个数据为5个样品检测的 $\bar{x}\pm s$。

正常细胞向恶性细胞转化过程中必然受某些基因的调控，既然双环醇有抑制3－MC和PMA联合诱导3T3细胞恶性转化的作用，估计该药对与癌症有关的某些基因表达会有影响。为此，采用斑点杂交技术检测了癌基因c－myc和H－ras、抑制基因P53和蛋白激酶（PKCα）基因mRNA表达在3T3细胞向恶性细胞转化过程中的变化以及双环醇的作用。

结果表明，静止状态的3T3细胞中c－myc、H－ras、P53、PKCmRNA均处于低水平表达。用PMA 100ng/ml诱导24小时后，3T3细胞内c－myc、H－ras以及PKC mRNA的表达均显著增强，P53的表达略有增加。加入双环醇1×10^{-6}和1×10^{-4}mol/L均能抑制PMA诱发的c－myc、H－ras及PKC mRNA的表达，却明显增强P53的表达（图23－39，40）。上述基因表达的变化发生在给PMA后24小时，早于细胞增殖显示增加的时间（48小时）。

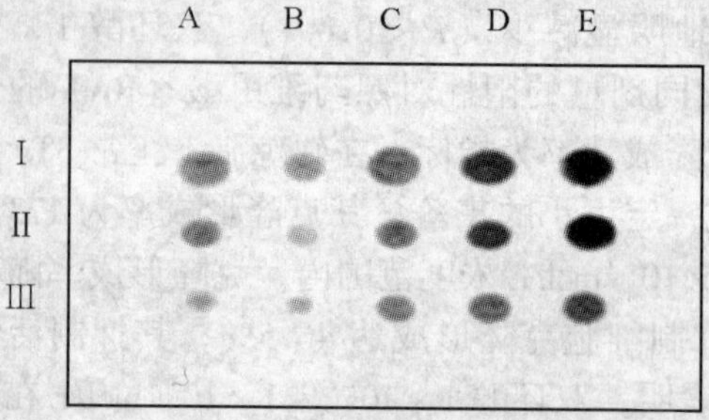

A. 正常对照
B. PMA+3－MC转化组
C. PMA诱导组
D. PMA+双环醇1×10^{-6}mol/L处理组
E. PMA+双环醇1×10^{-4}mol/L处理组

图23－39 双环醇对PMA诱导转化的3T3细胞P53表达的影响
Ⅰ、Ⅱ、Ⅲ分别代表斑点杂交时所用RNA量为15、5及2.5μg

（3）对WB细胞体外恶性转化的影响及其机制：利用3MC/TPA诱导的大鼠肝上皮细胞

WB－F344 体外转化模型和 DEN/PB 诱发的小鼠肝癌体内模型观察双环醇的肿瘤化学预防作用。实验结果表明，联合应用 3MC/TPA 可成功转化 WB－F344 细胞，出现易于观察、计数的转化灶。软琼脂实验表明，转化的细胞能在软琼脂上生长并形成克隆（图 23－41）。双环醇 1、10、50μmol/L 能明显抑制 3MC/TPA 联合诱导的 WB－F344 细胞转化灶的形成，抑制率分别为 20.5%、45.6%、52.9% 和 10.0%、37.2%、47.4%，同时明显降低转化细胞的恶性程度。

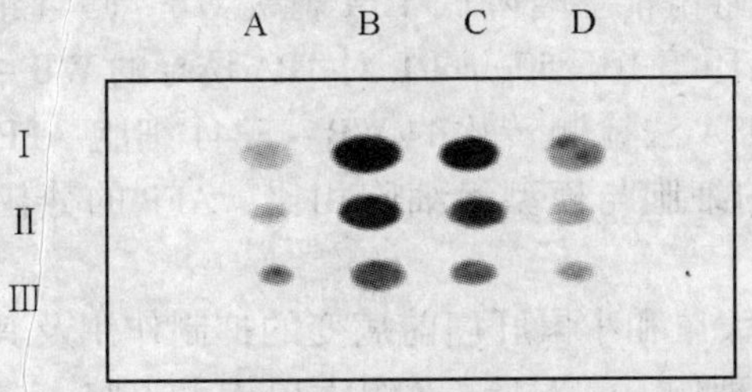

A．正常对照

B．PMA 处理组

C．PMA＋双环醇 1×10^{-6}mol/L 组

E．PMA＋双环醇 1×10^{-4}mol/L 组

图 23－40　双环醇对 PMA 诱导的 3T3 细胞中 PKCα 表达的抑制作用

Ⅰ、Ⅱ、Ⅲ分别代表斑点杂交时所用 RNA 量为 15.5、2.5μg

肝癌的发生是一个多因素诱导、多基因突变的复杂过程。一般认为，肿瘤的发生包括 3 个阶段，即始发、促癌和演进阶段。本部分实验分别对双环醇在此 3 个阶段的作用和可能的作用机制进行了探讨。

双环醇的抗始发突变作用及作用机制：双环醇 50、100、200mg/kg 对环磷酰胺（CTX）引起的小鼠骨髓嗜多染红细胞微核形成有明显的抑制作用，抑制率分别为 16.2%、42.6%、56.6%。荧光酶标仪检测结果显示，双环醇对 TPA 损伤 WB－F344 细胞基因组 DNA 具有显著保护作用。这一作用可能与双环醇抑制 TPA 刺激细胞产生活性氧有关。

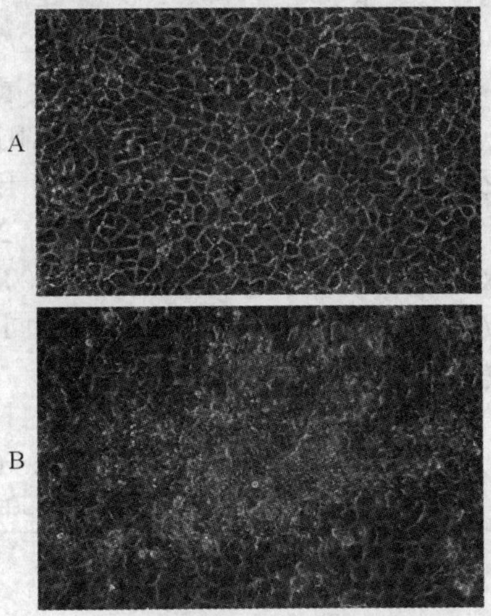

图 23－41　3MC/TPA 诱导 WB－F344 细胞的形态学（放大 200 倍）

A 对照；B3MC/TPA 处理细胞，培养 30 天出现高度转化灶

双环醇抗促癌作用及作用机制：小鼠耳肿胀实验表明，双环醇 50、100、200mg/kg 对巴豆油（富含佛波酯）引起的皮肤炎症有明显的抑制作用。表明双环醇有抗促癌活性。流式细胞仪分析细胞增殖检测结果表明，双环醇 1、10、50μmol/L 能明显抑制 TPA 刺激引起的静息 WB－F344 细胞的增殖，阻断细胞由 G0/G1 期向 S 期移动。划痕标记染料示踪技术检测细胞间隙连接通讯功能（GJIC）结果显示，双环醇 1、10、50μmol/L 能明显恢复 TPA 对 WB－F344 细胞 GJIC 功能的抑制，GJIC 功能分别恢复为空白对照组的 23.1%，39.9%、42.6%，具良好的剂量－效应关系，且有一定的时间效应关系。Western blot 实验结果表明，双环醇的上述作用与 Cx43 蛋白的表达无关。流式细胞仪检测线粒体膜

电位结果显示，TPA 刺激 WB－F344 细胞 4 小时可显著升高线粒体膜电位，双环醇 10、50μmol/L 能明显降低 TPA 诱导的线粒体膜电位的升高。与 TPA 组相比，分别降低了 49.8%、53.2%。Western blot 方法检测 cPKC－α、ERK1/2 蛋白的表达活化。结果表明，TPA 能明显升高 WB－F344 细胞 cPKC－α 及磷酸化 ERK1/2 的蛋白表达水平。双环醇 1、10、50μmol/L 预先作用细胞 24 小时，对此两种蛋白的表达均具抑制作用。Western blot 方法检测 IκB－α 降解的实验。结果显示，双环醇 1、10、50μmol/L 可明显抑制 TPA 刺激引起的 IκB－α 蛋白降解。荧光酶标仪和流式细胞仪检测结果均显示，双环醇能显著降低 TPA 刺激 WB－F344 细胞活性氧的产生。免疫细胞化学的研究结果表明，双环醇 10、50μmol/L 对 TPA 诱导的 WB－F344 细胞 COX－2 的表达升高有明显的抑制作用。ELISA 法检测转化的 WB－F344 细胞 AFP 的分泌水平。结果显示，双环醇 10、50μmol/L 作用的细胞与模型组细胞相比，AFP 的分泌量明显降低。

（4）对体内二乙基亚硝胺（DEN）诱发大鼠和小鼠肝癌前病变的抑制作用及其机制：将雄性 Wistar 大鼠分为 5 组，一组不作任何处理作正常对照，3 组大鼠均由腹腔一次注射溶于花生油的 DEN200 mg/kg 体重。喂普通饲料 14 天后，改成含 0.02% 2－乙酰氨基芴（AFF）饲料 14 天，然后又改喂普通饲料至第 44 天实验结束，其间于实验第 21 天，进行手术切除肝脏 2/3。此 3 组大鼠中有一组不给药作为 DEN 对照，有 2 组分别于注射 DEN 第 0 天起，分别每天口服双环醇 100、200 mg/kg，直至第 44 天实验结束。另外一组大鼠全程进食普通饲料和不注射 DEN，但亦于第 21 天行 2/3 肝脏切除手术作为假手术对照。

实验结束时，各组处死 5 只大鼠取出肝脏经冰冻切片和 γ－GT 组化染色，显微镜检查 γ－GT 阳性灶数目，并测量 γ－GT 阳性灶面积大小。结果发现，DEN 对照组肝脏组织切片广泛分布着近圆形或椭圆形的 γ－GT 阳性灶，而正常对照组及部分同于肝切除假手术组肝切片均未见 γ－GT 阳性灶。用双环醇 200mg/kg 治疗的 DEN 组大鼠肝组织切片 γ－GT 阳性灶的数目及面积均明显减少。双环醇 100mg/kg 治疗组亦有作用，但不如 200mg/kg 明显（表 23－27）。以上结果说明，在 DEN 致癌同时，全程给双环醇 200、100mg/kg 对 DEN 诱发的大鼠肝癌前病变有一定防治作用。

表 23－27 双环醇对 DEN 诱导的大鼠肝癌前病变 γ－GT 阳性灶数目和面积的抑制作用（$\bar{x} \pm s$，$n=5$）

组 别	γ－GT 阳性灶密度	
	数目/mm²	面积（%）
正常对照	0	0
假手术对照	0	0
DEN 对照	1.47±0.17	8.64±1.11
双环醇 200 mg/kg×44 天	0.79±0.19***	6.03±1.93
双环醇 100 mg/kg×44 天	1.03±0.18**	8.25±1.60

与 DEN 组比较：* $P<0.05$，** $P<0.01$，*** $P<0.001$

为进一步了解双环醇的癌化学预防作用的机制，将上述实验中部分大鼠的肝脏做了多项生化学和分子生物学检测。发现DEN诱发的大鼠的癌前病变肝组织中PKCα的表达升高。N－ras和c－myc mRNA以及GSTπmRNA的表达均增高，而P53的表达很低。当注射DEN的大鼠用双环醇200、100mg/kg处理后，P53的表达明显增强，c－myc和N－ras及GSTπ基因的表达则明显地被抑制（图23－42，43）。另一项有意义的发现是，DEN诱导组大鼠肝脏胞浆液和微粒体内甲胎蛋白（AFP）含量均显著升高。而用双环醇200、100 mg/kg处理的大鼠，其肝脏胞浆液和微粒体内AFP均明显降低（图23－44）

以上的多项实验结果表明，双环醇有抑制DEN诱发的大鼠肝癌前病变及有关生化学表征的作用。

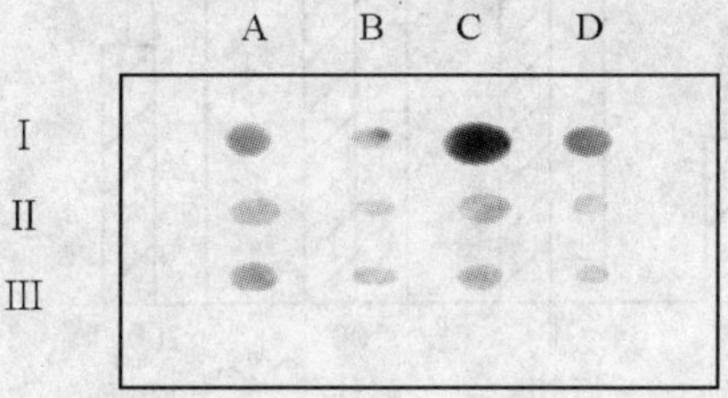

A．部分肝切除对照
B．DEN处理组
C．双环醇200mg/kg＋DEN组
D．双环醇100mg/kg＋DEN组

图23－42　双环醇对DEN诱导的大鼠癌前病变肝脏P53 mRNA表达的增强作用
Ⅰ、Ⅱ、Ⅲ分别代表点样所用总RNA量为15、5及2μg

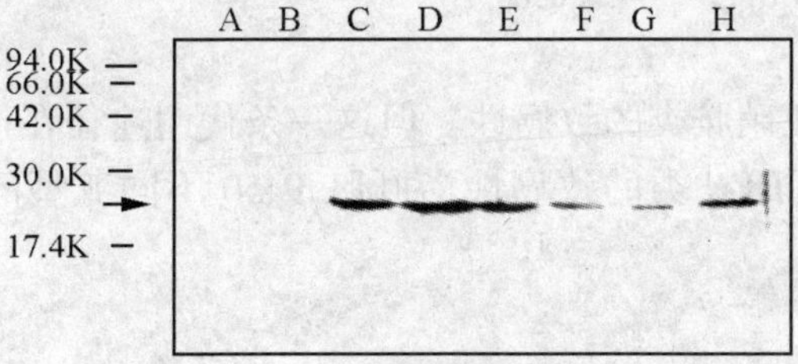

A．正常对照鼠
B．部分肝切除对照鼠
C．D．DEN诱导鼠
E．F．双环醇100mg/kg组鼠
G．双环醇200mg/kg组鼠
H．胎大鼠肝脏胞浆液作为阳性对照

图23－43　双环醇对DEN诱导的大鼠癌前病变肝GSTπ表达的抑制作用

对大鼠肝微粒体代谢转化DEN的影响　许多化学致癌物如DEN、BP及α－FP等必须经体内肝脏微粒体药酶（细胞色素P450）系统代谢活化后，形成具有亲电性中间体而与细胞核DNA等生物大分子相结合，引起DNA碱基烷基化或缺失，DNA分子断裂等变化，最终引起基因的突变及癌基因的激活而导致肿瘤发生。因此，致癌物特别是前致癌物在体内经P450代谢后是失活还是形成终致癌物，主要取决于P450不同亚型代谢致癌物的途径，代谢活化决定了致癌物的最终致癌能力。就亚硝酸（DEN）类化合物而言，其经肝微粒体P450代谢的途径主要有两条：一条是脱烷基化（dealkylation），最终生成具有致癌性的重氮类烷基化物质（R－N≡N＋），可对DNA烷基化，生成O_2－乙基脱氧胸腺嘧啶等DNA碱基加合物，而致突变和癌变。在人和鼠类中，这一条径约占总代谢量的90%，故为主要途径。这一代谢途径的测定终产物为甲醛和乙醛。另一条代谢途径是脱硝基化（denitrosration），经P450对N原子上－NO基团的裂解作用而脱硝基，生成亚胺类和低毒性的中间体NO，并最终转化为

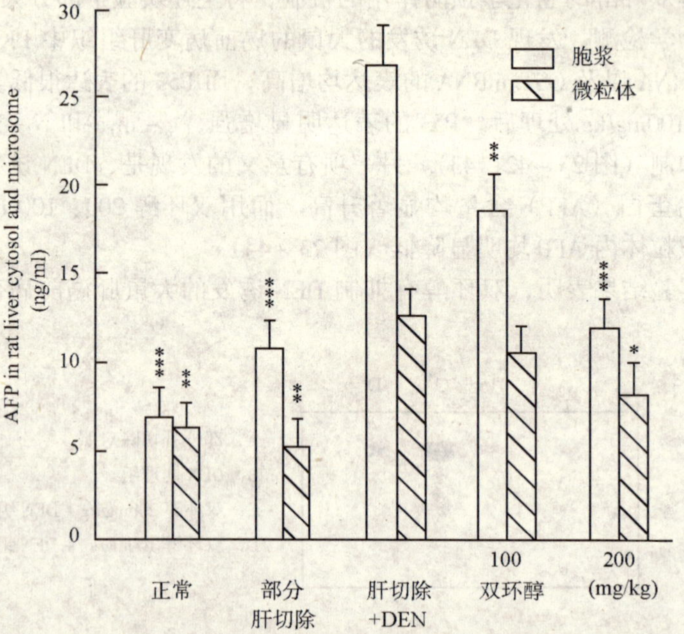

图 23－44　双环醇对 DEN 诱导的大鼠癌前病变肝脏胞浆液及微粒体内 α－FP 蛋白含量升高的抑制作用（$\bar{x} \pm s$，$n=4$）与 DEN 组比较，* $P<0.05$，** $P<0.01$，*** $P<0.001$

亚硝酸盐类。这一途径被认为有利于降低亚硝胺类的致癌性。但这一条代谢途径在正常动物体内仅占总代谢量的 7%左右。简而言之，DEN 类的致癌性受肝脏 P450 不同亚型的代谢活化的影响。

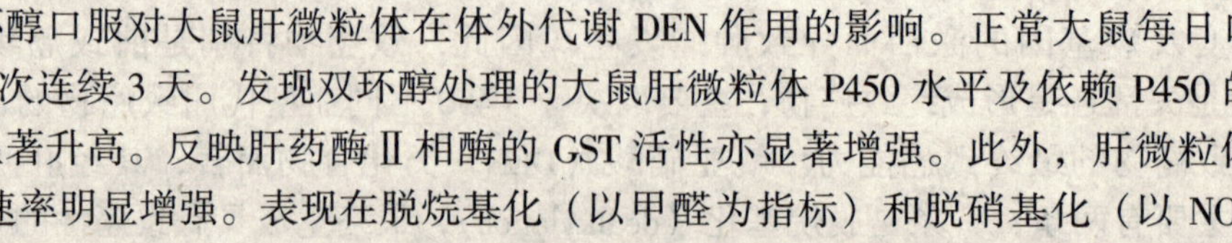

为进一步了解双环醇抗肝癌前病变的作用与 DEN 经肝微粒体 P450 代谢转化的关系，又研究了双环醇口服对大鼠肝微粒体在体外代谢 DEN 作用的影响。正常大鼠每日口服双环醇 200mg/kg 1 次连续 3 天。发现双环醇处理的大鼠肝微粒体 P450 水平及依赖 P450 的有关代谢酶活性均显著升高。反映肝药酶Ⅱ相酶的 GST 活性亦显著增强。此外，肝微粒体在体外代谢 DEN 的速率明显增强。表现在脱烷基化（以甲醛为指标）和脱硝基化（以 NO_2^- 为指标）的产物均显著增加，尤其以解毒的脱硝基化途径为明显，提高约 3 倍。而对与 DEN 结构十分类似的二甲基亚硝胺（DMN）在此肝微粒体的代谢率却没有影响（表 23－28）。表明，预先给予正常大鼠双环醇，能诱导肝微粒体内某种 P450 亚型，双环醇增加 DEN 在正常大鼠肝脏中的解毒代谢和灭活后排出体外，防止肝脏及其他组织的 DNA 损伤。此作用在双环醇的

化学防癌作用机制中亦起到一部分作用。

表 23-28　口服双环醇的正常大鼠肝微粒体在体外代谢 DEN 和 DMN 的比较

组别	微粒体 P450 (nmol/mgPr)	DEN 代谢		DMN 代谢	
		脱烷基率（%）（甲醛 nmol/mgPr）	脱硝基率（%）（NO nmol/mgPr）	脱烷基率（%）（甲醛 nmol/mgPr）	脱硝基率（%）（NO nmol/mgPr）
对照	0.78 ± 0.12	2.13 ± 0.37	0.187 ± 0.018	1.54 ± 0.21	0.207 ± 0.025
双环醇 200mg/kg × 3	1.66 ± 0.22**	3.36 ± 0.66*	0.514 ± 0.042**	1.55 ± 0.30	0.205 ± 0.021
双环醇 100mg/kg × 3	1.27 ± 0.27*	2.93 ± 0.24*	0.450 ± 0.056**	1.43 ± 0.17	0.197 ± 0.035

Pr = 蛋白。与对照组比较，* $P < 0.05$，** $P < 0.01$

综上结果，双环醇可从以下多个环节抑制癌变的发生：①诱导正常机体肝脏 GST 活性和提高 P450 水平，调节 P450 代谢 DEN 的途径，加速致癌变物的解毒代谢速率；②抑制氧自由基生成和降低 DEN 对肝细胞 DNA 的损害从而减少始发突变；③抑制 DEN 诱发大鼠肝癌前病变过程中 c-myc，N/H-ras 癌基因和 PKCα 基因表达的增强，增强抑癌基因 P53 的表达，从而逆转癌变细胞高度增殖、低分化的恶性转变；④抑制 PMA 等促癌剂引起的始发突变细胞的增殖。

利用 DEN/PB 诱发的小鼠肝癌体内模型，观察双环醇的肿瘤化学预防作用。实验结果表明，在 DEN/PB 诱发的小鼠肝癌模型实验，双环醇 100mg/kg、200mg/kg 预防给药持续 20 周，能明显抑制 DEN/PB 诱发的小鼠肝脏肿瘤的发生。其中双环醇 200mg/kg 作用最为明显。H. E. 染色法显示，双环醇 200mg/kg 预防给药组肝细胞性肝癌和肝细胞瘤的发生率均为 0%，而模型组肝细胞性肝癌和肝细胞瘤的发生率分别为 33.3% 和 55.6%。采用免疫组化方法检测 AFP、PCNA 表达的水平。结果表明，双环醇能明显降低 AFP（图 23-45A-B）、PCNA 的表达，与 ELISA 法检测肝脏 AFP 相对含量和 Western blot 法检测 PCNA 表达结果相一致。Western blot 法还检测肝脏 P53、$P21^{WAF1}$ 蛋白表达。结果显示，模型组 P53、$P21^{WAF1}$ 高表达，双环醇预防给药能降低 P53 和 $P21^{WAF1}$ 的蛋白表达。本实验我们同时观察了停药 10 周动物的反应。结果表明，双环醇各组动物停药后状态良好，H. E. 病理切片观察停药 10 周存活动物肝脏病理状态，模型组肝细胞瘤的发病率为 100%，双环醇各给药组肝癌的发生率明显降低，其中 200mg/kg 预防给药组停药 10 周动物无肝脏肿瘤发生。我们同时发现，双环醇 200mg/kg 抗促癌组（DEN 给药后 2 天给药）也能抑制 DEN/PB 诱发的小鼠肝癌的发生，改善肝脏的病理状态，但作用不如同剂量预防给药组（DEN 给药前两天给药）。提示，双环醇在肿瘤发生的始发和促癌阶段均发挥一定的作用。

由此看来，双环醇除有治肝炎疗效外，又是一种具有较高活性而毒性低的可能有预防肝脏癌变的药物。这对慢性肝炎病人长期服用双环醇的有益作用提供了新的实验依据。

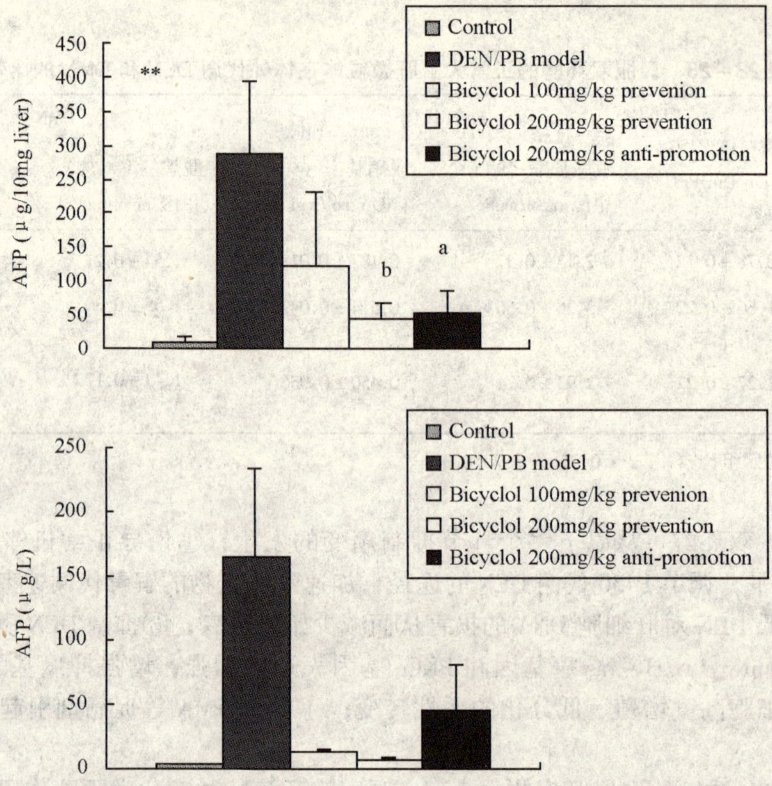

图 23-45A-B ELISA 法检测双环醇对 DEN/PB 诱导 20 周时肝癌小鼠的肝脏（上图）和血清（下图）甲胎蛋白（AFP）升高的降低作用

** $P<0.01$，*vs* 正常对照；[a] $P<0.05$，[b] $P<0.01$，*vs* DEN/PB 模型组

四、双环醇在大鼠和犬的药代动力学

药代动力学研究对指导药物在临床如何应用有重要意义。采用高效液相法（HPLC）测定了双环醇在大鼠和犬的药代动力学及其代谢产物。

（一）在大鼠的药代动力学

测试条件 Waters HPLC，检测器 Model 40，C18-反相柱用十八烷火车头硅烷键合硅胶为填充剂，流动相为甲醇-水（57:43V/V），流速 1ml/min，检测波长为 230 nm，进标量 10～20μl，DDB 作内标。

提取条件 取血浆或其他标本 0.2～1ml，加内标物 DDB100 微升，混合，用 5ml 乙醚提取，提取液用磷酸缓冲液（pH7.5）洗 3 次，水浴上蒸发至干。残余物溶于 0.1～0.5ml 甲醇。取 10～20μl 注入 HPLC，进行测定。

大鼠粪便排泄双环醇的提取 10 只体重 260～330g 的雄性 Wistar 大鼠分为 2 组，每组 5 只。两组大鼠均口服双环醇（溶于 0.2% 羧甲基纤维素钠 0.2% Na-CMC）100mg/kg 体重。

给药后，一组大鼠当即杀死作为零时间，另一组大鼠 24 小时后杀死。分别收集每只大鼠的粪便，取出全部胃肠道组织，磨成匀浆，按上述的条件提取双环醇。HPLC 测定的结果表明，从粪便和整个胃肠道（包括从胆汁排入肠道的药）回收的双环醇量为给药量的 28.8%。换言之，双环醇从胃肠道的吸收率约为 71.2%。

血中双环醇浓度　将成年 Wistar 雄性大鼠禁食过夜后，分别口服双环醇 100mg/kg、200mg/kg、400mg/kg。每个剂量组大鼠于给药后 0.25、0.5、1、2、4、6、8、12、24% 分别杀死。每个时间点 4 只大鼠，取血放入肝素抗凝管，分离血浆，供 HPLC 测定用。结果表明，大鼠于口服药后 15 分钟血中即可测到双环醇，说明口服后吸收较快。根据药时曲线计算为一室模型。有关药代动力学参数见表 23 - 29。不同剂量的双环醇其血药达峰浓度（Cmax）和曲线下面积（AUC）均与剂量有明显相关性（图 23 - 46）。

表 23 - 29　大鼠灌胃不同剂量双环醇后的药代动力学参数

参　数	双环醇（mg/kg）		
	100	200	400
曲线下面积（AUCμg/ml）	14.8	44.1	85.3
达峰浓度（Cmaxμg/ml）	1.38	3.45	6.01
达峰时间（Tpeak h）	3.86	4.40	5.04
清除率（CL/F（S）mg/h（μg/ml）	6.78	4.53	4.67
分布容积（V/F（C）mg（μg/ml）	32.6	29.5	30.6
吸收半衰期（$T_{1/2(Ka)}$ h）	2.19	2.16	2.68
清除半衰期（$T_{1/2(Ke)}$ h）	3.33	4.49	4.67

吸收半衰期（$T_{1/2(Ka)}$）、清除半衰期（$T_{1/2(Ke)}$）及分布容积（V/F）参数各剂量组间基本一致。清除率（CL/F）相对较大，表示双环醇在机体各组织的分布广泛。

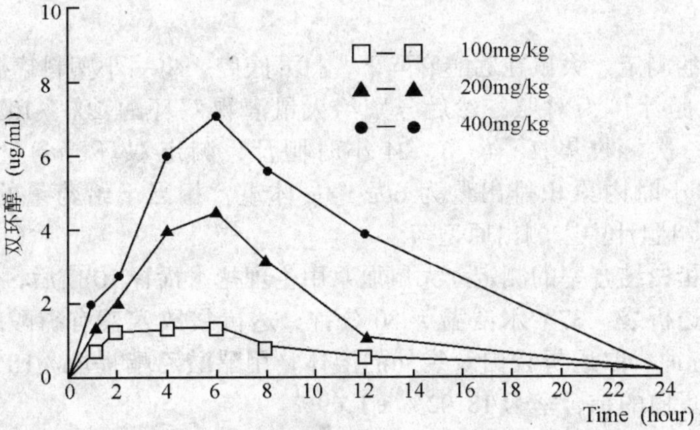

图 23 - 46　大鼠灌胃不同剂量的双环醇后的血药浓度曲线

双环醇在大鼠体内的分布 分别给大鼠灌胃双环醇（悬于0.2%Na-CMC）200mg/kg体重1次，给药后2、4、16小时分别杀死大鼠。每个时间点杀5只大鼠。取出心、肝、肺、肾、脾、脑、肌肉、胃肠道、脂肪、睾丸、血。按上述方法提取双环醇，用HPLC测定其含量。结果表明，所测定的各组织均有双环醇，主要分布在肝脏，服药4小时后最高，达8.60μg/g肝组织，其次为脂肪组织（图23-47）。

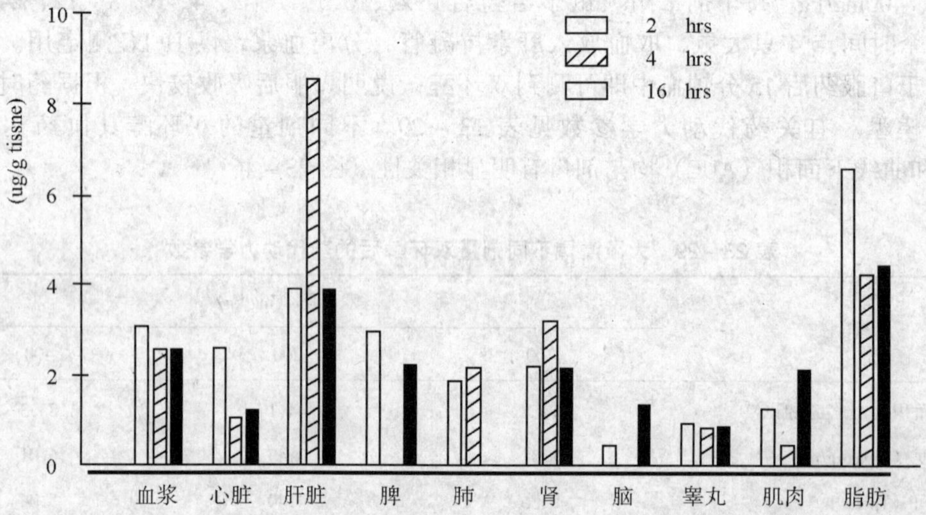

图23-47 大鼠灌胃双环醇200mg/kg后在各组织的分布（μg/克湿组织±SD）

从大鼠粪尿排泄率的测定 3组大鼠每组5只，分别灌胃双环醇200、100、50mg/kg体重。服药后，每只大鼠分别放入代谢笼中，禁食不禁水。收集200mg/kg组大鼠于24、48、72小时的粪、尿，100mg/kg和50mg/kg组大鼠只收集24小时的粪和尿。测定结果如下：200mg/kg组大鼠72小时内积累从粪便排出双环醇量相当于给药量的30.15%，从尿排出1.3%。100mg/kg组24小时内从粪便排出原形药量为15.2%，从尿中排出原形药量为1.06%。50mg/kg组大鼠24小时内从粪便排出原形药量为14.4%。尿中未测到有原形药排出。

从胆汁排出率的测定 大鼠在乙醚麻醉下，打开腹腔，将一小塑料罐插入总胆管。收集胆汁，以头2小时胆汁作为对照，然后分别给大鼠灌胃双环醇200、100、50mg/kg（溶于0.2%Na-CMC）一次，收集2、4、6、24小时胆汁，测定双环醇含量。结果，双环醇200mg/kg组大鼠24小时内累积排出量为6μg/100g体重，相当于给药量的0.03%。双环醇100mg/kg，50mg/kg组胆汁中未测出原型药。

双环醇与血浆蛋白结合率的测定 大鼠血浆用生理盐水稀释10倍后，取1ml与100μg双环醇充分混合，置透析袋，37℃水浴温孵30分钟。透析袋放入盛有磷酸缓冲液的离心管，3000r/min离心10分钟。取透析袋内及袋外的溶体，用醋酸乙酯提取。HPLC测定的结果表明，双环醇与血浆蛋白的结合率为18.02%±1.69%。

双环醇体内代谢产物的测定 将雄性大鼠禁食一夜后，分别灌胃双环醇300mg/kg（溶于聚乙二醇400），对照组大鼠灌胃等体积聚乙二醇400。收集大鼠24小时的粪和尿，大鼠于给药 0.5 小时杀死，取血、肝标本，另外收集大鼠 12 小时胆汁，经有机溶剂提取后，用 HLPC、质谱（MS）、磁共振等手段鉴定双环醇及其代谢产物。鉴定结果，尿、粪、胆汁、血及肝脏中双环醇的两种主要代谢产物为 4 – 羟基双环醇和 4’ – 羟基双环醇（图 23 – 48）。

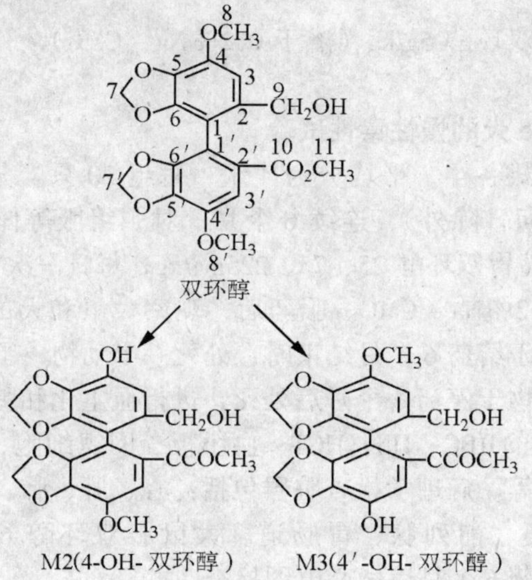

图 23 – 48　双环醇在大鼠体内的两种主要代谢产物的结构式

（二）在犬的药动力学

给 5 只犬（3 雄 2 雌）灌胃双环醇 20mg/kg（溶于 0.2% Na – CMC），服药后 0.25、0.5、1、2、4、8、24 小时分别从前腿静脉取血，按上述大鼠实验方法提取和测定血中双环醇浓度。犬服后 15 分钟血中便可测出双环醇，30 分钟浓度最高，24 小时后 3 只犬血中仍可测到双环醇。2 只犬则未测出有双环醇。根据药时曲线计算为一室模型。有关药代动力学参数列于表 23 – 30。

表 23 – 30　犬服双环醇 20mg/kg 后药代动力学参数

Ke = 0.081/h	Ka = 4.271/h
AUC = 7.50μg/ml	Cmax = 0.5μg/ml
T1/2（Ka） = 0.16h	T1/2（Ke） = 8.39 h
Tpeak = 0.94h	CL/F（S） = 2.67 mg/h（μg/ml）
V/F（C） = 32.2mg（μg/ml）	A = 0.63μg/ml

总结大鼠和犬的结果，双环醇口服后吸收较快，在大鼠吸收率 70% 左右，主要分布于肝脏，无蓄积现象，主要代谢产物为 4 – 羟基双环醇和 4′羟基双环醇。

五、双环醇的毒性研究

（一）急性毒性试验

小鼠和大鼠一次口服双环醇 5g/kg（溶于 0.2% Na - CMC），一周内未发现有中毒症状，亦无死亡，毒性甚低。

（二）对大鼠和 Beagle 犬的慢性毒性试验

80 只 Wistar 大鼠，雌雄各半，平均分为 4 组，每组 20 只。分别灌胃双环醇 150、300、600mg/kg，每日一次（星期日除外），连续 6 个月，对照组服等体积 0.2% Na - CMC。21 只 Beagle 犬分为 4 组，分别灌胃双环醇 25、75、225mg/kg，每日一次（星期日除外），连续 6 个月。对照组服相同体积 0.2% Na - CMC。服药后，观察大鼠和犬的一般行为、进食量、大、小便及体重的变化。大鼠于给药 6 个月结束时，处死一半动物，留血做生化学检查、各脏器作病理学检查。余下的动物于停药一个月后处死，进行血生化和脏器形态学观察。血生化检查项目包括：WBC 及分类、RBC、Hb、HCT、血小板、网织细胞、肝和肾功能指标、血糖、白蛋白、总蛋白、尿常规等。病理学检查脏器包括：心、肝、肺、肾、脾、胸腺、垂体、肾上腺、睾丸、卵巢、精囊、前列腺、胃肠道。大鼠服双环醇 600mg/kg 组及犬服双环醇 225mg/kg 组于实验前及服药 6 个月后做心电图检查。

上述所有各项检查结果，除个别指标如 WBC 数、RBC 数略有波动外，其他指标均未见有异常变化。说明双环醇在比人拟用剂量大 400 倍（大鼠）和大 150 倍（犬）连续给药 6 个月的条件下，未显示毒性，较安全。

（三）致突变试验

采用经典的 Ames 试验，染色体畸变试验及小鼠微核试验对双环醇有无致突变性进行研究。结果如下：在 TA97 和 TA102 菌株双环醇浓度为 10、100、500、1000mg/皿，无致突变性。中国地鼠肺细胞染色体畸变试验中，双环醇浓度 50、100、200mg/ml 无影响。昆明种小鼠一次口服双环醇 3000mg/kg 对微核无影响。上述结果全部阴性，说明双环醇无致突变性。

（四）生殖毒性试验

成年雄性 Wistar 大鼠分别灌胃双环醇 250、500、1000mg/kg 每日一次，连续 14 天。雌性大鼠灌胃双环醇 250、500、1000mg/kg，每日一次，连续 14 天。雌雄大鼠合笼交配怀孕大鼠于受孕第 7 天至 17 天（器官形成期）每日灌胃双环醇 200、1000mg/kg 一次。结果表明，双环醇对雄性大鼠生殖力、雌大鼠受孕率、妊娠大胚胎发育均无影响。说明双环醇无生殖毒性。

（五）一般药理试验

分别给小鼠、大鼠及猫灌胃双环醇 100、200、300mg/kg 一次，观察有关指标的变化。结果如下：小鼠于服双环醇后，一般行为、自主活动、学习记忆功能均无变化，大鼠服双环醇后用炭末检查胃肠运动功能无异常变化，猫给双环醇后，血压、心率、呼吸频率及幅度等与给药前比较均无变化。说明双环醇不影响机体其他系统功能。

展望

综合以上的药理学、药代动力学、毒理学及作用机制的研究结果，双环醇具有抗肝炎病毒、保肝及抗肝纤维化作用，未见明显毒性，口服后吸收较快较完全，故是一种有效安全的抗肝炎新药。作用机制的研究提示：①双环醇不是血清和肝脏ALT和AST酶活性抑制剂，亦不影响肝脏ALT酶蛋白的量。说明该药对动物及肝炎病人的降低转氨酶作用不是酶抑制的结果；②双环醇有清除自由基、抗氧化作用，从而能维持肝细胞膜的稳定性；③对肝细胞线粒体损伤有保护作用，改善线粒体的能量代谢，抑制能启动细胞凋亡的细胞色素C从线粒体的释出，从而减少肝细胞的坏死和凋亡；④双环醇能保护肝细胞核DNA损伤，抑制肝及T淋巴细胞Fas/FasL的表达，从而防止肝细胞凋亡。这几个方面的作用反映双环醇对肝细胞的作用是多靶点，通过多环节而起综合效应，是双环醇临床上治疗慢性病毒性肝炎的药理学基础。此外，在药理学实验研究中，双环醇还显示对肝癌细胞有诱导凋亡和分化的作用，兼有一定抗癌活性，对化学致癌剂如黄曲霉毒素引起的肝细胞核的损伤及亚硝胺诱发的大鼠肝癌前病变及小鼠肝癌的发生亦均有防治效果。因此，总的看来，双环醇是一种作用机制新颖的新药，有别于其他治肝炎药如干扰素、拉米夫定。Ⅲ期和Ⅳ期临床试验结果证明，双环醇25mg，日3次，连服6个月，对慢性乙肝炎病人降低ALT和AST效果显著，停药3个月后反跳率较低。此外，双环醇兼有一定抑制乙肝病毒复制的作用，能使部分病人的阳性HBeAg和HBV－DNA转变为阴性，同时血清出现抗e抗体阳性的转换。停药3个月仍能维持疗效，未见明显副反应。与联苯双酯比较，在乙肝病人ALT＞200U/L者，双环醇对HBeAg的转阴率和抗e抗体阳性出现率疗效明显优于联苯双酯。双环醇对慢性丙肝病人亦有显著降转氨酶作用，部分病人HCV－RNA转阴性。应扩大病人数进行的疗效验证。

经过10余年的努力，双环醇的药理学和临床研究都已取得很好的进展，但还有许多工作需要研究，例如，适当增大双环醇的剂量（从目前的25～50mg增大至50～100mg，每日三次），延长服药时间至一年以上（目前为6个月），临床疗效很有可能会进一步提高。另外，联合用药（鸡尾酒疗法）亦是趋势，将双环醇与其他抗肝炎病毒药联合应用，有可能提高抗肝炎病毒的疗效。再者，根据药理学研究结果，双环醇的临床适用证还可扩大至肝硬化、酒精性肝炎，自身免疫性肝炎。长期服用双环醇对肝癌的发生发展的影响如何？亦是一个值得长期追踪的研究课题。在药理学方面，双环醇的作用机制特别是抗肝炎病毒作用的机制需要更加深入的研究，作出充分阐明。

“路漫漫其修远兮”，新药的研发是周期长、投入高、风险大的科研工作，需要多学科的科研人员合作共同努力，方有可能取得成功。从双环醇的研发也提示中药现代化是一项大有可为的策略，从中药研发新药的关键是运用现代医药学科学知识和技术与中药理论创造性地结合起来，推陈出新。

（参加本章部分工作者有博士生王根生、朱冰、刘志毅、李鹏飞、赵冬梅、李敏、孙华、胡庆伟以及硕士生陆宏、李烨、薛继艳、方亚南）

参考文献

1. Liu GT. Proposal for the strategy of prevention and treatment of chronic viral hepatitis and for research in China. 中华医学杂志，2002，82:74

2. Fong－Lok AS. Hepatitis B infection：pathogenesis and management. J Hepatology，2000，32:89

3. Boyer N，Marecellin P. Pathogenesis，diagnosis and management of hepatitis C J Hepatology，2000，32:98

4. Liaw, YF, Chien RN, Yeh CT., et al. Acute exacerbation and hepatitis B virus clearance after emer gence of YM-DD motif mutation during lamivudine therapy. Hepatology, 1999, 30:567
5. Liu GT. Pharmacological actions and clinical uses of Fructus Schizaaandrae. In: Recent Advances in Chinese Herbal DrugsActions and Uses. Science Press, S. A. T. A. S.; Ed: Zhou. J. H., Liu. G. Z.; Beijing, Belgium, 1991, 100
6. Liu GT. From Frucus Schizandare to biphenyl dimethyl dicarboxylate (DDB), a new hepatoprotector for hepatitis. In: Recent Advances in Chinese Herbal Drugs - Actions and Uses. Science Press, S. A. T. A. S.; Ed: Zhou. J H, Liu GZ; Beijing, Belgium, 1991:112 - 125
7. Liu GT. The anti - virus and hepatoprotective effect of bicyclol and its mechanism of action. 中国新药杂志, 2001, 10:325
8. Yao GB, Ji YY, Wang QH, et al. A randomized double - blind con trolled trial of bicyclol in treatment of chronic hepatitis B 中国新药与临床, 2002, 21:457
9. Yao GB, Ji YY, Wang QH, et al. Treatment of chronic hepatitis C by bicyclol, a randomized double - blind placebo controlled trial. 中华医学杂志, 2002, 82:958
10. Ji YY, Cheng NN, Yao GB. Pharmacokinetic study of bicyclol in thirty health volunteers. 中国临床药理与治疗, 2001, 6 (3):218
11. Li Y, Li Y, Liu GT. Protective effects of bicyclol on liver fibrosis induced by carbon tetrachloride. Zhonghua Yi Xue Za Zhi, 2004, 84 (24):2096 - 101
12. Kaplowitz, N. Mechanism of liver injury. J. Hepatology, 2000, 32:39
13. Zhao DM, Liu GT. Protective effect of bicyclol on acetaminophen induced liveer mitochondria injury in mice. 中国新药杂志, 2002, 11:536
14. Li Y, Dai GW, Li Y. Effect of bicyclol on acetaminophen - induced hepatotoxicity: Energetic metabolism and mito chondrial injury in acetaminophen intoxicated mice. 药学学报, 2001, 36 (10):723
15. Rust C, Gores G J. Physiology in Medicine. Apoptosis and liver disease. Am J Med, 2000, 108:567
16. Zhao DM, Liu GT. Protective effect of bicyclol on concanavalinA - induced liver nuclear DNA injury in mice. 中华医学杂志, 2001, 81 (14):844
17. 刘志毅，刘耕陶. 抗肝炎新药 SY - 801 的抗癌作用及其机理研究. 博士论文，1994. 6
18. 朱 冰，刘耕陶. 抗肝炎新药双环醇对肝细胞损伤的作用及其机理. 博士论文，1996. 6
19. 王根生，刘耕陶. 一氧化氮和肿瘤坏死因子在肝损伤中作用及抗肝炎药 SY - 801 的保肝机理研究，博士论文，1994. 6
20. 李鹏飞，刘耕陶，抗肝炎新药 SY - 801 的抗肝炎病毒、抗肝癌作用及其机理研究. 博士论文，1995. 5
21. 李 敏，刘耕陶. 双环醇抗肝细胞损伤的免疫学机制. 博士论文，2003. 5
22. 孙 华，刘耕陶. 抗肝炎药物双环醇（双环醇）、联苯双酯（DDB）的肝癌化学预防作用以及中药 XX 对肿瘤多药耐药性的逆转. 博士论文，2005. 7
23. 方亚南. 刘耕陶，双环醇对活化中性粒细胞功能的影响与其抗肝脏炎症的关系. 硕士论文，1998. 6
24. Liu GT, Li Y, Wei HL, et al. Mechanism of protective action of bicyclol against CCl_4 - induced liver injury in mice. Liver Int, 2005, 25 (4):872 - 879

第24章　灵芝及灵芝孢子粉的药理作用和临床应用

一、主要化学成分
二、药理作用
（一）对中枢神经系统的作用
（二）对心血管系统的作用
（三）对实验性肌炎的作用
（四）抗肌细胞损伤作用的机制
（五）对免疫系统的作用
（六）对肝脏损伤的保护作用及促肝脏再生作用
（七）抗肿瘤作用
三、临床应用
（一）对硬皮病的效果
（二）对多发性肌炎的效果
（三）对秃发的效果
（四）其他疾病

灵芝为滋补强壮珍品。早在20世纪70～80年代，我们对野生紫芝，栽培赤芝及其孢子粉，以及人工深层发酵培养的薄盖灵芝菌丝体的药理作用进行研究，并利用灵芝孢子粉及盖灵芝菌丝体制成供肌内注射用注射液（商品名肌生液，后改名灵孢多糖），用于治疗多种疑难的神经肌肉疾病，有一定疗效，无副作用，至今生产和使用已30余年。本章总结我们的有关研究结果。

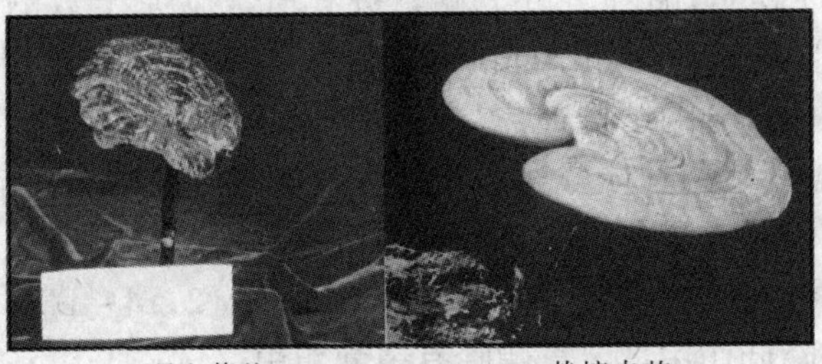

野生紫芝　　栽培赤芝

灵芝在生药学上属担子菌纲多空菌科灵芝属真菌。早在两千多年前，中医古籍“神农本草经”对灵芝的药用价值便有较详细的记载，被列为上品，认为有效无毒。灵芝分为6种，赤芝——名丹芝，治胸中结，益心气，补中，增智慧，不忘。黑芝——名玄芝，治癃，利水道，益肾气，通九窍，聪察。青芝——名龙芝，主明目，补肺气，安精魂，仁恕。白芝——名玉芝，治颏气上逆，益肺气，通利口鼻，强志意，勇悍，安魂。黄芝——名金芝，治心腹无邪，益脾气，安神，忠信和乐。紫芝——名木芝，治耳聋，利关节，保神，益精气，坚筋骨，好颜色。上述6种灵芝，久食，轻身不老，延年神仙。公元1590年，明朝著名医药学家李时珍著“本草纲目”一书中对灵芝的描述更为详尽。几千年来，灵芝被视为“滋补强壮”中药珍品，在民间流传为“仙草”，可防治“百病”。但由于当时历史条件的限制，野生灵芝资源有限难得，灵芝未能得到发展。

直到20世纪50年代末，我国用科学方法栽培灵芝获得成功，开始规模化生产。70年代初期，灵芝的人工栽培、发酵培养（菌丝体）、化学成分的分离、药理学研究及临床试用曾掀起一股热潮，促进了灵芝研究的发展。由于人们对灵芝防治疾病的疗效期望过高，灵芝的研究一度进入低潮。80年代以后随着我国医药事业特别是中草药研究的向前发展，灵芝的基础研究又平稳发展。目前灵芝的栽培及各种灵芝产品已成为一个产业。

在20世纪70年代灵芝研究热潮期间，我们曾对野生紫芝及赤芝子实体的药理和化学进行过基础研究，包括灵芝在成熟过程中散发的孢子粉在内，并将发酵培养的薄盖灵芝菌丝体及人工栽培的赤芝孢子粉研制成注射液，推荐临床试用于治疗多种神经肌肉疑难性疾病，有一定疗效。该药肌内注射，无副作用。从1973年起由北京协和药厂生产至今已30余年，一直在全国许多医院广泛应用。本章着重介绍我们自己对灵芝子实体和灵芝孢子粉的药理学研究以及灵芝孢子粉注射液（肌生注射液，后改名为灵孢多糖）的临床应用。此外，亦适当收载国内其他作者研究灵芝的结果。

一、灵芝的主要化学成分

国内外对灵芝子实体、人工发酵培养的菌丝体及灵芝孢子粉的化学成分都进行过许多研究。归纳起来，从灵芝分离出的化学成分有：三萜类化合物、多糖类、核苷类、甾醇类、生物碱类、呋喃衍生物、氨基酸、多肽类、无机元素、脂肪酸类等。

1．三萜类化合物　至今已从灵芝分离出103种各类三萜类化合物，是灵芝的主要化学成分之一。其中如灵芝酸（ganodenic acid）A、B、C、D均有药理活性，如抗癌、抗肝损伤。灵芝三萜类化合物分为四环三萜和五环三萜。按其所含碳原子数的多少分为C29，C27和C24三大类。依照其所含功能基团和不同的侧链而有6种基本骨架。图24-1为从赤芝孢子粉分离出的5种灵芝三萜成分的结构式：

2．核苷类　从薄盖灵芝菌丝体分离出5种水溶性核苷类成分，它们是腺嘌呤、腺嘌呤核苷、尿嘧啶、尿嘧啶核苷及灵芝嘌呤，后者为新成分。这些成分各自具有其生理活性。例如，尿嘧啶和尿嘧啶核苷对除莠剂2，4-二氯苯氧乙酸（2，4-D）所引起的肌肉强直症小鼠血清醛缩酶的升高有降低作用。灵芝嘌呤有镇静作用。

3．甾醇类　以从灵芝中分离到近20种甾醇类化合物，其骨架可分为甾醇类和胆甾醇类两种类型。这类成分在灵芝中的含量较高，达千分之三左右，其药理活性未见有文报道。

4．生物碱类　从野生灵芝、赤芝孢子粉、薄盖灵芝中分离到的生物碱类包括：胆碱、

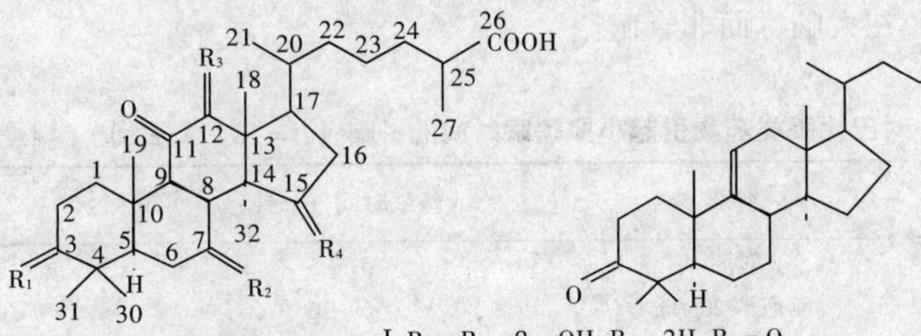

I: $R_1 = R_2 = R_3 = R_4 = O$

IV: $R_1 = R_2 = R_3 = R_4 = 2H$

I: $R_1 = R_2 = \beta - OH$; $R_3 = 2H$, $R_4 = O$

Ⅲ: $R_1 = R_4 = O$, $R_2 = \beta - OH, H$; $R_3 = 2H$

图 24 – 1　5 种灵芝三萜成分（Ⅰ ~ Ⅴ）的结构式

甜菜碱、盐酸 γ – 三甲胺丁酸（γ – butyrobetaine），灵芝碱甲（ganodine）及灵芝碱乙（ganodineⅡ），后两种为新的生物碱。这类生物碱药理活性不是很强，其在灵芝中含量亦低。分离出的其他成分包括 4 种呋喃类化合物，一种含硫氨基酸—硫组氨酸甲基内胺盐，两种中性多肽（一种为 8 肽，另一种为 11 肽）。灵芝多肽可提高小鼠耐受窒息性缺氧的存活时间。此外，分离出灵芝多糖，有的有抗肿瘤活性，有的有一定的降血糖作用。林志彬等人对灵芝多糖的药理作用行进了许多的研究。概而言之，虽然已从灵芝分离出许多化学成分，但灵芝真正的有效成分是什么尚不清楚。

二、药理作用

（一）对中枢神经系统的作用

1．镇静、催眠作用　用光电装置记录小鼠的自主活动，给成年雄性昆明种小鼠一次性腹腔注射孢子粉或薄盖灵芝菌丝体酒精提取水溶性部分 5、10g/kg（相当于生药。以下分别简称薄菌水、赤孢水），对照组小鼠注射等体积生理盐水。30 分钟后，记录 10 分钟内小鼠自主活动次数。结果表明，注射薄菌水、赤孢水组小鼠自主活动次数比对照组减少 50% 以上，差异非常显著，薄菌水的作用比赤孢水稍强。

基于上述结果，继而研究了上述两种灵芝注射液对戊巴比妥钠和巴比妥钠催眠作用的影响。给小鼠腹腔注射灵芝液 20 分钟后，分别皮下注射戊巴比妥钠 50mg/kg 或巴比妥钠 200mg/kg 一次，对照组注射生理盐水，以小鼠翻正反射消失与恢复之间的间隔作为睡眠时间。结果合并应用灵芝组小鼠睡眠时间比对照组延长 1 ~ 3 倍。薄菌水的作用仍比赤孢水的作用强（表 24 – 1）。

2．抗烟碱惊厥作用　分别给小鼠腹腔注射赤孢水 10、20g/kg 或薄菌水 10g/kg 一次，对照组注射生理盐水。30 分钟后由尾静脉快速注射烟碱 1mg/kg（0.2mg/kg）以诱导小鼠惊厥和死亡。结果对照组 10 只小鼠全部惊厥而死亡。注射赤孢水 10g/kg 组 10 只小鼠中，8 只出现惊厥死亡。注射赤孢水 20g/kg 组 10 只小鼠，仅 3 只出现惊厥但未死亡。注射薄菌水组 10 只小鼠全部未出现惊厥。薄菌水抗烟碱惊厥的作用比赤孢水强。为进一步观察灵芝抗惊厥作用的部位是在中枢大脑还是外周脊髓，给小鼠静脉快速注射脊髓兴奋药士的宁以诱导惊厥和死亡。上述剂量的赤孢水和薄菌水对士的宁所诱导的小鼠惊厥和死亡全都无效。表明赤孢水和薄菌水抗惊厥作用的部位在大脑，而非脊髓。

表 24-1 对巴比妥类药物引起小鼠睡眠时间的影响（$n=10$，$\bar{x}\pm s$）

试验	组别	睡眠时间（分钟）	P
戊巴比妥钠	对照	51 ± 5	
50mg/kg	赤孢水 20g/kg	69 ± 6	< 0.05
	薄菌水 30g/kg	100 ± 7	< 0.01
巴比妥钠	对照	65 ± 20	
200mg/kg 赤孢水	20g/kg	148 ± 9	< 0.01
	薄菌水 30g/kg	156 ± 12	< 0.01

3．对毛果云香碱诱发小鼠流涎反应的影响　为进一步了解上述两种灵芝制剂对胆碱能神经系统有无作用，给小鼠尾静脉注射拟胆碱药毛果云香碱以刺激唾液分泌（流涎），立即将流涎小鼠嘴部按于滤纸上 15 秒钟，滤纸浸湿范围用铅笔勾画，剪下所画滤纸，待烘干后称重，以此滤纸重量作为小鼠流涎量的多少。采用此方法研究灵芝的作用。结果发现，小鼠于注射毛果云香碱 2.5mg/kg 前 30 分钟，腹腔注射赤孢水 20、40g/kg 或薄菌水 20g/kg 一次，与腹腔注射生理盐水对照组相比较，小鼠流涎量明显减少。薄菌水的作用仍比赤菌水强（表 24-2）

表 24-2　赤孢水和薄菌水对尾静脉注射毛果云香碱小鼠流涎量的影响（$n=10$，$\bar{x}\pm s$）

组别	流涎量（滤纸重）(mg)	P
对照	8.2 ± 0.2	
赤孢水 20g/kg	5.4 ± 0.1	< 0.05
40g/kg	3.8 ± 0.2	< 0.01
薄菌水 20g/kg	2.6 ± 0.2	< 0.01

以上结果表明：赤孢水和薄菌水注射给药对中枢神经系统有镇静催眠作用，但口服无效

（二）对心血管系统的作用

1．耐缺氧实验　每组 8 只雄性小鼠，皮下注射赤孢水 20 分钟后，放入 250ml 广口瓶内，盖紧，记录窒息死亡时间。结果，赤孢水明显延长小鼠生存时间（表 24-3）。

表 24-3　赤孢水对心血管系统的影响及抗炎效果（$\bar{x}\pm s$）

赤孢水（g 生药/kg）	耐缺氧（平均生存时间分钟）	^{86}Rb 摄取（cpm/g 组织）心脏	^{86}Rb 摄取（cpm/g 组织）脑	血清总胆固醇（mg%）	抗炎（平均耳重差 mg）
0	46.9 ± 4.8	3249 ± 179	803 ± 51	265.0 ± 14.4	21.1 ± 0.75
10	71.2 ± 8.2*	3550 ± 370	898 ± 47	237.1 ± 19.2	14.0 ± 2.06**
20	163.5 ± 26.1***	2816 ± 286	955 ± 47*	173.4 ± 9.6***	5.26 ± 1.07***

实验用小鼠均为雄性昆明种，体重 20～24g。药物剂量折算为生药（孢子粉）量。与对照组比较，* $P<0.05$，** $P<0.01$，*** $P<0.001$。

2．对^{86}Rb摄取的影响　每组8只雄性小鼠，皮下注射赤孢水20分钟后，静脉注射^{86}Rb10μci/kg，30秒钟后，取心脏测放射性或静注^{86}Rb100μci/kg，20分钟后取脑组织，测放射性。结果，赤孢水不影响心脏摄取^{86}Rb，但使脑摄取^{86}Rb增加，说明它不能增加心肌的营养流量，但可能增加脑血流量（表24－3）。

3．对血清总胆固醇的影响　每组8只雄性小鼠，静脉注射Triton WR1339 400 mg/kg，同时皮下注射赤孢水，禁食5小时后，测血清总胆固醇。结果，赤孢水有较明显的降胆固醇作用（表24－3）。

（三）对实验性肌炎的作用

1．对除莠剂2，4－二氯苯氧乙酸（2，4-D）所引起的小鼠血清醛缩酶升高的降低作用　临床观察发现，赤孢水和薄菌水对几种神经肌肉疾病，如萎缩性肌强直有一定改善作用。药理学上需要在动物证明上述灵芝注射液的这一临床疗效。究竟采用什么动物模型合适？当时国内外没有这类动物模型，为解决这一问题，首先需要建立适当的动物模型。我们参考萎缩性肌强直患者一般伴有血清醛缩酶（aldolase）升高。又根据国外文献报道，2，4－D动物中毒后会出现肌强直症状。2，4－D为除莠剂，人和动物中毒会出现肌强直症状。其中毒的机制系2，4－D在体内可改变肌细胞内磷酸化酶活性，使细胞膜离子通透性发生变化，产生肌强直症状，同时肌细胞膜的结构和功能受到破坏。我们设想，如果给小鼠注射2，4－D后，在出现肌强直症状时血清醛缩酶会不会升高？给小鼠注射2，4－D200mg/kg体重，约0.5小时后，当用手刺激小鼠背部，出现明显的肌强直症状，表现为行动迟缓，鼠尾上翘，角弓反张。注射2，4－D后16小时处死动物，血清醛缩酶明显升高。如是，利用注射2，4－D这一小鼠模型观察了灵芝制剂对血清醛缩酶的作用。小鼠腹腔注射灵芝水提物20～30g/kg（相当生药），0.5小时后，皮下注射2，4－D200mg/kg，22小时后再腹腔注射灵芝水提物一次，2小时后测血清醛缩酶。结果，薄芝20g/kg和赤芝水提物30g/kg均能明显降低血清醛缩酶（表24－4），而灵芝酒精提取物和紫芝水提物无此作用。

表24－4　灵芝对2.4－D所引起的小鼠血清醛缩酶升高的影响（$\bar{x}\pm s$）

组别	醛缩酶（U）	P值
正常	4.4±0.8（8）	<0.01
2.4－D　200mg/kg	14.8±1.8（10）	
薄芝水20g/kg	6.5±1.2（10）	<0.01
2.4－D150mg/kg	11.4±1.5（9）	
尿嘧啶200mg/kg	4.3±0.5（9）	<0.05
鸟嘧啶核苷200mg/kg	4.6±0.7（9）	<0.05

完成上述实验后，进而研究了从灵芝分离出的尿嘧啶核苷和尿嘧啶的作用，剂量为200mg/kg腹腔注射。结果均能明显降低血清醛缩酶。其他成分如腺嘌呤则无作用。此结果表明，尿嘧啶是灵芝孢子粉降低血清醛缩酶的有效成分之一。后来曾将尿嘧啶制成注射液，在北京友谊医院试治10余例萎缩性肌强直患者有一定效果。由于尿嘧啶价格昂贵，未扩大临床试用观察。

以磷酸肌酸激酶（CPK）为指标，给成年雄性小鼠腹腔注射2，4－D200mg/kg体重，分别测定血清和臀部肌肉组织中CPK活性。赤孢水组小鼠于注射2，4－D前8小时、0.5小时及注射后15小时分别皮下注射赤孢水提取物20g/kg体重，对照组注射生理盐水。结果表明，小鼠于注射2，4－D后血清CPK升高，肌肉组织中CPK降低。注射赤孢水小鼠血清CPK的升高和肌肉组织中CPK的降低均不显著（表24－5）。在另一实验中，给正常小鼠皮下注射赤孢水提取物2g/kg体重。16小时后测定血清中CPK。结果血清中CPK活性并不降低（表24－5）。

表24－5 赤孢水对注射2，4－D小鼠及正常小鼠血清和肌肉CPK活性的影响（$n=8$，$\bar{x}\pm s$）

组别	血清 CPK U/L	肌肉 CPK U/g
正常对照	25.8±0.4*	119.6±12.1*
2，4－D对照	45.5±10.2	69.9±11.3
赤孢水+2，4－D	32.0±4.8*	99.1±19.3*
正常对照	21.8±2.6	未测
赤孢水	20.8±3.3	未测

与2，4－D比较，* $P<0.05$

以上结果表明，赤孢水对小鼠因注射2，4－D所致的肌肉损伤后出现的血清CPK的升高有降低作用。该作用不是直接灭活血清中CPK活性，而是对化学性肌炎有保护作用。因为赤孢水对正常小鼠血清中CPK活性无影响。

2．赤孢水对大鼠实验性变态反应性肌炎的治疗作用 赤孢水对进行性肌营养不良、萎缩性肌强直、皮肌炎及多发性肌炎等皮肤肌肉疾病有一定治疗作用。国外通过实验性变态反应性肌炎动物模型和多发性肌炎病人免疫功能的研究，认为多发性肌炎是一种细胞介导的自身免疫疾病，同时推测体液免疫可能也参与了多发性肌炎的发病过程。我们在实验中用雄性Wistar大白鼠。取豚鼠臀部肌肉加冰冷生理盐水，冰浴下用组织匀浆器研磨，制成30%肌浆。另将氢氧化铝研磨后加生理盐水，使成6%悬液。将豚鼠肌浆与氢氧化铝悬液按1∶1比例混匀。大鼠经乙醚麻醉后，由足掌部皮下注射豚鼠肌浆－氢氧化铝混合悬液，每足0.1ml，同时腹腔注射百日咳菌苗0.2ml（10万能菌苗）。每周注射一次，连续4次。最后一次注射后一周，断头处死大鼠。在开始免疫的第1天起，赤孢水治疗组大鼠每日腹腔注射赤孢水提取物1g/kg体重。免疫对照组腹腔注射等量生理盐水。大鼠处死后，测定血清和左臀部肌肉组织中CPK活性，结果见表24－6。另取小块臀部肌肉作病理切片检查。

表24－6 赤孢水对实验性过敏性肌炎大鼠血清及肌肉CPK活性的影响（$n=8$，$\bar{x}\pm s$）

组别	血清（CPK U/L）	肌肉（CPK U/L）
对照	34.3±3.7*	130.6±40.2*
免疫组	60.6±6.9	91.1±15.2
免疫+赤孢水组	43.3±7.9*	121.0±21.0*

与免疫组比较* $P<0.01$

结果发现，免疫对照组大鼠血清 CPK 升高，肌肉组织中 CPK 下降。肌肉病理标本中出现肌细胞变性、溶解、坏死及炎性细胞浸润（图 24－2A）。赤孢水治疗组大鼠，血清 CPK 的上升和肌肉组织中 CPK 的下降均不明显（表 24－6），与免疫对照比较均有显著差别。臀部肌肉肌浆溶解、炎症浸润及细胞坏死均有所减轻，半数大鼠甚至未出现肌细胞坏死和炎症浸润灶（图 24－2B）。表明赤孢水对大鼠实验性变态反应性肌炎有治疗作用。

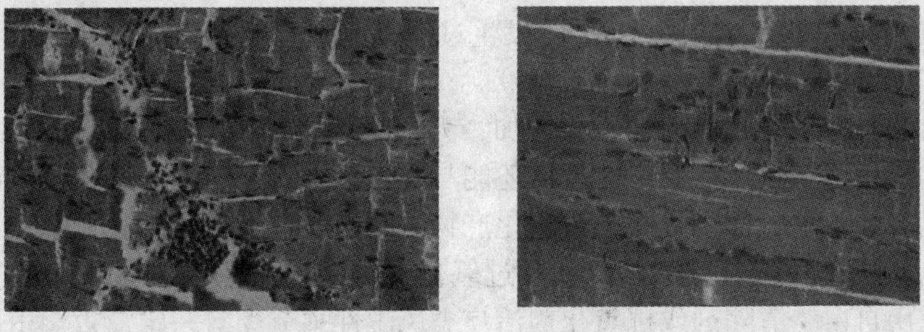

图 24－2　赤孢水对大鼠实验性变态反应性肌炎的治疗作用

左图，免疫对照组大鼠后肢肌肉变性、炎症浸润及细胞坏死明显

右图，赤孢水治疗组大鼠后肢肌肉病理切片，变性炎症及坏死减轻

3．赤孢水对小鼠皮肤迟发型超敏性炎症反应（DTH）的抑制作用　将苦基氯（picrychloride）溶于丙酮中，配成 1% 和 7% 的溶液，给致敏组和赤孢水治疗组小鼠皮下注射 7% 苦基氯 20μm，第三天再注射一次，对照小鼠注射丙酮 20μm，第 9 日将 1% 苦基氯 50μm 涂于小鼠右耳，同时给药组小鼠皮下注射赤孢水提取物 2g/kg。正常对照组和致敏对照组小鼠皮下注射等量生理盐水，次日上午再注射一次，4 小时后将动物脱颈处死，剪下双耳，用小钢圈取样器取下同样大小的耳组织，称重，计算左右两耳之差值，表示炎性肿胀情况。表 7 实验结果说明，赤孢水可明显减轻 DTH 性炎症反应（表 24－7）。

表 24－7　赤孢水对小鼠迟发型超敏皮肤炎症反应（DTH）的抑制作用（$n=8$，$\bar{x}\pm s$）

组别	炎症反应耳重差（mg）	P
对照	2.6 ± 1.2	< 0.05
DTH 组	9.0 ± 2.6	
赤孢水 + DTH	6.2 ± 1.7	< 0.05

以上结果表明，赤孢水对变态反应性肌炎、化学性肌炎及皮肤迟发型超敏性炎症均有抑制作用。应当指出，应用异种骨骼肌肉作抗原加佐剂的方法所诱发的大鼠变态反应性炎症肌炎动物模型与人类多发性肌炎类似，血清中 CPK 升高，肌肉中 CPK 降低，病理学上肌肉出现变性、炎症细胞浸润和坏死等损害。赤孢水对大鼠过敏性肌炎不仅可纠正血清和肌肉中 CPK 的变化，使其接近正常，而且可使臀部肌肉肌浆溶解、肌细胞炎症浸润及坏死等病理变化有一定程度的减轻。除莠剂 2，4－D 所致的小鼠肌肉损伤虽然为化学性肌炎，但其血清和肌肉组织中 CPK 活性的变化与大鼠实验性变态反应性肌炎类似，赤孢水亦有保护作用。

此外，赤孢水还可抑制小鼠皮肤迟发型超敏性炎症反应。这些药理研究结果为解释临床应用赤孢水治疗多发性肌炎和皮肌炎等肌肉疾病提供了药理学依据。

（四）抗肌细胞损伤作用的机制

关于免疫反应中，炎性细胞如何损伤组织，近年来的研究认为与活性氧自由基在炎症反应中所起的作用有关。在免疫反应中被激活的炎性细胞可产生和释放大量的活性氧，如超氧阴离子（O_2^-）、羟自由基（·OH）、过氧化氢等。活性氧具有很强的氧化能力，极易攻击细胞生物膜的多聚未饱和脂肪酸（PUFA），发生过氧化反应，破坏细胞膜的结构和功能，膜孔间隙扩大，细胞内某些可溶性酶漏出入血液。氧自由基除攻击细胞膜外还损伤微血管，尤其是毛细血管后静脉，使血管壁的通透性增加，大分子物质漏出，造成反应中的肿胀。此外，超氧阴离子和羟自由基在炎症反应的早期还能与炎性细胞自身的脂质成分或体液中的脂肪酸反应，形成具有强烈趋化作用的脂质过氧化产物，吸引大量炎性细胞在局部聚集。聚集的炎性细胞释放出的超氧阴离子、羟自由基及过氧化氢等活性氧，使组织或细胞受到进一步损伤。临床上应用自由基清除剂或抗氧化剂治疗类风湿性关节炎有一定疗效。由此看来，在自身免疫性疾病中，炎性细胞释放出的活性氧自由基类物质在炎症反应中起重要作用。炎症反应中对细胞起破坏作用的重要因素是氧自由基所致的细胞膜脂质过氧化。前面的实验已经表明，赤孢水对2，4－D所致的化学性肌炎、实验性变态反应性肌炎及皮肤迟发型超敏性炎症有治疗作用，赤孢水对肌肉损伤的保护作用是否与清除氧自由基或抑制肌肉膜脂质过氧化反应有关，为此进行了下面的研究。

1．赤孢水对小鼠骨骼肌肉自发性脂质过氧化和2，4－D诱发的肌肉脂质过氧化的抑制作用　取小鼠后肢肌肉，加适量冰冷生理盐水，冰浴下研磨成5%肌浆，每管0.1ml，对照管加0.1ml生理盐水，药物管加不同剂量的赤孢水，加入总量均0.1ml，37℃水浴温育1小时，按硫代巴比妥酸（TBA）显色法，测定脂质过氧化产物丙二醛（MDA）的生成量。

结果表明，赤孢水在体外可抑制肌肉的自发性脂质过氧化反应，使MDA生成的量减少，而且抑制作用与赤孢水剂量间存在着量效关系（图24－3）。

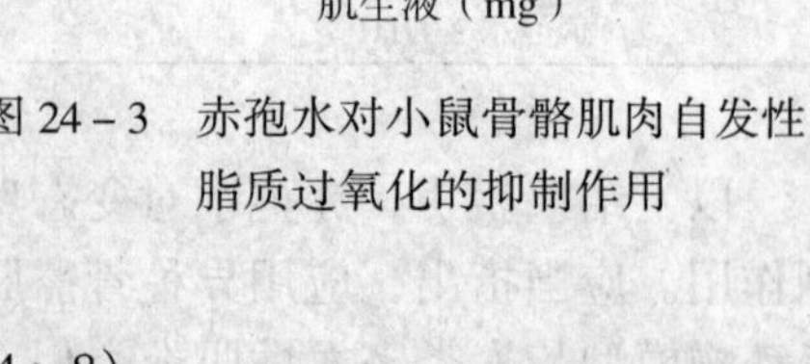

图24－3　赤孢水对小鼠骨骼肌肉自发性脂质过氧化的抑制作用

为验证赤孢水在整体动物是否有效，小鼠由腹腔注射2，4－D300mg/kg体重。给药组小鼠在注射2.4－D前8小时、0.5小时及注射后15h皮下注射赤孢水提取物2g/kg体重。对照组皮下注射等量生理盐水。注射2，4－D16小时后处死动物，留血，用荧光法测定血清中MDA含量。

结果表明，与正常对照组比较，小鼠注射2，4－D后血清MDA含量明显升高，注射赤孢水则可显著降低2，4－D所引起的小鼠血清MDA含量的升高（表24－8）。

按上述的实验方法，给正常小鼠皮下注射相同剂量的赤孢水，其血清MDA含量并不降低。

表 24－8　赤孢水对注射 2，4－D 小鼠及正常小鼠血清脂质过氧化物 MDA 水平的影响（$n=8$）

组别	MDA 荧光强度/50μl ± SE	P
正常对照	28.5 ± 4.8	< 0.05
2，4－D 对照	42.2 ± 17.4	
赤孢水＋2，4－D	29.8 ± 7.5	< 0.05
正常对照	29.0 ± 12.0	> 0.05
赤孢水	30.1 ± 7.0	

2．赤孢水对 Fe^{3+}－半胱氨酸引起的肌肉细胞脂质过氧化的影响　在缓冲体系中的 Fe^{3+} 经半胱氨酸还原作用后，可产生超氧阴离子和羟自由基，如加入肌肉匀浆可使其发生脂质过氧化。测定反应终止时，MDA 的水平可推知脂质过氧化的程度。

将 1% 小鼠后肢肌浆 1ml，实验管加不同剂量赤孢水，对照管加等体积生理盐水，37℃ 水浴温育 5 分钟后，加入 Fe^{3+}－半胱氨酸缓冲系统，再温育 30 分钟后，测定 MDA 含量。结果表明，赤孢水对 Fe^{3+}－半胱氨酸系统产生的超氧阴离子和羟自由基所引起的肌肉脂质过氧化有抑制作用，而且有明显的剂量－效应关系（图 24－4）。

3．赤孢水对黄嘌呤氧化酶－黄嘌呤系统产生超氧阴离子的清除作用黄嘌呤氧化酶作用于黄嘌呤，在使黄嘌呤氧化的过程中产生超氧阴离子，后者可使细胞色素 C 还原。故测定细胞色素 C 还原的速率，可间接反映超氧阴离子的生成量。将含有黄嘌呤 35μg 之缓冲液和 0.2μg 琥珀酰化细胞色素 C 混匀后，放置 1ml 石英比色杯中，于紫外分光光度计在 550nm 和 557nm 处测定光密度之差。在比色杯中再加入 10μg 黄嘌呤氧化酶（0.001U），混匀后，重测 550 和 557nm 处光密度之差。每分钟读一次，共测 5 分钟，从 OD 值求出不同时间细胞色素 C 还原的百分率。在上述缓冲系统中，加入赤孢水用同样方法测定细胞色素 C 被超氧阴离子还原的百分率。

结果如图 24－5 所示，赤孢水能抑制超氧阴离子的生成，呈良好的剂量－反应曲线关系。

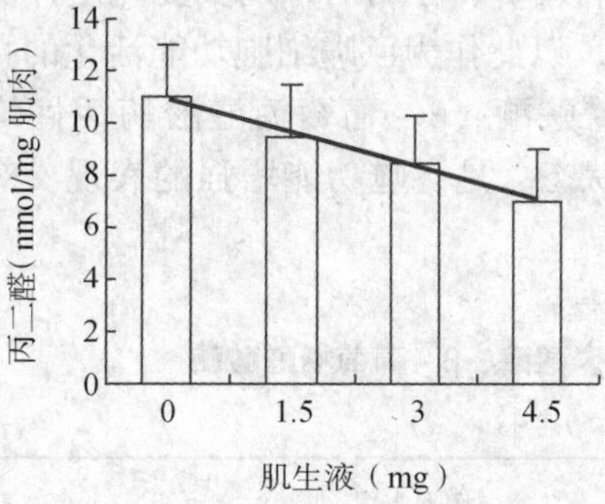

图 24－4　赤孢水对 Fe^{3+}－半胱氨酸引起的肌肉细胞脂质过氧化的抑制作用

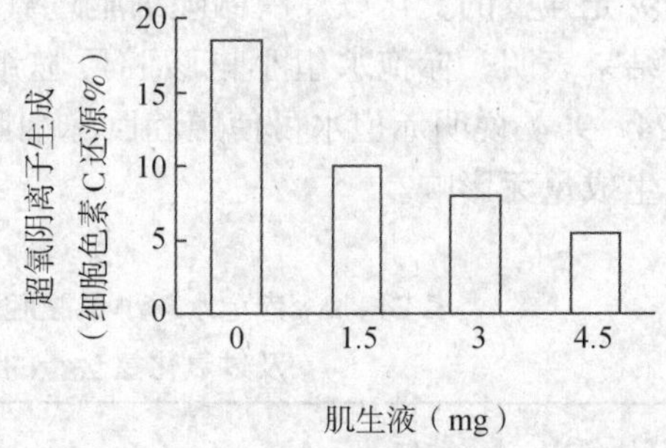

图 24－5　赤孢水对黄嘌呤氧化酶一黄嘌呤系统产生超氧阴离子的清除作用

4．赤孢水对小鼠超氧化物歧化酶（SOD）、过氧化氢酶及谷胱甘肽过氧化物酶（GSH－PX）的作用　细胞内不断产生活性氧自由基，但同时存在着清除氧自由基的酶系统，它们是SOD、过氧化氢酶及GSH－Px，能及时清除体内生成的活性氧自由基，防止组织和细胞受到自由基的攻击而出现的损伤。为了解赤孢水对体内清除自由基的酶系统有无作用，研究了赤孢水对小鼠肝脏内SOD、过氧化氢酶及GSH－Px的影响。

给小鼠每日皮下注射赤孢水提取物2g/kg体重，连续6天，对照组每日皮下注射等量生理盐水。第7天处死动物，取出肝脏，用缓冲液研制成匀浆，用超离心法制备肝胞浆液，采用酚试剂法测定蛋白质含量及其中SOD、过氧化氢酶及GSH－Px活性。

结果表明，赤孢水可明显提高过氧化氢酶活性，对SOD、GSH－Px活性作用不明显。过氧化氢酶是体内清除过氧化氢的重要成分，反应式如下：

$$2H_2O_2 \xrightarrow{\text{过氧化氢酶}} 2H_2O + O_2$$

以上结果提示，赤孢水可能为氧自由基的捕获剂，同时又能提高过氧化氢酶活性，加速体内清除超氧阴离子、羟自由基及过氧化氢等自由基的灭活，防止膜脂质过氧化，从而对肌细胞起保护作用。

（五）对免疫系统的作用

前面的实验表明，赤孢水对大鼠实验性过敏性肌炎有保护作用，推测赤孢水对机体的免疫系统功能可能有影响。因此，观察了赤孢水对小鼠腹腔巨噬细胞功能及脾脏DNA合成的影响。

1．对小鼠腹腔巨噬细胞功能的影响　昆明种雄性小鼠由皮下注射赤孢水提取物2g/kg，对照组小鼠注射生理盐水，每日1次，连续6天。第7天处死小鼠，用1640培养液4ml洗涤腹腔，收集腹腔细胞，调整细胞数到2×10^6/ml。各取2.5ml装于不同试管中，37℃培养箱培养3小时，倒掉培养液，贴壁巨噬细胞用培养液洗三次，用1ml 0.05% Triton X－100液解细胞，测定酸性磷酸酶及β－葡萄糖醛酸酶活性。

用同法获得贴壁巨噬细胞，在试管中加入3ml含10nmo/L莨菪亭、30单位辣根过氧化物酶、150ng Phorbal的1640培养液以刺激巨噬细胞。37℃培养1小时后，用荧光光度计测定莨菪亭荧光强度的变化以反映巨噬细胞过氧化氢生成量，以此作为巨噬细胞功能活化的指标。

结果表明，赤孢水组小鼠腹腔巨噬细胞中酸性磷酸酶、β－葡萄糖醛酸酶活性均升高（表24　9）。说明赤孢水可使腹腔巨噬细胞进入激活状态，是吞噬功能增强的表现。对过氧化氢生成量无影响。

表24－9　赤孢水对小鼠腹腔巨噬细胞酸性磷酸酶、β－葡萄糖醛酸酶及过氧化氢含量的影响（$\bar{x}\pm s$，$n=4$）

指标	对照组	赤孢水组	*P*
酸性磷酸酶（U/5×10^6细胞）	1.7±0.35	7.5±0.8	<0.01
β－葡萄糖醛酸酶（U/5×106细胞）	2.7±0.2	3.8±0.5	<0.05
过氧化氢（△OD/5×106细胞）	0.20±0.03	0.29±0.03	>0.05

2．对肾上腺皮质激素泼尼松龙处理小鼠脾脏 DNA 含量及 ^3H－TdR 参入脾 DNA 的拮抗作用　小鼠分组后，一组每日皮下注射赤孢水提取物 1g/kg 体重，连续 7 天，从第 4 天起同时每日腹腔注射醋酸泼尼松龙 5mg/kg 体重，共 3 次。另一组依上述方式每日皮下注射等量生理盐水和腹腔注射醋酸泼尼松龙 5mg/kg 体重 1 次。第三组由皮下和腹腔注射生理盐水。第八天每只小鼠腹腔注射 ^3H－TdR10 微居里，1 小时后取出脾脏，用 5% 三氯醋酸制成匀浆，提取 DNA，用二氧六环闪烁液测定 ^3H－TdR 参入 DNA 的放射性。

小鼠注射泼尼松龙后，脾脏 DNA 含量及 ^3H－TdR 参入脾 DNA 的生物合成均降低，同时注射赤孢水则可拮抗泼尼松龙的这种作用，使脾 DNA 含量及 ^3H－TdR 参入脾脏 DNA 的生物合成接近正常对照组水平（表 24－10）。

表 24－10　赤孢水对注射强的松龙小鼠脾脏 DNA 含量及 ^3H－TdR 参入 DNA 的影响（$n=8$）

组别	脾 DNA mg/g ± SE	^3H－TdR 参入 cpm/g 脾 ± SE
对照	16.4 ± 0.9*	2985 ± 447*
强的松龙组	13.4 ± 1.3	2254 ± 377
赤孢水 + 强的松龙	15.4 ± 2.0*	3012 ± 525*

与强的松龙组比较* $P<0.05$

以上结果反映赤孢水对免疫系统功能有一定刺激作用。这些作用亦可能是赤孢水治疗某些肌肉病的作用环节之一。

总之，赤孢水可减轻大鼠过敏性肌炎及注射 2，4－D 引起的小鼠化学性肌炎的肌肉病理损伤及血清 CPK 酶活性的升高。此外，还可能有捕捉氧自由基作用，维持肌细胞膜的稳定性，影响免疫功能。这些结果为赤孢水治疗多发性肌炎等肌肉病提供了药理学依据。

3．赤芝多糖肽刺激免疫功能的作用　林志彬等报道，赤芝多糖肽有刺激免疫功能作用。老年小鼠用赤芝多糖肽 50mg/kg 治疗 4 天，能刺激老年小鼠脾细胞 DNA 合成和 T 细胞增殖、DNA 多聚酶活性及 IL－2 生成。在体外，赤芝多糖肽对抗癌药 5－Fu 和 cytarabine 引起的免疫功能抑制有拮抗作用。因多次注射吗啡而产生耐受性小鼠的腹腔巨噬细胞产生 TNF 和 IL－1 的功能降低，给予赤芝多糖肽 50mg/kg 治疗 4 天，能明显逆转 TNF 和 IL－1 活性受抑制的情况。

临床亦有报道，赤芝水提物能提高老年人的细胞免疫功能。30 例年龄在 65 岁以上老人，服用赤芝水提物 1.5g/kg，每日 3 次，连服 30 天。与治疗前相比较，外周血单核细胞产生 IL－2 和干扰素的能力及 NK 细胞活性均能明显提高。取老年人外周血单核细胞体外培养，加入赤芝水提取物 2.5～10μg/ml 共同培养一定时间后，单核细胞产生 IL－2 和干扰素的能力亦显著增强。上述结果提示，赤芝水提取物有增强细胞免疫功能作用。

（六）对肝脏损伤的保护作用及促肝脏再生作用

采用小鼠四氯化碳肝损伤模型观察野生紫芝、人工栽培赤芝及其孢子粉、发酵培养薄盖菌丝体酒精提取物和水提取物的保肝作用。小鼠注射 CCl_4 前一天，分别灌胃上述灵芝酒精提取物 50g/kg，2 次，2 次相间 8 小时。24 小时后由腹腔注射 0.1% CCl_4 花生油 10ml/kg，16

小时后，测血清谷丙转氨酶（ALT）。结果表明，紫芝、赤芝及薄盖灵芝酒精提取物均能明显降低血清 ALT 水平。但上述三种灵芝水提取物及赤芝孢子粉酒精提取物则无效。可见灵芝水提取物有镇静催眠效果，而其酒精提取物则有保肝作用。看来，灵芝镇静催眠和保肝的活性成分非同一物质。

为进一步探讨灵芝的保肝作用，我们对高剂量消炎痛和洋地黄致小鼠死亡模型作了研究。消炎痛为常用解热镇痛药，对胃肠道有副作用，大剂量能引起胃肠穿孔而死亡。高剂量洋地黄会造成心脏毒性而死亡。消炎痛和洋地黄在体内都是由肝脏药物代谢酶代谢而解毒。灵芝酒提取物对小鼠 CCl_4 肝损伤有保护作用，是否能降低消炎痛引起的小鼠胃肠穿孔而死亡？结果发现，分别给小鼠灌胃薄芝、紫芝及赤芝酒提取物 20g/kg，每日 2 次，共 9 天。从给药第 4 天开始，给小鼠皮下注射消炎痛 10mg/kg，每天 1 次，共 6 天。结果，对照组 10 只小鼠死亡 8～9 只，而给薄芝、赤芝孢子粉酒提取物组小鼠无死亡或死亡率明显降低。灵芝酒精提取物对洋地黄心脏中毒所致的死亡率亦有降低作用。推测其所以能降低消炎痛和洋地黄造成的小鼠死亡率，很可能是增强肝脏解毒功能的结果，而非直接保护胃肠道及心脏所致。

为研究灵芝的促肝脏再生作用，小鼠在乙醚麻醉下切除约 75%肝脏。手术后约 4 小时，分别给小鼠灌胃薄盖灵芝酒提取物或水提取物 50g/kg，每日 2 次，连续 2 日。对照组给等体积生理盐水。第 4 天处死小鼠，取出肝脏，称重，计算肝指数（肝重/100g 体重）。结果，对照组肝重 3.6%，薄芝酒提取物组肝重 4.3%，水提取物组肝重 3.4%。对照组与薄芝酒提物组肝重有显著差异（$P<0.05$），水提取物无效。表明有保肝作用的薄芝酒提物能促进部分切除肝小鼠肝脏的再生。

（七）抗肿瘤作用

赤灵芝子实体水提取物对小鼠实验性肝癌 HCC－F－25/Cl－16A3 有抑制作用。接种肿瘤的小鼠每日灌胃赤芝水提物 300mg/kg 共 10 天，结果肿瘤重量、肿瘤组织和血清中 GST 及 r－GT 活性与不治疗对照组比较均明显降低。GST 与肿瘤多药耐药性有关，r－GT 与肿瘤发生有关。从上述用赤芝水提物治疗的荷瘤小鼠腹腔中获取的巨噬细胞，体外杀伤肿瘤细胞的能力显著增强，赤芝水提物的抑制肿瘤生长作用不是细胞毒作用而可能是与提高免疫力有一定关系。

三、临床应用

上述的薄菌水和赤孢水两种灵芝注射液系中国医学科学院药物研究所于 1973 年研制成功。赤孢水由北京协和药厂生产（赤孢水原商品名肌生注射液，现改名灵孢多糖）。薄菌水由浙江一药厂生产。两种制剂生产和使用至今已 30 年。该药每安瓿 2ml，含 400mg 提取物（相当于菌丝体或孢子粉生药），供肌内注射用。20 世纪 70 年代至 80 年代，曾对薄菌水和赤孢水的临床疗效进行观察，主要应用于几种神经－肌肉疾病的治疗，有一定疗效。薄菌水和赤孢水二者的疗效基本一样，只是两种制剂的颜色不同，赤孢水呈黄微色。薄菌水呈棕褐色。赤孢水和薄菌水（统称灵液）的临床疗效结果总结于表 24－11。

表 24－11　薄菌水和赤孢水治疗几种疾病的临床总结

疾病	病例数	有效率	疗程（月）
硬皮病	173	79.1	3～6
皮肌炎和多发性肌炎*	55	96.4	3～6
斑秃	232	78.9	1～3
萎缩性肌强直	35	74.9	3～6
进行性肌营养不良	121	56.2	3～6
神经官能症	有效（例数未统计）		

* 部分病人与激素合用

（一）薄菌水和赤孢水的临床应用

1．对皮肌类和多发性肌炎的疗效　曾有 40 例皮肌炎和 15 例多发性肌炎病人试用灵芝液。上述 55 例病人中男性 27 例，女性 28 例，其中 49 人患病 1～5 年，最长者达 19 年。19 例病人单用灵芝液，每日一次注射 4ml，36 例病人接受灵芝液合并应用泼尼松（prednisone），疗程一般 3～6 月。疗效评价标准：①近乎治愈：肌肉张力和实验室检查恢复正常或接近正常，可撤销泼尼松用药，病人能自己生活不需要他人照顾；②明显改善：实验室检查接近正常值，同时肌肉张力增加 3 度，泼尼松剂量可减低至维持剂量（15mg/d）；③改善：实验室检查和肌力部分地改善；④无效：症状和实验室检查无改善甚至加重。

治疗结果见表 24－12。55 例病人中 53 例有不同程度改善，2 例无效，8 例病人于停止注射灵芝液后病情复发。颇有意义的是用灵芝液治疗的这 55 名病人中仅有 2 人死亡，死亡率 3.6%。而据文献报道，206 例皮肌炎和多发性肌炎单用泼尼松治疗，结果 53 个病人死亡，死亡率 25.5%。分析其死亡原因，27 例病人死于肺部感染，10 例死于胃肠穿孔，这些都是应用泼尼松的副作用所致。而使用灵芝液合并泼尼松治疗组死亡的 2 例病人不是死于肺部感染和胃肠穿孔。看来灵芝液治疗不仅可缓解病情，似乎还可以减少病人死亡率。

表 24－12　灵芝液对皮肌炎和多发性肌炎的疗效

疾病	病例数	有效例数			无效
		近乎治愈	明显改善	改善	
皮肌炎	40	6	21	11	2
多发性肌炎	15	5	4	6	0

2．对脱发的疗效　有 4 家医院观察了赤孢水对斑秃的疗效。232 例病人中男性 157 人，女性 75 人。其中 153 人年龄介于 21～50 岁。204 例斑秃（局限性脱发），28 人完全脱发。144 例病人患病 1 月至 1 年。应用灵芝液，每日肌内注射 4ml，一般疗程 3 个月。临床疗效判定标准：①治愈：脱发完全长出间有少数白毛；②明显改善，脱发长出 60%左右；③改善，脱发长出 20%以上；④无效，脱发无毛长出。治疗结果见表 24－13。

表 24-13 灵芝液对 232 例局限性脱发的疗效

疗效评定	效果	
	例数	有效率（%）
痊愈	70	30.2
明显改善	51	22.4
改善	62	26.7
无效	49	21.1

总的有效率 78.9%，无副反应。下面四张图是 2 个典型脱发病人治疗前后的对比。

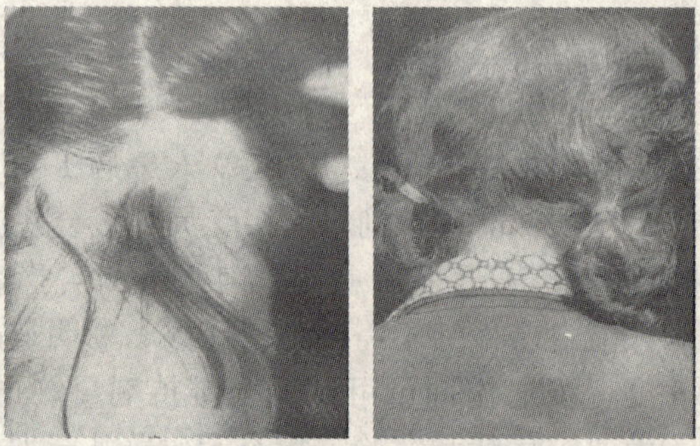

图 24-6 左图为一位 31 岁女病人，头后部脱发已 1.5 年，曾接受维生素 B1、半胱氨酸及其他治脱发药无效，改用灵芝液治疗，用药 13 天开始长出少数毛发，治疗 40 天长出较多毛发，治疗 2.5 月，脱发全部长满（图 24-6 右图）。

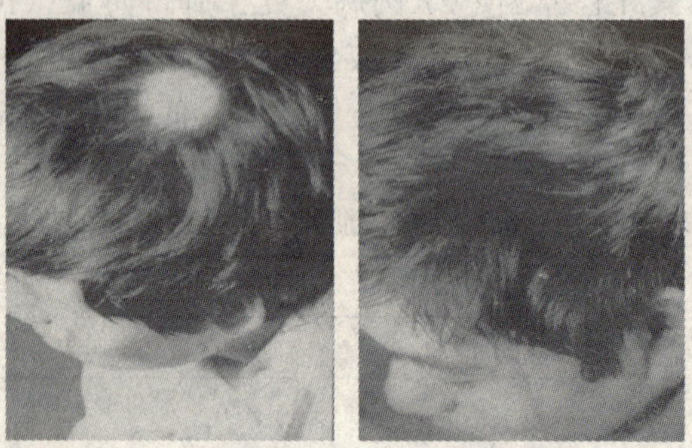

图 24-7 左图为一位 30 岁男性病人，发现斑秃 20 天（图 24-7 左），用灵芝液治疗 20 天，脱发部位长满新发（图 24-7 右图）。

3. 对硬皮病的疗效 硬皮病属结缔组织疾病，其发病原因尚不清楚，亦无满意的治疗药物。1978~1984 年期间，有 4 家医院曾试用灵芝液治疗 173 例全身性和局限性硬皮病。173 名病人中女性 127 人，男性 46 人。其中 83 人患病 1~10 年，31 人患病 10 年以上，诊断为局限性硬皮病者 141 人，全身性硬皮病 32 人。治疗局限性硬皮病时，灵芝液肌内或皮下注射于硬化皮肤局部。治疗全身性硬皮病时，灵芝液注射于臀部肌肉。每日注射灵芝液剂量

4ml 一次，共 3～6 个月。有的病人不能接受长期注射者改服灵芝片剂。疗效评价标准：全身性硬皮病，①明显改善，90%实验室检查异常指标和病人症状改善程度达 90%以上，硬化皮肤变软；②中度改善，症状和实验室检查异常指标获得改善；③改善，症状有所改善；④无效，症状无改善。对局限性硬皮病疗效的评估标准如下：①明显改善，皮肤硬化或萎缩和色素沉着以及功能障碍接近于恢复正常；②中度改善，皮肤硬化或萎缩和色素沉着程度及范围大小改善 50%以上；③改善，症状和体征部分改善；④无效，症状未见改善。

治疗结果，总的有效率约 58%～91%。灵芝液局部注射对局限性硬皮病的疗效比臀部肌内注射治全身性硬皮病的效果要好一些。灵芝液局部注射于患病部位，经激光仪检查发现患病部位血循环有改善，皮肤活检发现病理形态炎症浸润减轻或消失，胶原纤维变松。看来灵芝液有抗炎和疏解结缔组织作用。硬皮病患者因皮肤硬化所引起的疼痛等症状亦缓解。应当指出者，灵芝液注射于硬化皮肤部位由于局部皮肤硬化，会有疼痛感。

下面 2 组图片系两名局限性硬皮病女性患者于试用灵芝液治疗前后的对比。

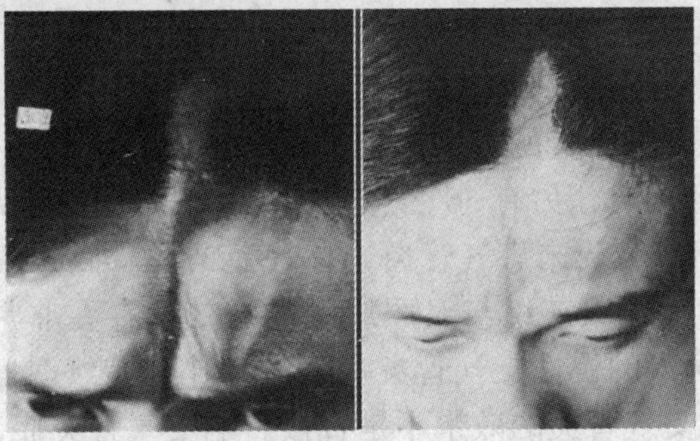

图 24－8　左图为病人于治疗前，前额局限性皮肤硬化有一条突起的瘢痕，经疗治后瘢痕变平（图 24－8 右图）

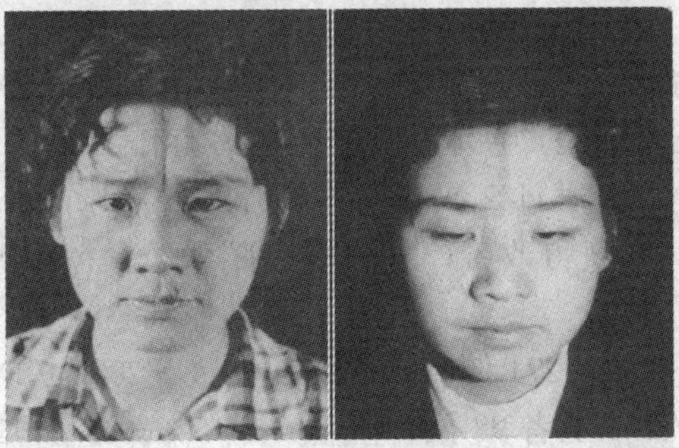

图 24－9　左图为病人于治疗前，前额局限性皮肤硬化有一条浅沟，经灵芝液治疗后，浅沟变平（图 24－9 右图）

4．其他疾病的治疗　灵芝液曾试用于几种其他西医西药难治的疾病，亦有一定缓解症状效果。例如脱髓鞘病、脑血管病，但病人数少，其疗效有待在更多病人验证。

如上所述，灵芝液有临床用途，除改善病人症状外，多数病人反应于使用灵芝半个月左右后，食欲增进，睡眠改善，但是，灵芝液口服效果差。后经动物试验发现，赤芝孢子粉注射液的镇静催眠作用口服无效的原因是该药在胃肠道被破坏，失去活性。因此，如能研制一种新剂型，保护赤芝孢子粉注射液不被破坏，则可供口服，病人应用方便。再者，目前赤芝孢子粉注射液所含提取物400mg，如适当加大剂量，疗效可能会提高。

（二）灵芝其他制剂的临床应用

1．对慢性气管炎的疗效　早在20世纪70年代就有报道，用灵芝制剂治疗392例慢性支气管炎患者，其中250例男性，142例女性，年龄在50岁以上，大多数病人属中度或重度支气管炎。依其临床表现，392例病人大部分属哮喘型支气管炎，小部分患单纯型支气管炎。所用制剂是人工发酵培养赤芝菌丝体过滤液，每次口服25～30ml，每日3次。二是灵芝糖浆，系灵芝菌丝体和过滤液混合物的酒精提取水溶物加糖制成，每次口服10ml，每日3次。还有灵芝片剂系赤芝子实体的酒精提取物加工而成，每次口服1片，每日3次。疗程1～3个月。三种灵芝制剂的治疗效果基本相似。能减少咳嗽、喘憋及咳痰量，总有效率70%～85%。起效时间相对较慢，一般服药1～2周后开始产生疗效。病人的一般情况，如睡眠、食欲及耐寒力，均有改善。对20名患者的痰中IgA含量作了测定，在服用灵芝制剂后明显增加。这一结果可能说明灵芝制剂可增强患者的支气管粘膜反应能力。

为随访灵芝治疗慢性支气管炎的远期效果，正是冬天来临之际，120名患者服用灵芝制剂1～3个月，然后停药。同时，另有56名患者采用一般常规治疗做对照。在服用灵芝制剂的102例病人中，有38例于冬天未患气管炎，有效率37%。而56例对照患者中仅6例未出现复发，有效率仅11%。服用灵芝组与对照组间的有效率存在非常明显的统计学差异。另外，服用灵芝组有45名病人的慢性支气管炎症状的发作和持续时间均低于上一年冬天。这些结果支持灵芝治疗慢性支气管炎的效果不是直接影响支气管炎症，而似乎与其“强壮”作用有关。

2．对冠心病和高血压的疗效　一些文章报道，灵芝制剂对冠心病及高胆固醇血症有治疗作用。从不同作者的报道看来，一般有效率介于50%～80%。有人报道用赤芝发酵培养液治疗295例心绞痛患者，剂量3～6ml，每日2次或3次，疗程3～6个月。180例中度或轻度心绞痛病人用灵芝制剂治疗后，其中143名病人心绞痛症状获得明显或中度缓解，总有效率78%。50名心电图不正常者有20例获得改善。另有作者报道，用赤芝菌丝体片剂治疗103例冠心病病人，每次2片，每日2次或3次，疗程2～4个月，心绞痛及心悸缓解率约84%。多数病人的其他症状亦获得改善，如失眠、眩晕、食欲不振、疲倦等，ECG的ST段和T波改善率51.4%。

3．对高胆固醇病人的疗效　271例高胆固醇病人（>200mg/dl血清）接受赤芝浓缩液治疗，血清胆固醇降低50mg/dl以上者98例，降低31～50mg/dl者42例，降低11～30mg/dl者31例，总有效率64%。灵芝片亦有类似作用，25例冠心病人伴有胆固醇血症服用灵芝片，每次2片，日2～3次，连服2～4个月。结果血胆固醇、甘油三酯及脂蛋白降低者介于64%～68%。从以上结果看，灵芝对冠心病和高胆固醇血症有一定疗效。

4．对病毒性肝炎的疗效　有174例乙型肝炎病人，服用赤芝发酵过滤液，每次20ml，每日3次，疗程1～3月。结果，大约50%病人的血清转氨酶降低，食欲差、腹胀及肝区痛等症状获得改善。

5．对失眠、神经症的疗效　灵芝治疗失眠、神经症有一定效果。服用灵芝糖浆10天后，能改善失眠、头晕、头痛及记忆力差，有效率约80%。

6．对白细胞减少症的疗效　52例白细胞低于4×10^{9}/L病人，服用赤芝菌丝体酒精提取物片剂，每次4片，每日3次，连服20天。30名病人的白细胞上升至（4～6）$\times10^{9}$/L，服药时间越长，效果更好。上述的临床观察大都完成于20世纪70～80年代。

药理研究表明，赤孢水对大鼠实验性过敏性肌炎及小鼠注射除莠剂2，4－D所引起的化学性肌炎均有治疗作用，使血清磷酸肌酸激酶（CPK）活性降低，肌肉病理损害减轻。赤孢水可抑制肌肉细胞膜脂质过氧化，清除氧自由基，激活小鼠腹腔巨噬细胞功能。这些作用可能与其对某些肌病的疗效有关系。此外，赤孢水有镇静、抗惊、抗流涎、抗缺氧、促进心和脑组织对^{86}Rb的摄取，降低血清高血脂及抗炎等作用。

临床方面经北京友谊医院等多家医院试用，对多种肌肉和神经系统疾患均有一定效果。病种包括：萎缩性肌强直，进行性肌营养不良，多发性肌炎，皮肌炎，多发性硬化，小脑共济失调，神经症，斑秃，硬皮病，红斑狼疮等疑难病症。长期使用，未见到副作用，是一种比较安全和有一定治疗作用的药物。至今，灵芝多用作为功能食品，作为药品使用且时间较长者唯赤孢水注射液。近三十多年来，我国在灵芝的研究包括人工栽培、发酵培养、化学成分分离、药理作用、临床应用以及产业化等方面均取得相当大发展。但欲想全面揭开灵芝神秘的面纱还需要做艰苦的研究。

（参加本章部分研究的硕士生有顾欣）

参　考　文　献

1．本草纲目下册．明朝李时珍．北京：人民卫生出版社．1982，1708－1712
2．陈若芸，于德全，灵芝的化学成分．见：林志彬主编．灵芝的现代研究．第一版．北京：北京医科大学中国协和医科大学联合出版社，1996:113
3．林志彬主编．灵芝的现代研究．第二版．北京：北京医科大学出版社，2001
4．Liu GT．Clinical uses of Ganoderma in China．In 水野卓，金炳钰著 Ganoderma Printing Chung Moon SIIa Co．，Ltd．Seoul Korea．1996:125
5．Lin Zhi－bin，Zhang Hui－na．Anti－tumor and immunoregulatory activities of ganoderma lucidum and its possible mechanism．Acta Phamacol Sin，2004，25（11）1387
6．刘耕陶，王桂芬，魏怀玲，等．联苯双酯、二苯乙烯、五仁醇及灵芝对小鼠实验性肝损伤保护作用的比较．药学学报，1979，14:598
7．刘耕陶，魏怀玲，包天桐．灵芝对2.4 －二氯苯氧乙酸（2.4－D）引起的实验性肌强直症小鼠血清醛缩酶的影响．药学学报，1980，15:142
8．Leng W，Liu GT．Some pharmacological effects of fermented fluid of Ganoderma capense I．Chin Pharmac Bull，1980，15:1
9．Leng W，Liu GT．Some pharmacological effects of fermented fluid of Ganoderma capense II．Chin Pharmac Bull，1980，15:11
10．Liu GT，Bao TT，Song CY，et al．Some pharmacological actions of Ganoderma Lucidum and the mycelium of G．capense produced by submerged fermentation．Chin Med J，1079，92（7）:496
11．Liu GT．Recent advances in research of pharmacology and clinical applications of Ganoderma P．Karst．species

(Aphyllophoromycetidene) in China. Int J Med Mush, 1999, 1:63

12. Liu GT. Pharmacology and clinical application of the spores of Ganoderma lucidum (Curt. Fr.) P. Karst. and mycelium of Ganoderma capense (Lloyd) Teng. (Aphyllophromycitideae). Int J Med Mush, 1999, 1:217

13. Cao RL, Wang ZY, Xie JF, et al. Clinical report of the treatment of 232 cases of alopecia with injections of G. capense mycelium. J Clin Dermatol, 1986, 15:28

14. Cheng XR, Wang ZY, Xie JF. Clinical effects of G. capense mycelium on 19 cases of dermatomyositis. J Clin dermatol, 1987, 6:112

15. CU X, Wang ZY, Liu GT. Pharmacological studies on the spores of Ganoderma lucidum. Effect on chemical and allergic myositis in animals. Pharmacol Clin Mater Med, 1993, 9:23

16. CU X, Wang ZY, Liu GT. Pharmacological studies on the spores of Ganoderma lucidum. II Effect on lipid peroxidation of skeleton muscle homogenate and on generation of superoxide anion. Pharmacol Clin Mater Med, 1993, 9:9

17. CU X, Wang ZY, Liu GT. Pharmacological studies on the spores of Ganoderma lucidum. III. Immunophamarcological action in mice. Pharmacol Clin Mater Med, 1993, 9:11

18. Fu, HT, Wang ZY. Clinical observation of the injection of Ganoderma lucidum spores on 10 cases of muscular dystrophy. J Trad Chin Med, 1981, 22:422

19. Yu Lin Hong, Wei Huai Ling, Liu Geng Tao. The hypnotic and sedative actions of the spores of Ganoderma lucidum (Cert.: Fr) P. Karst. (Aphyllophromycitideae) in mice. Int J Med Mush, 2002, 2:323

第 25 章　肿瘤多药耐药逆转剂的药理研究

一、肝癌内在耐药性的研究
（一）肝癌与肝炎发生相关性的流行病资料
（二）人肝细胞肝癌细胞内在耐药或原发耐药性的发现
二、耐 5 - 氟尿嘧啶（5 - FU）人肝癌 Bel_{7402} 细胞株（Bel_{7402}/5 - FU）的建立
三、MDR 逆转剂或化疗增敏剂的研究
（一）溴代汉防己甲素（w198）逆转多药耐药性的作用
（二）联苯双酯（DDB）逆转多药耐药性的作用
（三）中药五味子逆转多药耐药性的作用

肿瘤多药耐药性（MDR）是理论问题又是实际问题。研发能克服或逆转 MDR 的药物是肿瘤药理学研究中的热点之一。本章介绍我们在研究溴代汉防己甲素（溴太君）、抗肝炎药联苯双酯（DDB）及中药五味子逆转 MDR 的作用。这些化合物作用的靶点均是抑制在 MDR 中起关键作用的糖蛋白的表达。

肿瘤化学治疗最大障碍之一是肿瘤细胞对药物的多药耐药性（MDR）。MDR 是指肿瘤接触了某些抗癌药物后，产生了对其他多种未接触过的、结构和作用机制完全不同的抗癌药物的耐药性。MDR 有两种类型：①肿瘤细胞在治疗的初始阶段就对多种抗癌药物产生耐药，即内在耐药或原发耐药（innate MDR）；②在化疗过程中，肿瘤细胞对化疗药物产生耐药，即获得性耐药（aquired MDR）。易使肿瘤细胞产生 MDR 的药物多为天然的、分子量较大的、亲脂性药物，如蒽环类、长春碱类、鬼臼类、紫杉烷类等。近年来，某些抗细胞代谢类抗肿瘤药（如甲氨蝶呤）及某些烷化剂引起的 MDR 亦逐渐引起人们的重视。MDR 在临床上十分常见，是肿瘤治疗中急需解决的问题。20 世纪 80 年代开始，肿瘤耐药的研究无论临床和基础方面均将注意力集中于 MDR 的机制以及耐药逆转剂的寻找，已经成为研究热点之一。

我们在研究抗肝炎药时联想到一个问题：肝癌为什么对抗癌药治疗不敏感？是否有内在耐药或原发耐药性？肝炎与肝癌的发生密切相关，抗肝炎药长期应用是否能预防或延缓肝癌的发生？为此，我们开始三方面的研究：首先研究肝癌是否存在内在耐药或原发耐药；其次建立肝癌耐药细胞株；第三筛选克服 MDR 的新药，取得了进展。有关结果分述如下。

一、肝癌内在耐药性的研究

(一) 肝癌与肝炎发生相关性的流行病资料

原发性肝癌(简称肝癌)是由肝细胞或肝内胆管上皮细胞发生的恶性肿瘤,曾有"癌中之王"的称号。据世界卫生组织统计,在世界范围内肝癌死亡率列第五位。与食管癌相似,肝癌的分布在国内外均有明显的地区差异。从世界范围看,欧美国家较少见,而在亚洲太平洋沿岸及非洲的东南部地区比较常见。值得注意的是,世界各地原发性肝癌发病率都有上升趋势,每年约有25万人死于此病,其中约40%发生在中国。

我国是世界上肝癌高发国家之一,原发性肝癌的死亡率在男性恶性肿瘤中居第三位,仅次于胃癌和食管癌,女性则为第四位。统计表明,我国肝癌的年死亡率为20.40/10万,其中城市为19.98/10万,农村为23.59/10万。流行病学调查发现,肝癌的发病率地理差别很大,总趋势是南部高于北部,东部高于西部。具体地说,发病主要在长江三角洲、珠江三角洲流域及东南沿海地区。

到目前为止,肝癌的病因还不十分清楚。但现在普遍认为肝病可能与肝癌的发病有关。临床上已注意到肝癌的患者常有急性肝炎→慢性肝炎→肝硬化的病史。从病理学的角度分析,在原发性肝细胞性肝癌病人中,约有50%~80%的病例伴有肝硬化;而肝癌的胆管上皮细胞型癌中,有18.2%~50%病例伴有肝硬化。这一数字说明,这两种疾病的密切关系,肝癌可能是肝硬化所引起的肝细胞过度再生的结果。

通过对肝癌病人乙型肝炎表面抗原(HBsAg)的测定,发现肝癌病人HBsAg的阳性率高达81.8%。这一结果说明,大多数肝癌患者以前曾感染过乙型肝炎。大量人群追踪调查证明,肝炎患者发生肝癌的危险概率是非肝炎患者的200倍。流行病学调查发现,肝癌高发区人群的HBsAg阳性率较低发区为高,而肝癌患者血清HBsAg阳性率又显著高于健康人群。我国肝癌病人中约90%有乙肝病毒感染(HBV)背景。如上海医科大学中山医院统计,其肝癌住院病人中,HBsAg阳性率为70%(992例),HBsAb阳性率为72%,乙肝标志物阳性率达90%以上。联合国卫生组织召开的肝癌预防会议指出,乙肝病毒感染与肝癌相关率高达80%。以上事实说明,乙型病毒性肝炎与肝癌之间有一定的因果关系。在人和动物肝癌的分子病理研究均已证实HBV具有直接致癌作用。呈整合状态时,的HBV-DNA是导致肝细胞癌变的重要因素,已经在HBsAg携带者的肝细胞DNA中查到了整合的HBV-DNA。同时在人肝细胞癌中发现整合的HBV-DNA。而携带游离状态HBV-DNA的非肝癌患者,经过一定时期后可转变为整合状态。酒精性肝硬化伴发原发性肝癌(HCC)者,也检出整合状态的HBV-DNA。

近年来研究还表明,丙型肝炎(HCV)与肝硬化和肝癌的关系更密切。丙型肝炎病毒是典型的RNA病毒,目前尚未发现其基因组或片段可整合入人肝细胞,但已明确该病毒与HCC发生有密切关系。HCV核心蛋白在体外有潜在的直接致癌作用,HCV还可经一些特异或非特异的免疫机制引起肝细胞损伤。例如,HCV通过引起肝硬化,造成肝细胞异常增生而间接导致HCC。国内学者对102例HCC组织中HCV C33c抗原和HBxAg进行检测,在HCC中的阳性率分别是81.4%和74.5%,二者同时阳性者占61.8%。日本的研究报告指出,日本 HCC 患者血清最多只有 25% 的 HCC 呈现 HBsAg 阳性，对 HBsAg 阴性病例进行抗 HCV 检测，则 76% 为阳性，较献血人员中的阳性率（1.1%）明显增多。所有这些提示，HCV 感染与 HCC 发生有密切联系。虽然慢性 HCV 感染病人发生 HCC 的危险增加，但是没有 HCV 肿瘤基因直接作用的证据，因而认为，HCV 可能通过慢性炎症坏死性肝活动诱导肝硬化，从而促进 HCC 的发生。HCC 很少在 HCV 阳性的正常肝脏发生，而大多数病例在与 HCV 有关的肝硬化情况下发生。

目前，手术、放射治疗和化学治疗是癌症治疗的三大手段。由于肝癌起病隐匿，患者就诊时大多已属中、晚期，再加上合并肝硬化率高及手术后复发率高等多种因素，手术切除成功率很低。为此，绝大多数肝癌患者需非手术治疗。肝癌对放疗不甚敏感，且邻近器官易受放射损害，故疗效不够满意。对于化学抗癌药物治疗，肝癌较其他癌肿更不敏感，疗效也不尽如人意。目前仍以氟尿嘧啶类药物，例如 5 - 氟尿嘧啶（5 - FU）为主。但是随着治疗时间的延长，肝癌患者极易对 5 - FU 变得不敏感。于是我们开始探究为什么肝癌对许多抗肿瘤药物不敏感。

（二）人肝细胞肝癌细胞内在耐药或原发耐药性的发现

我们将人肝细胞肝癌细胞系 Bel_{7402}，与对抗肿瘤药物敏感的人口腔癌 KB 细胞相比较，发现，Bel_{7402} 本身对抗肿瘤药物的敏感性比 KB 细胞低，具有内在耐药性。经典的多药耐药逆转剂维拉帕米（Ver）和尼莫地平（Nim）能增加 Bel_{7402} 细胞对抗肿瘤药物的敏感性。MTT 试验结果表明，阿霉素（Dox）对 Bel_{7402} 细胞的 IC_{50} 为 381nmol/L，为 KB 细胞的 IC_{50} 的 6.1 倍；5 - FU 对 Bel_{7402} 细胞的 IC_{50} 为 5.8μmol/L，为 KB 细胞的 1.9 倍（图 25 - 1）；长春新碱（VCR）对 Bel_{7402} 细胞的 IC_{50} 为 10.2μmol/L，为 KB 细胞的 303 倍（图 25 - 2）。加入 10μmol/L 和 20μmol/L 的钙拮抗剂 Ver，可使 Dox 浓度 - 存活曲线显著左移，且有剂量依赖关系，使其 IC_{50} 分别降至 82nmol/L 和 17nmol/L，对 Dox 耐药的逆转倍数分别为 4.7 倍和 22.4 倍（图 25 - 3）。另一二氢吡啶类钙拮抗剂 Nim 在 12.5μmol/L 和 25μmol/L 时，对 Dox 耐药的逆转倍数分别为 5.2 和 6.7 倍（图 25 - 4）。加入 20 μmol/L 的 Ver，在 VCR，紫杉醇（Taxol）浓度较低时，可使 VCR、Taxol 浓度 - 存活曲线显著左移（图 25 - 5）。但 Ver 仅使抗细胞代谢类抗癌药 5 - FU 浓度 - 存活曲线轻度左移（图 25 - 6），说明其逆转代谢类抗癌药耐药的活性不强。

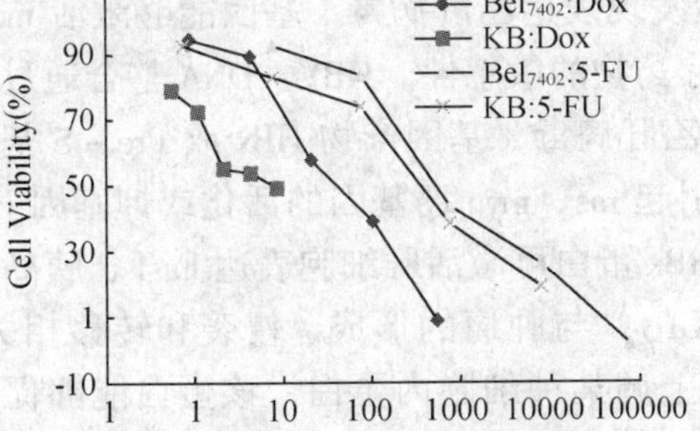

图 25 - 1 阿霉素和 5 - FU 对 KB 和 Bel_{7402} 细胞的细胞毒作用

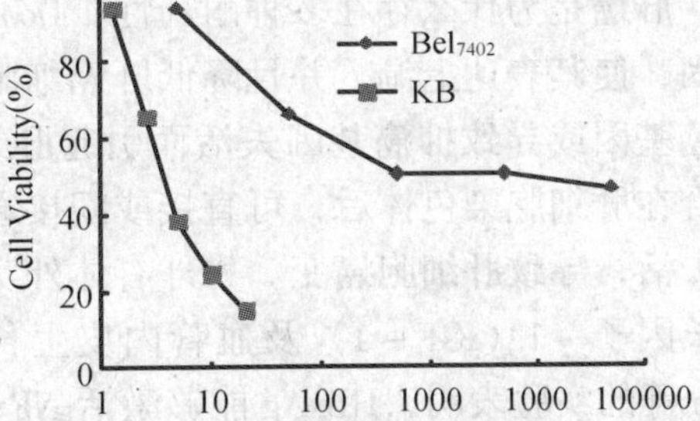

图 25 - 2 长春新碱对 KB 和 Bel_{7402} 细胞的细胞毒作用

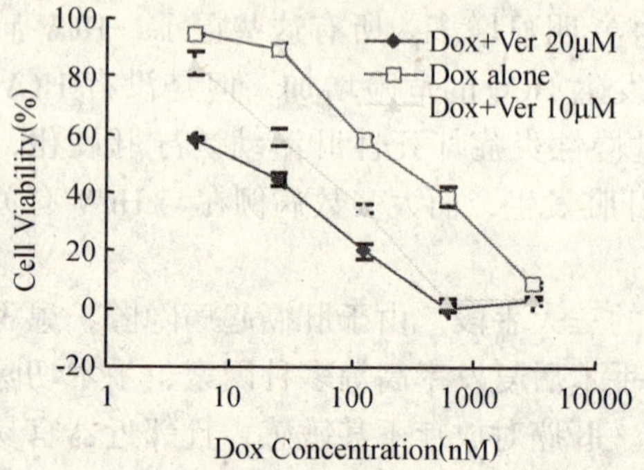

图 25－3 维拉帕米对 Bel_{7402} 细胞 Dox 耐药性的逆转作用

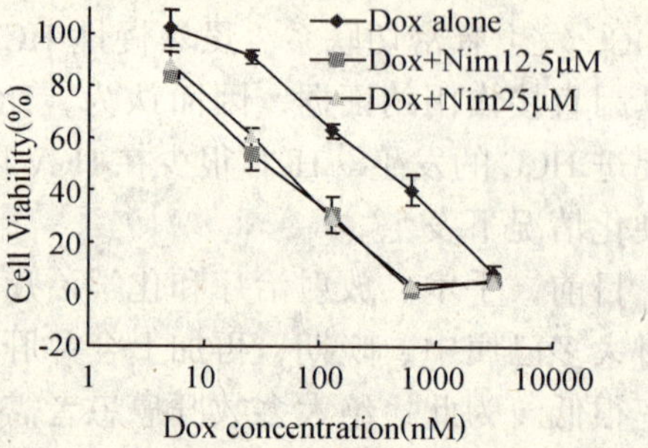

图 25－4 尼莫地平对 Bel_{7402} 细胞 Dox 耐药性的逆转作用

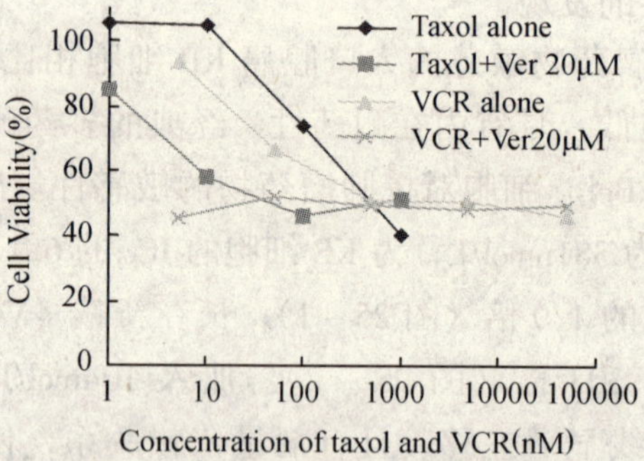

图 25－5 维拉帕米对 Bel_{7402} 细胞 VCR 和紫杉醇耐药性的逆转作用

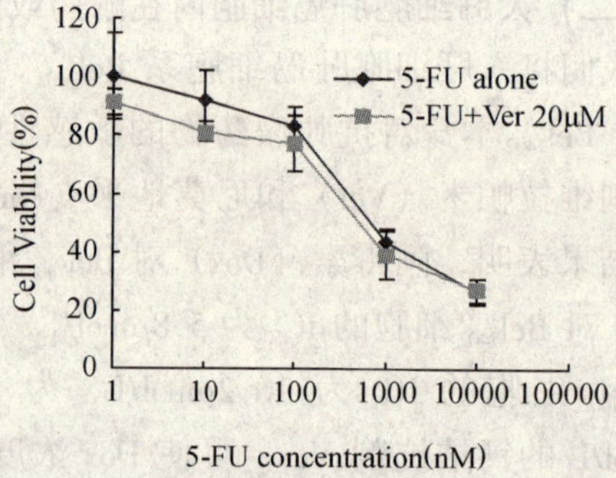

图 25－6 维拉帕米对 5－FU 对 Bel_{7402} 细胞的细胞毒作用的影响

以上试验结果表明，人肝癌细胞对多种作用机制不同的化疗药物均不敏感，即具有多药耐药性。那么出现多药耐药性的原因又是什么呢？

（三）肝癌细胞多药耐药性产生的机制研究

肝癌是为什么存在多种耐药性？Doong 等的试验发现表达乙肝病毒 x 基因能够激活 mdr1 基因，使其表达上调，并且降低肝癌细胞对一些化疗药物的敏感性。HBV－DNA 整合通过激活癌基因或导致抑癌基因失活而引起肝细胞癌变，乙肝病毒 x 基因产物 HBx 或 Pre－S 基因整合在肝细胞染色体后，可直接或间接通过其蛋白引起 ras、myc 癌基因的活化或抑基因 p53 的失活，导致肝细胞癌变。另外有体外实验证实，HBx 蛋白可激活肝细胞表达 FasL、胰岛素生长因子－1（IGF－1）及血管内皮生长因子（VEGF），与肿瘤的形成、侵袭和转移相关。Lian 等的实验表明，HBxAg 能够激活 NF－κB，从而上调某种细胞内蛋白，该蛋白能够促进非生长因子依赖性的存活，免受 Fas 介导的细胞损伤，这对肝细胞癌的后期发展非常重要。这种蛋白究竟是什么还有待研究，GenBank 分析它与 MRP 的氨基酸序列有广泛的同源性。乙型肝炎病毒在诱导肝癌发生过程中就会引起很多耐药相关基因发生改变，导致肝组织癌变后这些耐药相关因素发挥它们各自的作用，来抵抗抗癌药物的作用。所以临床肝癌具有原发耐药而对化疗很不敏感。如前所述，目前 5－FU 是治疗肝癌的主要药物，但是在化疗过程中逐渐产生的 5－FU 获得性耐药又给肝癌化疗带来了很大的阻碍。那么造成肝癌 5－FU 耐药的机制又是什么呢？我们对此问题进行了如下的研究。

二、耐 5－氟尿嘧啶（5－FU）人肝癌 Bel_{7402} 细胞株（Bel_{7402}/5－FU）的建立

首先，我们选择具有内在耐药性的 Bel_{7402} 细胞作为亲本细胞，经过体外约 6 个月的多步骤连续的 5－氟尿嘧啶（5－FU）筛选，建立了对 5－FU 耐药约 160 倍的耐药细胞系 Bel_{7402}/5－FU。Bel_{7402}/5－FU 细胞除对 5－FU 耐药外，对 Dox 和阿糖胞苷也有 3～4 倍的交叉耐药性。经典的多药耐药逆转剂维拉帕米能逆转 Bel_{7402} 和 Bel_{7402}/5－FU 对长春新碱（VCR）、紫杉醇（Taxol）、阿霉素（Dox）的交叉耐药性，且逆转倍数相似，而对上述两种细胞株对 5－FU 和羟基喜树碱的耐药性无逆转作用。免疫组化染色和 Western blotting 分析的结果表明，Bel_{7402} 和 Bel_{7402}/5－FU 细胞表达 Pgp 的量没有差异，所以 Bel_{7402}/5－FU 细胞对 5－FU 的抗性似乎不通过经典的 Pgp 机制。于是，我们推测可能有另外的机制引起 Bel_{7402}/5－FU 的耐药。有关研究结果介绍如下。

1．MRP 的活性　荧光黄（fluorescein，FLUR）是 MRP 的特异性底物，而非 Pgp 的底物，使用 FLUR 及其类似物作为探针可以测定 MRP 的功能活性。从研究结果可观察到，耐 5－FU 的 Bel_{7402}/5－FU 细胞内 FLUR 的蓄积量比亲本的 Bel_{7402} 细胞低一倍左右，两者有统计学上的差异（图 25－7）。表明耐药的 Bel_{7402}/5－FU 细胞可能有 MRP 的上调。

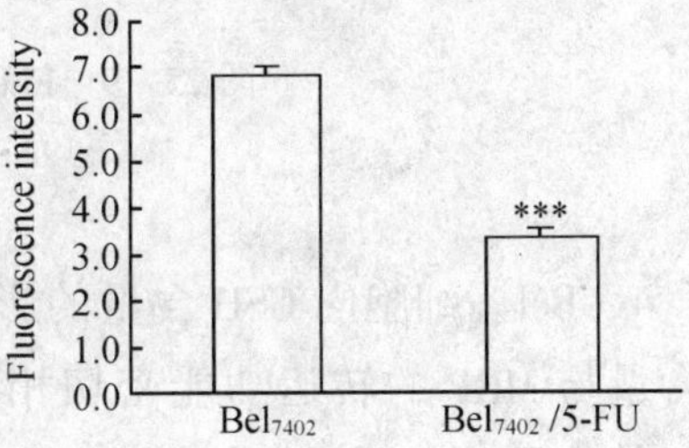

图 25－7　FLUR 在 Bel_{7402} 和 Bel_{7402}/5－FU 细胞内的蓄积

2．MRP 的表达　应用免疫细胞化学荧光染色法可以观察到，与 Bel_{7402} 细胞相比，耐 5－FU 的 Bel_{7402}/5－FU 细胞荧光染色强度有所增强（图 25－8），提示

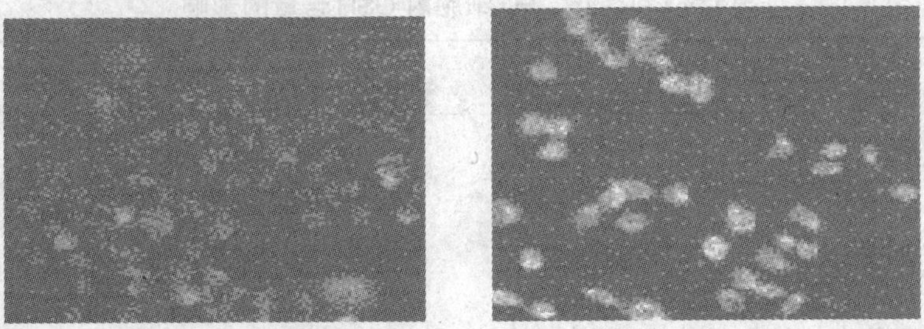

图 25－8　Bel_{7402} 和 Bel_{7402}/5－FU 细胞 MRP 表达的激光共聚焦显微镜图像

左：Bel_{7402} 细胞；右：Bel_{7402}/5－FU 细胞

Bel_{7402}/5－FU 细胞 MRP 蛋白的表达水平增高。

3．MRP的分布　在经药物选择的 MRP 过量表达的肿瘤细胞中，除有药物的蓄积减少外还经常能观察到药物分布的改变，例如有文献报道在敏感的肿瘤细胞中，有荧光特性的蒽环类（柔红霉素、阿霉素）抗癌药主要分布在细胞核内，而在耐药细胞中这些药物蓄积在核周区域或一些胞浆的囊泡中，在核内的蓄积量则大大降低。为了确定 Bel_{7204}/5－FU 细胞的耐药机制是否与此有关，使用激光共聚焦显微镜观察了 FLUR 在两种细胞内的分布，发现在 Bel_{7402}细胞中，FLUR 在核内聚集程度较胞浆内高，而在 Bel_{7402}/5－FU 细胞中，FLUR 在细胞核和胞浆内的分布几乎没有差别，并且 FLUR 含量明显减少（图 25－9）。

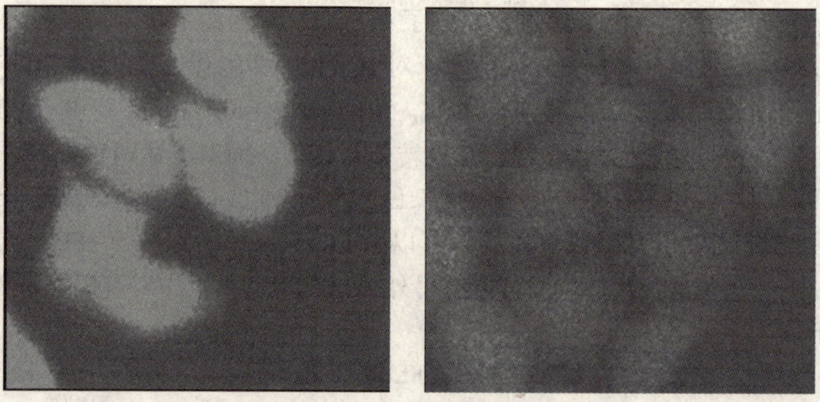

图 25－9　FLUR 在 Bel_{7402}和 Bel_{7402}/5－FU 细胞内的分布

左：Bel_{7402}细胞；右：Bel_{7402}/5－FU 细胞

4．Bel_{7402}细胞内 GSH 含量的影响　GSH 为细胞内重要的内源性抗氧化性物质，其细胞内含量与 MRP 的转运功能密切相关。生化测定的结果表明，耐药的 Bel_{7402}/5－FU 细胞内 GSH 的含量比 Bel_{7402}细胞增高 87%。经 GSH 合成抑制剂 BSO 5，50，100μmol/L 处理 24 小时，能使 Bel_{7402}/5－FU 细胞内 GSH 的含量显著降低（表 25－1），有一定的浓度－效应关系。

表 25－1　Bel_{7402} and Bel_{7402}/5－FU 细胞内 GSH 含量和 GST 活性以及 BSO 对 Bel_{7402}/5－FU 细胞内 GSH 含量的影响

	BSO（μmol/L）	Bel_{7402}/5－FU 细胞	Bel_{7402}细胞
GSH 含量（μg/mg pr）	0	0.952±0.257	0.322±0.196**
	5	0.520±0.107	
	50	0.427±0.200*	
	100	0.403±0.135*	
GSTs 活性 nmol/（min·mgpr）	－	19.1±1.9	14.8±1.2#

与未加 BSO 的 Bel_{7402}/5－FU 细胞内 GSH 含量相比，** $P<0.01$，* $P<0.05$；与 Bel_{7402}/5－FU 细胞内 GSTs 活性相比，# $P<0.05$

5．Bel_{7402}细胞内 GST 总酶活性的比较　GST 具有保护细胞免受细胞毒物质的损害，某些肿瘤细胞耐药株中的 GST，特别是 GST－π 亚型的表达和活性呈现特异性增高。因此，GST 亦是肿瘤耐药的重要机制之一。本实验表明，耐药的 Bel_{7402}/5－FU 细胞中 GST 总酶的活性较亲本细胞 Bel_{7402}高，统计学上差异显著（表 25－1）。

6．BSO 对 5－FU、Dox 细胞毒作用的影响　用 MTT 法检测的结果表明，BSO 可使 Bel_{7402}/5－FU 细胞对 5－FU 以及 Dox 浓度－存活曲线轻度左移，提示 BSO 对 Bel_{7402}/5－FU 细胞 5－FU 和 Do 的耐药性有逆转作用，但作用不强（图 25－10）。

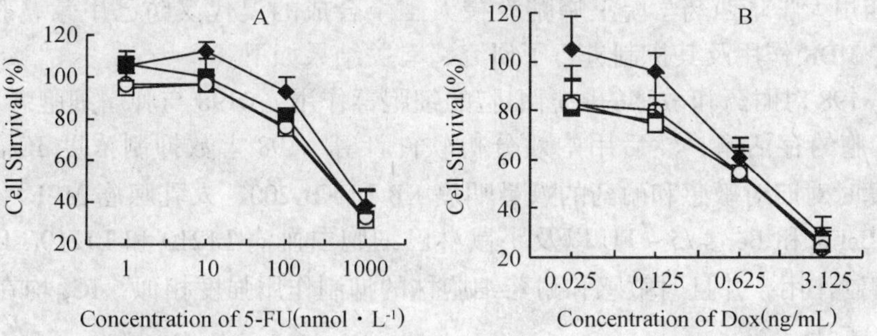

图 25－10　BSO 对 Bel_{7402}/5－FU 细胞 5－FU 和 Dox 细胞毒作用的影响

细胞与不同浓度 5－FU（图 25.10A）和 Dox（图 25.10B）共同孵育 72 小时，MTT 法测定细胞存活率。（◆）无 BSO；（□）5μmol/L BSO；（○）50μmol/L BSO；（■）100μmol/L BSO

7．胸腺嘧啶合酶（TS）的表达　用 TS 特异性单抗和 FITC 标记的羊抗鼠 IgG 染色法检测 TS 表达的情况，发现，Bel_{7402}/5－FU 细胞荧光染色强度明显强于其亲本细胞 Bel_{7402}。除细胞膜荧光强度增加外，整个胞浆内广泛分布着深染的荧光颗粒。说明 Bel_{7402}/5－FU 细胞中 TS 表达水平显著增加（图 25－11）。

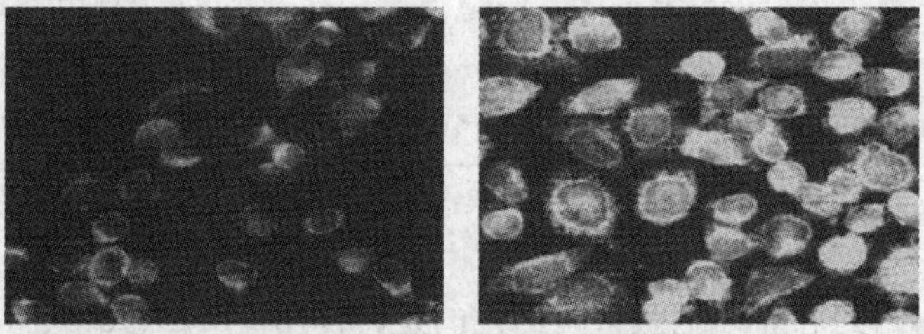

图 25－11　Bel_{7402}和 Bel_{7402}/5－FU 细胞 TS 表达的激光共聚焦显微镜图像

左：Bel_{7402}细胞；右：Bel_{7402}/5－FU 细胞

以上研究结果表明，Bel_{7402}细胞对 5－FU 产生耐药性的机制主要是 TS 表达上调的结果。

三、MDR逆转剂或化疗增敏剂的研究

从克服肿瘤多药耐药性（MDR）出发，我们从某些中药单体及其人工合成的衍化物或类似物中，寻找MDR逆转剂或化疗增敏剂。结果发现，溴代汉防己甲素（溴太君，w198）、治肝炎药联苯双酯（DDB）及中药五味子均有明显逆转MDR作用，其作用机制主要是抑制了Pgp糖蛋白。

（一）溴代汉防己甲素（w198）逆转多药耐药性的作用

w198是四川大学华西药学院王峰鹏教授人工半合成的溴代汉防己甲素，我们合作对该化合物的逆转MDR作用及其机制进行了研究，有关结果如下。

1. 体外w198对耐药和敏感的肿瘤细胞的细胞毒作用　w198与肿瘤细胞孵育72小时后，MTT法测定细胞的存活率，然后用中效分析软件计算w198半数抑制浓度IC_{50}。结果表明，w198在高浓度时对四对敏感和耐药的人鼻咽癌KB和KBv200、人乳腺癌MCF－7和MCF－7/Adr、人肝癌Bel_{7402}和Bel_{7402}/5－FU以及小鼠淋巴细胞白血病L1210和L1210/CDDP细胞均有较强的生长抑制作用，并且对敏感和耐药细胞株的抑制作用强度相似，IC_{50}均在2～10μmol/L浓度范围内（表25－2）。

表25－2　w198对几种肿瘤细胞的细胞毒作用

细胞系	w198的IC_{50}（μmol/L）
KB	9.90±1.01[a]
KBv200	9.32±2.00[a]
MCF－7	8.55±0.46[a]
MCF－7/Adr	9.86±1.54[a]
Bel_{7402}	3.05±0.12[a]
Bel_{7402}/5－FU	7.14±1.82[b]
L1210	2.07±0.76[b]
L1210/CDDP	2.69±0.13[b]

[a] 表中数据为三次独立试验测得的IC_{50}的平均值（标准误；[b] 表中数据为两次独立试验测得的IC_{50}的平均值±标准误

2. 体外w198对耐药肿瘤细胞获得耐药性的逆转作用　0.25、0.5、1μmol/L w198对KB、KBv200、MCF－7、MCF－7/Adr、Bel_{7402}细胞的存活率均在95%以上，即细胞生长抑制率<10%或者根本不产生抑制作用。以此浓度范围用于逆转肿瘤细胞获得性耐药试验。KBv200细胞与其敏感的KB细胞相比，对VCR有110倍的耐药性。w198能剂量依赖性地增加KBv200细胞对长春新碱（VCR）的敏感性，但是却不明显影响敏感KB细胞VCR的IC_{50}（表25.3）。KBv200除对VCR耐药外，对DOX还有15倍的交叉耐药性，w198也能剂量依赖性地增加KBv200对DOX的敏感性，但是却不影响KB细胞对DOX的敏感性（表25－4）。KBv200

细胞对紫杉醇还有 205 倍的交叉耐药性；w198 同样能够剂量依赖性地逆转 KBv200 对紫杉醇的耐药性，而不明显影响紫杉醇对 KB 细胞的细胞毒作用（表 25－5）。MCF－7/Adr 细胞与其亲本 MCF－7 细胞相比，对 DOX 有 110 倍的耐药性；w198 能够剂量依赖性地增加 MCF－7/Adr 细胞对 DOX 的敏感性，但是对 MCF－7 细胞 DOX 的 IC_{50} 却没有影响（表 25－6）。说明 w198 能够逆转 MCF－7/Adr 细胞对 DOX 的获得耐药性。

表 25－3　w198 对 KBv200 细胞 VCR 获得耐药性的逆转作用

药物	浓度 (μmol/L)	KBv200 细胞		KB 细胞	
		VC 的 IC_{50}（μmol/L）	逆转倍数	VC 的 IC_{50}（μmol/L）	逆转倍数
对照	0	4.432 ± 1.192	–	0.039 ± 0.018	–
w198	0.25	2.516 ± 0.015	1.8	0.048 ± 0.012	0.8
	0.5	2.367 ± 0.663	1.9	0.039 ± 0.011	1.0
	1	0.583 ± 0.328	7.6	0.022 ± 0.009	1.7
Ver	10	0.080 ± 0.071	55.4	0.006 ± 0.001	7.0

表中数据为三次独立试验测得的 IC_{50} 的平均值 ± 标准误。逆转倍数 = $IC_{50(VCR)}/IC_{50(VCR+w198)}$

表 25－4　w198 对 KBv200 细胞 DOX 交叉耐药性的逆转作用

药物	浓度 (μmol/L)	KBv200 细胞		KB 细胞	
		DOX 的 IC_{50}（nmol/L）	逆转倍数	DOX 的 IC_{50}（nmol/L）	逆转倍数
对照	0	598 ± 267	–	40 ± 30	–
w198	0.25	167 ± 21	3.6	113 ± 31	0.4
	0.5	165 ± 116	3.6	58 ± 35	0.7
	1	109 ± 72	5.5	37 ± 17	1.1
Ver	10	28 ± 1	21.5	19 ± 6	2.1

表中数据为三次独立试验测得的 IC_{50} 的平均值 ± 标准误，逆转倍数 = $IC_{50(DOX)}/IC_{50(DOX+w198)}$

表 25－5　w198 对 KBv200 细胞紫杉醇交叉耐药性的逆转作用

药物	浓度 (μmol/L)	KBv200 细胞		KB 细胞	
		紫杉醇的 IC_{50}（ng/ml）	逆转倍数	紫杉醇的 IC_{50}（ng/ml）	逆转倍数
对照	0	1743.95 ± 942.59	–	8.50 ± 1.02	–
w198	0.25	327.84 ± 39.00	5.3	5.03 ± 2.07	1.7
	0.5	258.36 ± 66.51	6.8	9.54 ± 1.30	0.9
	1	196.76 ± 100.43	8.9	6.06 ± 0.77	1.4
Ver	10	57.85 ± 5.08	30.1	5.69 ± 3.49	1.5

表中数据为三次独立试验测得的 IC_{50} 的平均值 ± 标准误，逆转倍数 = $IC_{50(紫杉醇)}/IC_{50(紫杉醇+w198)}$

表 25－6 w198 对 MCF－7 和 MCF－7/Adr 细胞 DOX 敏感性的影响

药物	浓度（μmol/L）	MCF－7 细胞		MCF－7/Adr 细胞	
		DOX 的 IC_{50}（μmol/L）	逆转倍数	DOX 的 IC_{50}（μmol/L）	逆转倍数
对照	0	0.56±0.21	－	42.09±24.93	－
w198	0.25	0.46±0.07	1.2	19.90±4.86	2.1
	0.5	0.44±0.16	1.3	6.56±3.50	6.4
	1	0.63±0.55	0.9	3.17±0.90	13.3
Ver	10	0.34±0.15	1.6	1.90±0.51	22.1

表中数据为三次独立试验测得的 IC_{50}的平均值±标准误

3．w198 与汉防己甲素（TTD）以及 VPL 对 DOX 耐药性逆转作用的比较 w198 是对 TTD 进行结构改造得到的。0.5 和 1μmol/L 的 w198 对 MCF－7/Adr 细胞 DOX 耐药性的逆转作用，显著强于相同浓度下 TTD 的逆转作用（表 25－7）。比较 1μmol/L w198 与 VPL 对 DOX 耐药性的逆转作用时发现，Ver 在 1μmol/L 浓度下逆转 MCF－7/Adr 细胞 DOX 耐药性的活性很低，远远弱于同浓度下的 w198（表 25－8）。

表 25－7 w198 和 TTD 对 MCF－7/Adr 细胞 DOX 耐药性的逆转作用

药物	浓度（μmol/L）	DOX 的 IC_{50}（μmol/L）	逆转倍数
对照	－	62.5±18.9	－
w198	0.25	20.3±4.1	3.1
	0.5	4.2±0.3	14.9
	1	3.2±0.8	19.5
TTD	0.25	24.5±2.6	2.6
	0.5	15.3±4.8*	4.1
	1	7.0±1.4*	8.9

表中数据为三次独立试验测得的 IC_{50}的平均值±标准误。*：与同浓度下 w198 得到的 DOX 的 IC_{50}相比 $P<0.05$

表 25－8 w198 与 VPL 对 MCF－7/Adr 细胞 DOX 耐药性的逆转作用的比较

药物	浓度（μmol/L）	DOX 的 IC_{50}（μmol/L）	逆转倍数
对照	－	44.85±11.72	－
w198	1	3.26±0.51	13.8
Ver	1	24.65±2.37***	1.8

表中数据为三次独立试验测得的 IC_{50}的平均值±标准误。***：与 1μmol/L w198 得到的 DOX 的 IC_{50}相比 $P<0.001$

4．w198 对 Bel_{7402} 细胞 VCR 和 DOX 内在耐药性的逆转作用　在我们以前的研究中发现，Bel_{7402} 细胞与对化疗药物敏感的 KB 细胞相比，具有内在多药耐药性，对 DOX 和 VCR 的细胞毒作用均不敏感。0.25、0.5 和 1μmol/L w198 能剂量依赖性地逆转 Bel_{7402} 细胞对 DOX 和 VCR 的内在耐药性，结果见表 25.9。w198 在 1μmol/L 时，对 Bel_{7402} 细胞 DOX 和 VXCR 耐药性的逆转倍数分别为 12.9 和 10.9。在此浓度下，w198 逆转 DOX 耐药的能力要强于 VCR 耐药。

表 25-9　w198 对 Bel_{7402} 细胞 VCR 以及 DOX 内在耐药性的逆转作用

药物	浓度（μmol/L）	DOX 的 IC_{50}（nmol/L）	逆转倍数	VCR 的 IC_{50}（nmol/L）	逆转倍数
对照	0	2.046 ± 0.281	–	1.518 ± 0.098	–
w198	0.25	1.460 ± 0.388	1.4	0.531 ± 0.225	2.9
	0.5	1.455 ± 0.205	1.4	0.227 ± 0.210	6.7
	1	0.159 ± 0.099	12.9	0.139 ± 0.105	10.9
Ver	10	0.291 ± 0.076	7.0	0.088 ± 0.046	17.2

表中数据为三次独立试验测得的 IC_{50} 的平均值 ± 标准误

5．w198 对非多药耐药糖蛋白底物之抗肿瘤药物耐药性的逆转作用　Bel7402/5 – FU 细胞是用 5 – FU 选择性培养得到的耐药细胞株，对 5 – FU 的耐药倍数是其亲本 Bel_{7402} 细胞的 184 倍。而 L1210/CDDP 细胞是用顺铂（CDDP）进行选择性培养得到的耐药细胞株，对 CDDP 的耐药倍数是其亲本 L1210 细胞的 16 倍。5 – FU 和 CDDP 均不是多药耐药糖蛋白 P – gp 转运的底物，w198 与 5 – FU 或 CDDP 合用，不能增加 Bel_{7402}/5 – FU 细胞（表 25 – 10）对 5 – FU 或 L1210/CDDP 细胞对 CDDP 的敏感性（见表 25 – 11）。

表 25 – 10　w198 对 Bel_{7402} 细胞对 5 – FU 敏感性的影响

药物	浓度（μmol/L）	5 – FU 的 IC_{50}（μmol/L）	
		Bel_{7402} 细胞	Bel_{7402}/5 – FU 细胞
对照	–	4.55 ± 2.08	837.55 ± 85.34
w198	1	2.78 ± 1.07（1.64）	1360.26 ± 470.99（0.62）
	0.5	3.19 ± 2.53（1.43）	861.62 ± 63.17（0.97）
	0.25	2.45 ± 0.2（1.86）	896.84 ± 74.44（0.93）

表中数据为两次独立试验测得的 IC_{50} 的平均值 ± 标准误，括号内为逆转倍数

6．裸鼠试验 w198 逆转 DOX 肿瘤耐药性的作用　将 KB 和 KBv200 肿瘤块分别皮下接种于裸鼠左、右前肢腋下，当肿瘤长到直径约 6 ~ 15 毫米时，随机分组，每组 7 ~ 8 只，开始给药，此时为第 1 天，共分 8 组，①对照：每天给无菌生理盐水，共 11 次；②仅给 DOX：第二天开始给 DOX2mg/kg，i p，q2d × 5；③DOX + 溶剂；第一天开始给含有 0.02% EDTA 和 0.05%硫脲 pH 3 ~ 4 的水溶液，ip，每天一次，共 11 次，DOX 给药方案同组仅给 DOX；④

DOX + w198 2.5mg/kg、⑤DOX + w198 5mg/kg 以及⑥DOX + 198 10mg/kg：第一天开始给 2.5、5 或 10mg/kg 的 w198，i p，每天一次，共 11 次，DOX 给药方案同仅给 DOX 组；⑦DOX + Ver 10mg/kg：第一天开始给 Ver 10mg/kg，ip，每天一次，共 11 次，DOX 给药方案同仅给 DOX 组；⑧单独 w198：第一天开始给 w198 10mg/kg，每天一次，共 11 次。每两天用游标卡尺测量肿瘤的长和宽，如试验方法中所述计算相对肿瘤体积 RTV。图 25 - 12A，w198 与 DOX 合用对 KB 移植性实体瘤生长的抑制作用；图 25 - 12B，w198 与 DOX 合用对 KBv200 移植性实体瘤生长的抑制作用。

表 25 - 11　w198 对 L1210 细胞对 CDDP 敏感性的影响

药物	浓度（μmol/L）	CDDP 的 IC_{50}（mg/L）	
		L1210 细胞	L1210/CDDP 细胞
对照		0.19 ± 0.01	3.02 ± 1.60
w198	1	0.15 ± 0.03（1.22）	1.62 ± 1.59（1.87）
	0.5	0.14 ± 0.05（1.31）	2.26 ± 1.45（1.34）
	0.25	0.18 ± 0.02（1.06）	1.35 ± 1.02（2.25）

表中数据为两次独立试验测得的 IC_{50} 的平均值 ± 标准误，括号内为逆转倍数

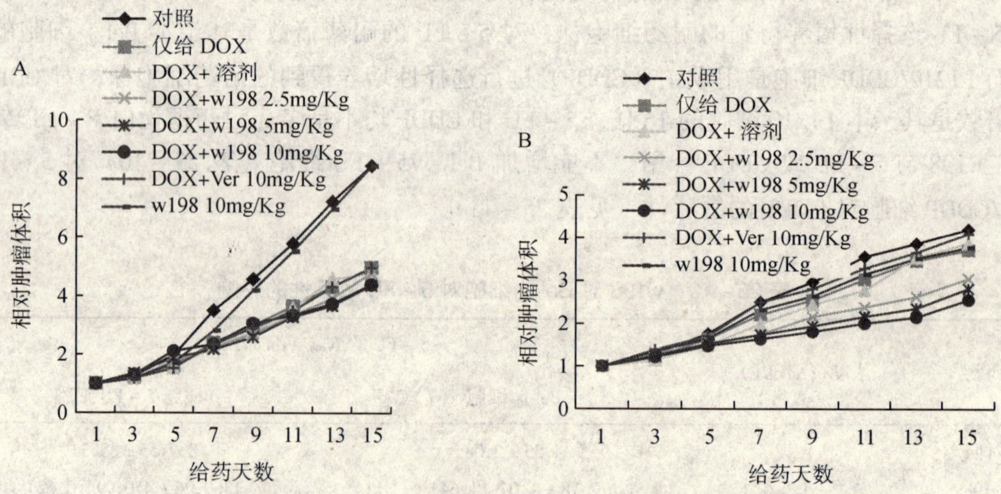

图 25 - 12　w198 对 DOX 抗肿瘤作用的影响（A：KB cells；B：KBv200 cells）

DOX 隔天腹腔注射一次，每次 2mg/kg，共给 5 次，能够显著抑制非耐药的 KB 移植性实体瘤的生长，但是对有 DOX 耐药性的 KBv200 移植性实体瘤的生长却几乎没有影响，说明模型的可靠性。含有 0.02%EDTA 和 0.05%硫脲 pH 3 ~ 4 的水溶液，对 DOX 对敏感和耐药的 KB 移植性实体瘤的抑制作用均没有影响。

单独 w198 在 10mg/kg 对 KB 和 KBv200 实体瘤的生长均无抑制作用，但是 2.5、5、10mg/kg w198 与 DOX 合用，能够剂量依赖性地增强 DOX 对耐药的 KBv200 实体瘤的抑制作用，与空白对照组的相对生长体积（RTV）相比均有显著差异。其中 5mg/kg 和 10mg/kg w198 与 DOX

合用与仅给 DOX 组的 RTV 相比也有统计差异，但是 w198 与 DOX 合用后对 KB 实体瘤生长的抑制作用却没有增强。w198 在 10mg/kg 与 DOX 合用 15 天后，裸鼠体重下降了 13.6%，并且 8 只中死亡 2 只，但是在裸鼠荷 KBv200 移植性实体瘤的 DOX 耐药性逆转的预试验中，裸鼠皮下只接种一个移植性肿瘤时，w198 在 10mg/kg 与 DOX 合用只观察到体重下降了 10%左右，而没有动物死亡。所以，在本试验中动物的死亡可能是因为双侧接种了移植性肿瘤造成的"恶病质"。Ver 在 10mg/kg 与 DOX 合用虽然没有观察到对裸鼠的毒性作用，但是对 DOX 对 KB 和 KBv200 实体瘤的生长抑制作用均没有增强。以瘤重为指标计算的抑瘤率与以 RTV 为指标计算的各治疗组的抑瘤率相近。表 25－12 和表 25－13 显示 w198 与 DOX 合用第 15 天对 KB 和 KBv200 移植性实体肿瘤的相对生长体积、瘤重和抑瘤率，以及对裸鼠体重的影响。

表 25－12　w198 与 DOX 合用第 15 天对裸鼠体重的影响以及对 KB 和 KBv200 移植性实体瘤生长的抑制作用——以 RTV 为指标（$n=7\sim8$）

组　别	体重增加百分率[a]（%）	KB 实体瘤		KBv200 实体瘤	
		RTV	抑瘤率$_{RTV}$（%）	RTV	抑瘤率$_{RTV}$（%）
空白对照	14.64	8.46±2.65	－	4.21±0.61	－
仅给 DOX	7.89	4.98±1.53**	41.1	3.72±0.64	11.6
DOX＋溶剂	－5.38	4.78±2.06**	43.5	3.84±0.86	7.8
DOX＋w198 2.5mg/kg	－2.68	4.79±2.57*	43.4	3.05±0.96‡	27.5
DOX＋w198 5mg/kg	－8.89	4.37±1.14**	48.5	2.82±0.56‡‡,b	33.0
DOX＋w198 10mg/kg	－13.62	4.40±2.19*	48.0	2.56±0.54‡‡,c	39.2
DOX＋Ver 10mg/kg	14.48	4.97±2.21*	41.3	3.78±1.28	10.2
w198 10mg/kg	6.49	8.45±3.02	0.1	4.1±0.69	2.6

注：[a] 体重增加百分率根据如下公式进行计算：体重增加百分率＝（给药第 15 天体重平均值－给药第 1 天体重平均值）/给药第 1 天体重平均值×100%；* 与 KB 肿瘤的空白对照相比 $P<0.05$；**：与 KB 肿瘤空白对照相比 $P<0.01$；‡ 与KBv200 肿瘤的空白对照相比 $P<0.05$；‡‡与 KBv200 肿瘤空白对照相比 $P<0.001$；[b] 与 KBv200 肿瘤 DOX＋溶剂组相比 $P<0.05$；[c] 与 KBv200 肿瘤 DOX＋溶剂组相比 $P<0.01$

表 25－13　w198 与 DOX 合用第 15 天对 KB 和 KBv200 移植性实体瘤生长的抑制作用——以瘤重为指标（$n=7\sim8$）

组　别	KB 实体瘤		KBv200 实体瘤	
	瘤重（g）	抑瘤率（%）	瘤重（g）	抑瘤率（%）
空白对照	3.51±1.54	－	1.96±0.82	－
仅给 DOX	1.85±1.48*	47.2	1.99±0.82	－1.7
DOX＋溶剂	1.85±1.51*	47.3	1.69±1.07	13.6
DOX＋w198 2.5mg/kg	2.01±1.18*	42.7	1.51±0.99	23.0
DOX＋w198 5mg/kg	1.87±1.33*	46.8	1.33±0.65	32.4
DOX＋w198 10mg/kg	1.51±1.56*	57.1	1.18±0.32‡,a	40.0
DOX＋Ver10mg/kg	2.04±0.91*	41.9	1.84±0.72	6.0
w198 10mg/kg	2.90±1.99	17.3	1.85±0.96	5.7

注：* 与 KB 肿瘤的空白对照相比 $P<0.05$；‡ 与 KBv200 肿瘤的空白对照相比 $P<0.05$；[a] 与 KBv200 肿瘤的 DOX＋溶剂组相比 $P<0.05$

7. w198 逆转紫杉醇肿瘤耐药性的作用 按上述的裸鼠实验方法，观察 w198 逆转紫杉醇肿瘤耐药性的作用。紫杉醇隔天腹腔注射一次，每次 10mg/kg，共给 5 次。表 25 – 14 显示的结果是以肿瘤相对体积计算。w198 与紫杉醇合用第 15 天，结果 w198 能够显著抑制 KB 移植性实体瘤（不耐药）的生长，但是对于 VCR 耐药的 KBv200 移植性实体瘤的生长却几乎没有影响，说明模型的可靠性。含有 0.02%EDTA 和 0.05%硫脲 pH 3 ~ 4 的水溶液对紫杉醇对敏感的和耐药的 KB 实体瘤的抑制作用没有影响。

按瘤重量计算的结果见表 25 – 15，w198 2.5 和 5mg/kg w198 与紫杉醇合用未见明显毒性。w198 在 5mg/kg 与紫杉醇合用，能够增强紫杉醇对耐药的 KBv200 实体瘤的抑制作用，与单用紫杉醇的相比有统计学差异（$P<0.01$）。而 w198 在 2.5mg/kg 与紫杉醇合用，虽然在相对生长体积有 24.9%的抑瘤率，但是经统计分析，与单用紫杉醇没有显著差异。w198 与紫杉醇合用后，没有增强紫杉醇对敏感的 KB 实体瘤的生长抑制作用。Ver 10mg/kg 也未能增强紫杉醇对 KB 和 KBv200 移植性实体瘤的抑制作用。以瘤重为指标计算的各治疗组的抑瘤率与以 RTV 为指标计算的抑瘤率相近。

从给药开始各组裸鼠肿瘤的相对肿瘤生长体积曲线见图 25 – 13 显示。

表 25 – 14 w198 与紫杉醇合用第 15 天对裸鼠体重的影响以及对 KB 和 KBv200 移植性实体瘤的抑瘤率——以肿瘤相对体积（RTV）为指标（$n=8$）

组别	体重增加百分率 a（%）	KB 实体瘤		KBv200 实体瘤	
		RTV	抑瘤率（%）	RTV	抑瘤率（%）
空白对照	17.31	5.07 ± 1.18	–	5.47 ± 2.79	–
仅给紫杉醇	– 1.95	1.91 ± 1.52***	71.0	5.28 ± 2.21	3.5
紫杉醇 + 溶剂	9.85	1.99 ± 0.87***	67.1	5.38 ± 1.20	1.6
紫杉醇 + w198 2.5mg/kg	5.00	1.90 ± 0.78***	69.5	4.11 ± 1.42	24.9
紫杉醇 + w198 5mg/kg	– 4.17	1.78 ± 1.19***	68.9	3.98 ± 0.52‡‡	27.2
紫杉醇 + Ver10mg/kg	4.81	1.89 ± 1.31***	69.5	4.81 ± 2.06	11.5

注：a：体重增加百分率根据如下公式进行计算：体重增加百分率 =（给药第 15 天体重平均值 – 给药第 1 天体重平均值）/给药第 1 天体重平均值（100%；***：与 KB 肿瘤的空白对照相比 $P<0.001$；‡‡：与 KBv200 肿瘤的紫杉醇 + 溶剂组相比 $P<0.01$

表 25 – 14 w198 与紫杉醇合用第 15 天对裸鼠体重的影响以及对 KB 和 KBv200 移植性实体瘤的抑瘤率——以瘤重为指标（$n=8$）

组别	体重增加百分率 a（%）	KB 实体瘤		KBv200 实体瘤	
		RTV	抑瘤率（%）	RTV	抑瘤率（%）
空白对照	17.31	4.325 ± 2.901	–	1.649 ± 0.916	–
仅给紫杉醇	– 1.95	1.408 ± 0.627**	67.4	1.709 ± 0.999	– 3.61
紫杉醇 + 溶剂	9.85	1.682 ± 1.081*	61.1	1.767 ± 1.161	– 7.13
紫杉醇 + w198 2.5mg/kg	5.00	1.810 ± 1.134*	58.2	1.210 ± 0.506	17.09
紫杉醇 + w198 5mg/kg	– 4.17	1.269 ± 0.398**	70.7	1.116 ± 0.474	26.62
紫杉醇 + Ver 10mg/kg	4.81	1.228 ± 0.484**	71.6	1.367 ± 0.698	32.31

注：*：与 KB 肿瘤的空白对照相比 $P<0.05$；**：与 KB 肿瘤的空白对照相比 $P<0.01$

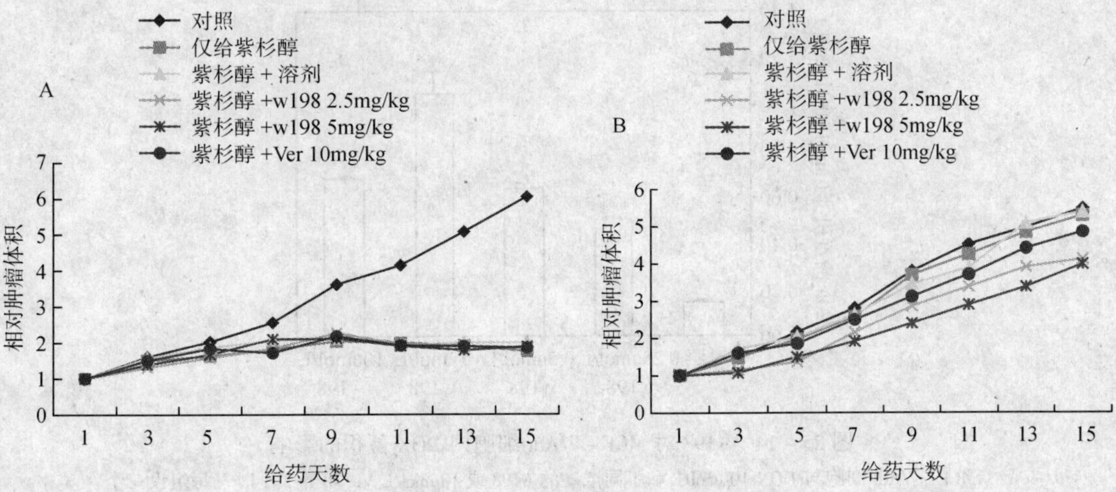

图 25－13　w198 对紫杉醇抗肿瘤作用的影响

将 KB 和 KBv200 肿瘤块分别皮下接种于裸鼠左、右前肢腋下，当肿瘤长到直径约 6～15mm 时，随机分组，每组 7～8 只，开始给药，此时为第 1 天，共分 6 组：①对照：每天给无菌生理盐水，i p.，共 12 天；②仅给紫杉醇：第三天开始给 10mg/kg 紫杉醇，i p.，q2d，共 5 次；③紫杉醇＋溶剂：第一天开始给含有 0.02％EDTA 和 0.05％硫脲 pH 3～4 的水溶液，i p.，每天一次，共 12 次，紫杉醇给药方案同仅给紫杉醇组；④紫杉醇＋w198 2.5mg/kg 以及⑤紫杉醇＋w198 5mg/kg：第一天开始给 2.5 或 5mg/kg 的 w198，每天一次，共 12 次，紫杉醇给药方案同仅给紫杉醇组；⑥紫杉醇＋Ver 10mg/kg：第一天开始给 Ver 10mg/kg，每天一次，共 12 次，紫杉醇给药方案同单独给紫杉醇组。紫杉醇在注射溶剂或 w198 或 Ver 后 3 小时给予。每两天用游标卡尺测量肿瘤的长和宽，如试验方法中所述计算相对肿瘤体积 RTV。图 25－13A 表示 w198 与紫杉醇合用对 KB 移植性实体瘤生长的抑制作用；图 25－13B 表示 w198 与紫杉醇合用对 KBv200 移植性实体瘤生长的抑制作用

7．逆转多药耐药作用的机制

（1）对耐药肿瘤细胞内抗肿瘤药物蓄积的影响：给 DOX 的同时加入不同浓度的 w198 作用 3 小时，均可使耐药的 MCF－7/Adr 细胞内 DOX 的蓄积量显著增加，其中 1、0.5 和 0.25μmol/L w198 使细胞内 DOX 蓄积量分别增加 7.0、4.3 和 3.3 倍。经统计分析，与单用 DOX 比均有极显著性差异，其中 1μmol/L w198 增加 DOX 在耐药细胞中的蓄积的作用强于 10μmol/L Ver（图 25－14）。

（2）w198 对多药耐药细胞 Pgp 表达的影响：应用免疫荧光细胞染色法检测多药耐药基因 mdr1 编码的 Pgp 的表达。结果发现，与 MCF－7 细胞相比，耐药的 MCF－7/Adr 细胞细胞膜呈现荧光强染色。说明，在耐药的 MCF－7/Adr 细胞中，有多药耐药糖蛋白 Pgp 的过度表达。当耐药的 MCF－7/Adr 细胞与 1 或 0.5μmol/L w198 孵育 24 小时，细胞膜上的荧光强度显著下降（图 25－15A）。随机选择 50 个细胞进行荧光强度测定的结果表明，MCF－7/Adr 细胞与其亲本敏感的 MCF－7 相比，荧光强度显著增加。当 MCF－7/Adr 细胞分别与 0.5 或 1μmol/L w198 孵育 24 小时后，荧光强度降低（图 25－15B）。

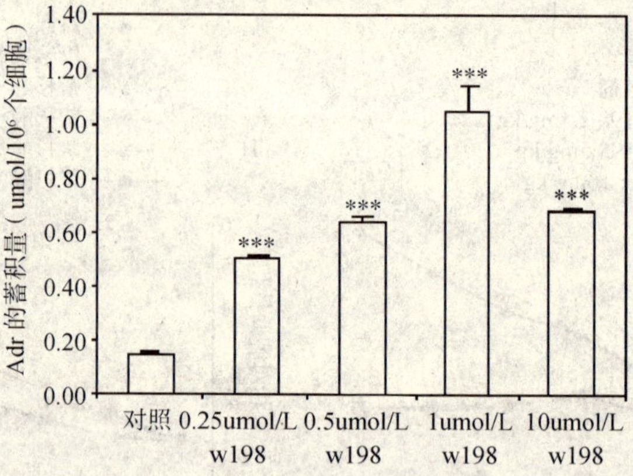

图 25-14 w198 对 MCF-7/Adr 细胞内 DOX 蓄积的影响

MCF-7/Adr 细胞与 DOX 10μmol/L 和不同浓度的 w198 或 10μmol/L Ver 培养 3 小时，每组设三个平行样品，用冰冷的 PBS（pH 7.4）洗三遍终止反应。收集细胞，计数。将细胞沉淀重新悬浮在盐酸（0.3N）-乙醇（50%）溶液中，并于超声波雾化器上打碎细胞，离心后取上清液，在激发波长为 470nm，发射波长为 580nm 下测定 DOX 的荧光值，计算 1×10^6 个细胞内 DOX 的含量。***：与对照相比，$P<0.001$

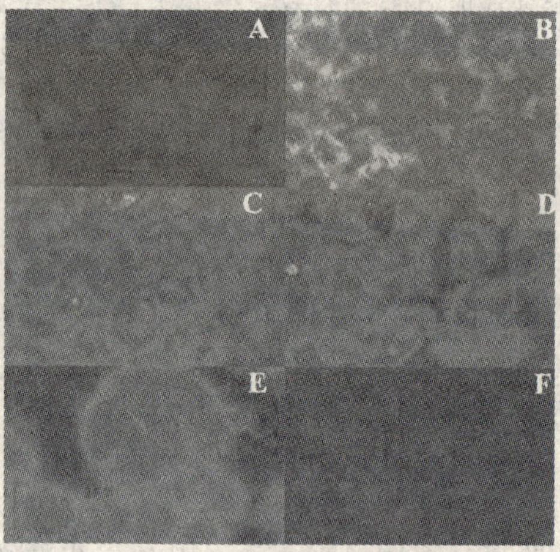

图 25-15A 激光共聚焦显微镜观察 MCF-7 细胞 Pgp 的表达

与 w198 或 VPL 孵育 24 小时的 MCF-7/Adr 细胞以及 MCF-7 细胞在冷丙酮中固定 10 分钟，10%小牛血清室温封闭 20 分钟，加入 1:20 稀释的单抗 JSB-1，37℃孵育 1.5 小时，再加入 1:50 稀释的 FITC 标记的二抗，37℃孵育 1 小时，共聚焦激光扫描显微镜观察 Pgp 荧光显色的部位和荧光强度。每个载玻片随机选 5 个视野观察，各个载玻片在图像处理过程中主要参数相同。A. 敏感的 MCF-7 细胞；B~F 均为耐药的 MCF-7/Adr 细胞：B. 空白对照；C. 0.5μmol/L w198；D. 1μmol/L w198；E. 与 10μmol/L Ver；F. 仅与 FITC 标记的 IgG 二抗孵育

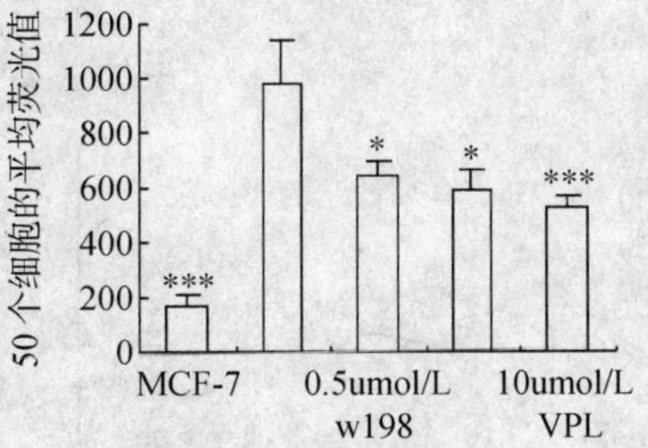

图 25 - 15B　镜下随机选择 50 个细胞测定 Pgp 平均荧光值。与 MCF - 7/Adr 细胞对照相比，*：$P<0.05$；***：$P<0.001$

（3）w198 对耐药肿瘤细胞凋亡的影响：单用 3μol/L DOX 处理 Bel_{7402} 细胞 24 小时，在 DNA 直方图上观察不到 G_1 亚峰，即凋亡峰（图 25 - 16），但 DOX 与 w198 合用，在 DNA 直方图上出现明显的 G_1 亚峰。1μmol/L w198 与 DOX 合用时，凋亡细胞所占的比例为 18.9%，而 10μmol/L VPL 与 DOX 合用后产生的凋亡细胞比例为 18.5%。表明 1μmol/L w198 促进 DOX 诱导 Bel_{7402} 细胞凋亡的能力与 10μmol/L Ver 相当；0.5μmol/L w198 能促进 DOX 诱导 Bel_{7402} 细胞发生凋亡，凋亡细胞所占的比例为 13.9%。对细胞周期的分析发现，w198 还改变了 DOX 与 Bel_{7402} 细胞作用所产生的细胞周期变化（图 25 - 17）。即当 DOX 与 Bel_{7402} 细胞单独作用 3 小时，处于 G_2/M 期细胞数大大增加，产生了 G_2/M 期阻滞的现象。而 w198 和 DOX 一起与 Bel_{7402} 细胞作用时，细胞周期恢复正常，大部分阻滞于 G_2/M 期的细胞被释放出来，发生了凋亡。

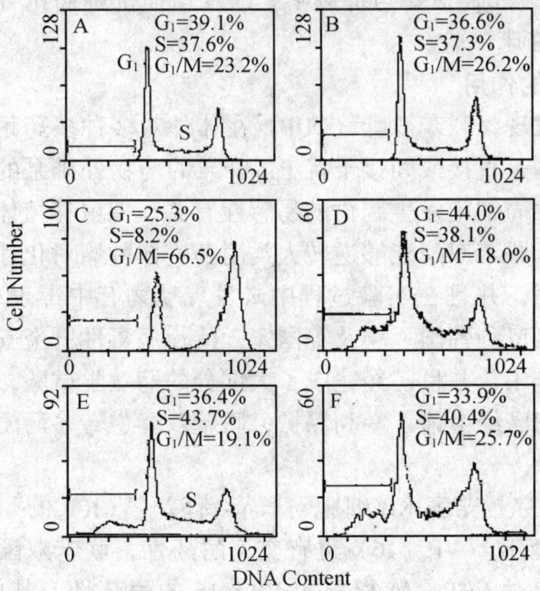

图 25 - 16　流式细胞仪观察 w198 对 DOX 诱导的 Bel_{7402} 细胞发生凋亡以及未凋亡细胞的细胞周期百分比的影响

收集与 3μmol/L DOX 以及 0.5、1μmol/L w198 孵育 24 小时的 Bel_{7402} 细胞，用 70% 乙醇悬浮，4℃ 固定 12 小时以上。加入 RNase A 至终浓度为 50μg/ml，37℃ 恒温水浴 1 小时，再加入 PI 染液至终浓度为 50μg/ml，摇匀后于 4℃，避光放置 1 小时，经尼龙网过滤，在流式细胞仪上计数 10 000 个细胞，测定细胞各期 DNA 含量并计算凋亡细胞所占的比例，同时分析细胞周期。图中横线标出区域为凋亡区。A. 对照；B. 1μmol/L w198；C. 3μmol/L DOX；D. 3μmol/L DOX + 0.5μmol/L w198；E. 3μmol/L DOX + 1μmol/L w198；F. 3μmol/L DOX + 10μmol/L Ver

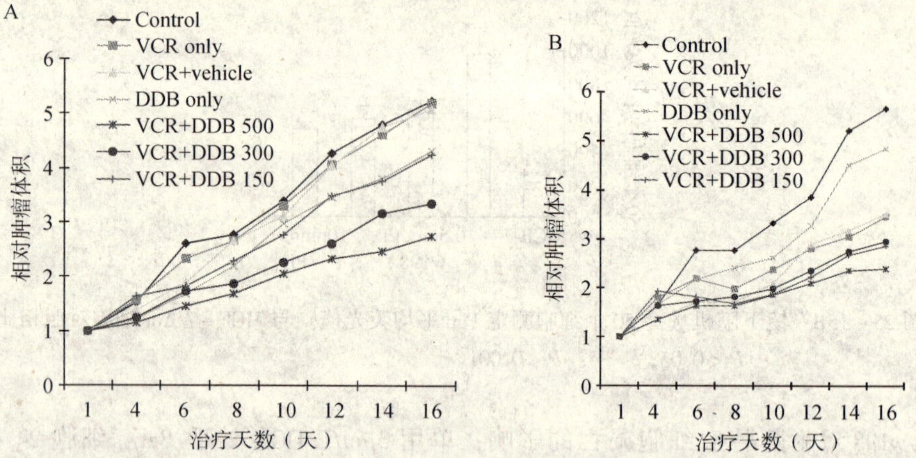

图 25－17 DDB 对 VCR 对裸鼠耐药的 KBv200 移植性肿瘤（A）以及敏感的 KB 移植性肿瘤（B）抗癌作用的影响

将 KB 和 KBv200 肿瘤块分别皮下接种于裸鼠左、右前肢腋下，当肿瘤长到直径约 7～15mm 时，随机分组，每组 7～8 只，开始给药，此时为第 1 天，对照：不做任何处理；DDB 单独：联苯双酯 500mg/kg，口服，每天一次，连续 14 天；VCR 单独：VCR 0.4mg/kg，第二天开始腹腔注射，每两天一次，共 5 天；VCR＋赋形剂：聚乙二醇 400，口服，每天一次，连续 14 天，VCR 给法同仅给 VCR 组；VCR＋DDB 150、VCR＋DDB 300 和 VCR＋DDB 500：联苯双酯 150mg/kg、300mg/kg 以及 500mg/kg，口服，每天一次，连续 14 天，VCR 给法同仅给 VCR 组，聚乙二醇 400 以及各剂量的联苯双酯口服体积为 5ml/kg，并且与 VCR 腹腔注射的时间间隔为 3 小时。每两天用游标卡尺测量肿瘤的长和宽，如试验方法中所述计算相对肿瘤体积 RTV

以上研究结果表明，w198 逆转多药耐药的机制主要与抑制 Pgp 以及增强抗肿瘤诱导耐药肿瘤细胞发生凋亡有关，w198 已批准进行临床试验。

（二）联苯双酯（DDB）逆转多药耐药性的作用

我们通过已经建立的多药耐药筛选体系发现，联苯双酯（DDB）在体外对多种多药耐药的肿瘤细胞株有较强的逆转作用，其逆转机制是直接或间接干扰 Pgp 介导的药物外排泵的活性和表达水平，以及增加化疗药物诱导耐药肿瘤细胞发生凋亡的易感性有关。裸鼠移植体内耐药肿瘤试验以及小鼠体内抗肿瘤试验发现，联苯双酯能够逆转人类耐药实体肿瘤对化疗药物的耐药性，其本身也具有一定的抗肿瘤作用，并且在实验过程中未发现动物有中毒表现。联苯双酯在国内临床应用已经近二十年，并出口到韩国、埃及等国家，治疗病毒性肝炎安全有效。我们发现，联苯双酯有逆转多药耐药作用，并且已经完成了大部分的药效学试验，值得继续研究和开发，申报进行临床研究。我们已经申请了专利保护，联苯双酯逆转多药耐药作用的药效学试验结果如下：

1．体外逆转 MDR 作用　KBv200 是人口腔上皮癌 KB 细胞对长春新碱（VCR）的耐药株。KBv200 细胞对紫杉醇、阿霉素和鬼臼乙叉苷（VP－16）也有交叉耐药性，联苯双酯能够非常明显的剂量依赖性的逆转 KBv200 细胞对 VCR、紫杉醇和 VP－16 的耐药性。其中，50μmol/L 联苯双酯对 VCR、阿霉素、紫杉醇和 VP－16 的逆转倍数分别为 13.7、15、25.7 和

2.3 倍，而联苯双酯对上述四种抗肿瘤药对敏感的 KB 细胞（不耐药）的抗肿瘤作用几乎没有影响。

MCF/DOX 是人乳腺癌 MCF－7 细胞对 DOX 的耐药株，对长春新碱也有交叉耐药性。联苯双酯也能够非常明显的剂量依赖性地逆转 MCF/DOX 细胞对长春新碱和阿霉素的耐药性。其中，50μmol/L 联苯双酯对长春新碱和阿霉素的耐药逆转倍数分别为 4.6 和 7.7 倍，而联苯双酯对上述两种抗肿瘤药敏感的 MCF－7 细胞（不耐药）的抗肿瘤作用几乎没有影响。

MTT 试验检测结果还发现，联苯双酯浓度达 50μmol/L 时，本身无抗肿瘤活性，以上逆转试验结果表明，联苯双酯能够逆转肿瘤细胞对化疗药物的获得耐药性。对于肿瘤细胞的天然耐药性，联苯双酯也具有耐药逆转作用。人肝癌细胞株 Bel7402 对长春新碱和阿霉素具有天然耐药性，联苯双酯能够剂量依赖性的逆转 Bel7402 细胞对长春新碱和阿霉素的天然耐药性。其中，50μmol/L 联苯双酯对长春新碱和阿霉素的耐药逆转倍数分别为 7.7 和 3.4 倍。具体结果见表 25－15～21。

表 25－15　DDB 对 KB 以及 KBv200 细胞对 VCR 敏感性的影响

药物	浓度（μmol/L）	IC_{50}（nmol/L）			
		KB 细胞		KBv200 细胞	
对照	0	28 ± 23		3917 ± 325	–
DDB	50	30 ± 19	（0.9）	287 ± 90	（13.6）
	25	24 ± 12	（1.2）	1092 ± 243	（3.6）
	12.5	30 ± 6	（0.9）	1690 ± 213	（2.3）
Ver	10	26 ± 14	（1.1）	9 ± 8	（435.3）

表中 IC_{50} 表示为三次以上独立试验得到的平均值 ± 标准差，括号内为逆转倍数

表 25－16　DDB 对 KB 以及 KBv200 细胞对 DOX 敏感性的影响

药物	浓度（μmol/L）	IC_{50}（nmol/L）			
		KB 细胞		KBv200 细胞	
对照	0	30 ± 9		1055 ± 7	
DDB	50	32 ± 17	（0.9）	70 ± 21	（15.1）
	25	29 ± 9	（1.0）	219 ± 66	（4.8）
	12.5	29 ± 3	（1.0）	461 ± 41	（2.3）
Ver	10	26 ± 6	（1.2）	73 ± 29	（14.5）

表中 IC_{50} 表示为三次以上独立试验得到的平均值 ± 标准差。括号内为逆转倍数

表 25－17 DDB 对 KB 以及 KBv200 细胞对紫杉醇敏感性的影响

药物	浓度（μmol/L）	IC50（nmol/L） KB 细胞		KBv200 细胞	
对照	0	4.53 ± 2.11		644.7 ± 201.2	
DDB	12.5	7.50 ± 1.12	（0.6）	268.7 ± 148.8	（2.4）
	25	2.14 ± 0.42	（2.1）	127.5 ± 84.6	（5.1）
	50	2.00 ± 0.30	（2.3）	31.5 ± 12.3	（20.5）
Ver	10	1.04 ± 0.18	（4.4）	13.2 ± 0.7	（48.8）

紫杉醇的 IC_{50}表示为三次以上独立试验得到的平均值 ± 标准差，括号内为逆转倍数

表 25－18 DDB 对 KB 以及 KBv200 细胞对 VP－16 敏感性的影响

药物	浓度（μmol/L）	IC50（μmol/L） KB 细胞		KBv200 细胞	
对照	0	0.43 ± 0.24		4.53 ± 2.10	
DDB	12.5	0.41 ± 0.20	（1.0）	7.50 ± 1.15	（0.6）
	25	0.31 ± 0.13	（1.4）	2.14 ± 0.42	（2.1）
	50	0.41 ± 0.19	（1.0）	2.03 ± 0.30	（2.3）
Ver	10	0.28 ± 0.05	（1.5）	1.04 ± 0.18	（4.4）

VP－16 的 IC_{50}表示为三次以上独立试验得到的平均值 ± 标准差。括号内为逆转倍数

表 25－19 DDB 对 MCF 以及 MCF－7/Adr 细胞对 DOX 敏感性的影响

药物	浓度（μmol/L）	IC50（μmol/L） MCF－7 细胞		MCF－7/Adr 细胞	
对照	0	0.32 ± 0.01		28.75 ± 7.00	
DDB	50	0.38 ± 0.07	（0.8）	3.76 ± 1.00	（7.6）
	25	0.35 ± 0.03	（0.9）	5.72 ± 0.89	（5.0）
	12.5	0.37 ± 0.31	（0.9）	14.97 ± 0.85	（1.9）
Ver	10	0.33 ± 0.02	（1.0）	1.14 ± 0.49	（25.2）

表注说明同表 16

表 25－20 DDB 对 MCF 以及 MCF－7/Adr 细胞对 VCR 敏感性的影响

药物	浓度（μmol/L）	IC50（μmol/L） MCF－7 细胞		MCF－7/Adr 细胞	
对照	0	0.49 ± 0.13		2.12 ± 0.29	
DDB	50	0.47 ± 0.01	（1.0）	0.46 ± 0.02	（4.6）
	25	0.54 ± 0.01	（0.9）	0.76 ± 0.30	（2.8）
	12.5	0.28 ± 0.20	（1.7）	1.17 ± 0.04	（1.8）
Ver	10	0.22 ± 0.04	（2.2）	0.38 ± 0.05	（5.6）

表注说明同表 25－15

表 25－21 DDB 对 Bel_{7402} 细胞对 DOX 和 VCR 敏感性的影响

药物	浓度 (μmol/L)	IC_{50} (nmol/L) DOX		VCR	
对照	0	516 ± 58		2147 ± 189	
DDB	50	152 ± 26	3.4	279 ± 73	7.7
	25	203 ± 11	2.5	328 ± 16	6.5
	12.5	285 ± 55	1.8	1805 ± 276	1.2
Ver	10	59 ± 4	8.7	86 ± 7	25.0

表注说明同表 25－15

2．体内逆转 MDR 耐药作用　在同一只裸鼠左右腋下，分别皮下种植对 VCR 敏感和耐药的移植性 KB 肿瘤。单用 VCR（0.4mg/kg，每两天一次，共 5 次），能够显著抑制敏感的 KB 移植性肿瘤的生长，与对照组相比抑瘤率为 39.2%，但是对耐药的 KBv200 移植性肿瘤则几乎没有抑制作用，与对照组相比抑瘤率为 1%（表 25－22）。DDB 口服，每天一次，共 14 次，能够显著增强 VCR 对 KBv200 移植性肿瘤的抑制作用。其中，150、300 和 500mg/kg DDB 与 VCR 合用，抑瘤率分别为 19.1%、36.1% 和 47.5%，但是对 VCR 对 KB 移植性肿瘤的抑制作用没有影响（表 25－22）。说明 DDB 与 VCR 合用，能显著增加耐药肿瘤对 VCR 的敏感性。测定各组裸鼠体重发现，治疗前后各组体重均没有明显下降，说明 DDB 与 VCR 合用治疗耐药肿瘤是安全而有效的。图 1 显示从给药开始各组裸鼠肿瘤的相对肿瘤生长体积曲线。

表 25－22 给药第 16 天 DDB 对 VCR 对 KB 以及 KBv200 移植性肿瘤抑制作用的影响

组别	体重增加 (%)	KB 实体瘤 RTV	RIR (%)	KBv200 实体瘤 RTV	RIR (%)
空白对照	6.6	5.67 ± 2.38	–	5.24 ± 2.90	–
单给 DDB 500mg/kg	18.2	4.85 ± 2.17	14.5	4.32 ± 1.07	17.6
单给 VCR	3.5	3.45 ± 1.31a	39.2	5.49 ± 3.46	1.0
VCR + 溶剂	0.0	3.52 ± 1.10[a]	37.9	5.08 ± 1.69	3.1
VCR + DDB 150mg/kg	2.4	2.86 ± 0.47[b]	49.6	4.24 ± 0.91	19.1
VCR + DDB 300mg/kg	8.6	2.96 ± 1.00[a]	47.8	3.35 ± 0.92[*]	36.1
VCR + DDB500mg/kg	– 3.1	2.39 ± 0.97[b]	57.9	2.75 ± 1.26[**]	47.5

体重增加百分率根据如下公式进行计算：体重增加百分率 =（给药第 15 天体重平均值 – 给药第 1 天体重平均值）/给药第 1 天体重平均值 × 100%；[a]：与 KB 移植性肿瘤空白对照相比，$P < 0.05$；[b]：与 KB 移植性肿瘤空白对照相比，$P < 0.01$；[*]：与 KBv200 移植性肿瘤空白对照相比，$P < 0.05$；[**]：与 KBv200 移植性肿瘤空白对照相比，$P < 0.01$

3．体内抗小鼠移植性肿瘤作用　小鼠肉瘤（S180）和 Lewis 肺癌体内试验的结果表明，每日口服联苯双酯 300 和 500mg/kg，连续 10 天，能够显著抑制小鼠肉瘤 S180 皮下型肿瘤和 Lewis 肺癌的生长（表 25－23，24）。小鼠肝癌体内试验的结果表明，每日口服联苯双酯 500mg/kg，连续 10 天，能显著抑制小鼠肝癌 H22 皮下型肿瘤的生长（表 25－25）。

表 25－23 DDB 对 S180 皮下型肉瘤的生长抑制作用（$n=8\sim10$）

组别	体重（g）		瘤重	抑瘤率
	给药前	给药后	（g）	（%）
空白对照	19.8 ± 0.7	24.4 ± 4.2	3.23 ± 1.11	4.7
溶剂对照	19.0 ± 0.9	25.3 ± 4.5	3.39 ± 0.70	–
DDB 150mg/kg	19.1 ± 1.1	24.1 ± 4.0	2.87 ± 0.93	15.3
DDB 300mg/kg	19.1 ± 1.1	24.5 ± 3.5	2.45 ± 0.71*	27.7
DDB 500mg/kg	18.9 ± 0.8	22.9 ± 4.9	1.99 ± 0.67***	41.3
CP 60mg/kg	19.2 ± 1.0	26.0 ± 1.8	1.86 ± 0.32***	45.1

接种了 S180 肉瘤的昆明种小鼠，随机分组给药，给药方案如下：空白对照，不做任何处理；溶剂对照，聚乙二醇 400，口服，每天一次，共 10 次，口服体积：5ml/kg；DDB，150、300 和 500mg/kg，口服，每天一次，共 10 次，口服体积：5ml/kg；阳性对照环磷酰胺（CP），60mg/kg，腹腔注射一次。10 天后，处死，剥瘤称重。与溶剂对照相比，*：$P<0.05$；***：$P<0.001$

表 25－24 DDB 对 Lewis 肺癌的生长抑制作用

组别	体重（g）		瘤重	抑瘤率
	给药前	给药后	（g）	（%）
空白对照	16.2 ± 0.8	20.5 ± 1.5	1.87 ± 0.53	–
溶剂对照	16.6 ± 1.0	21.2 ± 1.3	1.86 ± 0.31	0.37
DDB 100mg/kg	17.0 ± 1.0	21.2 ± 1.2	1.84 ± 0.27	1.57
DDB 300mg/kg	16.5 ± 0.7	19.7 ± 1.1	1.56 ± 0.48	16.46
DDB 500mg/kg	17.1 ± 1.1	20.9 ± 1.9	1.32 ± 0.32***	39.12
CP 60mg/kg	17.4 ± 0.5	18.6 ± 2.2	0.58 ± 0.29***	69.03

接种了 Lewis 肺癌的 C_{57}/BL 小鼠，随机分组给药，除环磷酰胺组 8 只外，各组均 12 只。给药方案如下：空白对照，不做任何处理；溶剂对照，聚乙二醇 400，口服，每天一次，共 10 次，口服体积：5ml/kg；DDB，100、300 和 500mg/kg，口服，每天一次，共 10 次，口服体积：5ml/kg；阳性对照环磷酰胺（CP），60mg/kg，腹腔注射一次。10 天后，处死，剥瘤称重。与空白对照相比，***：$P<0.001$

表 25－24 DDB 对 H22 皮下型肝癌的生长抑制作用（$n=10\sim12$）

组别	体重（g）		瘤重	抑瘤率
	给药前	给药后	（g）	（%）
溶剂对照	20.4 ± 0.8	24.3 ± 3.1	1.86 ± 0.37	–
DDB 150mg/kg	20.3 ± 1.1	27.3 ± 3.2	2.87 ± 0.93	1.3
DDB 300mg/kg	20.9 ± 1.2	28.1 ± 2.7	1.79 ± 0.28	3.5
DDB 500mg/kg	20.4 ± 0.8	25.3 ± 2.8	1.48 ± 0.44*	20.6
CP 60mg/kg	20.3 ± 0.7	26.4 ± 3.0	0.90 ± 0.36***	51.6

接种了 H22 肝癌的昆明小鼠随机分组给药，给药方案如下：溶剂对照，聚乙二醇 400，口服，每天一次，共 10 次，口服体积：5ml/kg；DDB，100、300 和 500mg/kg，口服，每天一次，共 10 次，口服体积：5ml/kg；阳性对照环磷酰胺（CP），60mg/kg，腹腔注射一次。10 天后，处死，剥瘤称重。与溶剂对照相比，*：$P<0.05$，***：$P<0.001$

3．逆转耐药作用的机制

（1）增加抗肿瘤药在耐药肿瘤细胞中的蓄积：联苯双酯能够剂量依赖性地增加具有获得多药耐药性的 MCF－7/Adr 细胞阿霉素的蓄积量，而对敏感的 MCF－7 细胞内阿霉素的蓄积量没有影响（图 25－18）。DDB 还能剂量依赖性地增加阿霉素在 Bel_{7402} 细胞中的蓄积量（图 25－19）。

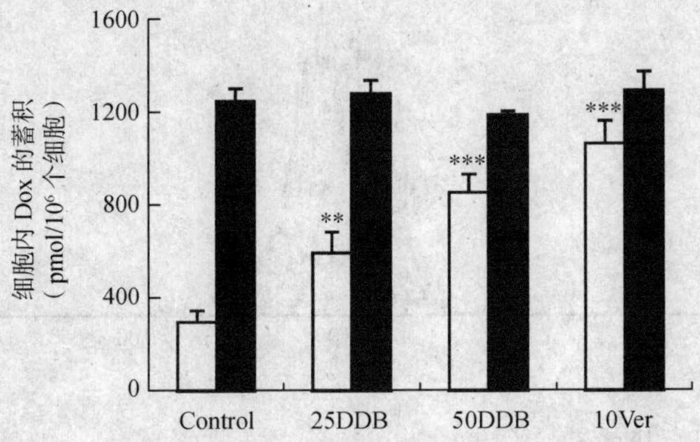

图 25－18　DDB 对敏感及耐药的 MCF－7 细胞内 DOX 蓄积的影响

MCF－7 和 MCF－7/Adr 细胞与有或无联苯双酯（终浓度分别为 25 和 50μmol/L）的 Dox 10μmol/L 在 37℃、5% CO_2 培养 3 小时，用冰冷的 PBS（pH 7.4）洗三遍终止反应。然后测定细胞内 Dox 的含量。10μmol/L Ver 为阳性对照，每组设三个平行样品。■MCF－7 细胞，□MCF－7/Adr 细胞，**：与单用 DOX 相比 $P<0.01$；***：与单用 DOX 的对照相比，$P<0.001$

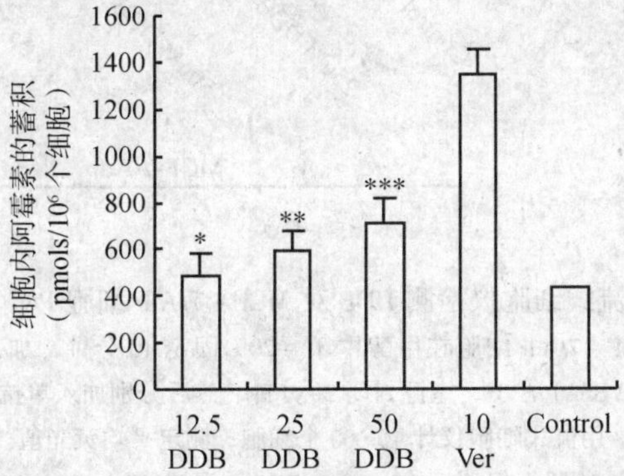

图 25－19　DDB 对 Bel_{7402} 细胞内 DOX 蓄积的影响

Bel_{7402} 细胞与有或无联苯双酯（终浓度分别为 12.5，25 和 50μmol/L）的 DOX 10μmol/L 在 37℃、5% CO_2 培养 3 小时，用冰冷的 PBS（pH 7.4）洗三遍终止反应，然后测定细胞内 DOX 的含量。10μmol/L Ver 为阳性对照，每组设三个平行样品。与单用 DOX 的对照相比，* $P<0.05$；**：$P<0.01$；***：$P<0.001$

（2）抑制 Pgp 的表达：应用 Pgp 的免疫荧光细胞染色结果证实，联苯双酯能显著抑制具有获得性多药耐药性的 MCF－7/Adr 细胞膜上 Pgp 的表达（图 25－20，21）。以上研究结果提示，联苯双酯逆转耐药的机制至少部分是通过直接或间接地干扰 P－糖蛋白介导的药物外排泵而发挥其作用。

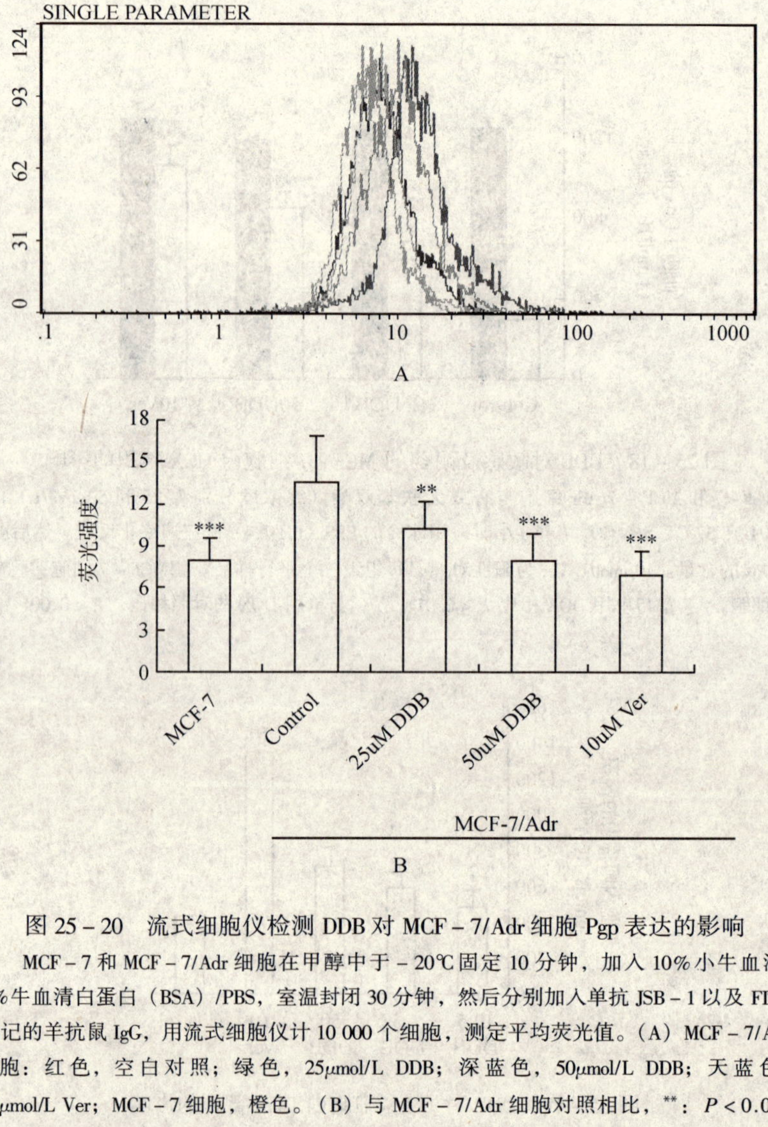

图 25－20 流式细胞仪检测 DDB 对 MCF－7/Adr 细胞 Pgp 表达的影响

MCF－7 和 MCF－7/Adr 细胞在甲醇中于－20℃固定 10 分钟，加入 10%小牛血清/1%牛血清白蛋白（BSA）/PBS，室温封闭 30 分钟，然后分别加入单抗 JSB－1 以及 FITC 标记的羊抗鼠 IgG，用流式细胞仪计 10 000 个细胞，测定平均荧光值。（A）MCF－7/Adr 细胞：红色，空白对照；绿色，25μmol/L DDB；深蓝色，50μmol/L DDB；天蓝色：10μmol/L Ver；MCF－7 细胞，橙色。（B）与 MCF－7/Adr 细胞对照相比，**：$P<0.01$；***：$P<0.001$

（3）能显著增加阿霉素诱导肝癌 Bel_{7402} 细胞发生凋亡的易感性：联苯双酯与阿霉素合用能够显著增加具有内在耐药性的 Bel_{7402} 细胞发生凋亡，DNA 出现梯状条带。流式细胞仪检测到 Bel_{7402} 细胞周期及凋亡的改变。提示，其逆转耐药的机制还可能与该类化合物能显著增加耐药肿瘤细胞对抗肿瘤药物发生凋亡的易感性有关。

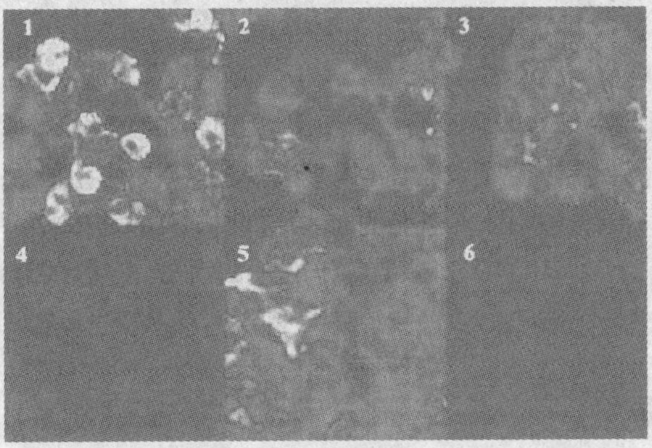

图 25－21　激光共聚焦显微镜观察 DDB 对 MCF－7/Adr 细胞 P－gp 表达的影响

肿瘤细胞接种于洁净灭菌的单凹载玻片上，加入药物培养 24 小时。冷丙酮固定 10 分钟，用 10%小牛血清室温封闭 20 分钟，分别加入单抗 JSB－1 以及 FITC 标记的羊抗小鼠 IgG 抗体，在激光扫描共聚焦显微镜下观察荧光显色的部位和荧光强度。1：MCF－7/Adr 细胞；2：MCF－7/Adr 细胞＋10μmol/L 维拉帕米（Ver）；3：MCF－7/Adr 细胞＋50μmol/L DDB；4：MCF－7 细胞；5：MCF－7/Adr 细胞＋25μmol/L DDB；6：MCF－7/Adr 细胞，仅加 FITC 标记的羊抗小鼠 IgG 抗体

表 25－26　DDB 对 DOX 诱导的凋亡以及细胞周期分布的影响

	细胞周期（%）			凋亡细胞（%）
	G_1	G_2/M	S	
对照	42.2	15.6	42.3	1.4
50μmol/L DDB	36.0	20.2	43.8	1.7
10μmol/L VPL	41.4	21.6	37.0	1.4
3μmol/l DOX	39.6	18.1	42.3	3.4
DOX＋50μmol/l DDB	51.1	13.0	35.9	18.4
DOX＋25μmol/l DDB	41.0	14.7	44.3	9.5
DOX＋10μmol/l Ver	45.9	14.8	39.2	8.8

以上研究结果表明，联苯双酯逆转多药耐药的机制主要与抑制 P－糖蛋白以及增强抗肿瘤药诱导耐药肿瘤细胞发生凋亡有关。

（三）中药五味子逆转多药耐药的作用

我们首次发现五味子粗提取物及其一种有效成分五味子甲素（schizandrin A，Sin A）在体外和体内对 MDR 均有很强的逆转 MDR 作用，其逆转机制亦是通过直接或间接地干扰 P－糖蛋白介导的药物外排泵活性及增加抗癌药诱导肿瘤细胞发生凋亡的易感性有关。Sin A 的化学结构是与国内外已知 MDR 逆转剂的结构完全不同的新型耐药逆转剂，不仅逆转作用强，而且毒性及副作用可能也较其他一些已知的逆转剂低，值得继续研究和开发。特别是该中药在国内资源非常丰富，因此可将五味子粗提物优先开发，以 Sin A 为质量控制的指标，很有

希望开发成为克服人类肿瘤多药耐药的新药（化疗增敏剂）而应用于临床，已申请专利保护，并已成功转让给一企业进行开发研究。

展望

MDR 既是理论问题，又是实际问题，前者是指 MDR 的机制相当复杂，特别是如何指导临床肿瘤的治疗，目前仍比较模糊不清，尚需要深入研究。实际问题则是指寻找有效安全的 MDR 逆转剂，为临床所需要，我国应当努力加强这两方面的研究。

（参加本章工作者有博士生黄敏　金晶　孙华）

参考文献

1. 黄　敏，刘耕陶. 人肝癌 Be17402 细胞系天然耐药及 5 – FU 获得性耐药的机理以及几种天然化合物逆转多药耐药的作用. 1999 年 7 月
2. Jin J，Wang FP，Wei H，et al. Reversal of multidrug resistance of cancer through inhibition of P – glycoprotein by 5 – bromotetrandrine. Cancer Chemother Pharmacol. 2005，55（2）:179
3. Marzolini C，Paus E，Buclin T. Polymorphisms in human MDR1（P – glycoprotein）: recent advances and clinical relevance. Clin Pharmacol Ther，2004，75（1）:13 – 33
4. 金　晶，刘耕陶. 肝癌 5 – 氟尿嘧啶获得耐药性的机理研究以及 P – 糖蛋白介导的多药耐药性的逆转. 博士论文，2003
5. 孙　华，刘耕陶. 抗肝炎药物双环醇（Bicyclol）、联苯双酯（DDB）的肝癌化学预防作用以及中药 XX 对肿瘤多药耐药性的逆转. 博士论文，2005
6. Jin J，Huang M，Wei HL，et al. Mechanism of 5 – fluorouracil required resistance in human hepatocellular carcinoma cell line Bel（7402）. World J Gastroenterol，2002，8（6）:1029 – 1034

第26章　环状番荔枝酰胺衍化物（FLZ）的神经保护作用

帕金森病（PD）及阿尔海默病（AD）均属神经退行性疾病。这类疾病目前尚无疗效满意、副反应少的治疗药物。国外学者提出神经保护途径可能是防治这类疾病的新策略。

FLZ是一种人工合成的番荔枝酰胺衍化物，具有抗氧化和抗脑神经细胞损伤作用。为寻找新药，我们针对AD和PD发病的有关机制，从体外和体内进行多层次的药理学研究，并探讨其作用的机制，发现FLZ有抗AD和PD的作用，很有可能研发为一种用于抗PD或治疗

AD 的新药，值得继续深入研究，以形成拥有我国自主知识产权的新药。

氧化应激（oxidative stress）是指机体内氧自由基的产生与清除失去平衡，或外源性氧化剂（prooxidant）的过量摄入，导致活性氧（reactive oxygen species，ROS）在体内堆积引起细胞毒性。目前，世界各国特别是发达国家，都面临着人口老化的挑战。有关衰老的学说很多，其中自由基学说认为，衰老是 ROS 对机体不可逆损伤的积累。从某种意义上讲，人的老化是从脑的老化开始的，基于生物化学、生理学及解剖学等因素，与机体其他组织相比，脑组织更易遭受 ROS 的损伤。因为脑组织的氧代谢率极高，富含多聚不饱和脂肪酸，抗氧化能力低及再生能力差，等等。实验研究和临床病理检查均发现，与衰老相关的中枢神经系统退行性病变，如帕金森病（PD）、阿尔茨海默病（AD）及多发性硬化等，它们的发病机制均与氧自由基有一定的关系。这些中枢神经系统疾病严重影响着老年人的生活质量，给社会和家庭增加许多负担。故迫切需要寻找预防和治疗中枢神经系统退行性病变的药物，延缓老化的进程，提高老年人的生活质量。FLZ 是人工合成的一种新的番荔枝酰胺衍化物，含有多个酚羟基，其化学结构如下图所示：

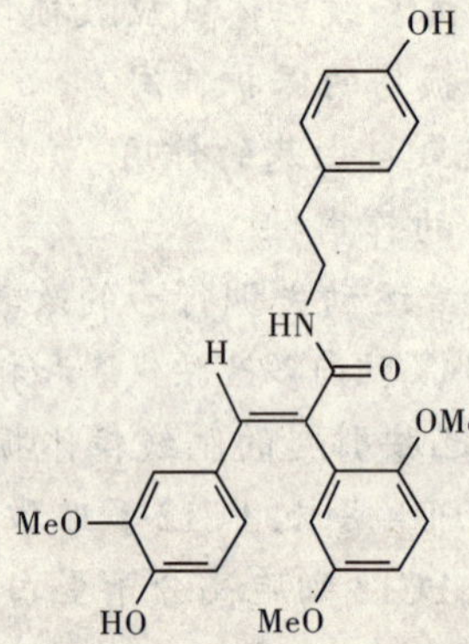

我们早期的研究发现 FLZ 具有抗氧化作用。为寻找新药，我们针对 AD 和 PD 发病的有关机制，从体外和体内进行多层次的药理学研究，并探讨其作用的机制，旨在为寻找可预防和延缓中枢神经系统退行性疾病的新药提供理论依据。内容主要包括三大部分：①FLZ 对氧化应激（oxida - tive stress）损伤脑神经细胞的保护作用；②抗帕金森症的作用；③改善学习记忆功能的作用。结果分述如下。

一、FLZ 对氧化应激损伤脑神经细胞的保护作用

许多因素可以诱发氧自由基损伤脑神经细胞，其中谷氨酸（Glu）的兴奋性毒性为主要因素之一，一些常见的中枢神经系统疾病都与谷氨酸引发的氧自由基损伤有关。在颅脑损伤、脑缺血时，脑内 Glu 释放增加，诱发神经细胞迟发性损伤。故分别以 Glu、无糖无氧及血红素引起培养的大鼠脑神经细胞的损伤，观察 FLZ 的保护作用。

（一）FLZ 对谷氨酸（Glu）及 NMDA 介导的培养胎大鼠脑神经细胞毒性的保护作用

将分离的 Wistar 胎大鼠前脑神经细胞悬浮在培养液中，2 小时以后逐渐贴附于经多聚赖

氨酸处理过的培养板上，呈圆形分散状。1 天以后换液时细胞已有微小突起，3 ~ 4 天时细胞明显伸出细丝状带分支的突起，5 ~ 6 天后突起连接成网。相差显微镜下观察，胞体呈强烈折光，核不可见。

培养 8 ~ 10 天的胎大鼠前脑神经细胞，经 500μmol/L Glu 或 NMDA 处理 24 小时后。结果显示，培养上清液中 LDH 水平显著提高，细胞中 GSH 含量明显降低。相差显微镜下观察细胞形态，与正常组相比，细胞突起回缩，折光率降低。加入不同浓度 FLZ 后，明显拮抗 Glu 和 NMDA 的兴奋性毒性，细胞形态接近正常。LDH 的漏出及细胞内 GSH 含量的降低均明显减少（表 26 - 1，2）。

表 26 - 1　FLZ 对谷氨酸（Glu）及 NMDA 介导的培养胎大鼠脑神经细胞毒性（LDH 漏出）的保护作用（$\bar{x} \pm s$，$n=4$）

组别	浓度（μmol/L）	Glu		NMDA	
		LDH（U/100ml）	抑制率%	LDH（U/100ml）	抑制率%
正常对照		1311 ± 24***		1343 ± 84*	
模型对照		1527 ± 59		1527 ± 84	
FLZ +	1	1491 ± 51	17	1457 ± 52	38
Glu 500μmol/L	10	1429 ± 38*	45	1417 ± 44	60
	100	1390 ± 24**	63	1412 ± 17*	62

模型对照（Glu500μmol/L）．* $P<0.05$；** $P<0.01$；*** $P<0.001$，vs 模型对照

表 26 - 2　FLZ 对谷氨酸（Glu）及 NMDA 介导的培养胎大鼠脑神经细胞毒性（GSH 降低）的保护作用（$\bar{x} \pm s$，$n=4$）

组别	浓度（μmol/L）	Glu		NMDA	
		GSH（μg/mg Pr）	相当对照	GSH（μg/mg Pr）	相当对照
正常对照		4.2 ± 0.6*	100	3.5 ± 0.3***	100
模型对照		3.1 ± 0.2	73.8	2.4 ± 0.1	68.6
FLZ +	1	3.6 ± 0.2*	85.7	2.4 ± 0.1	68.5
Glu500μmol/L	10	3.6 ± 0.2*	85.7	2.5 ± 0.1	71.4
	100	3.9 ± 0.2**	92.8	2.9 ± 0.1***	82.8

模型对照（Glu500μmol/L），* $P<0.05$；** $P<0.01$，*** $P<0.001$，vs 模型对照

（二）FLZ 对缺血及缺血再灌损伤培养的胎大鼠脑神经细胞的保护作用

为模仿脑缺血对中枢神经系统的损伤，将胚胎大鼠脑神经细胞进行无糖无氧培养 8 小时（缺血）。为模拟缺血/再灌对培养神经细胞的上述损伤作用，将缺血后的培养神经细胞换上高糖 DMEM 培养基，在 37℃、95%空气和 5% CO_2 条件下继续培养 24 小时。结果发现，缺血

和缺血/再灌都产生与谷氨酸毒性相类似的损伤，细胞突起回缩，折光率降低，培养上清液中 LDH 活性明显升高，细胞中 GSH 含量显著降低。从细胞形态和生化指标检测结果来看，缺血再灌对神经细胞的损伤更严重一些。预先加入不同浓度的 FLZ，可不同程度地减轻缺血及缺血再灌引起的上述损伤，且其作用有剂量 - 效应关系。当 FLZ 的浓度为 1×10^{-4} mol/L 时，使细胞形态基本恢复正常。培养上清液中 LDH 活性显著降低，细胞中 GSH 含量明显回升，几乎恢复到正常对照水平（表 26 - 3，4）。

表 26 - 3 FLZ 对缺血及缺血再灌引起培养的胎大鼠脑神经细胞损伤（LDH 漏出）的保护作用（$\bar{x}\pm s$. $n=4$）

组别	浓度（μmol/L）	缺血		缺血/再灌	
		LDH（U/100ml）	抑制率%	LDH（U/100ml）	抑制率%
正常对照		733 ± 31***		1057 ± 32***	
模型对照		1122 ± 35		1342 ± 34	
FLZ	1	1126 ± 42	0	1147 ± 42***	68
	10	911 ± 66**	54	1031 ± 57***	109
	100	714 ± 12***	105	968 ± 34***	131

** $P<0.01$；*** $P<0.001$，vs 模型对照

表 26 - 4 FLZ 对缺血及缺血/再灌引起培养的胎大鼠脑神经细胞损伤（GSH 降低）的保护作用（$\bar{x}\pm s$，$n=4$）

组别	浓度（μmol/L）	缺血		"缺血/再灌"	
		GSH（μg/mg Pr）	相当对照%	GSH（μg/mg Pr）	相当对照%
正常对照		2.8 ± 0.3**	100	3.6 ± 0.3**	100
模型对照		1.9 ± 0.1	67.8	2.7 ± 0.1	75.0
FLZ	1	1.7 ± 0.0**	60.7	2.8 ± 0.2	77.8
	10	2.1 ± 0.5	75.0	3.6 ± 0.4**	100
	100	2.3 ± 0.1**	82.1	3.7 ± 0.4**	102

* $P<0.05$；** $P<0.01$，vs 模型对照

（三）FLZ 对血红蛋白（Hb）引起胎鼠脑培养神经细胞损伤的保护作用

脑血管意外或创伤性颅内出血都可引起大量血液进入脑组织，这些血液经溶血释放出血红素，在 pH 偏低的情况下这些释放的血红素所结合的铁离子便可游离出来，游离的铁离子可以引发和加强一系列氧自由基反应。将培养 8 ~ 10 天的胎鼠脑神经细胞暴露于 100μg/ml 血红素 24 小时，可见细胞有损伤性变化，突起回缩，折光率降低，颗粒样物质增加。培养上清液中 LDH 活性明显增加，细胞内抗氧化物质 GSH 明显减少。表明细胞膜损坏或细胞死亡。

预先加入 FLZ，可降低血红素对培养神经细胞的损伤，无论从形态学方面还是从生化角度，例如 LDH 漏出和 GSH 下降，都显示出对培养神经细胞的保护作用（表 26 – 5）。

表 26 – 5　FLZ 对血红素（Hb）引起胎鼠脑培养神经细胞损伤（LDH 漏出和 GSH 下降）的保护作用（$\bar{x} \pm s$，$n=4$）

组别	浓度（μmol/L）	LDH（U/dl）	抑制率%	GSH（μg/mg pr）	相当对照%
正常对照		909 ± 25***		2.6 ± 0.3**	100
Hb 对照		1341 ± 48		1.7 ± 0.2	65.4
FLZ	1	1020 ± 71***	74	2.1 ± 0.2*	80.8
	10	936 ± 74***	94	2.2 ± 0.2*	84.6
	100	866 ± 60***	110	2.4 ± 0.2**	92.3

Hb 对照 = 100μg/ml，* $P<0.05$；** $P<0.01$；*** $P<0.001$，vs Hb 对照

（四）FLZ 对神经细胞凋亡的影响

细胞凋亡（apoptosis）与衰老、中枢神经系统退行性病变关系非常密切。为观察 FLZ 对神经细胞凋亡的影响，我们用培养的 Wistar 胎鼠脑神经细胞，体外研究 H_2O_2、NMDA、缺血再灌诸因素诱导细胞凋亡，以及 FLZ 的保护作用。培养 8 ~ 10 天的胎鼠脑神经细胞，经 H_2O_2、NMDA、缺血再灌处理后，提取 DNA 进行琼脂糖电泳，可见清晰的 DNA 梯状条带。细胞经 PI 染色，通过流式细胞仪检测，在 G_1 峰前出现一个 G_1 亚峰（sub – G1 peak），该峰的出现是细胞发生凋亡的标志之一。FLZ 能够阻抑 H_2O_2、NMDA、缺血再灌诸因素诱导的细胞凋亡，使梯状条带减弱乃至消失，G_1 亚峰显著降低。电镜观察损伤组细胞有核碎裂、浓缩边集现象存在，FLZ 使这种现象减少，正常细胞比例增加。

（五）FLZ 对氧应激引起豚鼠脑神经细胞突触体递质谷氨酸释放和大鼠多巴胺释放的影响

谷氨酸通过激活 NMDA 受体等途径，引起细胞内 Ca^{2+} 超载，进而诱导氧自由基生成。大量氧自由基的产生反过来会影响前膜对谷氨酸的再摄取，加强谷氨酸的兴奋性毒性，形成恶性循环。在脑创伤、脑缺血、脑缺氧及癫痫等中枢神经系统疾病及损伤过程中起重要作用。

多巴胺是脑内抑制性神经递质，主要存在于黑质 – 纹状体多巴胺能神经元，与乙酰胆碱共同维持锥体外系统的运动平衡。多巴胺在脑内可经单胺氧化酶代谢或经铁离子催化，自动氧化产生氧自由基，对黑质 – 纹状体多巴胺能神经元构成威胁。

前面的研究结果表明，FLZ 对氧应激损伤胎大鼠脑皮层细胞有保护作用。本部分实验旨在利用聚蔗糖 – 400（Ficoll）梯度，分离豚鼠大脑神经细胞突触体，用 H_2O_2 及 Fe^{2+} – Cys 损伤突触体，观察 FLZ 对氧自由基引起脑突触体释放谷氨酸和多巴胺以及对谷氨酸引起细胞内钙增加的保护作用的影响。

1．FLZ对H_2O_2和谷氨酸引起胎大鼠脑细胞内游离钙浓度升高的影响 用Fura－2/AM荧光探针测定细胞内游离钙浓度的结果表明，100μmol/L H_2O_2作用于Wistar胎大鼠脑神经细胞，使细胞膜发生脂质过氧化反应，引起膜对钙离子的通透性改变，细胞内游离钙浓度增加。预先加入不同浓度的FLZ，可抑制H_2O_2引起的细胞内游离钙浓度增加，呈明显的剂量－效应关系（表26－6）。当FLZ浓度为1×10^{-5}mol/L时，对H_2O_2引起的细胞内游离钙浓度增加的抑制率可达71.4%。

表26－6 FLZ对H_2O_2和谷氨酸引起胎大鼠脑皮层细胞内游离钙[Ca^{2+}]i浓度升高的影响（$\bar{x}\pm s$，$n=3$）

FLZ（mol/L）	△[Ca^{2+}]i（nmol/L）	抑制率（%）
正常对照	0（145.8）	
H_2O_2（1mmol/L）对照	74.5±7.9	
FLZ 1×10^{-6}	47.4±11.1*	36.4
1×10^{-5}	21.3±4.3***	71.4
1×10^{-4}	7.3±4.5***	90.2
正常对照	0（123.2）	
谷氨酸（1mmol/L）对照	77.3±28.5	
FLZ 1×10^{-6}	53.9±12.2	30.3
1×10^{-5}	20.2±6.0***	73.9
1×10^{-4}	0.0±0.0***	100.0

*：$P<0.05$，***：$P<0.001$ vs H_2O_2或谷氨酸对照

同样用Fura－2/AM测定细胞内Ca^{2+}浓度，当谷氨酸（1mmol/L）作用于神经细胞膜上的NMDA受体，使钙通道开放，引起钙离子瞬间快速内流，1分钟后细胞内游离钙浓度便可增加77.3mmol/L。预先加入FLZ，可以抑制谷氨酸引起的细胞内Ca^{2+}浓度升高，剂量－效应关系明显（表26－6）。当FLZ浓度为1×10^{-5}mol/L时，对谷氨酸引起的细胞内游离钙浓度升高的抑制率可达73.9%。

2．FLZ对H_2O_2和Fe^{2+}－半胱氨酸（Cys）氧自由基生成系统引起豚鼠脑突触体谷氨酸释放的影响 将豚鼠脑突触体悬液在37℃与H_2O_2（1mmol/L）共同温孵，可见谷氨酸逐渐释放，5分钟后谷氨酸的释放量可达30.9nmol/L。预先加入不同浓度的FLZ，可以抑制H_2O_2引起的豚鼠脑突触体释放谷氨酸。当FLZ的浓度为1×10^{-4}、1×10^{-5}和1×10^{-6}mol/L时，对H_2O_2引起豚鼠脑突触体谷氨酸释放的抑制率分别为74.8%、60.8%和49.8%，呈明显的剂量－效应关系（表26－7）。

3．FLZ对Fe^{2+}－Cys引起大鼠脑突触体释放多巴胺（DA）及其代谢物3，4－二羟基苯乙醛（DOPAC）形成的影响 用HPLC电化学检测器测定DA及其代谢物。正常大鼠脑突触

体 DA 的释放量很低，其代谢产物 DOPAC 的量更低，在我们的实验条件下无法检测到。当将突触体悬液在 37℃与 Fe^{2+} – Cys（100～200μmol/L）共同温孵 30 分钟后，上清液中 DA 的释放量及其代谢产物 DOPAC 的含量明显增加（表 26–8）。表明氧应激损伤可增加大鼠脑突触体释放 DA，并促进 DA 代谢转化为 DOPAC。预先加入不同浓度的 FLZ，可以抑制 Fe^{2+} – Cys 引起大鼠脑突触体释放 DA，同时抑制其代谢产物 DOPAC 的生成。当 FLZ 的浓度为 1×10^{-4}、1×10^{-5}和 1×10^{-6}mol/L 时，对 Fe^{2+} – Cys 引起大鼠脑突触体 DA 释放的抑制率分别为 107%、96%和 81%，对其代谢产物 DOPAC 生成增加的抑制率分别为 87%、58%和 33%，呈明显的剂量 – 效应关系（表 26–8）。

表 26–7　FLZ 对 H_2O_2 和 Fe^{2+} – 半胱氨酸（Cys）氧自由基生成系统引起豚鼠脑突触体谷氨酸释放的影响 $\bar{x}\pm s$，$n=3$

化合物（mol/L）	谷氨酸释放（nmol/L）	抑制率（%）
H_2O_2（1mmol/L）对照	30.9±0.8	
FLZ 1×10^{-6}	15.5±1.4***	49.8
1×10^{-5}	12.1±1.3	60.8
1×10^{-4}	8.1±0.7	74.8
Fe^{2+} – Cys	20.8±0.7	
FLZ 1×10^{-6}	11.0±0.9***	47.1
1×10^{-5}	8.6±0.4	58.6
1×10^{-4}	6.3±1.1	69.7

*** $P<0.001$ vs H_2O_2 或 Fe^{2+} – Cys 对照

表 26–8　FLZ 对 Fe^{2+} – Cys 引起大鼠脑突触体多巴胺（DA）释放及 DOPAC 形成的影响（$\bar{x}\pm s$，$n=3$）

FLZ（mol/L）	DA 释放 nmol/（L·mg pr）	DOPA 形成 nmol/（L·mg pr）
正常对照	6.6±3.6***	0
Fe^{2+} – Cys 对照	34.5±11.0	10.7±2.3
FLZ 1×10^{-6}	11.9±1.4***	7.2±1.5
1×10^{-5}	7.8±2.4	4.5±1.1**
1×10^{-4}	4.6±1.5	1.4±0.2***

：$P<0.01$；*：$P<0.001$ vs Fe^{2+} – Cys 对照

4．FLZ – 52 A 对利血平和 L – DOPA 引起大鼠脑突触体 DA 代谢产物 DOPAC 增加的影响

DOPAC 是 DA 经单胺氧化酶代谢的产物，在此过程中有氧自由基生成。L – DOPA 在脑内经 DOPA 脱羧酶作用产生 DA。由于有利血平存在，阻碍了囊泡对 DA 的再摄取，使 L – DO-

PA代谢产生的DA经单胺氧化酶催化产生DOPAC。实验结果显示，大鼠脑突触体与利血平和L－DOPA共同温孵，可使DOPAC生成量明显增加。预先加入不同浓度的FLZ对利血平和L－DOPA引起大鼠脑突触体DOPAC的生成量有明显的抑制作用。当FLZ的浓度为1×10^{-4}、1×10^{-5}和1×10^{-6} mol/L时，对利血平和L－DOPA引起的大鼠脑突触体DOPAC生成的抑制率分别为44.4%、22.0%和21.3%，呈一定的剂量－效应关系（表26－9）。提示FLZ对单胺氧化酶有一定的抑制作用。

表26－9　FLZ－52 A对利血平和L－DOPA引起大鼠脑突触体DA代谢产物DOPAC增加的影响（$\bar{x}\pm s$，$n=3$）

FLZ（mol/L）	DOPAC形成 nmol/L·mg Pr	抑制率%
正常对照	4.0±2.0	
利血平和L－DOPA	49.0±1.7	
FLZ 1×10^{-6}	39.4±3.8***	21.3
1×10^{-5}	39.1±2.6	22.0
1×10^{-4}	29.0±7.0	44.4

***：$P<0.001$ vs 利血平和L－DOPA对照

（六）FLZ对大鼠脑突触体和线粒体氧应激损伤的保护作用

利用蔗糖梯度法分离大鼠脑突触体和线粒体，以Fe^{2+}－半胱氨酸（Cys）为氧自由基生成系统，观察FLZ对大鼠脑突触体和线粒体氧应激损伤是否具有保护作用。结果显示，大鼠脑突触体及线粒体与Fe^{2+}－Cys于37℃温育后，可引起MDA明显升高，线粒体ATPase活性明显降低。在上述反应系统中，预先分别加入不同浓度的FLZ（1×10^{-4}、1×10^{-5}、1×10^{-6} mol/L），对氧应激引起的突触体和线粒体上述损伤均有显著保护作用，且有剂量－效应关系。在1×10^{-4}mol/L FLZ对突触体及线粒体MDA生成的抑制率分别为72.6%和67%；选用脂质探针DPH与大鼠脑线粒体或突轴体－Fe^{2+}－Cys系统温孵一定时间，利用荧光偏振测定膜流动性。结果表明，FLZ可防止膜脂质过氧化时膜流动性的降低。大鼠脑线粒体在Fe^{2+}－Cys作用下，由于脂质过氧化损伤，线粒体出现肿胀，混浊度降低。分别加入1×10^{-4}、1×10^{-5} mol/L的FLZ后，线粒体肿胀明显减轻，表明有保护作用。大鼠脑突触体或线粒体经Fe^{2+}－Cys脂质过氧化损伤后，突触体结构出现囊泡排空、突触体肿大乃至破裂等变化；线粒体结构出现基质溶解、内脊断裂、肿胀等损伤性变化。预先用1×10^{-5}mol/L的FLZ保护后，突触体和线粒体的超微结构损伤明显改善。GSH是细胞内重要的抗氧化物质，H_2O_2可使大鼠脑突触体内的GSH含量显著降低，FLZ能够对抗H_2O_2的损伤作用，使突触体内的GSH含量基本恢复正常。

（七）对小鼠脑缺血损伤的保护作用

采用结扎小鼠双侧颈总动脉法，缺血5分钟，然后松开血管，恢复血液循环40分钟，断头处死小鼠，测定血清中LDH、MDA和脑匀浆液中MDA、ATPase、GSH含量的变化。结果显示，脑缺血再灌注损伤小鼠血清中 MDA 和 LDH 明显升高，脑匀浆液中 GSH 则明显降低。结扎颈总动脉前 30 分钟给小鼠口服 FLZ 100mg/kg 一次，则可明显逆转缺血再灌注所造成的上述损伤性变化，降低小鼠血清 LDH 和 MDA 水平，恢复脑匀浆 ATPase 活性及 GSH 含量。另外，用双重结扎并剪断小鼠双侧颈总动脉使小鼠因脑缺血而死亡，损伤对照组脑缺血 30 分钟时，小鼠死亡率达 80%。结扎颈总动脉前 30 分钟给小鼠口服 FLZ 100mg/kg，缺血 30 分钟时 FLZ 组小鼠死亡率仅 40%，表明小鼠死亡时间后延。

利用核磁共振（NMR）技术活体动态观察小鼠脑缺血、缺氧后能量代谢以及脑 pH 值的变化。结果表明，提前 30 分钟给小鼠口服 FLZ 100mg/kg 一次，可明显改善因缺血、缺氧所致的小鼠脑内 ATP、磷酸肌酸（Pcr）能量代谢障碍，使能量代谢耗竭的时间延长（图 26－1），并能防止因缺血、缺氧所致的小鼠脑组织 pH 值的降低（酸化）。

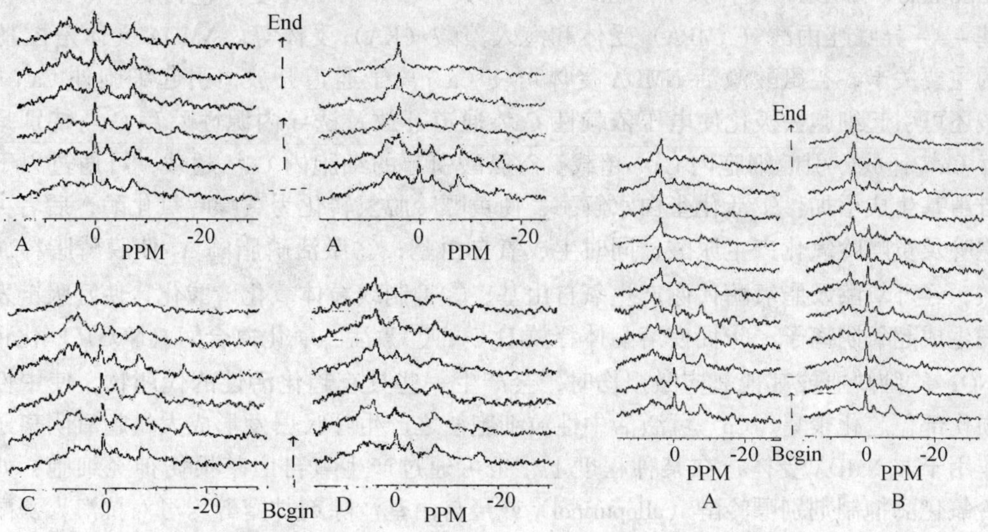

图 26－1　利用核磁共振（NMR）技术活体动态观察 FLZ 对小鼠脑缺血（上）、缺氧后（下）能量代谢损伤的保护作用

以上结果提示，FLZ 可经胃肠吸收通过血脑屏障，对脑缺血、缺氧损伤具有一定的保护作用。

（八）ESR 检测 FLZ 捕捉氧自由基的作用

利用电子自旋共振仪检测 FLZ 对氧自由基的清除作用。以黄嘌呤－黄嘌呤氧化酶为超氧阴离子（O_2^-）发生系统，以 $H_2O_2-Fe^{2+}$ 为羟自由基（·OH）发生系统。结果显示，FLZ 对 O_2^- 和·OH 均有清除作用，其中对·OH 的清除作用强于对 O_2^- 的清除作用，且作用强度远大于经典抗氧化剂维生素 E。

综上所述，FLZ 在体外脑细胞遭受不同氧化性损伤实验条件下，均表现有明显的保护作用，在体内实验对小鼠脑缺血损伤亦有较好的保护作用。表明 FLZ 可通过血脑屏障进入脑组织，是一个很有应用前景的神经保护剂，很值得朝着防治中枢神经系统退行性疾病如帕金森病（PD）和阿尔茨海默病（AD）的方向，进行深入的药理、毒理学实验研究。

许多因素可以诱发氧自由基损伤脑神经细胞，其中谷氨酸的兴奋性毒性为主要因素之一。一些常见的中枢神经系统疾病都与谷氨酸引发的氧自由基损伤有关。谷氨酸是一典型的兴奋型氨基酸，它对神经细胞的兴奋毒性作用已越来越引起人们的广泛重视，尤其是在颅脑损伤、脑缺血时脑内谷氨酸释放增加，诱发神经细胞迟发性损伤。脑组织中约有40%的神经细胞突触可以释放谷氨酸，其辐射面相当广泛。正常情况下，谷氨酸主要存在于突触体内（约3μmol/L），突触体外含量极少（仅0.3μmol/L）。当正常的兴奋性神经传导之后，突触体前膜便很快将释放至突触间隙的谷氨酸再摄取储存起来，使之无法持续作用于突触后膜谷氨酸受体引发一系列不良后果。当颅脑损伤、脑缺血等因素刺激谷氨酸大量释放时，谷氨酸的过度释放，可在短期内抑制突触前膜对谷氨酸的再摄取及刺激神经细胞更进一步释放谷氨酸，造成细胞外液谷氨酸的蓄积。谷氨酸受体包括N-甲基-D-门冬氨酸（N-methyl-D-aspartic acid，NMDA）受体及非NMDA受体两大类，非NMDA受体包括氨基-3-羟基-5-甲基-4-异噁唑丙酸（AMPA）受体和海人藻酸（KA）受体等。NMDA受体是控制Ca^{2+}内流的主要关卡，谷氨酸激活NMDA受体可使Ca^{2+}离子通道开放，引起细胞外Ca^{2+}内流，谷氨酸还可引起细胞去极化使电压依赖性Ca^{2+}通道开放及诱导内源性贮存Ca^{2+}特别是线粒体贮存Ca^{2+}释放，引起细胞内Ca^{2+}超载。谷氨酸引起的细胞内Ca^{2+}超载，可通过以下途径使氧自由基生成增加：①活化蛋白水解酶，使黄嘌呤脱氢转化为黄嘌呤氧化酶，后者可催化次黄嘌呤及黄嘌呤氧化产生尿酸，同时生成氧自由基；②激活磷脂酶A_2使膜磷脂释放花生四烯酸，经环氧酶及脂氧酶代谢产生氧自由基；③抑制线粒体氧化磷酸化，使呼吸链发生电子泄漏生成超氧阴离子；④促使溶酶体释放H_2O_2；⑤激活一氧化氮合酶（NOS）催化精氨酸产生NO；⑥脑缺血或其他氧应激损伤时，会产生一些具有趋化活性的代谢物，使中性粒细胞向损伤部位趋化聚集，Ca^{2+}可激活中性粒细胞使之产生呼吸爆发形成大量超氧阴离子。谷氨酸作用于非NMDA受体，在某种程度上，也可通过产生氧自由基损伤神经细胞，如利用黄嘌呤氧化酶抑制剂别嘌呤醇（allopurinol）或羟自由基清除剂甘露醇均可对抗海人藻酸引起的脑组织损伤。另外，谷氨酸还可通过抑制半胱氨酸转运，进而抑制还原型谷胱甘肽（GSH）的合成引起神经细胞内氧应激。

综上所述，谷氨酸可通过多种途径，特别是细胞内Ca^{2+}超载诱导神经细胞产生氧自由基，反过来，氧自由基也可加强谷氨酸的进一步释放以及细胞外钙内流和线粒体贮存钙释放，形成一种恶性循环，最终导致细胞死亡。从本实验结果看，H_2O_2和Fe^{2+}-Cys均可引起豚鼠脑突触体释放谷氨酸，抗氧化剂FLZ对H_2O_2和Fe^{2+}-Cys引起的豚鼠脑突触体谷氨酸释放都有明显的抑制作用，且呈明显的剂量-效应关系。提示，抗氧化剂可能通过清除氧自由基，打破后者与谷氨酸形成的恶性循环，减轻颅脑损伤和脑缺血等引起的继发性神经细胞损害。从谷氨酸和H_2O_2对大鼠脑神经细胞内游离Ca^{2+}浓度变化的影响结果看，谷氨酸和H_2O_2均可使细胞内游离Ca^{2+}浓度显著增加。进一步证实了谷氨酸与细胞内钙超载及氧自由基与细胞内游离Ca^{2+}浓度变化的相关性。抗氧化剂FLZ既可以抑制H_2O_2引起的细胞内游离Ca^{2+}浓度增加，又可抑制谷氨酸引起的细胞内游离Ca^{2+}浓度增加。提示FLZ等不仅可以清除氧自由基，还可通过阻止谷氨酸引起细胞内游离Ca^{2+}浓度增加而抑制氧自由基的产生，从多环节保护脑缺血等病理因素对脑组织的损伤。

多巴胺（DA）是中枢神经系统中抑制性神经递质，主要存在于黑质－纹状体多巴胺能神经元中，与乙酰胆碱（Ach）共同维持椎体外运动平衡。一旦多巴胺能神经元功能降低或神经元坏死，造成细胞数目减少，所分泌 DA 的量不能与 Ach 相匹配，便会出现帕金森病的症状。DA 是中枢神经系统非常重要的神经递质，同时 DA 也是脑组织的一个潜在威胁因素。DA 可经单胺氧化酶（MAO）氧化脱氨基代谢，也可发生自动氧化反应，此两过程都有氧自由基产生：

$$DA + O_2 + H_2O \xrightarrow{MAO} NH_3 + H_2O_2 + 3，4\text{—二羟基苯乙醛（DOPAC）}$$

$$DA + O_2 \xrightarrow{\text{自动氧化}} \text{半醌自由基（AQ）} + O_2^{\bar{\cdot}} + H^+$$

$$DA + O_2 \xrightarrow{\text{自动氧化}} \text{半醌自由基（AQ）} + H_2O_2$$

正常情况下，DA 代谢产生的 H_2O_2 可被细胞内 GSH、CAT 及时清除掉，不会对神经细胞构成威胁。但当 DA 代谢增加或细胞内 GSH 含量降低，特别是当有 Fe^{2+} 存在时，催化 H_2O_2 发生 Fenton 反应产生·OH，便会形成氧应激。目前越来越多的实验依据和临床检验结果证实，DA 引起的氧应激在帕金森病的病因学中占据重要的地位。从我们的实验结果可以看出，正常的大鼠脑突触体 DA 绝大多数贮存在于突触体囊泡内，突触体外仅可检测到极微量的 DA，而 DA 氧化脱氨基的代谢产物 DOPAC 则无法检测到。表明正常突触体 DA 的代谢率很低。当将大鼠脑突触体与 Fe^{2+} – Cys 在 37℃共同温孵一定时间后，由于氧自由基引起膜脂质过氧化使膜的通透性增加，细胞外钙内流，引发突触囊泡释放 DA，同时氧自由基损伤膜上受体，抑制 DA 的再摄取。故突触体外 DA 含量明显升高，DA 经 MAO 催化的代谢产物 DOPAC 含量也明显升高。提示，外源性的氧自由基可以触发多巴胺能神经元形成 DA 释放、代谢和氧自由基产生，随之进一步使 DA 释放、代谢的恶性循环。FLZ 可抑制 Fe^{2+} – Cys 引发的大鼠脑突触 DA 释放增加，同时也可抑制 DA 代谢产物 DOPAC 的产生，呈明显的剂量－效应关系，表明抗氧化剂在保护突触体膜免受氧自由基损伤的同时，还对 MAO 有一定的抑制作用。提示 FLZ 不仅能够清除已经形成的氧自由基，还可抑制 DA 经 MAO 代谢产生氧自由基，展现了 FLZ 用于预防和延缓帕金森病进程的诱人前景。L－DOPA 是一种治疗帕金森病的药，其在脑内经 DOPA 脱羧酶作用转化为 DA，补充帕金森病人纹状体内 DA 含量不足。为了进一步证实 FLZ 对 MAO 是否具有抑制作用，我们将 L－DOPA 与大鼠脑突触体共温孵使其转化为 DA，并预先加入利血平耗竭囊泡内的 DA 并抑制其对 DA 的再摄取，观察 DOPAC 含量的改变。结果显示，FLZ 对 MAO 具有一定的抑制作用，特别是在高浓度（1×10^{-4} mol/L）时，抑制作用更加明显，对 MAO 的抑制率可达 40%左右。

综上所述，FLZ 能够抑制氧自由基引起的脑突触体释放谷氨酸及 DA，同时抑制由此而引起的氧自由基生成，展现了 FLZ 在预防颅脑损伤、脑缺血再灌损伤及帕金森病和阿尔茨海默病等中枢神经系统疾病方面的应用前景。

二、FLZ 抗 PD 的作用

帕金森病（Parkinson’s disease，PD），又称震颤麻痹，老年人发生率多，同样年龄中国人群 PD 的发病率与国外接近。PD 是由锥体外系功能障碍引起的一种慢性进行性神经系统疾病，和阿尔茨海默病（Alzheimer's disease，AD）、肌萎缩性侧索硬化一样，同属于神经退行性疾病。PD 的临床主要症状为肌肉震颤、僵直、运动困难、身体姿势和运动平衡失调，严重者吃饭、穿衣等日常活动都受到影响。进一步发展还会出现识别、知觉、记忆障碍及明显痴呆。PD 的病理特征是患者黑质致密体部位的多巴胺能神经元变性，纹状体内多巴胺能神经中递质含量显著减少，导致黑质 - 纹状体多巴胺能神经功能低下而胆碱能神经功能相对占优势。当黑质 - 纹状体内多巴胺能神经元损失达 70% 以上，患者产生运动障碍。

导致多巴胺神经元变性的原因迄今不明。遗传、感染、免疫功能异常、衰老、体内外的神经毒素等因素对 PD 的发病均起一定的作用。而氧应激（oxidative stress）和线粒体功能受损在 PD 的发病中有十分重要的作用。临床对 PD 死亡患者脑组织的分析表明。黑质 - 纹状体病变部位脂质过氧化产物明显增加、GSH 含量降低、Fe^{2+} 含量增加，DNA 受氧化损伤的标志产物 8 - OH 脱氧鸟苷含量明显增加。除上述这些变化外，PD 患者血中多形核白细胞产生的自由基增多，血清中 MDA 增加，用 PMA 刺激从 PD 患者体内分离出的中性粒细胞所产生的 NO 量明显高于正常对照。临床资料还显示，PD 患者体内线粒体功能异常，呼吸链复合酶Ⅰ和Ⅵ的活性降低。提示有能量代谢方面的障碍。

PD 的治疗目前主要包括药物治疗、手术治疗和基因治疗，其中药物治疗仍在临床占主要地位。治疗 PD 的药物主要分二大类，分别为影响多巴胺能神经的药物和抗胆碱药物。影响多巴胺能神经的代表性药物为左旋多巴（L - dopa），迄今为止它仍是临床上治疗 PD 的首选药物。该药主要通过在脑内的多巴脱羧酶的催化下，转化为多巴胺以补充多巴胺的不足而产生治疗作用。但由于 L - dopa 能够进入中枢神经系统的量不到服用剂量的 1%，大量的 L - dopa 在外周被代谢成多巴胺产生外周的副作用，因此临床多以选择性单胺氧化酶 B 的抑制剂，如 selegiline 与 L - dopa 合用，来增加纹状体局部多巴胺浓度而达到提高 L - dopa 疗效的目的。Selegiline 在实验中显示对实验动物的多巴胺能神经有保护作用。长期应用 L - dopa 还可产生运动障碍、精神状态改变等副反应。L - dopa 的这些不良反应一直是困扰临床医生的难题。现在人们正在重新审视 L - dopa 的作用。因为越来越多的基础研究的结果提示，L - dopa 本身在体外对多巴胺能神经细胞有一定的细胞毒作用，L - dopa 本身的氧化也可使细胞处于氧应激状态。有人在临床中观察到，L - dopa 有促进 PD 病人体内自由基生成的作用。

抗胆碱药主要用于轻度震颤麻痹。该类药能够阻断纹状体胆碱受体，同时阻断多巴胺能突触前膜胆碱受体，降低胆碱功能而产生疗效。但由于 PD 的基本病理改变是多巴胺能神经元的变性，因此，抗胆碱类药只能作为一种辅助用药。以上这些抗 PD 药物只起到改善症状的效果，均不能延缓疾病的进程，更谈不上根治 PD。

PD 的非药物治疗方法乃立体定向手术治疗。该手术的原理是利用显微外科手术法，精确定位，用 γ 射线将出现病变部位核团中单个坏死细胞切除。目前为止，立体定向手术治疗只适用于药物不能控制的重度 PD，但手术可能会产生严重的不良反应，如晚发性脑血肿。另外，术后复发率高也是影响该治疗手段难以广泛应用的重要原因。

随着对人类基因功能认识的加深及分子生物学技术的不断完善，目前基因治疗这一全新的治疗手段开始试用于多种慢性疾病的治疗，国外正在将基因疗法试用于 PD 的治疗。其依据为：将取自中脑的神经干细胞利用外科技术，注射到黑质纹状体的病变部位中，神经干细胞最终可以分化成为高度分化的神经元和胶质细胞，以补充患者脑内神经元的缺乏达到促使其功能恢复的效果。就目前的研究进展看，除去基因治疗所面临的许多待解决的问题外，以下问题，如干细胞植入后是以休眠的形式存在，还是以增殖细胞形式存在？如何控制其分化程度和分化方向？也需要深入研究。近年来，有学者还试用神经细胞作为载体，将重组基因移植入患者脑中，企图矫正或代偿受损神经元。此方法同样在理论和实践上面临许多问题，如胚胎细胞在植入后一周左右的时间，会自发的启动死亡机制，使 99% 以上的细胞死亡，最终由于所剩细胞数太少而不能起到应有的治疗作用。

最近，一些学者提出“神经元保护治疗”的新治疗概念。即在疾病的早期采用适当药物，干扰导致 PD 患者黑质 – 纹状体神经细胞死亡机制或逆转神经细胞的损伤，恢复其功能。神经元保护治疗可延缓或停止神经元变性的发展，从而阻断疾病的进程。目前认为，有望成为这类药物的有：抗氧化剂及自由基清除剂、谷氨酰胺受体拮抗剂、单胺氧化酶抑制剂、儿茶酚 – 氧位甲基转移酶抑制剂。确定并消除特定的病因，是对任何疾病的最佳的治疗手段。目前随着对 PD 的病因的研究逐步深入，临床诊断技术的不断发展，正电子扫描（PET）等技术的应用，使得 PD 的早期诊断成为可能。病理资料提示，PD 临床前期为 4 ~ 6 年，若在疾病早期尽早应用神经元保护疗法，或许可从根本上阻止疾病的进程。这种治疗应该是较理想的治疗 PD 的方案，国外一些实验室已开始这类药的研究开发。

FLZ 是一种人工新合成的一种番荔枝酰胺衍化物。我们第一部分的研究证实，FLZ 具有很强的抗氧化作用，并且有明显的神经元保护活性。例如，对于谷氨酸和 N – 甲基天冬氨酸（NMDA）、无糖无氧及血红素处理所造成的胚胎大鼠原代神经细胞损伤和凋亡均有明显的保护作用。

为寻找新型抗 PD 和 AD 的药物，我们进而采用生化、细胞生物、分子生物学等技术方法，从整体行为、递质含量、细胞、线粒体、受体亲和力、膜脂质和蛋白过氧化损伤等诸多方面，从神经元保护途径对 FLZ 抗实验性 PD 和 PD 的作用进行研究，并探讨其作用的机制。

为评价 FLZ 抗实验性 PD 的药效学，采用 3 种类帕金森症动物模型：①给小鼠腹腔注射 1 – 甲基 – 4 – 苯基 – 1，2，3，6 – 四氢吡啶（MPTP），以造成协调运动行为障碍模型，MPTP 是一种神经毒素，经脑内单胺氧化酶（MAO – B）催化转变成活性代谢物 MPP^+（1 – 甲基 – 4 – 苯基吡啶），成为真正的神经毒素，能特异性毁损黑质 – 纹状体的多巴胺能神经元，使多巴胺及其代谢产物含量降低，与临床 PD 患者表现的症状和机制类似，因而被公认为 PD 的经典动物模型；②给小鼠静脉注射胆碱能激动剂槟榔碱（arecolin）及氧化震颤素（oxytremorine）以造成震颤模型；③给大鼠黑质纹状体直接局部注射 6 – 羟多巴（6OHDA）造成旋转模型。体外试验采用 PC – 12 株细胞，因该细胞株可产生和分泌单胺类神经递质，而被国际上认为可以看作多巴胺能神经细胞。以多巴胺和 MPP^+ 作为体内外毒素的代表，造成 PC – 12 细胞的损伤，从细胞和分子水平研究 FLZ 的保护作用及其机制。有关研究结果分述如下。

（一）FLZ 对对小鼠和大鼠运动失调行为的改善作用

1. 对 MPTP 导致小鼠运动失调行为的改善作用　实验前采用爬杆法对 C57/BL 雄性小鼠进行爬杆行为的训练。所用工具为一直径 13mm、高 760mm 的光滑不锈钢杆，垂直竖立，将小鼠头向下放置在金属杆的顶部，使其沿杆自然爬下。小鼠经数次训练后，能四肢并用，抱杆顺利地向下爬行（记分为0分），选用爬杆两次行为记分为0分的小鼠用于实验。随机分组，模型组腹腔注射（i. p.）造模毒物 MPTP（50mg/kg）2次，间隔16小时。药物组于每次i. p. MPTP前40分钟，分别灌胃阳性对照药 L－dopa（75mg/kg）或 FLZ 150mg/kg、75mg/kg、37.5mg/kg，每日一次，共7次，正常对照组和模型组给赋形剂。所有各组小鼠于每次注射 MPTP前及第二次注射 MPTP后第1至第6日每日口服药物前，均进行爬杆行为能力的测试一次，观察小鼠在向下爬行过程中的行为，按标准记分。评分标准如下：0分（正常），四肢并用，一步一步顺利地向下爬行；0.5分，一步一步向下爬行但兼有后肢滑行行为；1分：可抱紧金属杆向下滑行；1.5分：滑行行为很快，后肢呈拖行；2.0分：不能抓杆滑行；3.0分：翻正反射消失。每只动物允许爬杆两次，记录并计算其平均分。爬杆行为反映的是动物协调运动的能力。结果表明，爬杆行为原来正常的小鼠，于腹腔注射 MPTP后当日及以后几天内，协调运动能力明显降低，表现为快速下滑，甚至不能抱杆，与正常对照组小鼠和注射前的自身对照相比均有明显的差异。持续3～4日后小鼠协调运动能力逐渐恢复，第7天恢复至正常。给予 FLZ 150、75mg/kg剂量组及 L－dopa 75mg/kg组小鼠，运动失调行为恢复的时间均明显缩短，其中给予 FLZ 150mg/kg组小鼠在第二次注射 MPTP后第2日爬杆行为即开始恢复，在第3到第5日爬杆行为与 MPTP模型组相比有肉眼可见的区别。所记分数经统计学分析有明显差异（见图26－2），75mg/kg的作用与 L－dopa相当。于注射前、注射当日及注射后第1到第3日，对小鼠爬杆行为进行摄像，并根据摄像结果评分，在另一批 C57/BL小鼠的爬杆行为试验中也得到与此一致的结果。FLZ 37.5mg/kg的作用不明显，另外，在实验前后分别记录了各处理组小鼠的体重。MPTP50 mg/kg剂量并不使动物体重减轻，FLZ各剂量组和 L－dopa组连续给药对动物体重也没有明显影响。故可认为，所采用的 FLZ（150，75，37.5mg/kg）及 L－dopa（75mg/kg）的剂量对动物没有毒性。

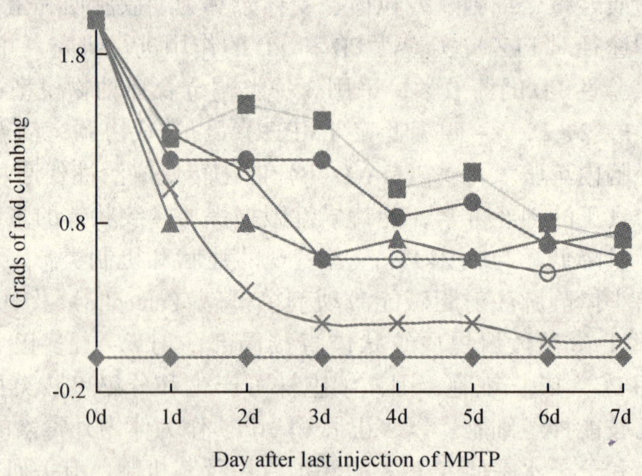

图26－2 FLZ对腹腔注射 MPTP导致小鼠运动失调模型的改善作用

◆正常对照组，■MPTP 50mg/kg，▲L－多巴 75mg/kg，×FLZ 150mg/kg，○FLZ 75mg/kg，●FLZ 37.5mg/kg

2. 对尾静脉注射槟榔碱、氧化震颤素引起的小鼠震颤行为的改善作用　雄性昆明种小鼠于尾静脉注射槟榔碱后，几乎立即出现全身肌肉震颤，竖尾，流涎等表现，潜伏期极短无法记录，且震颤持续时间的个体差异大，但均不超过 10 分钟。用序贯法求出静脉注射槟榔碱引起小鼠震颤的致颤 ED_{50} 值。经预试确定引起小鼠震颤的槟榔碱溶液的初始浓度为 538.39μg/kg，相邻浓度之比定为 0.75。根据 2 分钟内有无出现肌肉震颤、竖尾、全身抖动、流涎现象，确定该组下一只小鼠静注槟榔碱的浓度，并同时记录静脉注射槟榔碱引起小鼠震颤的潜伏期和震颤持续时间。经计算求出静注槟榔碱导致震颤的 ED_{50} 值及其 95% 的可信限。小鼠分组后（每组 11～15 只），分别口服生理盐水或待测药物（给药体积均为 0.1ml/10g 体重），60 分钟后，由尾静脉按要求注射准确量的槟榔碱溶液，体积均为 0.1ml/10g。

小鼠提前 60 分钟口服 FLZ 150、75mg/kg，均能使尾静脉注射槟榔碱致小鼠震颤的 ED_{50} 值明显提高，同时震颤持续时间亦明显缩短，L－dopa 虽不能使小鼠静脉注射槟榔碱致颤的 ED_{50} 值升高，但也可使静脉注射槟榔碱引起小鼠震颤的持续时间缩短（表 26－10）。此结果提示，FLZ 大、中剂量组对静脉注射槟榔碱所致的小鼠震颤有保护作用，表现在可使致颤 ED_{50} 值显著升高，且作用比 L－dopa 强。

表 26－10　FLZ 对尾静脉注射槟榔碱、氧化震颤素引起的小鼠震颤的防治作用

组　别（mg/kg）	ED_{50}（μg/kg）±95%可信区间
槟榔碱	564.84±63.57
FLZ 150＋槟榔碱	753.04±84.85*
FLZ 75＋槟榔碱	592.58±50.26*
FLZ 37.5＋槟榔碱	530.25±104.59
L－dopa 75＋槟榔碱	523.17±62.07
氧化震颤素	51.0±6.6
FLZ 150＋氧化震颤素	73.5±10.4*
FLZ 75＋氧化震颤素	93.0±7.2*
FLZ 37.5＋氧化震颤素	51.0±6.6
L－dopa 75＋氧化震颤素	52.5±7.1

ED_{50}依 Dixon 和 Mood 方法计算．* $P<0.05$ vs 槟榔碱组或氧化震颤素

氧化震颤素引起小鼠震颤行为实验的方法同上述实槟榔碱实验。每组 11～15 只雄性昆明种小鼠，分别口服生理盐水或待测药物。60 分钟后，静脉注射准确量的氧化震颤素溶液。各组起始剂量均为 50μg/kg，相邻浓度之比定为 0.68，记录 3 分钟内有无出现肌肉震颤、竖尾、全身抖动、流涎现象，计算求出氧化震颤素引起小鼠震颤行为的 ED50 值。同记录静脉注射氧化震颤素后小鼠出现震颤的潜伏期及震颤持续的时间。

小鼠静脉注射氧化震颤素后，立即出现剧烈震颤，其震颤表现与静注槟榔碱类似，但持续时间超过 30 分钟。为合理安排实验，只记录前 15 分钟。实验结果显示，提前 60 分钟给小鼠灌服 FLZ 150、75mg/kg，能提高小鼠于静注氧化震颤素的致颤 ED50 值，但剂量关系并

不明显。L－多巴 75mg/kg 对小鼠静注氧化震颤素的致颤 ED50 值没有影响（表 26－10）。

对致颤潜伏期和震颤持续时间的记录显示，当小鼠静注氧化震颤素 50μg/kg 或以下剂量时，FLZ、L－dopa 能不同程度地延迟氧化震颤素引起震颤出现的潜伏期，缩短震颤持续的时间。其中 FLZ 对致颤潜伏期的延长作用更为明显，而 L－dopa 对缩短震颤时间的作用更显著。L－dopa 的这种作用与在槟榔碱致颤实验中得到的结果相一致。以上结果说明，FLZ 对静注氧化震颤素致小鼠震颤模型有明显防治作用，不仅延长致颤潜伏期、缩短震颤时间，更直接使致颤 ED_{50} 值明显提高，且此作用优于 L－dopa。但当静注氧化震颤素的剂量增加至 73μg/kg 时，FLZ 和 L－dopa 对氧化震颤素引起的震颤潜伏期和持续时间均没有影响。

3．对单侧纹状体注射 6－OH－DOPA 所致大鼠旋转行为的改善作用　给大鼠单侧纹状体注射微量的 6－OHDA，造成注射部位的多巴胺神经坏死，经阿扑吗啡诱导，动物出现向健侧旋转的现象。结果发现，每日给大鼠口服 FLZ150mg/kg 一次，连续 7 日，能改善大鼠的旋转行为（图 26－3）。

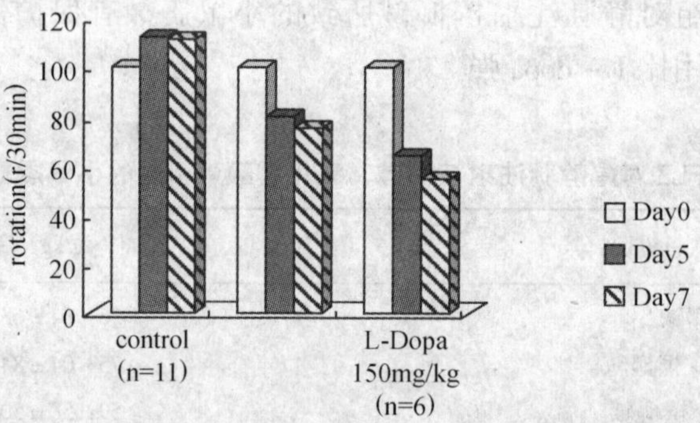

图 26－3　FLZ 对单侧纹状体注射 6－OH－DOPA
所致大鼠旋转行为的改善作用

4．对口服乙醇引起的运动失调的影响　在以上 3 种不同的实验结果中可以看到，所用 FLZ 各剂量尤其是 150mg/kg 剂量组，对小鼠因注射 MPTP 所致的脑内多巴胺－胆碱平衡失调所引起的运动障碍有比较明显的改善作用，对氧化震颤素和槟榔碱所致的震颤也有改善作用。为进一步了解 FLZ 的这种作用是特异的还是非特异性？又采用给小鼠口服乙醇引起运动失调模型，观察 FLZ 150mg/kg 对该模型小鼠协调行为失调的影响。口服乙醇引起小鼠运动行为失调的作用与其对脑边缘系统的影响有关，而不是影响多巴胺或胆碱递质的结果。

采用前述的 MPTP 实验中对小鼠进行爬杆行为训练方法，实验前每只动物爬杆两次，选用爬杆行为正常（记分为 0 分）的小鼠用于试验，随机分组。模型对照组口服 25% 乙醇 0.1ml/10g，给药后第 5、40、60、120、180 分钟时检查小鼠的爬杆行为；FLZ 组口服 FLZ 150mg/kg，给药后第 5、40 分钟时检查小鼠的爬杆行为，于第 40 分钟检查完毕后，给小鼠灌胃 25% 乙醇 0.1ml/10g，灌胃乙醇后第 5、40、60、120、180 分钟时检查动物的爬杆行为。

小鼠灌胃 25% 乙醇后，翻正反射并没有消失，也不引起睡眠，但爬杆能力完全丧失，这种现象可持续 120 分钟之久。单独给予 FLZ 150mg/kg 而不服用乙醇，对小鼠的爬杆行为没有明显影响。而当小鼠灌胃 25% 乙醇前 40 分钟预先口服 FLZ 150mg/kg，对乙醇引起的小鼠爬杆能力丧失并没有明显改善作用，反而更重一些。本实验说明，FLZ 单次给药自身对协调运动能力没有影响，对小鼠灌服 25% 乙醇引起的爬杆行为异常也没有影响（图 26 – 4）。由此看来，FLZ 对 MPTP 等模型动物行为障碍的改善用是特异的。如果是非特异性的则应对口服乙醇引起的小鼠运动失调亦有改善作用。

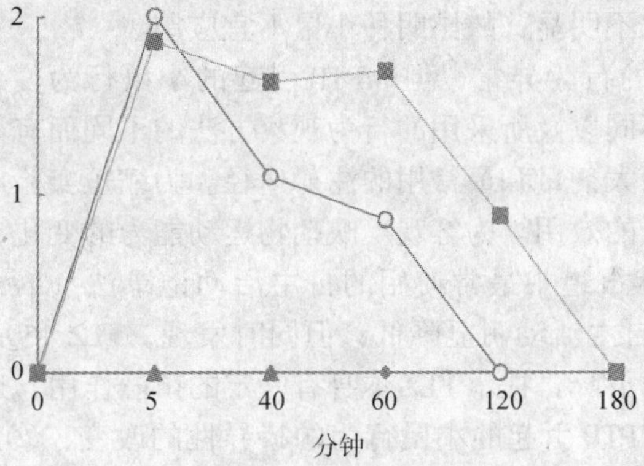

图 26 – 4　FLZ 对口服乙醇引起的运动失调的影响
◆ 正常组．■25% 乙醇 + FLZ．▲FLZ．○25% 乙醇．

用药物引起动物震颤是筛选抗震颤麻痹药物的模型。注射拟胆碱药，可通过抑制胆碱酯酶（AchE）减少乙酰胆碱的代谢或直接激动胆碱受体引起震颤，是较为常用的筛选模型。本实验选用直接激动胆碱 M 受体的槟榔碱、氧化震颤素，给小鼠静脉注射以上 2 种化合物，均出现明显的震颤。FLZ 虽然没有肉眼可见的抑制震颤程度的作用，但可明显提高致震颤的 ED_{50}值，缩短震颤持续时间，并优于临床广泛应用的抗震颤麻痹经典药 L – dopa。然而，槟榔碱、氧化震颤素这类药物引起的震颤与 PD 的病因并不完全符合，因而只能作为对药物抗震颤麻痹的初筛手段。

目前世界公认的 2 种 PD 造模工具药物是 6 – 羟基多巴胺（6 – OHDA）和 MPTP。6 – OHDA 是一种神经毒素，大鼠单侧纹状体注射微量的 6 – OHDA，能够破坏多巴胺能神经，造成注射部位的多巴胺神经坏死，经阿扑吗啡诱导，动物出现向健侧旋转的现象；6 – OHDA 模型存在造模周期长、成功率低、症状不典型等问题，限制了它的应用。

MPTP 是哌替啶的衍生物，可由脑中单胺氧化酶 B 催化生成 MPP^+，后者是一种选择性的神经毒素，可以损害人类和灵长类动物脑中黑质中的多巴胺能神经。MPTP 最初是在由于吸毒引起类 PD 的患者的脑中发现，经分离得到的该纯化合物，注射到猴体内可以引起酷似临床震颤麻痹患者的几乎全部症状，并且严重程度与所用剂量和动物年龄呈正比。已有实验室采用猴子作为模型动物，但实验成本昂贵，一般不用做药物筛选。最初认为啮齿类动物对 MPTP 的毒性不敏感，但后来发现，注射 MPTP 也能导致啮齿类动物出现震颤，但种属差异很大。大鼠由于脑中 MAO – B 的活性或水平较低，MPTP 不能被代谢成活性产物，因而大鼠对 MPTP 的毒性不敏感。MPTP 注射给药可引起小鼠震颤，且某些小鼠对注射 MPTP 产生的毒性较敏感，包括 C57/BL、BABC 等。MPTP 引起的小鼠行为异常虽不如在灵长类动物上的症状典型，但造模周期短、重复性好，实验动物费用低，同时也可特异地使脑中黑质纹状体的多巴胺含量降低，因此，MPTP 小鼠模型被国外许多实验室广泛采用，作为抗 PD 药物的筛选及其机制研究。总之，MPTP 诱发实验动物产生 PD 模型为深入研究 PD 的发病与药物治疗提供了条件。文献报道，纯系 C57/BL 小黑鼠对 MPTP 最敏感，其次是 Swiss 白鼠。我们曾用昆明种小鼠和 C57/BL 黑鼠进行比较。结果也证实，昆明种小鼠注射 MPTP 后的行为改变恢复很快，且递质含量变化不明显，故昆明种小鼠不宜应用。

MPTP 确可引起小鼠的行为异常，但 MPTP 引起的小鼠行为变化，因采用的注射剂量、注射次数、注射途径的不同以及所采用的行为观察方法的不同而有不十分一致的结果。本实验采用的是文献报道的最大剂量和最常用的注射途径。为缩短实验周期采用 2 次注射，得到比较明显的运动能力降低的效用。为客观反映动物运动能力的变化，曾比较过几种行为观察方法。首先选用的是文献报道中最常使用的自主活动记录法（local motor activity）。结果发现，MPTP 注射后，小鼠自主活动明显降低，但同时发现，FLZ 150mg/kg 或以上剂量单独口服，也可使小鼠自主活动下降，提示 FLZ 本身有一定的镇静作用，这一结果说明：①自主活动记录并不能完全反映 MPTP 引起的小鼠行为的特异性的改变；②用此方法观察行为变化，FLZ 本身的镇静作用，很可能掩盖了其原有的抗 MPTP 的作用，因此，没有采用此方法。

实验另外采用了转棒法（overall rotarod performance），观察 MPTP 对行为的影响。结果显示，注射 MPTP 后，虽然动物出现明显的肌肉震颤、僵直，但在转棒实验中，并未观察到小鼠停留时间缩短的现象。说明小鼠抓握力量并不减弱，因而此实验不能反映 MPTP 的作用，也不能应用。

考虑到在临床中，PD 患者的行为变化属于协调运动能力降低，应使用可以代表协调运动的指标用于观察。国外曾有学者采用 plate - walking 方法，观察大鼠在宽窄不一的木条上的平衡运动能力。但我们在预试验中观察到，小鼠采用此法的可操作性不强。最后选用爬杆实验，即让小鼠头向下倒竖于垂直的金属杆顶部，待其四肢握紧杆后，松手任其自由下行。此实验中，动物被动地下行，当协调能力降低时，行为发生明显改变。

实验结果显示，采用此指标观察小鼠行为，排除了 FLZ 的镇静作用对行为测定的干扰，观察到 MPTP 注射后，小鼠爬杆能力降低，并且这种行为异常持续数日，以后逐渐恢复。这一结果与文献用自主活动法观察的结果一致，因此采用此方法观察得到的 FLZ 对 MPTP 所致小鼠运动能力降低的改善作用这一结论是可靠的。

为进一步观察 FLZ 对震颤麻痹作用的选择性，我们另外选用乙醇作为引起行为异常的模型。乙醇作为一种麻醉剂，也能导致小鼠爬杆行为异常。目前认为，乙醇所致的运动异常，一方面可直接作用于脊髓运动神经元的抑制神经，激活 GABA 受体；另一方面，可能与纹状体中的腺苷受体有关。乙醇可以通过激活腺苷 A1 受体，引起 cAMP 水平下降，从而调节第二信使的信号传导通路产生抑制作用。因此，乙醇所致的运动行为异常是一种与多巴胺与胆碱平衡失调无关的途径。实验中观察到，FLZ 不但对乙醇所致的小鼠爬杆行为失调没有改善作用，反而使其持续时间延长。这一现象以及前述的 FLZ 单独给药表现出使小鼠自主活动降低的作用提示，FLZ 还可能具有其他可以影响动物运动的中枢作用，此作用的途径尚需要进一步探讨。

（二）FLZ 对 MPTP 模型小鼠脑内多巴胺代谢和相关酶活性及脂质过氧化的影响

PD 最明显的生化学指标的变化是黑质 - 纹状体部位多巴胺及其代谢产物含量明显降低。

MPTP模型小鼠是目前较为公认的PD模型，由于它可选择性地破坏黑质－纹状体多巴胺能神经元，造成递质含量明显减少。在本文第一部分实验中发现，FLZ对MPTP小鼠模型的行为障碍有改善作用。本部分实验目的系进一步观察FLZ对MPTP模型小鼠脑的生化药理作用。故采用HPLC－ED法，检测FLZ对MPTP模型小鼠组织纹状体中多巴胺及其代谢产物的含量，以及脑组织脂质过氧化产物的变化。另外，用体外方法观察了FLZ对脑调节多巴胺和乙酰胆碱代谢的酶活性的影响。

1. FLZ对MPTP PD模型小鼠脑组织中多巴胺及其代谢产物含量的影响　首先观察了FLZ对注射MPTP前后小鼠死亡率的影响。C57/BL雄性小鼠于注射MPTP后，几乎立即出现震颤，汗腺分泌增多，体温降低等表现，24小时内可能致死。死亡率因动物体重和环境温度的不同有明显差别，体重小于22g或环境温度大于30℃，动物死亡率很高。故本实验选用7～8周龄，平均体重大于22g的小鼠，实验时室内温度18℃，记录各个组小鼠注射MPTP 2次于24小时内的死亡数，计算死亡率，用χ^2检验进行统计学分析。结果发现，模型组注射MPTP后，动物死亡率达54.54%（12/22），而给予FLZ 150mg/kg或L－dopa 75mg/kg组小鼠死亡率明显降低，分别为6.7%（1/15）和13.3%（2/15），与模型组相比有明显差异（$P<0.05$）。

采用高效液相－电化学检测法，测定小鼠脑纹状体和皮层中的多巴胺及其代谢产物的含量。动物来源，MPTP造模方法及分组给药方法均同第一部分材料方法所述。FLZ剂量为150mg/kg、75mg/kg，L－剂量为75mg/kg。于末次注射MPTP后第七日断头处死各组动物，在冰浴下操作，取出全脑除去小脑后，分离脑各部位取皮层、纹状体，测定多巴胺（DA）、3，4，二羟苯乙酸（DOPAC）、高香草酸（HVA）的含量。测定的结果显示，腹腔注射MPTP注射后第7日，小鼠纹状体中多巴胺及其代谢产物的含量均明显降低，其中DA、DOPAC及HVA的平均值与正常对照值相比分别下降了38.8%、45.4%和47.7%，与文献报道的结果相符。FLZ 150mg/kg、75mg/kg及L－dopa 75mg/kg连续灌胃给药，对注射MPTP后引起的DA、DOPAC及HVA三种物质水平的降低有不同程度的升高作用。其中，FLZ 150mg/kg及L－dopa 75mg/kg给药组DA、DOPAC、HVA水平升高的幅度与模型组相比较，其差异有统计学意义。而FLZ 75mg/kg仅能使DOPAC水平有显著提高，对DA和HVA水平的升高作用不明显。L－dopa对多巴胺及其代谢产物水平的提高作用比FLZ的作用更明显一些（表26－11）。

表26－11　HPLC－ED检测法测定FLZ对注射MPTP小鼠脑纹状体组织多巴胺及其代谢产物水平的影响

组　别（mg/kg）	n	DA	DOPAC	HVA
对照	10	536.7±413.4	2077.9±289.3	937.1±190.0
MPTP（50）	9	4031.5±1052.0*	1133.5±148.8*	490.2± 40.9*
FLZ（150）+MPTP	8	4816.2±417.3△	1356.4±198.6△	736.3±94.9△
FLZ（75）+MPTP	10	4666.4±792.5	1409.5±165.2△	527.5±238.9
L－Dopa（150）+MPTP	9	6751.1±1247.4△△	1677.2±454.6△	732.1±275.9△△

** $P<0.01$ VS对照；△$P<0.05$；△△$P<0.01$ VS MPTP组

2．FLZ对MPTP模型鼠脑组织中脂质过氧化产物丙二醛（MDA）水平的影响　文献报道，MPTP在引起纹状体多巴胺及其代谢产物含量降低的同时，伴有脑组织MDA水平的升高，推测MPTP的神经毒作用与氧自由基生成增加有关。本实验以MDA的生成量作为衡量脂质过氧化水平的指标，观察MPTP对脑组织MDA水平的影响以及FLZ的作用。以简化硫代巴比妥酸显色法测定MDA。实验发现，小鼠腹腔注射MPTP后7日，纹状体部位的脑组织MDA含量与正常对照相比显著增加，但前脑皮层部位的脑组织中MDA含量没有明显的升高。说明，MPTP可特异性地诱发黑质纹状体部位脂质过氧化损伤。由此推测，MPTP使黑质纹状体部位的神经递质减少的原因，可能有氧自由基参与。故本实验选择在上述行为实验和多巴胺递质含量测定中均显示明显作用的FLZ有效剂量150mg/kg，以观察对MPTP引起的MDA水平升高的影响。结果显示，FLZ 150mg/kg能明显阻抑MPTP引起的纹状体脑组织脂质过氧化，使MDA的生成显著减少，而对脑皮层组织的MDA含量没有明显影响。说明FLZ对MPTP毒性损伤的保护作用具有其部位选择性。

3．FLZ体外对小鼠全脑MAO－B活性的影响　已知MAO－B在多巴胺代谢中起主要作用，故本文测定了FLZ体外对MAO－B活性的影响。终浓度为$1\times10^{-4}\sim1\times10^{-6}$mol/L的FLZ在体外与正常小鼠全脑匀浆液37℃温育30分钟，MAO－B活性测定的结果显示，FLZ对脑匀浆液中MAO－B的活性有一定的抑制作用，并且有一定的剂量依赖关系。说明FLZ可能对多巴胺的经酶代谢过程有一定抑制作用（表26－12）。在另一试验中，预先10分钟加入FLZ，对MPTP抑制全脑匀浆液MAO－B酶活性的作用却有明显拮抗作用，几乎能使MAO－B酶活性恢复至正常水平，这种拮抗作用的机制还不清楚（表26－13）。

表26－12　FLZ体外对正常小鼠全脑MAO－B活性的影响（$n=5$）

组　别 (mol/L)	MAO－B活性 相当对照组%	P
正常对照	100±0	
FLZ（1×10^{-4}）	85.4±4.2	<0.05
FLZ（1×10^{-5}）	93.9±2.5	>0.05
FLZ（1×10^{-6}）	96.5±2.4	>0.05

表26－13　FLZ体外对MPTP引起小鼠全脑MAO－B活性降低的影响（$n=5$）

组　别 (mol/L)	MAO－B活性 unit/hr/10mg湿组织	P
对照	9.37±0.53	<0.001
MPTP 1×10^{-5}	6.97±0.37	
FLZ 1×10^{-4} + MPTP	11.03±0.5	<0.001
FLZ 1×10^{-5} + MPTP	9.73±0.57	<0.001

4．FLZ 对小鼠脑组织中乙酰胆碱酯酶（AchE）活性的影响　黑质－纹状体部位乙酰胆碱功能亢进或多巴胺水平低下，都会使机体出现震颤麻痹的典型症状。AchE 是体内参与乙酰胆碱灭活的酶，本实验观察了 FLZ 对调节胆碱类递质代谢的 AchE 酶活性的影响。分别取小鼠脑组织中 AchE 分布多的 2 个部位即海马和皮层，测定了 FLZ 在体外与小鼠该部位脑匀浆液在 37℃温育后 AchE 活性的变化。结果表明，终浓度为 $1\times10^{-4}\sim1\times10^{-6}$ mol/L 的 FLZ 分别与取自小鼠海马和皮层匀浆的酶源在体外温育后，对乙酰胆碱酯酶的活性没有明显的影响。说明 FLZ 不影响乙酰胆碱的代谢。

临床 PD 的特征性病理改变是黑质致密体处多巴胺能神经元变性坏死，纹状体部位相应的神经末梢消失。免疫组化方法显示，酪氨酸羟化酶（TH）阳性的神经元和神经纤维数显著减少。以上改变导致多巴胺能神经功能低下，而胆碱能神经功能相对占优势。因此纠正神经递质的失衡是治疗 PD 和改善症状的依据。

如前所述，MPTP 动物模型是较为公认的实验性 PD 模型。越来越多的文献证实，MPTP 引起的动物多巴胺能神经受损，无论从行为、神经生化指标、组化及其他变化上与临床有着十分相似的现象。灵长类动物注射 MPTP 后，不仅动物的行为上能够产生与临床类似的体征和生化改变，即身体木僵、震颤等症，而且黑质－纹状体部位多巴胺含量显著降低。当动物给予临床经典的抗 PD 药 L－dopa 后，以上症状得到改善。

小鼠对 MPTP 的毒性与灵长类动物相比不敏感，但注射大剂量的 MPTP 后，也能引起脑黑质－纹状体部位多巴胺含量的显著降低。因小鼠来源容易，而被广泛用做帕金森病的动物模型以观察药物作用和研究疾病机制。MPTP 对小鼠的神经毒作用，主要影响的是受内源性多巴胺和去甲肾上腺素能神经支配区域的神经末梢，其引起的小鼠脑组织多巴胺含量降低是剂量依赖性的。MPTP 给药后不仅降低内源性多巴胺和去甲肾上腺素含量和酪氨酸羟化酶（TH）活性，还能降低以上 2 种递质的脱胺代谢产物的水平，同时使多巴胺和去甲肾上腺素的摄取及累积减少。另外发现，MPTP 停药很长时间后以上改变才能逐渐恢复。提示有多巴胺神经末梢重新生成。这些作用与利血平等单纯耗竭单胺递质的作用不同，确实造成了神经末梢的退行性改变。本实验也证实，C57/BL 小鼠腹腔注射 MPTP 后，皮层中的去甲肾上腺素和纹状体中多巴胺水平明显降低。近来许多文献指出，自然界存在多种与 MPTP 结构类似的化合物，并对小鼠产生相近的神经毒作用，甚至在动物脑组织中也已发现有此类物质的存在，因而 MPTP 代表的是一类环境或体内毒素。正是由于 MPTP 的出现，使人们认识到，体内外毒素的长期作用可能是引起 PD 的病因。因此，MPTP 模型十分适合用于观察抗 PD 药物对多巴胺递质含量的改善作用。

注射 MPTP 能够引起小鼠死亡，其机制尚不很清楚。有人认为，这是 MPTP 的急性神经毒的反映。已有报告指出，一次注射低剂量 MPTP（20mg/kg）即出现线粒体异常，纹状体中的鞘磷脂解旋或脱鞘，突触连接异常，突触囊泡生成减少。剂量增加至 40mg/kg 后，轴突会产生更显著的改变，导致纹状体中细胞消失。本实验采用的 MPTP 注射剂量为 50mg/kg，观察到单独注射 MPTP 的致死率很高，而 FLZ 和 L－dopa 对 MPTP 的急性毒性均有保护作用，使动物死亡率降低，FLZ 150mg/kg 给药组的保护作用强于 L－dopa 75mg/kg 给药组。

MPTP 注射后，一般经过 7 天递质含量才出现明显降低。本实验选取两次注射 MPTP 后第 7 日作为观察点，观察 MPTP 对多巴胺及其代谢产物水平的降低效用，得到的结果与文献报道类似。FLZ 150、75mg/kg 这 2 个剂量可不同程度地提高注射 MPTP 小鼠的黑质 - 纹状体内多巴胺及其代谢产物的水平。从递质含量提高的程度看，FLZ 的改善作用不如 L - dopa 75mg/kg 明显。这可能是给予小鼠 L - dopa 实际上等于补充 L - dopa 有关。

纹状体中的递质多巴胺经突触前膜释放至突触间隙后，大部分被再摄取，一部分被脑中存在的 MAO - B 催化代谢成 DOPAC，进一步经其他酶作用，形成单胺类递质的代谢终产物 HVA。目前认为，MAO - B 酶不仅是脑内代谢多巴胺的主要酶，也是参与代谢以 MPTP 为代表的一类结构类似的外源或内源性神经毒素的主要酶。研究表明，MPP^+ 是注射 MPTP 后真正引起神经毒作用的物质。MPTP 进入血脑屏障后，首先进入神经胶质细胞，经胶质细胞中的 MAO - B 作用后才能形成这种神经毒素。这一过程被认为是小鼠注射 MPTP 一段时间后才出现递质含量显著降低的原因。以上说明，MAO - B 在 MPTP 等神经毒素引起的 PD 过程中亦起重要作用。临床研究发现，应用 MAO - B 抑制剂对 PD 有一定的改善作用。本实验的结果显示，FLZ 单独与小鼠脑匀浆温育，能抑制 MAO - B 的活性。提示 FLZ 可能通过抑制 MPTP 的转化而对其毒性产生保护作用。曾有文献报道，MPTP 是 MAO - B 的底物，能抑制 MAO - B 的活性。用不同浓度的 MPTP 与小鼠脑匀浆温育，MPTP 也有抑制 MAO - B 活性的作用。本实验 MAO - B 的测定采用的是以苄胺作为特异性底物，生化法测定产物的生成。实验观察到，FLZ 提前与脑匀浆温育 10min，对 MPTP 抑制酶活性的作用有拮抗作用。提示 FLZ 本身也可能是 MAO - B 的底物，与 MPTP 竞争 MAO - B，从而拮抗 MPTP 对 MAO - B 酶活性的抑制作用。由于多巴胺的代谢除 MAO - B 催化外，还有非酶自氧化途径，而多巴胺非酶自氧化过程中产生的醌类、半醌类物质及 O_2^-，以及自氧化产生的多聚物神经黑素（melanin）在 PD 病程中均起作用。MPTP 对 MAO - B 的抑制是否会导致自氧化代谢增加，从而使氧自由基水平进一步增加？这尚待深入分析。

前一部分实验的结果显示，FLZ 可对抗胆碱能神经激动剂槟榔碱和氧化震颤素引起的震颤。为了解 FLZ 是否影响胆碱的代谢，同时为确定 FLZ 与脑匀浆体外温育对 MAO - B 酶活性的抑制作用是否特异？本实验观察了 FLZ 对胆碱酯酶活性抑制的影响。实验结果表明，FLZ 并不抑制胆碱酯酶活性，亦即不影响乙酰胆碱的代谢。此结果进一步说明，FLZ 对多巴胺递质的代谢有特异作用。

氧自由基在 PD 的发病中起重要作用，这一观点已被广泛认同。临床研究表明，PD 患者脑脊液中的 MDA 明显升高，血中·OH 水平显著升高，提示机体处于氧应激状态。但在脑中发现，只有黑质 - 纹状体部位表现为氧自由基升高，其他非多巴胺能神经支配的非易感区则不存在这种现象。说明 PD 的脂质过氧化水平升高是部位特异性的。在 MPTP 小鼠模型中，人们同样观察到这种部位特异的脂质过氧化增加的现象。目前一般认为，MPTP 模型是一种氧自由基损伤致病模型，MPTP 的活性代谢物 MPP^+ 是一种单电子化合物，本身即属于自由基。本实验也证实，C57/BL 小鼠注射 MPTP 7 日后，纹状体部位的 MDA 含量明显上升，但皮层部位的 MDA 含量基本没有升高。有实验证实，抗氧化剂可减轻 MPTP 的毒性。本室以前的工作证实，FLZ 有清除氧自由基的作用。所以在本实验中观察了 FLZ 对 MPTP 引起脂质过氧化产物升高的影响。已知 L - dopa 本身可使机体内自由基生成增加，故本部分未观察 FLZ 对 L - dopa 引起 MDA 升高的作用，仅观察了 FLZ 对 MPTP 引起的纹状体 MDA 特异升高的影响。结果证实，FLZ 能明显抑制 MPTP 引起的脂质过氧化产物 MDA 的升高。综上所述，

FLZ 抑制脂质过氧化的机制可能与其降低 MAO－B 活性，使得 MPTP 代谢过程中自由基的产生减少有关。

L－dopa 虽然对递质含量的改善程度强于 FLZ，但越来越多的报道指出，L－dopa 本身可诱发氧自由基生成，并认为与临床长期应用 L－dopa 所产生的明显毒副作用相关。综上结果，FLZ 不仅能改善 MPTP 所致的多巴胺及其代谢产物水平降低的作用，还能够抑制 MAO－B 的活性，降低 MPTP 引起的纹状体脂质过氧化水平的特异性升高，综合作用优于 L－dopa。

（三）FLZ 对 MPTP 和多巴胺引起的脑线粒体损伤的影响

临床研究已经证实，线粒体功能异常在 PD 的发病过程中有重要作用。MPTP 注射到动物体内后，能特异地损毁脑黑质－纹状体多巴胺能神经元，也能抑制脑线粒体功能。由此，人们推测，环境或体内存在的某些毒素是诱发 PD 的原因。近年发现，高浓度的多巴胺亦能抑制线粒体呼吸链复合酶，增加氧自由基的生成，损伤神经细胞。因此，多巴胺及其类似物很可能就是内源性毒素。在上述动物实验中，FLZ 能改善 MPTP 引起的小鼠协调运动能力障碍，提高小鼠于静脉注射槟榔碱和氧化震颤素的致颤 ED_{50} 值，预防腹腔注射 MPTP 引起的脑黑质纹状体多巴胺及其代谢产物含量的降低。本实验系进一步观察 FLZ 对 MPTP 与多巴胺体外温育损伤大鼠脑线粒体功能是否有保护作用，测定指标包括膜流动性、膜电位、线粒体肿胀程度、总 ATP 酶活性、呼吸链复合酶活性及线粒体中 H_2O_2、$O_2^{\cdot-}$ 和丙二醛（MDA）的含量，以期寻找 FLZ 抗 PD 的作用部位。

1．对多巴胺和 MPTP 引起大鼠脑线粒体膜流动性降低的改善作用　按文献方法制备脑线粒体悬液，依不同实验要求进行分装保存，其中用于测定呼吸链复合酶和 ATP 酶活性的线粒体稀释成蛋白 2mg/ml，分装后－70℃保存不超过两周。测定前，20℃/－20℃反复冻融三次，使成为线粒体膜片段，以达到最大复合酶活性。用于测定线粒体膜电位及线粒体肿胀的线粒体，以极少量悬液定蛋白含量后，置于冰浴中，放置加测定时间不超过 72 小时，以保证线粒体膜的完整性。其余实验所用的线粒体均于－20℃保存。

与所有生物质膜一样，线粒体膜的流动性是使其具有正常生物功能的前提。以 1，6 二苯－1，3，5 已三烯（DPH）为探针，用荧光偏振法测得的偏振度（polarization P）和微粘度值（η）代表了膜流动性的状态，偏振度和微粘度值的提高意味着膜流动性的降低。检测的结果显示，MPTP 和多巴胺 $1\times10^{-5}\sim1\times10^{-3}$ mol/L 分别与线粒体共孵 30 分钟，均使偏振度和微粘度值出现剂量依赖性增加。其中，MPTP 的 3 个剂量组及多巴胺的两个浓度组（1×10^{-3} mol/L，1×10^{-4} mol/L）与对照组的线粒体相比均有显著性差异，说明 MPTP 及多巴胺均可使线粒体的膜流动性降低，MPTP 的作用比多巴胺强。不同浓度的 FLZ（终浓度 $1\times10^{-6}\sim1\times10^{-4}$ mol/L）单独与线粒体膜共孵，对线粒体膜的流动性基本没有影响。

根据上面的实验结果，选用终浓度为 $1\times10^{-6}\sim1\times10^{-4}$ mol/L 的 FLZ 与线粒体膜共孵 30 分钟后，加入能引起线粒体膜流动性降低的中位剂量的多巴胺或 MPTP（1×10^{-4} mol/L），分别共孵 30 分钟，FLZ 对多巴胺或 MPTP 引起的线粒体膜流动性降低有均不同程度的改善作用（表 26－14）。其中 FLZ 1×10^{-4} mol/L 的作用最显著，可使偏振度（p）和微粘度（η）值恢复至接近正常。

表 26－14 FLZ 对多巴胺和 MPTP 引起大鼠脑线粒体膜流动性降低的改善作用

组别（mol/L）	荧光偏振度（P）	微粘度（η）
对照	$0.289 \pm 0.017^{*}$	$3.38 \pm 0.20^{***}$
MPTP 1×10^{-4}	0.357 ± 0.033	7.73 ± 1.92
FLZ 1×10^{-4} + MPTP 1×10^{-4}	$0.298 \pm 0.019^{\#}$	$3.82 \pm 0.56^{\#}$
FLZ 1×10^{-5} + MPTP 1×10^{-4}	$0.301 \pm 0.015^{\#}$	$3.83 \pm 0.52^{\#}$
FLZ 1×10^{-6} + MPTP 1×10^{-4}	0.332 ± 0.012	$5.29 \pm 0.76^{**}$
多巴胺 1×10^{-4}	0.369 ± 0.015	8.45 ± 1.34
FLZ 1×10^{-4} + 多巴胺 1×10^{-4}	$0.294 \pm 0.019^{\#}$	$3.54 \pm 0.23^{*}$
FLZ 1×10^{-5} + 多巴胺 1×10^{-4}	0.313 ± 0.0088	$4.25 \pm 0.11^{\#}$
FLZ 1×10^{-6} + 多巴胺 1×10^{-4}	0.329 ± 0.018	$5.02 \pm 0.27^{\#}$

$^{*}P < 0.05$；$^{**}P < 0.01$；$^{***}P < 0.001$ vs 多巴胺 或 MPTP 组

2．FLZ 对对多巴胺和 MPTP 引起大鼠脑线粒体肿胀度的影响　线粒体膜的肿胀度反映了线粒体膜瞬时孔道（mitochondria transient pore MTP）的开放程度，是线粒体功能的反映。线粒体肿胀后可导致其浊度降低，表现为在分光光度 520nm 处吸光值的不断降低，而未经处理的线粒体于 520nm 处吸光值的变化很微弱。多巴胺 $1 \times 10^{-5} \sim 1 \times 10^{-3}$ mol/L 加入线粒体悬液后，520nm 处吸光度值的变化率与正常对照相比明显降低，且有一定的量效关系。提示此浓度范围的多巴胺可使线粒体肿胀。同样剂量范围的 MPTP 加入线粒体悬液后，在 20 分钟的观察时间内，520nm 处吸光值的变化不明显，说明 MPTP 不引起线粒体肿胀。

以上结果显示，不同浓度多巴胺体外与大鼠脑线粒体温育（25℃）30 分钟，可导致线粒体肿胀，浊度下降。用 FLZ 1×10^{-4} mol/L 与大鼠脑线粒体共温孵 30 分钟，对线粒体肿胀度没有影响。将不同浓度的 FLZ（1×10^{-4} mol/L ~ 1×10^{-6} mol/L）预先与大鼠脑线粒体共温孵 30 分钟，再加入终浓度为 1×10^{-4} mol/L 多巴胺，共温孵 30 分钟，FLZ 能使多巴胺导致的线粒体肿胀的程度明显降低，表现为 520nm 处吸光度值的下降幅度减少。

3．FLZ 对对多巴胺和 MPTP 引起大鼠脑线粒体膜电位变化的影响　线粒体膜电位是由线粒体内膜的内外两侧存在质子梯度而产生。线粒体膜电位的存在为线粒体完成氧化磷酸化的功能提供了环境，一方面膜外的高质子浓度使得电子能够沿呼吸链传递；另一方面膜外的高浓度的质子顺浓度差向内膜内扩散时所释放的电势能为 ATP 的形成提供了能量，因而线粒体膜电位是反映线粒体功能的重要指标，膜电位改变影响质子泵功能，进而影响 ATP 的生成。罗丹明 123 是一种阴离子，本身具有荧光，被线粒体吸收后可以和线粒体内的 H^{+} 发生中和反应，使荧光淬灭，线粒体对罗丹明 123 的摄取过程是依赖膜电位差的摄取与逆向扩散的综合效应，故为动态变化。线粒体蛋白加入反应液的瞬时，依赖膜电位差的摄取占优势，表现为荧光值迅速降低，以后随罗丹明 123 向膜外扩散，荧光强度略有升高。该实验用荧光分光光度计测大鼠脑线粒体对罗丹明 123 的摄取速率和摄取的量。结果发现，MPTP（1×10^{-3} mol/L ~ 1×10^{-5} mol/L）加入线粒体蛋白悬液中，可使线粒体对罗丹明 123 的摄取速率和摄取量明显降低，并有剂量相关性，提示 MPTP 可能损伤了线粒体膜，能导致线粒体膜上的电位差改变。而同样条件下，多巴胺对线粒体摄取罗丹明 123 的速率和摄取量没有明显影响。提示多巴胺不影响线粒体膜电位。

将 FLZ（1×10^{-4}mol/L ~ 1×10^{-6}mol/L）单独加入线粒体蛋白悬液中，对罗丹明 123 加入线粒体后荧光值的变化没有明显影响。说明 FLZ 本身不影响线粒体膜电位。将不同浓度的 FLZ 与 1×10^{-4}mol/L MPTP 混合后，加入线粒体蛋白和罗丹明 123 体系中，FLZ 1×10^{-4}mol/L 能够明显抑制 MPTP 对线粒体膜电位的作用，使扫描记录的图形与未经 MPTP 处理的图形十分接近，FLZ 1×10^{-5}mmol/L 和 1×10^{-6}mmol/L 两个剂量的作用不明显。

4．FLZ 对对多巴胺和 MPTP 引起大鼠脑线粒体总 ATP 酶活性改变的影响　线粒体总 ATP 酶活性的高低反应线粒体能量利用的水平，线粒体损伤后，整个细胞内产生的能量减少，总 ATP 酶的活性也会降低。多巴胺（1×10^{-3}mol/L ~ 1×10^{-5}/mol/L）与大鼠脑线粒体在体外直接温育 15、30 分钟对线粒体总 ATP 酶活性没有明显影响。而 60 分钟后能引起脑线粒体总 ATP 酶活性降低，并有一定的剂量 – 效应相关性。此结果与前述的实验结果说明，线粒体产生能量的功能障碍发生在前，ATP 酶的活性降低出现在后，与理论一致。但在相同实验条件下，MPTP 与大鼠脑线粒体即使温育 60 分钟，对线粒体总 ATP 酶活性也没有抑制作用（表 26 – 15）。

表 26 – 15　MPTP 和多巴胺对大鼠脑线粒体总 ATP 酶活性的影响（$n=4$）

Group（mol/L）	ATPase activity（μmol Pi/（h·mg·pr）
对照	4.932 ± 0.348
多巴胺 1×10^{-3}	3.890 ± 0.046 *
多巴胺 1×10^{-4}	3.940 ± 0.030
多巴胺 1×10^{-5}	4.332 ± 0.035
对照	4.932 ± 0.348
FLZ 1×10^{-3}	4.250 ± 0.077
FLZ 1×10^{-4}	4.170 ± 0.110
FLZ 1×10^{-5}	4.250 ± 0.093
对照	3.723 ± 0.348
MPTP 1×10^{-3}	3.593 ± 0.250
MPTP 1×10^{-4}	4.023 ± 0.250
MPTP 1×10^{-5}	3.552 ± 0.180

* $P<0.05$ vs 对照

FLZ 1×10^{-4} ~ 1×10^{-6}mol/L 分别与线粒体温育 60 分钟后，对线粒体 ATP 酶的活性没有明显影响。但 FLZ 1×10^{-4}mol/L 能防止多巴胺 1×10^{-4}mol/L 所致的 ATP 酶活性的下降（图 26 – 5）。

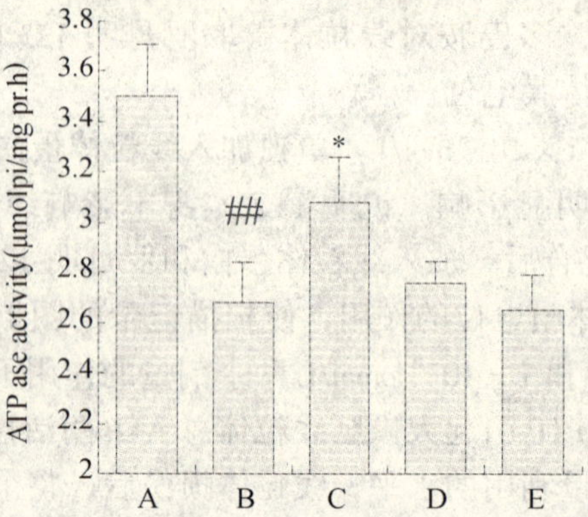

图 26－5 FLZ 对多巴胺引起的大鼠脑线粒体总 ATP 酶活性降低的影响

A 对照；B 多巴胺 1×10^{-4}mol/L；C FLZ 1×10^{-4}mol/L＋多巴胺；D FLZ 1×10^{-5}mol/L＋多巴胺；E FLZ 1×10^{-6} mol/L＋多巴胺 $N=4$. ## $P<0.01$ vs 对照. * $P<0.05$ vs 多巴胺

5．FLZ 对对多巴胺和 MPTP 引起大鼠脑线粒体 MDA 生成的抑制作用 在多巴胺和 MPTP 引起的细胞或整体动物损伤时，都伴有 MDA 水平增加的现象。我们也同样发现，MTPT 小鼠 PD 模型的脑纹状体组织中 MDA 水平明显增加。为此，本研究进而观察了多巴胺和 MPTP 对大鼠脑线粒体内 MDA 含量的影响，以检查二者是否引发线粒体的脂质过氧化。实验结果显示，多巴胺和 MPTP 1×10^{-5}～1×10^{-3}mol/L 分别与大鼠脑线粒体温育 30 分钟后，均可使线粒体中 MDA 的含量显著增加（表 26－16）。

表 26－16 MPTP 和多巴胺引起大鼠脑线粒体 MDA，H_2O_2 及 O_2^- 生成的抑制作用

组别（mol/L）	MDA（相当对照%）	H_2O_2（μmol/mg Pr）	O_2^-（$A_{570\ nm}$）
对照	100±0	6.76±0.38	0.200±0.038
多巴胺 1×10^{-3}	128.4±4.9^c	11.15±2.15^c	1.200±0.320^c
多巴胺 1×10^{-4}	123.4±8.9^c	9.59±1.91^b	0.403±0.021^c
多巴胺 1×10^{-5}	103.5±5.7^a	6.85±0.94^a	0.231±0.015^a
对照	100±0	6.76±0.38	0.282±0.009
MPTP 1×10^{-3}	130.7±8.9^c	12.82±2.59^c	0.321±0.060^a
MPTP 1×10^{-4}	143.0±36.1^c	9.88±2.84^a	0.287±0.021^a
MPTP 1×10^{-5}	107.6±18.9^a	7.81±3.70^a	0.193±0.025^a

$^a P>0.05$；$^b P<0.05$；$^c P<0.01$ vs 对照.

根据上述结果，选择 1×10^{-4}mol/L 的 MPTP 和多巴胺作为刺激剂。当 FLZ 1×10^{-4}～1×10^{-6}mol/L 与线粒体蛋白预先温育 10 分钟后，能明显抑制 MPTP 和多巴胺引起的线粒体 MDA 的生成，其中 FLZ 在 1×10^{-4}mol/L 时对多巴胺生成 MDA 的抑制率达 70%。对 MPTP 所致的

MDA 生成的抑制率为 100%。FLZ 的作用强于维生素 E。

在对脂质过氧化水平的测定中显示，MPTP 和多巴胺均可使线粒体脂质过氧化水平明显升高。过氧化氢（H_2O_2）、超氧阴离子（$O_2^{\cdot-}$）是生物体内较为常见的二种氧自由基形式，脂质过氧化水平升高与氧自由基生成增加有密切关系。本研究比较了 MPTP 和多巴胺对线粒体中 H_2O_2 和 $O_2^{\cdot-}$ 的影响。将 MPTP 和多巴胺 $1\times10^{-5}\sim1\times10^{-3}$ mol/L 与线粒体温育 30 分钟后，与对照的线粒体相比，二者均使线粒体过氧化氢的含量显著增加。多巴胺同时能极显著增加线粒体中超氧阴离子的含量，而相同剂量的 MPTP 与正常对照相比超氧阴离子的含量没有明显变化。

$1\times10^{-6}\sim1\times10^{-4}$ mol/L 的 FLZ 单独与线粒体蛋白温育不引起 H_2O_2、$O_2^{\cdot-}$ 生成增加，但 FLZ 提前 10 分钟加入线粒体中，可极显著地抑制 1×10^{-4} mol/L 的多巴胺和 MPTP 引起的 H_2O_2 生成（表 26 - 17）。其中 1×10^{-4} mol/L FLZ 处理后的线粒体生成的 H_2O_2 量甚至低于正常对照的线粒体。FLZ 对多巴胺引起的 $O_2^{\cdot-}$ 生成的增加也有明显的抑制作用，且有剂量 - 效应关系。维生素 E 1×10^{-4} mol/L 对多巴胺和 MPTP 引起的 H_2O_2 生成增加没有抑制作用，但可减少多巴胺诱发的 $O_2^{\cdot-}$ 生成的增加，而其作用不如同剂量的 FLZ 强。

表 26 - 17　FLZ 体外对 MPP^+ 和多巴胺引起的大鼠脑线粒体中过氧化氢含量增加的影响（$n=4$）

组别（mol/L）	H_2O_2 μmol/mg Pr	P
对照	8.03 ± 0.76	<0.05
多巴胺 1×10^{-4}	16.01 ± 3.32	
FLZ $1\times10^{-}$ + 多巴胺	0 ± 0	<0.001
FLZ 1×10^{-5} + 多巴胺	5.09 ± 3.82	<0.01
FLZ 1×10^{-6} + 多巴胺	6.31 ± 1.14	<0.01
Vit E 1×10^{-4} + 多巴胺	10.42 ± 0.29	>0.05
对照	7.05 ± 0.83	<0.05
MPP^+ 1×10^{-4}	9.93 ± 2.22	
FLZ 1×10^{-4} + MPP^+	0 ± 0	<0.001
FLZ 1×10^{-5} + MPP^+	7.49 ± 5.18	>0.05
FLZ 1×10^{-6} + MPP +	6.27 ± 2.76	>0.05
Vit E 1×10^{-4} + MPP^+	7.92 ± 1.0	>0.05

7．FLZ 对多巴胺和 MPTP 抑制大鼠脑线粒体呼吸链复合酶Ⅰ和Ⅳ活性的影响　存在于线粒体膜上的呼吸链复合酶是一系列具有氧化还原作用的电子传递体，使得电子能够沿呼吸链传递。选用目前认为与 PD 关系较密切的复合酶Ⅰ和复合酶Ⅳ为指标，观察多巴胺和 MPTP

对呼吸链功能的影响。结果发现，多巴胺 $1\times10^{-5}\sim1\times10^{-3}$mol/L 体外与线粒体共孵可明显抑制复合酶Ⅰ和Ⅳ的活性，并有一定的剂量－效应关系。且随时间延长，抑制作用增加，对复合酶Ⅰ的作用则更为明显。而 MPTP 对以上两种酶的活性不但没有抑制作用，在温育 30 分钟后，复合酶Ⅰ和Ⅳ的活性反而略有提高（图 26－6，7）。

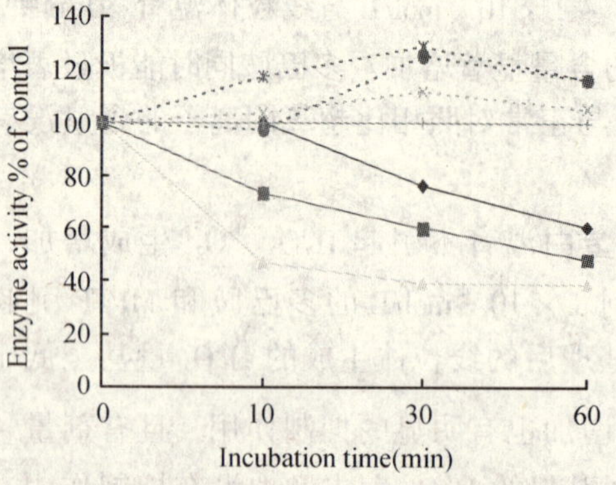

图 26－6 多巴胺和 MPTP 对大鼠脑线粒体呼吸链复合酶Ⅰ活性的作用

◆多巴胺 1×10^{-5}mol/L. ■多巴胺 1×10^{-4}mol/L; ▲多巴胺 1×10^{-3}mol/L. × MPTP 1×10^{-5}mol/L. ※MPTP 1×10^{-4}mol/L. ●MPTP 1×10^{-3}mol/L.

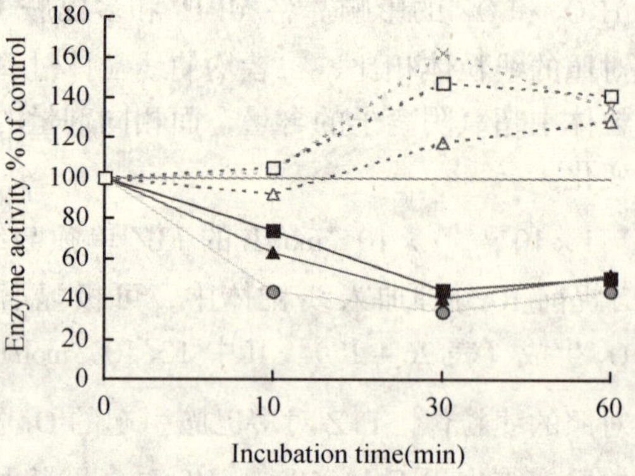

图 26－7 多巴胺和 MPTP 对大鼠脑线粒体呼吸链复合酶Ⅳ活性的影响

◆ 多巴胺 1×10^{-5}mol/L. ▲多巴胺 1×10^{-4}mol/L. ● 多巴胺 1×10^{-3} mol/L. ×…× MPTP 1×10^{-5} mol/L. △MPTP 1×10^{-4}mol/L. □ MPTP 1×10^{-3}mol/L.

FLZ 单独与线粒体蛋白温育 30 分钟时，对复合酶Ⅰ、复合酶Ⅳ的活性基本没有影响，但 60 分后表现出轻微的抑制作用。而对照线粒体随着温育时间延长复合酶活性亦有所下降。所以，温育时间过长本身会使线粒体呼吸链复合酶活性下降。看来，线粒体蛋白温育时间不宜超过 60 分钟。因此，在观察 FLZ 对多巴胺引起的线粒体呼吸链复合酶活性降低是否有保护作用时选用的温育时间为 30 分钟，不同浓度的 FLZ 与大鼠脑线粒体和 1×10^{-4}mol/L 多巴胺共同温育。结果发现，FLZ 1×10^{-4}mol/L 剂量对多巴胺引起的线粒体呼吸链复合酶活性的降低有明显保护作用（图 26－8）。

线粒体不仅在细胞能量代谢中起着很重要的作用，而且线粒体功能的改变参与调节不同形式的细胞死亡。许多疾病涉及到线粒体功能的异常。普遍认为，线粒体功能障碍与 PD 的发病有密切关系。已经发现在相当一部分 PD 患者中，脑线粒体复合酶Ⅰ的功能缺乏，导致呼吸链功能异常。将 PD 患者体内的线粒体 DNA（mtDNA）导入自体缺失线粒体 DNA 的细胞中，观察患病后线粒体功能的改变。结果显示，PD 患者线粒体膜电位明显降低，超微结构显示体积增大、肿胀、基质染色浅、嵴减少的线粒体数明显增多。基因测序显示，一些 PD 家族患者的 mtDNA 有点突变。对多数患者来讲，线粒体功能低下和氧自由基增加在疾病进展中起着不容忽视的作用，线粒体功能降低可增加氧自由基生成。反之，氧自由基增加进一步抑制线粒体功能，二者是恶性循环。

动物实验发现，小鼠注射 MPTP 可引起线粒体异常，且这种改变发生在其他变化出现之前。提示 MPTP 的神经毒也与线粒体损伤有关。体外细胞试验早已肯定多巴胺和 MPP^+ 的抑

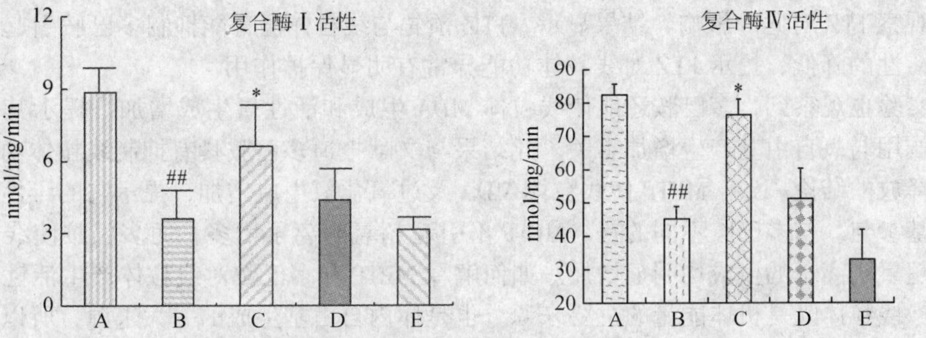

图 26-8　FLZ 对多巴胺抑制大鼠脑线粒体呼吸链复合酶Ⅰ和Ⅳ活性的影响

A 对照；B 多巴胺 1×10^{-4}mol/L；C FLZ 1×10^{-4}mol/L；D FLZ 1×10^{-5}mol/L；E FLZ 1×10^{-6}mol/L. ## $P<0.01$ vs 对. * $P<0.05$ vs MPTP 组

制呼吸链复合酶的作用，这些作用伴有氧自由基生成的增加。

线粒体是机体产生能量的主要场所，其内膜上分布着参与进行氧化磷酸化的呼吸链复合酶及三羧酸循环中的大部分酶。因此，线粒体膜的通透性和流动性功能正常是维持线粒体功能的必要条件。线粒体膜上除与其他生物膜一样存在参与物质运输的各种通道外，还存在一种瞬时通道（MTP mitochondria transition pore），该孔道允许分子量大于 1200Da 的分子自由通过，以达到平衡。MTP 受多因素调节，许多有害刺激往往造成线粒体 MTP 的开放。观察 MTP 的开放程度，可以反映线粒体的受损程度。线粒体肿胀度是评价 MTP 的有效指标。膜电位（mitochondria membrane potential MMP）则是维持线粒体内外膜电势能差，使得 ATP 得以生成的保证。因而，线粒体膜流动性、膜电位和线粒体肿胀度是观察线粒体膜通透性和流动性功能进而评价线粒体功能的敏感指标。本实验结果表明，多巴胺体外温育能降低大鼠脑线粒体膜流动性，导致线粒体肿胀。说明高浓度的多巴胺使线粒体的功能受损。一般认为，MPTP 的神经毒实际上只有在被脑细胞中的单胺氧化酶代谢成为 MPP^+ 后才产生，因此对 MPTP 神经毒性损伤机制的研究多采用 MPP^+。有作者报道，MPTP 与 5mg 大鼠脑线粒体蛋白于 37℃孵育，其代谢速率为 0.91±0.02nmol/min，而 MPP^+ 体外产生毒性所需要的有效浓度为 mmol/L 级，故 MPTP 的毒性作用似乎难以完全用 MPP^+ 来解释。而本实验所用线粒体蛋白不超过 0.5mg，所用 MPTP 的浓度也较低，却仍引起大鼠脑线粒体的毒性损伤。表现为线粒体膜流动性降低，膜电位破坏。由此推测，MPTP 体外温育对大鼠脑线粒体的损伤作用可能主要是其原型物而不是 MPP^+ 的作用。提示 MPTP 与线粒体体外温育也可用来观察药物对线粒体功能损伤的改善作用。结果显示，多巴胺和 MPP^+ 均使线粒体膜流动性降低，但对线粒体通透性和膜电位有不同的影响，而 FLZ 对多巴胺和 MPTP 造成的损伤均有保护作用。

在 PD 患者和 MPTP 模型动物体内，均表现出呼吸链功能异常，并且与其他涉及线粒体功能异常的疾病不同，PD 主要影响复合酶Ⅰ，其次是复合酶Ⅳ，而对复合酶Ⅱ、Ⅲ没有影响。本实验观察到，MPTP 和多巴胺对呼吸链复合酶Ⅰ和Ⅳ活性的影响不同。多巴胺能抑制两种酶的活性，且可抑制 ATP 酶活性，提示多巴胺可诱发线粒体 ATP 障碍。而 MPTP 对以上两种酶的活性不但没有抑制作用，在温育 30 分钟后，反而略有激活作用。如何解释 MPTP

的这一作用，尚待深入试验。由于PD表现为复合酶活性下降，本实验选用多巴胺模拟这种作用，观察FLZ对此的影响。结果显示，FLZ预先与线粒体温育能抑制多巴胺引起的复合酶Ⅰ和Ⅳ活性的降低，提示FLZ对线粒体功能异常有明显保护作用。

本实验也观察到，多巴胺还能使线粒体MDA生成和活性氧生成增加，提示其损伤脑线粒体的作用与氧自由基产生增加有关。此结果与文献报道多巴胺具有抑制线粒体功能增加氧自由基释放的结论一致。MPTP使线粒体MDA及过氧化氢生成增加，提示它的毒性作用也有氧自由基参与。与多巴胺不同的是，MPTP不引起超氧阴离子增多，而多巴胺使线粒体过氧化氢和超氧阴离子的生成均明显增加。如何解释MPTP和多巴胺对线粒体产生活性氧作用的不同呢？线粒体既是机体能量的主要来源，也是体内自由基生成的一大来源，所以线粒体内SOD含量较丰富。线粒体氧自由基的来源与氧化呼吸链是同步的。正常情况下，线粒体膜上氧化呼吸链在传递电子的同时，约1%的电子通过旁路生成氧自由基。因此，任何干扰电子传递链的因素均可导致氧自由基生成的增加。但如减低氧化磷酸化反应，使能量产生过程受阻，则引发大量超氧阴离子生成。多巴胺能抑制两种酶的活性，且可抑制ATP酶活性，提示多巴胺可诱发线粒体产生ATP的功能出现障碍，因而使线粒体氧自由基生成量增加。而MPTP对以上两种酶的活性不但没有抑制作用，在温育30分钟后，反而略有激活作用。推测MPTP可能通过激活氧化呼吸链引起呼吸链旁路电子漏增多，从而导致过氧化氢生成增加。这也可能是多巴胺和MPTP增加的氧自由基种类不同的原因。另外，不排除多巴胺在此过程中发生氧化，生成超氧阴离子的可能，FLZ表现出有显著降低脂质过氧化、减少线粒体过氧化氢和超氧阴离子生成的作用。

有报道认为，抑制线粒体呼吸链功能与抑制其膜电位及导致线粒体肿胀的作用相关，而在本实验中，MPTP虽可破坏线粒体膜电位，却不导致线粒体肿胀，也不能抑制呼吸链复合酶。多巴胺则抑制呼吸链功能，引起线粒体肿胀却不改变线粒体膜电位。原因何在？由于诱发线粒体肿胀和维持线粒体膜电位稳定是受多因素调节的结果。因此我们揣测，MPTP和多巴胺以上作用的不一致，提示二者对线粒体的损伤作用还可能有其他环节，需进一步研究来加以解释。

对线粒体功能降低与氧自由基增加在PD的发病中的确切作用，目前还不清楚。PD患者线粒体复合酶Ⅰ功能缺失不是仅限于脑部，而是全身性的。提示线粒体功能异常是一种继发因素，FLZ对多巴胺和MPTP引起的线粒体功能异常有明显保护作用，说明该化合物对抗PD有肯定的作用，线粒体是其作用的环节之一。

（四）FLZ对多巴胺和MPP^+引起PC12多巴胺能神经细胞株损伤的保护作用

在前几部分实验中已证实，化合物FLZ能够提高槟榔碱和氧化震颤素诱发小鼠震颤的致颤ED_{50}，改善MPTP注射后引起的小鼠运动失调。提高小鼠脑纹状体中多巴胺及其代谢产物含量，对体外MPTP及多巴胺引起的鼠脑线粒体功能损伤有改善作用。本实验选用多巴胺作为内毒素的代表，MPP^+作为外毒素的代表，用PC12作为多巴胺能神经细胞，用MTT法测定细胞的存活率，相差显微镜观察细胞的形态，荧光分光光度法测定全细胞裂解液中DNA小片段含量，单细胞彗星电泳法测定细胞DNA损伤情况，流式细胞分析仪和激光扫描共聚焦观察细胞凋亡，凝胶电泳测定DNA梯状电泳条带出现，透射电镜观察细胞凋亡的超微结构，进一步观察FLZ对多巴胺和MPP^+引起PC12神经细胞损伤及凋亡发生的保护作用以及其作用机制。总的看来，FLZ 对多巴胺和 MPP^+ 引起的 PC－12 细胞毒性损伤有明显保护作用。

1．FLZ 对多巴胺和 MPP^+ 损伤 PC12 细胞存活率的保护作用（MTT 法）　将不同剂量多巴胺（$5\times10^{-5}\sim1\times10^{-3}$ mol/L 终浓度，下同）和 MPP^+（$5\times10^{-5}\sim2\times10^{-3}$ mol/L）分别与 PC12 细胞培养 12、24、48 小时后，用 MTT 法测定细胞的存活率。结果发现，细胞的存活率随多巴胺和 MPP^+ 剂量的增加和培养时间的延长而降低。多巴胺和 MPP^+ 与细胞作用 24 小时抑制细胞存活的 IC_{50} 多巴胺 1×10^{-4} mol/L，MPP^+ 为 2×10^{-3} mol/L。在 FLZ 保护试验中即选用上述的多巴胺和 MPP^+ 的 IC_{50} 剂量损伤 PC－12 细胞，首先观察 FLZ（$1\times10^{-6}\sim1\times10^{-4}$ mol/L）单独加入对细胞存活率的影响，发现 FLZ 5×10^{-5} mol/L 以下剂量与细胞作用 12 到 48 小时后，细胞存活率均在 94%以上，但 FLZ 1×10^{-4} mol/L 对细胞存活率有轻微抑制作用。因此，在以下所有的实验中 FLZ 的最大浓度选用 5×10^{-5} mol/L。结果表明，提前 30 分钟加入 FLZ（$5\times10^{-6}\sim5\times10^{-5}$ mol/L），对多巴胺或 MPP^+ 引起的细胞存活率降低有不同程度的保护作用，其中 FLZ 5×10^{-5} mol/L 可明显提高多巴胺处理细胞的存活率，对 MPP^+ 引起的细胞存活率降低也有一定的提高作用，但不如对多巴胺的作用明显。

在倒置相差显微镜下观察到，PC12 细胞分别用不同剂量的多巴胺（$5\times10^{-5}\sim5\times10^{-3}$ mol/L）和不同剂量 MPP^+（$1\times10^{-3}\sim5\times10^{-3}$ mol/L）处理 24 小时后，细胞形态发生明显改变，表现为细胞体由梭形变为圆形，并从贴壁状态变为悬浮状态，折光性变差。提前 30 分钟用 FLZ 1×10^{-5}、5×10^{-5} mol/L 保护的细胞其形态有比较明显的改善，主要表现在呈梭状的细胞数量增加，或细胞虽呈圆形，但呈贴壁状态的细胞数量显著增加，特别是 FLZ 5×10^{-5} mol/L 对多巴胺 5×10^{-4} mol/L 及 MPP^+ 5×10^{-3} mol/L 的保护作用尤为明显，而 FLZ 1×10^{-5} mol/L 则几乎没有作用。

2．FLZ 对多巴胺和 MPP^+ 裂解 PC12 细胞 DNA（小片段）的保护作用　用荧光分光光度法测定分别用多巴胺（5×10^{-4} mol/L）和 MPP^+（5×10^{-3} mol/L）处理 24 小时的 PC12 细胞的全细胞裂解液中的小片段 DNA 含量。结果表明，多巴胺和 MPP^+ 与细胞作用后，均使细胞中的小片段 DNA 含量有一定的升高，并具有统计学差异。提前 30 分钟加入 FLZ 5×10^{-5} mol/L，能降低多巴胺和 MPP^+ 处理细胞的裂解液中小片段 DNA 的含量，其差异也有统计意义（表 26－18）。

表 26－18　FLZ 对多巴胺和 MPP^+ 裂解 PC12 细胞 DNA（小片段）的保护作用

药物（mol/L）	样本数	DNA 裂解（%）
对照	3	39.7 ± 0.94
MPP^+ 5×10^{-3}	4	48.0 ± 1.40*
FLZ 5×10^{-5} + MPP^+ 5×10^{-3}	4	45.7 ± 1.08⁺
多巴胺 5×10^{-4}	4	46.6 ± 1.10*
FLZ 5×10^{-5} + 多巴胺 5×10^{-4}	4	45.1 ± 0.55⁺

* $P<0.05$ vs 对照．⁺ $P<0.05$ vs 多巴胺或 MPP^+ 对照

3．彗星电泳法观察 FLZ 对多巴胺和 MPP^+ 引起的 PC12 细胞损伤的保护作用 彗星电泳是通过解旋液的作用将细胞 DNA 解旋，在外加电场作用下，DNA 发生泳动，利用荧光染料嵌入核酸染色，在荧光显微镜下观察经不同处理后的单个细胞 DNA 电泳的行为。正常细胞 DNA 分子较大，在所采用的电泳条件下，DNA 分子不出现彼此不同的泳动速度，在显微镜下观察，DNA 形状集中。细胞损伤后，DNA 降解为不同的小分子量的片段，因而在电场中的泳动速度不同，会出现彗星样的图像。本实验采用激光扫描共聚焦显微镜，未能观察到 PC12 细胞用多巴胺或 MPP^+ 处理 24 小时后出现典型的彗星状电泳结果，但看到电泳后经染色的 DNA 分布较分散，即出现的荧光所占面积大，这也是 DNA 断裂成碎片后电泳速率不同所致。预先用 FLZ 保护的 PC12 细胞，用多巴胺或 MPP^+ 处理 24 小时。DNA 的电泳结果，DNA 荧光相对集中和未经处理的对照细胞的电泳结果更类似。

4．激光扫描共聚焦显微镜观察 FLZ 对多巴胺和 MPP^+ 引起的 PC12 细胞 DNA 损伤的保护作用 丫啶橙（AO）和溴化乙啶（EB）均为核酸嵌入性荧光染料。完整细胞经 AO 或 EB 染色后，可以在荧光显微镜下观察细胞内 DNA 的形态。正常细胞染色质分布均匀，当细胞出现凋亡时，出现细胞核固缩，染色质凝聚。此时将 DNA 进行荧光染色，可以观察到 DNA 颜色聚集成亮点，细胞核固缩。流式细胞仪出现 G1 亚峰以及 DNA ladder 的形成，被认为是肯定细胞发生凋亡所必须出现的三种现象。本实验采用激光扫描共聚焦显微镜观察的结果发现，正常细胞经 AO/EB（W/W 1∶1 用 PBS 配制）染色后，细胞核出现均匀的低强度荧光，而用 5×10^{-4}mol/L 多巴胺和 2×10^{-3}mol/L MPP^+ 处理 PC12 细胞 24 小时后，细胞核内出现明亮绿色，且有少量核固缩形态的细胞数明显增多。定量统计表现为平均荧光强度增高，提示出现细胞凋亡。而提前 30 分钟加入 FLZ 5×10^{-5}mol/L 的 PC12 细胞，对多巴胺和 MPP^+ 造成的这种细胞染色质损伤均有保护作用。表现为出现核固缩形态的细胞数明显减少，细胞的平均荧光强度显著下降（图 26－9，10），而抗氧化剂维生素 E 只对多巴胺引起的细胞染色质聚集有一定的作用。

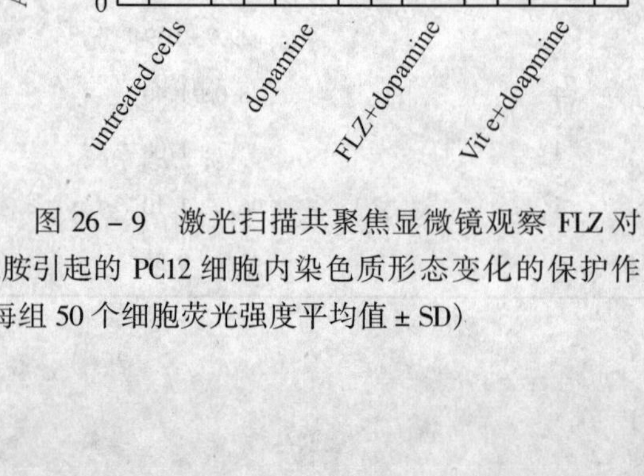

图 26－9 激光扫描共聚焦显微镜观察 FLZ 对多巴胺引起的 PC12 细胞内染色质形态变化的保护作用（每组 50 个细胞荧光强度平均值 ± SD）

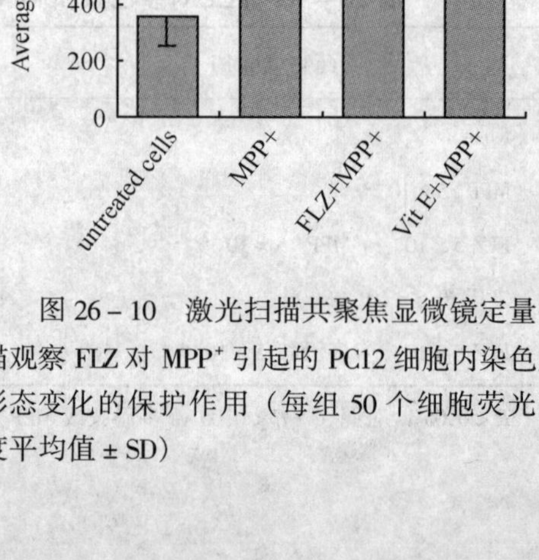

图 26－10 激光扫描共聚焦显微镜定量扫描观察 FLZ 对 MPP^+ 引起的 PC12 细胞内染色质形态变化的保护作用（每组 50 个细胞荧光强度平均值 ± SD）

5．流式细胞仪检测 FLZ 对多巴胺和 MPP^+ 引起的 PC12 细胞凋亡百分率的影响　利用流式细胞分检技术将含有不同片段 DNA 的细胞区分，出现凋亡的细胞经 PI 染色后，用流式细胞仪进行细胞周期分析时，会在正常的 G1 峰前出现不同于细胞碎片图形的 G1 亚峰（sub－G1），此峰的出现，目前被认为是确定细胞发生凋亡的三个标志之一。本实验首先选用多巴胺 5×10^{-4}mol/L 和 MPP^+ 2×10^{-3}mol/L 作为细胞凋亡的诱导剂，观察此 2 种刺激剂诱导 PC12 细胞凋亡的时效性。多巴胺 1×10^{-4}mol/L 和 MPP^+ 2×10^{-3}mol/L 分别与细胞培养 12，24，48，72，96 小时后，收集细胞，用流式细胞仪进行检测发现，多巴胺 1×10^{-4}mol/L 和 MPP^+ 2×10^{-3}mol/L 在作用 48 小时以后，出现流式细胞仪可以检测到的凋亡，72 小时最明显，96 小时后，得到的峰形复杂，推测坏死细胞的比例增加（表 26－10）。为观察 FLZ 是否对多巴胺或 MPP^+ 诱导的 PC12 细胞凋亡有保护作用，提前 60 分钟向细胞中加入无细胞毒性的 FLZ，最大剂量 5×10^{-5}mol/L，然后再加入多巴胺或 MPP^+ 刺激剂，共同培养 72 小时。结果显示，FLZ 和维生素 E 对多巴胺刺激 72 小时引起的细胞凋亡有不同程度的保护作用，但对 MPP^+ 引起的细胞凋亡率增加的抑制作用不明显（表 26－19）。

表 26－19　多巴胺和 MPP^+ 引起的 PC12 细胞凋亡的时间过程

时间（小时）	凋亡比例（%）		
	对照	多巴胺	MPP＋
12	0	0	0
24	0	0	0
48	0	0	0.25
72	0	1.97	27.92
96	0	10.32	35.84

表 26－20　流式细胞仪检测 FLZ 对多巴胺和 MPP^+ 引起的 PC12 细胞凋亡百分率的影响

组别	多巴胺 5×10^{-4}mol/L	MPP^+ 2×10^{-3}mol/L
对照细胞	9.29	0
处理细胞	35.4	62.48
FLZ 5×10^{-5}mol/L	29.9	43.11
Vit E 1×10^{-4}mol/L	8.26	67.64

6．DNA 凝胶电泳分析 FLZ 对经多巴胺和 MPP^+ 处理 PC12 细胞凋亡的作用　将多巴胺和 MPP^+ 处理 PC12 细胞 DNA 进行凝胶电泳分析，出现梯状电泳条带。结果显示，多巴胺（5×10^{-4}mol/L）分别与 PC12 细胞作用 6～96 小时，只有在 72 小时时收集细胞进行的电泳中，才

能见到典型的DNA梯状条带，96小时后DNA的含量明显减少，电泳后紫外灯下几乎看不到DNA。说明刺激96小时后，细胞数明显减少，提示细胞大量死亡。MPP^+（2×10^{-3} mol/L）与细胞共同培养6到96小时，得到的结果与多巴胺类似。

提前1小时将FLZ（5×10^{-5} mol/L）加入细胞培养基中，然后分别加入上述浓度的多巴胺或MPP^+，继续培养72小时后进行DNA电泳。结果显示，FLZ对多巴胺引起的细胞凋亡有保护作用，表现为DNA电泳中出现的梯状条带消失，但对MPP^+所致的DNA梯状条带的作用不明显。

7．FLZ对经多巴胺和MPP^+引起PC12细胞超微结构变化的改善作用　细胞凋亡在形态上最明显的特征是细胞连接消失，微绒毛消失，核膜内的核仁浓缩成一个或几个团块，分布在核膜边缘，之后细胞被分割成数个由胞膜包裹成的凋亡小体。但由于凋亡过程是非同步发生，又是在数分钟之内就完成的过程，因而能否观察到凋亡典型的结构改变，取决于观察时间的选用。本实验选用前述的流式细胞仪分析和DNA梯状条带实验所确定的刺激时间，观察多巴胺和MPP^+与PC12细胞作用72小时后，已经出现典型电泳条带和G1亚峰时，细胞的超微结构是否出现明显的凋亡变化，为从结构上对PC12细胞凋亡的出现进一步确证。结果发现，未经处理的PC12细胞核膜完整，核仁为一个或多个，核仁居中，染色质均匀，细胞边界清晰。用2×10^{-3} mol/L MPP^+处理72小时的PC12细胞，多数细胞表现出十分典型的早期凋亡形态，即细胞体皱缩，细胞膜边界不清，核膜完整，核仁聚集，边缘化并降解成多个团块状，但并没有见到凋亡小体。用5×10^{-4} mol/L多巴胺处理72小时的PC12细胞，细胞结构也出现典型早期凋亡特征，同时有的细胞存在细胞膜破损，类似坏死细胞的形态。说明在多巴胺刺激后，凋亡与坏死同时发生。从所观察的细胞数粗略统计可以看出，MPP^+刺激的细胞，凋亡所占比例高，多巴胺刺激的凋亡比例少。提前60分钟用FLZ 5×10^{-5} mol/L和维生素E 1×10^{-4} mol/L处理PC12细胞，对多巴胺的刺激有很好的保护作用，使细胞核结构完整，核仁清晰。FLZ同时对MPP^+处理后的细胞也有较好的保护作用，使核膜较完整，核仁聚集程度明显降低，但其保护程度不如对多巴胺的保护作用明显。

8．FLZ对经多巴胺和MPP^+处理PC12细胞中过氧化脂质（MDA）水平的影响　多巴胺和MPP^+在引起细胞损伤的同时，常伴有氧自由含量的增加。本实验采用MDA作为监测细胞内氧化应激损伤的指标，观察多巴胺和MPP^+与PC12细胞作用后是否使细胞脂质过氧化水平提高。实验结果显示，PC12细胞经多巴胺和MPP^+处理24小时后，细胞中MDA含量增加，提示多巴胺和MPP^+引起细胞损伤的早期即出现脂质过氧化。FLZ 5×10^{-5} mol/L对多巴胺引起的PC12细胞内MDA含量升高有抑制作用，能够使MDA的含量接近正常细胞，有统计差异（$P<0.05$）。FLZ对MPP^+引起细胞中MDA的升高也有抑制作用。以上结果提示FLZ能抑制多巴胺和MPP^+引起的细胞脂质过氧化。

PD以黑质－纹状体中多巴胺能神经元死亡为其主要特征，但由于黑质－纹状体在解剖学上的准确定位并不十分清楚，因而选用胎鼠脑细胞纹状体原代培养也比较困难。本实验选用的PC12细胞是一种应用十分广泛的神经细胞株，来源于大鼠的肾上腺嗜铬细胞瘤，因其能产生和分泌单胺类神经递质，被认为可以作为多巴胺能神经细胞。PC12细胞有多种亚型，大体可分为可2类：被神经生长因子诱导成神经元性细胞的PC12和不能被神经生长因子诱导成神经元性细胞。本实验所用的细胞曾与神经生长因子共培养1周，结果与未用神经生长因子培养的细胞相比，形态没有明显变化，因而认为该细胞属于不被诱导型，即未分化的PC12 细胞。多巴胺虽然是多巴胺能神经释放的递质，但有观点认为，PD 的发病可能和某种原因导致多巴胺局部释放增多而产生。其理论根据是许多体外实验显示，多巴胺在一定浓度范围内表现出明显的神经毒性。本室以前的工作也曾发现，Fe^{2+} – 半胱氨酸自由基生成系统可使分离的突触体多巴胺大量释放，提示氧自由基增加即可能使脑内多巴胺浓度增加。因此有人认为，多巴胺很可能即是诱发 PD 的内毒素。MPP^+ 是 MPTP 的活性代谢产物，被作为一种外源性神经毒素，已广泛应用在细胞水平，用于研究 PD 的病因学和进行药物筛选。

多巴胺和 MPP^+ 在 PC12 细胞上引起神经毒性反应的有效剂量在 10^{-4} ~ 10^{-5} mol/L 之间，但国外研究所采用的 PC12 细胞株多是经过神经生长因子诱导的神经元型 PC12 细胞株。在本实验中，为确定多巴胺和 MPP^+ 对所用的未分化 PC12 细胞的毒性剂量范围，采用 MTT 法观察了对多巴胺和 MPP^+ 细胞活力的影响。MTT 实验测定的结果表明，多巴胺的有效毒性剂量的数量级为 10^{-4} mol/L，MPP^+ 有效毒性剂量的数量级为 10^{-3} mol/L，与文献的结果类似。

临床上 PD 的发病中是否伴有凋亡发生还有争论，但已有人观察到，PD 患者病变部位的神经细胞有凋亡细胞的典型结构。基础研究中，多数体外细胞实验数据表明，多巴胺和 MPP^+ 引起的神经细胞损伤有凋亡发生。本实验中，小片段 DNA 分析和彗星电泳的结果显示，多巴胺和 MPP^+ 与 PC12 细胞作用 24 小时后，DNA 降解，并检测到 DNA 的片段性损伤，提示可能有凋亡发生。目前认为，核酸特异荧光染料法观察到细胞染色质聚集、流式细胞仪上 G1 亚峰的出现、DNA 电泳出现片段化条带以及透射电镜下看到凋亡发生时的典型结构变化，这几种现象同时出现才能十分肯定凋亡过程的存在。本实验通过以上 4 个实验观察得出结论，多巴胺和 MPP^+ 引起的未分化的 PC12 细胞损伤，确实伴有凋亡发生。但是多巴胺与 MPP^+ 的作用不太相同，表现在流式细胞仪分析时，多巴胺的凋亡百分率很低，MPP^+ 相对较高，同样密度的细胞接受多巴胺或 MPP^+ 刺激，均只有在培养 72 小时后进行 DNA 电泳时，才出现典型的梯状 DNA 电泳条带。但 MPP^+ 出现的片段化条带更清晰、更典型，在用流式细胞仪和 DNA 电泳确定凋亡出现时间的基础上，进行透射电镜观察的总体印象，多巴胺处理的细胞出现的凋亡不典型，既有早期凋亡的形态改变，同时存在细胞坏死的形态。说明多巴胺处理的细胞凋亡和坏死是同时发生的。而 MPP^+ 处理细胞出现的是典型的凋亡结构，这提示多巴胺和 MPP^+ 可能通过不同机制诱发凋亡发生。在另外的实验中发现，多巴胺与 MPP^+ 处理细胞 24 小时出现染色质凝聚现象，但刺激时间一直持续到 72 小时才能观察到明显的多巴胺与 MPP^+ 处 G1 亚峰和肉眼可见的 DNA 电泳梯状条带。提示多巴胺与 MPP^+ 引起的凋亡是时间依赖的，这其中是何机制介导，需进一步研究。

凋亡作为一种不同于坏死的死亡过程，但凋亡与坏死并不是 2 个截然相反的死亡过程。凋亡和坏死常伴随发生，许多凋亡诱导剂对细胞的作用取决于损伤程度，程度轻出现凋亡，重则产生坏死。有关凋亡和坏死的调节机制的了解还不很清楚，但线粒体功能的改变在其中起了很重要的作用。线粒体参与调节细胞的死亡形式，线粒体通透性改变，膜电位降低发生在凋亡早期，但当线粒体通透性变化迅速，严重影响 ATP 的生成，在与凋亡有关的蛋白酶被激活前，细胞即坏死。反之，当线粒体通透性或膜电位的改变速度不够快，使凋亡相关酶类有足够时间激活，细胞即进入凋亡过程。我们在前一部分的实验中观察到，多巴胺和 MPTP 对线粒体通透性和膜电位有不同的作用。多巴胺加入线粒体蛋白中，可立即引起线粒体肿胀，且能明显降低 ATP 酶活性。由此推测，多巴胺对线粒体通透性的快速作用可能是其导致 PC-12 细胞损伤时坏死和凋亡并存的原因。

FLZ 对 2 种神经毒素引起的 PC12 细胞损伤的保护作用也不尽相同。MTT 法和 DNA 小片段分析观察得到的结果显示，FLZ 对多巴胺与 MPP^+ 处理细胞的保护作用近似，而在使用流式细胞分析法和 DNA 凝胶电泳以及透射电镜进一步观察 FLZ 的抗凋亡作用时发现，FLZ 对 MPP^+ 引起的神经细胞凋亡的保护作用比较弱，而对多巴胺引起的凋亡有明显的保护作用。此进一步说明，多巴胺和 MPP^+ 引起的神经细胞凋亡可能通过不同的途径。对多巴胺和 MPP^+ 作用机制的进一步探讨，将有助于解释为什么 FLZ 对多巴胺引起的凋亡有更明显的保护作用这一现象。

多巴胺和 MPP^+ 与 PC12 细胞作用 24 小时后，细胞中的 MDA 含量显著升高。提示在二者引起细胞损伤早期已出现脂质过氧化损伤的现象，氧自由基参与了多巴胺和 MPP^+ 的细胞毒作用。而 FLZ 表现出的抗氧化作用与其对神经细胞保护作用相关。用经典抗氧化剂维生素 E 与 FLZ 的作用进行比较时发现，维生素 E 与 FLZ 在保护多巴胺引起的细胞凋亡的作用程度近似。但从激光扫描共聚焦观察细胞染色质凝聚的结果、流式细胞分析法和电镜观察结果显示，FLZ 对 MPP^+ 引起的 PC12 凋亡也有一定的保护作用，而维生素 E 对 MPP^+ 引起的细胞凋亡几乎没有作用。由此推测，FLZ 的神经保护作用不完全是抗氧化的结果，可能还有其他的作用途径，需要深入研究。

（五）FLZ 对多巴胺诱发 PC12 细胞高分子蛋白多聚物和神经黑素的生成及多巴胺受体亲和力的影响

以上几部分的实验结果显示，FLZ 对药物性震颤模型小鼠行为和生化指标的改变有明显保护作用，并能明显保护多巴胺或 MPTP 引起的脑线粒体功能下降。在体外细胞实验中，对多巴胺和 MPP^+ 引起的 PC12 细胞损伤也有保护作用。以上实验中均发现，多巴胺和 MPTP 及其活性代谢产物 MPP^+ 造成的体内外损伤均伴有脂质过氧化水平升高的现象。本实验目的系观察 FLZ 对多巴胺和 MPP^+ 引起的 PC12 细胞中高分子蛋白质多聚物和多巴胺自氧化多聚物神经黑素形成的影响。为研究 FLZ 是否通过 D_2 受体产生抗 PD 的作用，还观察了 FLZ 对 D_2 受体亲和力的影响。结果显示，FLZ 对多巴胺刺激后引起的多巴胺自氧化多聚物神经黑素（melanin）增多有明显抑制作用，FLZ 在体外直接与多巴胺温育亦能剂量依赖地抑制 Cu^{2+} 诱导的多巴胺自氧化后神经黑素的生成。FLZ 还能抑制多巴胺处理 PC12 细胞高分子蛋白质多聚物的出现。FLZ 对 D_2 受体没有亲和力。

1．FLZ 对多巴胺引起 PC-12 细胞中高分子蛋白多聚物生成的影响　所用的刺激剂分别为多巴胺（$5\times10^{-5}\sim1\times10^{-3}$ mol/L），二茂铁 50mmol/L 合并多巴胺（$5\times10^{-5}\sim1\times10^{-3}$ mol/L），MPP^+（$5\times10^{-5}\sim2\times10^{-3}$ mol/L）合并二茂铁 50mmol/L。提前 60 分钟将 FLZ 5×10^{-5} mol/L 加入细胞，再加入以上各种刺激剂，培养 24 小时。电泳结果发现，对照组细胞中的蛋白可以出现分离清晰的不同分子量的条带，二茂铁 50 mmol/L 合并多巴胺（5×10^{-4} mol/L）加入细胞 24 小时后，提取蛋白进行凝胶电泳，染色后观察到蛋白质电泳出现成团状，条带不清的现象，这种现象标志出现了高分子量的蛋白多聚物。但其他几种刺激方式都没有出现类似现象，若向二茂铁 50 mmol/L 合并多巴胺（5×10^{-4} mol/L）处理的细胞中，预先加入 FLZ 5×10^{-5} mol/L，再与细胞作用 24 小时后，蛋白电泳条带中不再出现高分子量的蛋白多聚物。

而用 MPP^+ 处理的细胞，无论加与不加二茂铁，均未出现上述现象。用双波长扫描仪对多巴胺处理细胞的凝胶上出现的蛋白条带进行扫描定位和半定量分析。结果发现，对照细胞至少可积分得出 8 条蛋白带，而二茂铁 50m mol/L 合并多巴胺（5×10^{-4} mol/L）与细胞作用 24 小时后，扫描只能确定二条蛋白条带。以上结果提示，24 小时 PC－12 细胞胞内的蛋白形成了高分子蛋白聚合物，高分子蛋白聚合物的存在而使电泳速度大大减慢，使条带彼此不能分开，其他几组刺激方式，包括单独给予多巴胺（5×10^{-4}mol/L）或二茂铁 50mmol/L 后，对凝胶上出现的蛋白条带进行扫描得到的谱图与对照细胞的谱图类似，且至少有 5 条带可以通过积分求出峰面积（图 26－11）。若预先向细胞中加入 FLZ 5×10^{-5} mol/L，则二茂铁 50mmol/L 合并多巴胺（5×10^{-4}mol/L）与细胞作用 24 小时后，不再有蛋白多聚物出，扫描得到的谱图与对照细胞接近，也可以积分求出 5 条带的峰面积。上述结果提示，多巴胺 5×10^{-4} mol/L 与细胞作用 24 小时，本身并不能使蛋白质氧化交联产生高分子聚合物，尚需要 Fe^{2+} 的催化作用。若以 MPP^+ 5×10^{-3} mol/L 作为刺激剂，则无论加与不加入 50mmol/L 二茂铁，刺激 24 小时后，对全细胞中的蛋白质进行电泳分析，均未见到有高分子蛋白聚集物形成。用双波长扫描仪检测高分子蛋白多聚物（HMW）曲线下总面积见表 26－21。

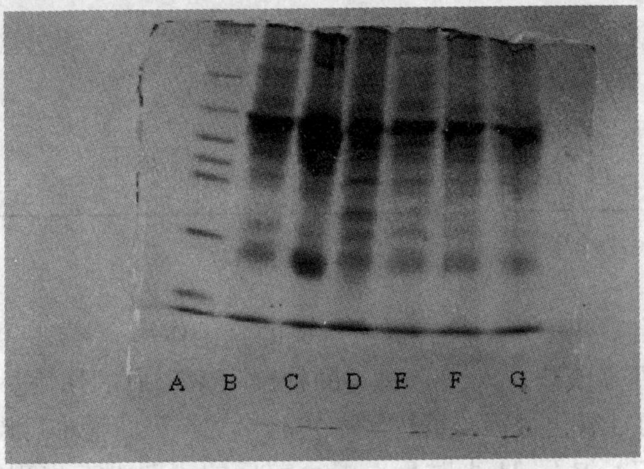

图 26－11　SDS－凝胶电泳法检查 FLZ 对多巴胺引起 PC12 细胞中高分子蛋白多聚物生成的影响

A．蛋白标示物；B．对照细胞；C．Fe^{2+} 50m mol/L＋多巴胺 5×10^{-4} mol/L；D．多巴胺 5×10^{-4} mol/L．E．Fe^{2+} 50mmol/L；F．FLZ＋Fe^{2+} 50mmol/L＋多巴胺 5×10^{-4} mol/L；G．FLZ＋多巴胺 5×10^{-4} mol/L

表 26－21　双波长扫描仪检测高分子蛋白多聚物（HMW）曲线下总面积

组别（mmol/L）	HMW 曲线下总面积
对照	52011
Fe^{2+}（0.05）	45076
多巴胺（0.5）	35705
Fe^{2+}（0.05）＋多巴胺（0.5）	149825
Fe^{2+}（0.05）＋多巴胺（0.5）＋FLZ（0.05）	45991

2．FLZ 对 PC12 细胞中多巴胺自氧化物神经黑素生成的影响　不同剂量多巴胺（5×10^{-5}（1×10^{-3}mol/L）与 PC12 细胞作用 12、24、48 小时后，相差显微镜下可见黑色颗粒状物的沉积，随时间延长，黑色物增多，颜色加深以致无法观察细胞形态。这种黑色沉淀即神经黑素。用光度法测得细胞中多巴胺自氧化多聚物神经黑素呈剂量和时间依赖性的增加。而 MPP^+ 加入 PC12 细胞后不引起神经黑素的产生。FLZ 5×10^{-5}mol/L 提前 30 分钟加入细胞，能显著抑制多巴胺 1×10^{-4}mol/L 与细胞孵育 24、48 小时引起的神经黑素生成的增加，接近于未处理的对照细胞。但 FLZ 对大于多巴胺 1×10^{-4}mol/L 或孵育时间超过 24 小时所起的神经黑素生成的增加，没有明显抑制作用（表 26－22）。以上结果提示，FLZ 有抑制 PC12 细胞中神经黑素形成的作用。

表 26－22　FLZ 对 PC12 细胞中多巴胺多聚自氧化物神经黑素生成的影响（$n=4$）

组别（mmol/L）	神经黑素（655nm OD 值）	
	温育 24 小时	温育 48 小时
对照	0.068 ± 0.004	0.053 ± 0.0004
多巴胺 1×10^{-4}	0.09 ± 0.006##	0.089 ± 0.002##
FLZ 5×10^{-5} + 多巴胺 1×10^{-4}	0.063 ± 0.001*	0.057 ± 0.002*
FLZ 1×10^{-5} + 多巴胺 1×10^{-4}	0.077 ± 0.002	0.069 ± 0.028
FLZ 5×10^{-6} + 多巴胺 1×10^{-4}	0.083 ± 0.004	0.097 ± 0.003

$P<0.01$ vs 对照，*．$P<0.05$ vs 多巴胺

3．FLZ 对多巴胺自氧化多聚物神经黑素生成的直接作用　在细胞实验中发现，FLZ 5×10^{-5}mol/L 有抑制外源性多巴胺加入细胞引起的神经黑素形成的作用。为确定 FLZ 是否通过直接作用影响多巴胺的自氧化过程，设计了本实验。从扫描图谱中可以看出，如不向溶液中加入铜离子，多巴胺 37℃温育 24 小时后，温育前后的谱图没有出现明显的改变（表 26－13）。但若加入 Cu^{2+}，则温育 12 小时后，将离心重悬后的溶液进行扫描，谱图出现新的波峰，并且该峰随着温育时间的延长峰高增加。Cu^{2+} 加入多巴胺溶液后立即对波谱进行扫描得到的谱图与不加 Cu^{2+} 离子的多巴胺溶液扫描图相比，有明显改变，但二者均与温育 12 小时后的谱图有极明显的不同。因此认为，Cu^{2+} 与多巴胺温育后引起的谱图改变不是 Cu^{2+} 的络合作用或直接作用，而是二价离子催化多巴胺形成了氧化多聚物神经黑素，且随温育时间延长多聚物含量增加。若将 FLZ 加入多巴胺溶液后，立即得到的扫描谱图与 Cu^{2+} 加入多巴胺溶液后立即进行扫描得到的谱图十分接近。由于神经黑素扫描谱图是沉淀离心重悬后的溶液，因此可认为 FLZ 本身不干扰测定。结果显示，FLZ 1×10^{-6}mol/L～1×10^{-4}mol/L 可明显降低温育 12 小时后出现的新峰的高度，提示对神经黑素的生成有抑制作用。

MPP^+ 和多巴胺是体内外毒素的代表，但目前对 MPP^+ 和多巴胺引起的细胞死亡的机制仍不十分清楚。有人认为，MPP^+ 引起的细胞损伤过程需内源性多巴胺的参与。实验发现，较低浓度的 MPP^+ 不产生毒性作用，但将此浓度的 MPP^+ 和高浓度的多巴胺共同作用于细胞

其毒性反应增强，因此认为，体内多巴胺贮存和释放调节异常能激活 MPTP 所致神经毒的过程。我们的实验也发现，MPP^+ 引起细胞毒性反应的剂量为 2×10^{-3} 或 5×10^{-3} mol/L，远高于多巴胺（1×10^{-4} mol/L）。因而多巴胺可能在体内外毒素引起的 PD 细胞损伤起共同作用。

多巴胺的细胞毒作用机制也不很清楚，氧自由基在 PD 中的作用已得到公认。已发现，晚期 PD 病人的黑质纹状体的脂质过氧化产物增加。越来越多证据表明，多巴胺是体内活性氧自由基的一大来源。基础研究表明，多巴胺和 MPP^+ 引起的细胞损伤或凋亡伴有氧自由基生成的增加。我们前面的实验也证实，多巴胺和 MPP^+ 造成的 PC12 细胞损伤的早期即出现脂质过氧化产物 MDA 的生成增加，说明以上 2 种神经毒素的作用中均有氧自由基参与。因此，氧自由基在多巴胺引起的细胞毒过程中的作用不能忽视。有人认为，多巴胺或其代谢产物及伴随产生的活性氧可直接影响蛋白质的功能，通过氧化修饰使蛋白的生物功能丧失，而线粒体蛋白很可能是多巴胺及其代谢物作用的靶点，多巴胺抑制线粒体功能可能即是线粒体蛋白被氧化修饰的结果。我们的观察发现，多巴胺和 Fe^{2+} 与细胞共同作用 24 小时，使细胞中出现蛋白氧化交联的产物——高分子蛋白多聚物，证实多巴胺能够使蛋白结构出现改变。但单独应用多巴胺，诱导高分子蛋白多聚物形成的作用并不明显。因此，多巴胺诱导高分子蛋白多聚物的形成尚需 Fe^{2+} 的催化。提示氧自由基在多巴胺诱导高分子蛋白多聚物形成中起主要作用。FLZ 预先 30 分钟加入细胞，对多巴胺与 Fe^{2+} 引起的高分子蛋白多聚物形成有明显抑制作用。

在多巴胺的毒性中作用，不能不注意到神经黑素这种物质。多巴胺的结构决定了它无论在体内还是体外都很容易氧化，氧化后的多巴胺易形成多巴胺自氧化多聚物即神经黑素。神经黑素是脑内多巴胺能神经所特有的物质，沉积于含多巴胺递质的细胞内，使细胞颜色加深，也就是黑素这一名称的来源。对神经黑素的生理作用和功能一直不清楚，已经发现，神经黑素与氧自由基的关系密切。一些学者发现，在 PD 病人脑中，黑素化程度越高（即神经黑素含量高）的细胞越易受损伤。体外实验发现，神经黑素可被 PC－12 细胞吞噬，不同时间在电镜下观察可以见到吞噬过程中的各个形态，吞噬后的颗粒在胞浆中聚集，并对线粒体功能有抑制作用。神经黑素与 PC12 共培养，可引起细胞凋亡，说明神经黑素有一定的神经毒作用。我们前面的细胞实验中，多巴胺与 PC12 细胞作用 72 小时才看到明显的凋亡，与国外报道的多巴胺与 PC12 作用 48 小时仍未见凋亡的结果一致。而多巴胺与 PC12 细胞培养 12、24、48 小时后，已经有明显的神经黑素生成的现象，而多巴胺与细胞作用 72 小时才出现凋亡，实际上可能即是多巴胺自氧化形成的神经黑素作用的结果。提示多巴胺的细胞毒可能与神经黑素有关。

我们的实验发现，多巴胺与 PC12 细胞培养 12、24、48 小时后，神经黑素的生成随时间的延长而增加。MPP^+ 处理的 PC12 细胞没有此现象。体外直接温育实验发现，多巴胺在 Cu^{2+} 离子催化下能生成神经黑素，同样随时间的延长神经黑素的生成增加。FLZ 对细胞和体外温育的多巴胺自氧化生成的神经黑素均有明显的抑制作用。提示 FLZ 对多巴胺能神经的保护作用与抑制神经黑素形成有关。

多巴胺能够引起神经细胞凋亡。虽然凋亡在 PD 的病变中不占主要作用，但抗凋亡仍是新药研究的方向。多巴胺引起的凋亡与线粒体有关，也与氧自由基有关，多巴胺等神经毒素引起细胞凋亡的分子机制尚不十分明确。在目前研究较多的与凋亡、抗凋亡相关的基因中，

bcl-2 是一个值得十分注意的基因，不仅因为它是目前发现的原癌基因中少数具有抗凋亡活性的基因，更重要的是 bcl-2 对氧自由基引起的凋亡有明显抑制作用。它能够通过与线粒体膜结合，稳定膜电位、降低膜通透性，减少细胞色素 C 的释放，抑制 caspase 的作用而起抗凋亡作用。我们曾用 Northern-blot 法观察多巴胺和 MPP^+ 对 PC-12 细胞中 bcl-2 的表达的影响以及 FLZ 对此的作用，结果，在未加处理的 PC12 细胞中，并未检测到 bcl-2mRNA 的表达。经检索文献发现，有人采用 mRNA 进行杂交，在 PC12 细胞中亦未检测到 bcl-2，认为该基因在此细胞中属于极低丰度。也提示 FLZ 对多巴胺和 MPP^+ 引起的 PC12 细胞凋亡的分子机制与 bcl-2 无关。文献报道，PC12 的凋亡途径是多因素的确定，多巴胺和神经黑素引起的凋亡可能与 c-jun 基因有关，而 FLZ 抗凋亡作用的分子机制是否通过该途径，尚待证实。

随着人们对凋亡机制研究的深入，线粒体在细胞死亡中的调节作用日益受到重视。目前认为，线粒体功能改变参与多种细胞死亡的调节。无论死亡还是凋亡，线粒体都最先发生变化。有人发现，线粒体膜的通透性增加、线粒体肿胀、膜电位降低是凋亡细胞最早期的细胞器变化，在前面的实验中我们已证实，多巴胺加入线粒体，立即引起线粒体的肿胀。MPTP 也显示能降低线粒体膜电位的作用，提示多巴胺类神经毒素可能通过抑制线粒体功能而诱发凋亡。另外，神经黑素也有抑制线粒体功能的作用。因此，FLZ 抗凋亡的机制与纠正多巴胺引起的线粒体损伤、抑制神经黑素的生成有关。

D_2 受体位于突触前膜，其功能与多巴胺的再摄取有关。临床研究证实，PD 患者主要是 D_2 受体而不是 D_1 受体功能变化，一种 D_2 受体激动剂 cabergoline 已在国外进行临床试验。动物试验也显示，D_2 受体缺失的小鼠运动功能明显降低。我们的实验结果表明，FLZ 对 D_2 受体的功能并无影响，故 FLZ 不是 D_2 受体激动剂，其抗 PD 作用与 D_2 受体无关。有关 FLZ 作用机制的结果概括如下图。

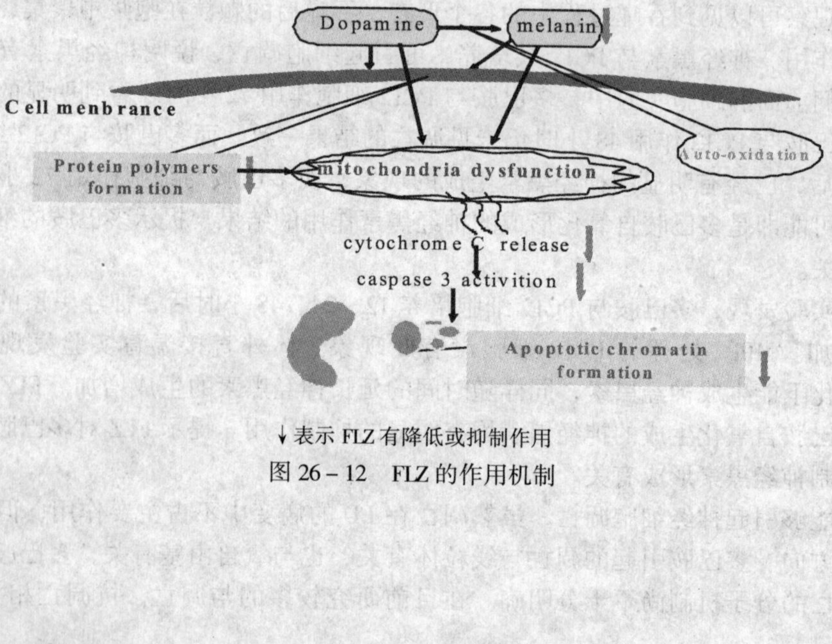

↓表示 FLZ 有降低或抑制作用

图 26-12 FLZ 的作用机制

三、FLZ 改善学习记忆功能障碍的作用

随着世界人口平均寿命的逐年增加，老年痴呆症发病率也随之迅速上升。老年痴呆症中有 50%～70%为阿尔茨海默症（AD）。AD 是一种与衰老相关，以进行性认知障碍和记忆力损害为主的神经系统退行性疾病。主要病理特征是神经元丢失、脑组织内出现老年斑和神经纤维缠结。AD 的发病机制还不十分明确，目前认为，AD 是由遗传、环境和代谢等多种因素共同作用所引起的一种病理过程。已经提出衰老、淀粉样蛋白、自由基损伤、胆碱能系统功能缺陷、炎症、细胞凋亡、激素缺乏等多种假说与 AD 的发病有关。其中，氧化应激和线粒体功能障碍在 AD 的发病中有重要作用。目前临床所用治疗 AD 的药物中，主要是胆碱酯酶抑制剂。由于老年性呆痴病人（AD）的主要症状是学习记忆功能进行性减退，病因不明，发病机制不清楚，目前尚无疗效好、副反应少的药物。各国许多学者都在从多系统、多环节、多靶点探求新的治疗 AD 的药物.

本章上述的研究结果表明，FLZ 具有良好的神经保护作用，在此基础上，本部分系观察 FLZ 对小鼠学习记忆功能障碍模型的影响及其作用的机制。

（一）FLZ 对实验性痴呆小鼠学习记忆功能障碍的改善作用及其相关的机制

针对 AD 病人认知障碍的临床表现，改善学习记忆成为 AD 药物筛选的研究方法之一。首先，我们选用 40%乙醇、环己酰亚胺（120mg/kg）、戊巴比妥钠（20mg/kg）造成小鼠学习记忆障碍模型，初步观察 FLZ 改善小鼠学习记忆障碍的作用。

首先观察 FLZ 对小鼠自主活动有无影响。结果表明，FLZ 150、75、37.5mg/kg 口服在不同的时间点对小鼠自主活动均无明显影响。以此三个剂量进行以下学习记忆功能障碍实验，以脑复康作为阳性对照药。

1．对记忆巩固障碍的影响　跳台法训练中，ip 环己酰亚胺（CHM）120mg/kg 以诱导小鼠明显记忆巩固障碍，表现为受点击的次数增多，第一次跳下安全岛的潜伏期缩短，受点击的总时间增加。口服 FLZ 150、75mg/kg 组的小鼠记忆巩固障碍明显改善，表现在受电击的次数显著减少，潜伏期明显延长，受电击的时间缩短。FLZ 150mg/kg 的作用优于阳性对照药脑复康（PAA）600mg/kg 的作用。

2．对记忆再现障碍的影响　避暗法训练中小鼠口服 40%乙醇 10ml/kg 以引起明显的记忆再现障碍，结果错误次数增多，潜伏期缩短。小鼠口服 FLZ 150mg/kg 和 75mg/kg 能显著减少 24 小时后小鼠受电击的次数，FLZ 150mg/kg 还能显著延长受电击的潜伏期，FLZ 37.5mg/kg 的作用不明显。PAA 600mg/kg 亦有明显作用。

3．水迷宫训练中，用戊巴比妥钠 20mg/kg ip 以引起小鼠明显的空间识别障碍。于试验第 3 天开始，模型组小鼠进入盲端的错误次数明显增加，总游泳时间延长，120 秒内成功到达休息点的动物数明显减少。给小鼠口服 FLZ 150mg/kg 和 75mg/kg 能使错误次数显著减少，游泳时间明显缩短，游出百分率明显提高。PAA 600mg/kg 则仅在减少错误次数方面有效，对其他指标的作用不明显。

4．对空间学习记忆障碍的影响　在 Morris 水迷宫训练中，ip 东莨菪碱以引起小鼠空间学习记忆障碍。从第 3 天起，口服 FLZ 150mg/kg 和 75mg/kg 能逐渐显著缩短小鼠搜索潜伏期

和总搜索距离，小鼠逐渐较多地采取直线式和趋向式策略搜索安全岛，而模型对照组小鼠则较多地采用环绕式和随机式搜索安全岛。试验第6天的探索实验（Probe trial）中，撤安全岛后，各组小鼠总搜索距离无显著性差异，但FLZ 150mg/kg组在目的象限中的累积搜索时间和累积搜索距离显著延长，有效搜索时间百分数以及有效搜索距离百分数均明显增加，FLZ各剂量组小鼠通过原安全岛位置的次数明显增加，显示FLZ有改善学习记忆的功效。在本实验的7天中，各组小鼠体重的增长变化无显著性差异。

又以他克林（tacrine）作为阳性对照药，对以上试验进行重复，获得相似的结果，再次肯定FLZ有改善小鼠学习记忆功能障碍的作用。

为进一步肯定FLZ改善学习记忆功能障碍的作用，又采用2种模型进行实验：一种是给小鼠侧脑室注射$A\beta_{25-35}$；另一种是注射半乳糖和亚硝酸钠。分别诱导小鼠学习记忆功能障碍，在Morris水迷宫和跳台法检查FLZ的作用，并且免疫组化学方法检查上述的2种模型小鼠脑海马区多种与AD有关的病理生化学指标，再次肯定FLZ有改善小鼠学习记忆功能障碍的作用，并且能改善因注射$A\beta_{25-35}$以及半乳糖和亚硝酸钠所造成的小鼠脑海马区多种与AD有关的病理生化学指标，具体结果如下。

5. 对小鼠侧脑室注射$A\beta_{25-35}$，所致的学习记忆障碍的改善作用　小鼠脑室注射老化的$A\beta_{25-35}$（15nmol），24小时后分组，给药组小鼠给予FLZ（75mg/kg，150mg/kg）和他克林（15mg/kg），对照和模型组给相应体积的0.5% CMC－Na，注射$A\beta_{25-35}$后第八天和第11天分别用跳台法和Morris法检验小鼠学习记忆能力。

跳台实验结果显示脑室注射$A\beta_{25-35}$可明显造成学习记忆损伤。第一次从台上跳下的潜伏期显著延长，同时5分钟内跳下的次数明显增多，从台上跳下的小鼠数占各组小鼠总数的百分比明显增加。而脑室注射$A\beta_{25-35}$后，口服FLZ（75mg/kg，150mg/kg）和他克林（15mg/kg）组小鼠与模型组相比，可显著缩短跳下的潜伏期，减少跳下的错误次数，从台上跳下的小鼠数减少（表26－23）。表明FLZ和他克林能改善侧脑室注射$A\beta_{25-35}$造成的学习记忆障碍。

表26－23　FLZ对脑室注射$A\beta_{25-35}$损伤的小鼠学习记忆的改善作用（跳台实验）（$\bar{x} \pm s$）

组别	*n*	潜伏期（秒）	错误次数/5分钟	跳下百分率（%）
对照	16	259.5±21.3*	0.5±0.1*	37.5*
$A\beta_{25-35}$模型组	15	195.6±27.6	1.0±0.3	66.7
FLZ（75mg/kg）	16	258.7±21.4*	0.2±0.1*	25.0*
FLZ（150mg/kg）	15	268.1±16.3*	0.4±0.2*	26.7*
他克林（15mg/kg）	16	243.5±27.9	0.3±0.1*	25.0*

* $P<0.05$ vs $A\beta_{25-35}$模型组

在Morris水迷宫中，动物寻找安全岛的搜索策略主要分为4种（图26－13）：环绕型，即动物无智力活动，只机械的沿迷宫壁游动，无安全岛概念，是学习记忆能力最差的一种方式；随机型，指动物已有安全岛概念，但不明确具体的方位，随机搜索；趋向型，指动物有安全岛概念，记得大概方位，有目的的搜索；直线型，是动物学习记忆能力最好的表现，记得安全岛的准确方位，近乎直线的游到安全岛。后两者的搜索方式被在此模型中认为是“聪明”的搜索策略，缩短找到安全岛的时间。

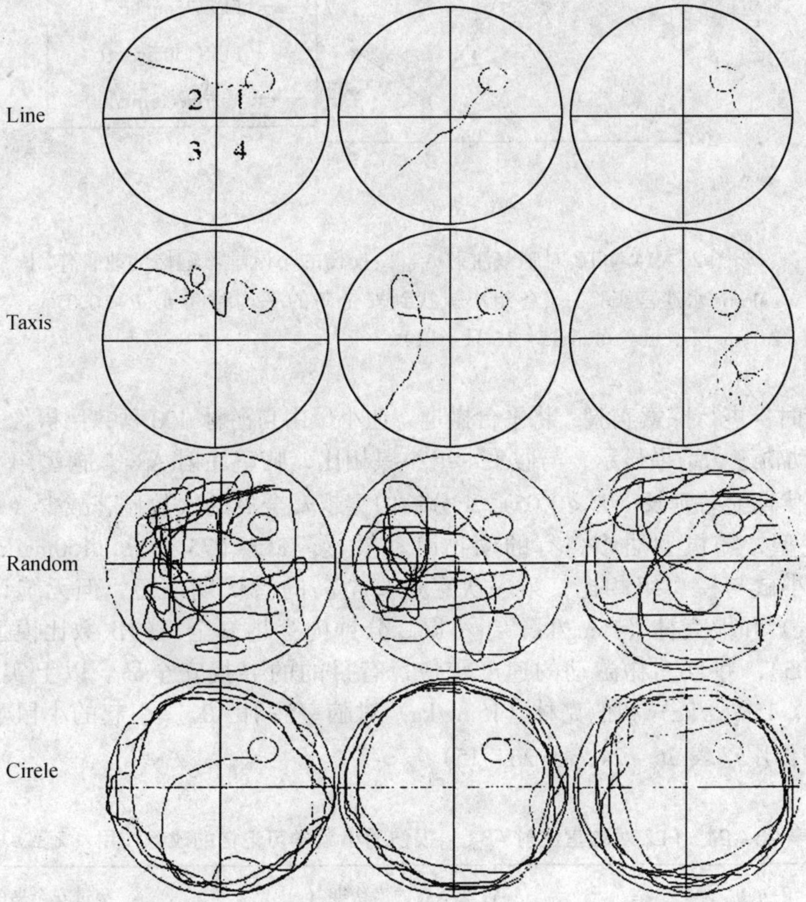

图 26 – 13　在 Morris 水迷宫中小鼠寻找安全岛的主要 4 种搜索策略

（1，2，3，4 分别代表 4 个象限．Line = 直线型．Taxis = 趋向型．Random = 随机型．Circle = 环绕型，前 2 者代表较“聪明”的搜索策略）

在本实验中，侧脑室注射 $A\beta_{25-35}$后第 11 天开始 Morris 水迷宫实验，连续 5 天。如图 26 – 16 所示，第一天各组小鼠找到安全岛的平均时间没有明显的差异。第二天，与假手术组小鼠相比，侧脑室注射 $A\beta_{25-35}$模型组小鼠找到安全岛的时间延长，但还没有明显的统计学差异。随着训练时间的延长，到第四天和第五天，模型组小鼠找到安全岛的时间显著延长（$P < 0.05$），说明引起了学习记忆障碍。而 FLZ（75mg/kg，150mg/kg）和他克林（15mg/kg）组小鼠与模型组相比，找到安全岛的时间缩短，在第四天和第五天非常明显（$P < 0.05$）（图 26 – 14），搜索策略也逐渐由随机方式转为直线型和趋向型。

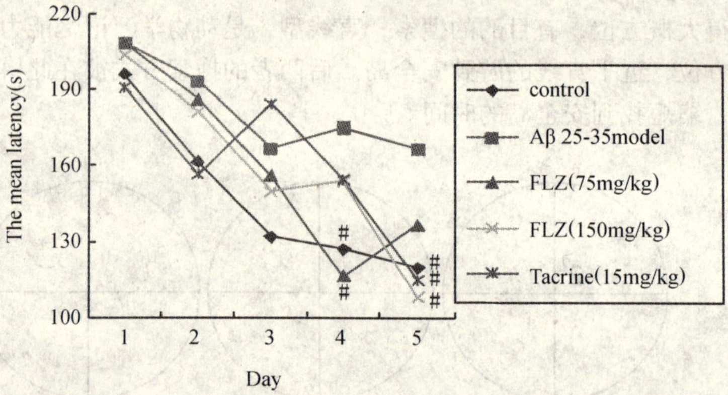

图 26－14 FLZ 对脑室注射 $A\beta_{25-35}$ 损伤的小鼠学习记忆的改善作用（Morris 水迷宫实验）（各组小鼠找到安全岛的平均时间 # $P<0.05$ vs $A\beta_{25-35}$ 模型组。每组 15～16 只小鼠）

试验结束时，进行探索实验，将平台撤走，让小鼠由自游泳 120 秒，用摄像系统记录小鼠 2 分钟内的运动轨迹。结果显示，与假手术组小鼠相比，脑室注射 $A\beta_{25-35}$ 模型组小鼠第一次穿过安全岛的潜伏期显著延长（$P<0.05$），2 分钟内穿越安全岛的次数显著减少（$P<0.05$）。搜索方式以环绕型，随机型居多，有的动物游动缓慢。FLZ（75mg/kg，150mg/kg）和他克林（15mg/kg）组小鼠与模型组相比，第一次穿过安全岛的潜伏期缩短，但无统计学差异，而 FLZ（150mg/kg）和他克林（15mg/kg）组小鼠 2 分钟内穿越安全岛的次数比模型组小鼠明显增加（$P<0.05$），并且动物游动的速度较快，有目的的寻找安全岛。以上实验结果表明，FLZ（75mg/kg，150mg/kg）和他克林（15mg/kg）对脑室注射 $A\beta_{25-35}$ 引起的小鼠学习记忆损伤有明显的保护作用（表 26－24，图 26－15）。

表 26－24 FLZ 对脑室注射 $A\beta_{25-35}$ 损伤的小鼠学习记忆的改善作用（$\bar{x}\pm s$）

组别	穿过安全岛的潜伏期（s）	穿过安全岛的次数
对照	$47.4\pm11.7^*$	$1.8\pm0.4^*$
Aβ25－35 Model	82.1 ± 8.4	0.7 ± 0.2
FLZ（75 mg/kg）	63.4 ± 12.4	1.5 ± 0.3
FLZ 150 mg/kg	65.4 ± 11.3	$1.5\pm0.3^*$
Tacrine（15mg/kg）	55.7 ± 11.0	$2.5\pm0.5^*$

* $P<0.05$ vs $A\beta_{25-35}$ 模型组。每组 15～16 只小鼠

在此模型中，我们通过 H. E. 染色观察了各组小鼠脑中海马部位的病理变化。注射 $A\beta_{25-35}$ 模型组动物出现双侧海马皮质萎缩，海马皮质神经细胞排列紊乱，细胞胞体缩小、着色变深，散在细胞固缩、坏死。FLZ（75mg/kg 和 150mg/kg）和他克林（15mg/kg）治疗组小

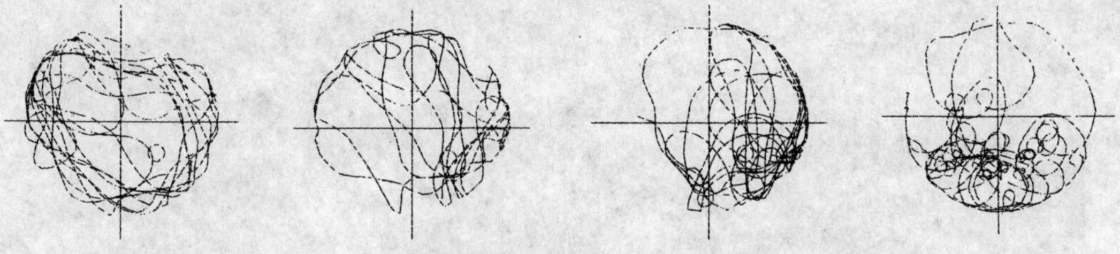

图 26－15　Morris 水迷宫探索实验中小鼠采用的运动轨迹（A，B，C，D 分别代表模型组、正常组、FLZ（150mg/kg）组、他克林（15mg/kg）组）

鼠双侧海马未见到明显海马皮质萎缩病理改变。表明 FLZ（75mg/kg，150mg/kg）和他克林（15mg/kg）对 $A\beta_{25-35}$ 脑室注射引起的海马萎缩损伤均有保护作用。

进一步通过生化测定和免疫组织化学方法对 FLZ 改善侧脑室注射 $A\beta_{25-35}$ 引起的学习记忆障碍的作用机制进行了初步探讨。发现模型组小鼠海马组织 MDA 显著升高，FLZ（75mg/kg，150mg/kg）和他克林（15mg/kg）能对抗 $A\beta_{25-35}$ 引起的海马组织 MDA 的升高，但各组之间 AchE 活性没有变化（表 26－25）。

表 26－25　FLZ 对脑室注射 $A\beta_{25-35}$ 所致的小鼠海马组织中 MDA 含量和 AchE 活性的影响（$\bar{x} \pm s$）

组别	海马组织	
	MDA（nmol/g）	AchE（U/g）
对照	374.04 ± 108.98*	108.7 ± 9.6
Aβ25－35 model	460.99 ± 66.69	111.8 ± 10.3
FLZ（75 mg/kg）	273.75 ± 133.92**	111.8 ± 10.0
FLZ（150mg/kg）	224.65 ± 83.70**	106.5 ± 7.1
Tacrine（15mg/kg）	351.21 ± 85.39*	110.8 ± 11.5

* $P < 0.05$，** $P < 0.01$ *vs* $A\beta_{25-35}$ 模型组．$n = 9 \sim 10$

免疫组织化学实验结果显示，脑室注射 $A\beta_{25-35}$ 后，海马 CA1 区乙酰胆碱酯酶（AchE），乙酰胆碱合成酶（ChAT）和轴突核蛋白（α－synuclein）的免疫阳性细胞数明显增加，尤其是 AchE 和 synuclein 的免疫阳性细胞数增多的较为显著。另外，$A\beta_{25-35}$ 还能引起 Bax、Bcl－2 的阳性细胞数增多，但对 Bax 的阳性细胞数影响更为显著，Bcl－2/Bax 比值降低。而 FLZ（75mg/kg，150mg/kg）和他克林（15mg/kg）药物治疗组能降低小鼠脑的海马 CA1 区 AchE（图 26－16）、ChAT（图 26－17）、synuclein（图 26－18）、Bax 和 Bcl－2 的免疫阳性细胞数（图 26－19，20），Bcl－2/Bax 比值增高。以上各图片计数结果见图 26－21，22。由此推测，FLZ 改善侧脑室注射 $A\beta_{25-35}$ 引起的记忆障碍可能与抗氧化、抑制凋亡、改善胆碱系统，保护海马组织结构完整有关。

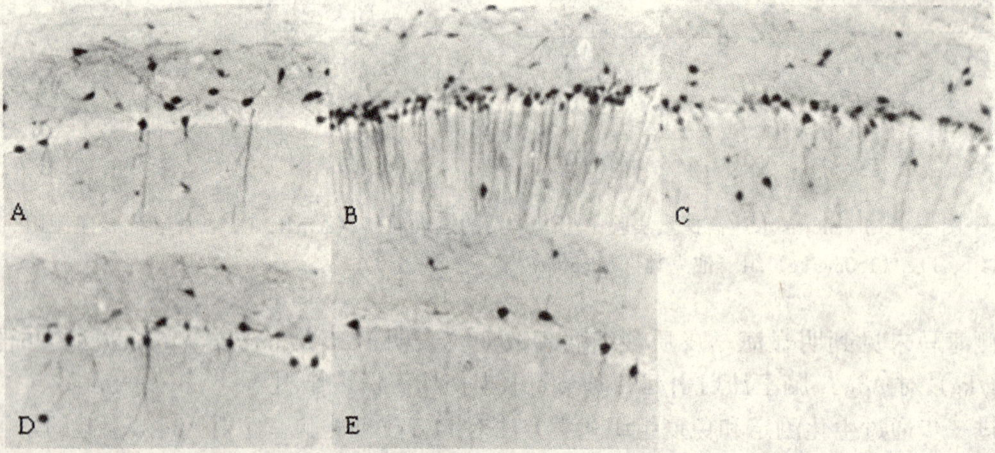

图 26-16 FLZ 对脑室注射 $A\beta_{25-35}$ 所致的小鼠海马 CA1 组织中 AchE 免疫阳性细胞数照片（每组 4 只鼠脑，每鼠脑同一部位做 6 个切片，本组照片为各组的一个照片，计数各组免疫阳性细胞数．$\bar{x} \pm S$）。A．对照；B．$A\beta_{25-35}$ 模型组；C．FLZ（75mg/kg）组；D，FLZ（150mg/kg）组；E．他克林（15mg/kg）组

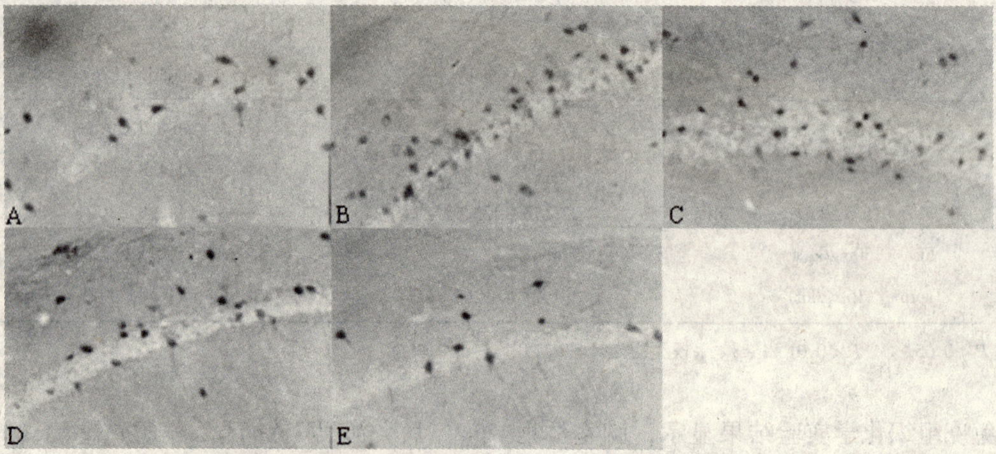

图 26-17 FLZ 对脑室注射 $A\beta_{25-35}$ 所致的小鼠海马 CA1 组织中 ChAT 免疫阳性细胞数照片（每组 4 只鼠脑，每鼠脑同一部位做 6 个切片，本组照片为各组照片之一）。A．对照；B．$A\beta_{25-35}$ 模型组；C．FLZ（75mg/kg）组；D．FLZ（150mg/kg）组；E．他克林（15mg/kg）组

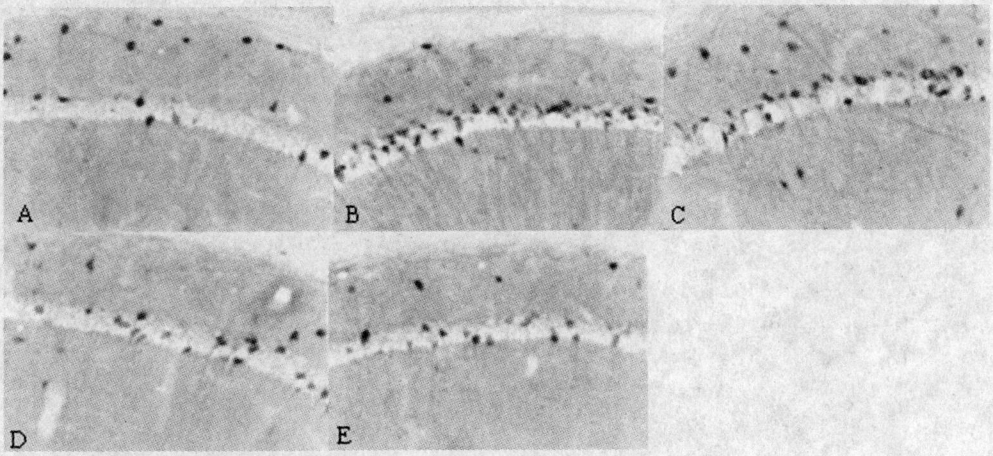

图 26 - 18　FLZ 对脑室注射 $A\beta_{25-35}$ 所致的小鼠海马 CA1 组织中 α - synuclein 免疫阳性细胞数照片（每组 4 只鼠脑，每鼠脑同一部位做 6 个切片，本组照片为各组照片之一，计数各组免疫阳性细胞数。$\bar{x} \pm S$）A. 对照；B. $A\beta_{25-35}$ 模型组；C. FLZ（75mg/kg）组；D. FLZ（150mg/kg）组；E. 他克林（15mg/kg）组

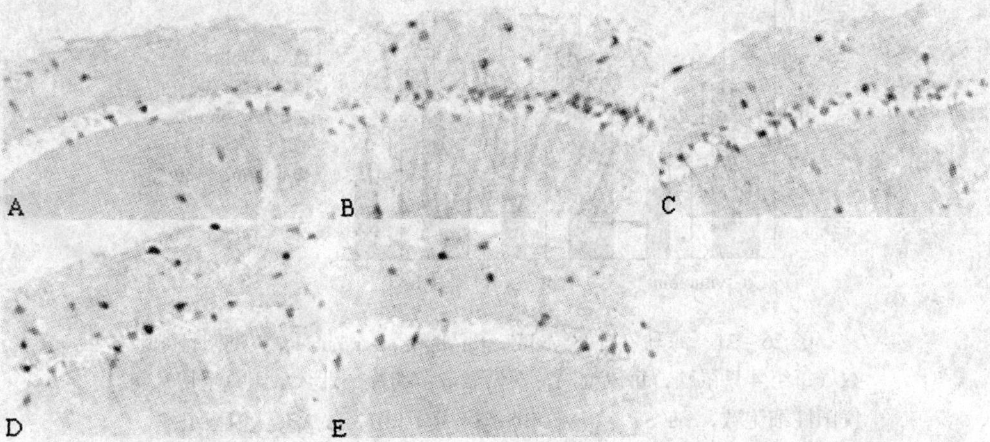

图 26 - 19　FLZ 对脑室注射 $A\beta_{25-35}$ 所致的小鼠海马 CA1 组织中 Bax 免疫阳性细胞数照片（每组 4 只鼠脑，每鼠脑同一部位做 6 个切片，本组照片为各组照片之一，计数各组免疫阳性细胞数。$\bar{x} \pm S$）A. 对照；B. $A\beta_{25-35}$ 模型组；C. FLZ（75mg/kg）组；D. FLZ（150mg/kg）组；E. 他克林（15mg/kg）组

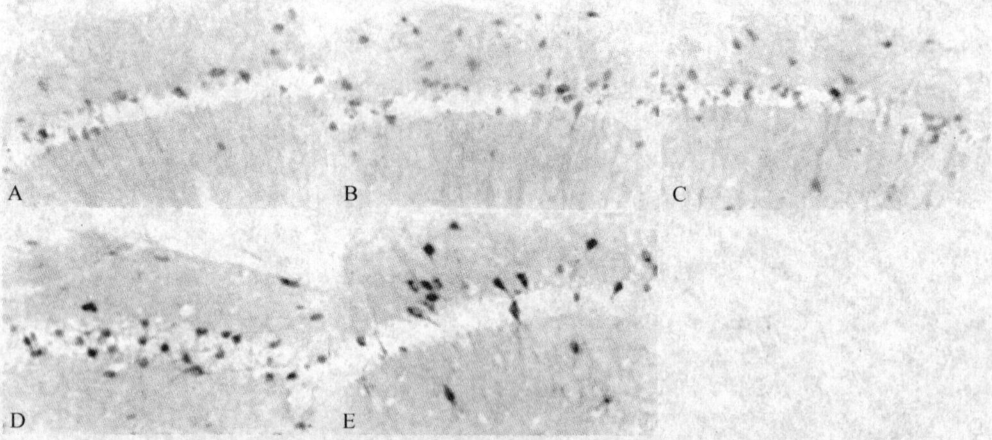

图 26－20 FLZ 对脑室注射 $A\beta_{25-35}$ 所致的小鼠海马 CA1 组织中 Bcl－2 免疫阳性细胞数照片（每组 4 只鼠脑，每鼠脑同一部位做 6 个切片，本组照片为各组照片之一）. A. 对照；B. $A\beta_{25-35}$ 模型组；C. FLZ（75mg/kg）组；D. FLZ（150mg/kg）组；E. 他克林（15mg/kg）组

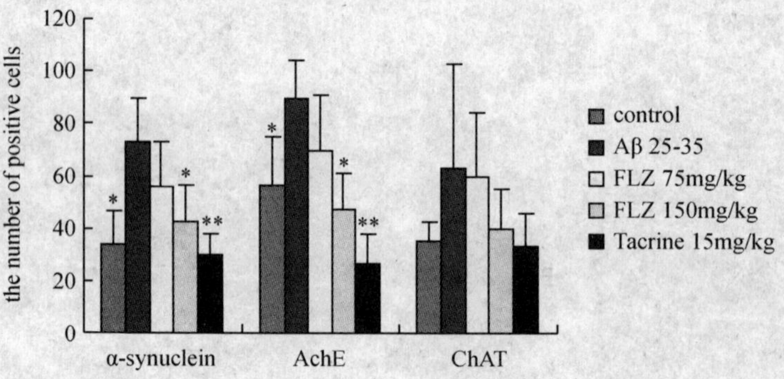

图 26－21 海马 CA1 区 AchE，ChAT 和 α－synuclein 免疫阳性细胞数（每组 4 只鼠脑，每鼠脑同一部位做 6 个切片，计数各组每个切片免疫阳性细胞数，$\bar{x} \pm S$）. * $P<0.05$，** $P<0.01$，vs $A\beta_{25-35}$ 模型组

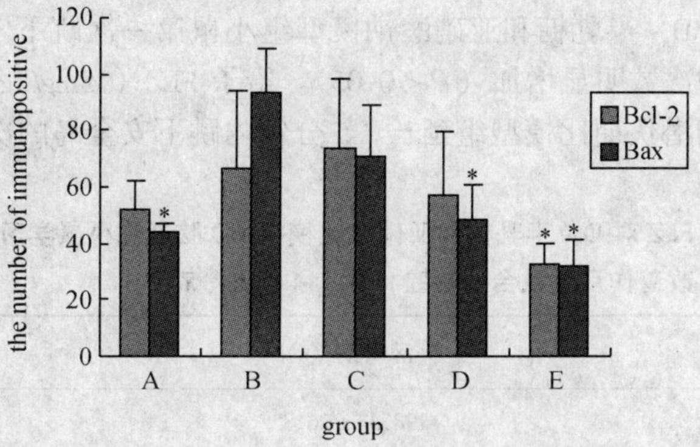

图 26－22　海马 CA1 区 Bcl－2 和 Bax 免疫阳性细胞数（每组 4 只鼠脑，每鼠脑同一部位做 6 个切片，计数各组每个切片免疫阳性细胞数，$\bar{x} \pm S$）. A. 对照；B. $A\beta_{25-35}$ 模型组；C. FLZ（75mg/kg）组；D. FLZ（150mg/kg）组；E. 他克林（15mg/kg）组 * $P < 0.05$，** $P < 0.01$，*vs* $A\beta_{25-35}$ 模型组

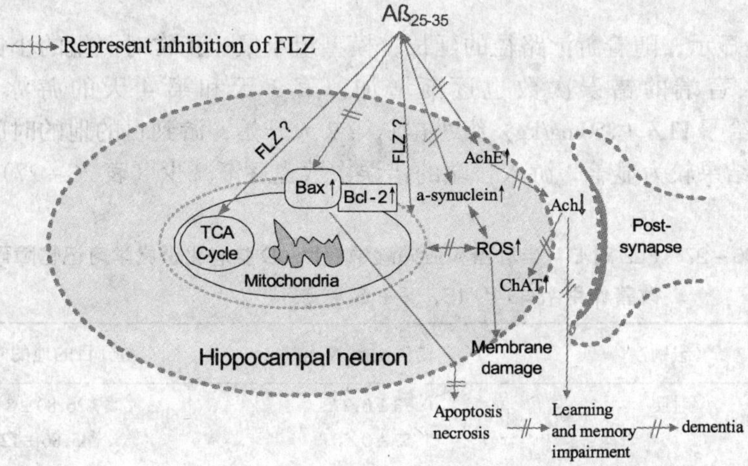

图 26－23

有关 FLZ 改善侧脑室注射 $A\beta_{25-35}$ 引起的记忆障碍可能与抗氧化、抑制凋亡、改善胆碱系统，保护海马组织结构完整有关。

6. FLZ 对 D－半乳糖和亚硝酸钠模拟 AD 脑老化小鼠学习记忆障碍的改善作用影响　鉴于衰老与 AD 发病有密切关系，我们选用 D－半乳糖和亚硝酸钠模拟 AD 脑老化的模型，从行为学、病理学、生化和免疫组织化学等方面继续观察了 FLZ 的改善作用。小鼠腹腔注射 D－半乳糖（120mg/kg）和亚硝酸钠（90mg/kg），每天一次，连续注射 2 个月。注射 1 个月后，药物组开始口服 FLZ（75mg/kg，150mg/kg）和他克林（15mg/kg），对照组和模型组给予同体积的 0.5% CMC－Na，每天一次，连续给药 1 个月，然后用跳台和水迷宫检验各组小鼠学习记忆能力。

跳台法结果表明，D－半乳糖和亚硝酸钠模型组小鼠第一次跳下安全岛的平均潜伏期缩短，而5分钟内跳下的次数明显增加（$P<0.05$）。给予FLZ（75mg/kg，150mg/kg）组小鼠第一次跳下安全岛的平均潜伏期比模型组延长，5分钟内跳下安全岛的次数减少（表26－26）。

表26－26 FLZ对D－半乳糖和亚硝酸钠模拟AD脑老化小鼠学习记忆障碍的改善作用（跳台法检验）$n=14\sim15$，$\bar{x}\pm S$

组别	潜伏期（s）	跳下安全岛的次数
对照	198.33±26.85	0.67±0.16
D－galactose（120mg/kg） $NaNO_2$（90mg/kg）	148.93±34.61	1.07±0.32
FLZ（75mg/kg）	238.13±26.26*	0.47±0.19
FLZ（150mg/kg）	238.64±26.01*	0.43±0.17
脑复康（600mg/kg）	173.00±33.70	0.93±0.27

* $P<0.05$，*vs* D－galactose（120mg/kg）和 $NaNO_2$（90mg/kg）模型组

水迷宫实验显示，随着游泳路径的延长，模型组小鼠比正常对照组的小鼠游到目的地的时间延长，进入盲端的错误次数也逐渐增加，第3天和第4天的游泳结果尤为显著（$P<0.05$）。而给予FLZ（150mg/kg）组小鼠从第2天开始，游到目的地的时间逐渐缩短，第3天和第4天的结果较为显著，游入盲端的错误次数也逐渐减少（表26－27）。

表26－27 FLZ对D－半乳糖和亚硝酸钠模拟AD脑老化小鼠学习记忆障碍的改善作用 $n=14\sim15$，$\bar{x}\pm S$

天	组别	错误次数N	游到目的地的时间（S）
Day 1	对照	0.73±0.27	26.80±8.44
		1.57±0.50	45.86±12.05
Day 1	D－galactose（120mg/kg）		
	$NaNO_2$（90mg/kg）		
	FLZ（75mg/kg）	0.93±0.28	23.2±7.46
	FLZ（150mg/kg）	0.67±0.17	16.67±2.86
	脑复康（600mg/kg）	0.85±0.06	26.13±3.35
Day 2	对照	4.93±0.31	61.23±11.14
		3.42±0.55	73.07±9.55
Day 2	D－galactose（120mg/kg）		
	$NaNO_2$（90mg/kg）		
	FLZ（75mg/kg）	4.67±0.66	73.80±8.43
	FLZ（150mg/kg）	5.13±0.57	83.60±10.20
	脑复康（600mg/kg）	4.40±0.80	70.27±11.36

续表

天	组别	错误次数 N	游到目的地的时间（S）
Day 1	对照	0.73 ± 0.27	26.80 ± 8.44
		1.57 ± 0.50	45.86 ± 12.05
Day 3	对照	6.64 ± 1.03	88.36 ± 9.47
		6.71 ± 0.73	83.71 ± 9.60
	D – galactose（120mg/kg）		
	$NaNO_2$（90mg/kg）		
	FLZ（75mg/kg）	5.27 ± 0.63	80.13 ± 9.44
	FLZ（150mg/kg）	5.07 ± 0.84	85.33 ± 10.77
	脑复康（600mg/kg）	6.13 ± 0.72	99.93 ± 6.42
Day 4	对照	4.75 ± 0.93	59.00 ± 11.84
		5.36 ± 1.11	72.14 ± 11.67
	D – galactose（120mg/kg）		
	$NaNO_2$（90mg/kg）		
	FLZ（75mg/kg）	5.07 ± 1.14	63.21 ± 10.54
	FLZ（150mg/kg）	3.80 ± 0.71	58.27 ± 11.77
	脑复康（600mg/kg）	5.95 ± 1.01	79.13 ± 10.35
Day 5	对照	4.14 ± 1.14	44.00 ± 9.91
		5.36 ± 1.11	64.21 ± 13.51
	D – galactose（120mg/kg）		
	$NaNO_2$（90mg/kg）		
	FLZ（75mg/kg）	3.07 ± 0.55 *	33.00 ± 5.43
	FLZ（150mg/kg）	3.33 ± 0.69	41.6 ± 9.14
	脑复康（600mg/kg）	4.93 ± 0.68	59.53 ± 11.70

跳台法和水迷宫两个实验都显示，FLZ 能改善 D – 半乳糖和亚硝酸钠引起的学习记忆障碍。FLZ（150mg/kg）组的改善作用优于阳性对照药多奈哌齐（5mg/kg）和脑复康（600mg/kg）。病理检查发现，FLZ 能改善 D – 半乳糖和亚硝酸钠引起的海马组织轻微脑老化现象。电子显微镜也观察到 FLZ 对 D – 半乳糖和亚硝酸钠引起小鼠海马组织中神经元、核糖体、内质网、Golgi 氏体、线粒体等结构的改变有保护作用，作用优于多奈哌齐。

脑组织生化测定结果显示，与 D – 半乳糖和亚硝酸钠模型组比较，FLZ 能降低血清中的 MDA、NO 含量，脑组织中 MDA 含量，能升高血清中 SOD、GSH – Px 活性，升高脑组织中 GSH – Px、ATP 酶活性，降低脑组织中 MAO – B 活性。免疫组织化学结果显示，LFZ 能改善 D – 半乳糖和亚硝酸钠引起的海马 CA1 区中 ChAT、AchE、Bcl – 2/Bax（图 26 – 24）、NT3、synuclein 蛋白的阳性细胞数的降低。能进一步降低 $A\beta_{1-42}$ 的阳性细胞数，对 β – 分泌酶影响不大。Western – blot 也检测到海马组织中抗凋亡因子 Bcl – 2 表达减少（图 26 – 25）。推测这些作用和其改善 D – 半乳糖和亚硝酸钠诱导的脑老化有关。

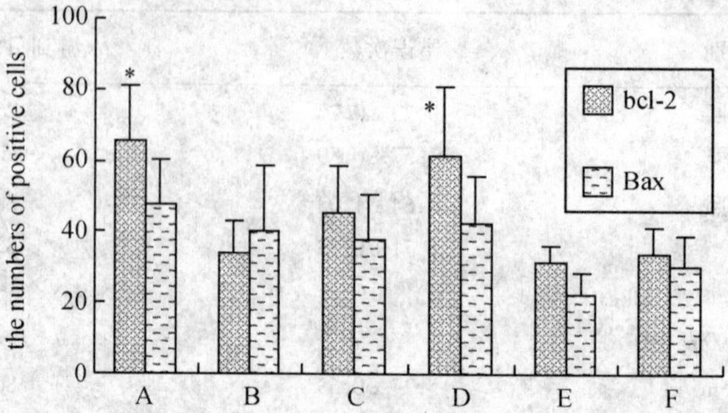

图 26－24 FLZ 对注射 D－半乳糖（120mg/kg）和亚硝酸钠（90mg/kg）模拟 AD 脑老化小鼠海马 CA1 组织中 Bcl－2 和 Bax 免疫阳性细胞数变化的影响

每组 4 只鼠脑，每鼠脑同一部位做 6 个切片，计数各组每个切片免疫阳性细胞数，$\bar{x} \pm S$，. A. 对照；B. C. FLZ（75mg/kg）组；D. FLZ（150mg/kg）组；E. donepezil（5mg/kg）组；F. 脑复康（600mg/kg）* $P<0.05$ vs 模型组。

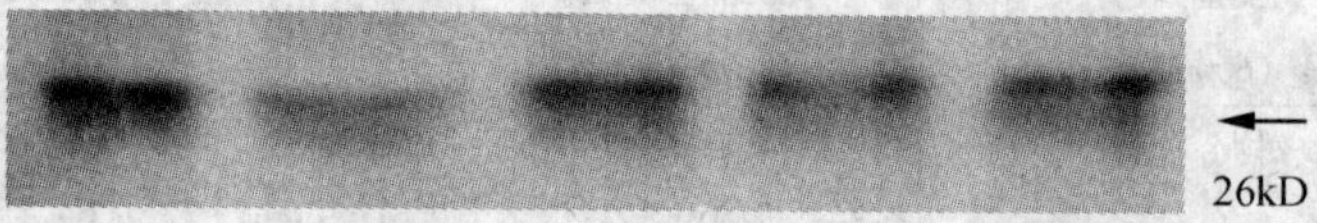

图 26－25 FLZ 对注射 D－半乳糖（120mg/kg）和亚硝酸钠（90mg/kg）模拟 AD 脑老化小鼠海马 CA1 组织中 Bcl－2 表达的影响（Western－blot 检测）

从左至右：对照，模型组，FLZ 150mg/kg，FLZ 75mg/kg，脑复康 600mg/kg.

神经营养因子是靶组织分泌的一组蛋白质，能维持和促进神经元的生长、存活、分化和执行功能。NT3 为神经营养因子家族的成员之一，近年来对它的研究比较成熟。NT3 对于周围神经系统和中枢神经系统的发展都是必须的。还能调节中枢神经系统儿茶酚胺神经元的自分泌作用，也能参与突触的可塑性。本实验结果显示，与正常对照相比，D－半乳糖和亚硝酸钠组明显降低小鼠海马 CA1 区中 NT3 的阳性细胞数。而 FLZ（75mg/kg，150mg/kg）组小鼠海马 CA1 区中 NT3 阳性细胞数比模型组增多（图 26－26），尤其是 FLZ（150mg/kg）与正常组接近。表明 FLZ 对 D－半乳糖和亚硝酸钠诱导的海马组织中 NT3 表达减少有保护作用（图 26－27）。多奈哌齐（5mg/kg）和脑复康（600mg/kg）组小鼠海马组中 NT3 表达与模型组接近，没有明显的改善作用。

（二）FLZ 对 $A\beta_{25-35}$ 引起的线粒体损伤的保护作用

线粒体损伤在 AD 的发病过程中起重要作用。本研究采用体外分离大鼠脑线粒体与 $A\beta_{25-35}$ 孵育，观察线粒体肿胀、呼吸链细胞色素酶 C 氧化酶、ATP 酶、丙酮酸脱氢酶和 α－酮戊二酸脱氢酶活性、线粒体细胞色素 C 释放以及 H_2O_2、$O_2^{\cdot-}$、GSH 的变化。结果显示，$A\beta_{25-35}$ 能抑制线粒体呼吸链细胞色素 C 氧化酶，ATP 酶、丙酮酸脱氢酶和 α－酮戊二酸脱氢酶的活性，引起线粒体产生活性氧自由基（H_2O_2、$O_2^{\cdot-}$）增多，GSH 减少，线粒体膜肿胀，细

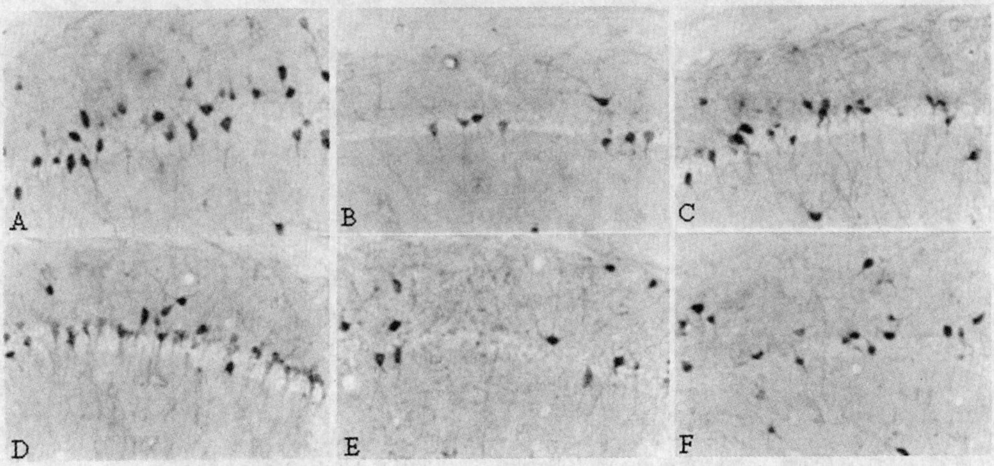

图 26-26　FLZ 对注射 D-半乳糖（120mg/kg）和亚硝酸钠（90mg/kg）模拟 AD 脑老化小鼠海马 CA1 组织中 NT3 免疫阳性细胞数变化的影响

每组 4 只鼠脑，每鼠脑同一部位做 6 个切片，本组照片为各组照片之一）．A．对照；B．模型组；C．FLZ（75mg/kg）组；D．FLZ（150mg/kg）组；E．donepezil（5mg/kg）组；F．脑复康（600mg/kg）

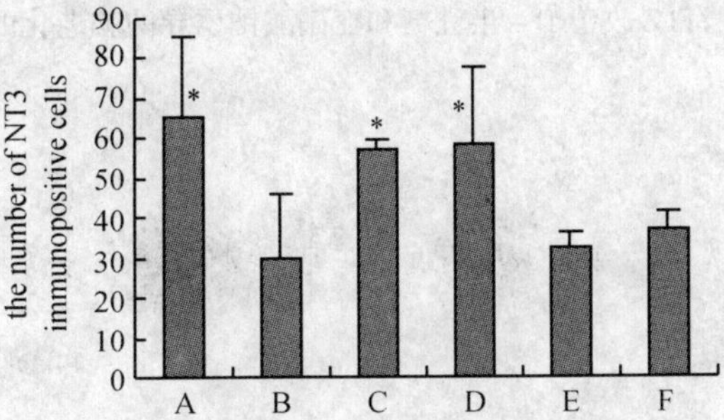

图 26-27　FLZ 对注射 D-半乳糖（120mg/kg）和亚硝酸钠（90mg/kg）模拟 AD 脑老化小鼠海马 CA1 组织中 NT3 免疫阳性细胞数变化的影响

（每组 4 只鼠脑，每鼠脑同一部位做 6 个切片，计数各组每个切片免疫阳性细胞数）

A．对照；B．模型组；C．FLZ（75mg/kg）组；D．FLZ（150mg/kg）组；E．donepezil（5mg/kg）组；F．脑复康（600mg/kg）* $P<0.05$ *vs* 模型组

胞色素 C 释放增加。FLZ（100μmol/L）提前与线粒体孵育 10 分钟，再用 $A\beta_{25-35}$处理，能明显减少线粒体活性氧的产生，增加 GSH，同时也能部分提高线粒体呼吸链复合酶，ATP 酶、丙酮酸脱氢酶和 α-酮戊二酸脱氢酶的活性，线粒体受损时，引起细胞素色 C 释放到胞浆中，与其他分子结合，激活 caspase3，诱导凋亡产生。本实验结果显示，50μmol/L $A\beta_{25-35}$与脑线粒体孵育引起线粒体细胞色素 C 释放增加，线粒体内细胞色素 C 含量明显减少。FLZ（100μmol/L）提前与线粒体孵育，能部分抑制线粒体内细胞色素 C 释放，线粒体内细胞色素 C 含量比 $A\beta_{25-35}$模型多。而他克林（100μmol/L）不能抑制 $A\beta_{25-35}$引起的线粒体细胞色素 C 释

放。抑制线粒体膜肿胀和细胞色素 C 释放（图 26－29）。提示 FLZ 有保护 $A\beta_{25-35}$引起的线粒体损伤的作用。

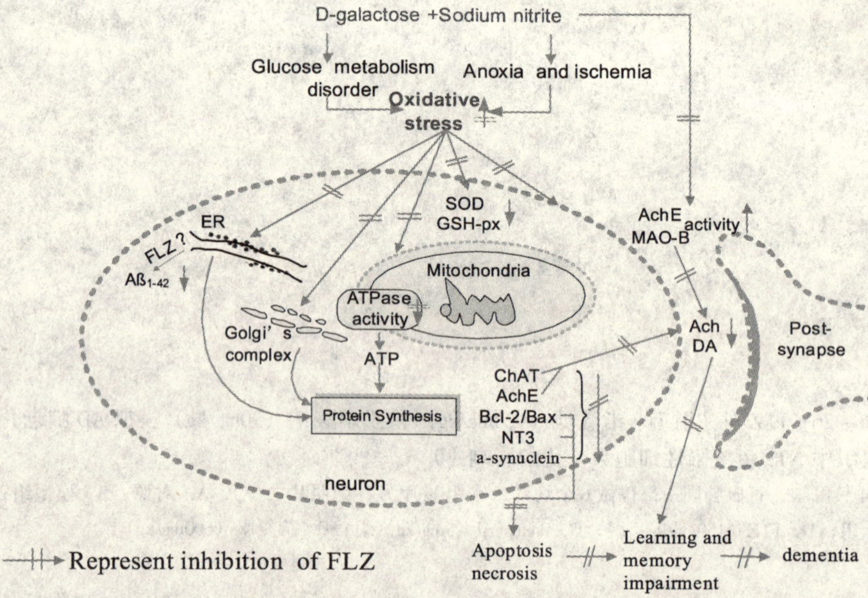

图 26－28 FLZ 改善 D－半乳糖和亚硝酸钠诱导的脑老化的有关机制

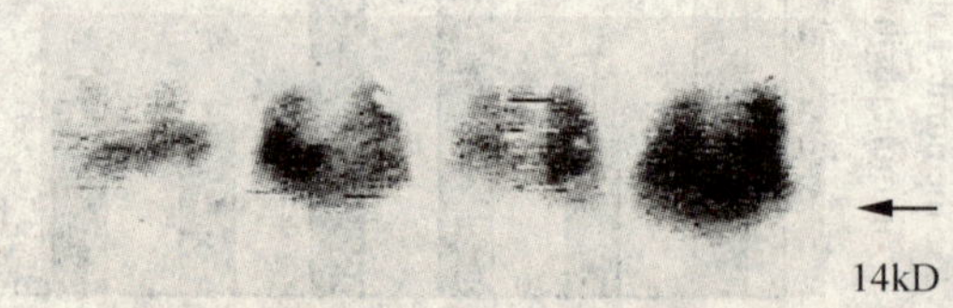

图 26－29 FLZ 对 $A\beta_{25-35}$引起的体外大鼠脑线粒体 cytochrome C 释放的保护作用（从左至右：对照组，50μmol/L $A\beta_{25-35}$，模型组，FLZ 100μmol/L 组，他克林 100μmol/L 组）

（三）FLZ 抗 $A\beta_{25-35}$诱导 SH－SY5Y 细胞和原代培养的大鼠小脑颗粒细胞凋亡的作用

神经细胞凋亡被认为是 AD 病人脑中神经元丢失的原因之一。很多文献报道，老年斑中主要成分 β－淀粉样蛋白（Aβ）能引起神经细胞凋亡，因而抗凋亡成为研究 AD 药物的一个方向。本研究结果发现，$A\beta_{25-35}$与 SH－SY5Y 细胞培养 48h 能减少细胞存活率，增加细胞 LDH 释放，诱导凋亡。同时也能升高细胞内活性氧自由基（ROS），降低 GSH 和 NAD（P）H，增加细胞内钙离子浓度，降低线粒体膜电位，增加线粒体细胞色素 C 释放，下调抗凋亡因子 bcl－2，上调凋亡因子 Bax 和 P53。FLZ 提前 30 分钟与细胞孵育，再用 $A\beta_{25-35}$处理，能增加细胞存活率，降低细胞 LDH 释放，降低细胞凋亡率。也能显著降低细胞内 ROS，升高

GSH 和 NAD（P）H，轻度降低细胞内钙离子浓度和线粒体膜电位。

Bcl－2、Bax 和 P53 是重要的调控细胞凋亡的因子，它们在细胞内表达的多少与调节细胞凋亡有密切关系。本实验结果显示，与正常对照细胞比较，25 $A\beta_{25-35}$与 SH－SY5Y 细胞共同培养 48 小时，细胞内 Bcl－2 表达下降，Bax 和 P53 表达升高，线粒体细胞色素 C 释放增加。FLZ（10μmol/L）提前与细胞孵育 30 分钟，再用 25μmol/L 处理 48 小时，与 25μmol/L $A\beta_{25-35}$单独处理的细胞比较，细胞内 Bcl－2 表达增高，Bax 和 P53 表达降低，线粒体细胞色素 C 释放减少（图 26－30）。以上结果都表明 FLZ 有抗 $A\beta_{25-35}$诱导 SH－SY5Y 细胞凋亡的作用。

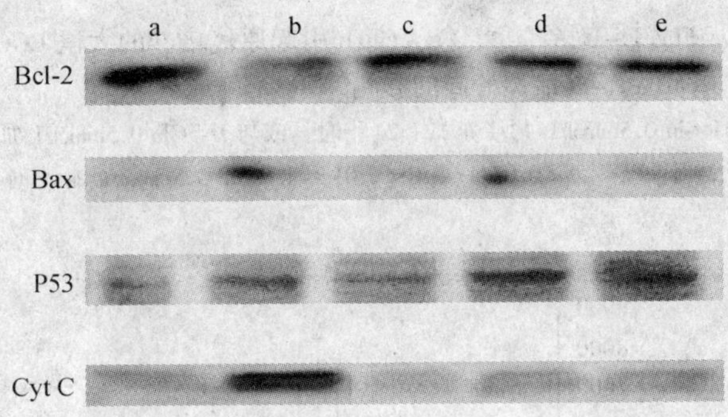

图 26－30　FLZ 对 $A\beta_{25-35}$（25μmol/L）诱导 SH－SY5Y 细胞 Bcl－2，Bax，P53 表达及线粒体细胞色素 C 释放的影响（Western blot）.

a. 对照组；b. 50μmol/L $A\beta_{25-35}$组；c. 10μmol/L FLZ 组；d. 1μmol/L FLZ 组；e. 1μmol/L 他克林组

另外，以原代培养的新生 6～8 天 Wistar 大鼠小脑颗粒细胞（Cerebellar granule cells，CGCs）为研究目标，以谷氨酸（L－Glu）或 $A\beta_{25-35}$（溶于重蒸水中 37℃老化 7 天）诱导 CGCs 凋亡，观察化合物 FLZ 的保护作用。CGCs 暴露于 $A\beta_{25-35}$50μmol/L 48 小时均可发生明显的凋亡，表现为 DNA 断裂，出现特征性的 DNA 梯状条带，细胞内 DNA 含量减少，经流式细胞仪测定出现明显的亚 G1 峰。加入 FLZ 1×10^{-5} mol/L 可明显抑制细胞凋亡，凋亡率明显降低。

谷氨酸（L－Glu）或 $A\beta_{25-35}$ 50μmol/L 诱导的 CGCs 凋亡过程中，线粒体细胞色素 C 释放显著增加，caspase－3 活性明显升高。加入 FLZ 1×10^{-5}mol/L 可显著抑制细胞色素 C 的释放，还可抑制 caspase－3 的激活，降低其活性（图 26－31，32）。

以上结果表明，FLZ 通过抑制线粒体细胞色素 C 的释放和 caspase－3 的激活而发挥抗细胞凋亡作用。

归纳起来，FLZ 对小鼠学习记忆障碍的改善作用总结如下：

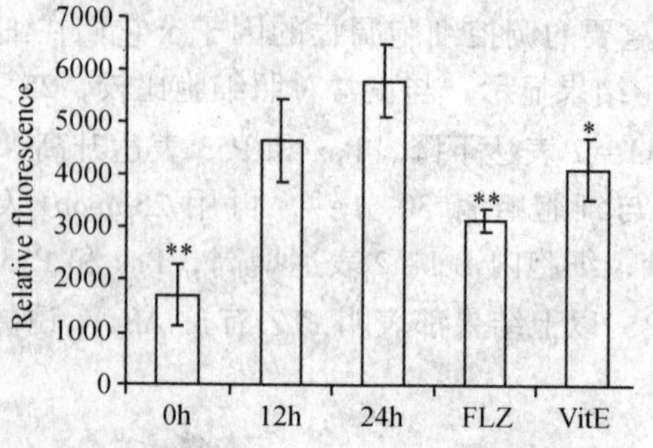

图 26 - 31 FLZ L - 对谷氨酸（L - Glu）引起原代培养的大鼠 CGCs 凋亡中 caspase - 3 活性升高的影响

CGCs 与 L - Glu 0.5mmol/L 共培养 12、24 小时，或与 L - Glu 0.5mmol/L 加 FLZ 1×10^{-5} mol/L L 共培养 24 小时．* $P<0.05$，** $P<0.01$ vs L - Glu 0.5mmol/L 24 小时

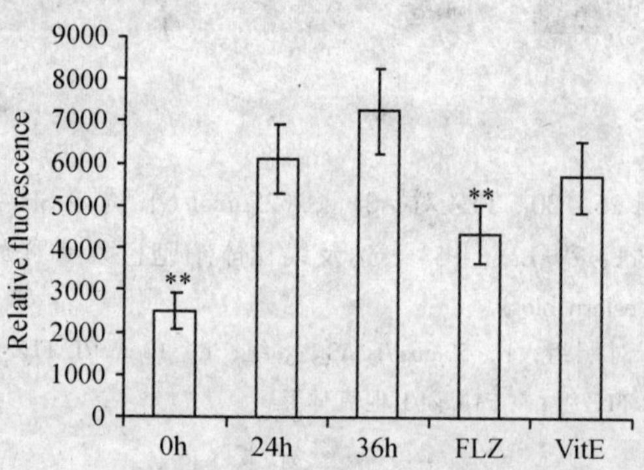

图 26 - 32 FLZ 对 $A\beta_{25-35}$ 引起原代培养的大鼠 CGCs 凋亡中 caspase - 3 活性升高的影响

CGCs 与 $A\beta_{25-35}$ 50μmol/L 共培养 24 小时、36 小时，或 CGCs 与 $A\beta_{25-35}$ 50μmol/L 加 FLZ 1×10^{-5} mol/L 共培养 36 小时 * $P<0.05$，** $P<0.01$ vs $A\beta_{25-35}$ 50μmol/L 36 小时

①避暗实验显示，FLZ 对 40% 乙醇引起的小鼠记忆再现障碍有改善作用；②水迷宫法观察 FLZ 对戊巴比妥钠诱导的小鼠空间障碍损伤有保护作用；③跳台法试验显示，FLZ 能改善环已酰亚胺诱导的小鼠记忆巩固障碍；④FLZ 能改善侧脑室注射 $A\beta_{25-35}$ 诱导的小鼠学习记忆障碍（跳台法和 Morris 水迷宫检测），并对侧脑室注射 $A\beta_{25-35}$ 引起的海马组织的结构损伤有保护作用，能降低海马组织中 MDA 含量，抑制海马 CA1 区中 AchE，α - synuclein，Bax 免疫阳性细胞数的增多，也能减少可能因代偿引起的海马 CA1 区中 ChAT、Bcl - 2 的增多，推测这些可能参与了 FLZ 改善学习记忆作用；⑤口服 FLZ 1 个月能改善 D - 半乳糖和亚硝酸钠致脑老化小鼠学习记忆的障碍，HE 染色显示 FLZ 能改善 D - 半乳糖和亚硝酸钠引起的海马组织结构轻微的老化现象。透射电镜观察 FLZ 对 D - 半乳糖和亚硝酸引起的神经元细胞结构、内质网、核糖体等超微结构有明显的改善，部分改善线粒体损伤。生化测定显示 FLZ 能

降低血清中MDA、NO含量，脑组织中MDA含量，提高血清中SOD，GSH－Px活性，升高脑组织中GSH－Px、ATP酶活性，降低脑组织中MAO－B活性，免疫组织化学显示FLZ能改善D－半乳糖和亚硝酸钠引起的海马CA1区中ChAT、AchE、Bcl－2/Bax、NT3、synuclein蛋白表达降低。同时能进一步降低海马CA1区中$A\beta_{1-42}$表达，这些结果显示FLZ对D－半乳糖和亚硝酸钠诱导的小鼠脑老化有保护作用。

（四）综合讨论

1．学习记忆　阿尔茨海默病（AD）以神经元丧失、神经纤维缠结和老年斑为主要病理特征，临床特性主要表现为渐进性的智能减退和认知障碍。早期表现主要是健忘，并伴有其他高级功能的障碍，例如对于复杂及新事物的学习能力、对空间识别能力、对语言及文字的表达能力等。因此，改善学习记忆能力成为新药研究的一个主要方面。直接对人体进行实验目前还有许多限制，模拟AD的病理变化和病理特征的动物模型对于AD的发病机制和治疗药物研究的筛选有重要作用。一般认为，记忆是一个至少有四个不同阶段组成的复杂的过程，包括获得、巩固、保持和再现。本研究首先选用乙醇、戊巴比妥钠和蛋白合成抑制剂环己酰亚胺诱导的小鼠记忆损伤模型，通过避暗法、跳台法和水迷宫观察了FLZ对记忆的再现、巩固和空间辨别障碍的改善作用。结果表明，FLZ能明显减少乙醇引起的小鼠进入暗室的错误次数，同时延长进入暗室的潜伏期；能减少环己酰亚胺诱导的小鼠跳下安全岛的次数，延长第一次跳下安全岛的潜伏期；对戊巴比妥钠引起的空间辨别障碍也有改善，能减少小鼠游入盲端的错误次数，缩短游出迷宫的时间。归纳上述结果，FLZ有明显的改善小鼠学习记忆障碍作用。

已有很多报道，采用脑室、海马和杏仁核内注射相应的毒素引起学习记忆障碍的模型，如β淀粉样蛋白、$AlCl_3$等。为进一步观察了FLZ的改善学习记忆的作用，本实验选用$A\beta_{25-35}$侧脑室注射引起的学习记忆损伤模型做了研究。β淀粉样蛋白是老年斑的主要成分，其毒性作用在AD的发病中也起了重要作用，$A\beta_{25-35}$是β淀粉样蛋白中的最小的毒性片段。中枢内给予$A\beta_{25-35}$能产生和$A\beta_{1-40}$一样的痴呆效果，已经成为新药开发的一个基本的筛选方法。大多的研究发现，中枢内注射$A\beta_{25-35}$能导致明显的学习记忆能力下降，并伴有中度的神经元丢失。但也有相反的报道。主要的原因可能与$A\beta_{25-35}$的状态、剂量和应用时间有关。可溶性的$A\beta_{25-35}$需要经β－折叠聚集成不溶性的纤维细丝，才能发挥毒性。本实验中所用的$A\beta_{25-35}$经过37℃老化4天，约15 nmol/每只鼠。跳台实验和Morris水迷宫的实验结果均表明，聚集状态的$A\beta_{25-35}$能够引起学习记忆障碍，与文献报道一致。而口服FLZ组小鼠在跳台实验中跳下安全岛的次数减少，第一次跳下安全岛的潜伏期明显延长。在Morris水迷宫中，随着训练时间的延长，找到安全岛的时间明显缩短，游泳的路径逐渐从随机型转为直线型或趋向型。探索实验中第一次穿越安全岛的时间减少，2分钟内穿越次数增加。提示FLZ能明显改善$A\beta_{25-35}$引起的学习记忆障碍。

阿尔茨海默病与衰老有密切关系。建立类似自然衰老的早衰动物模型是进行衰老机制研究、延缓衰老对策的关键因素，也是老年医学一直致力于解决的课题之一。D－半乳糖是一种生理性的营养成分，在正常机体代谢中转换成葡萄糖，参与葡萄糖代谢，但过量会导致代谢紊乱，国外最早用于白内障的研究。国内有作者首次在延缓衰老药物疗效实验中使用D－

半乳糖造成的衰老模型。随后国内的研究者对此模型进行进一步验证并完善，此衰老模型衰老程度接近于大鼠21月龄水平，可作为模拟AD的动物模型。D－半乳糖致衰老的机制是在一定的时间内连续注射D－半乳糖，使机体细胞内半乳糖浓度增高，在醛糖还原酶的作用下，生成半乳糖醇。这种物质在细胞内堆积，影响正常的渗透压，导致代谢紊乱，出现衰老的病理特征。罗焕敏等在D－半乳糖的基础上，加用亚硝酸钠，可以和线粒体细胞色素氧化酶中的Fe^{3+}结合，使酶失去活力，抑制细胞呼吸，导致细胞内乳酸酸中毒和缺氧，造成全身多脏器的缺血缺氧，影响学习记忆能力，进而从行为和病理特征上建立了模拟AD的动物模型。本研究中采用上述模型，通过跳台和水迷宫实验观察到小鼠连续腹腔注射D－半乳糖（120mg/kg）和亚硝酸钠（90mg/kg）可以明显损伤学习记忆能力。与正常对照组比较，能明显延长游出迷宫的时间，游入迷宫盲端的错误次数增多；能缩短第一次跳下安全岛的时间，跳下的错误次数增多。在造模一个月时口服FLZ能改善这种学习记忆障碍，而FLZ治疗给药虽然有改善的趋势，但都没有明显的统计学意义，可能与用药的时间短有关，也可能是D－半乳糖和亚硝酸钠停止给药后，模型组的损伤有恢复趋势。

研究表明，皮层和海马组织与学习记忆能力相关。在$A\beta_{25-35}$脑室注射模型和D－半乳糖和亚硝酸钠致快速衰老模型中，观察了海马组织的病理学变化。HE染色显示，$A\beta_{25-35}$脑室注射模型组动物出现双侧海马皮质萎缩，海马皮质神经细胞排列紊乱，细胞胞体缩小、着色变深，散在细胞固缩、坏死，而皮层改变不明显。这可能和组织结构的排列位置有关，皮层是大脑的最外层，脑室内的$A\beta_{25-35}$可能扩散不到皮层。海马组织中神经细胞的结构改变可能是造成学习障碍的基础。口服FLZ组小鼠未观察到明显的海马组织萎缩等病理改变。D－半乳糖和亚硝酸钠模型组动物皮质神经细胞排列紊乱，海马轻度萎缩，海马神经细胞排列紊乱、细胞固缩等轻度脑老化病理改变。透射电镜观察海马组织的超微结构显示神经元固缩，核膜内陷不规则，线粒体膨胀呈空泡变性，嵴溶解，粗面内质网脱颗粒，突触数量减少，结构变小。这些变化与文献报道一致。表明D－半乳糖和亚硝酸钠引起的超微结构的改变是脑老化的形态学基础，可能通过影响海马神经细胞的氧化磷酸化、蛋白合成、递质传递等方面造成学习记忆障碍。口服FLZ组小鼠海马组织结构清楚，神经细胞排列规则，神经元和内质网结构完整，变化不明显，线粒体部分受损，可能和在造模中开始给药，线粒体已经受损有关，突触数量较模型组多。以上结果表明，FLZ改善学习记忆的作用可能和海马组织结构的完整性有关。

2. FLZ作用机制的探讨　关于AD的发病机制还不是非常清楚，已经提出许多相关的假说并开发了相应的药物用于临床。记忆与颞叶海马CA1区神经元活性有关。FLZ是通过怎样的途径保护海马组织不受损伤，从而达到提高学习记忆能力，本研究通过免疫组织化学的方法观察海马CA1区中相关蛋白的表达，分别从以下几个方面进行初步探讨。

（1）胆碱能系统功能：众所周知，胆碱能系统与学习记忆有密切关系。AD病人的病理特征之一是脑内胆碱能神经元丢失。Erme等证实脑内注射$A\beta_{1-40}$能明显破坏胆碱能纤维的结构。Nitta等也发现，痴呆的程度和脑中Aβ沉积与胆碱能系统功能紊乱有关。Tang等认为，Aβ抑制脑内葡萄糖代谢和氧化磷酸化，降低ATP，从而降低乙酰胆碱前体乙酰CoA，进而减少突触传递中的乙酰胆碱，最终导致痴呆。也有人认为，Aβ能增加胆碱的电导，这样细胞内胆碱浓度降低，引起乙酰胆碱含量降低。Giovannelli等研究证实$A\beta_{25-35}$注入脑基底核可减少皮层Ach水平。目前，关于乙酰胆碱的合成酶（ChAT）和水解代谢酶（AChE）活性和表达变化的研究报道不一致，可能和采用的模型和检测方法不同有关，但胆碱系统的改变已成为导致AD的重要原因之一。目前用于临床治疗的药物也是通过抑制乙酰胆碱的代谢酶乙酰胆碱酯酶（AChE）来增加脑内乙酰胆碱的水平减轻痴呆，也同样表明胆碱能系统功能降低。本研究中所用的阳性对照药他克林（Tacrine）能显著改善$A\beta_{25-35}$引起的学习记忆障碍，表明与上调胆碱神经元的功能有关。胆碱酯酶除了代谢乙酰胆碱外，还参与了蛋白之间的相互作用。有研究表明，在神经元的发展中，AchE能促进神经突的过渡生长。在AD病人的老年斑中有AchE，因而有假说认为，AchE可能结合Aβ促进Aβ的沉积，加重Aβ的毒性。Rees等将APP转基因鼠和AChE转基因鼠交配，发现子代中含有APP/AChE双重转基因的鼠中学习记忆能力损伤加重，同时出现老年斑的几率较单独转基因鼠增加，且出现的时间提前。提示，AchE作为一个成核因子促进可溶性的淀粉样蛋白变成不溶性的纤维状蛋白。另外有许多研究发现，Aβ能促进AChE的表达，提高AChE的活性。同样在D-半乳糖致快速衰老的AD模型中，研究发现脑匀浆中AChE活性增高或降低都表明胆碱功能的障碍。本研究中发现$A\beta_{25-35}$脑室注射可以引起小鼠海马CA1区中AChE表达增加，但海马组织中AchE活性并没有明显变化，而ChAT的表达也有增加，但个体差异较大。正常机体内很多物质的合成和代谢存在相对的平衡，疾病早期代偿反应起了重要作用，一旦代偿反应不足以弥补相应的平衡，疾病就会加重、恶化。可能是由于AChE表达的升高，降低Ach水平，代偿性引起的CAT表达升高。尸检报告显示，轻度AD病人脑中CAT活性升高，可能是代偿补充神经递质传递的不足。口服FLZ组，小鼠脑内AChE和ChAT表达比模型组低，阳性药他克林减低AChE和ChAT的表达更为明显。表明对$A\beta_{25-35}$脑室注射引起的胆碱功能紊乱有拮抗作用。在D-半乳糖和亚硝酸钠模型中，我们发现，AchE和ChAT的表达比正常对照组低，而FLZ能升高AChE和CAT的表达。同样说明，FLZ对D-半乳糖和亚硝酸钠引起的胆碱能系统功能紊乱也有保护作用。两种模型中胆碱能系统功能的变化相反，可能与它们不同的作用机制有关。

（2）抗氧化：氧化应激在神经退行性疾病（AD、PD等）发生和衰老过程中一样起了重要作用，抗氧化剂已成为开发治疗AD药物研究的一个热点。自由基参与机体代谢过程的许多重要反应，是维持生命活动所必需的。生物机体中，最常见和最重要的自由基是活性氧自由基，包括超氧阴离子、羟基自由基和单线态氧等。在正常的生理情况下，体内自由基不断产生，不断被清除，维持在一个稳定的生理水平上。自由基代谢异常会导致各种疾病，晚发AD就与自由基氧化（oxidative stress），损伤有关。据尸检报告，AD病人脑组织自由基生成增加，脂质严重过氧化。在AD患者脑部的SP区域中蛋白质的氧化程度很高，证明蛋白质参与了氧化作用。有学者认为，在AD病人的神经组织中，可能存在着以“Aβ氧自由基腺苷/腺苷受体（AOA）”为轴心的病理生理机制。其中心环节为氧自由基代谢。而Aβ的沉积作为一个不可逆的始终存在的刺激因素，对氧自由基代谢系统进行持续的影响，导致氧自由基代谢紊乱，形成恶性循环。而且Aβ能够促进活性氧类（ROS）的生成，并能放大ROS对神经元的氧化损伤作用。有报道说，Aβ本身的某个氨基酸上能形成自由基，作用到膜上。还有学者认为，Aβ结合到一个特殊性表面受体，这种结合会诱发氧化应激反应，损伤细胞。而Aβ引起的脑细胞膜脂质过氧化可以被抗氧化剂所抑制。随着年龄的增加，机体内的抗氧化酶类活性下降，自由基含量积累增多，引起脂质、蛋白和DNA氧化损伤，导致机体衰老。过量D-半乳糖造成糖代谢紊乱，生成醛糖和过氧化氢，产生超氧阴离子。亚硝酸钠引起缺血缺氧，同时可以引起氧自由基增多，造成氧化损伤。活性氧应激是其拟衰老和脑老化的启动因子。在脑细胞内，线粒体受到氧自由基的攻击损伤，产生过量的自由基，导致一系列的氧化反应，使脑部抗氧化系统功能受损，也是AD的发病原因之一。本研究中已经证实，脑室注射$A\beta_{25-35}$能引起海马组织中MDA含量升高；D-半乳糖和亚硝酸钠致快速脑老化模型中，血清和脑组织中MDA含量升高，血清中SOD、血清和脑组织中GSH-Px活性降低，与文献报道一致。另外本研究中还发现，D-半乳糖和亚硝酸钠能引起血清中NO含量明显升高，但脑组织中并没有检测到明显的变化，可能因为NO是一个小分子，合成后很容易扩散到血液中，脑组中NO含量少，所用的比色法检测灵敏度低有关。两个模型均显示出氧化应激参与了学习记忆的损伤。已前的研究已经证实，FLZ具有很强的抗氧化性，这也是我们研究FLZ是否能成为抗阿尔茨海默病药物的原因之一。实验结果表明，其能改善学习记忆，同样能降低脑组织和血清中的MDA含量，升高抗氧化酶（SOD、GSH-Px）活性，还能抗D-半乳糖和亚硝酸钠引起的血清中NO含量升高，同时观察到，FLZ组小鼠海马中线粒体结构损伤程度较模型组轻，在治疗给药的实验中，FLZ也同样能降低血清和脑组织中的MDA和脑中脂褐素的含量，推测抗氧化可能是其脑保护机制之一。

（3）抗凋亡：细胞凋亡（apoptosis）或称程序性死亡（PCD）是受基因调控的一种主动性的细胞自杀过程，从形态学、生化和分子事件上与细胞坏死有明显的区别。在有机体内，细胞增殖和细胞凋亡的动态平衡是维持机体稳态的一种重要方式，两种过程都受到精细调节。细胞内有一套复杂的信号系统，调节细胞凋亡过程。越来越多的证据表明，神经元凋亡在帕金森病和阿尔茨海默病等神经推行性疾病的发病机制中起关键作用。神经元的丢失，主要是由于接受内外环境的凋亡信号后，通过凋亡相关基因的表达而诱发细胞凋亡。实验发现，多数细胞与Aβ接触后就能表现出细胞肿胀、染色质浓缩、核内DNA断裂等细胞凋亡典型的形态和生化特征，仅在少数细胞内或与兴奋毒素共存时才表现出神经元肿胀、膜溶解、乳酸脱氢酶释放等坏死的特征。提示Aβ通过激活细胞凋亡而引起神经元退变。在细胞凋亡的过程中，Bcl-2家族和caspase家族起了重要作用。Bcl-2在中枢神经系统内表达，通过结合到线粒体膜关闭线粒体膜透性转变孔（PTP），有抑制细胞凋亡作用；Bax与Bcl-2有同源性，表达增加有诱导和加速凋亡作用。Bcl-2/Bax比值常被用来作为衡量凋亡的指标。AD病人脑中Bax蛋白表达增加。有文献报道，大鼠杏仁核内注射$A\beta_{25-35}$能引起海马组织中Tau蛋白磷酸化和Bax表达增加。Saille等研究发现，表达人类抗凋亡基因bcl-2的转基因小鼠皮层神经元，可明显抵抗β-淀粉样蛋白的神经毒性损害，提示以抑制神经元凋亡为目的的AD神经保护基因治疗具有研究潜力。在本实验中，我们检测了海马CA1与凋亡相关因子的表达，结果显示，$A\beta_{25-35}$能明显增加Bax的表达，而对Bcl-2表达的影响没有如此明显，也可能是一种代偿反应企图维持Bcl/Bax之间的平衡，但因动物的个体差异较大，并无统计意义，而Bcl-2/Bax比值降低。FLZ能降低Bax，Bcl-2表达，Bcl/Bax比值增加，尤其是FLZ（150mg/kg）的结果与正常组接近。

氧化应激在凋亡中也起了重要作用，赵咏梅等通过免疫组织化学发现，单独应用D-半乳糖模型，小鼠海马内凋亡相关蛋白Fas、Fas配体（Fas-L）、c-fos、c-Jun的表达均明显高于正常对照组。说明 D－半乳糖小鼠模型组小鼠脑神经元出现大量凋亡，提示大剂量 D－半乳糖不仅促进神经元推行病变，而且是一种有效的凋亡诱导剂。另有研究用 TUNEL 原位末端标记法光镜下观察到老龄衰老小鼠脑组织中有较多的凋亡细胞。本研究发现，D－半乳糖和亚硝酸钠的快速脑老化模型中，小鼠海马组织中凋亡相关因子 Bcl－2 表达明显减少，Bax 表达变化不明显，Bcl－2/Bax 比值明显降低。FLZ 能增加 Bcl－2 表达，Bcl－2/Bax 比值增加，提示有明显的抗 D－半乳糖和亚硝酸钠引起的脑神经细胞的凋亡作用。Western－blot 法的结果也证实了这一推论。

在多种因素诱导细胞凋亡的过程中，线粒体功能受损是凋亡的最终途径。本实验电镜结果发现，此模型能引起线粒体结构严重受损，可能和亚硝酸钠与线粒体细胞色素氧化酶中的 Fe^{3+} 结合，使酶失去活力，抑制细胞呼吸，导致细胞内乳酸酸中毒和缺氧有关。而 FLZ 能部分改善线粒体的结构也可能是其抗凋亡原因之一。

（4）神经营养因子：神经营养因子是存在于哺乳动物体内的一种天然物质，具有促进神经元生长、分化、存活和修复损伤的作用。是突触可塑性的介导剂、修饰剂。它还是纠正钙稳态失调、增强中枢胆碱系统功能的药物，已成为当前治疗神经退行性疾病包括阿尔茨海默病的重要途径。神经营养因子，包括：成纤维细胞生长因子（bEGF）、神经生长因子（NGF）、脑源性神经营养因子（BDNF）、胰岛素生长因子－1（IGF－1）、转化生长因子－β（TGFβ）和 NT－3、NT－4/5、NT－6 等。值得指出的是，即使来自同一家族的神经营养因子，如 NGF，BDNF 和 NT－3 等，各有其特异的作用靶点（神经元），因不同类型的神经元存在不同类型的 trk 受体，其信号传导途径也有所不同。NGF 能促进基底前脑胆碱神经元的存活，能增加胆碱的合成和释放，AD 病人脑中基底前脑胆碱神经元丢失可能与缺乏 NGF 有关。张兰等研究发现，老年雌性 Wistar 大鼠与学习记忆密切相关的海马区锥体细胞层，神经元 NGF 及其受体 TrkA 表达（棕色物质）明显降低。文献报道，脑内连续灌注 NGF 对老年 AD 大鼠的记忆损伤有保护作用，并可部分的逆转其胆碱神经元的萎缩。联合应用 GNF 可以改善老年痴呆鼠学习记忆能力。脑室内灌注 NGF（1～3 个月）治疗 AD 病人 3 例，出现语言插曲记忆改善，额、颞皮层烟碱结合增加，脑血流增加。然而，外源性 NGF 价格昂贵，分子量大不易通过血脑屏障，具有严重的副作用（包括体重减轻、疼痛和精神错乱），并不是理想的治疗方法。因此，增加内源性 NGF 的合成和释放，成为 AD 研究的一个重要方面。AD 基因治疗的早期策略就是向脑内移植遗传修饰后的，能产生 NGF 的自体同源细胞或神经前体细胞。

NT3 是近年来研究较热的一个神经营养因子，在促进神经元的存活，延缓细胞凋亡过程中起了重要作用，还能调节中枢神经系统中儿茶酚胺类神经元的自分泌，参与突触的可塑性。D－半乳糖老化小鼠海马神经元生长因子（NGF）、神经营养素－3（NT3）表达下降，海马神经细胞存在明显的超微结构改变。在本研究中，我们在 D－半乳糖的基础上，同时腹腔注射亚硝酸钠，造成脑老化的模型。同样发现海马 CA1 区 NT3 的表达明显下降，但可以被口服 FLZ 改善。提示 FLZ 可能通过增加神经营养因子的表达，进而调节胞内信息转导而改善神经元的退行性病变。

（5）突轴核蛋白（α－synuclein）：α－synuclein 最早是从电鳐鱼的带电器官中分离得到。由于其分布于神经元的突触末梢和细胞核，因此又称为共核蛋白。其生理功能还不十分清楚。由于 α - synuclein 存在于突触末梢，可能和突触功能、神经元的可塑性、学习、生长发育、细胞粘连、磷酸化、细胞分化和多巴胺重摄取的调节中起重要作用。α - synuclein 可以和多种蛋白结合，有分子伴侣的特性，介导了蛋白之间和蛋白和脂质之间的相互作用。因此推测其在脂质代谢、信号传导、轴索转运、微管稳定性和动力性、细胞骨架成分与浆膜或脂质囊泡结合中起了重要作用。野生型的 α - synuclein 还有抗凋亡的作用。但大量的研究报道已表明，α - synuclein 是神经退行性疾病如帕金森病（PD）、阿尔茨海默病（AD）和伴有路易小体的痴呆的特征分子。许多研究发现，过量表达和突变的 α - synuclein 可导致神经毒性，而 α - synuclein 的聚集是关键因素。高温、高浓度、低 pH、Cu、Zn、$A\beta_{25-35}$和一些化学染料考马斯亮蓝、伊红等多种因素都可引起 α - synuclein 自身聚集。另外有研究表明，氧化损伤也参与了 α - synuclein 的神经毒性。在过多表达变异 α - synuclein 的 SH - SY5Y 细胞中，活性氧增加，降低细胞的存活率。在大鼠原代培养的中脑细胞和大鼠多巴胺能细胞系中，A53T 变异的 α - synuclein 过多表达也有相同的结果。Lee 等证实，突变的 α - synuclein 引起细胞存活率的下降伴随着脂质过氧化和细胞死亡的增加。另有研究发现，NAC 纤维能增加神经细胞的线粒体中的活性氧，进而激活 NF - κB，导致基因的表达的变化，最终引起神经细胞的凋亡。

老年斑是 AD 病人脑中的主要组织病理的标志，但老年斑中除了淀粉样蛋白外，还有非淀粉样蛋白（NAC），NAC 来自一个 19×10^{-3}的前体，即 α - synuclein。NAC 主要存在老年斑的核心部位，而 Aβ 在老年斑中是均匀分布的。研究表明，蛋白协同作用可促进老年斑形成。另有研究发现，α - synuclein 不仅本身容易聚集形成淀粉样纤维，而且可以促进 Aβ 的多聚化。同样 Aβ 也可促进 α - synuclein 的聚集。在与 AD 相关的转基因动物模型中，发现 Aβ 能增加 α - synuclein 的积聚和神经元损伤。本研究结果同样证明了脑室注射 $A\beta_{25-35}$能够刺激海马 CA1 区中 α - synuclein 的表达增加，可能在 $A\beta_{25-35}$的神经毒性中也起了重要作用。海马组中 MDA 含量升高提示氧化反应参与了神经损伤，可能是二者的相互作用或者由单独作用引起的。目前关于二者的相互作用是好是坏还有争议。有一种假说认为，突触前膜的囊泡与细胞膜融合的部位就是这两种物质接触的部位。当 NACP 与 Aβ 蛋白形成复合体后，NACP 的 N 和 C 末端可能被切除，形成 Aβ 的核心并加强淀粉样斑块的扩大。最近，NACP/α - synuclein 研究的开创者 Tsunao Saitoh 提出一种新的假说，淀粉样斑块的形成可能是一种神经保护的机制。Aβ 的毒性来自其寡聚体且可以直接作用到神经元。但过多的 Aβ 形成的聚集体可以减少毒性。因为大的分子不容易和神经元结合，而 NACP/α - synuclein 作为 Aβ 聚集的辅助体，促进淀粉样斑块的形成，可以减少 Aβ 原纤维的毒性。因此可以认为，NACP/α - synuclein 是有害 Aβ 的“清扫夫”。根据这个假说，本实验中观察到海马 CA1 区 α - synuclein 表达增多也可能是一种保护作用，但这用作用不足以对抗 Aβ 对神经元的损伤。在阐述 α - synuclein 毒性机制中也有这样的假说，认为一种未知的应激因素破坏突触后，蛋白合成增加以维持丧失的突触功能，但这种合成增加或者不足以代偿突触的破坏或者是引起突触蛋白功能的失平衡。最后也导致斑块的形成，表现为痴呆。这个假说认为，突触蛋白的异常堆积是疾病发展的一个结果而不是原因。FLZ 能降低 α - synuclein 的表达，与正常组接近，表明能对抗 $A\beta_{25-35}$引起的 α - synuclein 升高，也可能是其改善 $A\beta_{25-35}$学习记忆的一个原因。

然而，在 D－半乳糖和亚硝酸钠所引起的快速脑老化模拟 AD 的小鼠模型中，却发现海马 CA1 区中 α－synuclein 的表达比正常对照组少。推测可能和 D－半乳糖可抑制脑皮层和海马神经元转录，蛋白合成能力减低有关，也可能是此模型造成衰老的程度较 $A\beta_{25-35}$ 单次脑室注射严重。有报道称，脑中表达的 α－synuclein 与 AD 的严重程度成反比，在 AD 早期的确发现前部皮质处 α－synuclein 升高。Western－blot 方法检测出 AD 病人前脑皮层灰质内可溶性 α－synuclein 表达比没有学习记忆障碍的老年人和有轻度记忆障碍但没有被确诊为 AD 的病人脑中 α－synuclein 表达低。AD 研究的许多报道提示，进展性认知能力的降低，与神经纤维病理变化和突触标记蛋白的降低有关。α－synuclein 可作为突触完整性的敏感指标。突触丢失发生在 AD 早期，而在晚期加重。本研究中电镜结果发现，海马组织中突触减少，结构变小，可能和 α－synuclein 表达减少有关。而口服 FLZ 能增加 α－synuclein 表达，突触数量较模型组多，结构较完整，可能是其对抗 D－半乳糖和亚硝酸钠引起的学习记忆障碍，造成脑老化的原因之一。

（6）Aβ 和 β－分泌酶：AD 病人脑中典型的病理特征之一是老年斑，其主要成分是 β－淀粉样蛋白，而且 β－淀粉样蛋白的神经毒性在 AD 的发病过程中起了重要作用。Aβ 本身作为生理肽，在正常体内通过合成和分解代谢保持一定的水平。正常情况下，β－淀粉样前体蛋白（APP）经 β－分泌酶和 γ－分泌酶水解代谢成 $A\beta_{1-40}$ 或 $A\beta_{1-42}$，很快被分解代谢酶降解。对 Aβ 降解酶的研究远不如合成酶的透彻，已发现的有胰岛素降解酶、neprilysin、plasmin 等，但还没发现单一位点的代谢酶。衰老等多种因素都可以引起代谢异常，造成 Aβ 在脑内沉积，引起神经毒性，造成记忆障碍。本研究中用免疫组织化学的方法，检测 D－半乳糖和亚硝酸钠致快速衰老的小鼠海马 CA1 区中 Aβ 和 β－分泌酶的表达，发现比正常对照平均的阳性细胞数略有减少，可能和 D－半乳糖和亚硝酸钠抑制蛋白合成有关。因为有文献报道，Aβ 是在内质网合成．电镜结果显示模型组小鼠脑组织中内质网有轻度扩张脱颗粒，多聚核糖体解聚，数量减少。而口服 FLZ 组小鼠海马 CA1 区中 Aβ 的表达却明显比正常对照组减少，β－分泌酶的变化不明显。Aβ 表达减少也可能是 FLZ 的保护机制之一。但还不能确切解释 FLZ 是如何减少 Aβ 的生成，需要进一步研究验证。考虑在 Aβ 脑室注射模型中 FLZ 有对抗 Aβ 引起的神经毒性，是否对 Aβ 的降解有作用，其具体的作用位点包括对 α－、γ－分泌酶等的作用等都还需要进一步深入研究。多奈哌齐对 Aβ 和 β－分泌酶的抑制作用明显，可能和其抑制胆碱酯酶的作用有关。研究发现，胆碱酯酶抑制剂能参与 APP 的加工、生成过程，可能通过蛋白激酶 C 介导增强 α－分泌酶活性，促进非 Aβ 代谢途径，减少 Aβ。

另外，在 D－半乳糖和亚硝酸钠的动物模型中，我们还检测到脑组织中的 Na^+-K^+－ATPase 活性降低、单胺氧化酶（MAO－B）的活性升高，与文献报道一致。在衰老过程中，已经发现这些酶的活性改变，影响能量转换、信息传递及单胺类递质代谢，参与学习记忆损伤。而口服 FLZ 能增加 ATP 酶活性，降低 MAO－B 活性，从而改善学习记忆。本组早期的研究已经证实，在 MPTP 诱导的帕金森病动物模型中，FLZ 有降低 MAO－B 酶活性的作用．

综上所述，导致衰老和神经退行性疾病的发生发展是多个因素、多环节、多靶点的相互作用造成的。本研究观察了 FLZ 改善学习作用，对其作用的机制也有初步的阐述。但还不能确切肯定具体的作用靶点，可能与 FLZ 多环节调节整体功能有关。

（7）与阳性对照药的比较：本研究中我们分别应用了他克林，多奈哌齐和脑复康作为阳性对照药。实验结果显示，在乙醇、环己酰亚胺、戊巴比妥钠和 $A\beta_{25-35}$ 脑室注射模型中，FLZ（150mg/kg）和他克林（15mg/kg）的作用效果相一致，能改善上述物质引起的学习记忆障碍。他克林是胆碱酯酶抑制剂，在 $A\beta_{25-35}$ 脑室注射模型中，并未检测出其明显的降低海马组织中 AchE 活性，但海马 CA1 区中 AchE 的表达明显降低。同时有强的抗氧化作用，与文献报道其在细胞实验中能减少脂质过氧化物水平，对抗氧化损伤结果一致。但因其有强的肝脏毒性限制了临床使用。本研究过程中也发现剂量过大可引起严重的肝损伤，同时外周胆碱能神经的副作用业比较明显，如出汗、体温降低、颤抖等，严重者可致死。在 D－半乳糖和亚硝酸钠引起的快速脑老化模型中，从实验结果中看出，多奈哌齐和脑复康 虽然在降低胆碱酯酶和凋亡因子 Bax 等指标上比 FLZ 明显。但结合生化、病理等实验结果，总体改善效果不如 FLZ。推测可能和选择的剂量和作用机制不一样有关。以前的研究证明，实验中所用的 FLZ 剂量并不影响动物的自主活动，且它是一个低毒的化合物，半数致死量 $LD_{50} > 5g/kg$。虽然目前的结果还需要进一步深入探讨，但从开发治疗 AD，改善学习记忆的药物来说，FLZ 是一个非常有希望的化合物。

总结

归纳起来，本章的结果表明，FLZ 是一种具有很强的神经保护作用的新化合物，既对多种实验性帕金森病动物模型有明保护作用，又对多种小鼠学习记忆障碍模型具有明显的改善作用。其作用很可能是通过保护线粒体，抑制启动细胞凋亡的信号转导而发挥作用。FLZ 已经申请物质发明专利保护，应朝开发为防治神经退行性疾病新药的方向进一步深入研究。

（参加本章研究者有博士生李莉　冯卫红　王庆利　方芳）

参 考 文 献

1. Feng Wei Hong，Wei Huai Lin，Liu Geng Tao. Pharmacological study of the novel compound against experimental Parkinson's models and its active mechanism. Mol Neuro，2005，31（1－3）：295－300
2. 李 莉，刘耕陶. FLZ－52A 等三种抗氧化剂对氧应激（Oxidative Stress）损伤脑细胞的保护作用及其作用机理研究. 博士论文，1997
3. 冯卫红，刘耕陶. 新化合物 FLZ－52A 抗实验性帕金森氏病的药理学研究. 博士论文，2000
4. 王庆利，刘耕陶. 几种天然化合物的神经保护作用及其作用机理研究. 博士论文，2002
5. 方 芳，刘耕陶，番荔枝酰胺新衍生物 FLZ 改善实验性痴呆小鼠学习记忆功能及其作用机制的研究. 博士论文，2005
6. Atlante A，Gagliardi S，Marra E，et al. Glutamate neurotoxicity in rat cerebellar granule cells involves cytochrome c release from mitochondria and mitochondrial shuttle impairment. J Neurochem，1999，73（1）：237－246
7. Allen JW，Eldadah BA，Huang X，et al. Multiple caspases are involved in β－amyloid－induced neuronal apoptosis. J Neurosci Res，2001，65：45－53
8. Kroemer G，Zamzami N，Susin SA. Mitochondrial control of apoptosis. Immunol Today，1997，18：44－51
9. Simonian NA，Coyle JT. Oxidative stress in neurodegenerative diseases. Annu Rev Pharmacol Toxicol，1996，36：83－106
10. Boada J，Cuttillas B，Riog T，et al. MPP+（+）－induced mitochondrial dysfunction is potentiated by dopmine. Biochen Biophys Res Commun，2000，24：268（3）：916020

11. Shmizu S., Narita M., Tsujimoto Y. Bcl-2 family proteins regulate the release of apoptogenic cytochrome c by mitochondrial channel VDAC. Nature, 1999, 399 (6735): 483-487
12. Daugas E, Susin SA, Zamzami N, et al Mitochondrio-nuclear translocation of AIF in apoptosis and necrosis. FASEB J, 2000, 14 (5): 729
13. Trimmer PA, Swerdlow RH, PArks JK, et al. Abnormal mitochondrial morphologgy in sporadic Parkinson, s and Alzheimer's Disease cybrid cell lines. Exp Neurol, 2000, 162 (1): 37-50
14. Simon DK., Standaert DG. Neuroprotective therapies Med Clin North AM 1999, 83 (2): 509-23
15. Jellinger KA. The role of iron in neurodegeneration: prospects for pharmacotherapy of Parkinson's disease. Drugs Aging, 1999, 14 (2): 115
16. 蔡元奋. 神经毒素 MPTP 处理之老年大鼠可作为研究帕金森氏症候群的动物模型. 生理科学进展, 1997, 28 (1): 58-60
17. Atlante A, Calissano P, Bobba A, et al. Glutamate neurotoxicity, oxidative stress and mitochondria. FEBS lett, 2001, 497: 1-5

第27章 异丹叶大黄素（Iso）和白藜芦醇（Res）对血管壁细胞损伤的保护作用

一、Res、Iso、Vam3、Vam等化合物体外抗氧化作用
二、Res、Iso、Vam3、Vam4对人血清LDL氧化修饰的抑制作用
（一）Res、Iso、Vam3、Vam4对Cu^{2+}诱导人血清LDL过氧化的抑制作用
（二）Res、Iso、Vam3、Vam4对Cu^{2+}诱导人血清LDL中维生素E耗竭的预防作用
（三）Iso对氧化LDL中脂褐素生成的抑制作用
（四）Iso、Vam3、Vam4对氧化LDL电泳迁移速度的影响
（五）Res、Iso、Vam3、Vam4对Cu^{2+}诱导人血清LDL氧化过程中自由基产生的抑制作用
（六）Res、Iso、Vam3、Vam4对小鼠巨噬细胞诱导人血清LDL过氧化的抑制作用
（七）Res、Iso、Vam3、Vam4对小鼠巨噬细胞诱导人血清LDL氧化过程中O_2^-产生的影响
三、Iso、Res、Vam3对ox-LDL损伤牛主动脉内皮细胞的保护作用
（一）Iso、Res、Vam3对ox-LDL诱导血管内皮细胞细胞毒性的保护作用
（二）Iso、Res、Vam3对ox-LDL引起的血管内皮细胞凋亡的抑制作用
（三）Iso和Res对ox-LDL诱导的内皮细胞产生O_2^-的抑制作用
四、Iso、Res抑制ox-LDL促进新生牛主动脉内皮细胞与HL-60细胞粘附作用的分子机制
（一）Iso和Res对ox-LDL诱导牛主动脉内皮细胞粘附HL-60细胞的抑制作用
（二）Iso和Res对ox-LDL诱导牛主动脉内皮细胞粘附分子ICAM-1表达的作用
（三）Iso和Res对ox-LDL诱导牛主动脉内皮细胞粘附分子VCAM-1表达的作用
（四）Iso、Res对ox-LDL引起牛主动脉内皮细胞内自由基产生的影响
（五）Iso、Res对ox-LDL引起牛主动脉内皮细胞产生H_2O_2的影响
（六）Iso、Res对ox-LDL活化牛主动脉内皮细胞核转录因子NF-κB的影响

五、Iso和Res对ox-LDL诱导牛主动脉平滑肌细胞增殖的抑制作用

（一）Iso和Res对ox-LDL诱导牛主动脉平滑肌细胞增殖的抑制作用

（二）Iso和Res对ox-LDL诱导牛主动脉平滑肌细胞DNA合成的抑制作用

（三）Iso和Res对ox-LDL诱导血管平滑肌细胞产生H_2O_2的抑制作用

（四）用DCFH-DA法监测Iso和Res对ox-LDL诱导血管平滑肌细胞内自由基产生的影响

（五）Iso和Res对ox-LDL诱导血管平滑肌细胞活化MAPK的影响

（六）Iso对大鼠中性粒细胞呼吸爆发的抑制作用

本文研究了异丹叶大黄素（isohepatogenin，Iso）和白藜芦醇resveratrol，Res）等二苯乙烯类化合物对人血清LDL的体外氧化、ox-LDL诱导牛主动脉内皮细胞粘附单核细胞、ox-LDL引起牛主动脉内皮细胞的损伤和凋亡以及ox-LDL刺激牛主动脉平滑肌细胞的增殖、自由基的产生、核转录因子NF-κB的活化及MAPK的激活的影响。结果表明，氧自由基参与了ox-LDL引起的血管壁细胞功能紊乱、炎症过程和细胞信号传导，Iso等二苯乙烯类化合物对ox-LDL所致的牛主动脉血管壁细胞功能紊乱和炎症过程中上述信号转导的损伤有显著保护作用，其保护血管的重要机制与抗氧化有关。Iso等在抗动脉粥样硬化发生中的潜在价值值得继续研究。

动脉粥样硬化（AS）是多种病因造成的始发于动脉壁内膜的一系列复杂的细胞和分子改变的总结果（图27-1）。AS性血管疾病是现代西方社会人类死亡的首要原因。流行病学调查结果显示，中国人群AS发病率亦呈上升趋势，且与国外水平接近。AS是一种具有慢性炎症增生特征的大动脉病变。该疾病的核心病理改变为血浆脂蛋白浸润并在动脉内膜积累。滞留在内膜下的脂蛋白主要为低密度脂蛋白（LDL），LDL极易被氧化修饰，并被趋化到血

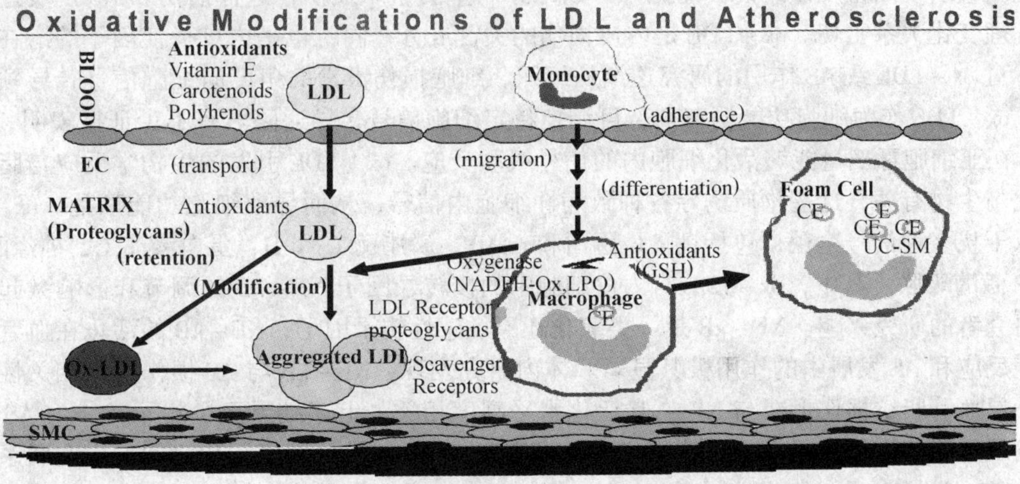

图27-1 动脉粥样硬化发生示意图

管壁的单核细胞吞噬、转变为泡沫细胞，大量泡沫细胞在血管内壁积累形成脂纹性病变，巨噬细胞分泌的产物以及血管内皮细胞、平滑肌细胞在刺激下产生的生长因子、细胞因子、血管张力调节因子等，可以进一步扩大血管损伤和炎症增生过程，导致动脉壁加厚、动脉腔狭窄，最终发生动脉硬化斑块断裂，成为心肌梗死、脑梗死等一系列疾病的诱发原因。

流行病学调查和实验研究表明，高血脂、吸烟、糖尿病、高血压、性别差异都是与AS发生有关的危险因素，而氧自由基所致的氧化应激（oxidative stress）能引起血管内皮细胞损伤和炎症反应，在AS的发病中有重要作用。关于AS病理发展机制，目前存在两种假说：氧化应激假说和血管损伤－反应循环假说。血浆低密度脂蛋白水平升高是心血管疾病的主要危险因素。Goldstein最早提出的AS“氧化应激假说”认为，血循环中的脂蛋白过多时，就会在动脉血管壁处堆积，滞留于血管内皮下间隙，发生脂质过氧化，形成氧化修饰的脂蛋白（ox－LDL）。ox－LDL是一种致AS性物质，可被巨噬细胞膜上的清道夫受体识别并被大量吞噬，吞噬了太多脂质的巨噬细胞就会坏死，成为饱含脂质的泡沫细胞，并且沉积于血管壁上，慢慢堆积，钙化，发展成为粥样硬化斑块。实验研究发现，在AS损伤部位可分离出被氧化修饰的类脂蛋白颗粒。用免疫组化方法在人和动物AS损伤部位检测出脂质过氧化产物丙二醛。ox－LDL在人类AS发展过程中，不但导致泡沫细胞的形成和血管脂纹损伤的形成，还可以通过活化炎症介质，损伤血管内皮细胞，促进AS形成过程中各个阶段的发展。ox－LDL本身和其所包含的过氧化产物，如过氧化脂肪酸、氧化胆固醇酯、溶血磷脂酸胆碱以及小分子短链脂肪醛，如4－HNE，对血管壁内皮细胞具有细胞毒作用，可引起血管内皮细胞坏死和凋亡。人类AS斑块中可检测到坏死的内皮细胞、平滑肌细胞和各种淋巴细胞。血管内皮细胞的损伤可以破坏血管内膜的完整性，导致激活血小板，加速血栓形成，同时使中膜的平滑肌细胞暴露于血液循环中的各种生物和化学刺激下，促进平滑肌细胞的迁移和增生。血管内皮在血管壁功能调节过程中起重要作用。内皮细胞的损害或内皮细胞功能紊乱被看作是AS发展过程中的关键事件。

血管内皮中发生的炎症反应是血管壁对损伤或刺激作出反应的正常防御机制，这种炎症反应的生理意义是保持和修复血管壁以及整个组织的正常结构和功能；另一方面，由强烈的炎症反应引发的正反馈式的炎症循环可以导致严重的组织损伤，这种损伤和AS发展过程中的病理变化关系密切。ox－LDL是内皮损伤的关键成分，同时也是内皮炎症因子的潜在诱导物。对ox－LDL致AS作用的研究逐渐从组织、细胞损伤毒素的角度向细胞信号转导领域转移。ox－LDL作为细胞功能调节剂，可调控特定细胞信号转导通路。有不少证据表明，ox－LDL在亚细胞毒剂量能够活化细胞内的信号级联反应。ox－LDL引发的生物学反应与脂质过氧化衍生物有关，这些物质诱导各种致病性细胞内信号，从而导致细胞功能紊乱。ox－LDL可以干扰多种信号途径，包括钙、G蛋白和cAMP、磷脂酶C和D、蛋白激酶C，神经酰氨、MAP激酶级联。其中，ox－LDL对内皮细胞中的核转录因子NF－κB的调节和影响激起了众多研究者的研究兴趣。NF－κB是一类氧化还原敏感性转录因子，NF－κB的活化在血管内皮炎症反应和AS发展中的作用极其显著。体内研究发现，NF－κB与AS损伤存在相关性，纯系小鼠血管脂纹损伤形成与NF－κB活化水平高度相关。上述结果至少提示，体内AS损伤的发展可能存在氧化脂质、血管炎症反应强度和NF－κB转录因子活化之间的内在联系，但ox－LDL活化NF－κB的机制尚未阐明。

平滑肌细胞复制和迁移是AS损伤部位形成平滑肌细胞纤维帽的重要步骤。平滑肌细胞迁移增生是 AS 损伤加速的重要标志，因为该过程能够显著扩大损伤面积并降低中膜的面积。一些细胞因子可以调节平滑肌细胞的迁移和增殖，氧化修饰后的 LDL 也具有直接和间接促进平滑肌细胞增生迁移的作用。致有丝分裂蛋白激酶（MAP Kinases）是一类 38 ~ 110kD 的丝氨酸/苏氨酸激酶。细胞对胞外信号如生长因子，佛波酯等刺激做出反应，启动细胞增殖级联反应的关键步骤是一类 MAP Kinase 的亚型——细胞外信号调节蛋白激酶（ERKs）的活化。免疫组化检测发现，实验性 AS 损伤部位的 ERKs 活性有所升高。初步的研究提示，ox - LDL 促进血管平滑肌细胞增殖的作用可能与活化 Fas/Raf/MEK/MAPK 通路有关。

相当多的体外体内实验证据显示，抗氧化剂可有效抑制 LDL 的氧化修饰，有可能预防 AS 的发展。一些流行病学研究发现，饮食摄入的抗氧化剂水平与心血管疾病发病率负相关，即摄入的抗氧化剂量多，心血管病发病率就低。有关的体内和离体实验证明，多酚类化合物、植物黄酮等抗氧化剂，可有效地抑制人 LDL 的氧化。预先给与实验动物抗氧化剂，可显著减少高胆固醇饮食诱导的实验性动脉硬化斑块面积的产生。抗氧化剂抑制 LDL 氧化修饰，保护血管的作用正受到越来越多的关注。

白藜芦醇（resveratrol，Res）是目前被广泛研究的具有心血管保护作用的天然抗氧化剂。流行病学研究发现，人类饮食中红葡萄酒的摄入量与心血管疾病的发病率呈负相关。红葡萄酒中的反式白藜芦醇（Res）乃是其保护心血管作用的有效成分。白藜芦醇具有较强的抗氧化和抗炎活性。白藜芦醇的抗氧化活性与其结构中的多个酚羟基和特征性母核二苯乙烯（stilbene）结构有关。异丹叶大黄素（Isohepatogenin，Iso）是从中药射干（belamcanda chinensis）中提取的结构类似白藜芦醇（Res）的化合物。Vam3，Vam4 分别是含有二苯乙烯结构的 Res 低聚物。以前的研究证明，Iso 也具有较强的清除自由基、抗氧化活性，对中性粒细胞呼吸爆发有很强的抑制作用，并能抑制 LDL 的过氧化。故推测，Iso 等二苯乙烯类化合物可能具有血管保护作用。

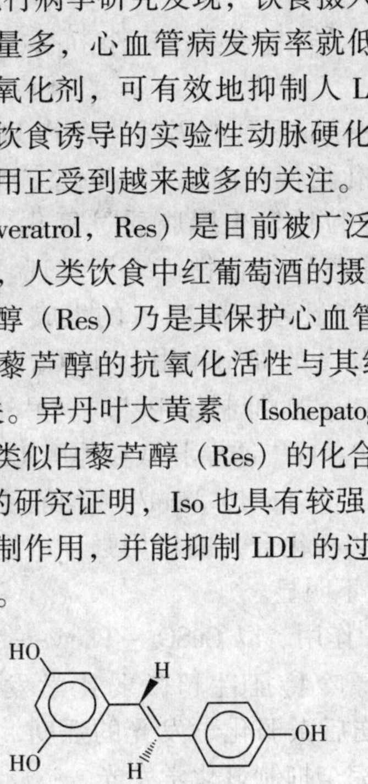

白藜芦醇(Res)

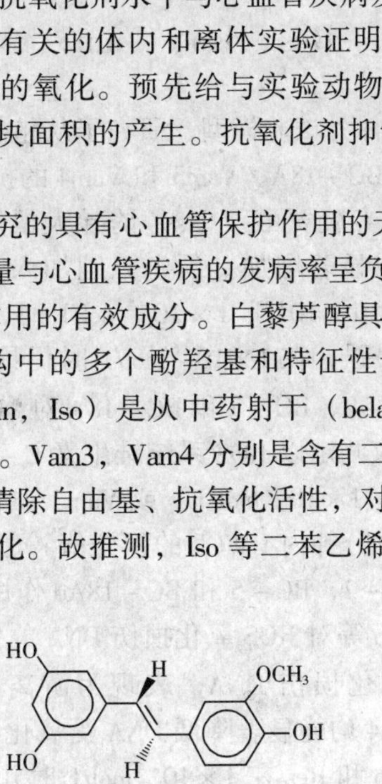

异丹叶大黄素(Iso)

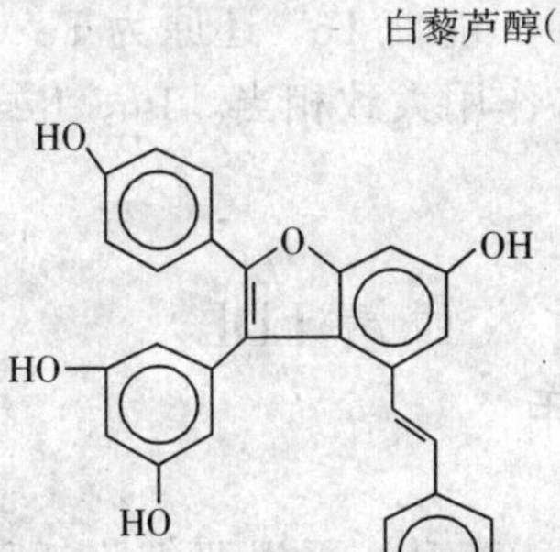

Vam3

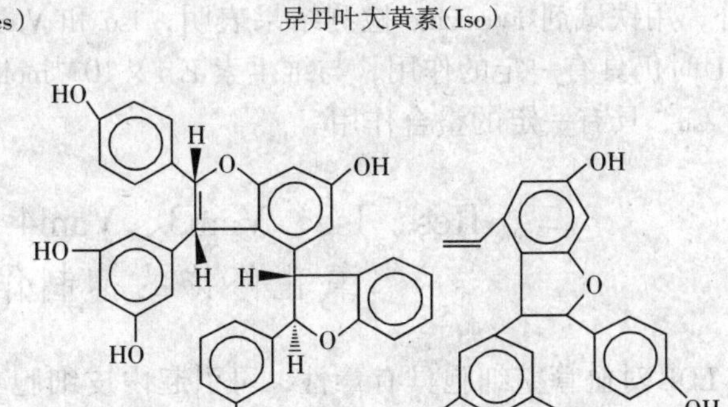

Vam4

Res，Iso，Vam3 及 Vam4 的化学结构式

为此，本研究首先采用多种方法研究了这几种化合物在体外的抗氧化活性，继而采用生化、细胞生物、分子生物手段对 Iso 等化合物，拮抗人 ox－LDL 引起的血管损伤及其作用机制进行研究，并与白藜芦醇进行比较。内容包括五个方面：①Res、Iso、Vam3 和 Vam 等化合物体外抗氧化作用；②Res、Iso、Vam3 和 Vam4 对 Cu^{2+} 及小鼠腹腔巨噬细胞诱导人血清 LDL 氧化修饰的抑制作用；③Iso，Res 和 Vam3 对 ox－LDL 诱导牛主动脉内皮细胞损伤的保护作用；④Iso 和 Res 对 ox－LDL 促进新生牛主动脉内皮细胞与 HL－60 细胞粘附调控作用的分子机制；⑤Iso 和 Res 对 ox－LDL 诱导牛主动脉平滑肌细胞增殖的抑制作用。旨在为今后研究 Iso 等化合物在防治 AS 中的潜力打下基础。

一、Res、Iso、Vam3、Vam 等化合物体外抗氧化作用

采用多种体外试验模型，研究了从植物中提取得到的天然化合物 PL－3、SJ－2、BC－5、Iso、Res、BC－18A、Vam3 和 Vam4 的抗氧化活性。首先，用生化方法检测发现，以 ROS 系统中 Fe^{2+}－半胱氨酸（Cys）诱导大鼠肝微粒体发生膜脂质过氧化（LPO）后，丙二醛（MDA）的生成显著增加。预先分别加入上述各种化合物，结果发现，Iso、Res、Vam3 和 Vam4 在浓度为 1×10^{-5}、1×10^{-4}mol/L 时，均能显著抑制 MDA 的生成（$P<0.01$），其中以 Vam3 的作用最强，在 1×10^{-6}mol/L 时仍具有显著的抑制作用，其 IC_{50} 为 $2.58\times1\times10^{-7}$mol/L；PL－3、SJ－2、BC－5 和 BC－18A 对 MDA 生成的抑制作用甚弱。另外，用超微弱化学发光（UWCL）仪测定以 ROS 系统维生素 C－ADP－Fe^{2+} 诱导肝微粒体膜 LPO，预先加入 Iso 和 Res（1×10^{-5}，1×10^{-4}mol/L）或 Vam3（1×10^{-6}，1×10^{-5}mol/L）均能使 UWCL 强度显著降低，并降低 20 分钟内 UWCL 的积分值。上述 4 种化合物的作用强于维生素。E 1×10^{-4}mol/L。PL－3，SJ－2，BC－5 和 BC－18Ad 作用均不明显。

为研究 Iso 等对 ROS 氧化损伤 DNA 的保护作用，以 $CuSO_4$－Phen－维生素 C－H_2O_2 系统产生的˙OH 氧化损伤 DNA，表现为游离鸟嘌呤特征性超微弱化学发光增强。Iso、Res、Vam3、和 Vam4 均能显著降低 DNA 受氧化损伤后微弱化学发光的强度，发光强度峰值明显降低，其中 Iso 和 Res 在 1×10^{-4}mol/L 时几乎完全抑制该化学发光。

另外，用铁试剂 Ferrozine 检测结果表明，Iso 和 Vam－3 能使 Fe^{3+} 还原为 Fe^{2+}，在 1×10^{-5}mol/L 时仍具有一定的作用，与维生素 E 1×10^{-4}mol/L 作用大致相当。Iso，Res，和 Vam－3 还对 Cu^{2+} 具有一定的螯合作用。

二、Res、Iso、Vam3、Vam4 对人血清 LDL 氧化修饰的抑制作用

ox－LDL 对血管壁细胞具有毒性，可引起内皮细胞功能紊乱、平滑肌细胞迁移、增生，血小板激活等一系列病理过程，对 AS（AS）的发展有明显促进作用。抑制 LDL 的氧化，减少毒性产物 ox－LDL 的产生，正成为预防 AS 的有效途径之一。本实验采用 Cu^{2+} 和小鼠腹腔巨噬细胞介导人 LDL 的氧化修饰，观察 Res、Iso、Vam3、Vam4 等对丙二醛（MDA）和脂褐素生成、维生素 E 的耗竭、细胞内 GSH 水平、ox－LDL 电泳迁移率变化的影响，以及 Iso 等

对 LDL 氧化过程中自由基的产生的作用。从而评价 Iso 等二苯乙烯类化合物保护人 LDL 抑制过氧化修饰的作用。

（一）Res、Iso、Vam3、Vam4 对 Cu^{2+} 诱导人血清 LDL 过氧化的抑制作用

用密度梯度超速离心法分离人低密度脂蛋白（LDL），将 1ml LDL（1mg/ml）与 1×10^{-5} mol/L$CuSO_4$ 在 37℃氧化 20 小时，取 100μl 氧化后的 LDL 测定其中过氧化产物丙二醛（MDA）的含量。结果经 Cu^{2+} 氧化修饰后 ox－LDL 中 MDA 含量和天然 LDL 对照相比升高四倍。1×10^{-4}、1×10^{-5}、1×10^{-6} mol/L Iso，Res，Vam3，Vam4 预先与 LDL 温孵 1 小时，可剂量依赖性地抑制 $CuSO_4$ 诱导的 LDL 中 MDA 的生成。相同浓度（1×10^{-5} mol/L）的上述四种化合物中，以 Iso 的作用最强，结果见表 27－1。

表 27－1　Iso、Res、Vam3、Vam4 对 Cu^{2+} 诱导人血清 LDL 过氧化的抑制作用（$\bar{x}\pm s$，$n=4$）

组别（mol/L）	MDA nmol/mg pr	抑制率％
n－LDL 对照	3.04±1.00	
ox－LDL 对照	12.91±0.57	
Res　1×10^{-6}	6.99±0.75***	60
Res　1×10^{-5}	4.60±0.65***	84
Res　1×10^{-4}	2.79±0.38***	100
Iso　1×10^{-6}	4.19±0.79***	88
Iso　1×10^{-5}	3.45±0.28***	96
Iso　1×10^{-4}	2.30±0.28***	100
Vam3　1×10^{-6}	5.88±0.51***	71
Vam3　1×10^{-5}	4.77±0.62***	82
Vam3　1×10^{-4}	2.05±0.14***	100
Vam4　1×10^{-6}	8.30±0.65***	47
Vam4　1×10^{-5}	8.80±1.73**	42
Vam4　1×10^{-4}	2.88±0.25***	100

*** $P<0.001$，** $P<0.01$，* $P<0.05$ vs ox－LDL 对照

（二）Res、Iso、Vam3、Vam4 对 Cu^{2+} 诱导人血清 LDL 中维生素 E 耗竭的预防作用

维生素 E 是一种内源性抗氧化剂。LDL 经 Cu^{2+} 氧化后，其所含的维生素 E 会降低甚至测不出来。取 Cu^{2+} 氧化后的 LDL 0.75ml，用荧光法测定维生素 E 的含量。结果如表 27－2 所示，LDL 经 Cu^{2+} 氧化后其所含的维生素 E 被完全耗竭，维生素 E 降低至测不出来。提前 1 小时加入 1×10^{-4} mol/L Iso，Res，Vam3，Vam4 可有效地阻抑 ox－LDL 中维生素 E 含量的下降，其中 Iso 和 Res 可以完全抑制 LDL 中维生素 E 的耗竭。

表 27-2 Iso，Res，Vam3，Vam4 预防 Cu^{2+} 诱导人血清 LDL 中维生素 E 耗竭的作用（$\bar{x} \pm s$，$n=4$）

组别（mol/L）	VitE（nmol/mg Pr）	抑制率%
n-LDL 对照	47.7±4.55	
ox-LDL 对照	0	
Res 1×10^{-4}	46.9±7.91	97
Iso 1×10^{-4}	46.9±4.26	97
Vam3 1×10^{-4}	34.9±2.98	73
Vam4 1×10^{-4}	36.8±0.65	77

*** $P<0.001$，** $P<0.01$，* $P<0.05$ vs ox-LDL 组

（三）Iso 对氧化 LDL 中脂褐素生成的抑制作用

LDL 氧化后会有脂褐素的生成。取经 Cu^{2+} 氧化后的 50μl LDL，用荧光法测定脂褐素的含量。结果发现，LDL 经 Cu^{2+} 氧化后脂褐素增加近三倍。Iso 则可剂量依赖性地抑制氧化 LDL 中脂褐素的升高（表 27-3）。

表 27-3 Iso 对氧化 LDL 中脂褐素生成的抑制作用（$\bar{x} \pm s$，$n=4$）

组别	脂褐素（mmol/μg Pr）
n-LDL 对照	13.3±0.29
ox-LDL 对照	31.3±3.06
Iso 1×10^{-6}mol/L	35.0±2.65
Iso 1×10^{-5}mol/L	27.3±1.53*
Iso 1×10^{-4}mol/L	22.5±3.04**

*** $P<0.001$，** $P<0.01$，* $P<0.05$ vs ox-LDL 组

（四）Iso、Vam3、Vam4 对氧化 LDL 电泳迁移速度的影响

Cu^{2+} 可氧化 LDL 中的载脂蛋白，使氧化修饰的 LDL 负电荷增加，从而引起电泳行为的改变。LDL 相对电泳迁移率以未氧化天然 LDL（n-LDL）的电泳迁移距离为 1，氧化 LDL 的电泳迁移距离与 n-LDL 的电泳迁移距离之比值即其相对电泳迁移率。结果表明，Cu^{2+} 氧化

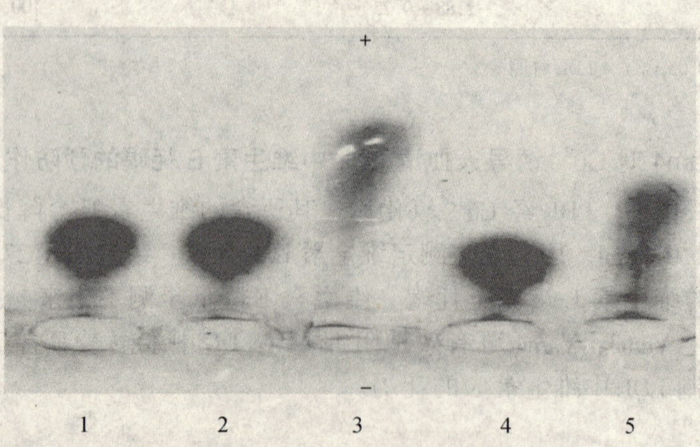

图 27-2 Iso、Vam3、Vam4 对氧化 LDL 电泳迁移速度的影响

（1）Iso1×10^{-4}mol/L；（2）Vam3 1×10^{-4}mol/L；（3）Cu^{2+}-Oxidized LDL；（4）n-LDL；（5）Vam4 1×10^{-4}mol/L

修饰后的 ox－LDL 电泳迁移与 n－LDL 相比明显加快。1×10^{-4} mol/L Iso，Vam3，Vam4 预先与 LDL 温孵 1 小时，可明显降低 ox－LDL 的电泳迁移速度（图 27－2）。

（五）Res、Iso、Vam3、Vam4 对 Cu^{2+} 诱导人血清 LDL 氧化过程中自由基产生的抑制作用

Cu^{2+} 诱导人血清 LDL 氧化过程中是否有自由基的产生？用超微弱发光方法测定的结果显示，LDL 氧化过程中的化学发光随氧化时间的推移而加强，即 LDL 氧化过程中有自由基的产生。1×10^{-6}（1×10^{-4}mol/L Iso、Res、Vam3、Vam4 分别与 LDL 在 37℃预温孵 1 小时，可剂量依赖性抑制 Cu^{2+} 诱导人血清 LDL 过氧化过程中自由基的产生。其中，Iso，Vam4（1×10^{-5}mol/L）可完全抑制 LDL 氧化过程中自由基的产生（图 27－3）。

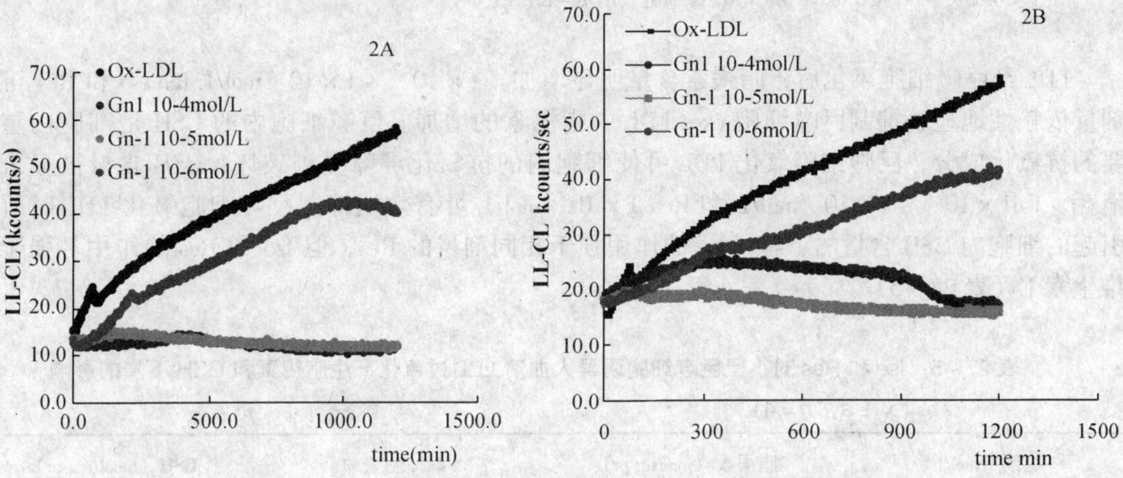

图 27－3　Iso（Gn1），Vam4 对 Cu^{2+} 诱导人血清 LDL 氧化过程中自由基产生的抑制作用
2A：Iso（Gn－1），2B：Vam4

（六）Res、Iso、Vam3、Vam4 对小鼠巨噬细胞诱导人血清 LDL 过氧化的抑制作用

单核巨噬细胞可粘附于血管壁并迁移到内皮下，产生活性氧，使 LDL 氧化修饰为体内 ox－LDL，是毒性产物 ox－LDL 形成的主要途径之一。采用小鼠腹腔巨噬细胞氧化 LDL 方法，研究 Iso 等化合物抑制 LDL 氧化修饰的活性。将 5×10^5 巨噬细胞/ml 分别与 1×10^{-5}、1×10^{-6}、1×10^{-7} mol/L Iso，Res，Vam3，Vam4 在 37℃预温孵 1 小时，然后加入 200μg/ml LDL 和 1μmol/L $CuSO_4$ 的无酚红 RPMI1640 培养基，37℃培养 18 小时，分别测定细胞上清中 MDA 脂褐素、还原型谷胱甘肽（GSH）含量的变化以及 O_2^- 的产生。结果显示，在 1μmol/L Cu^{2+} 存在下，小鼠腹腔巨噬细胞可使人 LDL 发生强烈过氧化修饰，LDL 中的 MDA 含量可升高 15 倍。Res、Iso、Vam3、Vam4 在 1×10^{-5}、1×10^{-6}、1×10^{-7}mol/L 浓度下对巨噬细胞诱导人血清 LDL 过氧化有显著抑制作用，剂量－效应关系明显。上述四种化合物 1×10^{-5} mol/L 浓度的抗氧化活性强于 1×10^{-4}mol/L 维生素 E 的作用。实验结果见表 27－4。

表 27-4. Res 与维生素 E 对小鼠巨噬细胞诱导人血清 LDL 过氧化的抑制作用的比较 ($\bar{x} \pm s$, $n=4$)

组别	MDA (nmol/mg)	抑制率%
n-LDL	1.3±0.4	
细胞氧化 LDL 对照	23.3±1.9	
Res 1×10^{-5}mol/L	3.6±0.1***	89.6±0.6
Res 1×10^{-6}mol/L	20.4±1.2*	13.1±5.7
Res 1×10^{-7}mol/L	21.4±1.1	8.7±4.8
Vit E1 $\times10^{-4}$mol/L	14.9±2.6**	38.0±12.0

*** $P<0.001$, ** $P<0.01$, * $P<0.05$ vs 细胞氧化 ox-LDL 组

LDL 经巨噬细胞氧化后，脂褐素含量明显增加。1×10^{-5} ~ 1×10^{-6}mol/L 的 Iso 和 Res 可剂量依赖性地显著抑制巨噬细胞 ox-LDL 中脂褐素的增加。巨噬细胞内的 GSH 是细胞内重要的抗氧化成分，巨噬细胞氧化 LDL 可使细胞内的抗氧化屏障受到破坏，GSH 含量被显著消耗。Iso1 $\times10^{-5}$ ~ 1×10^{-6}mol/L 和 Res 1×10^{-5}mol/L 可有效地抑制巨噬细胞氧化 LDL 时所引起的细胞内 GSH 含量的下降。Iso 的作用强于相同剂量的 Res，但 Iso 和 Res 的作用都强于维生素 E（表 27-5）。

表 27-5 Iso 和 Res 对小鼠巨噬细胞诱导人血清 LDL 过氧化产生脂褐素和 GSH 下降的影响 ($\bar{x} \pm s$, $n=4$)

组别 (mol/L)	脂褐素 (mm/μg pr)	抑制率%	GSH (nmol/mg pr)
n-LDL	3.33±0.76		296±25
细胞氧化 LDL 对照	10.58±1.11		49±18
Iso 1×10^{-5}	3.25±0.29***	100±4	211±30***
Iso 1×10^{-6}	3.63±1.49**	95±21	128±34***
Iso 1×10^{-7}	9.25±0.29*	18±4	39±27
n-LDL 对照	5±0	143.4±27.0	
细胞氧化 LDL 对照	31.3±1.8	14.5±13.3	
Res 1×10^{-5}	11.9±0.7***	73.9±2.7	93.5±34.3*
Res 1×10^{-6}	25.6±1.3**	21.6±4.8	19.6±22.9
Res 1×10^{-7}	30.0±2.7	4.9±10.3	17.4±18.8
维生素 E 1×10^{-4}	23.8±1.8**	28.7±6.7	21.7±28.8

*** $P<0.001$, ** $P<0.01$, * $P<0.05$ vs 细胞氧化 ox-LDL 对照组

（七）Res、Iso、Vam3、Vam4 对小鼠巨噬细胞诱导人血清 LDL 过氧化过程中 $O_2^{\cdot}$ 产生的影响

小鼠巨噬细胞介导人血清 LDL 氧化起始阶段，会产生大量 $O_2^{\cdot}$，采用细胞色素 C 还原法测定细胞内 $O_2^{\cdot}$。结果显示，LDL 氧化开始 30 分钟之内，细胞上清内 $O_2^{\cdot}$ 显著增加至正常细

胞对照的 223%，Res、Iso、Vam3、Vam4 四种化合物在 1×10^{-5} mol/L 浓度下分别与巨噬细胞预温孵 1 小时，可显著抑制 O_2^{-} 的增加，其中 Vam3 和 Res 抑制 O_2^{-} 产生的作用最强（表 27-6）。

表 27-6　Res、Iso、Vam3、Vam4 对小鼠巨噬细胞诱导人血清 LDL 过氧化过程中 O_2^{-} 产生的影响（$\bar{x}\pm s$，$n=4$）

组别（mol/L）	O_2^{-}（OD550nm）	抑制率%
正常细胞对照	$0.112\pm0.029^{**}$	
Cu^{2+} 对照	$0.174\pm0.002^{***}$	
细胞氧化 LDL 对照	0.250 ± 0.020	
Iso 1×10^{-5}	$0.186\pm0.015^{**}$	46 ± 11
Iso 1×10^{-6}	$0.194\pm0.021^{**}$	41 ± 15
Iso 1×10^{-7}	0.241 ± 0.004	7 ± 3
Res 1×10^{-5}	$0.179\pm0.011^{***}$	51 ± 8
Res 1×10^{-6}	$0.218\pm0.020^{*}$	23 ± 14
Res 1×10^{-7}	0.254 ± 0.018	0 ± 13
正常细胞对照	$0.112\pm0.029^{***}$	
Cu^{2+} 对照	$0.174\pm0.002^{***}$	
细胞氧化 LDL 对照	0.250 ± 0.020	
Vam3 1×10^{-5}	$0.145\pm0.022^{***}$	73 ± 16
Vam3 1×10^{-6}	$.205\pm0.034$	33 ± 24
Vam3 1×10^{-7}	0.239 ± 0.017	8 ± 12
Vam4 1×10^{-5}	$0.205\pm0.016^{*}$	32 ± 11
Vam4 1×10^{-6}	$0.222\pm0.038^{*}$	20 ± 27
Vam4 1×10^{-7}	0.258 ± 0.017	0 ± 12

$^{***}P<0.001$，$^{**}P<0.01$，$^{*}P<0.05$ VS 细胞氧化 ox-LDL 对照组

LDL 是一种包含磷脂、胆固醇和胆固醇酯、甘油三酯以及载脂蛋白 B（apoB）的水溶球形颗粒。LDL 中的不饱和脂肪酸和蛋白结构都极易被氧化。虽然目前对体内环境下，LDL 的确切氧化途径和机制还没有研究清楚，但是已有相当多的证据表明，体内是存在 ox-LDL，并且在动物和人 AS 损伤部位已分离出氧化的类质蛋白颗粒。本研究采用的 Cu^{2+} 体外氧化人 LDL 模型和鼠巨噬细胞氧化 LDL 模型是目前公认的研究人 LDL 氧化修饰的经典方法，并用于筛选和评价 LDL 氧化修饰抑制剂。已有研究证明，Res 能够显著抑制人 LDL 的体外氧化。我们以前的研究结果发现，Res 的结构类似物 Iso 抑制鼠肝微粒体过氧化作用很强，本研究首次证明，Iso、Vam3 及 Vam4 也同样能有效抑制铜离子诱导的人低密度脂蛋白过氧化，减少脂质过氧化产物 MDA 的生成。

Cu^{2+} 氧化修饰后的 ox-LDL 出现脂褐素物质，其产生主要与 LDL 中的载脂蛋白 B 的氧化有关。脂肪酸脂质过氧化生成的醛类物质与载脂蛋白 B 上赖氨酸残基的 ε 氨基作用形成 Schiff 碱，后者产生荧光。LDL 中载脂蛋白的氧化修饰会导致 LDL 表面抗原性改变成可被巨

噬细胞上的清道夫受体识别的结构，从而被巨噬细胞大量摄取，最终成为富含脂质颗粒的泡沫细胞。Iso 可有效抑制 ox－LDL 中脂褐素的增加，证明 Iso 可有效保护 LDL 中的载脂蛋白不被氧化。Vam3 和 Vam4 化合物本身有强荧光，故未测定其对 ox－LDL 中脂褐素生成的影响。载脂蛋白氧化所引起的另一个生化改变为整个脂蛋白的净负电荷增加，表现为 ox－LDL 电泳迁移速度加快。本实验亦观察到这一改变。ox－LDL 的电泳迁移速率与巨噬细胞内吞 ox－LDL 的速度正相关。本实验证明，Iso，Vam3，Vam4 在 1×10^{-4}mol/L 能够明显降低 Cu^{2+} 氧化引起的 ox－LDL 电泳迁移速度的增加，提示 Iso、Vam3、Vam4 预处理可明显提高 LDL 对过氧化的耐受性，从而降低 ox－LDL 被巨噬细胞内吞的可能性。存在于 LDL 中的抗氧化成分如维生素 E、β－胡萝卜素等能降低 LDL 对氧化的敏感性，Cu^{2+} 催化的 LDL 过氧化首先消耗 LDL 中的抗氧化成分，当维生素 E 被耗竭后，脂质过氧化剧烈地进行。而 Iso 等化合物能有效地保护 LDL 中的维生素 E，使其不降低，从而有效地抑制 LDL 的氧化。

Cu^{2+} 催化的 LDL 氧化主要是羟自由基（·OH）攻击 LDL 中的脂肪酸链，产生大量的脂过氧基（ROO），形成脂质过氧化的链式反应。本研究采用超微弱化学发光（LL－CL）法监测 LDL 氧化过程中自由基产生的动态变化。LL－CL 的主要来源为脂质过氧化自由基结合为非自由基产物时产生的三线态氧羰基化合物，进而衰退为基态时的能量变化。故 LL－CL 的动态变化主要反映了 LDL 氧化过程中自由基产生的情况。Iso 等化合物能可有效地延迟甚至抑制 LL－CL 的升高，说明 Iso 等化合物可通过清除自由基来抑制 LDL 的氧化过程。Iso、Vam3 和 Vam4 的结构中都含有多个酚羟基，可能是其清除自由基的必要结构。

血管壁中的内皮细胞、平滑肌细胞和巨噬细胞在体外与人 LDL 孵育都可以氧化 LDL。巨噬细胞与早期动脉粥样硬化损伤关系密切，在血管损伤部位的巨噬细胞中含有大量氧化的脂质。此外，巨噬细胞呼吸爆发相关途径的髓过氧化物酶可氧化 LDL，使其产生特异的酪氨酸自由基产物，该物质在动物和人的 AS 损伤部位确实存在。以上证据表明，巨噬细胞介导的人 LDL 氧化可能是体内 LDL 氧化的途径。

本研究结果与文献报道的结果类似。鼠腹腔巨噬细胞在微量 Cu^{2+} 存在下可强烈氧化 LDL，表现为 LDL 中的 MDA 含量成数十倍升高。Iso、Res、Vam3 和 Vam4 在 1×10^{-5}、1×10^{-6}、1×10^{-7}mol/L 浓度下，对巨噬细胞诱导人血清 LDL 过氧化有显著抑制作用，上述四种化合物在 1×10^{-5}mol/L 浓度的抗氧化活性强于 1×10^{-4}mol/L 维生素 E 的作用。巨噬细胞氧化 LDL 的过程受细胞内 GSH 水平的影响。已有研究表明，用 GSH 合成的抑制剂 BSO 预先处理巨噬细胞，可增加巨噬细胞氧化 LDL 的程度。本研究发现，Iso 和 Res 1×10^{-5}mol/L 可有效抑制巨噬细胞氧化 LDL 过程中细胞内 GSH 水平的降低，Iso 的保护作用强于 Res。提示 Iso 和 Res 对细胞内 GSH 的保护是其抑制巨噬细胞氧化 LDL 的途径之一。Vam3、Vam4、Iso、Res 可有效抑制巨噬细胞氧化 LDL 过程中 O_2^- 的产生，说明清除自由基作用是 Iso 等化合物抑制细胞氧化 LDL 的机制之一。

三、Iso、Res、Vam3 对 ox－LDL 损伤牛主动脉内皮细胞的保护作用

ox－LDL 本身和其所包含的过氧化产物，如过氧化脂肪酸、氧化胆固醇酯、溶血磷脂酸

胆碱，以及小分子短链脂肪醛，如 4 – HNE，对血管壁内皮细胞具有细胞毒作用。ox – LDL 及其氧化产物可引起血管壁内皮细胞坏死和凋亡。本实验采用 ox – LDL 诱导新生牛主动脉内皮细胞损伤和凋亡，研究 Iso、Vam3 和 Res 对内皮细胞损伤的保护作用。

（一）Iso、Res、Vam3 对 ox – LDL 诱导血管内皮细胞细胞毒性的保护作用

1．对细胞存活率的影响　首先用 MTT 法摸索 ox – LDL 诱导原代培养新生奶牛主动脉血管内皮细胞的细胞毒作用的浓度。为此将 50 ~ 200μg/ml ox – LDL 与原代新生奶牛主动脉内皮细胞培养 24 小时，可剂量依赖性地降低细胞存活率，同浓度的 n – LDL 对细胞存活率没有影响（表 27 – 7）。

表 27 – 7　MTT 法检查 ox – LDL 对牛血管内皮细胞存活率的影响

组别（μg/ml）	细胞存活率％
正常对照	100 ± 10
n – LDL 200	102 ± 10
ox – LDL 25	97 ± 14
ox – LDL 50	53 ± 12***
ox – LDL 100	46 ± 15***
ox – LDL 200	0 ± 5***

* $P < 0.05$，** $P < 0.01$，*** $P < 0.001$ vs 正常对照

根据上述结果，选择 ox – LDL 100μg/ml 与牛主动脉内皮细胞培养 24 小时作为实验条件，将 Iso、Res（3×10^{-5}mol/L，1×10^{-5}mol/L）、Vam3（1×10^{-5}mol/L，3×10^{-6}mol/L）提前与内皮细胞温育 1 小时，可显著防止 ox – LDL 诱导的内皮细胞存活率的下降，其中 Vam3（1×10^{-5}mol/L）的保护作用最强（表 27 – 8）。

表 27 – 8　Iso 、Res 和 Vam3 对 ox – LDL 损伤牛血管内皮细胞存活率的保护作用

组别	细胞存活率％
正常对照	100 ± 6.0
n – LDL 100μg/ml	118 ± 3.8
ox – LDL 100μg/ml	44 ± 11.8
Iso 3×10^{-5}mol/L	71 ± 6.8**
Iso 1×10^{-5}mol/L	63 ± 10.8*
Iso 3×10^{-6}mol/L	50 ± 5.8
Res 3×10^{-5}mol/L	70 ± 5.3**
Res 1×10^{-5}mol/L	56 ± 5.4
Res 3×10^{-6}mol/L	43 ± 18.8
Vam3 1×10^{-5}mol/L	78 ± 13.6**
Vam3 3×10^{-6}mol/L	66 ± 16.9*
Vam3 1×10^{-6}mol/L	43 ± 8.7

* $P < 0.05$，** $P < 0.01$；*** $P < 0.001$ vs 正常对照

2．对血管内皮细胞乳酸脱氢酶泄漏的作用 ox－LDL可损伤血管内皮细胞膜，引起细胞内乳酸脱氢酶（LDH）的泄漏，细胞上清中的LDH含量可反映细胞膜受损的程度。如图27－4所示，ox－LDL（50～200μg/ml）损伤内皮细胞24小时可使细胞外LDH水平显著升高，剂量关系明显，同浓度的n－LDL没有明显的细胞毒作用。

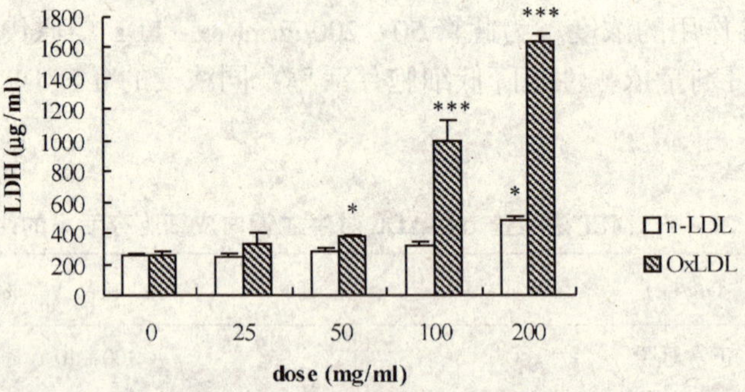

图27－4 ox－LDL引起血管内皮细胞乳酸脱氢酶泄漏的作用

*** $P<0.01$，* $P<0.05$ vs 对照（0）

采用上述的实验条件，测定Iso、Res、Vam3对ox－LDL 100μg/ml诱导血管内皮细胞乳酸脱氢酶泄漏的影响。结果表明，内皮细胞提前与Iso、Res（3×10^{-5}mol/L，1×10^{-5}mol/L）、Vam3（1×10^{-5}mol/L）温育1小时可剂量依赖地抑制ox－LDL诱导的内皮细胞内乳酸脱氢酶的泄漏。Iso和Vam3的保护作用强于Res。

表27－9 Iso，Res以及Vam3对ox－LDL损伤血管内皮细胞引起乳酸脱氢酶泄漏的作用

组别	LDH（μ/ml）	抑制率%	P
正常对照	535±82		
n－LDL100μg/ml	537±86		
ox－LDL 100μg/ml	884±64		
Iso 3×10^{-5}mol/L	683±94	57	<0.01
Iso 1×10^{-5}mol/L	733±88	43	<0.05
Iso 3×10^{-6}mol/L	828±44	16	
Res 3×10^{-5}mol/L	769±20	33	<0.01
Res 1×10^{-5}mol/L	838±53	13	
Res 3×10^{-6}mol/L	896±31	0	
Vam3 1×10^{-5}mol/L	685±117	57	<0.01
Vam3 3×10^{-6}mol/L	791±61	27	
Vam3 1×10^{-6}mol/L	924±50	0	

3．对牛主动脉内皮细胞形态损伤的保护作用 正常对照的牛主动脉内皮细胞为融合的铺路石状的卵圆形贴壁细胞，ox－LDL 100μg/ml与主动脉内皮细胞温孵24小时后，细胞变

长，成柳叶形，并大量飘浮；相同剂量的 n－LDL 对内皮细胞没有明显损伤作用。Iso、Res（3×10^{-5}mol/L）和 Vam3（1×10^{-5}mol/L）预先分别与主动脉内皮细胞温孵 1 小时，可明显减轻 ox－LDL 对内皮细胞的损伤，细胞形态接近正常。该结果与 MTT 测定和 LDH 活性测定的结果一致。

（二）Iso、Res、Vam3 对 ox－LDL 引起的血管内皮细胞凋亡的抑制作用

1．用琼脂糖凝胶电泳法检测凋亡内皮细胞 DNA 梯状条带的出现 ox－LDL 对血管壁内皮细胞具有毒性，可引起血管内皮细胞凋亡。凋亡细胞的形态变化总伴随内源性核酸内切酶激活介导的 DNA 断裂，DNA 在核小体连接处被切断，降解为 180～200bp 或其整数倍的各种片段，这种片段被当作凋亡细胞的生物学标志，可用琼脂糖凝胶电泳进行检测。结果表明，正常内皮细胞琼脂糖电泳没有 DNA 梯状条带出现，而 200μg/ml ox－LDL 损伤内皮细胞 24 小时，可诱导出明显的 DNA 梯状条带，内皮细胞经 Iso（3×10^{-5}mol/L）、Res（3×10^{-5}mol/L）预处理后，DNA 条带减少甚至消失，Vam3（1×10^{-5}mol/L）对 ox－LDL 诱导的内皮细胞凋亡的抑制作用不如 Iso 的作用明显。

2．流式细胞计数测定 ox－LDL 诱导牛主动脉内皮细胞凋亡的作用凋亡细胞经 PI 染色后，用流式细胞仪检测荧光标记的 DNA 含量，在 DNA 直方图上出现 DNA 含量减少的亚二倍体峰——凋亡峰（G1 亚峰），该区的细胞即凋亡细胞。如图 27－5 所示，牛主动脉内皮细胞经 100～200μg/ml ox－LDL 损伤 24 小时后，出现凋亡峰，凋亡细胞百分比呈现剂量依赖关系。当 ox－LDL 刺激达到 48 小时，大量细胞坏死，正常的 G1 峰消失。

1．正常对照；2．ox－LDL 100μg/ml 24 小时；3．ox－LDL 200μg/ml 24 小时；4．ox－LDL100μg/ml 48 小时．5．ox－LDL 200μg/ml 48 小时

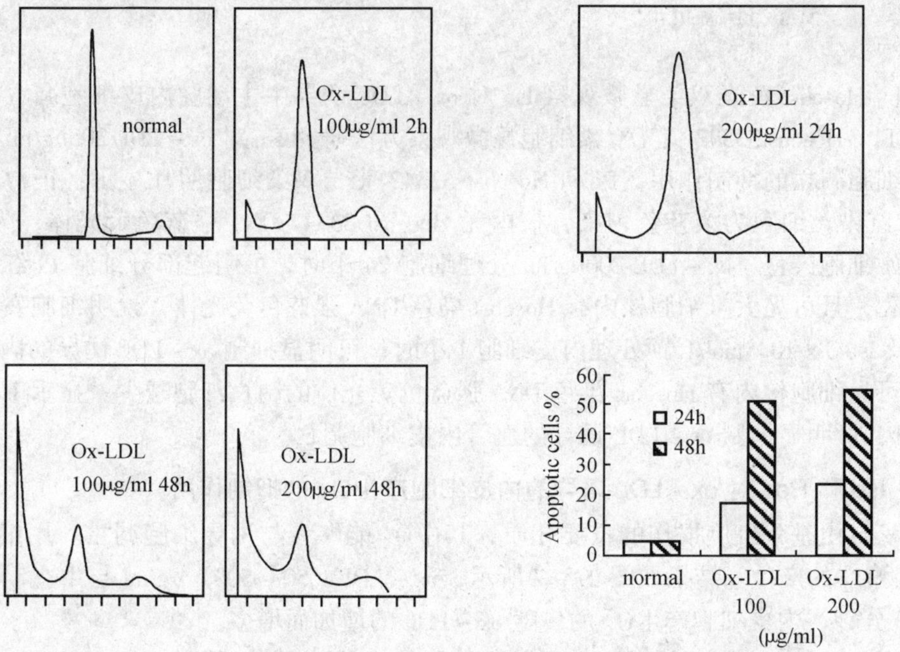

图 27－5　流式细胞计数测定 ox－LDL 诱导牛主动脉内皮细胞凋亡的作用

如图 27－5 显示，当内皮细胞经 200μg/ml ox－LDL 损伤 24 小时后，出现凋亡峰，凋亡细胞达到 13%，而正常内皮细胞几乎没有凋亡峰。内皮细胞经 Iso（3×10^{-5} mol/L），Res（3×10^{-5} mol/L）预处理后，出现的凋亡峰变小，其中 Res 的作用最明显，使凋亡细胞下降到 4%。

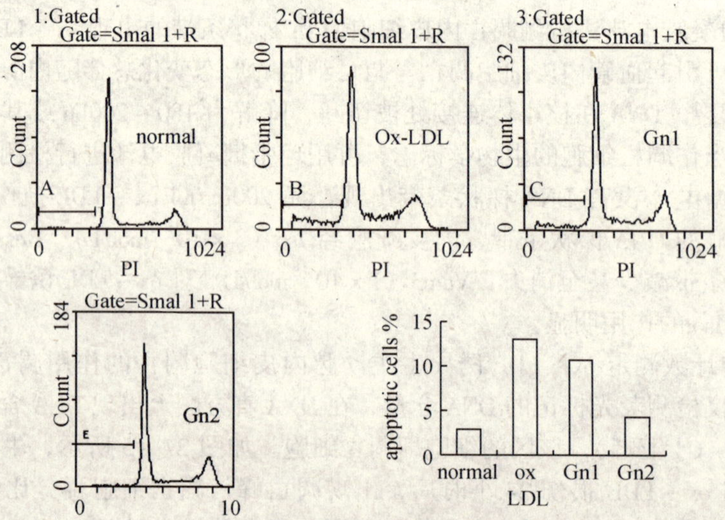

图 27－6 流式细胞计数测定 Iso 和 Res 对 ox－LDL 诱导牛主动脉内皮细胞凋亡的作用

1. 正常对照；2. ox－LDL；3. Iso（Gn－1）3×10^{-5} mol/L；4. Res（Gn－2）3×10^{-5} mol/L

3. PI、Hoechst 荧光双染显微观察 Iso 对 ox－LDL 诱导牛主动脉内皮细胞凋亡的抑制作用 采用 PI、Hoechst33342 荧光双染细胞显微观察方法研究 Iso 对 ox－LDL 200μg/ml 诱导牛主动脉内皮细胞凋亡的抑制作用。PI 和 Hoechst 33342 荧光双染细胞照片显示：正常对照组细胞未见 PI 红染，细胞为淡蓝色匀染，核内无 Hoechst 33342 DNA 强蓝色荧光体，为无坏死、无凋亡正常细胞染色。ox－LDL 200μg/ml 处理细胞 24 小时，可引起部分细胞 PI 红染。说明有细胞坏死，且可见大量细胞核内有 Hoechst 染色 DNA 强蓝色荧光体，说明细胞发生明显凋亡。Res 及 Iso 3×10^{-5} mol/L 预处理内皮细胞 1 小时，可明显抑制 ox－LDL 诱导的内皮细胞凋亡，照片可见细胞核内有 Hoechst 染色 DNA 强蓝色荧光体的凋亡细胞减少。显示 Iso 和 Res 3×10^{-5} mol/L 可明显抑制 ox－LDL 诱导的血管内皮细胞凋亡。

（三）Iso 和 Res 对 ox－LDL 诱导的内皮细胞产生 O_2^- 的抑制作用

活性氧自由基是细胞损伤的重要介质，其中 O_2^- 能够参与诱导细胞凋亡。用细胞色素 C 还原法检测 O_2^- 的产生。结果如图 27－7 所示，ox－LDL（50～500）μg/ml 与牛主动脉内皮细胞孵育 30 分钟，内皮细胞产生 O_2^- 的量随 ox－LDL 的增加而增多。

如上所述，ox－LDL 可刺激牛主动脉内皮细胞内产生 O_2^-。采用 ox－LDL 200μg/ml 刺激 30 分钟，牛主动脉内皮细胞上清中的 O_2^- 升高了 15 倍。用 Res（3×10^{-5}～3×10^{-6} mol/L）与

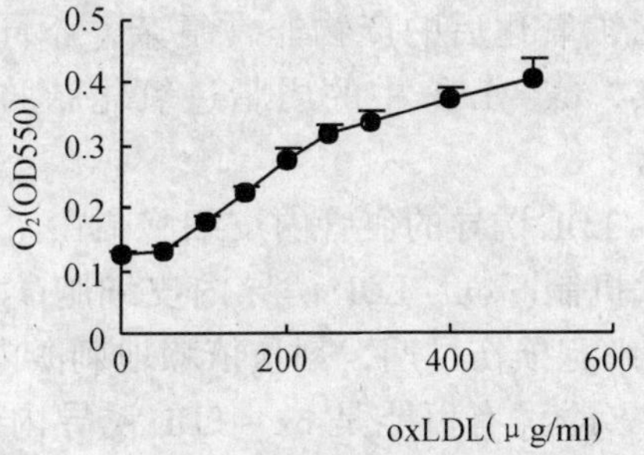

图 27 – 7　ox – LDL 刺激牛主动脉内皮细胞产生O_2^-的作用

内皮细胞预温孵，可显著抑制 ox – LDL 刺激的内皮细胞产生O_2^-，Iso 3×10^{-5} mol/L 亦可显著抑制内皮细胞产生O_2^-（表 27 – 10）。

表 27 – 10　Iso 和 Res 对 ox – LDL 诱导的内皮细胞产生O_2^-的抑制作用

组别	O_2^-（OD570nm）	抑制率（%）	*P*
正常对照	0.011 ± 0.007		< 0.001
ox – LDL 200μg/ml	0.156 ± 0.009		
Res 3×10^{-5} mol/L	0.067 ± 0.009	62	< 0.01
Res 1×10^{-5} mol/L	0.088 ± 0.011	47	< 0.01
Res 3×10^{-6} mol/L	0.102 ± 0.011	37	< 0.01
Iso 3×10^{-5} mol/L	0.128 ± 0.015	19	< 0.05

ox – LDL 及其氧化产物可引起血管壁内皮细胞坏死和凋亡。在本研究中，ox – LDL 对血管内皮细胞的毒性作用得到有力的证实。ox – LDL 可剂量依赖性地降低内皮细胞存活率，并损伤细胞膜，引起 LDH 的泄漏，血管内皮细胞的形态出现损伤性变化。Iso、Res、Vam3 能够显著减轻 ox – LDL 对血管内皮的细胞毒作用，ox – LDL 引起的上述的生化、细胞形态改变都得到一定改善，说明 Iso 等化合物可保护血管内皮细胞，减轻内皮细胞损伤。

在 AS 斑块中，血管内皮细胞的凋亡是较严重的病理损害之一，由此可引起动脉粥样斑块破裂，出血或血栓形成等并发症。本研究证实，随着 ox – LDL 与内皮细胞培养随时间的增加，用不同检测方法可观察到内皮损伤逐渐加重，并可见细胞凋亡的发生。200μg/ml ox – LDL 在无血清的条件下与牛主动脉内皮细胞作用 24 小时，用核酸特异的荧光染料观察到细胞染色质聚集；流式细胞分析可见 G – 1 亚峰；琼脂糖凝胶电泳可见明显的 DNA 梯状条带。以上结果证明，ox – LDL 损伤血管内皮细胞过程中存在细胞凋亡。但是，细胞坏死也同时并存。越来越多的学者认为，凋亡和坏死并不是两个截然相反的死亡过程。体外细胞的研究表明，凋亡和坏死常常伴随发生，许多细胞损伤剂对细胞的作用途径取决于损伤程度，程度轻则出现凋亡，过重则走向坏死。本文的研究结果表明，ox – LDL 并非特异的细胞凋亡诱导剂，对血管内皮细胞的损伤作用为凋亡和坏死并存。目前对 ox－LDL 损伤血管内皮细胞的机制并不清楚。因为人血清 LDL 被氧化后的产物非常复杂，不同实验条件下得到的实验结果往往存在差异。但至少已证实，ox－LDL 中的质脂过氧化脂肪酸、氧化的胆固醇以及 HNE 为其中的细胞毒成分。

Iso 和 Res 可显著抑制 ox－LDL 诱导的血管内皮细胞凋亡。文献报道，ox－LDL 诱导的内皮细胞凋亡主要通过氧化应激机制。ox－LDL 诱导内皮细胞$O_2^{\cdot -}$是细胞凋亡的重要介质。本研究也证实，ox－LDL 可以在细胞损伤早期，剂量依赖地刺激内皮细胞产生$O_2^{\cdot -}$，Iso、Res 可显著减少内皮细胞产生$O_2^{\cdot -}$。提示$O_2^{\cdot -}$有可能是 ox－LDL 诱导内皮凋亡的活性介质，Iso、Res 可能通过减少$O_2^{\cdot -}$的产生而抑制内皮细胞凋亡。

已有研究证明，ox－LDL 还可通过调节特异的凋亡通路，引起内皮细胞凋亡。ox－LDL 可激活 TNFα 死亡受体通路，还可以改变细胞内抗凋亡/促凋亡蛋白的平衡，如 bcl－2/bax 的平衡，并活化凋亡相关转录因子 ATF－2、ELK－1、CREB 和 AP－1，ox－LDL 还通过增加 ceramide 的生成诱导内皮细胞凋亡。ox－LDL 诱导血管内皮细胞凋亡的机制值得深入研究。

四、Iso、Res 抑制 ox－LDL 促进新生牛主动脉内皮细胞与 HL－60 细胞粘附作用的分子机制

单核细胞粘附于动脉内皮是 AS 病（AS）损伤形成的重要起始事件。内皮细胞表达的粘附分子以及产生的炎症细胞因子可以调节内皮细胞与白细胞之间的相互作用。内皮细胞和白细胞之间最初的相互作用为白细胞在内皮细胞表面的疏松粘附，表现为白细胞在内皮上的滚动。内皮细胞表达的免疫球蛋白超家族中的粘附分子如 ICAM－1、ICAM－2、ICAM－3、VCAM－1 或 PECAM－1 随后介导了白细胞在血管内皮表面牢固粘附。减少白细胞和血管内皮细胞的粘附，能够阻断血管炎症反应的进程。ox－LDL 作为关键的致 AS 物质，不但是内皮损伤的关键成分，同时也是内皮炎症反应的潜在诱导物。ox－LDL 作为促氧化剂可影响细胞信号转导过程，而 NF－κB 转录因子家族是氧化还原敏感的核转录调控因子，以 NF－κB 转录因子家族为调控中心的内皮细胞粘附分子表达的诱导途径，有可能是 ox－LDL 促 AS 形成的重要步骤。阐明 ox－LDL 诱导血管内皮细胞粘附单核细胞的生化分子机制，选择性保护内皮细胞损伤，减轻内皮细胞的炎症反应，可能是合理的 AS 治疗靶点之一。前两部分的研究证明，Iso 和 Res 可显著抑制 LDL 的体外氧化修饰，并能明显减轻 ox－LDL 诱导的血管内皮细胞损伤和凋亡，故本研究目的为探讨 Iso 和 Res 调节 ox－LDL 促进牛主动脉内皮细胞与 HL－60 细胞粘附的分子机制。

（一）Iso 和 Res 对 ox－LDL 诱导牛主动脉内皮细胞粘附 HL－60 细胞的抑制作用

细胞光镜照片显示，生长融合的牛主动脉内皮细胞经 200μg/ml ox－LDL 刺激 0－12 小时后，内皮细胞对 HL－60 细胞的粘附性从刺激 2 小时即开始增加。当刺激持续 8 小时，粘附 HL－60 细胞的作用达到最高，为正常对照细胞的 2.36 倍。随后延长 ox－LDL 的刺激时间，粘附作用不再增高。当采用不同浓度的 ox－LDL（50～200μg/ml）刺激内皮细胞 12 小时，内皮细胞粘附 HL－60 细胞的作用随 ox－LDL 浓度的增加而增强，呈现剂量效应依赖性。相同条件的 n－LDL 也可诱导牛主动脉内皮细胞对 HL－60 细胞的粘附性增加，但作用弱于 ox－

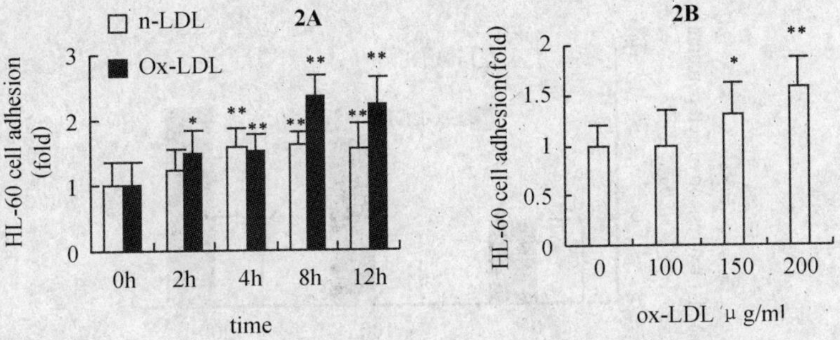

图 27－8　ox－LDL 诱导牛主动脉内皮细胞与 HL－60 细胞粘附的作用
（2A）作用不同时间；（2B）不同浓度 ox－LDL 作用 12 小时

LDL，如图 27－8 所示。

如表 27－11 所示，200μg/ml ox－LDL 刺激融合的牛主动脉内皮细胞 12 小时，诱导内皮粘附 HL－60 细胞增加 80%。用 3×10^{-5}mol/L、1×10^{-5}mol/L、3×10^{-6}mol/L Iso 和 Res 与牛主动脉内皮细胞预温孵 1 小时，可显著抑制 ox－LDL 诱导的内皮粘附 HL－60 细胞，并呈现剂量依赖性。3×10^{-5}mol/L Iso 抑制粘附达 53.8%，3×10^{-5}mol/L Res 抑制粘附达 91.2%。

表 27－11　Iso 和 Res 对 ox－LDL 诱导牛主动脉内皮细胞粘附 HL－60 细胞的抑制作用（$\bar{x}\pm s$，$n=6$）

组别	OD.570 nm	粘附倍数	抑制率%
正常对照	0.126±0.057	1.00±0.45	
n－LDL 200μg/ml	0.181±0.056	1.43±0.44	
ox－LDL 00μg/ml	0.227±0.038	1.80±0.30	
Iso 3×10^{-6}mol/L	0.212±0.024	1.68±0.19	14.6
Iso 1×10^{-5}mol/L	0.184±0.028	1.46±0.22*	42.3
Iso 3×10^{-5}mol/L	0.173±0.024	1.37±0.19**	53.8
Res 3×10^{-6}mol/L	0.171±0.029	1.36±0.23**	55.0
Res 1×10^{-5}mol/L	0.147±0.054	1.17±0.43**	79.1
Res 3×10^{-5}mol/L	0.135±0.051	1.07±0.41**	91.2

** $P<0.01$，* $P<0.05$ vs ox－LDL 组

（二）Iso 和 Res 对 ox－LDL 诱导牛主动脉内皮细胞（BAECs）粘附分子 ICAM－1 表达的作用

血管内皮细胞主要通过表面粘附分子介导对单核细胞的粘附，采用流式细胞仪测定内皮细胞表面粘附分子 ICAM－1 和 VCAM－1 的表达。结果显示，100～200μg/ml ox－LDL 刺激 BAECs 12 小时，可以剂量依赖性提高 ICAM－1 和 VCAM－2 的表达。其中，200μg/ml ox－

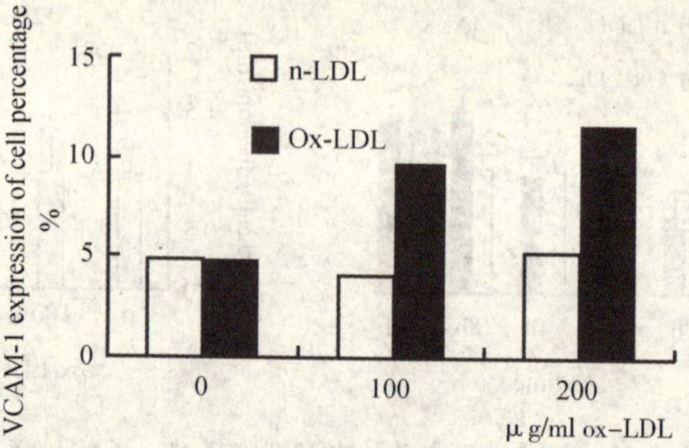

图 27－9 流式细胞计数法测定 ox－LDL 诱导牛主动脉内皮细胞粘附分子 ICAM－1 及 VCAM－1 表达的作用

LDL 与牛主动脉内皮细胞作用 12 小时，使 ICAM－1 表达阳性细胞百分比从 4.54%上升到 13.25%，使 VCAM－1 表达阳性细胞百分比从 4.84%上升到 11.6%。而相同浓度的－n－LDL 不诱导 ICAM－1 及 VCAM－1 表达的升高（图 27－9）。

如表 27－12 所示，200μg/ml ox－LDL 刺激内皮细胞 12 小时，使 ICAM－1 表达阳性细胞百分比从 4.97%上升到 18.5%。当 3×10^{-5}mol/L Iso、Res 与内皮细胞预温孵 1 小时，使 ox－LDL 刺激的 ICAM－1 表达阳性细胞，分别下降到 13.5%和 14.1%，抑制率分别为 37%和 33%（图 27－8）。

表 27－12 Iso 和 Res 对 ox－LDL 诱导牛主动脉内皮细胞粘附分子 ICAM－1 表达的抑制作用

组别	ICAM－1 阳性细胞%/抑制率%	VCAM－1 阳性细胞%/抑制率%
正常对照	4.97	8.19
n－LDL 200μg/ml	5.1	8.1
ox－LDL200μg/ml	18.5	24.9
Iso 3×10^{-5}mol/L	13.5/37.0	15.1/58.6
Iso 1×10^{-5}mol/L	18.5/0	17.9/41.9
Iso 3×10^{-6}mol/L	19.0/0	19.1/34.7
Res 3×10^{-5}mol/L	14.1/32.5	18.0/41.3
Res 1×10^{-5}mol/L	14.0/33.3	19.0/34.3
Res 3×10^{-6}mol/L	17.8/5.2	24.9/0

抑制率%＝（用药组－ox－LDL 组）/（ox－LDL 组－正常）×100

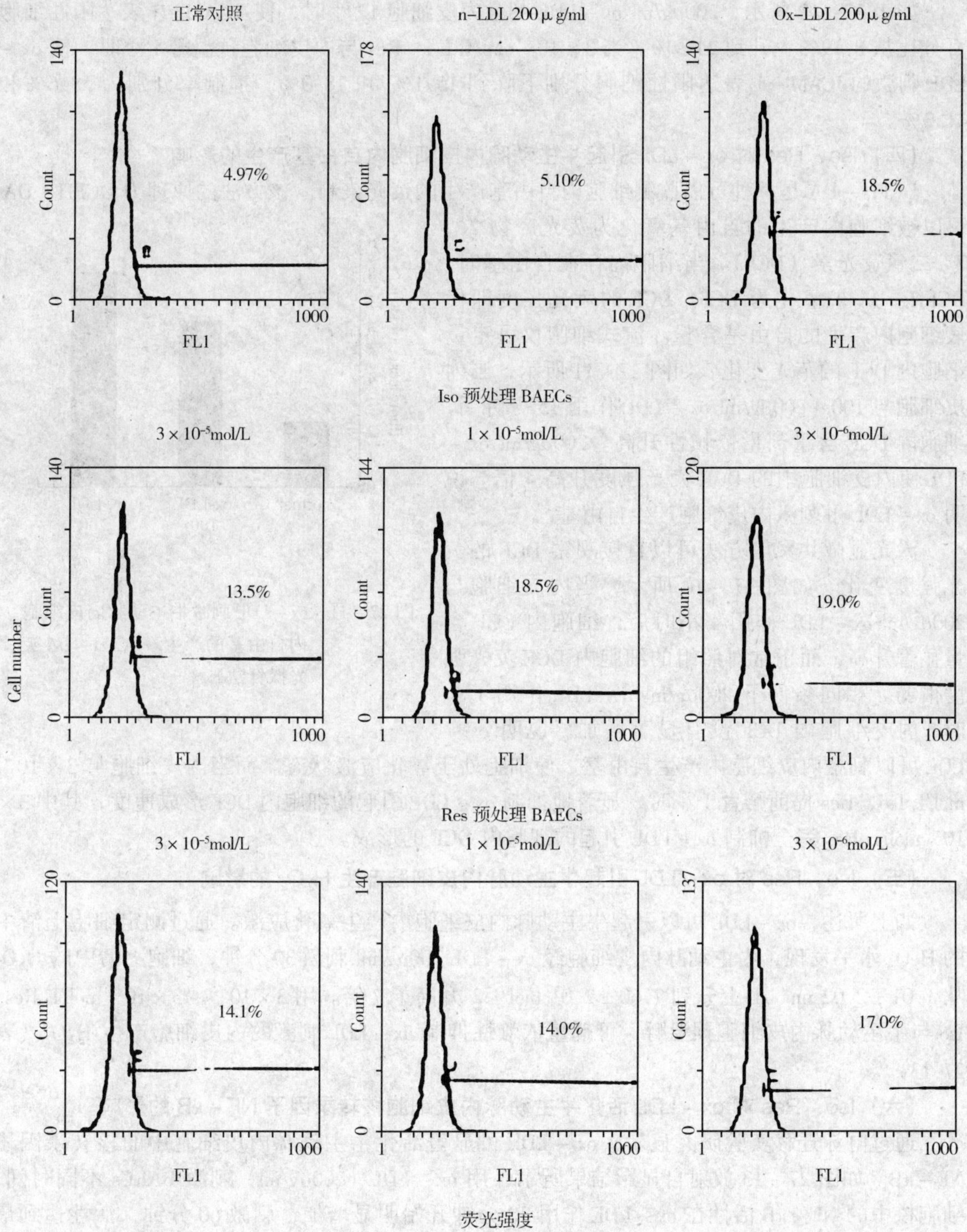

图 27－10　流式细胞仪测定 Iso 和 Res 对 ox－LDL 诱导牛主动脉内皮细胞粘附分子 ICAM－1 表达的作用

（三）Iso 和 Res 对 ox－LDL 诱导牛主动脉内皮细胞粘附分子 VCAM－1 表达的作用

如表 27－12 所示，200μg/ml ox－LDL 刺激内皮细胞 12 小时，使 VCAM－1 表达阳性细胞百分比从 8.19%上升到 24.9%。当 3×10^{-5} mol/L Iso、Res 与内皮细胞预温孵 1 小时，使 ox－LDL 刺激的 ICAM－1 表达阳性细胞分别下降到 15.1% 和 18.0%。抑制率分别为 58.6% 和 41.3%。

（四）Iso、Res 对 ox－LDL 引起牛主动脉内皮细胞内自由基产生的影响

DCFH－DA 是一种可以监测细胞内自由基产生的荧光染料。该方法的原理为 DCFH－DA 可以被细胞内产生的自由基氧化为荧光产物 2'，7' 二氯荧光素（DCF）。当细胞内存在自由基时，DCFH－DA 被氧化为 DCF。DCF 的荧光强度即代表细胞内产生的自由基含量。流式细胞仪可定量细胞内 DCF 的荧光变化。如图 27－11 所示，当内皮细胞与 100～200μg/ml ox－LDL 作用 15 分钟后，细胞内 DCF 含量剂量依赖性升高。200μg/ml ox－LDL 使内皮细胞中的 DCF 荧光强度升高 4 倍。说明 ox－LDL 可刺激内皮细胞产生自由基。

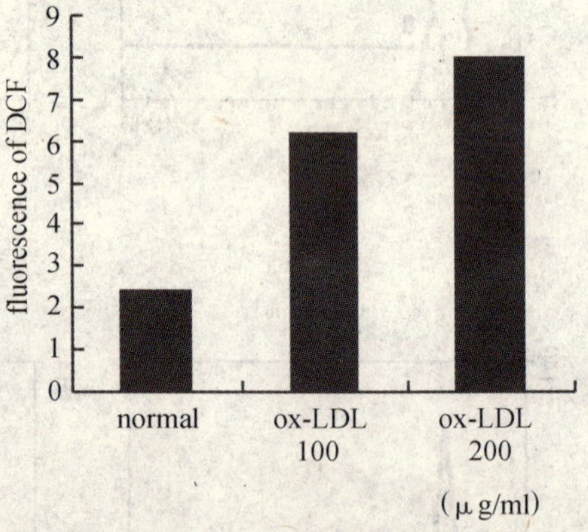

图 27－11 ox－LDL 刺激牛主动脉内皮细胞内自由基的产生（DCFH－DA 荧光探针法）

激光显微共聚焦方法可以直接观察 DCF 的荧光强度变化。如图 27－10 所示，当内皮细胞与 200μg/ml ox－LDL 作用 4 小时后，细胞内 DCF 含量显著升高，而正常对照组的细胞内 DCF 荧光强度很弱。相同条件下 200μg/ml n－LDL 作用 1 小时，内皮细胞内 DCF 没有显著增加。说明 ox－LDL 可以刺激内皮细胞内产生自由基，使细胞处于氧化应激状态。而当内皮细胞与 3×10^{-5} mol/L Iso、Res 提前孵育 1 小时，显著地抑制 ox－LDL 引起的细胞内 DCF 形成速度，其中 3×10^{-5} mol/L Res 完全抑制 ox－LDL 引起的细胞内 DCF 的形成。

（五）Iso、Res 对 ox－LDL 引起牛主动脉内皮细胞产生 H_2O_2 的影响

如上所述，ox－LDL 可以引起牛主动脉内皮细胞内产生氧化应激。通过测定细胞上清中的 H_2O_2 水平发现，牛主动脉内皮细胞经 ox－LDL 200μg/ml 刺激 30 分钟，细胞上清中的 H_2O_2 从 1.01 ± 2.02 nmol/L 上升到 7.60 ± 2.01 mol/L，升高了 7 倍。用 $3\times10^{-5}\sim3\times10^{-6}$ mol/L Res、Iso 与牛主动脉内皮细胞预温孵，可剂量依赖性抑制 ox－LDL 刺激的内皮细胞产生 H_2O_2（表 27.13）。

（六）Iso、Res 对 ox－LDL 活化牛主动脉内皮细胞核转录因子 NF－κB 的影响

通过电泳迁移实验研究显示，ox－LDL 可显著活化牛主动脉内皮细胞中的核转录因子 NF－κB。如图 27－13 放射自显影结果所示；用 ox－LDL（200μg/ml）刺激 BAECs 不同时间，细胞核中的 NF－κB 活性在 ox－LDL 作用 30 分钟开始明显增加，刺激 60 分钟，活性达到最高，密度灰度扫描结果显示，ox－LDL 刺激牛主动脉内皮细胞分钟，核转录因子 NF－κB 活性上升 30 倍，继续延长 ox－LDL 作用时间，NF－κB 活性逐渐下降，4 小时后接近正常水平。

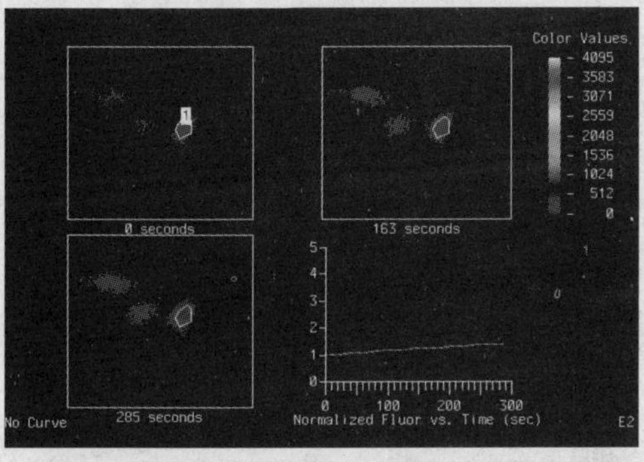

A. 正常对照处理 BAECs.

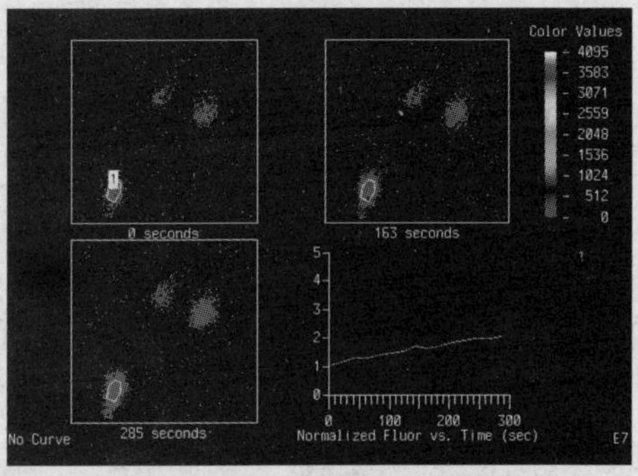

B. n-LDL 200 μ g/ml 处理

BAECs

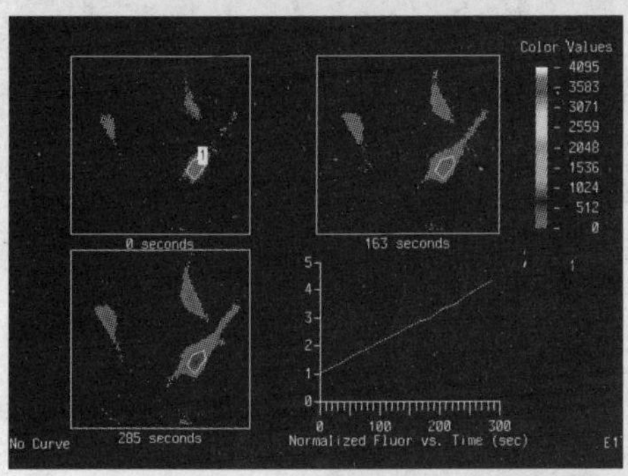

C. Ox-LDL 200 μg/ml 处理 BAECs.

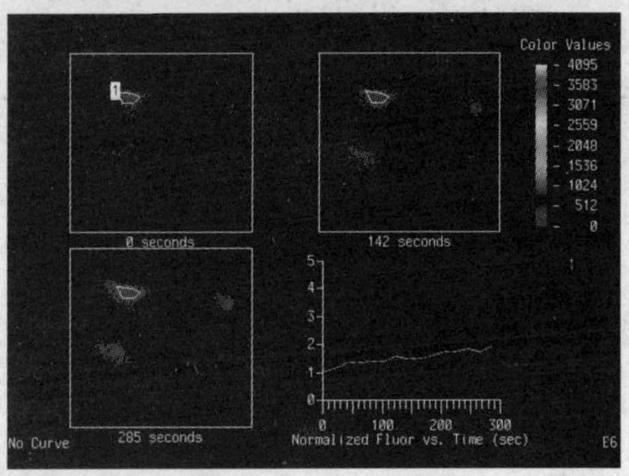

D. Res 3×10^{-5}mol/L 处理

BAECs

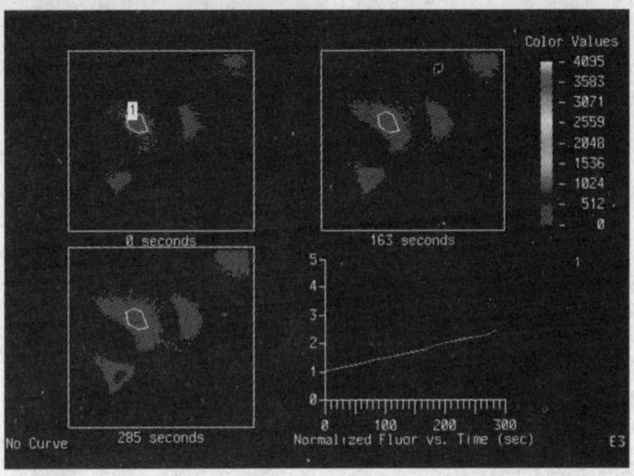

E. Iso 3×10^{-5}mol/L 处理 BAECs

图 27－12 Iso、Res 对 ox－LDL 引起牛主动脉内皮细胞内自由基产生的抑制作用

表 27－13 Iso、Res 对 ox－LDL 刺激牛主动脉内皮细胞产生 H_2O_2 的抑制作用（$\bar{x} \pm s$，$n=6$）

组别	H_2O_2 nmol/ml	抑制率%
正常对照	1.01 ± 2.02	
n－LDL 200μg/ml	3.63 ± 2.74	
ox－LDL 200μg/ml	7.60 ± 2.01	
Iso 3×10^{-5}mol/L	3.05 ± 2.77**	69.0
Iso 1×10^{-5}mol/L	4.49 ± 1.86**	47.1
Iso 3×10^{-6}mol/L	5.57 ± 3.54	30.9
Res 3×10^{-5}mol/L	2.35 ± 1.86***	79.6
Res 1×10^{-5}mol/L	5.01 ± 3.22	39.2
Res 3×10^{-6}mol/L	4.64 ± 3.82	44.9

*** $P<0.001$，** $P<0.01$，* $P<0.05$ vs ox－LDL 组

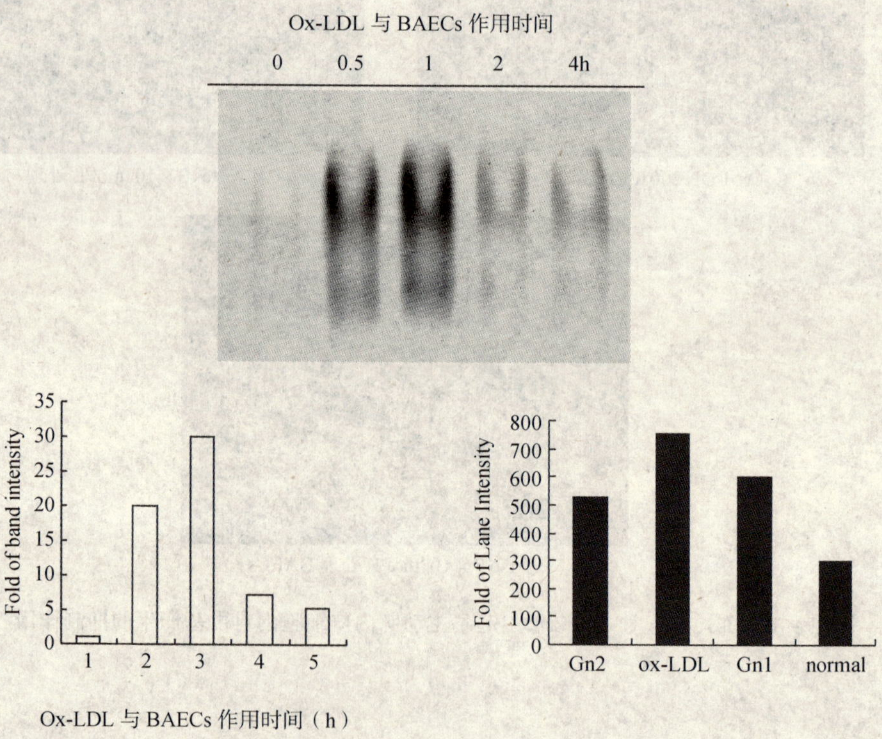

图 27－13 ox－LDL 活化牛主动脉内皮细胞 NF－κB 及 Iso、Res 的影响

当 BAECs 经 ox - LDL（200μg/ml）刺激 60 分钟，细胞核中的 NF - κB 活性明显增加，用 3×10^{-5} mol/L Iso 、Res 与牛主动脉内皮细胞预温孵 1 小时，可降低 ox - LDL 诱导的主动脉内皮细胞 NF - κB 的活化。

AS 是一种具有慢性炎症反应特征的病理过程。各种不同危险因素经过某种方式导致内皮细胞功能紊乱后，激起一系列细胞相互作用并且在动脉粥样损伤的部位达到极点。血管内皮中发生的炎症反应是血管壁对损伤或刺激作出反应的正常防御机制。这种炎症反应的生理意义是保持和修复血管壁以及整个组织的正常结构和功能；另一方面，由强烈的炎症反应引发的正反馈式的炎症循环可以导致严重的组织损伤，这种损伤和 AS 发展过程中的病理变化关系密切。ox - LDL 是损伤内皮的关键成分，同时也是内皮炎症因子的潜在诱导物。

本研究采用 ox - LDL 刺激新生牛主动脉内皮细胞粘附单核细胞系 HL - 60 细胞，证明 ox - LDL 以浓度依赖和时间依赖的方式诱导内皮细胞粘附 HL - 60 细胞。证实 ox - LDL 可促进内皮细胞粘附过程。该结果和文献报道的 ox - LDL 促进内皮细胞粘附性增强的研究结果基本一致。血管内皮细胞对白细胞的粘附需要内皮细胞表面一系列粘附分子的表达。目前的研究认为，内皮细胞表达的免疫球蛋白超家族中的粘附分子如 ICAM - 1、ICAM - 2、ICAM - 3、VCAM - 1 或 PECAM - 1 能介导白细胞在血管内皮表面牢固粘附。对粘附分子与 AS 发展的相关研究发现，喂饲高胆固醇饲料兔主动脉内早期的泡沫细胞损伤邻近的内皮细胞上检测到 VCAM - 1 和 ICAM - 1 的表达增加，而在人类动脉粥样斑块的内皮中 ICAM - 1 的表达增加。这些发现提示 ICAM - 1、VCAM - 1 及 E - 选择素可能在 AS 损伤发展中介导了单核细胞的粘附。本研究证明，ox - LDL 可以诱导牛主动脉内皮细胞表面 ICAM - 1，VCAM - 1 的表达，而 n - LDL 不影响 ICAM - 1，VCAM - 1 的表达。说明 ox - LDL 通过诱导粘附分子 ICAM - 1，VCAM - 1 的表达增加来增强内皮细胞对白细胞的粘附。

Iso 和 Res 能够剂量依赖性显著抑制 ox - LDL 诱导内皮细胞粘附 HL - 60 细胞，同时也抑制 ox - LDL 诱导内皮细胞表达 ICAM - 1，VCAM - 1。说明 Iso，Res 通过抑制粘附分子的表达，能有效抑制 ox - LDL 诱导的内皮细胞粘附。目前尚未见有关 Iso 和 Res 抑制 ox - LDL 诱导的内皮细胞粘附增强的文献报道。本实验对 Iso 和 Res 抑制 ox - LDL 诱导的内皮细胞粘附的作用机制研究进一步证明，该化合物可通过抑制内皮细胞核转录因子 NF - κB 活化减少粘附分子的表达。本研究发现，ox - LDL 能够显著刺激内皮细胞 NF - κB 活化，Iso 和 Res 在 3×10^{-5} mol/L 与内皮细胞孵育 1 小时能够明显抑制 ox - LDL 对内皮细胞 NF - κB 的活化。有证据表明，NF - κB 的活化在血管内皮炎症反应和 AS 发展中的作用极其显著。NF - κB 是普遍存在于细胞浆中的快反应转录因子，它与抑制性蛋白 IκB 结合处于非活性状态，它可以被许多刺激剂激活，例如，细胞因子、蛋白激酶 C 激活剂、氧化剂、病毒、免疫刺激剂、脂多糖、紫外线等。被激活的 NF - κB 与 IκB 解离，转入核内与靶基因的 κB 基序结合增强其表达。粘附分子是受 NF - κB 调节的基因。本研究结果提示，ox - LDL 通过活化内皮细胞核转录因子 NF - κB，使粘附分子 ICAM - 1 和 VCAM - 1 的转录和蛋白表达增加，从而通过内皮细胞表面的 ICAM - 1 和 VCAM - 1 介导内皮细胞对白细胞的粘附过程。Iso 和 Res 抑制 ox - LDL 诱导的 NF - κB 活化，可能是其抑制粘附分子表达的作用机制。ox - LDL 对内皮细胞 NF - κB 活化的作用机制可能与 ox - LDL 激起的细胞内自由基产生有关。我们采用 DCFH - DA 监测细胞内自由基产生。当细胞内存在自由基时，DCFH - DA 被氧化为 DCF。DCF 的荧光强度即代表细胞内产生的自由基含量。该方法是目前研究细胞内氧化应激的灵敏方法。当内皮细胞与100~200μg/ml ox-LDL作用15分钟后，细胞内DCF含量剂量依赖性升高。同时测定细胞上清中的H_2O_2含量变化亦证明，ox-LDL能够诱导内皮细胞产生H_2O_2。以上的结果证明，ox-LDL能够在很短的时间内激发内皮细胞产生自由基。NF-κB是一类氧化还原敏感性转录因子，越来越多的研究表明，活性氧自由基可以诱导各种致病性细胞内信号。ox-LDL在刺激内皮细胞15分钟内即引起自由基的升高，说明ox-LDL也可能通过刺激细胞产生自由基而活化转录因子NF-κB。已知的炎症刺激因子TNFα能活化内皮细胞NF-κB的介质为细胞内氧自由基，抗氧化剂和金属螯合剂合用可抑制NF-κB的活化。因此提示，细胞内的氧化应激可刺激NF-κB的活化，抗氧化剂通过清除细胞内产生的自由基而抑制NF-κB活化。有研究证明，细胞内产生的活性氧自由基能够通过特异的酪氨酸激酶使IκB磷酸化，增加IκB的降解，从而使NF-κB活化，由胞浆转移到细胞核。本实验发现，Iso和Res能够有效的抑制内皮细胞产生自由基和H_2O_2，说明Iso和Res可能通过减少细胞内自由基的生成，从而抑制ox-LDL诱导的内皮细胞NF-κB的活化。由此得出结论：ox-LDL可刺激牛主动脉内皮细胞对HL-60细胞的粘附，这种作用与ox-LDL诱导内皮细胞产生氧自由基，引起NF-κB转录因子活性的表达，促进粘附分子ICAM-1和VCAM-1的表达有关。Iso和Res可明显抑制ox-LDL引起的上述变化，其作用机制可能与抑制内皮细胞自由基的产生有关。

五、Iso和Res对ox-LDL诱导牛主动脉平滑肌细胞增殖的抑制作用

平滑肌细胞复制和迁移是AS损伤部位形成平滑肌细胞纤维帽的重要步骤。平滑肌细胞迁移增生是AS损伤加速的重要标志，因为该过程能够显著扩大损伤面积并降低中膜的面积。一些细胞因子可调节平滑肌细胞的迁移和增殖，氧化修饰后的LDL也具有直接和间接促进平滑肌细胞增生迁移的作用。致有丝分裂蛋白激酶（MAPK）是一类38~110κD的丝氨酸/苏氨酸激酶。细胞对胞外信号如生长因子，佛波酯等刺激做出反应，启动细胞增殖级联反应的关键步骤是一类MAPK的亚型——细胞外信号调节蛋白激酶（ERKs）的活化。最近的研究证明，免疫组化检测发现，实验性AS损伤部位的ERKs活性有所升高。初步的研究提示，ox-LDL促进血管平滑肌细胞增殖的作用可能与活化Fas/Raf/MEK/MAPK通路有关。本研究采用Cu^{2+}氧化的人LDL（ox-LDL）诱导新生牛主动脉平滑肌细胞的增殖，用MTT法和^3H-TdR参入法定量测定ox-LDL的促细胞增殖作用。同时采用特异磷酸化p42/44MPAK抗体通过Western blotting方法研究平滑肌细胞p42/44MPAK的活化。还测定ox-LDL对细胞内产生自由基的影响以及Iso和Res对ox-LDL引起的平滑肌细胞的上述改变的抑制作用。

（一）Iso和Res对ox-LDL诱导牛主动脉平滑肌细胞增殖的抑制作用

首先采用MTT法测定ox-LDL对牛主动脉平滑肌细胞增殖的作用，结果发现50~200μg/ml ox-LDL刺激血管平滑肌细胞48小时，可诱导细胞数量增加，在150μg/ml剂量的促增殖作用最强。ox-LDL超过150μg/ml后，随着ox-LDL剂量的增加，诱导平滑肌细胞增殖的作用有所减弱，当400μg/ml ox-LDL时，则可抑制平滑肌细胞的增殖，表现为ox-LDL的毒性作用。Iso（3×10^{-5}mol/L，1×10^{-5}mol/L）预先与血管平滑肌细胞温孵1小时，显著抑制ox

– LDL 刺激平滑肌细胞的增殖。Iso 和 Res 在浓度为 3×10^{-5} mol/L 时，可完全抑制 ox – LDL 刺激平滑肌细胞的增殖，而且相同剂量的 Iso 和 Res 本身对正常平滑肌细胞的生长没有显著抑制作用。当 Iso 浓度降低为 3×10^{-6} mol/L、1×10^{-6} mol/L 对增殖则无抑制作用。

（二）Iso 和 Res 对 ox – LDL 诱导牛主动脉平滑肌细胞 DNA 合成的抑制作用

采用 ^{3}H – TdR 掺入的方法测定 ox – LDL 对牛主动脉平滑肌细胞增殖的作用。结果显示，50 ~ 200μg/ml ox – LDL 刺激血管平滑肌细胞 48 小时，能诱导 ^{3}H – Td R 参入细胞的数量增加，150μg/ml ox – LDL 刺激血管平滑肌细胞增殖的作用最强，^{3}H – TdR 掺入细胞的量增加 80%。采用 ^{3}H – TdR 参入测定 150μg/ml ox – LDL 对血管平滑肌细胞 DNA 合成的增强作用与 MTT 法测定细胞增生的结果相似。

如图 27 – 14 所示，用 ox – LDL 150μg/ml 刺激血管平滑肌细胞 48 小时，可使 ^{3}H – TdR 参入细胞的量增加 3 倍。Iso 和 Res（3×10^{-5} mol/L）预处理细胞，则可明显抑制 ox – LDL 刺激 ^{3}H – TdR 参入血管平滑肌细胞，Iso 的作用尤为显著，甚至使其达到接近正常对照组水平。同时，用相同剂量的 Iso 和 Res，对 ^{3}H – TdR 参入不加 ox – LDL 处理的正常血管平滑肌细胞基本上没有显著抑制作用（图 27 – 14）。

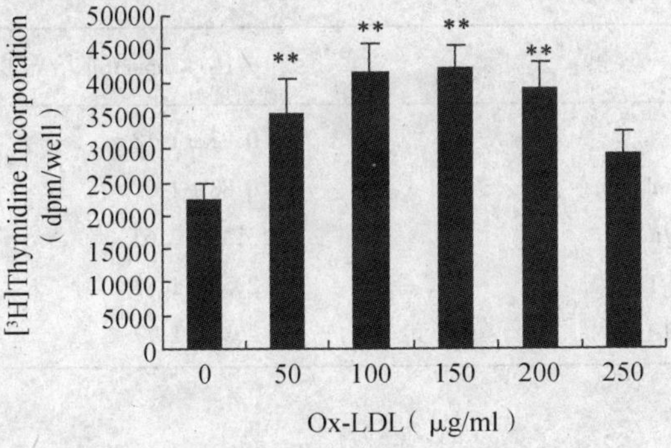

图 27 – 14　ox – LDL 对牛主动脉平滑肌细胞 DNA 合成的促进作用

** $P<0.01$ 与对照组（0）比较

（三）Iso 和 Res 对 ox – LDL 诱导血管平滑肌细胞产生 H_2O_2 的抑制作用

为研究 ox – LDL 刺激血管平滑肌细胞的增殖中是否有自由基的参与，将 150μg/ml ox – LDL 与平滑肌细胞作用 30 分钟后，测定细胞上清中的 H_2O_2 含量的变化。结果显示，与正常对照细胞相比，150μg/ml ox – LDL 刺激血管平滑肌细胞 30 分钟后，细胞上清中 H_2O_2 的水平上升了近 15 倍，而相同浓度的 n – LDL 对内皮细胞产生无影响。说明 ox – LDL 在刺激血管平滑肌细胞增殖的过程中有 H_2O_2 的参与。而当 3×10^{-5} mol/L ~ 3×10^{-6} mol/L Iso Res 提前与平滑肌细胞孵育 1 小时，可剂量依赖地抑制 ox – LDL 诱导血管平滑肌细胞产生 H_2O_2，其中 Res 在 3×10^{-5} mol/L 浓度抑制 H_2O_2 的产生可达到 8%。

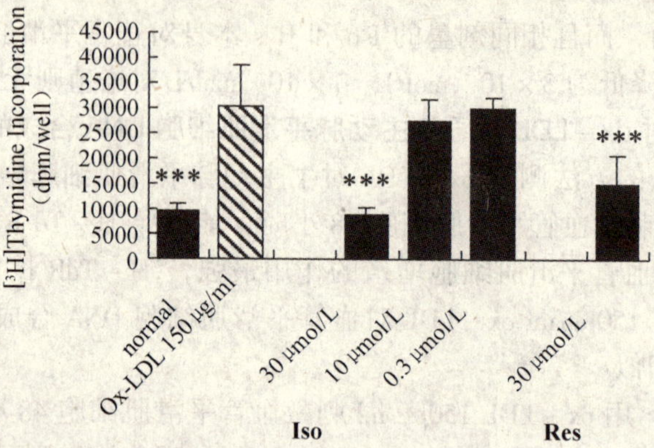

图 27-15 Iso 和 Res 对 ox-LDL 刺激牛主动脉平滑肌细胞 DNA 合成的抑制作用

表 27-14 Iso 和 Res 对 ox-LDL150μg/ml 刺激牛主动脉平滑肌细胞产生 H_2O_2 的抑制作用 ($\bar{x} \pm s$，$n=8$)

组别	H_2O_2 nmol/ml 培养液	*P*
对照	0.92±1.18	<0.01
n-LDL 150μg/ml	0.88±1.07	<0.01
ox-LDL 150μg /ml	13.38±2.63	
Iso（3×10^{-5}mol/L）	2.56±1.81	<0.01
Res（3×10^{-5}mol/L）	2.35±2.77	<0.01

（四）用 DCFH-DA 法监测 Iso 和 Res 对 ox-LDL 诱导血管平滑肌细胞内自由基产生的影响

DCFH-DA 是一种可以监测细胞内自由基产生的染料。该方法的原理为 DCFH-DA 可被细胞内产生的自由基氧化为荧光产物 2'，7' 二氯荧光素（DCF）。当细胞内存在自由基时，DCFH-DA 被氧化为 DCF。当平滑肌细胞与 150μg/ml ox-LDL 作用 4 小时后，监测细胞内 DCF 形成动态变化。结果显示，ox-LDL 刺激后的细胞内荧光强度明显高于正常对照组，在监测 DCF 形成动态变化 5 分钟内，DCF 含量持续上升 6 倍，而正常对照组的细胞内荧光强度明显弱于 ox-LDL 刺激组，并且 DCF 含量变化缓慢，只增加 2 倍。说明 ox-LDL 可刺激平滑肌细胞内产生自由基，使细胞处于氧化应激状态。而当 Iso 3×10^{-5}mol/L 提前与平滑肌细胞孵育 1 小时，明显地抑制 ox-LDL 引起的细胞内 DCF 荧光增强，Res 3×10^{-5}mol/L 可完全抑制 ox-LDL 引起的细胞内 DCF 荧光增加，达到正常对照水平。

（五）Iso 和 Res 对 ox-LDL 诱导血管平滑肌细胞活化 MAPK 的影响

为了研究 ox-LDL 对牛主动脉平滑肌细胞 MAPK 激酶的影响，采用能明显刺激平滑肌增殖的 ox-LDL 浓度 150μg/ml 与牛主动脉平滑肌细胞作用不同时间，用 Western blotting 分析磷酸化 MAPKp42/44 亚型的含量来反映其活化程度。结果如 27 – 14 显示，采用抗兔磷酸化 MAPK 激酶 p42/44 多克隆抗体结合膜，在 42kD 和 44kD 位置可显示出两条蛋白条带，为活化的 MAPK 激酶 p42/44 亚单位，150μg/ml ox – LDL 刺激血管平滑肌细胞 5 分钟，即可使磷酸化 MAPK 激酶 p42/44 亚单位显著升高，刺激血管平滑肌细胞 10 分钟，可使活化的 MAPK 激酶 p42 和 p44 分别升高 3 倍和 4 倍。ox – LDL 刺激血管平滑肌细胞 30 分钟，活化的 MAPK 激酶 p42 和 p44 含量下降。用非磷酸化的 MAPK 激酶 p42/44 多克隆抗体结合膜，产生的总量 MAPK 激酶 p42/44 亚单位作为内标，各组之间没有显著差异。上述结果说明，ox – LDL 150μg/ml 可刺激牛主动脉平滑肌增殖，同时也刺激平滑肌细胞 MAPK 激酶 p42/44 的活化（图 27 – 14）。

如图 27 – 15 所示：Iso 和 Res 3×10^{-5} mol/L 与牛主动脉平滑肌细胞预温孵 1 小时，ox – LDL 150μg/ml 刺激平滑肌细胞 MAPK 激酶 p42/44 活化的作用明显地被抑制。Iso3×10^{-5} mol/L 可完全抑制 MAPK 激酶 p42/44 的活化，使其恢复到正常对照细胞的水平。实验结果还显示，n – LDL 150μg/ml 也可刺激平滑肌细胞 MAPK 激酶 p42/44 的活化，但是作用明显弱于 ox – LDL

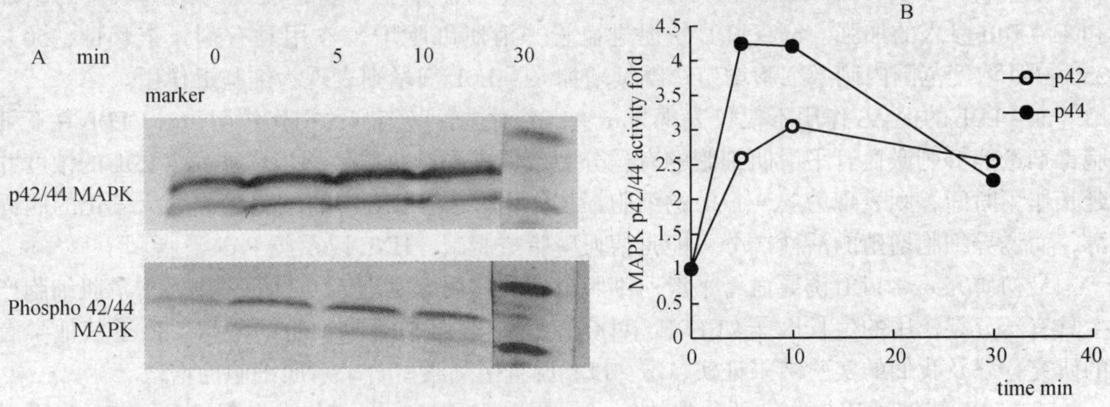

图 27 – 16　ox – LDL 激活牛主动脉平滑肌细胞 MAPK p42/44 的时间过程

A　Western blot 分析显示磷酸化 MAPK p42 和 p44

B　MAPK 活性比值以磷酸化 MAPKp42 和 p44 与总 MAPKp42 和 p44 之比值表示

（六）对大鼠中性粒细胞呼吸爆发的抑制作用

取大鼠腹腔中性粒细胞与 Iso 1、10、100μmol/ml 在 37℃水浴温育适当时间，然后用 PMA 激发中性粒细胞呼吸爆发。Iso 可剂量依赖性地抑制超氧阴离子和 H_2O_2 的产生，保护质膜表面的损伤，并能阻止中性粒细胞呼吸爆发时 β – 葡萄糖醛酸酶的释放。ESR 检测发现 Iso 能捕捉氧自由基（ROS），Iso 的此作用亦与其保护血管内皮细胞损伤有一定关系。

AS 可谓是对各种不同损害的过度的炎症（纤维增生）反应的结果。平滑肌细胞复制和迁移是 AS 损伤部位形成平滑肌细胞纤维帽的重要步骤。平滑肌细胞迁移增生是 AS 损伤加速的重要标志，因为该过程能够显著扩大损伤面积并降低中膜的面积。一些细胞因子可调节平滑肌细胞的迁移和增殖，氧化修饰后的 LDL 也具有直接和间接促进平滑肌细胞增生的作

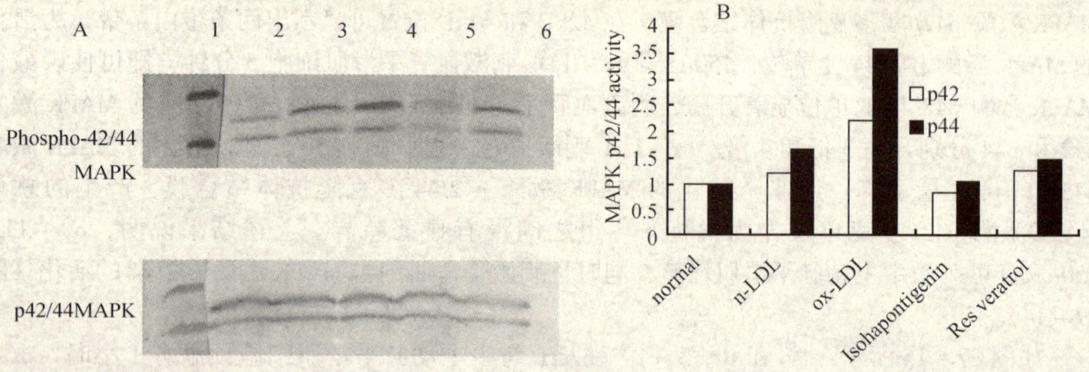

图 27-17 Iso 和 Res 对 ox-LDL 刺激牛主动脉平滑肌细胞 MAPK 活化的抑制作用

A Western blot 分析显示磷酸化 MAPKp42 和 p44

B MAPK 活性比值以磷酸化 MAPKp42 和 p44 与总 MAPKp42 和 p44 之比值表示

用。本文研究证实，ox-LDL 能够刺激牛主动脉平滑肌细胞增殖，表现为细胞数量的增加和^{3}H-TdR 参入的加强。ox-LDL 的促进血管平滑肌细胞增殖作用具有剂量依赖性，50~250μg/ml 浓度范围内刺激细胞增殖，继续增加 ox-LDL 剂量则表现为细胞毒作用。

ox-LDL 的促 AS 作用不仅仅表现为 ox-LDL 对血管壁细胞的损伤作用，ox-LDL 在亚细胞毒剂量能够刺激血管平滑肌细胞的有丝分裂，促进平滑肌增殖，当增加 ox-LDL 的浓度并延长作用时间，则表现为 ox-LDL 的细胞损伤作用。ox-LDL 中的细胞毒成分为氧化的胆固醇，而诱导细胞增殖的活性成分可能是溶血磷脂酰胆碱，HNE 以及类 PAF 磷脂。

最初研究 ox-LDL 诱导血管平滑肌细胞增殖的作用，发现 ox-LDL 可刺激平滑肌细胞产生具有丝分裂作用的生长因子如 FGF、PDGF，间接刺激平滑肌细胞的增殖。最近其他学者的研究，以及我们的实验结果证实，ox-LDL 可直接刺激血管平滑肌细胞的增殖。

ox-LDL 能够激活与致有丝分裂的信号传导通路。Chatterjee 首先发现，ox-LDL 在平滑肌细胞内可以同时增加 DNA 合成和乳糖苷神经酰胺（lactosylceramide）的合成，ox-LDL 可诱导乳糖苷神经酰胺合成酶，产生的乳糖苷神经酰胺能够活化 NADPH 氧化酶产生O_2^-，进一步活化 p21（Ras）和下游的致有丝分裂活化蛋白激酶（MAPK），最终导致细胞增殖反应。其他学者已证明，ox-LDL 可活化鞘磷脂依赖的致有丝分裂信号途径最终通过 MAPK 激活的增生细胞核抗原（PCNA）促进血管平滑肌细胞的增殖。如上所述，ox-LDL 可直接激活不同的平滑肌细胞致有丝分裂信号传导途径，最终通过共同的 MAPK 通路刺激细胞增殖。（MAPK 是一类 38~110kD 的丝氨酸/苏氨酸激酶。细胞对胞外信号如生长因子，佛波酯等刺激做出反应，启动细胞增殖级联反应的关键步骤是一类 MAPK 的亚型——细胞外信号调节蛋白激酶（ERKs）的活化）。我们的实验结果显示，ox-LDL 可显著诱导血管平滑肌细胞 MAPK p42/p44 的磷酸化，即活化 ERK，表现为 ERK 在 ox-LDL 刺激 5 分钟即开始磷酸化，10 分钟达到最高，随后活性逐渐下降。最近的免疫组化检测发现，实验性 AS 损伤部位的 ERKs 活性有所升高。ox-LDL 促进血管平滑肌细胞增殖的作用可能与活化 Fas/Raf/MEK/MAPK 通路有关。

本文研究有力的证实，ox-LDL 引起的血管内皮细胞损伤和细胞粘附性增加都与细胞内活性氧自由基的产生有关。目前很多研究证实，活性氧自由基在一定的条件下也可以通过调节细胞内信号传导刺激细胞增殖，如 H_2O_2 是现在被广泛研究的血管平滑肌细胞增殖诱导剂。本研究显示，DCF 荧光法观察到 ox－LDL 可刺激牛主动脉平滑肌细胞内活性氧自由基增高，同时细胞上清中的 H_2O_2 水平也明显升高，说明 ox－LDL 的确刺激了血管平滑肌细胞产生氧自由基，H_2O_2 可能是被诱导的主要自由基。上述结果说明，ox－LDL 可能通过 H_2O_2 刺激血管平滑肌细胞的增殖。

我们的实验研究显示，Iso 和 Res 可抑制人 LDL 的氧化修饰，保护牛主动脉内皮细胞，减轻 ox－LDL 诱导的内皮细胞损伤和凋亡，同时还可以调节 ox－LDL 诱导的内皮细胞粘附单核细胞的过程。Iso 和 Res 也可显著抑制 ox－LDL 诱导的血管平滑肌细胞的增殖。进一步的机制研究显示，Iso 和 Res 可抑制 ox－LDL 诱导的 MAPK p42/44 磷酸化，Iso 3×10^{-5} mol/L 可完全抑制 MAPK 激酶 p42/44 的活化，使其恢复到正常对照细胞水平。提示，Iso 和 Res 能够阻断 ox－LDL 活化的 MAPK 信号通路，抑制平滑肌细胞的增殖。同时，Iso 和 Res 再一次显示出能够清除自由基的活性，抑制 ox－LDL 诱导的血管平滑肌细胞产生 H_2O_2。说明 Iso 和 Res 抑制 ox－LDL 刺激血管平滑肌细胞增殖的作用与清除自由基活性有关。

但是，我们的实验结果显示，Iso 和 Res 在 3×10^{-6} mol/L 浓度下虽然可明显减少 H_2O_2 的生成，但是不能抑制 ox－LDL 诱导的平滑肌细胞增殖。说明，Iso 和 Res 抑制平滑肌细胞增殖的作用存在抗氧化以外的作用机制。有文献报道，Res 可抑制肿瘤细胞的增生，故被作为潜在的化学预防剂，起作用的环节可能是抑制肿瘤细胞周期蛋白。同时，最近的研究文献证明，Res 可抑制佛波酯刺激的白细胞增殖，作用机制和抑制活化的 MAPK 通路有关。所以我们推测，Iso 由于和 Res 结构类似，本身具有抑制 MAPK 的活性。Iso 和 Res 的抑制血管平滑肌细胞增殖作用的机制需要进一步探讨。

结束语

AS 与 ox－LDL 及氧化应激有极密切关系，抗氧化剂对防治 AS 有益。许多中草药含有抗氧化成分，系统研究这些成分对 AS 的防治作用，可能从中研发出抗 AS 新药。

（参加本章工作的有博士生刘颖林，王庆利及硕士生方亚南）

参　考　文　献

1. 刘颖林，刘耕陶．四种抗氧化剂对氧化低密度脂蛋白（ox－LDL）损伤血管壁细胞的保护作用及阻断相关信号传导机制的研究．博士论文，2002
2. Liu Yinlin，Liu Gentao．Isohapontigenin and resveratrol suppress oxLDL－induced proliferation and activation of ERK1/2 mitogen－activated protein kinases of bovine aortic smooth muscle cells．Biochem Pharmacol，2004，67:777－785
3. 王庆利，刘耕陶．几种天然化合物的神经保护作用及其作用机理研究．博士论文，2002
4. Wang QL，Lin M，Liu GT．Antioxidative activity of natural isorhapontigenin．Jpn J Pharmacol，2001，87（1）:61－6
5. Fang YN，Liu GT．Effect of isorhapontigenin on respiratory burst of rat neutrophils．Phytomedicine，2002，9（8）:734－8
6. Richard W.，Clair ST．Pathogenesis of atherosclerosis．Cardiology In Review，1997，5（1）:14－24
7. Steinberg D．Low density lipoprotein oxidation and its pathobiological significance．J Biol Chem，1997，272（34）:

20963 - 20996

8. Berliner JA., Heinecke JW. The role of oxidized lipoproteins in atherogenesis. Free Radic Biol Med, 1996, 20:707 - 727

9. Sata M, Walsh K. Oxidized LDL activates Fas - mediated endothelial cell apoptosis. J Clin Invest, 1998, 102:1682 - 1689

10. Toborek M., Kaiser S. Endothelial cell functions. Relationship to atherogenesis. Basic Res Cardiol, 1999, 94:295 - 314

11. Leonarduzzi G., Arkan MC., Başağa H., et al. Lipid oxidation products in cell signaling. Free Radic Biol Med, 2000, 28:1370 - 1378

12. Thannickal VJ., Fanburg BL. Reactive oxygen species in cell signaling. Am J Physiol Lung Cell Mol Physiol, 2000, 279:L1005 - L1028

13. Irani K. Oxidant signaling in vascular cell growth, death and survival: a review of the role of reactive oxygen species in smooth muscle and endothelial cell mitogenic and apoptotic signaling. Circ Res, 2000, 87:179 - 183

14. Guy M., Chisolm III., Yun - Cherng C. Regulation of cell growth by oxidized LDL. Free Radic Biol Med, 2000, 28:1697 - 1707

15. Hu Y., Dietrich H., Metzler B., et al. Hyperexpression and activation of extracellular signal - regulated kinases (ERK1/2) in atherosclerotic lesions of cholesterol - fed rabbits. Arterioscler Thromb Vasc Biol, 2000, 20 (1):18 - 26

16. Stojanovic S., Sprinz H., Brede O. Efficiency and mechanism of the antioxidant action of trans - resveratrol and its analogues in the radical liposome oxidation. Arch Biochem Biophys, 2001, 391 (1):79 - 89

17. Wang QL., Lin M., Liu GT. Antioxidative activity of natural isorhapontigenin. Jpn J Pharmacol, 2001, 87 (1): 61 - 6

18. Lucia S., Savio M., Carafoli F., et al. Specific structural determinants are responsible for the antioxidant activity and the cell cycle effects of resceratrol. J Biol Chem, 2001, 276:22586 - 22594

19. Cominacini L, Pasini AF, Garbin U, et al. Oxidized low density lipoprotein (ox - LDL) binding to ox - LDL receptor - 1 in endothelial cells induces the activation of NF - κB through an increased production of intracellular reactive oxygen species. J Biol Chem, 2000, 275:12633 - 12638

20. Leonarduzzi G., Arkan MC., Başağa H., et al. Lipid oxidation products in cell signaling. Free Radic Biol Med; 2000, 28:1370 - 1378

21. Guy M., Chisolm III., Yun - Cherng C. Regulation of cell growth by oxidized LDL. Free Radic Biol Med, 2000, 28:1697 - 1707

22. Yang CM., Chien CS., Hsiao LD., et al. Mitogenic effect of oxidized low - density lipoprotein on vascular smooth muscle cells mediated by activation of Ras/Raf/MEK/MAPK pathway. Br J Pharm, 2001, 132:1531 - 1541

第28章　银杏叶提取物（EGb）抗氧化的研究

一、银杏叶提取物的国外研究近况
二、银杏叶提取物的化学成分
三、银杏叶提取物的药理作用
（一）EGb761对人氧化低密度脂蛋白（ox－LDL）损伤血管内皮细胞的作用及机制
（二）EGb761对红细胞脂质过氧化损伤的保护作用
（三）EGb761对阿霉素（Dox）心脏毒性的保护作用及其作用机制
（四）FL2－52A和EGb761对Dox抗肿瘤活性的影响

本文从动脉粥样硬化的发生、发展的病理生理机制出发，探讨银杏叶提取物（EGb761）对LDL的过氧化是否具有抑制作用，以及对ox－LDL诱导的巨噬细胞和血管内皮细胞的毒性损伤是否具有保护作用及其机制。另外，亦研究了EGb761对阿霉素（Dox）对心脏的毒性。有关EGb761研究的结果如下：①体外能抑制铜离子诱导的人LDL的过氧化；②对ox－LDL损伤巨噬细胞有保护作用；③对ox－LDL所引起的血管内皮细胞不同层次结构的损伤有明显保护作用；④能抑制ox－LDL诱导血管内皮细胞的凋亡，EGb761对ox－LDL引起的血管内皮细胞的结构与功能的损伤有保护作用；⑤EGb761能抑制过氧化特丁烷（tert－butyl hydroperoxide，TBHP）引起的大鼠红细胞脂质过氧化损伤；⑥EGb761能明显降低阿霉素（Dox）对心脏的毒性，其作用的分子机制主要是直接清除阿霉素半醌自由基（AQ˙）介导的氧自由基的生成，另外是通过络合铁离子，抑制Fenton反应，减少羟自由基的生成。EGb761在减轻Dox心脏毒副作用的同时不降低Dox的抗肿瘤活性，有其潜在的临床应用前。

银杏树种子白果作为药食两用中药已有悠久历史，将银杏叶开发成为药物则是近30余年之事。最初德国和法国的药学家们开始对银杏叶提取物（EGb）的化学成分及生物活性进行研究。后来国外的许多研究结果表明，EGb对心血管系统有影响，能抑制血小板活化因子及抗氧化，等等。德法两国的制药公司从中国进口银杏叶，加工提取EGb761制成多种制剂，防治心脑血管疾病及阿尔茨海默病等，亦作为保健品，广泛应用，取得较好社会及经济效益。国外的研究推动了我国对EGb的研究和开发，大面积人工种植、加工提取、生产多种制剂，既作药用又作保健品，已形成一个相当规模的产业。此外，亦有一些基础研究。相比之下，我国在银杏叶提取物的药理和临床研究方面落后于国外。近几年来，我们实验室对EGb进行了一些药理研究，重点研究对人低密度脂蛋白（LDL）过氧化及氧化低密度脂蛋白（ox－LDL）损伤巨噬细胞和血管内皮细胞的保护作用及作用机制，以及对阿霉素心脏毒性的保护作用及相关机制。本文作一综合介绍。

一、国外研究近况

国外在银杏叶提取物的药理和临床应用研究方面有许多新进展。概括起来，可谓是多成分、多靶点、多用途。多成分或多组分是指目前临床上通用的银杏叶提取物标准制剂（EGb761）含24%黄酮和6%银杏内酯。多靶点是EGb761药理作用广泛，但主要是抗氧化和清除自由基。多用途是EGb761在临床上应用于与衰老相关的多种疾病的治疗，包括痴呆（阿尔茨海默病、血管性、混合性）、中风、正常衰老、脑水肿及耳鸣，对这类疾病早期的疗效好于晚期。世界卫生组织（WHO）于2002年将EGb761列于抗痴呆药目录。其药理学基础主要是EGb761有抗应激或神经保护作用；增强认知能力，改善血液流变学和组织代谢，改善脑缺血。EGb761作用的机制是抗氧化和清除自由基，逆转与衰老相关的α_1-肾上腺能、5-HT1A和毒蕈碱样受体的丢失，保护缺血性神经元的死亡，增强海马摄取胆碱的亲和能力，保护海马纤维系统的功能，抑制海马糖皮质激素受体数的减少，增强神经元的可塑性。EGb761对脑糖代谢有调节作用，与其拮抗线粒体氧化磷酸化脱偶联有关，从而增加线粒体的呼吸控制率，提高ATP水平，EGb761的这一作用与其增加线粒体复制细胞色素氧化酶COXⅢ亚5单位有关。EGb761抗应激作用则与其所含的银杏叶内酯能降低肾上腺皮质外周受体的表达有关。应用微阵列（microarrys）和寡核苷酸阵列（oligonucleotide array）技术，发现EGb761能调节许多基因的表达。在使用EGb761时，应当注意抗凝剂的使用，因为EGb761所含的银杏内酯有抗血小板活化因子（PAF）作用。此外，对心血管系统有抗PAF作用及保护血管内皮细胞的作用，临床上正在观察长期服用对冠心病的防治效果。

二、银杏叶提取物的化学成分

银杏为银杏科银杏属植物，别名白果树。我国银杏资源居世界首位。自从国外发现银杏叶提取物有拮抗血小板活化因子（PAF）及改善心、脑血管系统功能作用以来，对银杏叶的有效成分及其药理活性进行了广泛研究，已从银杏叶提取物分离出许多化学成分，主要为二萜内酯（银杏内酯）、黄酮类及有机酸类。银杏内酯A、B、C、M、J，银杏新内酯及白果内酯，其中银杏内酯B拮抗PAF活性最强。银杏叶提取物EGb761含30余种黄酮类化合物，其中包括，槲皮素、异鼠立素、山柰酚、白果双黄酮，原花青素类，等等，银杏叶中的有毒成分丙烷基酚和烷基酚酸类或称银杏酸，有致畸变、致过敏作用，国际上通用的银杏叶标准提取物EGb761，其主要组分包括黄酮类24%，银杏内酯6%，银杏酸<5ppm。

三、银杏叶提取物的药理作用

我们研究了EGb对人低密度脂蛋白（LDL）过氧化及氧化低密度脂蛋白（ox-LDL）损伤巨噬细胞和血管内皮细胞的保护作用及作用机制，以及EGb对阿霉素心脏毒性的保护作用及相关机制。

（一）EGb761 对人氧化低密度脂蛋白（ox – LDL）损伤血管内皮细胞的保护作用及机制

冠心病是动脉粥样硬化的并发症之一，是临床上常见的死亡原因之一。动脉粥样斑块的形成是一个渐进过程，尸检发现，在 10 ~ 14 岁儿童动脉管壁内膜就有动脉硬化的早期标志——脂质条纹，它是由富集脂质的巨噬细胞组成。氧化低密度脂蛋白（ox – LDL）与动脉粥样硬化有极密切的关系。低密度脂蛋白（LDL）在正常体内是运输胆固醇的载体，但是，一旦 LDL 所载的胆固醇和脂质发生过氧化，就成为损伤动脉壁细胞的毒物。体内 LDL 氧化的具体机制尚不很清楚，推测是摄取 LDL 的细胞，如巨噬细胞、平滑肌细胞、内皮细胞等，在细胞内过渡金属如铜、铁离子的催化下，氧化修饰 LDL，而已经氧化的 LDL（ox – LDL）促进这些细胞对 ox – LDL 的迅速摄取，形成一个恶性循环。但循环血液中的 ox – LDL 量很少，虽然如此，在动脉粥样斑块和血浆中均检测到 ox – LDL 及其抗体的存在，形成 ox – LDL – 抗体免疫复合物，所以动脉粥样硬化的后期是一个免疫性的炎症过程。低密度脂蛋白的氧化是动脉粥样硬化的始动因素，抑制 LDL 的氧化也是防止粥样斑块形成的第一步。下图是动脉粥样硬化形成的示意图（图 28 – 1）。

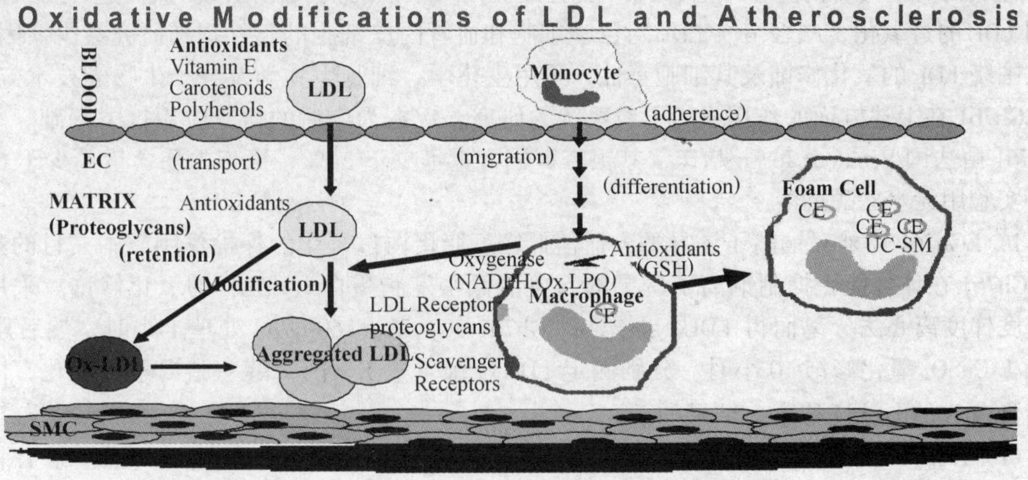

图 28 – 1　动脉粥样硬化形成的示意图

巨噬细胞的泡沫化是 ox – LDL 毒性损伤中的一个重要环节。Naito 等用巨噬细胞表面特异的抗原决定簇的抗体检测显示，在早期的脂质条纹期主要是由细胞内脂质堆积的巨噬细胞构成，过量的脂质不能被细胞代谢，导致巨噬细胞泡沫化。这种泡沫细胞不是来源于循环中单核细胞的衍变或血管平滑肌细胞，而主要来源于巨噬细胞。这种巨噬细胞的堆积可能是动脉粥样硬化的早期标志之一，甚至发生在动脉内膜细胞损伤之前。ox – LDL 的脂氧化物激活了巨噬细胞释放多种炎症因子如 TNF、IL 类等，TNF 能导致内皮细胞核转录因子 NF – κB 的活化，κB 通过磷酸化发生解离、转位至核中，调节内皮细胞分泌的粘附分子（VCAM – 1，ICAM – 1 和 E – 选择素）的 mRNA 水平。因为这些粘附分子的启动子区域都包含一个以上 κB 的结合位点，故巨噬细胞的活化、泡沫化，加速动脉粥样斑块的形成。

ox – LDL 是如何引起内皮细胞损伤的呢？血管内皮细胞是 ox – LDL 损伤的最终靶目标，

内皮细胞的代谢更新快，也容易受到 ox - LDL 的氧化损伤。血管表面粗糙，内皮细胞分泌的粘附分子也有助于循环血液中的中性粒细胞、单核细胞的粘附；内皮细胞结构和功能的损伤，合成的调节血管弹性物质如 PGI_2、NO 等减少，血管紧张度增加，内皮细胞合成的抗凝物质减少，血小板容易发生粘附、聚集、释放反应，加速血栓的形成。后期，ox - LDL 损伤严重的内皮细胞发生凋亡、坏死，动脉粥样斑块发生破裂、出血，导致严重的血栓形成或大出血。

鉴于 LDL 的过氧化与其细胞毒性有极密切的关系，有人研究抗氧化剂对 LDL 的过氧化及动脉粥样硬化的影响。有报道称，长期口服维生素 E 500～1000U/天与动脉硬化发生的危险性成负相关，即可减少心脑血管病的发生率。高密度脂蛋白（HDL）也有助于清除 LDL 中的脂质过氧化物。抗氧化剂丙丁酚、二硫氨甲基吡咯烷、N - 乙酰半胱氨酸在体外均抑制 LDL 的氧化，抑制磷脂酶 A2 及脂氧酶的活性，抑制 TNF 诱导的 NF - κB 的活化，减轻 ox - LDL 对巨噬细胞、内皮细胞的毒性。动物实验中可延迟实验性兔动脉粥样斑块的形成。由此看来，抗氧化剂在防治心脑血管疾病方面有着潜在的应用前景。银杏叶提取物（EGb761）对多种氧自由基具有清除作用，体内外实验证明均有很强的抗氧化活性。然而这种物质能否抑制 LDL 的过氧化，减轻 ox - LDL 对巨噬细胞和血管内皮细胞的毒性损伤研究甚少。因此，本文围绕 LDL 的氧化修饰及其细胞毒性，采用生化学，细胞生物学及分子生物学技术方法，对 EGb761 在上述方面的作用进行了较系统的研究，旨在为今后的研究应用打下基础。所用 EGb761 由法国 Beaufour Ipsen 赠送，其银杏黄酮含量不少于 24%，银杏内酯含量不少于 6%，体外实验用无水乙醇助溶。

1．EGb761 体外对铜离子诱导的人血清低密度脂蛋白过氧化的保护作用　本文目的是观察 EGb761 在体外能否抑制铜离子诱导的人血清低密度脂蛋白（LDL）的氧化修饰。采用一次密度梯度离心法分离而得 LDL，预先与 EGb761 40，80，160μg/ml 处理 1 小时，然后用 10 mmol/L $CuSO_4$ 氧化修饰 10 小时。分别测定 LDL 中维生素 E、丙二醛、脂褐素的变化，以及载脂蛋白 B 的电泳迁移率。结果如下：

（1）EGb761 对 ox - LDL 中维生素 E 含量的影响：LDL 用 $CuSO_4$ 氧化后其维生素 E 含量明显降低，以至测不出来。LDL 用 $CuSO_4$ 氧化前经 EGb761 40，80，160μg/ml 处理后，EGb761 剂量依赖性地防止 ox - LDL 中维生素 E 含量的降低（表 28 - 1）。

表 28 - 1　EGb761 对 Cu^{2+} 引起的 ox - LDL 中维生素 E 含量的降低及丙二醛（MDA）生成的影响。（$\bar{x} \pm s$，$n=4$）

组别	药物浓度 μg/ml	ox - LDL 中维生素 E μmol/mg pr	ox - LDL 中 MDA nmol/mg pr
n - LDL	0	1.67 ± 0.05*	2.2 ± 2*
ox - LDL	0	0.05 ± 0.03	79.8 ± 3
EGb761	40	0.12 ± 0.01*	70.9 ± 2*
	80	0.34 ± 0.02*	33.5 ± 7*
	160	1.00 ± 0.05*	3.8 ± 1*

与 ox - LDL 组比较，* $P < 0.01$

（2）EGb761对ox－LDL中丙二醛（MDA）生成的影响：实验结果发现，ox－LDL中MDA较天然LDL（nature LDL，n－LDL）增加两倍以上，ox－LDL未氧化前经EGb761 40，80，160μg/ml处理后，剂量依赖性地抑制ox－LDL中MDA的生成（表28－1），抑制率分别为11.1%，58%，95.2%。

（3）EGb761对ox－LDL中脂褐素生成的影响：将LDL氧化后，脂褐素明显高于n－LDL，LDL未氧化前用EGb761 40，80，160μg/ml处理后，剂量依赖性地抑制ox－LDL中脂褐素的生成，抑制率分别为12±2%，24±4%，30±2%。

（4）EGb761对载脂蛋白B（apo B）电泳迁移率的影响：从电泳照片可看到ox－LDL中apoB的电泳迁移率比n－LDL中的apoB（apolipoprotein）明显加快，预先用EGb76140，80，160μg/mL处理后，可见ox－LDL中的apoB电泳迁移率依次减慢。

人血清低密度脂蛋白（LDL）主要由20%～24%的磷脂、9%～10%游离胆固醇、40%～44%的胆固醇酯、3%～5%的甘油三酯和21%～26%的糖基化蛋白质以及内在的抗氧化物质（维生素E，胡萝卜素，番茄红素）等组成。Cu^{2+}是LDL氧化的触发剂，Cu^{2+}诱导的LDL的氧化修饰主要依赖于其中脂质的存在。每个LDL颗粒约包含10个LOOH分子，所以LDL易于被Cu^{2+}氧化修饰。推测反应式如下：

$$LOOH + Cu^{2+} \longrightarrow LOO + Cu^{2+} + H^{+}$$

$$LOOH + Cu^{2+} \longrightarrow LO + Cu^{2+} + OH$$

本文证实，LDL被Cu^{2+}氧化修饰后，首先LDL内的自身抗氧化物质维生素E被耗竭，脂质过氧化产物（MDA）和脂褐素生成明显增加。脂褐素的形成是由于脂质过氧化生成的醛类物质与载脂蛋白上赖氨酸残基的氨基作用生成Schiff碱，后者产生荧光，同时使apoB的净负电荷增加，电泳迁移率加快。EGb761抗LDL过氧化的作用能与其所含主要的活性成分黄酮有关。黄酮类成分不但能清除超氧阴离子和羟自由基，也能清除NO。此外，由于EGb761中多酚类成分转化为醌类时，它们能够提供两个质子给脂质过氧化物，从而终止Cu^{2+}诱导的链式脂质过氧化反应。但EGb761不是通过螯合Cu^{2+}来抑制LDL氧化的，因EGb761分别与Cu^{2+}温孵后，EGb761的光谱吸收没有发生偏移或出现新的吸收峰，表示EGb761未与Cu^{2+}形成络合物。综上所述，EGb761体外能抑制铜离子诱导的人血清低密度脂蛋白的氧化修饰。

2．EGb761对ox－LDL引起的巨噬细胞毒性的保护作用　ox－LDL对多种细胞产生毒性作用，例如血管内皮细胞、平滑肌细胞和巨噬细胞；另一方面，n－LDL可被这些细胞摄取并在细胞内氧化。巨噬细胞通过清道夫受体和ox－LDL受体摄取ox－LDL，但是ox－LDL并不能在细胞内被代谢，而是造成巨噬细胞内脂质堆积，使巨噬细胞成为泡沫细胞（foam cells）。ox－LDL对巨噬细胞毒性作用是早期脂质斑块发展过程中的关键因素，而ox－LDL对其他细胞的毒性很多是通过巨噬细胞介导的，但这个过程并没有很好得到阐释。抗氧化剂对ox－LDL引起的巨噬细胞毒性的影响研究也不多。在以前的实验中我们证实，EGb761体外能抑制铜离子诱导的人血清低密度脂蛋白的氧化修饰，本文旨在研究EGb761对ox－LDL引起的巨噬细胞毒性的影响。EGb761 40，80，160μg/ml预先与大鼠腹腔巨噬细胞温孵1小时，然后与ox－LDL（0.1mg蛋白）反应4～10小时，检测EGb761对ox－LDL引起的巨噬细胞细胞膜、线粒体膜和溶酶体膜及其功能损害的影响。结果如下：

（1）EGb761 对大鼠腹腔巨噬细胞内外 LDH 含量的影响：大鼠腹腔巨噬细胞预先与 EGb761 40，80，160μg/ml 温孵 1 小时，然后再与 ox－LDL（0.1 mg 蛋白）共培养 4～10 小时，检测 EGb761 对 ox－LDL 引起的巨噬细胞内 LDH 释放的量，经 ox－LDL 处理后的巨噬细胞，释放到细胞外的 LDH 明显增加，而 n－LDL 处理组 LDH 释放量无明显增加。巨噬细胞预先经 EGb761 EGb761 80，160μg/ml 处理组 LDH 释放量显著减少。

（2）EGb761 对巨噬细胞产生 NO 的影响：巨噬细胞预先与 EGb761 40，80，160μg/ml 温孵 1 小时，然后再与 ox－LDL（0.1mg 蛋白）培养 4 小时，加入 LPS 10μg/ml 继续培养 12 小时，用 Griess 试剂测定 NO 的含量。巨噬细胞加入 LPS 10μg/ml 使其活化后 NO 的产生明显增加，经 ox－LDL 处理者，NO 的产生量减少 53%，而 n－LDL 处理对 NO 的产生作用不明显。预先加入 EGb761 40，80，160μg/ml 后，NO 下降较 ox－LDL 引起的更加明显。与 ox－LDL 处理组相比，EGb761 40，80，160μg/ml 处理组 NO 产生量分别下降 1.5＋1%，15.3＋1%，33.6＋1%。为了观察 EGb761 对巨噬细胞产生 NO 的直接影响，将巨噬细胞加入 LPS 10μg/ml 刺激后，不加 ox－LDL 损伤巨噬细胞，直接测定 NO 产生的量，结果单加入 LPS 后 NO 的产生量明显增加，预先加入 EGb761 40，80，160μg/ml，剂量依赖性地抑制 LPS 诱发的 NO 产生。

（3）EGb761 对巨噬细胞吞噬活力的影响：巨噬细胞吞噬活力以其吞噬中性红的能力来表示。巨噬细胞预先与 EGb761 40，80，160μg/ml 温孵 1 小时，然后再与 ox－LDL（0.1mg 蛋白）共培养 4 小时。加入中性红（溶于 0.9% NaCl），继续培养 30 分钟，巨噬细胞经 ox－LDL 处理后，吞噬中性红活力显著降低。而 n－LDL 处理组仅轻度降低。预先经 EGb761 40，80μg/ml 处理，能减轻 ox－LDL 对巨噬细胞的毒性，增强巨噬细胞的吞噬能力。但当 EGb761 剂量大时作用反而不明显，这可能由于其毒性所致。

（4）EGb761 对巨噬细胞线粒体膜电位（MMP）的影响：巨噬细胞预先与 EGb76180μg/ml 温孵 1 小时，然后与 ox－LDL（0.1mg 蛋白）共培养 10 小时，加入 5μg/ml 罗丹明 123（溶于 DMSO），荧光激光共聚焦显微镜观察每组 4 个样品中的不同视野，每个选取 50 个细胞的荧光值，拍照并统计细胞的平均荧光强度。MMP 的高低可通过 Rh123 染色后荧光强度的高低来表示，MMP 高提示通过离子浓度梯度摄取的 Rh123 就多，荧光染色强。当巨噬细胞经 ox－LDL 处理后，MMP 急剧降低；巨噬细胞预先经 EGb761 80μg/ml 处理后，ox－LDL 对巨噬细胞 MMP 的损害明显减轻，MMP 得到很好的保护（图 28－2）。

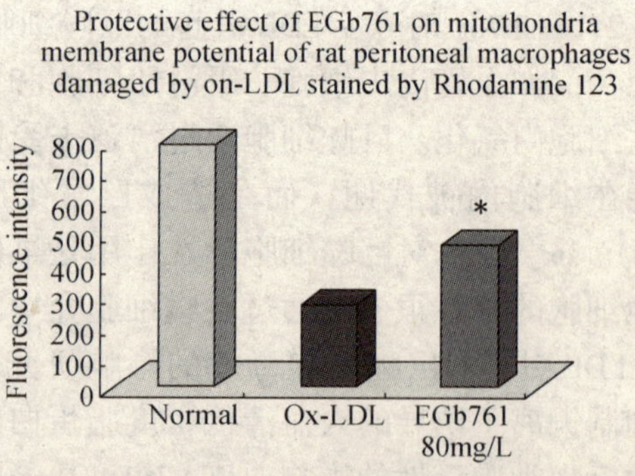

图 28－2 EGb761 对巨噬细胞线粒体膜电位（MMP）的影响

（5）EGb761 对巨噬细胞产生 H_2O_2 的影响：巨噬细胞的氧代谢功能可通过线粒体产生的 H_2O_2 量来表示，同时也反映线粒体的氧代谢功能。巨噬细胞内 H_2O_2 含量的测定系将巨噬细胞预先与 EGb761 40，80，160μg/ml 温孵 1 小时，然后与 ox－LDL（0.1mg 蛋白）共培养 4 小时。加入 20nmol/L 莨菪亭和 20μg/ml HRP，37℃ 1 小时，取上清测定荧光强度。当莨菪亭被 H_2O_2 氧化后荧光强度降低，从而反映 H_2O_2 的产生量。

巨噬细胞经 ox－LDL 处理后，H_2O_2产生显著降低，而 n－LDL 处理组产生的影响要弱得多。巨噬细胞预先经 EGb761 40，80，160μg/ml 处理，H_2O_2的浓度均在正常水平以上，甚至高于正常。可能是 EGb761 对巨噬细胞有轻度的刺激作用。

（6）EGb761 对巨噬细胞溶酶体膜完整性的影响：用荧光激光共聚焦显微镜观察 AO（acridine orange）的转位反映溶酶体膜的完整性。巨噬细胞预先与 EGb761 80μg/ml 温孵 1 小时，然后与 ox－LD（0.1mg 蛋白）共培养 10 小时，加入 5μg/ml AO，室温下染色 15 分钟，用荧光激光共聚焦显微镜观察每组 4 个样品中的不同视野，分别选取 50 个细胞的荧光值，拍照并统计细胞的平均荧光强度，当正常巨噬细胞溶酶体膜完整时，在荧光激光共聚焦显微镜下观察 AO 荧光仅局限于溶酶体。当巨噬细胞受到 ox－LDL 损伤时，溶酶体膜发生破裂，AO 从溶酶体中泄漏出来，弥漫整个胞浆，整个细胞呈现高强度的荧光。EGb761 能保护溶酶体膜的完整性，抑制 AO 的扩散，荧光较局限。平均荧光强度降低。

（7）EGb761 对巨噬细胞中溶酶体释放的β－葡萄糖苷酶（β－Glu）和β－D－gal 糖苷酶（β－D－gal）的影响：巨噬细胞预先与 EGb761 40，80，160μg/ml 温孵 1 小时，反应体积 1ml，然后与 ox－LDL（0.1mg 蛋白）共培养 10 小时，上清液用于测定β－glu 和β－gal 的活力。当巨噬细胞受到 ox－LDL 氧化攻击时，细胞膜和溶酶体膜均受到损伤而破裂，β－Glu 和β－gal 的释放较正常对照组显著增加，尤其β－Glu 增加约 3 倍，而 n－LDL 处理组对此两种酶的释放影响不明显。巨噬细胞预先经 EGb761 处理后，能剂量依赖性地抑制β－Glu 和β－gal 的释放，EGb761 40，80，160μg/ml 对β－Glu 的抑制率分别为 32.8±13.4%，43±15.5%，61±18%，对β－gal 的抑制率分别 8.2±3.3%，25.1±3.6%，36.4±4.3%，抑制作用很明显。

泡沫细胞是早期动脉粥样斑块的标志之一，它来源于平滑肌细胞和巨噬细胞中过量的脂质堆积而造成的。在人的巨噬细胞表面有 3 种 Fc 受体（FcⅠ，Ⅱ，Ⅲ）表达，但主要是通过 FcⅠ受体与特异的抗 LDL 抗体（IgG1，IgG3 亚型）相结合，从而介导巨噬细胞吞噬 LDL 免疫复合物。而且由于 FcⅠ受体的介人，Raf－1 酪氨酸发生磷酸化或激活了 MAP 激酶，从而上调 LDL 受体的表达，加速动脉粥样斑块的形成。所以，巨噬细胞在动脉粥样硬化的形成过程中发挥了至关重要的作用。

从此实验中可以看出，体外大鼠腹腔巨噬细胞与 ox－LDL 共培养 4 小时，细胞胞浆膜即受到明显损害，细胞外的 LDH 释放增加。说明，ox－LDL 能被巨噬细胞很快吞噬，可能主要通过 LDL 受体和清道夫受体，而不是通过 FcI 受体的介入。ox－LDL 本身就是一种自由基，通过电子传递引起细胞各种成分发生过氧化反应，而最早受到攻击的靶成分是膜脂质双层，包括细胞膜、线粒体膜、溶酶体膜，导致膜的通透性增加，线粒体膜电位的丧失，溶酶体内各种成分的释放（β－葡萄糖苷酶和β－半乳糖苷酶）。而溶酶体内蛋白水解酶的释放又加剧细胞结构的破坏；与此同时，巨噬细胞的功能也受到损害，吞噬活力下降，线粒体的氧代谢功能降低（H_2O_2产生减少），NO 的生成受到抑制。ox－LD 诱导淋巴细胞的凋亡和坏死是由于分别激活了核酸内切酶和蛋白水解酶。凋亡是细胞发生损害的早期阶段，胞浆膜和核膜保持完整至数小时，观察不到坏死特征，但在后期出现坏死特征，包括凋亡小体和膜系统的降解，蛋白水解和 DNA 降解。然而，在本文中发现，EGb761 能有效地阻断 ox－LDL 对巨噬细胞的毒性作用，保护胞浆膜、线粒体膜、溶酶体膜的完整性，维持线粒体的膜电位，细胞的功能也受到很好的保护。

EGb761 呈现上述作用的机制很可能与其清除自由基功能有关。至于 EGb761 抗 ox - LDL 对巨噬细胞的毒性作用，可能与其主要的活性成分——黄酮类有关。已有文献报道，银杏黄酮类不但能清除超氧阴离子和羟自由基，也能清除 NO。我们发现 EGb761 对自由基 1，1 - 苯基 - 2 - 苦肼（DPPH）也有直接清除作用。而且，由于 EGb761 具有亲水和亲脂的双重性质，EGb761 易于插入脂质双层，从而发挥膜稳定作用。此外，当 EGb761 中的多酚类物质转化为醌类时，它们能给出两个电子与脂质过氧化物，亦能终止链式的脂质过氧化反应。

3．EGb761 对 ox - LDL 引起的新生牛主动脉血管内皮细胞毒性的保护作用　动脉粥样硬化斑块的形成是由氧化低密度脂蛋白（ox - LDL）触发的，巨噬细胞、内皮细胞和平滑肌细胞及其释放的多种细胞因子参与的炎症过程。内皮细胞是血管内膜的保护屏障，也是 ox - LDL 首先直接损伤的靶目标。而血管内膜的脂氧酶和磷脂酶是介导 ox - LDL 对内皮细胞毒性的桥梁，特别是 15 - 脂加氧酶。体内外实验均证实，ox - LDL 可引起内皮细胞膜通透性增加，内皮细胞表面粗糙及产生的粘附因子（VCAM - 1，ICAM - 1，ICAM - 2）导致单核细胞、中性粒细胞的粘附，血小板容易聚集而形成血栓。由于 ox - LDL 的毒性作用，内皮细胞的功能受损伤，NO 的产生减少，血管的弹性降低，血管的紧张度增加，同时通过细胞 - 细胞之间的信息转导，刺激血管平滑肌的增生。抗氧化剂如二巯氨甲基吡咯烷（pyrrolidine dithiocarbamate，PDTC）、N - 乙酰半胱氨酸（N - acetylcysteine，NACC），通过抑制核转录因子 NF - κB 的激活而抑制内皮细胞 VCAM - 1，ICAM - 1 基因的表达。因为在 VCAM - 1，ICAM - 1 的启动子区域存在（B 的单元（motif），抑制 15 - 脂加氧酶的活力等，有助于抑制动脉粥样斑块的形成。在以前的实验中，EGb761 有抗氧化作用，能有效地抑制铜离子诱导的 LDL 过氧化及 ox - LDL 对巨噬细胞的毒性损伤。本文着重探讨 EGb761 对 ox - LDL 引起的血管内皮细胞毒性损伤的影响。

（1）EGb761 对 ox - LDL 损伤血管内皮细胞后释放 LDH 的影响：生长旺盛的内皮细胞按细胞与 EGb761 40，80，160μg/ml 和维生素 E 1×10^{-6}、1×10^{-5}、1×10^{-4}mol/L 预先温孵 1 小时，加入 n - LDL、ox - LDL，继续培养 6 小时，测细胞外液及细胞内的 LDH 含量。ox - LDL 损伤血管内皮细胞后，LDH 释放入培养液的量明显增加，而细胞内的 LDH 的含量相应地明显减少。n - LDL 处理组细胞内外 LDH 的含量虽然也有改变，但没有 ox - LDL 损伤组明显。血管内皮细胞经维生素 E、EGb761 预处理后，能够剂量依赖性地抑制内皮细胞 LDH 释放量的增加和细胞内的 LDH 的含量的减少，EGb761 80，160μg/ml 剂量组作用显著。维生素 E 的作用不如 EGb761。

（2）EGb761 对内皮细胞及其培养液中 MDA 生成的影响：生长旺盛的内皮细胞与 EGb761 40，80，160μg/ml 和维生素 E 1×10^{-6}、1×10^{-5}、1×10^{-4}mol/L 预先温孵 1 小时，加入 n - LDL、ox - LDL 终浓度为 0.2mg/ml，继续培养 36 小时，用荧光光度计上测定 MDA 的含量。ox - LDL 损伤内皮细胞后，内皮细胞及其培养液中 MDA 生成量增加 2 倍以上，n - LDL 处理组则不如 ox - LDL 损伤组明显。内皮细胞经维生素 E、EGb761 预处理后，能够剂量依赖性地抑制内皮细胞及其培养液中 MDA 生成，EGb761 40，80，160μg/ml 剂量组抑制 MDA 生成作用显著，维生素 E 1×10^{-4}mol/L 组亦有效。

（3）EGb761 对血管内皮细胞内 NO、GSH 含量的影响：ox - LDL 损伤内皮细胞后，内皮细胞内 NO、GSH 含量明显减少，n－LDL 处理组也明显抑制内皮细胞内 NO 的产生，而对 GSH 含量影响不明显。内皮细胞经维生素 E、EGb761 预处理后，能够剂量依赖性地保护内皮细胞内 NO、GSH 含量的减少，EGb761 80，160μg/ml 剂量组作用显著，维生素 E 作用不如 EGb761 明显。

（4）EGb761 对 ox－LDL 诱导血管内皮细胞与巨噬细胞粘附的影响：血管内皮细胞对巨噬细胞的粘附性可用巨噬细胞特有的髓过氧化物酶（MPO）来表示，内皮细胞中没有，借以表示与内皮细胞粘附的巨噬细胞数。生长旺盛的内皮细胞与 EGb761 40，80，160μg/ml 和维生素 E 1×10^{-6}、1×10^{-5}、1×10^{-4}mol/L 预先温孵 1 小时，加入 n－LDL、ox－LDL 终浓度为 0.1 mg/ml，继续培养 5 小时，加入大鼠腹腔巨噬细胞悬液，继续培养 1 小时后，测定 MPO 活性。ox－LDL 损伤内皮细胞后，内皮细胞与巨噬细胞的粘附性约增加 3 倍，n－LDL 处理组亦有此作用，但不如 ox－LDL 处理组明显，内皮细胞经维生素 E、EGb761 预处理后，内皮细胞与巨噬细胞的粘附受到明显抑制，EGb761 80，160μg/ml 剂量组作用显著，维生素 E 作用较弱。

（5）用荧光激光共聚焦显微镜观察 EGb761 对 ox－LDL 损伤内皮细胞胞浆膜的保护作用：EGb761 160μg/ml 和维生素 E 1×10^{-4}mol/L 预先与生长旺盛的内皮细胞温孵后，加 ox－LDL，继续培养 24 小时，加入碘化丙啶（PI）染色 20 分钟，在荧光激光共聚焦显微镜观察，从每组 4 个样品中不同视野随机选取 50 个细胞，计算平均荧光强度及荧光强度的分布频率。正常内皮细胞膜完整 PI 不能透过细胞膜，故正常内皮细胞不能被 PI 染色。相反，当用 ox－LDL 损伤内皮细胞，胞浆膜的通透性明显增加，PI 透过细胞膜在荧光激光共聚焦显微镜观察呈现高强度的荧光。EGb761 160μg/ml 剂量组能保护内皮细胞胞浆膜的完整性，与 ox－LDL 损伤组比较，PI 染色明显减弱（图 28－3），维生素 E 的作用不与 EGb761 显著。

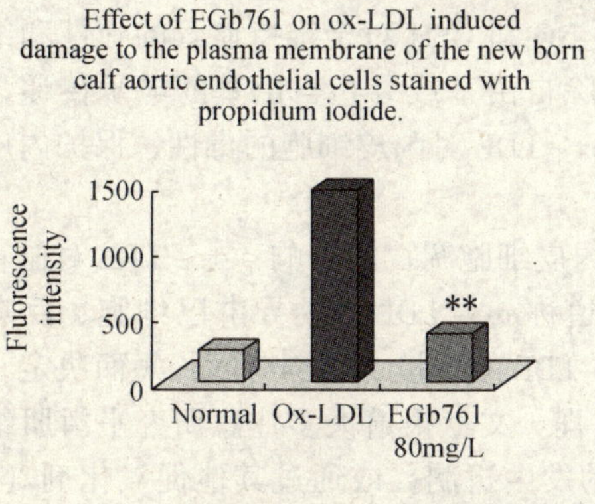

图 28－3　用荧光激光共聚焦显微镜观察 EGb761 对 ox－LDL 损伤内皮细胞胞浆膜的保护作用

（6）用荧光激光共聚焦显微镜观察 EGb761 对 ox－LDL 损伤血管内皮细胞线粒体膜电位的保护作用：内皮细胞预先 EGb761 160μg/ml 和维生素 E 1×10^{-4}mol/L 温孵，与 ox－LDL，继续培养 10 小时，加入 Rh123 染色 1 小时，用荧光激光共聚焦显微镜观察，从每组 4 个样品中不同视野随机选取 50 个细胞，计算平均 Rh123 荧光强度及荧光强度的分布频率。正常内皮细胞线粒体膜通过电化学浓度梯度能够摄取荧光染料 Rh123，正常内皮细胞呈现高强度的荧光，而 ox－LDL 损伤的内皮细胞，线粒体膜的电位差消失，Rh123 进入内皮细胞中的线粒体中的量少，故染色浅，荧光强度低。EGb761 160μg/ml 剂量组能保护内皮细胞线粒体膜的完整性，维持线粒体膜的电位差，Rh123 染色明显高于 ox－LDL 损伤组，维生素 E 的作用弱得多，与 ox－LDL 损伤组比较无明显差异。

（7）用相差显微镜及透射电镜观察 EGb761 对 ox－LDL 损伤血管内皮细胞结构的保护作

用：在相差显微镜下观察，ox－LDL与内皮细胞温孵36小时后，ox－LDL被内皮细胞摄取，细胞内出现颗粒状空泡，而大部分细胞降解，只留下边缘不完整的细胞残骸。内皮细胞经维生素E 1×10^{-4}mol/L、Egb761 160μg/ml预处理后，细胞收缩变细长，细胞间隙增大，细胞内也有颗粒沉积。在透射电镜下观察，正常内皮细胞内细胞器排列有序，线粒体、滑面内质网等细胞器结构完整，线粒体上的嵴、滑面内质网上的颗粒均可见；核仁居中，核内染色质均匀，核膜完整。ox－LDL损伤内皮细胞后，线粒体变化最明显，线粒体肿胀，而大部分空泡化，仅留下残留的框架；细胞核内染色质松散、不均匀，核仁裂解、边缘化，有时也可见凋亡小体的形成。经EGb761 160μg/ml预处理后的内皮细胞，电镜下线粒体也发生肿胀，部分空泡化，部分线粒体的嵴仍可见，但没有ox－LDL损伤组明显；细胞核染色质仍较均匀，但部分核仁空泡化。

在本研究中，ox－LDL对血管内皮细胞的毒性作用得到有力的证实，而ox－LDL的毒性则与其脂质过氧化有关，这种脂质过氧化物可能是氧化胆固醇和溶血卵磷脂胆碱。ox－LDL中的脂质过氧化物首先触发内皮细胞膜的脂质过氧化反应，表现在脂质过氧化产物－MDA生成显著增加，虽然n－LDL也能引起内皮细胞MDA生成增加，但不如ox－LDL作用明显，这可能由于n－LDL与内皮细胞长时间培养（36小时），在内皮细胞内过度金属的催化下被氧化成轻度氧化修饰的ox－LDL（minimally modified LDL，mm－LDL）。内皮细胞膜的脂质过氧化导致膜的通透性增加，表现为细胞外的LDH释放增多，相应地细胞内的LDH减少，PI荧光染色明显增强。ox－LDL中的脂质过氧化物还引起细胞器的脂质过氧化反应，线粒体是细胞的能量代谢中心，病理损害也最严重，线粒体膜电位的特异性荧光染色Rh123可见膜电位差消失，电镜下可见线粒体严重空泡化。由于内皮细胞膜的脂质过氧化，内皮细胞表面变得粗糙，可能还有内皮细胞表达的粘附分子的参与，因而与巨噬细胞的粘附性显著增加。在本验中表现为MPO活力升高，提示粘附与内皮细胞上的巨噬细胞数显著增加。此外，本实验中还发现，NO的生成和GSH的含量明显降低，而NO和GSH对于维持血管的弹性和细胞内的还原状态都是非常重要的。EGb761通过直接清除自由基或终止自由基的电子传递，阻断膜的脂质过氧化反应，能够部分阻断或减轻上述ox－LDL对内皮细胞的毒性，保护内皮细胞的结构和功能的完整。

（8）EGb761对ox－LDL诱导新生牛主动脉血管内皮细胞凋亡的影响：ox－LDL对血管内皮细胞的毒性表现为诱导内皮细胞的凋亡，曾有报道称ox－LDL可诱导淋巴细胞、巨噬细胞、血管平滑肌细胞和内皮细胞。但这种凋亡受ox－LDL的剂量、培养时间长短而决定，是ox－LDL损伤内皮细胞，导致内皮细胞坏死的中间过程。文献报道大多注意研究平滑肌细胞的凋亡，而且大多通过导入凋亡相关基因研究凋亡的发生机制，或通过其他促氧化剂（pro-oxidants）诱导细胞凋亡，而对ox－LDL诱导血管内皮细胞凋亡及机制研究较少。鉴于银杏叶提取物EGb761体外能抗铜离子诱导的人血清LDL的过氧化和对ox－LDL损伤巨噬细胞和内皮细胞的保护作用，本文采用分离制备的人血清ox－LDL与新生牛主动脉内皮细胞共培养，以诱导内皮细胞凋亡的模型，观察EGb761对其影响。

用荧光激光共聚焦显微镜观察EGb761对ox－LDL引起的血管内皮细胞DNA损伤的保护作用：异染性染料AO（acridine orange）对双链DNA和变性DNA的染色不同。AO与双链DNA结合以后，即嵌入双链结构之中，荧光染色浅，呈绿色，但AO染料与解旋、片段化的

DNA 结合以后，则变为红色荧光。因此，红色荧光的高低即代表了细胞中 DNA 的降解程度。正常内皮细胞的 DNA 结构完整，故结合的 AO 少，荧光染色浅。当 ox－LDL 损伤内皮细胞的 DNA 后，DNA 发生明显的解旋、变性、降解片段化，DNA 嵌合了大量的荧光染料 AO，呈现高强度的红色荧光。而内皮细胞经 EGb761 160μg/ml 和维生素 E 1×10^{-4}mol/L 预处理后，仍有红色荧光，但较 ox－LDL 损伤组明显减弱，差异显著（图 28－4）维生素 E 作用不如 EGb761 强。

单个细胞彗星电泳法观察 EGb761 对 ox－LDL 引起的凋亡血管内皮细胞 DNA 的作用　ox－LDL 损伤的血管内皮细胞经裂解、DNA 解旋后，在外加电场的作用下，DNA 发生泳动，经荧光染料 AO 和 EB 染色后，在荧光激光共聚焦显微镜下观察到，内皮细胞的 DNA 被 ox－LDL 损伤后降解为不同分子大小的 DNA 片段，因所带电荷不同，泳动速率不同，故出现慧星样图像，出现的荧光强度的面积大，说明内皮细胞的 DNA 被 ox－LDL 激活的核酸内切酶降解。正常内皮细胞的 DNA 浓缩在核膜内，几乎没有发生泳动，AO 和 EB 染色后荧光强度高且集中，荧光面积小。经维生素 E 1×10^{-4}mol/L 和 EGb761 160μg/ml 预处理的内皮细胞，EGb761 处理组 DNA 的浓度虽然比正常内皮细胞的 DNA 的浓度低，但 AO 和 EB 染色后荧光强度相对集中，泳动速率小，荧光面积比较小。可见 EGb761 对 ox－LDL 引起的 DNA 降解有保护作用，相同剂量的维生素 E 作用不如 EGb761 强，可见 DNA 降解成不同大小的片段，但泳动距离小。

Effect of EGb761 on DNA fragmentation of the new born calf endothelial cells induced by ox-LDL stained with acridine orange.n=50 cells.**P<0.01 vs ox-LDL group.

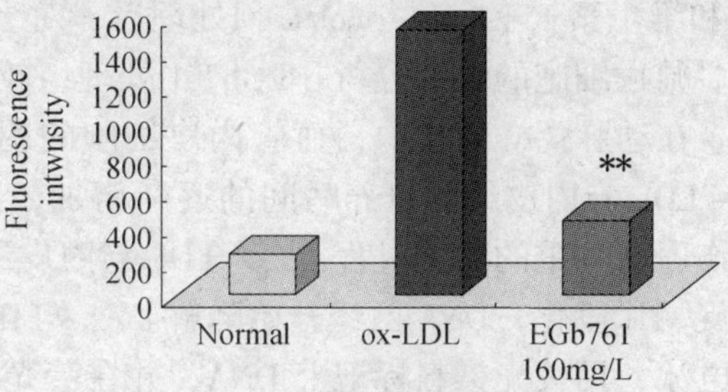

图 28－4　用荧光激光共聚焦显微镜观察 EGb761 对 ox－LDL 引起的血管内皮细胞 DNA 损伤的保护作用

用透射电镜观察 EGb761 对 ox－LDL 引起的凋亡血管内皮细胞超微结构的作用　正常内皮细胞的核膜完整，核仁一个居中，正在分裂的细胞可见两个核仁，核内染色质均匀。而 ox－LDL 诱导凋亡的内皮细胞，部分核仁浓缩成圆或半月形，但核膜仍完整，而核膜外细胞器萎缩，形成典型的凋亡小体；大部分细胞的核膜破裂，核仁分解、边缘化或残存的核仁空泡化，核染色质松散或消失，只留下框架，可见细胞凋亡和坏死并存。内皮细胞经 EGb761160μg/ml 和维生素 E 1×10^{-4}mol/L 预处理后，EGb761 处理组细胞核的结构得到较好的保护，仍可见核仁，有时有空泡化，染色质还较均匀，核膜完整。维生素 E 作用不如 EGb761 作用强，可见核仁裂解。

用琼脂糖凝胶电泳检测 EGb761 对 ox－LDL 引起的凋亡内皮细胞 DNA 梯状条带的作用　在许多细胞系中，凋亡细胞的形态变化总伴随着内源性核酸内切酶激活介导的 DNA 断裂，DNA 在核小体连接处被酶切断，降解为 180～200bp 或它的整倍数的各种片段（DNA ladder），这种片段一直被当作凋亡细胞的生物学标志。正常内皮细胞琼脂糖电泳没有 DNA 梯状条带出现，而 ox－LDL 损伤内皮细胞组出现明显的 DNA 梯状条带。内皮细胞经 EGb761 160μg/ml 和维生素 E 1×10^{-4}mol/L 预处理后，琼脂糖电泳 DNA 梯状条带少或较短，尤其 EGb761 处理组几乎没有。

用流式细胞术检测 EGb761 对 ox - LDL 诱导的凋亡内皮细胞 DNA 的作用 凋亡细胞经乙醇固定、低渗打洞、PI 染色后，用流式细胞仪检测荧光标记的 DNA 含量，在 DNA 直方图上出现 DNA 含量减少的亚二倍体峰——凋亡峰，该区的细胞即凋亡细胞。在相应的光散射图谱上，凋亡细胞出现低于正常的前散射（反映细胞大小）和高于正常的侧散射（反映细胞内的颗粒性），坏死时则呈较高的前、侧散射光谱。内皮细胞经 ox - LDL 损伤后，在 DNA 直方图上出现明显的凋亡峰，而正常内皮细胞是其 1/15 之一。内皮细胞经 EGb761 160μg/ml 和维生素 E 1×10^{-4}mol/L 预处理后，出现的凋亡峰小，在光射图谱上，内皮细胞 DNA 经 ox - LDL 损伤后，出现明显较多的侧散射和低于正常的前散射内皮细胞，内皮细胞经 EGb761 160μg/ml 和维生素 E 1×10^{-4} mol/L 预处理后，对上述现象均有保护作用，EGb761 作用比维生素 E 强。凋亡细胞的统计分析，EGb761 处理组较 ox - LDL 损伤组比较均有明显差异。

在动脉粥样斑块中，血管内皮细胞的凋亡是较严重的病理损害之一。本文证实，随着 ox - LDL 与内皮细胞培养时间的逐渐增加，用不同的检测方法，可以看到内皮细胞 DNA 的损伤逐渐加重的病理过程。ox - LDL 与内皮细胞培养 24 小时，内皮细胞的 DNA 发生明显的解旋、片段化，DNA 已经开始降解。ox - LDL 与内皮细胞培养 36 小时，采用单个细胞的慧星电泳，用荧光染料标记上 DNA，并在荧光激光共聚焦显微镜下观察降解的 DNA 出现慧星样的图像。说明 DNA 的降解程度加重，慧星电泳这种方法比较新颖、直观。在透射电镜下 DNA 降解现象与之极其相似，核仁降解成多个，且边缘化，染色质严重松散、稀释，同时可见另外一些细胞形成凋亡小体。ox - LDL 与内皮细胞培养 48 小时，用琼脂糖凝胶电泳，可见明显的 DNA 梯状条带。说明 DNA 被 ox - LDL 激活的核酸内切酶降解成单个或倍数核小体；用流式细胞术检测出明显的 DNA 凋亡峰，散射光谱也发生明显的改变。这时不但有细胞的凋亡，而且存在部分细胞的坏死。内皮细胞经维生素 E 1×10^{-4}mol/L 和 EGb761 160μg/ml 保护后，对上述现象均有明显改善，而且 EGb761 的作用比维生素 E 强。文献报道，ox - LDL 诱导的内皮细胞凋亡主要通过氧化应激机制。一方面，由于线粒体的损伤，抑制凋亡的基因 bcl - 2 表达降低；另一方面，ox - LDL 可能通过核转录因子 NF - κB 的活化，诱导凋亡的产生。在本文中也可以看到 ox - LDL 对内皮细胞线粒体的损害。EGb761 可能通过抑制脂质过氧化，保护线粒体的结构与功能。在我们以往的实验证实，EGb761 对多种自由基均有直接清除作用，在一定程度可以解释其抑制 ox - LDL 诱导的内皮细胞凋亡的作用。除此之外，EGb761 是否通过影响调控细胞凋亡的相关基因的表达而产生抗凋亡作用，有待今后研究。

（二）EGb761 对红细胞脂质过氧化损伤的保护作用

红细胞由于富含大量不饱和脂肪酸和二价铁离子因而易受各种氧自由基（ROS）攻击而受损。外来的和内源性的 ROS 直接触发红细胞膜磷脂的链式过氧化反应，导致一系列的病理生化变化如 MDA 生成，膜脆性增加，膜内外离子浓度的电化学梯度丧失等。所以，红细胞常作为氧化应激的作用靶来评估化合物的抗氧化活力。TBHP 能在水相中释放过氧化氢，后者在游离的或血红素中结合的铁催化下，通过 Fenton 式反应产生超氧阴离子和羟自由基。此外，高铁类血红素还能与膜蛋白的巯基作用生成次级自由基如 thiyl radicals 和 alkoxyl radicals（$RO^{\cdot}$）。曾有报道，TBHP 能引起离体的肝细胞和红细胞的氧化损伤。银杏叶提取物

（EGb761）是国内外广泛应用的、具有多方面的抗氧化作用药物。所以，推测在TBHP造成的红细胞过氧化损伤过程中，EGb761也可能有抗氧化作用。以下是研究的实验结果：

1．EG761对红细胞溶血和MDA形成的作用　1.25%红细胞悬液预先分别与维生素E 2.5×10^{-7}，2.5×10^{-6}，2.5×10^{-5}，2.5×10^{-4}mol/L和EGb761 10，20，40，80μg/ml温孵15分钟，加入TBHP终浓度为500 mmol/L 37℃温孵30分钟，TBHP 500mol/L能引起大鼠红细胞显著溶血。EGb761剂量依赖性地抑制TBHP引起的溶血，抑制率分别为15.75%，33.67%，50.3%，60.8%，IC_{50}为66.7μg/ml。MDA的形成溶血率密切相关，MDA产生越多，溶血率越高。同样EGb761抑制MDA的形成，具有量效关系，相同剂量的EGb761抑制MDA形成分别达到13.5%，28.4%，42.4%，56.4%，其IC50为71.4μg/ml。而上述剂量的维生素E对红细胞溶血和MDA的生成均无明显影响。

2．EGb761对高铁血红蛋白产生的影响　就正常大鼠红细胞来说，血红蛋白α，β链的最大光吸收值分别在540、577nm，未见在630nm处高铁血红蛋白的光吸收。当红细胞受到TBHP的氧化攻击后，部分氧合血红蛋白迅速转换成高铁血红素，（$[HbFe^{IV}-OH]^{3-}$）和高铁血红蛋白，而前者是不稳定的。红细胞悬液预先分别与维生素E 2.5×10^{-7}，2.5×10^{-6}，2.5×10^{-5}mol/L和EGb761 20，40，80μg/ml 37℃温孵15分钟，加入TBHP终浓度250mmol/L继续温孵10分钟后，在UV－260（Shimadzu）分光光度计上500～700nm波长扫描。正常氧合血红蛋白的α，β链的最大光吸收值分别在540、577nm，而高铁血红蛋白在630nm处有最大吸收峰。EGb761 20，40，80μg/ml，剂量依赖性地抑制高铁血红蛋白的产生和聚积，保护红细胞中的氧合血红蛋白含量。

3．EGb761对红细胞膜流动性的影响　大鼠红细胞膜的流动性可通过脂质探针DPH来测定，膜流动性的高低用极性（P）和粘滞系数（η）来表示，P、η的大小通过荧光强度的高低计算而得。1%红细胞悬液（含200mmol/L DPH）与维生素E 2.5×10^{-4}mol/L及EGb761 80、160μg/ml 37℃ 15分钟，然后与200 mmol/L TBHP反应15分钟，在荧光分光光度计上取不同方向的偏振光读取荧光光度值，计算膜的极性（P）和粘滞系数（η）。结果表明，大鼠红细胞加入200mol/ml TBHP 15分钟后，膜的流动性显著降低，而EGb761160 μg/ml明显防止膜流动性的降低。

4．EGb761对膜蛋白巯基含量的影响　红细胞膜蛋白1.5mg分别与维生素E 5×10^{-7}，5×10^{-6}，5×10^{-5}，5×10^{-4}mol/L和EGb761 80，160，320，640μg/ml在37℃水浴15分钟，然后与2mmol1/L TBHP反应30分钟后，用DTNB测定膜蛋白巯基含量。结果发现，TBHP明显降低红细胞膜蛋白巯基的含量，大剂量组EGb761能够防止膜蛋白巯基含量的降低，EGb761 320，640μg/ml的抑制率分别为32.3%，72.6%。

5．用SDS－PAGE检测EGb761对大鼠红细胞膜蛋白质高分子聚合物（HMA）形成的影响　红细胞膜蛋白3mg分别与维生素E 5×10^{-4}mol/L和EGb761 640μg/ml在37℃反应15分钟，然后与2mmol/L TBHP反应30分钟。取上述溶液用SDS－PAGE检测红细胞膜蛋白高分子聚合物（HMA）形成，经双波长TLC扫描仪扫描。结果表明，TBHP处理过的红细胞膜蛋白在胶的起始处出现HMA，而正常对照的红细胞膜蛋白则没有。EGb761 640μg/ml处理过的样品HMA出现比较少。

6．扫描电镜观察EGb761对TBHP损伤的大鼠红细胞表面形态的影响 大鼠红细胞悬液预先分别与维生素 E 2.5×10^{-5} mol/L 和 EGb761 80μg/ml 37℃反应 15 分钟，然后再与 500μg/ml TBHP 反应 10 分钟，样品经 2.5%戊二醛和 2%锇酸固定，经 2%到 100%乙醇梯度脱水后，细胞干燥，镀金，在扫描电镜下观察细胞表面形态。正常的大鼠红细胞保持双凹盘形状，少数呈圆形但边缘仍光滑完整。与之相反，TBHP 损伤的红细胞失去正常的碟形而呈现星形红细胞和棘红细胞，维生素 E 处理的红细胞也失去正常形态，而 EGb761 处理过的红细胞，虽然受到损害但仍保持几乎正常的碟形，但其中一些已经开始肿胀、膨大、变形，但边缘仍较光滑（图 28-5）。

在本文的研究中证实，TBHP 对大鼠红细胞具有强烈的氧化性损伤作用，引起的红细胞溶血具有时间依赖性，同时出现 MDA 生成增多。推测其引起溶血的原因可能是由于：①红细胞膜脂质过氧化损害引起膜通透性增加。因为溶血的同时伴有 MDA 的生成增加，同时扫描电镜观察到红细胞形态发生肿胀、变形；②膜的脂质过氧化损害导致红细胞膜的流动性降低，红细胞的脆性增加；③由于 TBHP 氧化造成的红细胞膜蛋白巯基的丧失和高分子聚合物（HMA）的形成，导致红细胞的骨架发生破坏，最终导致发生溶血。红细胞经 EGb761 预处理后，能够减轻 TBHP 造成大鼠的红细胞的脂质过氧化损害，从而抑制溶血的发生，但维生素 E 对 TBHP 造成的急性损害则无明显保护作用。

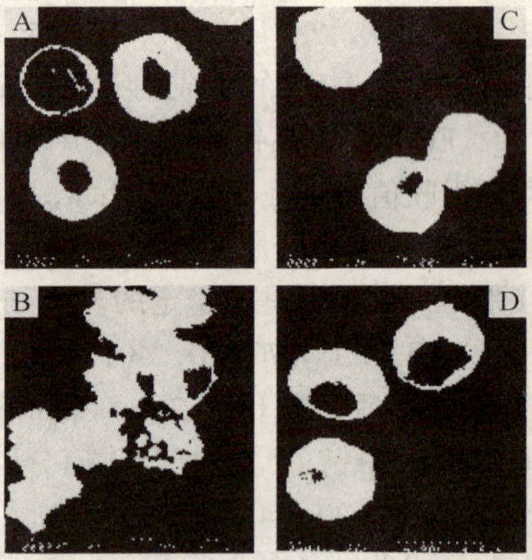

图 28-5　扫描电镜观察 EGb761 对 TBHP 损伤的大鼠红细胞表面形态的影响

在 TBHP 造成的红细胞的氧化损害过程中，膜脂质是大鼠红细胞结构中首先受到氧化攻击的靶成分，其次是蛋白成分的发生氧化交联。然而一旦膜蛋白发生氧化交联、聚合，则很难被抗氧化物所逆转。TBHP 处理的膜蛋白样品则在胶的起始处出现高分子聚合物（HMA），EGb761 则能减少这种 HMA 的形成。至于在膜的前沿出现的蛋白条带，可能如文献中指出的那样，是连于膜上的血红蛋白脱落所致。推测可能由于在制备红细胞膜的过程中，可能残留一些中性粒细胞，TBHP 激活了其中的蛋白水解酶，导致脱落的血红蛋白发生降解。

很多氧化剂，如氨苯砜和芳氧胺，能够与氧化血红蛋白作用生成高铁血红蛋白，红细胞中如存在的高铁血红蛋白超过 40%，红细胞就非常容易裂解。高铁血红蛋白释放的血红素能够与血红蛋白，谷胱甘肽和跨膜蛋白上的巯基作用，导致去质子后的硫自由基（thiyl radicals）和谷胱甘肽的次级自由基的形成。这种半寿期相对较长、更稳定的硫自由基加速蛋白巯基的降低和 HMA 的形成。而且，通过扫描电镜观察到已形成的 HMA 导致红细胞形态的改变。很可能是 EGb761 通过其抗氧化性质能够阻断高铁血红蛋白和 HMA 的形成。

EGb761 的保护作用可能与其所含主要的活性成分黄酮有关。已知，黄酮类成分不但能清除超氧阴离子和羟自由基，也能清除 NO，而且，由于 EGb761 具有亲水和亲脂性两种特性，所以它很容易进入膜脂质双层，发挥膜稳定作用。此外，由于 EGb761 中多酚类成分转化为醌类时，它们能够提供两个质子给脂质过氧化物，从而终止链式脂质过氧化反应。上述这些推测可以用来解释 EGb761 在一定的浓度范围，可以保护红细胞免受 TBHP 引起脂质过氧化和蛋白质氧化损害，一定程度上抑制溶血的发生。

（三）EGb761 对阿霉素（Dox）心脏毒性的保护作用及其作用机制

Dox 是临床应用很广的抗癌药物，由于该药能引起心脏毒性而限制其临床应用。已知 Dox 引起的心脏毒性与氧自由基损伤有关，心肌线粒体是 Dox 毒性作用的主要靶点。为此，寻找有效的防治 Dox 的心脏毒性药物，一直受到关注。EGb761 主要成分是黄酮类和银杏内酯，均具有自由基清除作用。然而，EGb761 对 Dox 心脏毒性影响如何迄今未有文献报道。我们认为 EGb761 对 Dox 的心脏毒性可能有保护作用。

1. EGb761 对阿霉素心脏毒性的保护作用 Dox 的心脏毒性严重限制其临床应用。临床观察发现，某些儿童患者在使用 Dox 治疗白血病后，其心脏损害直到成年后仍十分明显。据统计，仅在美国就有 150000 例患者因 Dox 心脏毒性严重威胁生命。一般认为，Dox 心脏毒性的主要原因是自由基氧化损伤，多年来试用抗氧化剂治疗 Dox 的心脏毒性不断有报道。但迄今为止，只有 Dexrazoxane 一种抗氧化剂被 FDA 批准上市，临床应用于乳腺癌患者因使用 Dox 并发的心脏损害。显然继续寻找有效的药物治疗 Dox 的心脏毒性仍是一项有意义的工作。

EGb761 的活性成分相对稳定，其主要是黄酮类具有自由基清除作用。目前许多欧美国家临床已用它治疗心脑血管疾病以及改善老年患者脑退行性病变及功能障碍。然而，EGb761 对 Dox 心脏毒性影响如何迄今未有文献报道。我们推测 EGb761 可能降低 Dox 的心脏毒性，为此我们进行了研究。实验内容分三个层次：即体外对 Dox 引起的大鼠心肌线粒体损伤，及对 Dox 引起的培养大鼠乳鼠心肌细胞的毒性损伤，体内对 Dox 小鼠心脏毒性的生化及形态变化的保护作用，以及 EGb761 作用的机制，其结果为 Dox 与 Fe^{2+} 能引起大鼠心肌线粒体多种损伤，包括线粒体膜脂质过氧化，MDA 生成增加，线粒体 ATPase 活性降低，膜流动性下降；线粒体肿胀，嵴断裂，溶解，甚至空泡化。抗氧化剂 EGb761 对 Dox 引起的上述线粒体损伤有明显保护作用，随着剂量增加，部分指标可以恢复至接近正常水平。

（1）EGb761 对 Dox 引起大鼠心肌线粒体脂质过氧化损伤的保护作用：Dox 体外与大鼠心肌线粒体温孵，能引起其膜脂质过氧化，MDA 的产生明显增多，在 0 至 120 分钟内，随着时间延长，MDA 生成不断增加。共同温育 30 分钟，MDA 生成量即增加 3 倍，共同反应 120 分钟时 Dox 组 MDA 水平是对照组的近 5 倍。EGb761 在所用浓度下，对 Dox 引起的大鼠心肌线粒体脂质过氧化有抑制作用，并且具有明显的剂量依赖性。300μg/mL EGb761 几乎完全抑制 Dox 所引起的 MDA 的产生，MDA 水平甚至低于正常对照组。提示该剂量下，EGb761 不仅完全抑制 Dox 引起的 MDA 的生成，而且抑制大鼠心肌线粒体发生的自发氧化。

（2）EGb761 对 Dox 引起的大鼠心肌线粒体膜 ATPase 活性丧失的保护作用：Dox 引起线粒体膜脂质过氧化，其膜正常功能受到影响。实验发现，1×10^{-5} mol/L Dox 明显降低线粒体膜 ATPase 活性，EGb761 15μg/ml 对 ATPase 酶活性丧失有一定的扭转作用，但并未恢复到正常水平。

（3）EGb761 对大鼠心肌线粒体肿胀的抑制作用：线粒体肿胀引起悬液浊度下降，紫外分光光度计测定 520nm 处 OD 值的变化可以反映线粒体肿胀程度。大鼠心肌线粒体与 Dox 温孵后，OD520nm 值迅速降低，表明线粒体肿胀程度加重。当反应液中同时加入 10μg/mL EGb761，OD520nm 值降低减慢。表明药物能够抑制 Dox 引起的线粒体肿胀。这种抑制具有明显的剂量-效应关系。

（4）EGb761 对 Dox 引起的大鼠心肌线粒体膜流动性降低的影响：以 DPH 膜脂质探针测定 Dox 对线粒体膜流动性影响。结果发现，1×10^{-5}mol/L Dox 显著升高荧光偏振 P 值，显示膜流动性降低。30μg/mLEGb761 可基本恢复 Dox 引起的线粒体膜流动性的降低，EGb761 在 300μg/mL 浓度本身可能对膜流动有影响。

（5）EGb761 对 Dox 引起的大鼠心肌线粒体超微结构变化的影响：正常心肌线粒体呈椭圆形双层膜结构，外膜完整，内膜内褶形成嵴，且平行排列，膜基质电子云密度较大，着色明显。线粒体与 Dox 温孵后，绝大部分线粒体出现肿胀，体积显著扩大。内膜基质电子云密度降低，多数线粒体嵴排列紊乱，许多断裂甚至溶解，整个线粒体空泡化，严重者内外膜破裂，线粒体结构基本丧失，只残留少量膜碎片。温孵液中同时加入 15μg/mL EGb761 后，线粒体结构明显得到保护，超微结构趋于正常。

心肌细胞富含大量线粒体，线粒体 NADH 脱氢酶等催化 Dox 生成自由基引起膜脂质过氧化。本实验中我们采用 Dox/Fe 系统作为 Dox 体外线粒体损伤模型，由于 Dox/Fe 结合物更容易被酶催化，发生单电子转移产生氧自由基；而且 Dox/Fe 结合物本身能够发生分子内氧化还原反应，在有氧条件下直接生成氧自由基。因此，铁离子能够加重 Dox 的氧化毒性。自由基引起的膜脂质过氧化，一方面直接使膜结合酶如 ATPase 酶、NADH 氧化酶、细胞色素氧化酶、NADH-细胞色素 C-还原酶等呼吸链酶系统活性受抑制，呼吸链电子传递受阻，更多电子从呼吸链脱离转至氧分子，氧自由基生成增加；另一方面，脂质过氧化引起的线粒体肿胀以及流动性降低改变了膜离子通透性，膜内外质子梯度发生改变，直接影响线粒体氧化磷酸化过程，细胞能量代谢受阻。

报道超氧化物歧化酶（SOD），过氧化物酶（CAT）以及二甲基硫脲对 Dox 线粒体氧化损伤均有保护作用。SOD，CAT 以及二甲基硫脲清除对象分别为$O_2^{\cdot-}$，H_2O_2，和·OH。提示 Dox 的氧化损伤有多种自由基参与。本实验室以前曾报道，五味子酚和丹酚酸 A 对 Dox 体外引起的大鼠心肌线粒体损伤有保护作用。本文研究表明，EGb761 对 Dox 引起的线粒体结构和功能异常均有剂量依赖性逆转作用，随着剂量的增加部分地或基本恢复至正常水平。已经证明，EGb761 不仅是$O_2^{\cdot-}$，·OH 清除剂，对脂质过氧化自由基也有淬灭作用，阻止脂质过氧化链式反应。这些特性可能是 EGb761 保护 Dox 线粒体毒性的主要原因。

2．EGb761 对体外培养大鼠乳鼠心肌细胞 Dox 毒性的保护作用　在此工作中大鼠乳鼠培养心肌细胞与 200μmol/L Dox 温孵 10 小时，引起培养上清中 LDH，CPK 等酶活性升高，细胞内酶活性相应降低；心肌活细胞经罗丹明 123（Rh123）染色，显示线粒体特异损伤；超微结构显示，Dox 引起心肌细胞线粒肿胀，嵴溶解，肌浆网扩张。与心肌细胞膜损伤相比，Dox 对细胞核损害不明显，琼脂糖凝胶实验表明，Dox 无论是大剂量（2～200μmol/L）短时间（6 小时～24 小时）或是小剂量（0.2～2μmol/L）长时间（24 小时～7 天）均不能诱导心肌细胞凋亡。提示 Dox 损伤心肌主要是膜的脂质过氧化损伤。细胞培养液中同时加入 EGb761，能剂量依赖性地抑制 Dox 引起的心肌细胞 LDH 和 CPK 酶释放，细胞的线粒体、肌浆网等膜损伤明显得到保护。

本研究第一部分的实验采用大鼠心脏线粒体作为靶点，研究了 Dox 的毒性损伤作用。发现 EGb761 有明显保护作用。细胞器与整体细胞对毒物的反应性有时是不一样的。为进一步明确 EGb761 对 Dox 引起心肌细胞损伤的保护作用。我们又采用原代培养乳鼠心肌细胞作为模型，从生化学和形态学两方面研究 Dox 对心肌细胞的毒性以 EGb761 的保护作用，首先观察 Dox 损伤心肌细胞后引起的 LDH 、CPK 等酶释放以及形态学改变，并采用线粒体 Rh123 特异染色法，证明 Dox 的心脏毒性主要损伤线粒体膜。以上述指标为依据，考察了 EGb761 对 Dox 心肌细胞损伤的保护作用。考虑到 Dox 的抗肿瘤作用与 DNA 损伤有关，我们又观察了 Dox 对心肌细胞 DNA 的影响，以便区别 Dox 心脏毒性以及抗癌作用的不同作用机制。

（1）Dox 对原代培养乳鼠心肌细胞的毒性作用：抗氧化剂 EGb76 本身对心肌细胞毒性采用 MTT 法测定。结果确认 100μg/mL EGb761 对心肌细胞无毒性。以下实验以此浓度为剂量上限。

Dox 引起培养心肌细胞损伤，随着 Dox 浓度从 50mmol/L 增加到 200 mol/L，细胞 LDH 及 CPK 的释放逐渐增多，细胞内保留的 LDH、CPK 酶活性减少。其中以心肌细胞特异酶 CPK 的变化更为明显。

Dox 抗肿瘤机制之一是诱导癌细胞凋亡，它对心肌细胞的毒性是否与诱导细胞凋亡有关目前研究尚少。为此我们采用琼脂糖凝胶电泳，观察了不同浓度的 Dox 在不同作用时间内对心肌细胞 DNA 损伤的影响。2，20，200 mmol/L Dox 分别作用于心肌细胞 6，12，24h。结果发现，2mmol/L Dox 对心肌细胞 DNA 无明显影响；20mmol/L Dox 作用 24 小时 DNA 量略有减少；200mmol/L Dox 作用 6 小时即引起细胞坏死，DNA 完全降解丢失。以上处理均未发现明显 DNA 弥散或 DNA 梯状条带，提示 Dox 对心肌细胞的 DNA 损伤非特异性。延长小剂量 Dox 作用时间（Dox 浓度分别为 0.2，2 mmol/L；时间分别为 3 天，5 天，7 天）亦未发现 Dox 能诱导心肌细胞凋亡。

（2）EGb761 对 Dox 引起培养乳鼠心肌细胞释放 LDH，CPK 的影响：Dox 引起培养乳鼠心肌细胞 LDH 和 CPK 的释放增加，细胞内酶活性相应降低。预先加入抗氧化剂 Egb761 1，10，100μg/ml，剂量依赖性的减少细胞外酶的释放（表 28－2），细胞内酶活性保留较多。提示 EG761 能够减轻 Dox 细胞毒性，保护心肌细胞膜完整性。

表 28－2　EGb761 对 Dox 引起培养乳鼠心肌细胞释放 LDH 和 CPK 的影响（$\bar{x} \pm s$，$n=11$）

组别	浓度	LDH（U/100mL）		CPK（U/L）	
		细胞内	细胞外	细胞内	细胞外
正常对照	---	943 ± 73**	879 ± 62**	42 ± 9**	12 ± 1*
Dox 对照	---	473 ± 11	1198 ± 45	19 ± 4	18 ± 2
Dox + Egb761（μg/ml）	1	608 ± 38	1209 ± 79	30 ± 7*	17 ± 2
	10	883 ± 60**	1085 ± 75	33 ± 12*	14 ± 2*
	100	909 ± 85**	910 ± 67*	45 ± 13**	12 ± 2**

* $P<0.05$，** $P<0.01$ Vs Dox

（3）EGb761 对 Dox 引起的原代培养乳大鼠心肌细胞线粒体膜电位的影响：Rh123 是能够进入细胞内的带正电的荧光染料，由于细胞内线粒体膜带有大量的负电荷，Rh123 特异性地与线粒体膜结合，荧光显微镜观察细胞内出现荧光。心肌细胞与 Dox 共同培养 10 小时后引起线粒体损伤，膜电位降低，线粒体结合的 Rh123 染料减少，荧光强度降低。加入 EGb761 后，心肌细胞线粒体损伤减轻，细胞内荧光强度增强。

（4）EGb761 对 Dox 引起原代培养乳鼠心肌细胞形态损伤的保护作用：Dox 引起的原代培养乳鼠心肌细胞形态损伤用光镜和透射电镜做了观察。正常心肌细胞致密，高度折光，细胞核小，在培养 3 天以后，便自动聚集在一起形成所谓“功能合体细胞”。经 Dox 作用后，大多数细胞伪足收缩，其中最明显的病理形态变化是几乎所有细胞的细胞内出现空泡化，细胞核为大量空泡所环绕。电镜观察进一步发现，光镜下所见的大量空泡正是由于线粒体和肌浆网肿胀、扩张形成的。抗氧化剂 EGb761 能够明显抑制心肌线粒体肿胀，减少 Dox 引起的细胞内空泡化程度。

本文用琼脂糖凝胶电泳，观察 Dox 对心肌细胞 DNA 毒性损伤。发现，无论大剂量 Dox 短时间作用或小剂量 Dox 长期诱导，均未能观察到明显的 DNA 弥散或 DNA 条状梯带。提示 Dox 不能诱导心肌细胞凋亡。从 Dox 对心肌细胞超微结构影响来看，100mmol/L Dox 作用 10 小时心肌细胞引起的主要病变包括线粒体及肌浆网肿胀、溶解，活细胞经 Rh123 染色也证明线粒体损伤是 Dox 对心肌细胞毒性主要靶点。提示 Dox 心肌细胞主要毒性靶点是线粒体等膜结构。

心肌细胞内多种氧化还原酶可还原 Dox 而产生自由基，攻击膜结构造成细胞损伤。这些酶包括①胞浆内黄嘌呤氧化酶；②肌浆网膜上 NADPH－细胞色素 P450－还原酶；③线粒体膜 NADH 脱氢酶等。本实验证实，Dox 引起心肌细胞形态损伤性变化的主要特征是细胞内空泡化，这种膜损伤与 Dox 引起的脂质过氧化效应相一致。据报道称，抗氧化剂 Amifostin 和 N，N'－diphenyl－p－phenylenediamine 可保护 Dox 原代心肌培养细胞毒性。本研究发现，具有抗氧化作用的 EGb761 能抑制 Dox 引起的培养心肌细胞 LDH 和 CPK 的释放，对细胞线粒体、肌浆网等膜结构损伤有保护作用。为进一步确定 EGb761 抗 Dox 心脏毒性的作用，我们又在整体动物作了研究，结果如下。

3．EGb761 对 Dox 小鼠心脏毒性的保护作用　如前所述，EGb761 在体外对 Dox 所致的大鼠心肌线粒体以及培养乳鼠心肌细胞损伤有明显的保护作用，EGb761 在动物试验是否仍有保护作用？为此本文采用多次腹腔注射方法造成小鼠心肌损害，以脂质过氧化产物 MDA 和心肌特异酶 CPK 以及心电图变化等为主要指标，研究 EGb761 口服给药对 Dox 小鼠心肌损伤的保护作用。

（1）EGb761 对 Dox 小鼠心脏毒性的保护作用：小鼠多次腹腔注射 Dox 后心肌线粒体 MDA 水平明显提高，同时血清 CPK 酶活性升高，表明心肌组织受损。同时给予小鼠 EGb761 200mg/kg，心肌线粒体 MDA 生成减少，血清 CPK 酶活性降低。值得注意的是，大剂量 EGb761 组 MDA 水平比正常对照组还低（表 28－3）。300mg/kg 维生素 E 也能抑制 MDA 升高，但血清 CPK 活性没有明显降低。于实验前，对照组，Dox 组以及 Dox 合用大剂量 EGb761 组（200mg/kg），给药后 10 天、14 天分别记录小鼠心电图，所有小鼠未出现心律失常，但发现 Dox 组心率呈现下降趋势，于 14 天尤为明显。EGb761 组小鼠于注射 Dox 后第 14 天，心率与给药前相比未出现降低，提示 EGb761 对 Dox 引起的心率减少有纠正倾向（表 28－4）。另外，Dox 明显抑制小鼠体重增加。Dox 合用大剂量 EGb761 组体重略高于单用 Dox 组，提示 EGb761 对一般毒性有保护作用。

表 28－3　EGb761 对 Dox 小鼠心脏毒性的保护作用

处理	剂量（mg/kg）	血清 CPK（U/L）	MDA（nmol/mg pr）	GSH（nmol/mg pr）
正常	－ － －	1180 ± 288*	1.47 ± 0.13*	0.13 ± 0.01*
Dox	－ － －	3221 ± 1138	2.34 ± 0.06	0.16 ± 0.02
Dox＋维生素 E	300 × 7	2305 ± 487	1.44 ± 0.27*	0.16 ± 0.02
Dox＋EGb761	50 × 14	2809 ± 619	1.68 ± 0.20*	0.18 ± 0.02
	100 × 14	3138 ± 909	1.14 ± 0.34**	0.17 ± 0.03
	200 × 14	1573 ± 425*	1.21 ± 0.14**	0.17 ± 0.03

与 Dox 组比较，* $P<0.05$，** $P<0.01$

表 28－4　Egb761 对 DOX 中毒小鼠心率的影响（$\bar{x} \pm s$，$n=6$）

组别	心率/min（平均数 ± SD）		
	开始之日	第 10 天	第 14 天
正常	735 ± 50	748 ± 29	734 ± 42
Dox	720 ± 40	698 ± 51	693 ± 55
Dox＋EGb761	721 ± 54	709 ± 71	726 ± 49

在本研究工作中，选用 Dox 心脏氧化毒性具代表性的两项指标，即心肌脂质过氧化 MDA 及血清 CPK 酶活性，观察 EGb761 对 Dox 心脏毒性的影响。发现 EGb761 降低心肌 MDA 水平的同时，血清 CPK 水平明显降低。提示该药物对 Dox 心脏毒性有保护作用。在实验中发现，Dox 多次给药后心肌 GSH 水平高于正常值。GSH 是机体内最重要抗氧化物质之一。文献报道，心脏 GSH 含量对 Dox 特别敏感，小鼠一次给于 Dox 后 12 小时内 GSH 降到最低点，24 小时后又高于正常水平，提示心肌抗氧化代偿效应。Dox 除引起心脏 GSH 含量变化外，SOD，CAT 等抗氧化酶等酶活性也发生应激性变化。

临床发现，6%～30%患者首次使用 Dox 后，出现心电图（ECG）异常，表现为室上性心律失常，ST－T 变化等，用药后期变化不明显。ECG 作为 Dox 心脏毒性指标没有肯定结论，动物实验中观察到 Dox 明显延长大鼠 ECG 的 QT 间期。本文在小鼠亚急性毒性实验中未发现明显心电图异常，这可能与动物种属差异有关。Dox 给药后心率有所下降，EGb761 有纠正倾向。

已知 N－乙酰－半胱氨酸和儿茶酚能保护 Dox 心脏毒性，改善心脏功能，减轻 Dox 引起的小鼠死亡率。黄酮类物质卢丁 以及硒类物质对 Dox 引起的大鼠心脏损伤亦有保护作用。本文通过体内、体外实验证明，EGb761 对 Dox 心肌毒性有较好的保护作用。由于 EGb761 体内毒性很低，而且 EGb761 来源广泛，因此，用 EGb761 试用于临床保护 Dox 的心肌毒性具有潜在意义。

4．EGb761 抗 Dox 心脏毒性的作用机制 Dox 对心肌的脂质过氧化损伤是由 Dox 半醌自由基介导的氧自由基造成的。Dox 经线粒体 NADH 脱氢酶催化电子转移形成 AQ˙，生成的 AQ˙与 H_2O_2 作用生成羟基自由基。如前所述，EGb761 能拮抗 Dox 心脏毒性，其作用机制是否通过对 AQ˙及氧自由基生成的影响而实现？为研究 EGb761 保护 Dox 心脏毒性的分子机理，采用电子自旋共振技术（ESR）观察 EGb761 对 Dox 转化为半醌自由基（AQ˙）以及由其介导产生的羟基自由基的影响。结果表明，EGb761 对酶促反应产生的 AQ˙无影响，对由 AQ˙介导产生的羟基自由基有明显清除效应。

另外，过渡金属元素如铁离子与机体氧化损伤有密切联系，抗氧化剂可以通过铁络合作用，减轻铁离子介导催化的多种自由基的生成。目前国外临床用于拮抗 Dox 心脏毒性药物 ICRF－187（Dexrazoxane）即是铁离子络合剂。故本文又应用差示光谱技术研究了 EGb761 与铁离子的络合作用，旨在从另一侧面来探讨 EGb761 的抗 Dox 心脏毒性的机理。结果 EGb761 与 Fe^{2+} 共存时，有明显铁离子络合作用。以上两方面的作用可能是 EGb761 抗心脏毒性的机制。

（1）EGb761 对 AQ˙半醌自由基的产生和 AQ˙半醌自由基介导的羟基自由基产生的影响：大鼠心脏线粒体悬液预先通入氮气以排除氧，加入 NADH 启动氧化还原反应，Dox 经心脏线粒体 NADH 脱氢酶催化还原，电子从 NADH 转移到 Dox，生成 AQ˙，用 ESR 测定。加 EGb761 100μg/ml 于上述溶液中，AQ˙自由基信号没有降低，提示 EGb761 不影响 AQ˙的生成。

上述反应系统中，预先加入自旋捕捉剂 DMPO，然后加入 2mmol/L 过氧化氢，结果发现 AQ˙自由基信号消失，代之出现羟自由基信号。

EGb761 对 AQ˙半醌自由基虽无影响，但对由 AQ˙半醌自由基介导产生的羟基自由基有明显的清除作用。100μg/ml EGb761 对羟基自由基的清除率大于 50%。生化法测定 Fenton 反应产生的羟基自由基亦证实，EGb761 对羟自由基有明显的清除作用，而且有剂量效应关系（图 28－6）。

（2）EGb761 对铁离子的络合作用：缓冲液单独加入 EGb761，在 265nm 附近有明显吸收峰。当与 Fe^{3+} 离子作用后，EGb761 的最大吸收峰发生明显变化，EGb761 加入 Fe^{3+} 后在 272nm，280nm 和 405nm 处出现新的吸收峰。上述现象提示，EGb761 都能够与铁离子产生络合作用。而且，Eb761 与 Fe^{3+} 离子形成的新的吸收峰 8 小时或更长时间（24 小时以上）一直存在而不发生明显变化。提示 EGb761 与 Fe^{3+} 离子生成的络合物相当稳定。

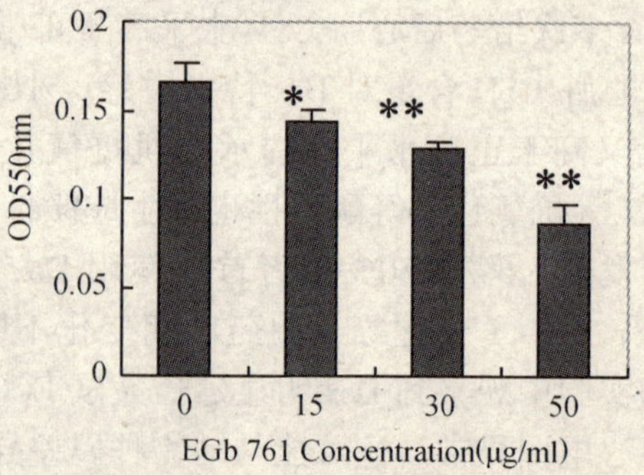

图 28－6 EGB761 对羟自由基的清除作用

磷酸缓冲混合液含 100μmol/L 维生素 C，100μmol/L $CuSO_4$，100μmol/L 细胞色素 C 及 45μmol/L H_2O_2 及不同浓度 EGb761，羟自由基的生成以 550nm 处吸收光值的降低表示。与对照组（O）比较，* $P<0.05$，** $P<0.01$

Dox 在心脏线粒体 NADH 脱氢酶等作用下，催化单电子从 NADH 传递至 Dox，产生 AQ˙自由基。由于心肌细胞氧浓度较高 AQ˙自由基将电子进一步传递给氧，生成超氧阴离子和过氧化氢，后者经铁离子催化产生毒性很强的羟基自由基，从而损伤心肌细胞。实验发现，虽然 EGb761 对 AQ˙自由基没有影响，但对 AQ˙自由基介导产生的羟基自由基有明显的清除作用。由于羟基自由基非常活泼，对生物大分子有强的攻击性，因此药物清除该自由基可以有效的保护机体免遭氧化损伤。

铁离子在 Dox 心肌氧化毒性中有特殊作用，它不仅催化 Fenton 反应产生羟基自由基，而且与 Dox 形成络合物，直接产生羟基自由基。本文通过差示光谱证明 EGb761 均具有铁离子络合功能，而且形成的这种络合物相当稳定。据此我们初步推断，EGb761 对 Dox 心脏氧化毒性保护通过以下两种途径：①直接清除自由基，如对 $O_2^{\bar{\cdot}}$、OH˙等的淬灭效应；②通过铁络合作用，抑制 Fenton 反应，从而减少由铁催化产生的羟自由基等。

（四）EGb761 对 Dox 抗肿瘤活性的影响

Dox 在癌症治疗过程中，伴有明显的心脏毒副作用，寻找缓解心脏毒性的药物可以增加患者对 Dox 耐受量，提高抗癌效果。前提是，这类药物本身无明显毒性，并且对 Dox 的抗肿瘤活性没有影响。前面的实验研究表明，EGb761 能够减轻 Dox 的心脏毒性，而且其本身毒性很小。因此进一步研究它们是否影响 Dox 抗瘤活性有其重要的实际意义。本文从体内体外两方面实验，研究了 EGb761 对 Dox 抗肿瘤活性的影响。

体外实验结果表明，EGb761 对 Dox 抑制小鼠 H22 肝癌细胞生长以及 DNA 合成没有拮抗效应。Dox 能够诱导 HL60 人白血病细胞凋亡，琼脂糖凝胶电泳图谱有明显凋亡条带，电镜观察细胞核固缩并出现凋亡小体。EGb761 不影响 Dox 诱导的 HL60 细胞凋亡。以上实验提示，Dox 的抗肿瘤作用与其心脏毒性无明显联系，抗氧化剂不会拮抗 Dox 的抗癌活性。体内实验证实，Egb761 200mg/kg 口服对 Dox 延长接种 H22 肝癌小鼠的存活时间无拮抗作用。表明 EGb761 在保护 Dox 心脏毒性的同时，不会影响其抗肿瘤活性。

1．EGb761 体外对 Dox 抑制 H22 肝癌细胞生长的影响 MTT 法测定结果表明，EGb761 100μg/ml 对 H22 肝癌细胞无明显影响，对 Dox 的肿瘤生长抑制亦无拮抗作用。

2．EGb761 对 Dox 抑制肿瘤细胞 DNA 合成影响 通常认为 Dox 抗肿瘤主要作用与药物嵌入细胞 DNA 相邻碱基，抑制 DNA 和 RNA 的合成有关。为此，我们采用 ^3H－TdR 参入法测 EGb761 对 Dox 抑制肿瘤细胞 DNA 合成的影响。结果显示，100μg/ml EGb761 本身对 H22 肝癌细胞 DNA 合成无明显影响，与 Dox 共存时对 Dox 的抑制 H22 肝癌细胞 DNA 合成作用亦无拮抗效应。

3．EGb761 对 Dox 诱导 HL－60 细胞凋亡的影响 Dox 抗癌作用的另一机制是诱导肿瘤细胞凋亡。故此我们又研究了 EGb761 对 Dox 诱导人早幼粒急性白血病 HL－60 细胞凋亡的影响 DNA 琼脂糖凝胶电泳显示，2mmol/L Dox 作用 HL－60 细胞 24 小时后，细胞 DNA 降解并出现明显的梯状条带，此为细胞凋亡的显著标志。大剂量 EGb761 对 Dox 诱导 HL－60 细胞出现的 DNA 梯状条带无抑制作用。形态学分析显示，2mmol/L Dox 作用 HL－60 细胞 24 小时，HL－60 细胞出现明显的凋亡形态特征，细胞核固缩，核染色质边集浓缩，附着于核膜，形成半月状小体，整个细胞核与细胞膜贴近，部分细胞核固缩并裂解成大小不等的核碎片；细胞体积缩小，细胞膜皱折，呈不规则突起，部分细胞膜包含核碎片进一步突出，最终膜与母体细胞脱离，形成凋亡小体。EGb761 对 Dox 诱导的 HL－60 细胞凋亡的形态特征无明显影响。

4．EGb761对Dox体内抗癌活性的影响 以腹腔接种H22肝癌细胞小鼠存活时间为实验指标，研究EGb761对Dox体内抗癌活性的影响。结果显示，小鼠单独一次腹腔注射0.77mg/kg Dox能够明显延长动物存活天数。当合并应用200mg/kg EGb761，每日口服一次共10天，Dox延长的小鼠存活的时间并未缩短，表明无拮抗作用。EGb761 200mg/ml组小鼠死亡的慢一些（图28－7）。

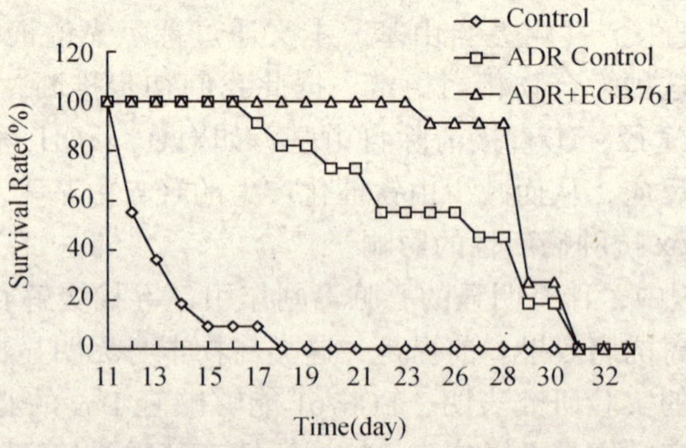

图28－7 EGb761对DOX抗小鼠H22肝癌活性的影响

每组小鼠10只，小鼠于接种H22肝癌24小时后，开始用EGb761 200mg/kg治疗，每日口服一次，共10天，记录小鼠生存天数。

Dox抗肿瘤作用的同时带来心脏毒副作用。寻找药物减轻Dox心脏毒性，同时不影响其抗肿瘤活性的理论基础，是两者通过不同的作用机制。Dox对正常细胞和肿瘤细胞的毒性作用有多种方式，其中主要机制有：①Dox嵌入细胞DNA相邻碱基，抑制DNA及RNA的合成；②Dox可抑制拓扑异构酶Ⅱ，引起DNA双链断裂；③Dox诱导细胞凋亡；④通过自由基氧化损伤等。Myers等首先提出，Dox的抗瘤活性与其心脏毒性系由两种不同的作用机制。目前多认，为自由基损伤是Dox心脏毒性的主要原因，其抗瘤机制则比较复杂，如抑制DNA合成，诱发细胞凋亡等。对肿瘤细胞而言，Dox的细胞毒性与自由基关系不密切。实验发现，抗氧化剂，如抗坏血酸、N－乙酰－半胱氨酸、谷胱甘酞等，对Dox体内抗肿瘤作用无影响。本文实验也证实，具有抗氧化活性的EGb761，并不拮抗Dox延长荷H22肝癌细胞小鼠存活期的作用，对Dox诱导的HL－60细胞凋亡亦无拮抗影响，提示氧自由基不参与Dox诱导肿瘤细胞的凋亡。

对心肌细胞而言，多种因素促使其易受Dox氧化毒性的攻击。首先，心肌细胞含有大量线粒体并且细胞内氧浓度较高，Dox容易被线粒体NADH脱氢酶等还原产生较多的氧自由基。其次，心肌细胞自身抗氧化能力较弱，其SOD，CAT GSH－Px等抗氧化酶活性较低，GSH等内源性抗氧化物质含量明显低于肝、肾等组织，因此心肌细胞更容易受到氧自由基的攻击。此外，Dox在心肌细胞内一定程度的蓄积，也使得细胞对Dox的膜脂质过氧化损伤较为敏感。Dox对心肌细胞核DNA有一定影响，但其DNA损伤较轻，且发生于膜脂质过氧化损伤之后。另外与肿瘤细胞不同，Dox不能诱导心肌细胞凋亡。

本研究证明，EGb761可明显减轻Dox对动物心脏的毒性，而对Dox抑制H22肝瘤细胞

DNA的合成，对Dox引起的HL-60细胞DNA降解及凋亡亦无影响，亦不对抗Dox体内抗肿瘤活性。此结果除进一步支持Dox的抗癌作用与其对心脏的毒性是通过两个不同的机制实现以外，还有其潜在的临床应用意义，即应用EGb761来降低临床Dox的心脏毒性而不影响其抗癌效果。

展望

我们从抗氧化对EGb761的药理活性进行了上述理论研究，发现EGb761确有很好的作用。我国银杏资源丰富，国产EGb提取物的临床应用甚广，但对EGb761的基础理论研究和远期疗效观察与国外差距较大。这是应当重视的一个课题，将对我国EGb产品如何与国外竞争，无疑会有重大意义。

（参加本章研究的有博士生丁勤学，徐尚志）

参考文献

1. 丁勤学. 新化合物FLZ-52A和银杏叶提取物（EGb761）对阿霉素心脏毒性及过氧化氢介导的DNA损伤的保护作用及其机理研究. 博士论文，1999
2. 徐尚志，刘耕陶. FLZ和银杏叶提取物（EGb761）对抗氧化8密度脂蛋白的细胞毒性及红细胞的脂质过氧化作用的研究. 博士论文，1999
3. Gohil K，Packer L. Global gene expression analysis identifies cell and tissue specific actions of Ginkgo biloba extract，EGb 761. Cell Mol Biol（Noisy-le-grand），2002，48（6）:625-631
4. Naito M，Nomura，H，Esaki，T，et al. Characteristics of macrophage-derived foam cells isolated from atherosclerotic lesion of rabbits. Atherosclerosis，1997，135:241-247
5. Rangaswamy，S，Penn，MS，Saidel，GM，et al. Exogenous oxidized low density lipoprotein injures and alters the barrier function of endothelium in rats in vivo. Circ Res，1997，80:37-44
6. Kobuchi H，Droy-Lefaix MT，Christen Y et al. Ginkgo biloba extract（EGb761）: Inhibition effect on nitric oxide production in the macrophage cell line KAW264.7. Biochem Pharm，1997，53:897-903
7. Maziere JC，Routier，JD，Maziere C，et al. Diphenylhexatriene（1，6-DIPHENYL-1，3，5-HEXATRIENE）-labeled lipids as a potential tool for studies on lipid peroxidation in monolayer films. Free Radic. Biol. Med，1997，22:795-802
8. Zweier JL，Gianni L，Muindi J，et al. Differences in O_2 reduction by the iron complexes of adriamycin and daunomycin: the importance of the sidechain hydroxyl group. Biochim Biophys Acta，1986，884:326-336
9. Lin TJ，Liu GT，Pan Y，et al. Protection by schisanhenol against adriamycin toxicity in rat heart mitochondria. Biochem Pharmacol，1991，42:1085-1810
10. Lin TJ，Liu GT，Liu Y，et al. Protection by salvianolic acid A against adriamycin toxicity on rat heart mitochondria. Free Radic Biol Med，1992，12:347-351
11. Ollinger K，Brunmark A. Effect of different oxygen pressures and N，N'-diphenyl-p-phenylenediamine on Dox toxicity to cultured neonatal rat heart myocytes. Biochem Pharmacol，1994，48（9）:1707-1715
12. Gille L，Nohl H. Analyses of the molecular mechanism of Dox-induced cardiotoxicity. Free Radical Biol Med，1997，23:775-782
13. Sastre J，Lloret A，Borras C，et al. Ginkgo biloba extract EGb 761 protects against mitochondrial aging in the brain and in the liver. Cell Mol Biol（Noisy-le-grand），2002，48（6）:685-692

14. Zimmermann M, Colciaghi F, Cattabeni F, et al. Ginkgo biloba extract: from molecular mechanisms to the treatment of Alzhelmer's disease. Cell Mol Biol (Noisy - le - grand), 2002, 48 (6):613 - 623

15. Christen Y, Maixent JM. What is Ginkgo biloba extract EGb 761? An overview—from molecular biology to clinical medicine. Cell Mol Biol (Noisy - le - grand), 2002, 48 (6):601 - 611

16. Christen Y, Olano - Martin E, Packer L. Egb 761 in the postgenomic era: new tools from molecular biology for the study of complex products such as Ginkgo biloba extract. Cell Mol Biol (Noisy - le - grand), 2002, 48 (6):593 - 599

17. Gohil K, Packer L. Bioflavonoid - rich botanical extracts show antioxidant and gene regulatoryactivity. Ann N Y Acad Sci, 2002, 957:70 - 77

18. McKenna DJ, Jones K, Hughes K. Efficacy, safety, and use of ginkgo biloba in clinical and preclinical applications. Altern Ther Health Med, 2001, 7 (5):70, 88 - 90

19. DeFeudis FV, Drieu K. Ginkgo biloba extract (EGb 761) and CNS functions: basic studies and clinical applications. Curr Drug Targets, 2000, 1 (1):25 - 58

20. Diamond BJ, Shiflett SC, Feiwel N, et al. Ginkgo biloba extract: mechanisms and clinical indications. Arch Phys Med Rehabil, 2000, 81 (5):668 - 678

第29章　手性黄皮酰胺类化合物对肝药酶的调控作用及其意义

本文研究了 9 种黄皮酰胺类化合物对肝药酶细胞色素 P450（P450）及肝谷胱甘肽（GSH）含量的影响，其作用因立体结构不同而呈现不同的作用。消旋黄皮酰胺［（±）-5］能显著抑制肝 P450 含量，却非常显著地增加肝 GSH 含量；而左旋黄皮酰胺明显增加肝微粒体 P450 含量，而对肝 GSH 含量无明显作用。右旋黄皮酰胺诱导肝 GSH 含量显著增加的原因是增强肝 γ-谷氨酰半胱氨酸合成酶（γ-glutamylcysteine synthetase，γ-GCS）和氧化型谷胱甘肽还原酶（GR）。

第 2 部分研究以黄曲霉毒素 B_1（AFB_1）引起大鼠肝细胞非程序性 DNA 合成（unscheduled DNA synthesis，UDS）和谷丙转氨酶（glutamic-pyruvic transaminase，GPT）释放为指标，观察了 9 种黄皮酰胺类化合物的体外保护作用。主要结果如下：右旋黄皮酰胺（+）-5 对 AFB_1 引起的大鼠肝细胞 UDS 损伤有显著的抑制作用；（-）-5 黄皮酰胺则显著抑制 AFB_1 引起的大鼠肝细胞 GPT 的释放。（±）-5 黄皮酰胺对 UDS 损伤和 GPT 释放均无影响。

第 3 部分实验研究了 9 种黄皮酰胺类化合物对扑热息痛（Acetaminophen，AP）引起小鼠肝损伤的影响。结果发现：（+）-5、（-）-5、（±）-5 黄皮酰胺对 AP 所致小鼠肝损伤均有保护作用，使升高的血清谷丙转氨酶（sGPT）降低，其中（+）-5 和（±）-5 黄皮酰胺的作用比其他化合物的作用强。

文中讨论了黄皮酰胺类化合物的上述生物学活性与其光学异构体的关系，发现结构中 C4、C5 处于顺式构型可诱导肝 GSH 含量增加，5R6S 构型有利于诱导肝微粒体 P450 含量及其酶活性增加，5S6R 构型可抑制肝微粒体 P450 含量及其酶活性，这些构型从不同环节可保护小鼠免受 AP 引起的肝损伤，其中以诱导肝 GSH 含量增加为主要因素。

手性是自然界的一种固有现象。一切生命运动过程都是在有机体的手性环境中进行的。作为生命活动基础的生物大分子，许多生物活性均具有手性特征。药物作用是在生物体这个大的手性环境中进行的。当前国际上临床常用的 1200 种化学药物中，有 480 种含手性因素，后者的 80%（约 380 种）是以外消旋体使用的。已有的研究成果证明，很多药物的生物活性是通过它们与生物大分子间的严格手性匹配和分子识别实现的；含手性因素的化学药物的不同对映体，在人体内的活性、代谢及毒性方面有着显著的差异，突出的例子见表 29-1。

肝药酶是生物体内主要的解毒酶，包括Ⅰ相酶细胞色素 P450（Cytochrome P450，P450）和Ⅱ相酶谷胱甘肽-硫-转移酶（Glutathione S-transferase，GST）等。P450 的主要功能，是对进入机体内的许多外源性有机化合物和体内的某些内源性分子，进行氧化还原代谢，生成带有极性基团的中间产物，进而在 GST 催化下与 GSH 等发生结合反应，生成复合物从尿排出。因而 P450、GST 和 GSH 等在机体解毒过程中相互衔接，特别是在对某些致癌物的解毒中起关键作用。

表 29－1　手性药物两种对映体具有不同作用的示例（R 或 S 构型表示单一对映体分子中所含手性因素的立体结构的本质。(＋) 或 (－) 表示单一对映体整个分子的旋光特征）

药物名称	药物的治疗作用	有效对映体的构型及作用	另一对映体的构型与作用
反应停 thalidomidum	镇静剂	S 构型 镇静剂	R 构型 无镇静作用 致畸
乙胺丁醇 ethambutol	抗结核菌	SS 构型 抗结核菌 活性：200 × RR 型	RR 构型 导致失明
普萘洛尔 propranolol	抗心律失常、高血压及心绞痛	S 构型 β－受体阻断剂 活性：100 × R 型	R 构型 影响性欲
氯霉素 chloromycetin	广谱抑菌剂	RR 构型 抗菌 活性：50 ~ 100 × SS 型	SS 构型 抗菌活性低
nebivolo	抗高血压	(＋) β－受体阻断剂	(－) 血管舒张
ketoprofen	抗炎	S 构型 抗炎	R 构型 防治牙周病

P450 是一个包含多种底物特异性的同工酶的大家族，每一个家族有多种亚型，不同家族不同亚型的 P450 功能各异。目前，国外研究在理论上已深入到不同类型 P450 的基因表达和调控，在实际应用方面已发展到分离纯化人单一类型 P450，用来研究新药的代谢转化，试图阐明新药的安全性。因而，不同 P450 类型的基因表达和调控是一个既有理论意义又有实用意义的重要研究领域。

GST 是Ⅱ相解毒酶中的一个大家族，每一个家族亦有不同亚型，大体上分为 GST－α、μ、π、θ、δ 等不同类型同工酶。GST 的主要功能是催化亲电性外源化合物与内源性亲核分子 GSH 的结合（GSH + RX→GSR + HX），从而保护细胞成分免受此类毒性物质的损害。此外，GST 特别是 GST－π 亚型的过度表达与癌前病变、某些肿瘤发生及肿瘤耐药有密切关系。不同类型 GST 分别受细胞核内不同基因的调控。

GSH 是一个三肽，在细胞内由左旋谷氨酸（L－Glu）、左旋半胱氨酸（L－CysH）和左旋甘氨酸（L－glycine，L－Gly）依次经 γ－谷氨酰半胱氨酸合成酶（γ－glutamylcysteine synthetase，γ－GCS）和谷胱甘肽合成酶（glutathione synthetase，GSH－S）催化合成。合成的 GSH 在 H_2O_2 或其他有机过氧化物作用下，由谷胱甘肽过氧化物酶（glutathione peroxidase，GSH Px）氧化成氧化型谷胱甘肽（glutathione disulfide，GSSG），GSSG 在还原型辅酶Ⅱ辅助下，可由氧化型谷胱甘肽还原酶（glutathione disulfide reductase，GR）还原为 GSH。

（1）$\text{L-Glu} + \text{L-CysH} + \text{ATP} \xrightarrow[\text{GSH-S},\ Mg^{2+}]{\gamma\text{-GCS},\ Mg^{2+}} \gamma\text{-glutamylcysteine}\ (\gamma\text{-GC}) + \text{ADP} + \text{Pi}$

（2）$\gamma\text{-GC} + \text{L-Gly} + \text{ATP} \longrightarrow \text{GSH} + \text{ADP} + \text{Pi}$

（3）$\text{GSH} \underset{H^+,\ \text{GR}}{\overset{\text{GSH Px}}{\rightleftharpoons}} \text{GSSG}$

L-CysH 的获得与 γ-GCS 的活性是 GSH 生物合成的限速步骤。

GSH 在细胞内有多种功能，包括：调节蛋白质和 DNA 的合成；是细胞利用还原性吡啶，提供还原当量系统的重要成分；是多种酶反应和氨基酸跨膜转运的辅助因子；在许多化学和酶学反应中起重要的解毒作用，等等。GSH 既是一种亲核分子，又是细胞内的还原剂，能在亲电性（如化学致癌物、肿瘤化疗药物的代谢产物）或氧化性毒性分子（如氧自由基、H_2O_2）损伤细胞成分之前，与之反应生成低毒或无毒分子，故而是细胞内源性防御机制中的重要功能成分。此外，GSH 又是 GST 和 GSHPx/GR 系统的重要组成成分，后一系统是细胞内抗氧自由基损伤的重要防御途径。由此可见，肝细胞内 P450、GST 及 GSH 三者构成重要的功能组合体，有着极为重要的生理学和药理学意义。

P450、GST 和 GSH 有一个共同特点，就是三者均可被多种化合物和药物诱导表达，原因在于诱导剂影响了细胞内相关基因的调控机制，这是当前研究的热点。

黄皮果树是生长于我国南方的一种乔木，解放军 32 医院曾用其叶子水煎液以治疗急性、慢性肝炎。黄皮酰胺类化合物是我所杨明河、黄量、陈延镛从黄皮果树叶中分离出的活性成分，并已能人工全合成，有些成分的结构具有光活对映体。我们以往的药理研究发现，天然提取的黄皮酰胺（clausenamide，代号 5）具有明显的保肝作用，并能诱导肝微粒体 P450、GST 及 GSH。一种化合物兼有诱导肝 P450、GST 及 GSH 作用，实属罕见。该化合物有左旋（-）、右旋（+）光活对映体和消旋体（±）三种形式，究竟这三种化合物对肝脏各起怎样的作用？与黄皮酰胺互为异构型的另外两种化合物，新黄皮酰胺（neoclausenamide，代号 6）和表新黄皮酰胺（epineoclausenamide，代号 16）亦各有（+）、（-）和（±）三种形式，这些化合物（化学结构式见下图）对肝脏 P450、GST、GSH，以及肝损伤的影响如何未曾进行过研究。

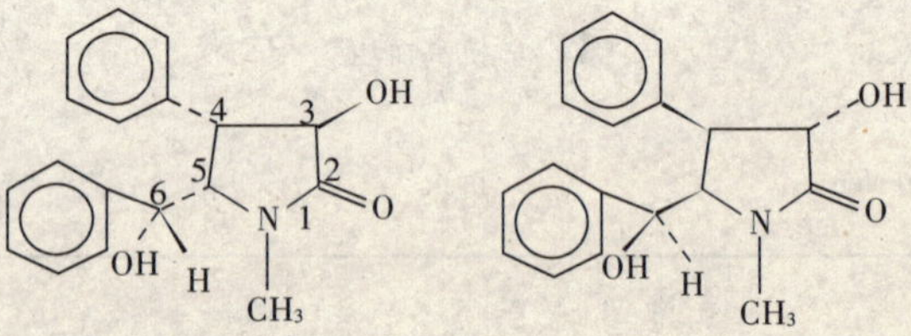

(+)-5(3R4S5S6R)　(-)-5(3S4R5R6S)

clausenamide

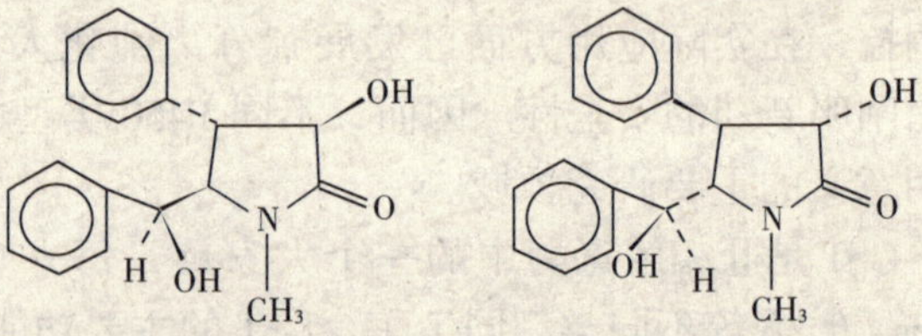

(+)-6(3R4S5R6S)　(-)-6(3S4R5S6R)

neoclausenamide

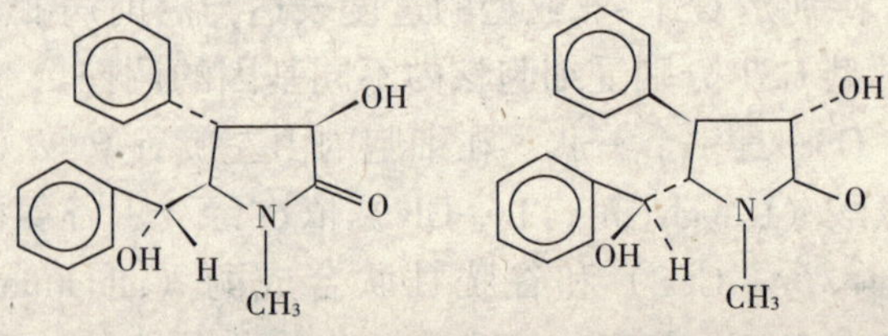

(+)-16(3R4S5R6R)　(-)-16(3S4R5S6S)

Epineoclausenamide

鉴于黄皮酰胺类化合物对肝脏功能具

有多方面的重要调节作用，该类化合物又包含多种光活异构体，因此，深入研究该类光活化合物的结构－活性关系，从理论上阐述这类化合物诱导肝 P450、GST 及 GSH 作用的分子机制及其生物学意义，从中可能发现肝脏内新的 P450 和（或）GST 亚型，把药物手征性与生物活性构效相关性的了解推向新的层次，促进对药物影响生命过程有新的了解和发现，并对发现新的药物作用机制和发展新药设计理论，无疑都有着重要的理论意义。而且，可能为发现黄皮酰胺类化合物新的治疗用途如抗放射、抗化疗毒性及护肝打下前期基础，更将为中草药的药理学作用和手性结构的关系研究作出一定新贡献。因此，我们对 9 种光活黄皮酰胺类化合物的肝脏药理学作用进行了下述的研究：①对小鼠肝药酶及 GSH 的诱导作用；②对黄曲霉毒素 B_1 损伤大鼠肝细胞的保护作用；③对扑热息痛所致小鼠肝毒性的保护作用。比较消旋黄皮酰胺［(±)－5］、消旋新黄皮酰胺［(±)－6］和表新黄皮酰胺［(±)－16］及其各自的光活对映体的作用特点进行，以便对其构效关系有一初步的了解。此外，还研究了［(±)－5］抗氧化的作用。结果分述如下。

一、光活黄皮酰胺类化合物对小鼠肝药酶的诱导作用

研究中所用各种黄皮酰胺类光活化合物由本所合成室黄量教授提供，均不溶于水，临用时用 0.5% Tween－80 配制，灌胃给药（ig）。小鼠按需要分组，分别设正常对照组、消旋黄皮酰胺、消旋新黄皮酰胺和消旋表新黄皮酰胺组及各自光活对映体组。所试化合物剂量均为 250mg/10ml/kg，ig。正常对照组 ig 赋形剂 5% Tween－80 10ml/kg。每天 1 次，连续 3 天。第 4 天，处死小鼠，取肝，制备肝微粒体及肝胞浆液，作下列各项生化学指标测定：肝微粒体 P450 及细胞色素 b_5 含量，肝微粒体氨基比林 N－脱甲基酶（Aminopyrine N－demethylase，APDM）活性，肝微粒体苯并芘羟化酶（Aryl hydrocarbon hydroxylase，AHH）活性，肝微粒体 NADPH－细胞色素 C 还原酶（即 P450 还原酶）活性，肝匀浆或肝胞浆液中 GSH 含量，肝胞浆液中 GST 活性，肝谷胱甘肽过氧化物酶（glutathione peroxidase，GSH Px）活性，肝氧化型谷胱甘肽还原酶（glutathione disulfide reductase，GR）活性，血清中 GSH 的含量。

（一）天然提取的黄皮酰胺对正常小鼠肝药酶的影响

两组小鼠其中一组 ig（±）－5 250mg/kg，每天 1 次，连续 3 天；另一组给予赋形剂 5% Tween－80 10ml/kg 作为正常对照。两组小鼠在末次 ig（±）－5 后 24 小时，测定两组小鼠肝微粒体 P450 含量及依赖 P450 的 APDM 酶活性。

在另一次小鼠实验中，动物分组和给药程序均同前。分别制备肝胞浆液，测定肝胞浆液中 GST 酶活性。

另有两组小鼠实验程序亦同前。两组小鼠在末次给药后 24 小时处死，分别制备肝匀浆，测定两组小鼠肝 GSH 含量。以上结果归总列于表 29－2。

表 29-2 提取的天然黄皮酰胺［（±）-5，250mg/kg×3］对正常小鼠肝细胞色素 P450、GST 和 GSH 的影响（$n=6$）

测定指标	正常对照	（±）-5
P450（nmol/mg Pr）	0.87±0.07	1.14±0.07***
APDM（nmol/min·mg Pr）	8.10±0.63	12.60±0.52***
GST（CDNB）（μmol/min·mg Pr）	0.74±0.08	0.90±0.10**
GSH（nmol/mg Pr）	33.8 ±7.1	88.8±17.7***

** $P<0.01$，*** $P<0.001$ vs 正常对照

由表 29-2 可知，（±）-5 250mg/kg 不仅能显著增加肝微粒体 P450 含量及依赖 P450 的 APDM 酶活性，而且能显著增加肝 GSH 含量，增强肝 GST 酶活性。

（二）人工合成的消旋黄皮酰胺及其光活对映体对正常小鼠肝药酶的影响

为了解光活对映体——左旋黄皮酰胺［（-）-5］和右旋黄皮酰胺［（+）-5］在消旋黄皮酰胺［（±）-5］诱导肝药酶中所起的作用，我们用合成的（+）-5，（-）-5 和（±）-5 进行了实验。考虑到（±）-5 是（+）-5 和（-）-5 各一半的混合体，在剂量选择上，除了采用 250mg/kg 剂量组外，还增设了 125mg/kg 剂量组，均每天 1 次，连续 3 天。因光活化合物的体内过程是一多因素的复杂过程，消旋体的生物学作用是否就是光活对映体作用的严格组合，考虑到这点，我们又增设了临用前将（+）-5 和（-）-5 按 1∶1 比例混合（各 125mg，总量 250mg/kg）剂量组。以上各组在同一批实验进行，分别测定它们对小鼠肝药酶的Ⅰ相酶和Ⅱ相酶的影响。结果见表 29-3 和表 29-4。

表 29-3 人工合成的消旋黄皮酰胺［（±）-5］及其光活对映体对正常小鼠肝 GSH 和 GST 的影响（$n=8$）

化合物（mg/kg×3）	肝胞浆 GSH（nmol/mg Pr）	肝胞浆 GST（CDNB）（μmol/min·mg Pr）
正常对照	33.0± 4.8	1.190±0.160
（+）-5 250	108.4±22.3***	1.764±0.210***
（+）-5 125	107.2± 9.4***	1.916±0.286***
（-）-5 250	70.8±11.9***	1.812±0.265***
（-）-5 125	34.6± 6.6	1.603±0.311**
（±）-5 250	92.5±29.4***	1.646±0.239***
（±）-5’ 250	113.9±34.0***	1.801±0.388**

** $P<0.01$，*** $P<0.001$ vs 正常对照。（±）-5’组为实验时在体外将（+）-5 与（-）-5 各 125mg/kg 混合

结果光活对映体（+）-5 和（-）-5 对肝 P450 和肝 GSH 呈现相反的作用，（+）-5 250mg/kg 剂量明显降低肝 P450 含量及有关的 APDM 和 AHH 酶活性，但使肝 GSH 含量增加 2 倍。而（-）-5 250mg/kg 剂量则明显提高肝微粒体 P450 含量及有关的 APDM 和 AHH 酶活性，对肝 GSH 含量的影响远不及（+）-5 作用明显。（+）-5 和（-）-5 对肝胞浆液中

GST（CDNB）酶活性的影响则未显示出立体构型上的差异，二者在 250mg/kg 剂量均显著增加 GST 酶活性。(±)-5 无论人工合成或体外临时将（+）-5 和（-）-5 按 1:1 比例混合，对上述各项指标的影响基本上为二者之和的平均值。

表 29-4　人工合成的消旋黄皮酰胺［(±)-5］及其光活对映体对正常小鼠肝药酶 Ⅰ 相酶的影响（$n=8$）

化合物（mg/kg×3）	P450（1）	P450 还原酶（2）	细胞色素 b_5（3）	APDM（4）	AHH（5）
正常对照组	0.544 ±0.103	82.35 ±12.63	0.189 ±0.032	6.503 ±0.710	1110 ±217
(+)-5 250	0.297 ±0.152**	89.81 ±19.08	0.211 ±0.079	4.895 ±1.930*	471 ±238**
(+)-5 125	0.390 ±0.181	101.1 ±7.95**	0.207 ±0.045	6.568 ±0.718	827 ±145**
(-)-5 250	0.731 ±0.140*	115.4 ±9.00**	0.278 ±0.063**	10.73 ±0.687**	152 ±280**
(-)-5 125	0.567 ±0.122	125.5 ±9.56**	0.244 ±0.049*	10.54 ±1.126**	1310 ±230
(±)-5 250	0.497 ±0.116	116.6 ±24.74**	0.286 ±0.043**	7.807 ±1.412*	1030 ±344
(±)-5' 250	0.462 ±0.163	99.93 ±18.30*	0.257 ±0.098	8.255 ±1.828*	1003 ±240

1．P450 nmol/mg Pr；2．P450 还原酶 nmol/mg Pr；3．细胞色素 b_5 nmol/mg Pr；4．APDM nmol/min·mg Pr；5．AHH pmol/min·mg Pr．(±)-5' 组为实验时在体外将（+）-5 与（-）-5 各 125mg/kg 混合。* $P<0.05$，** $P<0.01$ vs 正常对照组

（三）消旋新黄皮酰胺及其光活对映体对正常小鼠肝药酶的影响

在对消旋黄皮酰胺及其光活对映体对肝药酶的作用有了较完整的认识基础之上，我们对黄皮酰胺的另两个立体结构异构体——新黄皮酰胺和表新黄皮酰胺分别作了类似的实验。给药剂量均为 250mg/kg，每天 1 次，连续 3 天。消旋新黄皮酰胺（±）-6 及其光活对映体左旋新黄皮酰胺（-）-6 和右旋新黄皮酰胺（+）-6 对肝微粒体 P450、细胞色素 b_5、肝胞浆液中 GST（CDNB)及 GSH 影响的测定结果表明：（+）-6 能显著增加肝微粒体 P450 含量及其 AHH 活性，但对依赖 P450 的 APDM 酶活性无显著影响；而（-）-6 对肝微粒体 P450 含量及其 APDM 和 AHH 酶活性均无显著性影响。(+)-6，(-)-6 和（±）-6 均可显著增加肝微粒体蛋白含量，对细胞色素 b_5 的含量无显著性影响。（+）-6 和（-）-6 对肝胞浆液 GSH 含量均无明显影响，但都可增加肝胞浆液中 GST（CDNB)酶活性，二者作用以（+）-6 为强。(±)-6 能显著增加肝微粒体 P450 含量及其 AHH 酶活性，明显增加肝胞浆液中 GST（CDNB)酶活性，更多地表现出（+）-6 对肝药酶的作用特征。

综合（+）-6，（-）-6 和（±）-6 的实验结果来看，此 3 种化合物诱导的 P450 亚型有别于黄皮酰胺诱导的 P450 亚型。该亚型的活性特征主要是针对 AHH 等致癌物的代谢如羟

化过程，此特征与3-甲基胆蒽诱导的P450亚型很相似。

（四）消旋表新黄皮酰胺及其光活对映体对正常小鼠肝药酶的影响

本实验程序与上述实验3相同。结果发现，与消旋黄皮酰胺及其光活对映体以及消旋新黄皮酰胺与其光活对映体的作用都不同的是，消旋表新黄皮酰胺的两种光活对映体对肝药酶的影响未显示出明显的构型差异，（+）-16，（-）-16及（±）-16三个化合物的药理学作用呈现出一致的特征。三者都能增加肝微粒体蛋白含量，都能诱导依赖肝微粒体P450的APDM酶活性，抑制AHH酶活性，但对肝微粒体P450含量无显著作用；都能诱导肝胞浆液中GST（CDNB）酶活性，但不显著影响肝胞浆液GSH含量。只是（+）-16的作用强度从数据上看比（-）-16稍强。（±）-16的作用正好是（+）-16和（-）-16二者之和的平均值。

（五）γ-谷氨酰半胱氨酸合成酶抑制剂（L-BSO）对右旋黄皮酰胺诱导小鼠肝GSH含量增加的拮抗作用

为阐明右旋黄皮酰胺［（+）-5］诱导正常小鼠肝GSH含量显著增加的机理，我们观察了GSH生物合成关键酶γ-GCS的特异性抑制剂——L-BSO对（+）-5诱导肝GSH作用的影响。由前面的实验结果可知，（+）-5125mg/kg对肝GSH含量增加的强度与其250mg/kg的作用接近。（±）-5250mg/kg对小鼠肝GSH含量影响的时间-效应实验结果表明，每天给药1次，连续2天，肝GSH含量比正常对照组增加1倍；给药3天，GSH不再继续增加。由于（+）-5样品供应有一定困难，本次实验用（+）-5125mg/kg×2。小鼠处理方式如下：正常对照组和L-BSO组ig赋形剂5%Tween-80 10ml/kg，（+）-5组ig（+）-5 125mg/kg，每天1次，连续2天。（+）-5组与L-BSO（+）-5并用组每天于ig（+）-5 125mg/kg后立即ip L-BSO 400mg/kg（用0.9%盐水配制，pH 8.5），每天1次，共2次。对照组和（+）-5组亦ip盐水（pH 8.5）。第3天引颈处死动物，取一小块肝脏和左肾，分别制备匀浆，测定肝和肾中GSH含量。结果列于表29-5。

表29-5 L-BSO对右旋黄皮酰胺［（+）-5］诱导小鼠肝GSH含量增加的拮抗作用（$n=8\sim10$）

组别（mg/kg×2）	肝GSH（μmol/g）	肾GSH（μmol/g）
对 照	5.19±0.15	3.63±0.25
L-BSO 400	4.74±0.57	1.62±0.21***
（+）-5 125	10.53±1.58***	3.65±0.34
（+）-5+L-BSO	7.78±2.58***#	1.36±0.40***

* $P<0.05$，** $P<0.01$，*** $P<0.001$ vs 对照．#与（+）-5 125mg/kg×2组比较

从表29-5可以看到，（+）-5 125mg/kg×2能使小鼠肝GSH含量显著增加。当L-BSO 400mg/kg×2与（+）-5 125mg/kg×2并用，（+）-5对肝GSH含量的诱导作用显著地被抑制了，抑制幅度达51.5%。这说明（+）-5诱导肝GSH含量显著增加的原因主要是（+）-5增强了肝γ-GCS酶活性的结果。至于L-BSO 400mg/kg×2不能完全阻断（+）-5 125mg/

kg×2 诱导肝 GSH 含量的增加，可能是 L－BSO 400mg/kg×2 的剂量还不够大，尚不能完全抑制（+）－5 诱导肝 γ－GCS 酶活性的增加。另外也可能是（+）－5 除能诱导肝 γ－GCS 酶活性增加以外，还可能通过其他未知的途径以增加肝 GSH 含量。比较上述实验中肝和肾 GSH 含量的变化情况，可以看到，（+）－5 125mg/kg×2 对肾 GSH 含量无明显影响，L－BSO 400mg/kg×2 可使小鼠肾 GSH 含量明显低于正常水平，但 L－BSO 400mg/kg×2 与（+）－5 125mg/kg×2 并用组肾 GSH 含量与 L－BSO 组非常接近，并无显著差异。说明（+）－5 诱导肝 GSH 的作用具有器官选择性。

综合看来，（+）－5 对小鼠肝 GSH 的合成具有特异的诱导作用，也许是（+）－5 对肝脏有特异亲和力，能诱导肝 γ－GCS 基因表达与活性增强，促进肝 GSH 的合成。

（六）右旋黄皮酰胺对小鼠肝 GSH－Px 活性和肝 GR 酶活性的影响

前面的结果显示，L－BSO 400mg/kg×2 不能完全阻断（+）－5 125mg/kg×2 诱导肝 GSH 含量的增加。为了解（+）－5 除诱导肝 γ－GCS 活性增加以外，是否尚有其他途径使肝 GSH 含量增加，特地测定了上述实验中正常对照组和（+）－5 125mg/kg×2 组小鼠肝匀浆线粒体后上清液中的 GSH－Px 和 GR 酶活性，以观察（+）－5 125mg/kg×2 是否对正常小鼠肝 GSH 氧化成 GSSG 以及 GSSG 还原为 GSH 的速率有影响。

表 29－6 实验结果表明，（+）－5 125mg/kg×2 对正常小鼠肝 GSH－Px 活性没有显著增强作用，但能显著增强 GR 活性，说明（+）－5 能使肝细胞内 GSSG 还原为 GSH 的能力提高，这是（+）－5 诱导小鼠肝 GSH 含量增加的另一个原因。

表 29－6　右旋黄皮酰胺［（+）－5 125mg/kg×2］对正常小鼠肝 GSH－Px 和 GR 活性的影响（$n=8\sim10$）

组别	GSH－Px（μmol/min·mg Pr）	GR（μmol/min·mg Pr）
对照	1.306±0.811	16.90±2.505
（+）－5	2.036±1.073	20.38±1.327**

** $P<0.01$ vs 对照

（七）右旋黄皮酰胺对正常小鼠血清 GSH 含量的影响

在上述实验中测定了小鼠血清 GSH 含量，以了解（+）－5 125mg/kg×2 对正常小鼠 GSH 体内转运过程的影响。结果显示，（+）－5 125mg/kg×2 能使正常小鼠血清 GSH 含量显著降低，L－BSO 400mg/kg×2 对小鼠血清 GSH 含量基本上无影响。而（+）－5 125mg/kg×2 与 L－BSO 400mg/kg×2 并用组血清 GSH 含量明显降低（表 29－7）。血清 GSH 主要来源于肝 GSH 的合成，（+）－5 125mg/kg×2 在增加肝 GSH 合成的同时降低血清 GSH 含量。说明此时动物体内 GSH 的转运量减少。血清 GSH 是否被特异性地转运入肝脏，以增加肝 GSH 含量，这种可能性需要设计另外的实验来证实。

表 29－7 右旋黄皮酰胺［（+）－5 125mg/kg×2］对正常小鼠血清 GSH 含量的影响（n＝8～10）

组别（mg/kg×2）		血清 GSH（mg/ml）
对照		2.629±0.164
L－BSO	400	2.356±0.450
（+）－5	125	2.193±0.165***
（+）－5+L－BSO		1.933±0.272***#

* $P<0.05$，*** $P<0.001$ vs 对照 # $P<0.05$ 与（+）－5 125mg/kg×2 组比较

本部分实验研究了 9 种黄皮酰胺类化合物（250mg/kg ig，每天 1 次，连续 3 天）对肝药酶的影响。6 种光活化合物的构型和 9 种化合物的药理学作用总结如下表 29－8（图示说明：↑增加，↓降低；－ $P>0.05$，* $P<0.05$，** $P<0.01$，*** $P<0.001$ vs 正常对照组；（±）－5’组为实验时在体外将（+）－5 与（－）－5 按比例 1∶1 混合）。

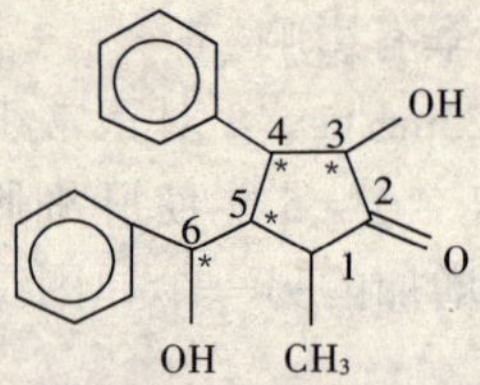

（+）－5：3R4S5S6R （－）－5：3S4R5R6S

（+）－6：3R4S5R6S （－）－6：3S4R5S6R

（+）－16：3R4S5R6R （－）－16：3S4R5S6S

表 29－8 9 种黄皮酰胺类化合物对小鼠肝药酶作用的总结

Compound	P450	APDM	AHH	GSH	GST（CDNB）
（+）－5	↓，***	↓，*	↓，***	↑，***	↑，***
（－）－5	↑，*	↑，***	↑，**	↑，－	↑，***
（±）－5	↓，－	↑，*	↓，－	↑，－	↑，***
（±）－5’	↓，－	↑，*	↓，－	↑，***	↑，－
（+）－16	↑，－	↑，*	↓，**	↑，－	↑，***
（－）－16	↓，－	↑，*	↓，**	↑，－	↑，***
（±）－16	↑，－	↑，*	↓，**	↑，－	↑，*
（+）－6	↑，*	↑，－	↑，*	↑，－	↑，***
（－）－6	↓，－	↓，－	↑，－	↑，－	↑，*
（±）－6	↑，*	↑，－	↑，*	↑，－	↑，***

从比较黄皮酰胺、新黄皮酰胺和表新黄皮酰胺三者的立体结构可以看出，表新黄皮酰胺的立体构型介于黄皮酰胺和新黄皮酰胺之间，分别只有一个手性碳（C）原子（C5 或 C6）构型的差别。而一个手性 C 构型之差，却引起了药理学作用的差别。C6 构型的改变（表新黄皮酰胺和新黄皮酰胺之间的改变），左旋体由 S 构型变为 R 构型，右旋体由 R 构型变为 S 构型，导致了诱导肝微粒体 P450 能力的增强。从数据上看，左旋体由稍有降低变为增高，右旋体则变为肝微粒体 P450 的强诱导剂。如（+）-6 在 6 个光活化合物中，对肝微粒体 P450 的诱导作用最强。而若 C5、C6 的构型同时发生改变（表新黄皮酰胺和黄皮酰胺之间的改变），则对肝微粒体 P450 的诱导作用就可能转变为抑制作用，如（+）-6（5R6S）是肝微粒体 P450 的强诱导剂，而（+）-5（5S6R）则是肝微粒体 P450 的强抑制剂。固定 5R6S 构型，比较肝微粒体 P450 诱导剂（+）-6 与（-）-5 的药理学作用，发现 C3、C4 的构型对诱导不同的 P450 亚型有影响，（-）-5 3S4R 构型诱导的类型更接近于苯巴比妥诱导类型，（+）-6 3R4S 构型诱导的类型更接近于 3-甲基胆蒽诱导类型。

所有的 6 个光活化合物对肝 GST 酶活性的影响基本上都是一致的，诱导其增强，但在对肝 GSH 含量的影响上却有明显的差异。新黄皮酰胺和表新黄皮酰胺对肝 GSH 含量均无明显影响，而黄皮酰胺的两种光活对映体均能增加肝 GSH 含量，以（+）-5 的作用为最强。因此认为，黄皮酰胺立体结构中 C4、C5 处于顺式构型利于诱导肝 GSH 含量增加，（+）-5 的 3R4S5S6R 构型的作用最强。

外消旋体从化学上讲，是两种光活对映体的混合物。从其药理学结果来看，也确实兼有两种光活对映体的生物学作用。对小鼠来说，消旋体的作用是光活对映体的总和，但若一种光活对映体的某种作用过强时，消旋体则更多的显示这种强的生物学作用，这也许与光活化合物具有的立体空间上的优势有关，如（±）-5 增加肝 GSH 含量的作用来源于（+）-5 的作用，（±）-6 增加肝微粒体 P450 含量及有关的 AHH 酶活性的作用来源于（+）-6 的作用。这种立体构型上的特征，与生物体内大分子的实际运作情况是相符合的。P450 是一个包含多种底物特异性的同工酶大家族，有原生型（constitutive）和诱导型（inducible）多种亚型，其蛋白表达由基因调控。生物体不同的营养水平、激素状态，不同的发育阶段、年龄、性别，使用不同类型的诱导剂，都可以引起不同 P450 亚型的表达。

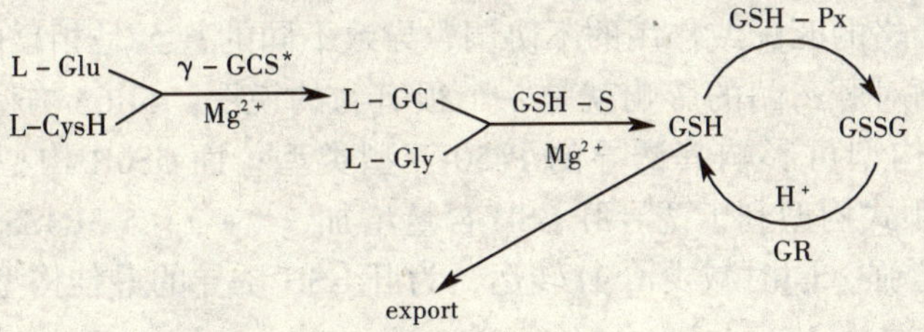

图 29-3　干扰肝 GSH 水平的主要因素

H^+ 还原电子来源，G-6-PDH（NADP-葡萄糖-6-磷酸脱氢酶），6-PGDH（6-磷酸葡萄糖醛酸脱氢酶），异枸橼酸脱氢酶，苹果酸酶脱氢酶

GSH在细胞内由左旋谷氨酸（L－Glu)、左旋半胱氨酸（L－CysH）和左旋甘氨酸（L－Gly）三种氨基酸依次经γ－GCS和谷胱甘肽合成酶（Glutathione synthetase，GSH－S）催化合成。其中L－CysH的获得与γ－GCS的活性是GSH合成的限速步骤。γ－GCS有两个结合位点：谷氨酰基部分和L－CysH的－SH部分，其含量和活性受基因转录的调控，均可被诱导。合成的GSH在H_2O_2或其他有机氢过氧化物作用下，由GSH－Px催化氧化成GSSG，GSSG在NADPH辅助下，可由GR还原为GSH，NADPH的获得性是GR酶活性的限速因素。肝脏GSH含量受多种因素影响，这些因素包括：①合成前体，尤其是L－CysH的可获得性；②γ－GCS与GSH－S的活性；③GSH氧化成为GSSG的速率；④GSH以及GSH的前体L－CysH、γ－谷氨酰半胱氨酸（γ－Glutamylcysteine，γ－GC）转运出入肝细胞的量及速率。γ－GCS是肝脏GSH合成的限速酶，在相同饮食条件下，肝GSH含量主要取决于肝细胞中γ－GCS的活性。GSH是转运的主要形式。GSH外泵是多种细胞的特征。血浆GSH主要来源于肝GS合成，具有高转肽酶活性的细胞（如肾细胞）可利用血浆GSH。肝门静脉血浆相对高的GSH水平和肾静脉血浆相对低的GSH水平，说明存在着GSH的器官间循环。

为阐明（＋）－5诱导正常小鼠肝GSH含量增加的机制，我们针对以上几个方面进行了考察，发现（＋）－5至少有三个方面的作用。由于分子中不含硫（S）元素，（＋）－5不可能在体内转变为L－CysH参与GSH合成。但（＋）－5能显著诱导肝γ－GCS酶活性，增强肝GR酶活性，降低血清GSH浓度，分别从刺激合成、增加还原转化和减少转运等方面影响肝GSH水平，最终升高肝GSH含量。（＋）－5表现出对肝脏GSH独特的增加作用，一定与其立体结构带来的分布上的特点，以及与体内大分子手性匹配与分子识别有关，其在肝中高浓度的富集有利于发挥药理学作用，而其特征构型一旦诱导了肝γ－GCS酶活性增加，肝GSH含量开始增加，高GSH浓度就将影响肝中诸多基因的表达，表达的综合结果对肝GSH含量起正反馈作用。在通常情况下，肝GSH含量对肝细胞的需求而言，是过量的，因而γ－GCS活性处于GSH非变构象的抑制状态。（＋）－5是解除了γ－GCS结合位点上的抑制，还是增加了γ－GCS基因的表达，使酶量和酶活性增加；（＋）－5增加GR酶活性是否是通过增加其他酶的活性，使细胞内还原当量NADPH增加而实现，这些问题都还有待于进一步的研究。

体内的诱导作用是与分子间紧密的空间立体作用相联系的，任何一点空间结构上的变化，都可能产生更严格的匹配或作用的不协调，导致不同的甚至是相反的生物学结果。这9种黄皮酰胺类化合物对肝药酶的影响就是一个很有力的说明。5R6S构型更利于诱导肝微粒体P450，C3、C4的构型可影响其诱导的P450亚型类型；而5S6R构型则可抑制肝微粒体P450；C4、C5处于顺式构型利于诱导肝GSH含量增加，（＋）－5 3R4S5S6R构型能诱导肝γ－GCS、GR酶活性增强，同时减少GSH转运，为肝GSH诱导的最佳构型。

二、光活黄皮酰胺类化合物对黄曲霉毒素B_1体外损伤大鼠肝细胞的保护作用

黄曲霉毒素B_1（AFB_1）是目前发现的最强致癌剂，常存在于发霉的食品中，如花生、棉花籽、谷物类、牛奶、肉蛋等。其致癌机制是AFB_1经肝微粒体细胞色素P450酶系代谢活

化，生成环氧化活性中间体与细胞核 DNA 结合，形成加合物，造成 DNA 损伤，具有很强的致肝癌性。若这种损伤不能被细胞本身修复，个别未被修复的损伤或错误修复，则在 DNA 复制过程中会转变成一种稳定的或放大了的生物学病变，细胞进入癌变的始发突变过程。若肝细胞在诱导剂的作用下，能抑制或诱导肝药酶，干扰致癌物在肝脏的活化及代谢，及时清除活性中间体，加速致癌物的解毒代谢，防止始发致癌物向终致癌物转化，都将对防止化学性肝损伤及机体其他损伤，甚至预防肿瘤有重要意义。

前面的研究结果表明，黄皮酰胺类化合物在体内对小鼠肝药酶有调节作用，它们或可诱导或抑制肝微粒体 P450 含量及其酶活性，或可增加肝 GSH 含量，均可诱导肝胞浆液中 GST 酶活性增强，并具有立体构型上的偏向性。既然 AFB_1 的致癌性首先是与肝药酶的代谢活化及与肝细胞核 DNA 共价结合有关，继而经过一系列生化反应而诱发癌症。由此推想，黄皮酰胺类化合物对 AFB_1 损伤肝细胞会有影响。故本部分实验是研究这些化合物对 AFB1 引起大鼠肝细胞核 DNA 损伤——非程序性 DNA 合成（Unscheduled DNA synthesis，UDS）以及肝细胞质膜损伤的保护作用。

各种黄皮酰胺类光活化合物因均不溶于水，故以 DMSO 配制，临用时用培养液稀释，DMSO 终浓度 0.1%。用Ⅳ型胶原酶灌洗分离 Wistar 大鼠肝细胞，肝细胞用台盼蓝拒染实验法检测存活率大于 90%。AFB_1 诱导大鼠肝细胞 UDS 实验程序如下：将分离的大鼠肝细胞加 RPMI 1640 培养基（含 100IU/ml 青霉素，100μg/ml 链霉素，10%新生牛血清，8IU/ml 胰岛素）进行培养，加入羟基脲（终浓度 10mmol/L）和所需药物，AFB_1（终浓度 0.1μmol/L）和 ^3H－TdR（1μCi/孔），培养 4 小时，加入裂解液，直至贴壁细胞全部溶解，裂解液用玻璃纤维滤膜过滤，分别用 5%三氯醋酸，95%乙醇洗脱，烘干滤膜，加入二甲苯闪烁液（0.5% PPO，0.02% POPOP），用 Beckman 液闪仪计数。

另外，提取培养肝细胞 DNA 进行琼脂糖凝胶电泳，以检查 DNA 分子降解情况。结果如下：

（一）消旋黄皮酰胺及其光活对映体对黄曲霉素 B_1（AFB_1）引起大鼠肝细胞 UDS 损伤以及对苯并芘（BP）的代谢活化的影响

1. 对 AFB_1 引起大鼠肝细胞 UDS 损伤的影响　在考察黄皮酰胺类各种立体异构体对 AFB_1 引起的体外肝细胞损伤的保护作用时，首先研究了（±）－5 及其光活对映体左旋黄皮酰胺（－）－5 和右旋黄皮酰胺（＋）－5 在 1×10^{-4} mol/L 浓度时，对 AFB_1 引起大鼠肝细胞 UDS 损伤的体外保护作用。结果表明，在 1×10^{-4} mol/L1 浓度时，只有（＋）－5 对 AFB_1 引起的大鼠肝细胞 UDS 损伤有显著的阻抑作用（表 29－9）。为了解（＋）－5 的这种作用与剂量间的关系，我们又做了类似的实验。（＋）－5 对 AFB_1 引起的大鼠肝细胞 UDS 损伤的阻抑作用存在着一定的剂量－效应关系，当药物浓度为 1×10^{-4} mol/L 时，抑制作用最显著。这可能与（＋）－5 能抑制肝微粒体 P450 含量及有关的酶活性有关系，从而可减少 AFB_1 活性中间体的产生；同时（＋）－5 能诱导肝 GSH 含量大幅度增加，加强了 GSH 与桥环结构的 AFB_1 亲电性中间体的结合，利于其排泄。（＋）－5，（－）－5 和（±）－5 都可增加肝胞浆液中 GST 酶活性，但（－）－5、（±）－5 减轻 UDS 损伤的作用太弱，因而设想 GST 在对 UDS 损伤的保护作用中不是主要因素。总的看来，（＋）－5 可能是通过抑制 AFB_1 的代谢活化，减少有害物质产生的量来保护肝细胞的。

表 29－9 消旋黄皮酰胺［（±）－5］及其光活对映体对黄曲霉素 B_1 引起大鼠肝细胞 UDS 损伤的影响（$n=5$）

处理 化合物 (1×10⁻⁴mol/L)	处理 AFB_1 (0.1μmol/L)	cpm/10^5 cells	P
－	－	104±30	<0.01
－	＋	197±24	
（＋）－5	＋	134±22	<0.01
（－）－5	＋	178±31	>0.05
（±）－5	＋	172±34	>0.05

2. 对 BP 代谢活化的影响　许多化学致癌剂经 P450 介导活化成终致癌物方与细胞内“靶点”共价结合，即前致癌物→终致癌物→DNA、RNA 掺入等共价结合，引起基因突变。如 BP 经 P450 代谢活化成 7，8－diol－9，10－oxy BP 等活性代谢产物，AFB_1 活化成 2，3－diol AFB_1 和 2，3－oxy AFB_1 等活性代谢物，与 DNA 上的鸟嘌呤的 7 位氮等部位结合引起突变和致癌。

如前所述，消旋黄皮酰胺［（±）－5］能影响药物代谢酶的活性，对化学致癌物 AFB_1 引起的大鼠肝细胞 UDS 损伤有保护作用，我们进一步用 HPLC 研究了（±）－5 对 BP 及 AFB_1 代谢产物以及其致癌突变性的作用。

根据肝微粒体代谢 BP 的 HPLC 图谱，BP 及其代谢产物可分为三类：①BP 原形；②经环氧化途径生成的代谢产物，致突变性强，其中 7，8－diol－9，10－oxy－BP 在微粒体 P450 催化下与 DNA 结合速率是 BPR 10 倍以上，致突变性与 4，5－diol－BP 相似，但强 5～44 倍。环氧化 BP 的解毒途径是经 GSH－S－T 催化生成 GSH 结合物，可见 GSH－S－T 及 GSH 在 BP 致突变性代谢物的解毒中的重要意义；③经羟化途径生成的代谢产物，致突变性较弱，羟化代谢产物解毒途径有葡萄糖醛酸及硫酸结合。另外还有环氧化物水解酶催化的解毒途径。

结果表明，（±）－5 在体外可直接抑制肝微粒体 P450 活性，致使 BP 环氧化代谢产物及羟化产物生成量均显著减少，此作用的后果是 BP 的代谢产物与 DNA 结合减少。

PB 和 3－MC 诱导的微粒体可明显增加 BP 的代谢。已知 PB 为强的水化酶诱导剂，亦诱导氧化酶生成。3－MC 明显诱导氧化酶活性，对水化酶活性影响较小。我们的实验表明，PB 诱导的微粒体，BP 羟化产物生成增加，而 3－MC 诱导的微粒体不但非常显著地增加 BP 代谢，而且生成更多的环氧化代谢产物，与文献报道一致。用（±）－5 诱导的微粒代谢 BP 之图像与 PB 相似，主要生成羟化代谢产物。

如果（±）－5 诱导 P450 后致使 BP 代谢产物与 DNA 结合增加，便是促癌剂。事实上，预先分别给小鼠给（±）－5 250mg/kg×3 天，ip，^{3}H－BP，肝 DNA 与^{3}H－BP 代谢物的结合量并不增加，而是显著降低。看来，虽然（±）－5 诱导肝微粒体 P450，但同时诱导肝 UDPG－T 和 GSH－S－T，并提高肝 GSH 水平，净效果是促进了 BP 的解毒代谢。

（二）消旋新黄皮酰胺及其光活对映体对黄曲霉素 B_1 引起大鼠肝细胞 UDS 损伤的影响

新黄皮酰胺（6）与黄皮酰胺（5）在立体结构上有两个手性碳（C）原子构型之差，对肝药酶的作用也不相同。在了解（+），（-）-5 和（±）-5 对 AFB_1 引起大鼠肝细胞 UDS 损伤的保护作用后，按上述实验程序，对（+），（-）-6 和（±）-6 对 AFB_1 引起大鼠肝细胞 UDS 损伤的影响也进行了观察。结果表明，在 1×10^{-4}mol/L 浓度时，（-）-6 和（±）-6 对 AFB_1 引起的大鼠肝细胞 UDS 损伤有显著的阻抑作用，而（+）-6 的抑制作用不明显。

（三）消旋表新黄皮酰胺及其光活对映体对黄曲霉素 B_1 引起大鼠肝细胞 UDS 损伤的影响

按上述方法，对表新黄皮酰胺（16）及其光活对映体也作了 UDS 实验。结果表明，在 1×10^{-4}mol/L 浓度时，（-）-16 和（±）-16 对 AFB_1 引起的大鼠肝细胞 UDS 损伤有保护作用，而（+）-16 的作用不明显。由于这 3 个化合物对肝药酶的影响是一致的，均对肝微粒体 P450 含量无显著影响，但能升高依赖 P450 的 APDM 酶活性，抑制 AHH 酶活性；都能增强肝胞浆液中 GST 酶活性。抑制 AHH 酶活性将有利于减少 AFB_1 活性中间体的生成；GST 酶活性的增加，将有利于肝细胞修复功能的增强。

（四）9 种黄皮酰胺类化合物对黄曲霉素 B_1 引起大鼠肝细胞谷丙转氨酶释放的保护作用

GPT 位于肝细胞浆中。当肝细胞受到损伤，细胞膜的完整性遭到破坏时，GPT 就从肝细胞中释放出来，进入组织间隙或血液。因而，细胞外 GPT 含量升高被视为肝细胞受损的标志，而 GPT 释放的减少，则常视为肝细胞受损程度降低的标志之一。

致癌剂 AFB_1 能引起肝细胞 UDS 损伤增加，这是其活性中间产物损伤肝细胞核 DNA 的结果。AFB_1 的活性中间体既然能与肝细胞核 DNA 大分子结合以造成其损伤，AFB_1 是否也能损伤肝细胞的其他大分子如质膜的完整性，引起 GPT 释放增加？我们按上述 UDS 试验的同样条件，即 AFB_1 的浓度和与肝细胞温孵的时间均相同的前提下，测定了培养上清液中 GPT 酶活性。发现，AFB_1 在造成核 DNA 损伤的同时，可引起肝细胞中 GPT 释放增加，说明 AFB_1 在此浓度和作用时间点下，也损伤了肝细胞膜的完整性。

既然 9 种黄皮酰胺类化合物在体外对 AFB_1 引起的大鼠肝细胞 UDS 损伤具有保护作用，它们是否也能减轻 AFB_1 对肝细胞质膜的损伤作用，从而降低肝细胞 GPT 释放，因而分别对（+），（-）和（±）黄皮酰胺（5）、新黄皮酰胺（6）和表新黄皮酰胺（16）的此种作用进行了研究。

结果表明，在 1×10^{-4}mol/L 浓度时，（±）-5 及其光活对映体中只有（-）-5 能明显减少 AFB_1 引起的大鼠肝细胞 GPT 的释放，（+）-5 和（±）-5 虽有一定作用，但无统计学意义。

（±）-6 及其光活对映体中，（+）-6 和（±）-6 能显著抑制 AFB_1 引起的大鼠肝细胞 GPT 的释放，而（-）-6 的作用不明显。

（±）-16 及其光活对映体中，（-）-16 和（±）-16 能显著抑制 AFB_1 引起的大鼠肝细胞 GPT 的释放，而（+）-16 的作用不明显。

（五）右旋黄皮酰胺［（+）5］对黄曲霉素 B_1 引起大鼠肝细胞 DNA 断裂的影响

受上面实验结果的启发，我们试图进一步说明 AFB_1 在与肝细胞核 DNA 共价结合后，究竟会引起肝细胞核 DNA 怎样的损伤，是否会产生细胞凋亡中特有的 DNA 断裂片段所形成的“梯状”（ladder）特征？为此，我们对在 AFB_1 引起肝细胞 UDS 损伤的那一时间点提取肝细胞的 DNA，并进行琼脂糖凝胶电泳分析。

电泳结果显示，在 AFB_1 引起肝细胞 UDS 损伤的那一时间点，肝细胞 DNA 未出现凋亡特有的梯状特征。右旋黄皮酰胺以 1×10^{-4}、1×10^{-5}、1×10^{-6}mol/L 浓度分别与 AFB_1 共温孵，也未见此时肝细胞出现凋亡的梯状特征。

6 个黄皮酰胺类光活化合物的构型和 9 种黄皮酰胺类化合物在 1×10^{-4}mol/L 浓度时对致癌物 AFB_1 引起的大鼠肝细胞损伤的保护作用总结如下：

在光活化合物的生物学作用中，立体结构起重要的作用。分析 6 个黄皮酰胺类立体异构体的构型与其对 AFB_1 引起大鼠肝细胞 UDS 损伤的保护作用的关系，发现在 1×10^{-4}mol/L 浓度时，具有 5R 构型的 3 个光活化合物——（+）-16、（+）-6 和（-）-5 对 AFB_1 引起的大鼠肝细胞 UDS 损伤均未表现出明显的保护作用，虽然这 3 个化合物都能增加肝微粒体 P450 含量；而具有 5S 构型的另 3 个光活化合物——（-）-16、（-）-6 和（+）-5 则表现出明显的保护作用。究其原因，或许有的能通过抑制 P450 的 AHH 酶活性，减少 AFB_1 中间体的形成来保护肝细胞，如（-）-16 和（+）-5；或许有的能通过增强肝胞浆液中 GST 酶活性，增强细胞修复损伤的能力来减轻损伤，如（-）-16 和（-）-6；或许它们还通过自身立体结构上的特点，干扰 AFB_1 活性中间体与 DNA 形成加合物的过程。但至少（+）-5 在 1×10^{-4}mol/L 浓度，不是通过促进受损细胞的凋亡机制来减轻 AFB_1 造成的肝 UDS 损伤。在 AFB_1 引起大鼠肝细胞 UDS 损伤的时间点上，AFB_1 既不会激活细胞内核酸酶，使 DNA 断裂成为小片段造成细胞损伤，损伤肝脏；（+）-5 在 1×10^{-4}mol/L 浓度也不激活此时刻细胞内的核酸酶，并不促进受损细胞的凋亡机制来减轻 AFB_1 造成的肝细胞 UDS 及肝脏损伤，细胞都不出现凋亡特征的 DNA“梯状”片段。

综合 9 种黄皮酰胺类化合物对 AFB_1 引起的大鼠肝细胞 GPT 释放的作用来看，除了表新黄皮酰胺光活对映体的结果与其在 UDS 实验中的结果一致外，黄皮酰胺光活对映体和新黄皮酰胺光活对映体的结果与它们在 UDS 实验中的结果不一致。在这两组立体异构体对 AFB_1 引起的大鼠肝细胞 UDS 损伤影响的实验中，（+）-5 和（-）-6 的阻抑作用具有显著性意义，而在对 AFB_1 引起的大鼠肝细胞 GPT 释放保护作用的实验中，则是（-）-5 和（+）-6 的作用显著。此现象如何解释呢？这也许是因为 AFB_1 引起 UDS 损伤的机制和肝细胞质膜损伤后 GPT 释放的机制不相同的原因。但从化合物的构型上分析，则可以看到生物学作用上的这种组合有它立体构型的道理。表新黄皮酰胺在 C5 或 C6 构型上发生变化，分别形成黄皮酰胺和新黄皮酰胺两个异构体系列，在生物学作用上反映出不同的效应，以左旋表新黄皮酰胺（-）-16 5S 6S 构型为基础，C6 构型变为 R 构型，具有 5S6R 构型的光活化合物对 UDS 损伤呈现保护作用；C5 构型变为 R 构型，具有 5R6S 构型的光活化合物，对 GPT 释放有保护作用。药理学作用表明，外来化合物包括药物，在体内的作用是以其严格的分子间空间相互作用为基础的，表新黄皮酰胺在立体结构上确实在黄皮酰胺和新黄皮酰胺之间起到了桥梁作用。

三、光活黄皮酰胺类化合物对扑热息痛所致小鼠肝毒性的保护作用的构效关系

前面的研究发现，消旋黄皮酰胺具有明显的保肝作用，并能诱导肝药酶。扑热息痛（AP）为常用解热止痛药，剂量过大会引起人和动物肝脏损伤。本实验目的是以 AP 造成小鼠肝损伤模型研究黄皮酰胺类化合物及其光活对映体的保肝作用与其立体结构的关系，以及其保肝作用与肝微粒体细胞色素 P450 和谷胱甘肽 GSH 的关系。

给药 1 次试验：小鼠均于 ip AP140mg/kg 前 1 小时 ig 所试化合物 1 次，禁食 16 ~ 20 小时，处死，留血，测血清谷丙转氨酶（sGPT），留肝组织作有关生化学指标测定及病理形态学检查。

给药 3 次试验：小鼠每天 ig 所试化合物 1 次，连续 3 天。正常对照组和 AP 对照组小鼠均 ig 赋形剂 5%Tween－80 10ml/kg，每天 1 次，连续 3 天。末次给药后 24 小时 ip AP 140mg/kg，禁食 16 ~ 20 小时，处死，留血，测血清 GPT，留肝组织作有关生化学指标测定及病理形态学检查。结果如下：

（一）消旋黄皮酰胺［（±）－5］及其光活对映体对扑热息痛致小鼠肝脏毒性的影响

在给药 1 次试验中，（±）－5，左旋黄皮酰胺［（－）－5］和右旋黄皮酰胺［（＋）－5］250mg/kg 对 AP 肝损伤小鼠 SGPT 升高无降低作用，（＋）－5 反而显著升高 SGPT，加重肝损伤，在给药 3 次试验中，（±）－5，（－）－5 和（＋）－5 250mg/kg 连续给药 3 次均显示有肝保护作用，小鼠 SGPT 明显降低，肝组织形态损伤亦减轻（表 29－10），SGPT 的降低与肝形态损伤的减轻大体上呈平行关系，其作用强度为（±）－5＞（＋）－5＞（－）－5。

表 29－10　消旋黄皮酰胺［（±）－5］及其光活对映体对小鼠 AP 肝脏毒性的影响（$n=10$）

指标	正常组	AP 对照	黄皮酰胺(5) 250mg/kg 1 dose (＋)－5	1 dose (±)－5	1 dose (－)－5	3 doses (＋)－5	3 doses (±)－5	3 doses (－)－5
sGPT (u/dl)	$30.0\pm14.4^{***}$	1641 ± 1067	$4345\pm1449^{***}$	2922 ± 1658	2490 ± 944	$250\pm211^{***}$	$54\pm19.6^{***}$	$436\pm236^{**}$
肝形态损伤程度	$1.39\pm2.36^{***}$	7.89 ± 3.33	$11.25\pm0.95^{**}$	8.55 ± 2.36	8.7 ± 2.95	4.05 ± 2.82	$0.23\pm0.41^{***}$	6.81 ± 5.46

$^{**}P<0.01$，$^{**}P<0.01$，$^{***}P<0.001$ vs AP 对照

基于上述结果，进步研究了（±）－5 于 ip AP 之前 24 小时内给药 3 次和提前 1 小时给药 1 次，对 ^3H－AP 与肝微粒体蛋白共价结合的作用。结果表明，无论提前给药 3 次或给药 1 次，（±）－5 均能显著地降低 ^3H－AP 与肝微粒体蛋白的共价结合。体外试验亦证明，1×10^{-5}mol/L（±）－5 对 ^3H－AP 与肝微粒体蛋白的共价结合有明显阻抑作用。

为进一步了解保肝作用与立体结构的关系，我们又进行给药3次的实验。(+)，(-)-5和(±)-5均采用250、125mg/kg两个剂量组，另外增设一个组，即于为实验时在体外将(+)-5与(-)-5按比例1:1混合，标示为[(±)-5']组，得到的结果基本上与上述实验类似（表29-11）。

表29-11 消旋黄皮酰胺[(±)-5]及其光活对映体对小鼠AP肝脏毒性的影响（$n=10$）

组别（mg/kg×3）	SGPT（μ/dl）	肝形态损伤程度	肝GSH（μmol/g）
正常对照	27±9***	0	3.337±0.664**
AP对照	1072±407	7.28±6.35	4.716±0.796
(+)-5 250	434±258**	2.72±3.58	9.773±1.295***
(+)-5 125	57±16***	0.88±0.64*	7.409±1.908***
(-)-5 250	207±209***	1.64±1.93*	3.746±0.476*
(-)-5 125	930±479	5.62±2.96	4.573±1.047
(±)-5 250	201±211***	2.50±2.16	4.273±0.664
(±)-5' 250	67±60***	0.31±0.46**	6.438±1.787*

(±)-5'组为实验时在体外将(+)-5与(-)-5按比例1:1混合

* $P<0.05$，** $P<0.01$，*** $P<0.001$ vs AP对照

剂量为125mg/kg时，以(+)-5降SGPT的作用最为明显，(-)-5无明显作用，当其剂量升为250mg/kg始有显著作用。在剂量为250mg/kg时，3种化合物中(±)-5降SGPT的作用强于(-)-5和(+)-5，这或许与其理论上含有一半量的(+)-5有关。将(+)-5和(-)-5于临用时按1:1比例（各125mg/kg）混合组[(±)-5' 250mg/kg组]，其降SGPT作用比人工合成的(±)-5 250mg/kg组的作用强。这也许与二者所含化合物晶型不同，在赋形剂5%Tween-80中的溶解性不同，甚至于体内吸收情况不同等因素有关。

肝组织病理形态学检查结果与各化合物对SGPT的作用相一致，肝细胞炎症、坏死等病理损伤相应地减轻。

(二) 消旋黄皮酰胺及其光活对映体对扑热息痛损伤小鼠肝脏GSH及肝微粒体的影响

为了解上述实验结果的生化学基础，将小鼠处死后，依法测定肝匀浆GSH含量、肝微粒体P450含量及依赖P450的APDM酶活性等指标，结果列于表29-12。

由于AP损伤肝的原因，AP组小鼠的肝微粒体P450含量及其APDM酶活性明显下降，而(+)，(-)-5及(±)-5在所选用的125，250mg/kg剂量下，每天给药1次，连续3天，均可防止AP引起的肝微粒体P450含量及其APDM酶活性的降低。(+)-5 125mg/kg组肝微粒体的P450含量及其APDM酶活性比250mg/kg组的高，(-)-5 125mg/kg组的肝微粒体P450含量及其APDM酶活性比250mg/kg组的低，(±)-5 250mg/kg组的肝微粒体P450含量及其APDM酶活性比(±)-5' 250mg/kg组的低。至于ip AP组小鼠肝GSH含量高于正常对照组，可能系肝脏对AP损伤的代偿性升高反应。(+)-5 125、250mg/kg组及(±)-5' 250mg/kg组的小鼠肝GSH含量均高于AP对照组，亦比正常对照组高，其中以(+)-5 250mg/kg组的作用为最强。在肝损伤的情况下，(+)-5诱导肝GSH含量增加，也表现出剂

量－效应关系，剂量越大，肝 GSH 含量越高。（－）－5 250mg/kg 组肝 GSH 含量显著低于 AP 对照组，而与正常对照组比较接近。（－）－5 125mg/kg 和（±）－5 250mg/kg 对 AP 肝损伤小鼠 GSH 含量无明显影响。

表 29－12　消旋黄皮酰胺［（±）－5］及其光活对映体连续给药 3 天对 AP 损伤小鼠肝 GSH 及肝微粒体 P450 含量及其氨基匹林脱甲基酶（APDM）酶活性的影响（$n=8$）

组别（mg/kg×3）	P450（nmol/mg Pr）	APDM（nmol/min·mg Pr）	肝 GSH（μmol/g）
正常对照	0.5934±0.1481**	4.823±0.64**	3.337±0.6644**
AP 对照	0.3214±0.1203	2.962±1.411	4.716±0.7964
（+）－5 250	0.4176±0.1114	5.221±2.721***	9.773±1.295***
（－）－5 125	0.4835±0.0525**	4.544±1.093*	4.573±1.047

$P<0.05$，** $P<0.01$，*** $P<0.001$ vs AP 对照。

（±）－5’组为实验时在体外将（+）－5 与（－）－5 按 1:1 比例混合

以上结果说明，（+）－5 通过抑制肝微粒体 P450 和增加肝 GSH 含量而降低 AP 对小鼠的肝脏毒性，（－）－5 则通过诱导肝微粒体 P450 降低 AP 对小鼠的肝脏毒性。

（三）小鼠注射扑热息痛后肝 GSH 含量动态变化的时间过程

在上述实验中发现 AP 组小鼠于 ip AP 16～20 小时后，肝匀浆 GSH 含量反而明显高于正常对照组。为了解 AP 损伤组小鼠肝 GSH 含量的升高是否为一代偿性升高反应，特将 64 只小鼠均分为 8 组。分别提前 48、24、16、8、4、2、1 小时 ip AP 140mg/kg。对照组 ip 相同体积生理盐水。届时将各组小鼠处死，测定肝匀浆 GSH 含量。

结果表现，在注射 AP1 小时后，肝 GSH 含量下降最显著，2 小时后逐渐恢复，8 小时恢复至接近正常水平，16 小时出现肝 GSH 含量明显的一过性增高，24 小时又恢复至接近正常水平，48 小时时略低于正常水平。看来，小鼠 ip AP 后，肝内 GSH 含量是先降低，后升高，再降低至接近正常水平。在 16～20 小时会出现一过性的代偿性升高反应。

（四）消旋黄皮酰胺及其光活对映体对小鼠注射 AP1 小时后血中扑热息痛浓度及肝 GSH 含量的影响

已知 AP 损伤肝脏与其在血中的浓度及肝 GSH 的耗竭有密切关系。为了解（+），（－）－5 和（±）－5 对肝损伤的保护作用是否通过影响血中 AP 浓度及肝 GSH 含量而实现，进行了下述实验。

将小鼠分组后，正常对照组和 AP 组 ig 赋形剂，其余各组分别 ig（+）－5，（－）－5 各 125mg/kg、250mg/kg 或（±）－5 250mg/kg，每天 1 次，连续 3 天，末次给药后 24 小时，iv AP 140mg/kg，1 小时后处死小鼠，取血，用 HPLC 法测定血清中 AP 浓度。取小块肝脏制成匀浆，测定肝 GSH 含量。

AP 血药浓度的变化情况是：（+）－5 250mg/kg 组的数值比 AP 对照组的高 3 倍左右，（+）－5 125mg/kg 组及（±）－5’250mg/kg 组的数值与 AP 对照组的非常接近，没有明显差异；（－）－5 250、125mg/kg 及（±）－5 250mg/kg 组的数值则显著低于 AP 对照组（表

29－13）。

由于（＋），（－）－5 对正常小鼠肝微粒体 P450 的影响并不相同，（＋）－5 抑制肝微粒体 P450 含量及有关酶活性，（－）－5 增加肝微粒体 P450 含量及有关酶活性，相对应地，AP 的血清除速率不会相同，前者慢，后者快，故而（＋）－5 组的 AP 血药浓度远远高于（－）－5 组。

表 29－13 消旋黄皮酰胺［（±）－5］及其光活对映体连续给药 3 天对小鼠注射 AP1 小时后血中 AP 浓度及肝 GSH 含量的影响（$n=8$）

组别（mg/kg×3）	肝 GSH（μmol/g）	血 AP（μg/ml）
正常对照	7.994±1.152***	0
AP 对照	3.867±1.264	5.734±0.636
（＋）－5 250	10.42±2.84***	21.64±6.046***
（＋）－5 125	10.70±1.99***	5.258±0.721
（－）－5 250	5.873±0.745**	4.431±0.127**
（－）－5 125	3.790±0.800	4.409±0.233**
（±）－5 250	6.009±1.116**	4.304±0.124***
（±）－5' 250	10.26±0.563***	5.112±1.436

* $P<0.05$，** $P<0.01$，*** $P<0.001$ vs AP 对照。

（±）－5' 组为实验时在体外将（＋）－5 与（－）－5 按比例 1:1 混合

从表 29－13 的结果还可看出，消旋黄皮酰胺及其光活对映体除对 AP 血药浓度的影响不同外，对肝 GSH 含量的影响也不尽相同。iv AP 1 小时后肝 GSH 含量显著降低，除了（－）－5 125mg/kg 组肝 GSH 含量与 AP 对照组几乎没有差异外，其他各给药组的肝 GSH 含量均显著高于 AP 组。ig（＋）－5 125、250 mg/kg 及（±）－5' 250mg/kg 组肝 GSH 含量甚至还高于正常对照组。在 AP 造成肝 GSH 极度降低时，（＋）－5、（±）－5' 升高肝 GSH 含量的作用依然显著。说明它们确系通过升高肝 GSH 含量来降低 AP 造成的肝损伤。（－）－5 和（±）－5 各自 250mg/kg 组肝 GSH 含量虽低些，但也明显高于 AP 组，接近正常对照组的水平。这也许就是除了（－）－5 125mg/kg 组，其他各组均能显著降低 AP 引起的小鼠 sGPT 升高的原因。

（五）消旋黄皮酰胺及其光活对映体对小鼠注射扑热息痛 1 小时后肝微粒体细胞色素 P450 含量及其 APDM 酶活性的影响

为了解上述表 29－13 实验结果的生化学基础，将小鼠处死后，依法测定肝微粒体 P450 含量及其 APDM 酶活性等指标，结果列于表 21－14。

（＋）－5 125、250mg/kg 剂量组肝微粒体 P450 含量及其 APDM 酶活性均显著低于 AP 对照组，以 250mg/kg 剂量组降低的量尤为明显。（－）－5 125、250mg/kg 剂量则均可防止 AP 所造成的肝微粒体 P450 含量及其 APDM 酶活性的降低，虽对肝微粒体 P450 含量的影响不明显，但 APDM 酶活性明显高于 AP 对照组，其中以（－）－5 250mg/kg 剂量的作用稍强些，其肝微粒体 P450 含量达到正常对照组水平。（±）－5 和（±）－5' 组的肝微粒体 P450 含量及其 AP-

DM 活性与 AP 对照组比较，都无显著差异，二者基本上综合了两个光活对映体的作用。

表 21-14　消旋黄皮酰胺［(±)-5］及其光活对映体连续给药 3 天对小鼠注射 AP 1 小时后肝微粒体 P450 含量及其 APDM 酶活性的影响（$n=8$）

组别（mg/kg×3）	P450（nmol/mg Pr）	APDM（nmol/min·mg Pr）
正常对照	0.6731±0.076	9.380±0.933
AP 对照	0.6181±0.1321	8.977±0.915
(+)-5 250	0.3104±0.0859***	4.075±1.468***
(+)-5 125	0.4506±0.1038*	8.860±0.940
(-)-5 250	0.6758±0.0845	11.19±2.148*
(-)-5 125	0.6236±0.0968	10.23±1.304*
(±)-5 250	0.5660±0.0750	9.549±1.732
(±)-5' 250	0.5302±0.1229	9.394±1.726

* $P<0.05$，** $P<0.01$，*** $P<0.001$ vs AP 对照。(±)-5' 组为实验时在体外将 (+)-5 与 (-)-5 按比例 1:1（125 mg/kg）混合

（六）消旋新黄皮酰胺及其光活对映体对扑热息痛肝损伤小鼠谷丙转氨酶升高、肝 GSH 含量降低和血中扑热息痛浓度的影响

新黄皮酰胺（6）是黄皮酰胺（5）的立体异构体。为研究化合物立体结构对 AP 肝脏毒性作用的差异，我们按照上述黄皮酰胺实验程序做了两次实验，分别测定了左旋、右旋和消旋新黄皮酰胺 250mg/kg，每天 1 次，连续 3 天对 AP 肝损伤小鼠 sGPT 升高的影响，以及对小鼠 iv AP 1 小时肝 GSH 含量和血中扑热息痛浓度的影响。结果见表 29-15。

表 29-15　消旋新黄皮酰胺［(±)-6］及其光活对映体连续给药 3 天对 AP 肝损伤小鼠 sGPT 升高、肝 GSH 含量降低和血中 AP 浓度的影响（$n=8\sim10$）

组别（mg/kg×3）	SGPT（U/dl）	肝 GSH（μmol/g）	血 AP.（μg/ml）
正常对照	22±7.5***	2.304±0.173***	
AP 对照	1009±159	0.606±0.217	2.598±0.5616
(+)-6 250	755±226	1.383±0.474***	未测出
(-)-6 250	772±342	1.227±0.588*	2.363±0.02（3）
(±)-6 250	728±68*	1.182±0.630*	未测出

* $P<0.05$，*** $P<0.001$ vs AP 对照

表 29-15 结果显示，只有 (±)-6 对 AP 肝损伤小鼠有降低 sGPT 的作用。(+)，(-) 和 (±)-6 也有防止小鼠于 iv AP 后，肝 GSH 含量下降的作用，但均不能达到正常对照组的水平。小鼠于注射 AP 1 小时后的 AP 血药浓度均可测出，且有一定浓度，而 (-)-6 组的 8 个血样品中，只有 3 个样品能测出一定量的 AP，(+)-6 及 (±)-6 组的血样中均未

能测出 AP 存在。

(七)消旋表新黄皮酰胺及其光活对映体对扑热息痛肝损伤小鼠谷丙转氨酶升高、肝 GSH 含量降低及血中扑热息痛浓度的影响

表新黄皮酰胺(16)是黄皮酰胺(5)的另一组立体异构体。按上述实验程序对左旋、右旋和消旋表新黄皮酰胺做了两次实验。一次观察对 AP 损伤小鼠 sGPT 的影响;另一次实验测定小鼠肝 GSH 含量及血中 AP 浓度的变化。

结果表明,只有(±)-16 能降低 AP 肝损伤小鼠的 SGPT 水平。(±)-16 及其光活对映体对肝 GSH 含量均无显著影响。而(+)-16、(±)-16 给药组血中 AP 浓度均低于 AP 对照组,(-)-16 组 AP 浓度与 AP 对照组几乎无差异(表 29-16)。

表 29-16 消旋表新黄皮酰胺[(±)-16]及其光活对映体连续给药 3 天对 AP 肝损伤小鼠 SGPT 升高、肝 GSH 含量降低及血中 AP 浓度的影响($n=8\sim10$)

组别(mg/kg×3)	SGPT(U/dl)	肝 GSH(μmol/g)	血 AP(μg/ml)
正常对照	31.02±5.102**	1.752±0.410***	
AP 对照	1007±882	0.878±0.420	3.878±0.6215
(+)-16 250	1565±487	1.029±0.478	2.430±0.070***
(-)-16 250	627±715	1.274±0.568	3.600±0.6395
(±)-16 250	921±35*	1.045±0.572	2.836±0.1460***

* $P<0.05$, *** $P<0.001$ vs AP 对照

(八)综合讨论

AP 剂量过大会引起人和动物肝脏损伤,其损伤肝脏的机制是 AP 被肝微粒体 P450 代谢活化为 N-乙酰-对-苯醌亚胺(N-acetyl-p-benzoquinoneimine,NAPQI)。该代谢中间体具有半醌的结构,为一活性自由基,能与肝细胞中的还原性亲核剂 GSH 结合,生成解毒的复合物排泄。若 AP 过量,NAPQI 生成量过大,细胞内 GSH 被耗竭后,活泼的 NAPQI 自由基便会与细胞内其他生物大分子如蛋白共价结合,造成细胞损伤。肝细胞膜的损伤导致肝细胞浆内 GPT 的释放。本实验证实,在 iv AP 1 小时后,肝 GSH 含量大幅度降低,此时还未对肝微粒体 P450 含量及其 APDM 酶活性产生明显影响。在 ip AP 16 小时过程中,降低的肝 GSH 含量逐渐恢复,甚至出现一过性代偿性增高,在 AP 逐渐表现出肝毒性,损伤质膜,sGPT 升高的同时,AP 还显著地降低了肝细胞内大分子 P450 含量,并抑制了其 APDM 酶活性。由于消旋黄皮酰胺有调节肝微粒体 P450、GST 及 GSH 的作用,所以我们选择 AP 肝损伤模型,系统地测试了黄皮酰胺类 3 个立体异构体及其光活对映体对 AP 所致小鼠肝损伤的影响。结果表明,(+),(-)和(±)黄皮酰胺(5)、(±)新黄皮酰胺(6)和(±)表新黄皮酰胺(16)均具有降低 AP 肝损伤小鼠 sGPT 升高的作用。

从血药浓度、肝微粒体 P450 含量及其 APDM 酶活性、肝 GSH 含量与降 sGPT 作用的关系来看,肝微粒体 P450 含量及其 APDM 酶活性低,AP 血药浓度高。需要说明的是,AP 血药浓度并不一定与肝微粒体 P450 含量相对应,但与依赖 P450 的 APDM 酶活性相对应。这说

明 AP 的血清除过程，虽与肝微粒体 P450 的量有一定的关系，但依赖肝 P450 的 APDM 酶活性才是更直接的因素。APDM 酶活性低，AP 血药浓度高，NAPQI 的生成减少，AP 以原药形式的代谢可以增加，不会造成活性中间体的堆积，不会引起肝 GSH 的突发性大量耗竭。在渡过 GSH 耗竭阶段之后，由于 APDM 酶活性低，药物代谢得慢，肝脏可以用逐步诱导出的高 GSH 储备和 GST 酶活性结合 NAPQI，解除毒物毒性，保护肝脏，降低升高的 sGPT。这正如（+）-5 所表现出的作用特点。（-）-5 组的 APDM 酶活性高，AP 血药浓度低，AP 代谢成 NAPQI 的量增加，但（-）-5 250mg/kg×3 诱导出的高 GSH 储备及 GST 酶活性能抵挡住 NAPQI 的突然大量增加，故其在 iv AP 1 小时后的肝 GSH 含量比 AP 对照组高，接近正常对照组水平。在 GSH 突发耗竭之后，由于 APDM 血药浓度低，相应地 NAPQI 的生成量减少，在肝 GST 酶活性增加，其他药物转运方式被诱导以及肝脏自身代偿性升高肝 GSH 含量的情况下，肝脏能减少由于 APDM 酶活性增强造成的损伤，sGPT 升高幅度降低，（-）-5 125mg/kg 因不能抵挡 AP 剂量过大，NAPQI 突发性增加对肝脏 GSH 的耗竭，故而不能显著降低 AP 升高的 sGPT。看来，AP 肝损伤机制以 AP 早阶段的肝 GSH 消耗为主，（+），（-）和（±）黄皮酰胺诱导肝 GSH 含量及肝 GST 酶活性增加在 AP 解毒机制中起着更主要的作用。

归纳（+）-5 和（-）-5 抗 AP 肝损伤机制发现，（+）-5 以在全过程中大幅度增加肝脏的内源性保护因子 GSH 含量为主，同时抑制肝微粒体 P450 含量及其 APDM 酶活性，减慢了 AP 代谢活化，减轻肝损伤；（-）-5 既可增加肝 GSH 含量，又能诱导肝微粒体 P450 含量及其 APDM 酶活性，加速 AP 代谢转化，最终以 GSH 增加的结果大于 AP 代谢活化增加所造成的负影响，也能减轻肝损伤，只是保护效力较（+）-5 弱许多。（-）-5 既能增加肝微粒体 P450 含量及其有关的酶活性，又能升高肝 GSH 含量，这在化合物中尚不多见。外消旋体（±）-5 在化学上为（+）-5 和（-）-5 的混合物，药理结果表明，其保护 AP 肝损伤的生物效应也介于两个光活化合物之间，但并不为二者的均值，这与在对正常小鼠肝药酶影响实验中的情况是不同的，说明多种化合物的体内作用更为复杂。（±）-5 增加肝 GSH 的作用主要来源于（+）-5 的作用；对肝微粒体 P450 含量的影响，则是（+）-5 降低作用与（-）-5 增加作用的综合。比较人工合成的（±）-5 和（+）-5、（-）-5 临用时按 1:1 比例混合的（±）-5'组的作用，在相同剂量下，（±）-5'的作用往往比（±）-5 的作用显著，这或许与两者中光活化合物的比例或晶型有关系，晶型的差异在（±）-5 的天然提取品与合成品之间，以及天然品存放过程中都有发现。这种差异会影响化合物在赋形剂 5% Tween-80 中的分散和溶解，影响化合物的生物利用度，甚至影响化合物的某些药理活性。

AP 肝损伤的原因早阶段是肝 GSH 的突发耗竭。机体肝微粒体 P450 含量高、APDM 酶活性强，AP 血药浓度就低，活性中间体 NAPQI 的生成就快、量也大，若肝 GSH 储备不足，不能抵挡 NAPQI 的突发攻击，就可能造成肝损伤；反之，则可减轻肝损伤。由这样的关系和实验数据推知，新黄皮酰胺（6）系列都具有较黄皮酰胺系列更强的肝微粒体 P450 诱导作用，但其肝 GSH 含量增加作用不及黄皮酰胺系列强。表新黄皮酰胺（16）系列对肝 GSH 含量没有影响，（+）-16 和（±）-16 可能具有诱导肝微粒体 P450 的作用。这与这 3 个系列化合物对正常小鼠肝药酶影响的实验结果是一致的。

本研究中有关 9 种黄皮酰胺类化合物对 AP 引起小鼠肝损伤的影响等药理学作用结果总结如下：从对具有抗 AP 小鼠肝损伤作用的黄皮酰胺类化合物的立体构型进行分析中可以看

出，C4、C5处于顺式构型可诱导肝GSH含量增加，5R6S构型有利于诱导肝微粒体P450含量及其酶活性增加，5S6R构型可抑制肝微粒体P450含量及其酶活性，这些构型从不同环节可保护小鼠免受AP引起的肝损伤，其中以诱导肝GSH含量增加为主要因素。

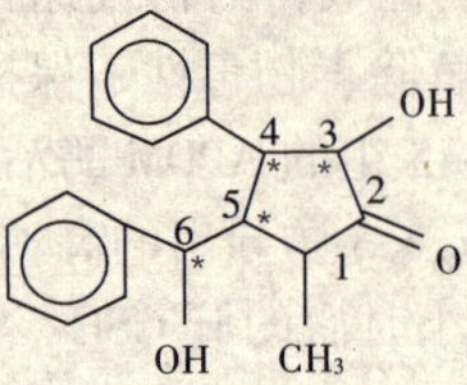

(+)-5: 3R4S5S6R (-)-5: 3S4R5R6S

(+)-6: 3R4S5R6S (-)-6: 3S4R5S6R

(+)-16: 3R4S5R6R (-)-16: 3S4R5S6S

结束语

9种黄皮酰胺类化合物因立体结构不同对肝药酶细胞色素P450（P450）及肝谷胱甘肽（GSH）含量的影响而呈现不同的作用，消旋黄皮酰胺［(+)-5］能显著抑制肝P450含量，却非常显著地增加肝GSH含量；而(-)-5明显增加肝微粒体P450含量，而对肝GSH含量无明显作用。(+)-5诱导肝GSH含量显著增加的原因是增强肝γ-谷氨酰半胱氨酸合成酶（γ-glutamylcysteine synthetase，γ-GCS）和氧化型谷胱甘肽还原酶（GR），这是很有意义的发现。

（参加本章工作者有博士生吴宇群，杨天健及硕士生余凌虹）

参考文献

1. 吴宇群，刘耕陶．光活黄皮酰胺类化合物对肝P450及谷胱甘肽的影响及其潜在的生物学意义．博士论文，1997
2. 杨天健，刘耕陶．黄皮酰胺等三种化合物对小鼠肝药物代谢酶的作用及其生物学效用．1991年
3. Chiba M，Pang KS．Glutathione depletion kinetics with acetaminophen．A simulation study．Drug Meta Disp，1995，23（6）:622
4. Eaton DL，Hamel DM．Increase in γ-glutamylcysteine synthetase activity as a mechanism for butylated hydroxyanisole-mediated elevation of hepatic glutathione．Toxicol Appl Pharmacol，1994，126:145
5. Liu G T，Li WX，Chen Y-Y，et al．Hepatoprotective action of nine constituents isolated from the leaves of Clausena Lansium in mice．Drug Development Research，1996，39:174
6. Liu G T．Effect of some compounds isolated from Chinese medicinal herbs on hepatic microsomal cytochromeP450 and their potential biological consequences．Drug Metab Rev，1991，23（3&4）；439
7. Yu Lh，Liu GT．Inductive effects of clausenamide compounds and schizandrin derivative on liver cytochromeP450in mice．Chin Pharm J，2000，35（7）:446

第 30 章　四氢黄连碱（THC）和乙酰胡椒乙胺（APE）对肝脏的药理学作用

本文研究了四氢黄连碱（THC）和乙酰胡椒乙胺（APE）对小鼠肝微粒体细胞色素 P450 的抑制与诱导的作用，以及调控 P450 后的生物学效应，包括对扑热息痛（AP）的肝毒性的影响以及化学致癌物苯并芘（BP）和黄曲霉毒素 B_1（AFB_1）的代谢转化和致突变性的影响。结果发现，THC 和 APE 对 P450 呈现先抑制后诱导的双相作用，并能诱导 UDPG – T、GSH – S – T 和 GSH，影响 AP、BP 及 AFBI 的代谢活化，从而降低其毒性。提示这些化合物在防治药物和毒物所致肝损伤，以及癌的化学预防方面可能具有潜在的理论和实用意义。此外，我们还研究了从云南蕊木提取的蕊木宁生物碱以及紫堇灵，乙酰紫堇灵及原阿片碱对肝脏细胞色素 P450 及肝损伤的作用。

肝脏代谢内源性和外源性有机化合物（xenobiotics）后有两种结果，解毒（detoxication）或致毒（intoxication），解毒是肝药酶的主要功能。然而，肝微粒细胞色素 P450（简称 P450）的致毒性越来越引起人们的重视，许多化学物质包括药物和毒物在 P450 催化下生成活性中间产物。这种活性产物如不及时清除，可引起细胞损伤或肿瘤发生。人们生存的周围环境中由于污染的有毒化学物质越来越多，它们不仅存在于大气、土壤、航道、海洋以及食物链中，也来自交通、热、能生产部门和垃圾焚烧，工业生产，等等，严重地威胁着人类的健康，减少这类物质在体内的活化或加速其产物的解毒代谢，有利于维护机体健康。譬如，癌的化学预防中，在癌发生以前采取的主动防癌措施，其中阻止引发致癌物向终致癌物转化，或者加速致癌物的解毒代谢，是癌化学预防的第一步。因此，抑制或诱导肝药物代谢酶，以干扰有毒化学物质在肝脏的活化及代谢，对预防化学性肝损伤和化学物质所致的机体损伤以及预防肿瘤发生均有重要意义。

四氢黄连碱（tetrahydrocoptisine，THC）是从中药白屈菜（chelidoniumMajus L.）中提取的生物碱，乙酰胡椒基乙胺（acepiperonethamine，APE）是人工合成的化合物。

它们的结构式如下：

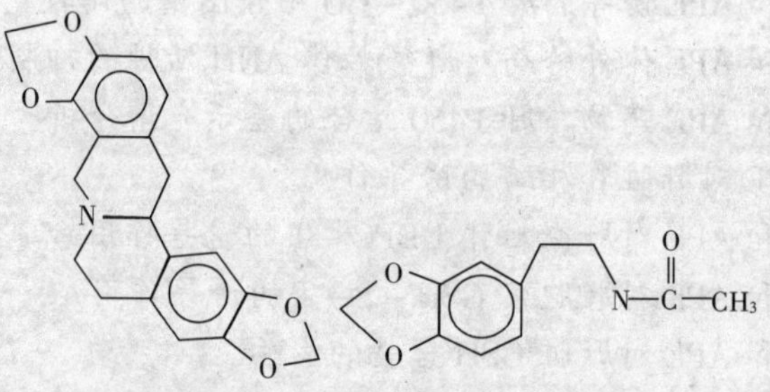

tetrahydrocoptisine（THC） acepiperonethamine（APE）

我们在筛选保肝药时发现，连续给小鼠 THC 和 APE 对扑热息痛（acetaminpohen，AP）等化学性肝损伤有显著保护作用，在研究其保肝作用机制时，发现 THC 和 APE 对肝微粒体 P450 有明显的诱导作用，结果引出一个有趣的问题：AP 的肝脏毒性是由于肝微粒体代谢 AP 成为活性中间体 N－乙酰对苯醌亚胺（N－acetyl－benzoquinone imine，NAPQI），使肝 GSH 耗竭，进而与肝细胞生物大分子结合，导致肝细胞损伤，如果 P450 被诱导就有可能加重 AP 肝脏毒性，事实上，THC 等确实降低了 AP 肝脏毒性，其作用机制是什么？为此，本章研究了 THC 等对药物代谢酶的影响以及由此而引起的 AP 代谢过程的变化。

肝脏微粒体细胞色素 P450 的诱导与化学致癌有密切关系，化学致癌物苯并芘［benzo（a）pyrene，BP］是一强烈致癌剂，由于环境污染，存在极其广泛，其致癌原因是经 P450 酶系催化生成二氢二醇一半氧化代谢产物，与细胞核 DNA 结合。黄曲霉素 B_1（aflatoxin B_1，AFB_1）是目前发现的最强致肝癌剂，常存在于发霉食物中，如花生、棉花籽、谷类、牛奶、肉蛋等，其致癌活性成分亦是经细胞色素 P450 酶系代谢生成。许多药物是肝微粒体细胞色素 P450 诱导剂，它们对环境致癌物的毒害作用和代谢活化究竟有何影响？是增强其毒性还是减低其毒性？是一个既有理论又有实际意义的课题。为此，我们研究了 THC 和 APE 对 BP、AFB_1 毒性的影响。结果提示，THC 等对癌可能具有化学预防作用。

AP，BP 和 AFB_1 毒性的共同特点是须经细胞色素 P450 活化生成活性代谢产物，我们的实验证明 THC 等可通过干扰这些毒物的代谢过程而保护肝脏。这种作用不仅有可能用于临床预防化学毒物和药物引起的肝损伤，亦有可能用于癌的化学预防。有关研究结果分述如后。

一、THC 和 APE 对肝脏微粒体细胞色素 P450 的双向调节作用

（一）THC 和 APE 对戊巴比妥睡眠时间的影响

分别给小鼠灌胃 THC 250mg/kg 或 APE150mg/kg，每日 1 次，共 3 天。第 4 天 ip 戊巴比妥钠 50mg/kg，记录翻正反射消失和恢复的时间做睡眠时间。结果与对照组相比，THC 和 APE 连续给药 3 天组戊巴比妥所引起的小鼠睡眠时间均显著缩短。

在另一组实验中，预先 1 小时给小鼠分别灌胃 THC 和 APE 1 次，剂量同上，ip 戊巴比妥钠 50mg/kg 后，各给药组小鼠睡眠时间均明显延长，THC 和 APE 组小鼠睡眠时间延长 10 倍以上（表 30－1）。

表 30－1　THC 和 APE 给药 1 次和连续 3 次对小鼠戊巴比妥钠（50mg/kg）睡眠时间的影响（$\bar{x} \pm s$，$n=10$）

组别	剂量 mg/kg	预先给药时间（小时）	睡眠时间（小时）
对照			0.99±0.104
THC	250×1	1	10.61±1.03*
APE	150×1	1	12.98±2.22*
对照			1.14±0.332
THC	250×3	24	0.33±0.066*
APE	150×3	24	0.18±0.063*

* $P<0.001$ vs 对照

上述结果提示，THC 等对肝脏药物代谢酶有双向作用，即先抑制后诱导药酶的活性。

（二）THC 和 APE 对小鼠肝 P450 及甲基苯异丙基苄胺－N－脱甲基酶的诱导和抑制作用

共用 3 组小鼠，每组 6 只，1 组对照，其他 3 组分别灌胃 THC 250mg/kg 或 APE150mg/kg，每日 1 次，连续 3 天。末次给药后 24 小时杀鼠，制备肝微粒体，测定细胞色素 P450 含量及甲基苯异丙基苄胺－N－脱甲基酶活性。结果表明，连续给药 3 天，THC 和 APE 均可诱导肝微粒体 P450 含量明显增加，脱甲基酶活性亦明显增强（表 30－2）。

表 30－2　THC 和 APE 连续给药 3 次对小鼠肝微粒体细胞色素 P450 及甲基苯异丙基苄胺－N－脱甲基酶活性的影响（$\bar{x} \pm s$，$n=6$）

组别	剂量 mg/kg×3	细胞色素 P450nmol/mg Pr	甲基苯异丙基苄胺－N－脱甲基酶 HCHO nmol/min/mg Pr
对照		0.446±0.144	2.58±0.68
THC	250	0.907±0.283**	6.40±1.40**
APE	150	0.738±0.159*	6.42±0.91**

* $P<0.05$，** $P<0.01$ vs 对照

（三）THC 和 APE 诱导的肝 P450 – CO 结合图谱的比较

给小鼠分别 ip 苯巴比妥（PB）30mg/kg，3 – 甲基胆蒽（3 – MC）25mg/kg 或灌胃 THC 250mg/kg，APE 150mg/kg×3 天，第 4 天制备肝微粒体，比较诱导的 P450 – CO 结合图谱。结果发现，3 – MC 诱导的细胞色素 P450 – CO 结合吸收峰在 448nm 处，PB、THC 和 APE 诱导的细胞色素 P450 – CO 的吸收峰均在 450nm 处。提示，THC 和 APE 属于 PB 类型细胞色素 P450 诱导剂。

（四）THC 和 APE 给药 1 次 2 小时后对小鼠肝微粒体细胞色素 P450 及其甲基苯异丙基苄胺 – N – 脱甲基酶的作用

共用 3 组小鼠，1 组做为对照，另外 2 组分别灌胃 THC 250mg/kg，APE150mg/kg 1 次，2 小时后杀鼠，制备肝微粒体，测细胞色素 P450 含量和脱甲基酶的活性。结果表明，预先 2 小时给小鼠 THC 和 APE 均明显地抑制依赖细胞色素 P450 的 benzphentamine – N – 脱甲基酶活性，但对细胞色素 P450 的含量无明显影响（表 30 – 3）。

表 30 – 3 THC 和 APE 给药 1 次 2 小时后对小鼠肝细胞色素 P450 的影响（$\bar{x} \pm s$，$n=6$）

组别	剂量 mg/kg×3	Cytochrome P450 nmol/mg Pr	Benzphentamine – N – 脱甲基酶活性 HCHO nmol/（min·mg Pr）
对照		0.446±0.144	5.56±1.72
THC	250	0.453±0.283	3.54±0.66*
APE	150	0.396±0.159	3.33±1.70*

* $P<0.05$ vs 对照

（五）THC 和 APE 体外给药对肝微粒体 AHH 活性的抑制作用

1．剂量 – 效应关系 肝微粒体悬浮液中同时加入 BP 和不同浓度的 THC 或 APE，温孵一定时间，依法测定 AHH 酶活力的变化。结果 1×10^{-6}mol/L APE 对微粒体 AHH 活性就有显著的抑制作用，TCH 在 1×10^{-5}mol/L 时亦表现出明显的抑制作用。此两种化合物的抑制作用随剂量增加而加强。

2．对 AHH 抑制性质的分析 在肝微粒体悬浮液中预先加入 NADPH 和 THC 或 APE，37℃温孵 10 分钟后，再加入 BP，与同时加入 BP 和药物的试管比较。药物预先与 NADPH 还原的微粒体细胞色素 P450 温育，对 AHH 酶活力的抑制作用比同时加药物者更强。

3．对 AHH 抑制的 Linewear – Burk 曲线分析 以不同浓度 THC 或 APBE 抑制 AHH 活力，测定不同浓度 BP 被羟化的量，制做 Linewear – Burk 曲线。结果表明，THC 和 APE 对肝细胞色素 P450 BP 羟化酶呈非竞争性抑制。

（六）THC 和 APE 药物与肝 P450 结合的差示光谱分析

1．与氧化态细胞色素 P450 的差示光谱分析 正常小鼠肝微粒体细胞色素 P450 悬液分别与 THC 或 APE 温孵的差示光谱，THC 的结合差示光谱吸收峰在 426nm，谷在 405nm，属Ⅱ型结合。APE 的结合差示光谱吸收峰为 424nm，谷在 388nm，亦属Ⅱ型结合。而 THC 和 APE 本身在 350 ~ 500nm 处均无紫外吸收。

2．与还原态细胞色素 P450 形成代谢中间体（MI）络合物（Soret 峰）在 NADPH 及 O_2 存在下，正常小鼠肝细胞色素 P450 与 THC 和 APE 33μM 温孵均可形成 MI 络合物（455nm 处形成最大吸收峰）。肝微粒体加 THC 后不同时间扫描 350～500nm 处的紫外吸收，在 5 分钟时 455nm 处形成最大吸收峰，30 分钟后峰高基本不变（图 30－1 左）。加 APE15 分钟后，亦在 455nm 处形成最大吸收峰，30 分钟内未发现峰高有明显改变（图 30－1 右）。

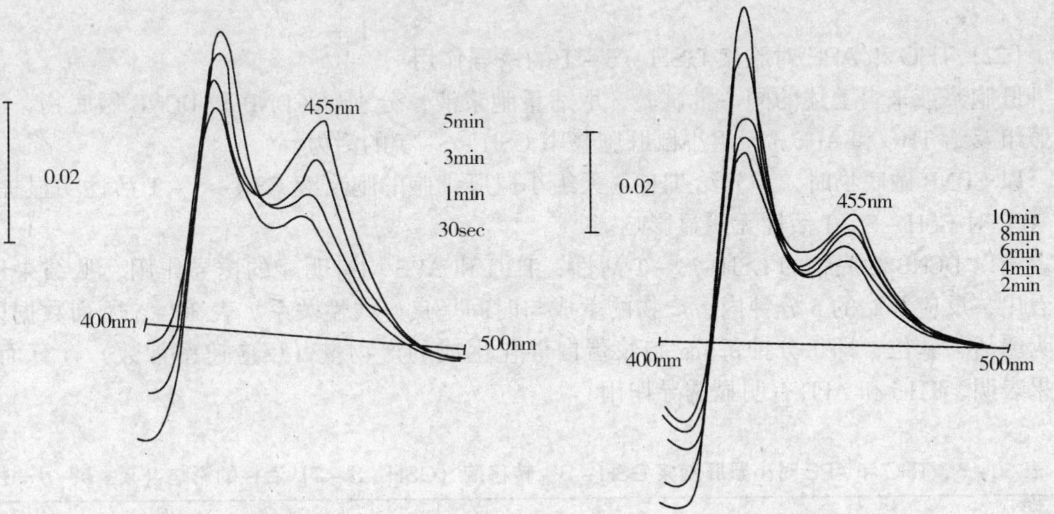

图 30－1　在有 NADPH 存在条件下，（左）THC 与肝微粒体 P450 形成 MI 复合物。（右）APE 与肝微粒体 P450 形成 MI 复合物

当用 PB 诱导的小鼠肝微粒体代替正常小鼠肝微粒体，THC 和 APE 与还原态细胞色素 P450 形成 MI 络合物的峰值更高。

二、THC 和 APE 对肝脏Ⅱ相酶的诱导作用

（一）THC 和 APE 对肝微粒体 UDPG－T 的诱导作用

分别给小鼠灌胃 THC 250mg/kg 和 APE150mg/kg 3 天，第 4 天杀鼠，制备肝微粒体，用对－羟基联苯做底物，测 UDPG－T 活性。给药组小鼠肝 UDPG－T 活性均明显高于对照组（表 30－4）。表明 THC 和 APE 对肝微粒体 UDPG－T 有诱导作用。

表 30-4 THC 和 APE 对小鼠肝微粒体 UDP-葡萄糖醛酸转移酶（UDPG-T）的影响（$\bar{x} \pm s$，$n=6$）

组别	剂量（mg/kg×3）	UDP G-T 活性 nmol/min·mg Pr
对照		0.169±0.021
Phenobarbital	80	0.301±0.046*
THC	250	0.202±0.026
APE	150	0.196±0.019*

* $P<0.05$，** $P<0.001$ vs 对照

（二）THC 和 APE 对胞浆 GSH-S-T 的诱导作用

肝胞浆液来自上述的同一批试验，取适量胞浆液，分别以 CDNB 和 DCNB 做底物，测定对照组及给 THC 和 APE 3 天组小鼠肝胞浆中 GSH-S-T 的活力。

以 CDNB 做底物时，预先给 THC 3 天组小鼠肝细胞的胞浆液 GSH-S-T 活性明显提高，而 APE 对 GSH-S-T 活性无明显影响。

当以 DCNB 为底物的 GSH-S-T 活性，THC 和 APE 均有明显的诱导作用。从结果还可以看出，反应开始的 5 分钟内，产物的生成与时间呈良好线性关系。表 30-5 所列数据以斜率为酶活力单位，即每分钟每 mg 胞浆蛋白催化生成的产物量（反应速率常数）计算而得。结果表明，THC 和 APE 有明显诱导作用。

表 30-5 THC 和 APE 对小鼠肝胞浆 GSH-S-转移酶（GSH-S-T）活性的影响（$\bar{x} \pm s$，$n=6$）

组别	剂量 mg/kg	GSH-S-T 活性 nmol/min·mg Pr	
		CDNB	DCNB
对照		739.4±83.6	43.9±6.98
PB	80	987.6±108.1**	81.4±16.7**
THC	250	902.4±99.0*	76.7±8.1**
APE	150	739.2±92.3	69.7±24.9*

* $P<0.05$，** $P<0.001$ vs 对照

（三）THC 和 APE 对肝脏 GSH 含量影响

分别给小鼠 THC 250mg/kg 或 APE150mg/kg，每日 1 次，共 3 天。第 4 天杀鼠，取肝脏，做 10%匀浆，测定每克肝组织中 GSH 含量。结果表明，THC 和 APE 均使正常小鼠肝 GSH 含量显著增加。在另一组实验中，预先 2 小时分别给 THC 或 APE 一次，小鼠肝脏 GSH 含量未出现明显变化。

上述实验结果表明，THC 和 APE 对肝脏微粒 P450 具有先抑制后诱导的双向作用，多次给药还诱导肝 UDPG-T、GSH-S-T 活性，提高肝 GSH 含量，这有利于增加肝解毒能力。

三、THC 和 APE 影响肝脏药物代谢酶后的生物学效应

THC 和 APE 对肝脏药酶的诱导作用及增加肝 GSH 的作用，使我们联想到扑热息痛

（AP）引起肝损伤的关键是肝脏 GSH 耗竭。既然 THC 和 APE 对 AP 所致肝损伤具有明显保护作用，此作用是否与其对肝脏药物代谢酶及 GSH 的影响有关呢？另外，许多化学物质在肝脏被代谢活化后，生成有毒性或致癌性分子而损伤肝脏或致癌，癌的化学预防第一步是在始发阶段就减少活性致癌物向终致癌物的生成或加速其解毒。THC 等对肝脏药物代谢酶的作用是否影响这类活性中间体的存在？BP 与 AFB_1 是有代表性的两种化学致癌剂，BP 广泛存在于环境污染物中，AFB_1 存在于被真菌污染的食物链，二者均须经肝脏代谢活化成活性中间体才与 DNA 结合而有致癌性。因此，观察 THC 等对 BP 和 AFB_1 代谢的影响具有重要意义。对 THC 的上述 2 个问题便构成 THC 等影响肝脏药物代谢酶后的生物学效应的研究内容。

（一）THC 和 APE 对扑热息痛肝脏毒性的保护作用及其作用的机制

为探讨 THC 和 APE 保护 AP 所致肝损伤的作用机制，我们研究了这两种化合物对 AP 的代谢和肝毒性的影响。结果表明：①连续给药 3 天，或预先 1 小时给药，THC 和 APE 对 AP 所致肝损伤均有明显保护作用；②THC 等显著对抗 AP 引起的肝 GSH 耗竭；③给药 3 次，THC 等明显降低血中 AP 浓度，而给药 1 次，血 AP 浓度明显升高；④尿中 AP 代谢产物的相对含量亦明显改变，给药 3 次，原形 AP 排出量增多，而 AP 半胱氨酸（Cys）或 AP－N－乙半胱氨酸（NAC）排出量增加。给药 1 次，结果相反，原形 AP 排出量增多，而 AP－Cys 或/和 AP－NAC 排出量降低；⑤无论在体给药 3 天或 1 次，还是体外给药，THC 和 APE 均显著降低 AP 与肝脏蛋白的结合量。具体结果如下。

1．THC 和 APE 对 AP 肝脏毒性的保护作用　共用 4 组小鼠，除正常对照组 5 只外，其余每组 10 只，其中 3 组分别灌胃 THC 250mg/kg 或 APE150mg/kg×3 次，每天 1 次，末次给药 24 小时后 ip AP130mg/kg，另一组 ip AP 做为损伤对照组，全部小鼠于 ip AP 后禁食 20 小时，断头取血，测血清转氨酶水平，取同一叶肝组织固定于中性福尔马林中，做病理学观察。

另有 2 组小鼠，于 ip AP 前 1 小时分别灌胃 THC 250mg/kg 或 APE150mg/kg 1 次，同法观察血清转氨酶及肝组织病理变化。

结果表明，连续 3 天给 THC 和 APE，sGPT 和 sGOT 显著降低，光镜下可观察到小鼠肝组织的病理损伤情况（表 30－6），AP 对照组呈管状周围多处炎症、变性，细胞核固缩及坏死，而给 THC 和 APE 组小鼠肝组织损伤明显减轻。

预先 1 小时给 THC 和 APE1 次，对 AP 所致的小鼠 SGPT，SGOT 升高及病理损伤亦有保护作用。

表 30－6　THC 和 APE 对扑热息痛引起的小鼠肝损伤的保护作用（$\bar{x}\pm s$，$n=10$）

组别	剂量（mg/kg）	SGPT（u%）	SGPT（u%）	肝病理损伤
对照		293±58.7	285±28	0
AAP	130	3008±172	1542±263	2.1
THC	250×3	1461±330**	827±495**	0.4
THC	250×1	266±902*	1022±531*	1.0
APE	150×3	812±135***	602±332***	0.28
APE	150×1	318±58***	402±72***	0.1

* $P<0.05$，** $P<0.01$，*** $P<0.001$ vs AAP 组

2．THC 和 APE 对 AP 所致肝 GSH 降低的影响　4 组小鼠，每组 6 只，第一组正常对照，第 2 组 AP 对照，其余 2 组预先分别给 THC 250mg/kg 和 APE 150mg/kg 3 次，第 4 天 ip AP 130mg/kg，1.5 小时后杀鼠，取肝，测肝脏 GSH 含量。结果如图 30－3 所示。

在另一组实验中，4 组小鼠中，2 组分别为 AP 对照组和正常对照组，另 2 组分别给 THC 250mg/kg 和 APE150 mg/kg 1 次，1.5 小时后杀鼠，取肝，测肝脏 GSH 含量。

实验结果表明，无论给药 3 次还是预先 1 小时给药一次，THC 和 APE 组小鼠肝 GSH 含量显著高于 AP 组，二者能防止 AP 引起的 GSH 耗竭（图 30－2）

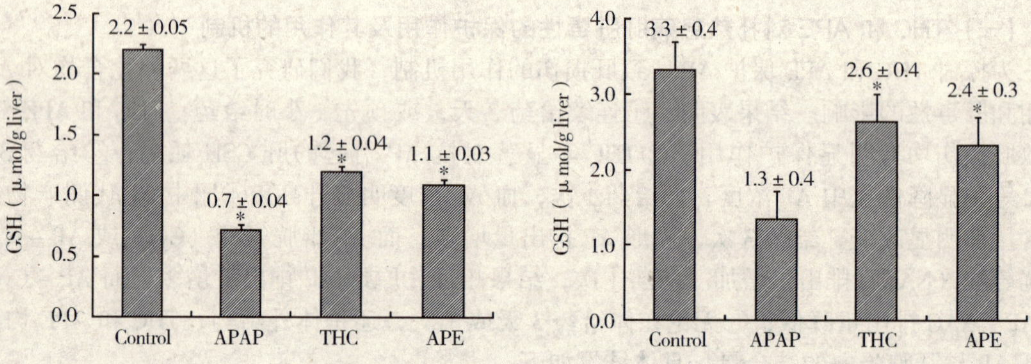

图 30－2　THC 和 APE 对扑热息痛（AP）引起小鼠肝 GSH 耗竭的阻断作用

左：提前 24 小时给药 3 次；右：提前 1 小时给药 1 次

3．THC 和 APE 对血中 AP 浓度的影响　18 只小鼠均分为 3 组，第一组为 AP 对照，其余两组分别给 THC 和 APE 3 天，每天 1 次，给药剂量同上。末次给药 24 小时后，全部小鼠由尾静脉注射 AP 130mg/kg，1 小时后，断头取血，分离血清，用 HPLC 测定血清中 AP 浓度，另取 2 只正常小鼠血清做空白对照。结果表明，THC 和 APE 组小鼠血中 AP 浓度明显降低（图 30－3），提示连续给药加速了 AP 的代谢。

另取 3 组小鼠，第一组注射 AP 130mg/kg，1 小时后，按上述方法测小鼠血中 AP 浓度。结果表明，预先 1 小时给药一次，血中 AP 浓度明显地高于对照组（图 30－4）。提示 THC 和

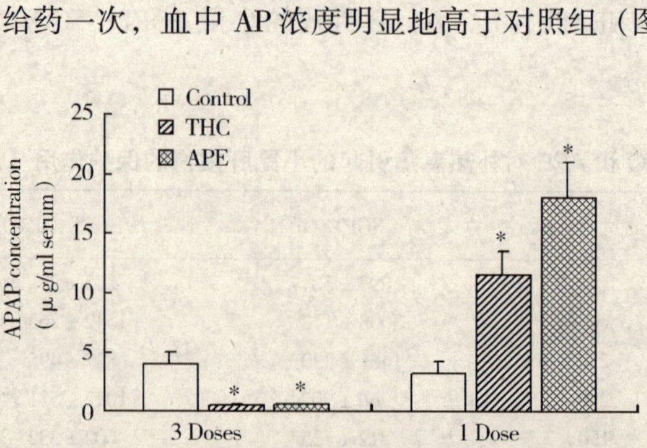

图 30－3　THC、APE 预先给药 3 次和 1 次对小鼠血中 AP 浓度的影响

APE 抑制了 AP 的代谢。

4．THC 和 APE 对小鼠尿中 AP 及其代谢产物排泄的影响 每组小鼠 6 只。第一组 ip AP 做为对照组，第二组于给 AP 前 1h 口服 THC 250mg/kg，第三组每日给 THC 250mg/kg 而 AP－Gluc 和 AP－1 次×3。末次给药 24 小时后，各组小鼠 ip AP 130mg/kg，分别放入代谢笼中，收集 12 小时内小鼠尿。用 HPLC 测定尿中 AP 及其代谢产物，以尿中 AP 及其代谢产物总量为 100%，计算各组代谢产物的相对量。

结果发现，给小鼠 THC 250mg/kg 3 次组，尿中 AP 的排出量明显减少，Cys 的相对量增加；预先 1 小时给小鼠 THC 1 次，尿中 AP 量增加，AP－Cys 减少（图 30－5 左）。

同样，预先给小鼠 APE 3 天，每天 1 次，尿中 AP 排出量亦降低，AP－Cys 的排出量非常明显地减少，同时，未检测到 AP－NAC 的排出。由于 AP－Cys 和 AP－NAC 的排出量显著减少，AP－SO4H 及 AP－Gluc 的量相对增加（图 30－4 右）。

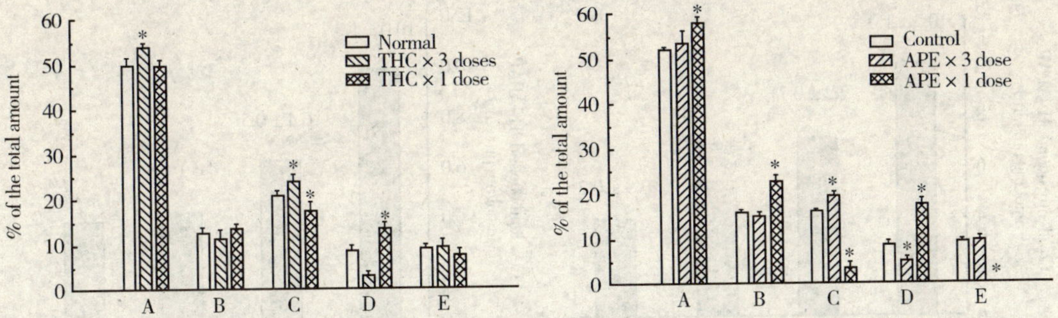

图 30－4 THC（左图）和 APE（右图）提前给药 1 次和 3 次对 AP 及其代谢物从小鼠尿排出量的影响（A，AP－Gluc；B，AP－SO4H；C，AP－Cys；D，AP；E，AP－NAC．N＝6）

5．THC 和 APE 在体给药对^{3}H－AP 与肝脏蛋白质共价结合的影响 3 组小鼠，每组 6 只，第一组为 AP 对照组，其余两组分别灌胃 THC 和 APE，每天 1 次 1，共 3 次，各化合物

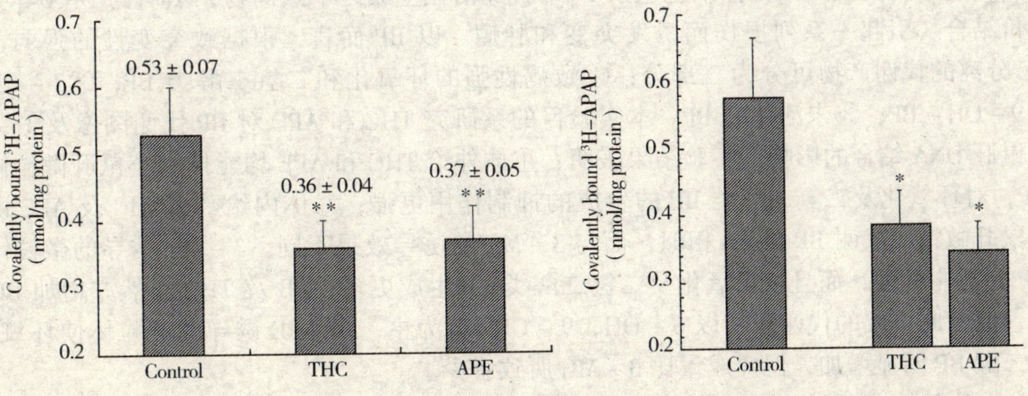

图 30－5 THC 和 APE 对^{3}H－AP 与肝细胞蛋白质共价结合的抑制作用

左：提前 24 小时给药 3 次；右：提前 1 小时给药 1 次

剂量同前，末次给药 24 小时后，全部小鼠 ip AP 130mg/kg（内加^{3}H－AP 100μCi＝100μg/kg），4 小时后杀鼠，取肝脏，测 AP 与肝脏蛋白的结合量。

在另一实验中，预先 1 小时给小鼠 THC 和 APE，同法测定 AP 与肝脏蛋白的结合量。结果表明，无论是连续给药 3 次（图 30－5 左）还是预先 1 小时给药 1 次（图 30－5 右），THC 和 APE 均能非常显著地降低 AP 与肝脏蛋白的共价结合量。

6．THC 和 APE 体外给药对^{3}H－AP 与肝脏微粒体蛋白共价结合的影响　将不同浓度的 THC 和 APE 与小鼠肝脏微粒体、NADPH 和^{3}H－AP 一起温孵，^{3}H－AP 与微粒体蛋白的共价结合量明显降低，有剂量－效应关系（图 30－6 左图，右图）。在药物浓度为 1×10^{-5}M 时，THC 和 APE 仍明显地抑制^{3}H－AP 与微粒体的结合。

由此可见，THC 和 APE 对 AP 肝损伤的保护作用是由于影响了肝药酶活性及防止肝 GSH 的耗竭，从而降低 AP 与肝蛋白质的结合。

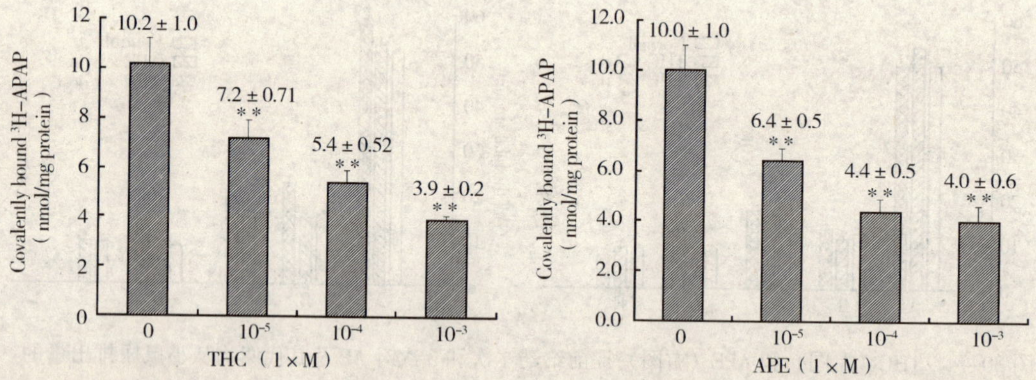

图 30－6　THC（左图）和 APE（右图）体外给药对^{3}H－AP 与肝脏微粒体蛋白共价结合的影响

（二）THC 和 APE 对苯并芘（BP）代谢产物图谱及其致突变性的影响

化学致癌物需经肝微粒体细胞色素 P450 代谢活化生成终末致癌物，然后与 DNA 等大分子共价结合，引起一系列损伤而诱发突变和肿瘤。以 BP 而言，根据致突变性的强弱，用 HPLC 分离的代谢产物可分为三部分：①致癌性强的环氧化和二氢二醇类 BP；②3－OH－BP，9－OH－BP；③未活化的 BP。本实验目的系研究 THC 和 APE 对 BP 代谢图像及^{3}H－BP 与小鼠肝 DNA 结合的影响。实验结果表明：①体外给 THC 和 APE 均能抑制小鼠肝微粒体代谢 BP，对环氧化及二氢二醇类 BP 的生成的抑制作用更强；②体内给药，THC 及 APE 诱导的小鼠肝微粒体代谢 BP 与 PB 相似，而与 3－MC 的诱导效果不同。3－MC 诱导的微粒体代谢 BP 能力非常强，而且使环氧化及二氢二醇类 BP 生成更多；PB 及 THC 虽然亦增加 BP 的代谢，但由此生成的代谢产物以 3－OH，9－OH BP 为主，仅 APE 诱导的微粒体使环氧化、二氢二醇 BP 明显增加，但生成量比 3－MC 所致者少。

（1）体外给药对肝微粒体代谢 BP 的影响：分别将不同浓度的 THC 和 APE 与微粒体蛋白 3mg 和 NADPH 一起预先温孵（37℃）10 分钟，加 1μg BP，继续温孵 30 分钟，HPLC 分离 BP

代谢产物，计算各部分代谢产物的相对百分数。结果表明，THC和APE对BP的代谢有明显抑制作用，其中，APE的作用最强，在1×10^{-5}M浓度，仍显著抑制环氧化和二氢二醇类BP生成，对3－OH －BP和9－OH－BP的生成亦明显抑制。THC明显抑制醌类和二氢二醇类BP的生成（图30－7）。

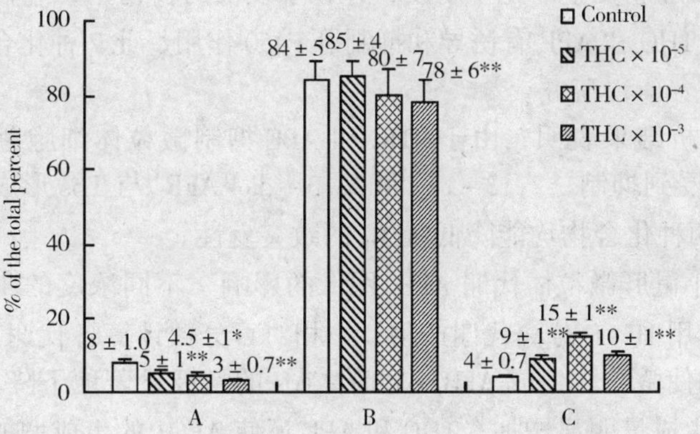

图30－7　THC体外给药对肝微粒体代谢BP的影响

（A：diol－和oxy－BP．B：3－OH－和9－OH－BP．C：BP）

（2）体内给药3次对肝微粒体代谢BP的影响：5组小鼠分别灌胃THC 250mg/kg，APE150mg/kg以及ip PB 80mg/kg或3－MC 30mg/kg，每天一次，共3天，另一组给自来水做为对照组。末次给药后禁食16小时，杀鼠，制备肝微粒体，将肝微粒体、NADPH和BP体外温孵，用HPLC分离测定BP及其代谢产物。结果表明，3－MC诱导的肝微粒体代谢BP能力非常强，增加包括环氧化和羟化途径生成的BP代谢产物，尤其以环氧化代谢生成更为显著。BP诱导的微粒体亦使羟化及环氧化代谢物增加，以羟化代谢产物增加明显。THC和APE诱导的肝微粒体代谢BP的能力与PB相似而与3－MC不同，主要增加羟化代谢产物的生成。

（3）对^{3}H－BP与肝细胞DNA结合的影响：小鼠ip^{3}H－BP 2.5mci/kg（20ci/mmol），6小时后，杀鼠，取肝，提取DNA，取用氯仿反复洗涤的DNA提取液（水相）10μl，测定DNA含量。另取5ml DNA提取液，缓缓加无水乙醇20ml，轻轻摇动，待DNA沉淀完全，用玻璃纤维滤膜过滤，无水乙醇冲洗5次以上，直到滤液中β放射计数接近本底，室温晾干滤膜及DNA沉淀，置于闪烁计数瓶中，加二甲苯闪烁液10ml，Backman闪烁计数仪计数，计数效率43%，结合率以DPM/mg DNA表示。

体内给药1次的作用　3组小鼠，预先1小时分别给THC 250mg/kg和APE150mg/kg 1次，另一组做对照，ip^{3}H－BP 2.5mci/kg，6小时后杀鼠，提取DNA，测定肝细胞DNA与^{3}H－BP代谢产物的结合。结果表明，预先1小时给药1次，THC和APE都明显抑制^{3}H－BP与肝DNA的结合。

体内给药3次的作用　3组小鼠，分别给THC 250mg/kg和APE150mg/kg，每天1次，共3次，另一组给自来水做为对照。第4天ip^{3}H－BP 2.5mci/kg，6小时后杀鼠，提取DNA，测定^{3}H－BP代谢 物与肝DNA的结合量。结果未发现THC和APE有抑制^{3}H－BP与肝DNA结合的作用。

总之，由于 THC 和 APE 对肝微粒体 P450 的直接抑制作用，体内给药 1 次 6 小时后能抑制^3H – BP 与肝 DNA 的共价结合。

（三）THC 和 APE 对黄曲霉毒素 B_1 代谢产物图谱影响及对黄曲霉毒素 B_1 致突变性的影响

AFB_1 是很强的致肝癌发生的化学物质，存在于发霉的食物中，它需要肝 P450 的代谢活化后方有致癌作用，THC 和 APE 有诱导和抑制肝 P450 作用，此 2 种化合物对 AFB_1 的代谢转化及致癌性影响如何？值得研究。

本文用 HPLC 分析结果表明，由于 THC 和 APE 抑制微粒体细胞色素 P450 活性，致使 AFB_1 经 P450 的代谢受到抑制，2，3 – oxy 和 2，3 – diol AFB_1 与 Tris 形成的希夫碱明显减少。Ames 试验亦表明这两种化合物均能降低 AFB_1 的致突变性。

1．体外给药对小鼠肝微粒体代谢 AFB_1 图像的影响　不同浓度的 THC 或 APE 与微粒体代谢系统一起温孵，用 HPLC 分离代谢产物，按相对百分数计算各代谢产物的生成量。结果表明，此两种化合物使微粒体生成 AFB_1 – dhD – Tris 的量极显著地下降。相应地，毒性较小的 AFP1 和 AFM1 的生成量明显增加，THC 和 APE 还使 AFQ1 的生成增加。

2．对 AFB_1 和 MMS 致突变性的拮抗作用　如表 30 – 7 所示，AFB_1 和 MMS 使 TA100 回复突变数明显增加。APE 对 AFB_1 的致突变性有明显抑制作用，在 1×10^{-3} mol/L 时，其抑制突变率达 46%。THC 对 AFB_1 致突变性亦有影响，1×10^{-3} mol/L 浓度时，其抑制率为 35%，均有显著差异。THC 和 APE 对 MMS 的致突性无明显影响。

表 30 – 7　THC 和 APE 对 AFB_1 和 MMS 致突变性的影响（TA100 Ames 试验）（$\bar{x} \pm s$，$n = 3$）

	His + 回变数				
	样品浓度（M/L）	MMS – S9	抑制 %	AFB1 + S9	抑制 %
对照		95 ± 7		57 ± 15	
阳性对照		1076 ± 62		989 ± 88	
THC	10^{-3}	1032 ± 78	4.5	0660 ± 14**	35.3
	10^{-4}	1049 ± 21	14.2	848 ± 63	15.1
	10^{-5}	1135 ± 100	16.7	868 ± 118	13.0
APE	10^{-3}	912 ± 52	4.2	559 ± 100**	46.1
	10^{-4}	1011 ± 82	9.1	789 ± 73*	21.5
	10^{-5}	1035 ± 78	4.2	815 ± 24*	18.7

* $P < 0.05$，** $P < 0.001$ vs 阳性对照

上述实验表明，由于 THC 和 APE 抑制了 AFB_1 经细胞色素 P450 的代谢，AFB_1 转化为 2，3 – oxy 和 2，3 – diol AFB_1 的生成量减少，从而拮抗 AFB_1 的致突变性。MMS 为不需经肝 P450 代谢活化的致突变剂，故 THC 和 APE 对其致突变性无影响。

（四）讨论与结论

肝微粒体细胞色素 P450 可以被许多化合物诱导和（或）抑制，根据对 P450 作用的特征，诱导剂和抑制剂可分为不同类型，P450 被诱导后的生物学效应亦不尽相同，或是解毒，

或是致毒。本文研究了 THC 和 APE 对小鼠肝脏药物代谢酶的影响及其效果，发现：①THC 等对肝 P450 具有先抑制后诱导的双向作用，亦诱导 UDPG－T 及 GSH－S－T，并提高肝 GSH 含量；②THC 等能改变 AP、BP、AFB_1 的代谢途径，因而降低 AP 对肝脏的损伤，抑制 BP 与 DNA 的结合以及 AFB_1 的致突变性。下面着重讨论几个问题。

1．THC 和 APE 抑制及诱导肝脏药物代谢酶的作用分析　预先 1 小时给 THC 等明显延长小鼠戊巴比妥睡眠时间。相反，给药 3 天小鼠戊巴比妥睡眠时间显著短。提示 THC 等可能对小鼠肝微粒体 P450 先抑制后诱导。

各类化合物抑制 P450 的作用方式有 5 种：①与 P450 卟啉环 Fe^{3+} 或其附近结构结合，占据分子氧的位置，如 CO；②与 P450 底物结合部位结合，系直接可逆性抑制；③生成代谢中间体（MI），在还原情况下与 P450 络合，于 455nm 处显示特异的吸收峰（Soret 峰），如黄樟素、胡椒基丁醇等；④P450 转化为 P420 而失活；⑤抑制 P450 电子供给系统。许多 P450 抑制剂属于Ⅱ型化合物，某些次甲基二氧五环酚类化合物可形成 Soret 峰，因而抑制 P450 的活性。我们的实验表明，体内给药 1 次，THC 等抑制甲基苯异丙基苄胺－N－脱甲基酶活性。体外给药抑制 AHH 活性，而且预先将 THC 等与 P450 温孵，其抑制作用更强。这种抑制作用属非竞争性的。实验进一步证明，THC 和 APE 与氧化态 P450 结合属Ⅱ型，当有 NADPH 及氧分子存在条件下，THC 及 APE 与正常小鼠肝微粒体在 455nm 处随时间缓缓形成吸收峰（Soret），THC 在 5 分钟后达到最大值，APE 在 15 分钟后达到最大值，由此可见，THC 和 APE 以形成 MI 络合物而抑制 P450。

关于药物对 P450 的诱导作用，一般看法如下：给予动物 P450 诱导剂后，P450 的活性部位被占据，P450 活性受到抑制，机体由于缺少可利用的 P450，引起基因抑制的解除，促使 P450 蛋白合成增加。多次给药，抑制与诱导偶联发生，最后结果是 P450 水平明显升高。本研究中，连续给 THC 或 APE 3 天，小鼠肝 P450 含量及脱甲基酶活性均增加。由于这两种化合物诱导的 P450－CO 结合光谱为 450nm 而非 448nm，并且对 BP 的代谢图像与 PB 诱导的微粒体相近似。所以，THC 等两种化合物诱导的 P450 可能属于 PB 型。

在机体解毒过程中，增加肝脏药物代谢Ⅱ相酶活力亦是提高机体解毒能力的重要途径。UDPG 和 GSH－S－T 易被诱导。除个别例子外，UDPG－T 催化的反应是毒性代谢产物的有效解毒途径。GSH－S－T 不仅本身具有解毒作用，而且还催化 GSH 与亲电分子结合。本研究结果表明，THC 等既诱导 P450，又诱导 UDPG－T 和 GSH－S－T，使Ⅰ相代谢和Ⅱ相代谢同时加快，有利于解毒。

GSH 为非酶性解毒剂，在药物和毒物转化中有重要意义。由于 GSH 具有很强的亲核性，能与亲电性的药物、致癌剂和活性代谢产物结合而形成复合物，达到灭活的目的。GSH 又是强还原剂，可清除代谢过程中产生的自由基及过氧化物。THC 和 APE 均显著提高小鼠肝 GSH 含量，又增加 GSH－S－T 活性，这对于预防肝脏损伤及疾病状态包括肿瘤的发生，可能有重要意义。为此，我们研究了 THC 等影响肝药酶后的生物学效应。

2．THC 和 APE 拮抗 AP 所致肝毒性的作用机制　治疗剂量的 AP 主要经肝 UDPG－T 和硫酸转移酶催化，分别形成葡萄糖醛酸及硫酸结合物从尿排出。小量 AP 以原形从尿排出。另有少量 AP 经 P450 代谢成活性中间体 N－乙酰苯醌亚胺（NAPQI），继而与 GSH 结合，在肝脏转化为半胱氨酸的结合物，在肾脏转化为尿酸（NAC）的结合物，最终从尿排出。大剂量 AP 经 P450 代谢生成的 NAPQI 大量增加，NAPQI 使 GSH 耗竭后，与肝细胞内生物大分子如蛋白质共价结合，导致肝细胞坏死。因此，肝 GSH 含量的多少是决定 NAPQI 致肝损伤的重要因素之一。一些巯基化合物如半胱氨酸、蛋氨酸、β－巯基乙胺及 N－乙酰半胱氨酸等具有强的亲核性，可与 NAPQI 结合或（和）做为 GSH 合成前体，增加 GSH 合成，因而对 AP 所致肝损伤有一定保护作用。但是这类化合物的副作用较大，应用受到限制。另外，外源性 GSH 难以进入肝细胞，只有大剂量应用才有效。

本研究发现，预先每日给 THC 和 APE 共 3 天或预先 1 小时给药 1 次，都能明显降低 AP 所致小鼠肝损伤。根据 THC 等对肝药物代谢酶的双向作用，推测给药 3 天与给药 1 次对 AP 肝损伤的保护机制不同。

我们的实验证实，预先给小鼠 THC 和 APE1 次，肝 P450 活性明显地受到抑制。从测定血中 AP 浓度及尿中 AP 代谢产物的变化可以看出，由于 P450 被抑制，AP 经 P450 的代谢亦被抑制，推论这将会导致 NAPQI 的生成减少。事实上，各用药组肝 GSH 水平高于 AP 对照组，而^{3}H－AP 与肝蛋白结合量低于对照组。这些结果支持上述推论。所以，1 次给药对 AP 肝损伤的保护作用是由于抑制了肝 P450 活性，NAPQI 生成减少之故。

另一方面，连续给 THC 和 APE 3 天，肝 P450、UDPG－T 和 GSH－S－T 活性以及 GSH 含量均显著增加。由此而引起的 AP 代谢的变化是：①AP 经 UDPG－T 催化形成 AP 葡萄糖醛酸结合物增加；②在诱导 P450 后，使 AP 转化为 NAPQI 增加的同时 GSH－S－T 活性的诱导和肝内 GSH 的增加，及时地使 NAPQI 结合，加速了 AP 经 GSH 途径的解毒。各给药组血中，AP 浓度降低及尿中 AP 葡萄糖醛酸结合物、半胱氨酸和尿酸结合物的相对增加进一步支持上述结果。

需要指出，本实验中 THC 等诱导肝 GSH 增加的量非常有利于清除经 P450 代谢后生成的 NAPQI，防止 GSH 过多的耗竭。当小鼠肝 GSH 消耗 70%时，才发生严重肝损伤。我们的实验中，给 AP 组小鼠肝 GSH 含量降低到原来的 30%左右，即消耗了 70%。预先给药组肝 GSH 显著高于 AP 对照组小鼠。另外，THC 等给药 3 次，亦使^{3}H－AP 与肝蛋白的共价结合降低。这是诱导肝Ⅰ相和Ⅱ相酶及 GSH 后综合作用的结果。总而言之，连续给药 3 天或预先给药 1 次，THC 和 APE 均可保护 AP 所致的肝损伤。

3．THC 和 APE 对 BP、AFB_1 的代谢及其致突变性的影响　许多化学致癌剂经 P450 介导活化成终致癌物方与细胞内“靶点”共价结合，即前致癌物→终致癌物→DNA、RNA 掺入等共价结合，引起基因突变。如 BP 经 P450 活化成 7，8－diol－9，10－oxy BP 等活性代谢产物，AFB_1 活化成 2，3－diol AFB_1 和 2，3－oxy AFB_1 等活性代谢物，与 DNA 上的鸟嘌呤的 7 位氮等部位结合引起突变和致癌。

如前所述，THC 和 APE 能影响药物代谢酶的活性，其对化学致癌物 BP 和 AFB_1 有何影响？我们用 HPLC 研究了这三种化合物对 BP 及 AFB_1 代谢产物以及其致癌突变性的作用。

根据肝微粒体代谢 BP 的 HPLC 图谱，BP 及其代谢产物可分为三类：①BP 原形；②经环氧化途径生成的代谢产物，致突变性强，其中 7，8－diol－9，10－oxy－BP 在微粒体 P450 催化下与 DNA 结合速率是 BPR 10 倍以上，致突变性与 4，5－diol－BP 相似，但强 5～44 倍。环氧化 BP 的解毒途径是经 GSH－S－T 催化生成 GSH 结合物，可见 GSH－S－T 及 GSH 在 BP 致突变性代谢物的解毒中的重要意义；③经羟化途径生成的代谢产物，致突变性较弱，羟化代谢产物解毒途径有葡萄糖醛酸及硫酸结合。另外，还有环氧化物水解酶催化的解毒途径。

我们的结果表明，由于 THC 和 APE 在体外可直接抑制肝微粒体 P450 活性，致使 BP 环氧化代谢产物及羟化产物生成量均显著减少，其中 APE 的作用尤为突出。此作用的后果是 BP 的代谢产物与 DNA 结合减少，THC 和 APE 的作用甚为明显。

PB 和 3 - MC 诱导的微粒体可明显增加 BP 的代谢。已知 PB 为强的水化酶诱导剂，亦诱导氧化酶生成。3 - MC 明显诱导氧化酶活性，对水化酶活性影响较小。我们的实验表明，PB 诱导的微粒体，BP 羟化产物生成增加，而 3 - MC 诱导的微粒体不但非常显著地增加 BP 代谢，而且生成更多的环氧化代谢产物，与文献报道一致。用 THC 和 APE 诱导的微粒代谢 BP 之图像与 PB 相似，主要生成羟化代谢产物。

如果 THC 等诱导 P450 后致使 BP 代谢产物与 DNA 结合增加，便是促癌剂。事实上，预先分别给小鼠给 THC 等 3 天，ip^{3}H - BP，肝 DNA 与^{3}H - BP 代谢物的结合量并不增加，而是显著降低。看来，虽然 THC 等诱导肝微粒体 P450，但同时诱导肝 UDPG - T 和 GSH - S - T，并提高肝 GSH 水平，净效果是促进了 BP 的解毒代谢，^{3}H - BP 与 DNA 结合量并不增加。

总之，1 次给药，THC 等对 P450 的抑制减少了 BP 代谢产物生成，降低^{3}H - BP 与肝 DNA 结合；3 次给药诱导肝微粒体 P450、UDPG - T 和胞浆 GSH - S - T，提高 GSH 含量，加速了 BP 的解毒代谢，并且不增加^{3}H - BP 与 DNA 的结合。

AFB_1 经微粒体代谢后生成的产物至少有 6 种以上，其中活化的中间产物 2，3 - oxy 和 2，3 - diol AFB_1 是 AFB_1 毒性和致突变性的主要成分。在 Tris - HCL 缓冲液中，这 2 种产物不与蛋白结合，而是与 Tris 形成希夫碱（Schiff base）。我们用 HPLC 梯度洗脱法和荧光检测，分离得到 AFB_1 6 种代谢产物，即 aflatoxin B_1、P1、M1、Q1 和 2，3 - diol AFB_1 - Tris 结合物，另有两种不明成分。实验表明，抑制正常小鼠微粒体代谢 AFB_1 很可能降低 AFB_1 的致突变性。用 Ames 试验法表明，在有 S_9 存在下，加入 THC 或 APE，对 AFB_1 的致突变力有拮抗作用，1×10^{-3}mol/L 的 THC 抑制突变率为 35%，APE 为 46%，作用明显。MMS 是无需代谢活化的直接致突变剂，因而 THC 等对其致突变性无明显影响。进一步说明，THC 等拮抗 AFB_1 的致突变性是抑制了其他代谢产物的生成所致。

综合全文，可将 THC 和 APE 影响肝药酶及其对 AP、BP 和 AFB_1 毒性的影响概括如下图：

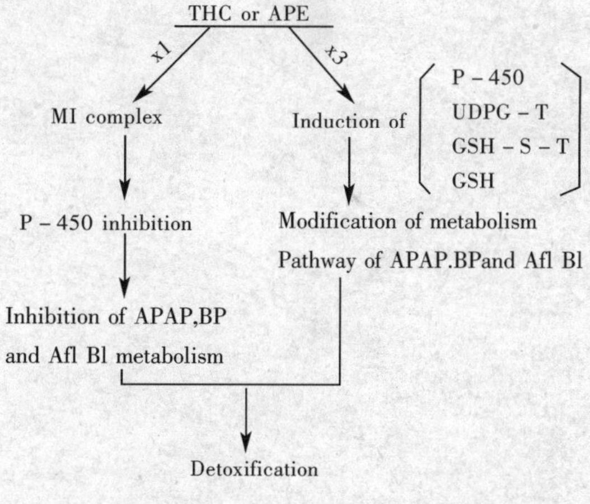

此外，我们对从云南蕊木分离出的蕊木宁以及从紫堇植物分离的紫堇灵，乙酰紫堇灵和原鸦片碱以及人工合成的约 20 种 THC 类化合物对肝 P450 及肝损伤的保护作用亦进行了类似的研究，具体结果便不在此赘述。

（参加本章研究者有博士生杨天健，黄婉芸，陆宏，郭继明）

参考文献

1. 杨天健，刘耕陶．黄皮酰胺等三种化合物对小鼠肝药物代谢酶的作用及其生物学效用．博士论文，1991
2. Lu H，Li Y，Liu G T．Protection of acetylcorynoline against paracetamol hepatotoxicity in mice．Chin J Pharmacol Toxicol．1994，8（3）:171－174
3. Huang W Y，Liu G T．Induction by kopsinine of hepatic mixed function oxidase in mice．Acta Pharmacol Sin，1990，11（3）264－268
4. Huang W Y，Liu G T．Protection of kopsinine against experimental liver injuries inmice．Acta Pharmacol Sin，1989，10（1）:65－68．
5. Huang W Y，Liu G T．Mechanism f the protective action of kopsinine against hepatotoxicity of carbon tetrachloride．Acta Pharmacol Sin，1989，10（5）:461－464
6. Wei HL，Liu GT．Protective action of corynoline，acetylcorynoline and protopine against experimental liver injury in mice．Yao Xue Xue Bao，1997，32（5）:331－336

第31章　香烟烟气水溶性物质（CSE）对心、脑和血管毒性及其相关机制

为探讨吸烟对心脑及血管的毒性损害，并寻找可能的防治药物，本文建立体内和体外模

型，研究香烟烟气水溶性物质（CSE）对心、脑及血管的毒性及其作用的机制。主要内容包括：CSE对小鼠的急性和慢性毒性；CSE对新鲜分离的心、脑线粒体和原代培养的人脐静脉内皮细胞（HUVEC）的损伤。研究结果表明，急性和慢性注射CSE对小鼠脑和心血管系统产生损害作用，在体外CSE能抑制培养的HUVEC的存活、增殖和分化，并诱导细胞凋亡。CSE毒性作用的机制是复杂的，很可能是通过影响线粒体的膜通透性转移（MPT）孔道的开放而造成损伤。脂质过氧化可能不是介导CSE损伤的原因。香烟重要的标志物尼古丁似乎不是CSE的关键性毒性成分。抗氧化剂银杏叶提取物EGb和维生素C对CSE引起的有关损伤无保护作用。本研究结果对于了解吸烟者容易罹患心血管功能障碍提供了新的信息。

吸烟是诱发心血管病和癌症的一种重要环境有害因素。流行病学的研究证明，吸烟会使冠心病死亡率上升约20%~70%。同时也发现，胎儿期暴露于环境香烟烟气中，可能对大脑发育产生毒性作用，并且引起新生儿猝死综合征。吸烟会对大脑结构和功能以及儿童生理和认知功能的成长持续产生有害影响。但是香烟烟气中具体的致病毒物以及这些毒物如何引起血管损伤，目前所知甚少。

线粒体是细胞氧化磷酸化产生ATP的关键部位。研究表明，香烟烟气残留物与线粒体共同孵育，会引起线粒体内膜破裂，与细胞呼吸活性的丧失和细胞死亡关系密切。并且已经有研究表明，吸烟可诱发心肌线粒体呼吸抑制，引起吸烟性心肌病。这提示线粒体也可能成为香烟烟气毒性作用的靶点。

为探讨吸烟对心脑及血管的毒性损害，并寻找可能的防治药物，本文对香烟烟气水溶性物质（CSE）进行了下列五方面的研究。内容包括：①CSE对小鼠的急性和慢性毒性；②CSE和尼古丁经皮注射对小鼠心肌的损伤作用；③CSE体外对小鼠脑线粒体的损伤和维生素C的作用；④CSE对大鼠心肌线粒体的损伤作用；⑤CSE对原代培养的人脐静脉内皮细胞的损伤作用及相关的机制。鉴于氧自由基引起的过氧化损伤被认为可能是香烟烟气毒性损伤的重要机制之一，故也观察CSE引起的线粒体毒性与氧化应激的关系以及抗氧化剂银杏叶提取物EGb和维生素C是否有保护作用。有关结果分述如下：

一、香烟烟气水溶性物质（CSE）对小鼠的急性和慢性毒性作用

吸烟作为心血管疾病的三大危险因素之一，与缺血性心血管病的发生率呈正相关，长期吸烟使冠心病的死亡率上升约20%~70%。因此，吸烟对健康的危害性已越来越受到人们的关注。但是，吸烟引起动脉粥样硬化具体的致病机制尚不明。动脉粥样硬化的早期病变主要发生在动脉的内皮。吸烟者吸入一支烟20分钟后，即可发现冠状动脉内皮依赖性舒张功能的障碍。香烟烟气中的毒性成分会经肺循环吸收，进入血液，首先作用于血管内皮细胞。为研究香烟对心脑血管的毒性作用，我们制备Marlboro香烟烟气水溶性物质（CSE），探讨其高浓度毒理作用以及低浓度对机体的慢性损伤。由于香烟烟气中含有大量的氧自由基，可能会作用于循环中的细胞膜脂质，启动氧化应激连锁反应，使人们推测过氧化应激可能参与香烟的毒性作用。故我们同时观察了具有抗氧化作用的银杏叶物质（EGb）和维生素C对其是否有保护作用。

（一）CSE的制备

用自行设计的制备香烟烟气水溶性物质（CSE）的吸烟装置（图31－1）。实验中所用香烟为Marlboro（Philip Morris Products INC．Richmond，VA U．S．A．焦油量12 mg，烟气烟碱量1.0 mg,）。将来自点燃Marlboro香烟的烟气，避光通过37℃的PBS缓冲液，pH 7.4。制成两种新鲜的CSE原液，CSE－A液含30支香烟/10ml PBS，CSE－B液含3支香烟/10 ml PBS，两种新鲜的CSE原液经0.22μm微孔滤膜过滤，去除细菌和未溶解的颗粒，1小时内使用。EGb为江苏邳州富伟生化制药厂提供，含24%黄酮类物质，6%银杏内酯，用0.5%CMC配成溶液备用。

棕色广口玻璃瓶，内置一小瓶，内装PBS缓冲液，pH7.4，棕色玻璃瓶置于37℃可温控水槽内，瓶上联三根橡皮管，其中2根外联一个三通活塞，往内直通小瓶，另一根内通棕色玻璃瓶外联水泵，一支香烟插入烟嘴，一支烟5分钟内燃完，水泵压力维持在$-5cmH_2O$左右。

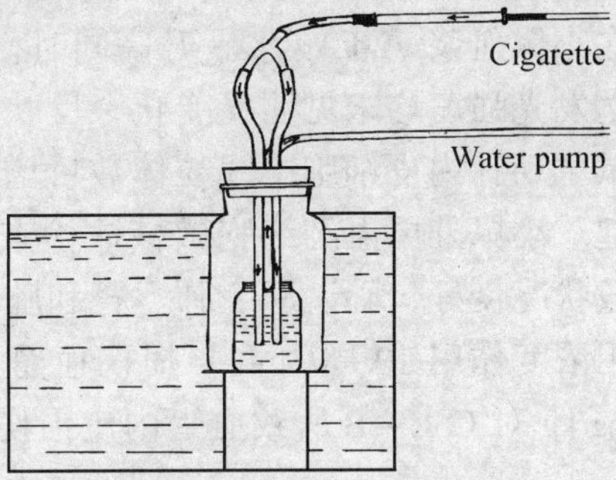

图31－1　自行设计的制备香烟烟气水溶性物质（CSE）的吸烟装置

（二）CSE－A对小鼠的急性毒性作用

参照序贯法，预先求出CSE－A液静脉注射对昆明种小鼠的LD_{50}为1.4ml/kg（1.00～1.80ml/kg），进而测定CSE－A液的LD_{90}为2.56ml/kg。给小鼠尾静脉注射LD_{90}剂量的CSE－A液，立即诱发强直性或阵挛性惊厥，完整过程包括潜伏期，僵直屈曲期，后肢伸直期和恢复期，死亡多在1分钟内。说明高浓度CSE－A对中枢神经有毒性。

于尾静脉注射LD_{90}剂量的CSE－A液前30分钟，预先给小鼠皮下注射不同剂量的中枢镇静剂安定（0.5、1.5、2mg/kg），腺苷75、150、300mg/kg或灌胃抗氧化剂EGb 300mg/kg，记录小鼠行为的变化及死亡率。结果，注射安定或腺苷均能预防CSE－A诱发强直性或阵挛性惊厥死亡的发生，并呈量效关系，安定2mg/kg或腺苷300mg/kg能完全保护小鼠不出现死亡（表31－1）。然而，EGb 300mg/kg无保护作用。

表31－1　CSE－A对小鼠的急性毒性作用

组别	小鼠数	死亡率（%）
对照	30	0
CSE－A对照	30	93.3
腺苷300 mg/kg	30	0
150 mg/kg	30	13.3
75 mg/kg	30	76.7
安定2 mg/kg	30	0
1 mg/kg	30	43.3
0.5 mg/kg	30	66.7
EGb 300 mg/kg	30	90

（三）CSE－B 对小鼠血管内皮细胞的慢性损伤作用

为观察 CSE 对血管内皮细胞的慢性损伤作用，分别给小鼠每日皮下注射不同剂量的 CSE－B 液（1/2LD_{50}，2/5LD_{50}和 8/25LD_{50}）1 次，连续 10 周。其中 EGb 组小鼠于每次给 CSE 前 30 分钟，灌胃 EGb 75mg/kg。实验结束时分别测定血浆中内皮细胞特异性产物促凝因子 vWFAg，脂质过氧化标志物丙二醛（MDA）、谷胱甘肽过氧化物酶（GSHpx）以及血浆超微弱化学发光强度，并检查小鼠外周血红细胞微核数、用电镜观察主动脉内皮细胞的形态。

结果可见，小白鼠长期皮下注射 CSE－B 后，血浆中内皮损伤的标志物 vWFAg 的水平呈剂量依赖性增加，CSE－B 高浓度组比正常组升高 3 倍。这表明 CSE 引起内皮细胞损伤。但是在小鼠血浆 vWFAg 水平升高同时，血浆过氧化指标如 MDA 水平和 GSHpx 活性以及超微弱化学发光强度均未见明显变化，反映过氧化损伤并不明显。透射电镜显示，注射 CSE－B 的小鼠主动脉内皮细胞中线粒体数目增加，而形态正常，内皮细胞肿胀，表面不规则，有小的突起。小鼠外周血红细胞微核数检查结果，对照组与 CSE 组相比微核率无明显差异，动物一般状况良好，心、肝、肺、肾和脑大体和普通光镜检查亦无异常发现。表明，CSE－B 在所用浓度作用 10 周内主要损伤血管内皮细胞，而尚未见其他无明显毒性。抗氧化剂 EGb 75mg/kg 对 CSE－B 所致血管内皮损伤包括上述的生化学变化及形态没有保护作用（表 31－2）。

表 31－2　CSE－B 对小鼠血管内皮细胞的慢性损伤作用（$n=4$，$\bar{x}\pm s$）

组别	vWFAg（U/ml）	外周血红细胞微核数（‰）
正常对照	0.28±0.10	1.90±0.88
CSE 1/2 LD_{50}	0.87±0.22**	2.00±0.94
2/5 LD_{50}	0.45±0.23*	1.70±0.67
8/25 LD_{50}	0.45±0.23*	1.80±0.79
2/5 LD_{50} + EGb 75mg/kg	0.47±0.26*	1.70±0.82

* $P<0.05$，** $P<0.01$ vs 正常对照

本研究表明，小鼠尾静脉注射 LD_{90}剂量的 CSE，迅速出现肌阵挛性惊厥、死亡，死亡多发生在给药后 1 分钟内。预先给予安定和腺苷，对小鼠惊厥死亡具有明显的拮抗作用，随给药浓度的加大，保护作用增强，预先皮下注射安定 2 mg/kg 或腺苷 300 mg/kg 能完全阻止小鼠的惊厥死亡，确切的作用机制尚不明。推测，安定和腺苷可能是分别作用于相应的中枢 GABA Cl^-通道或腺苷受体，发挥中枢镇静作用，引起小鼠惊厥阈值升高。EGb 无保护作用，提示 CSE 对小鼠的急性致惊厥毒性作用可能与自由基损伤无关。

血管内皮细胞在血液和组织之间形成了一个活性表面，是动脉粥样硬化病变形成的起始靶器官。炎症性血管疾病、糖尿病血管损伤，组织培养和动物试验均发现，血管损伤伴随血浆 vWF 因子抗原水平增加。vWF 因子是一种内皮细胞特异性产物，代表内皮细胞损伤及其程度，是反映体内血管内皮损伤最好的指标。

吸烟致动脉粥样硬化、缺血性心脏病的机制，与吸烟对血管内皮的损伤有密切关系。香

烟中的毒性物质可能损伤血管内皮，促进内皮细胞内 vWF 的释放。内皮受到损伤释放出的 vWF，具有增加血液粘稠度，激活血小板，粘附聚集于内皮下，诱发血栓形成的作用。本研究发现，CSE 处理小鼠血浆Ⅷ因子相关抗原水平较对照组明显升高，这表明 CSE 引起内皮细胞损伤增加。

吸烟对血管内皮的损伤研究，最先见于吸烟产妇脐带静脉的形态学改变，脐带血管内皮细胞表面形成水泡或微绒毛样突起。在我们的研究中，小鼠长期暴露与香烟水溶性提取毒物中也出现主动脉内皮相似的变化。透射电镜发现，CSE 慢性暴露小鼠主动脉内皮细胞，表面不规则，可见小的突起。这些形态学改变伴随血浆Ⅷ相关抗原水平增加，成为吸烟可引起血管内皮损伤的直接证据。研究发现，吸烟产妇的脐带静脉，富含线粒体，平均每个内皮细胞含 23 个线粒体，而正常产妇内皮细胞仅含 13 个，线粒体的大小没有显著性变化。不同细胞中的线粒体数量不同，这取决于细胞的大小和对代谢的需求。线粒体具有自我增殖的能力，受到刺激后，或细胞分裂时数目可以明显增加。吸烟者内皮细胞中线粒体增加，反映了内皮细胞分裂增加、周转率加快，但也可能与内皮细胞代谢加快或出现异常有关。我们从整体动物水平也有类似的发现，CSE 暴露组小鼠主动脉内皮细胞浆中线粒体数目明显增多，香烟水溶性毒性成分对血管内皮细胞结构和功能均产生损伤，间接促进线粒体增殖和血管内皮细胞的更新。

香烟造成血管损伤的机制研究中，许多学者试图从脂质过氧化方面进行探讨，因为香烟烟气中含有大量的氧自由基。一些临床研究也发现，吸烟者血中过氧化指标水平升高。本文对整体动物实验的研究发现，小鼠长期暴露于香烟水溶性毒物对内皮引起损伤的同时，反应氧化应激的指标如 MDA 和 GSH 无明显变化，自由基清除剂 EGb 对 CSE 所致血管内皮损伤没有保护作用。提示香烟中的毒性物质可以通过非氧化应激途径发挥作用。

总之，研究所用 CSE 浓度虽然不引起脂质过氧化和遗传毒性，但对血管内皮结构和功能仍造成损伤，而且抗氧化剂不能产生保护作用。这提示氧化应激损伤可能不是香烟引起毒性作用的唯一途径，尚有其他的机制。

二、香烟烟气水溶性物质（CSE）慢性经皮注射引起小鼠心肌损伤

烟会诱发或加重心肌功能障碍，导致“吸烟型心肌病”，已经引起人们的关注。然而，有关香烟烟气引起或加重心肌损伤的研究为数尚很少，完全模拟人被动暴露于环境烟气的有关研究，需要在标准吸烟室，通过吸烟机，每 15 分钟需要燃烧 4 支烟，每日暴露于烟气中 8 小时，每周至少 5 天。这在一般的科研机构中是难以达到的，这使得香烟毒性的研究主要集中在对吸烟病人的临床研究，严重阻碍了相关的基础研究和机制的阐明。另外，香烟烟气中含有 4 000 多种化合物，这些化合物可以单独发挥作用也可以产生协同作用，从而使问题更加复杂化。所以，辨明主要的致病化合物及其作用机制，变得极其困难。

本研究中，将香烟烟气中的水溶性毒性物质，通过皮下注射作用于全身，模拟香烟烟气的吸入对心肌的慢性损伤，并同时观察给予香烟中的主要成分尼古丁是否对心肌具有毒性。

（一）CSE－B 对小鼠心肌线粒体细胞色素 C 氧化酶（COX）活性的影响

昆明种小鼠，随机分组后给予不同处理，CSE1 组和 CSE2 组分别皮下注射 50% 及 40% CSE－B 液 10 ml/kg，尼古丁组注射尼古丁 1.5 mg/kg，正常对照组注射等体积 PBS 液，每天两次，共 12 周。实验结束时，测定血浆中 CPK、GOT 及 LDH。一部分动物的心脏作电镜观察，一部分动物的心脏制备匀浆，测定其中 COX 活性。

结果如下：小鼠皮下注射低浓度 CSE－B 12 周后，与正常对照组相比，血清心肌损伤标志酶 CPK、GOT 和 LDH 的活性无差异。表明所用 CSE－B 浓度在染毒 12 周后，对小鼠心肌细胞无剧烈的损伤发生，未引起心肌细胞坏死和细胞膜的破裂，所以血清中无心肌标志酶的泄漏。COX 是线粒体的标志酶，可反映线粒体功能状况。小鼠的心肌细胞 COX 活性对照组为 690.5 ± 68.2nmol/(mg·min)，注射 50% CSE－B 10ml/kg 组为 542.2 ± 72.7 nmol/（mg·min），明显降低，大约为正常组的 60%，而皮下注射尼古丁对心肌线粒体 COX 的活性无明显影响（图 31－2）。

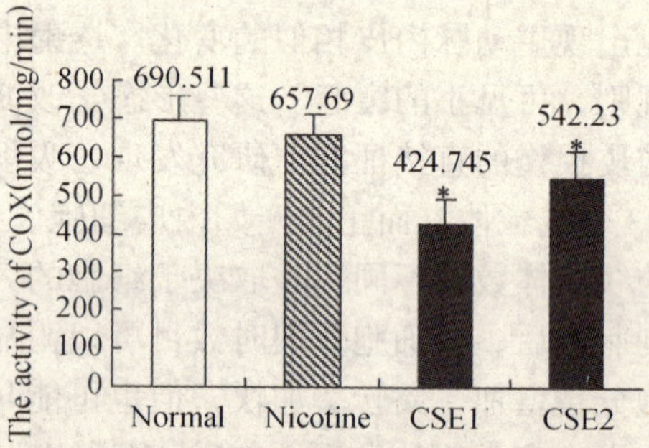

图 31－2 CSE 和尼古丁对小鼠心肌线粒体 COX 活性的影响

（二）CSE－B 对小鼠心肌线粒体形态的影响

CSE 处理小鼠心脏重量比对照组明显增加。透射电镜观察心肌线粒体形态学，正常组动物心肌线粒体大小正常、线粒体内外膜完整、嵴致密。而注射 CSE－B 组小鼠心肌线粒体超

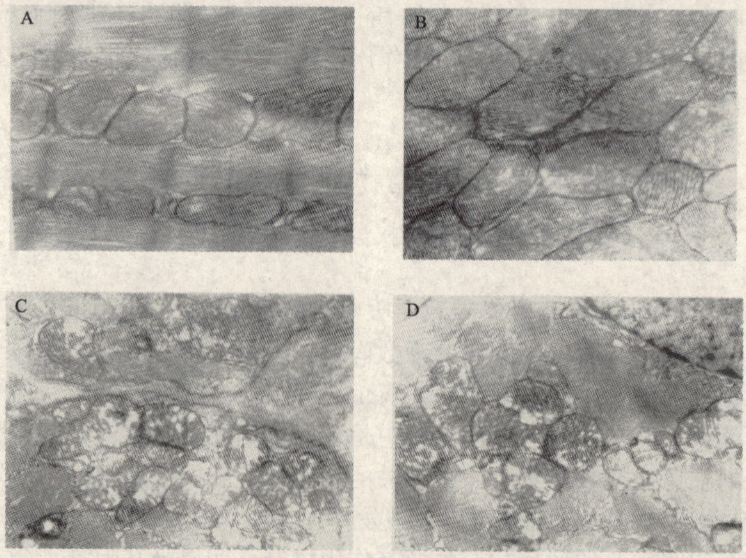

图 31－3 用 CSE 或尼古丁处理 12 周小鼠心脏左心室切片的电镜观察（放大 × 15 000）。

A. 对照；B. 尼古丁处理；C. 50% CSE－B 处理；D. 40% CSE－B 处理

微结构发生明显变化，尤以高浓度组更加显著。表现为线粒体肿胀，线粒体内膜破裂，嵴紊乱、断裂，线粒体基质明显空泡化，线粒体外膜比较完整（图31－3）。尼古丁组与正常对照组相比没有明显差别。

一些研究表明，吸烟对线粒体结构和功能的产生损伤。为阐明吸烟所致心血管疾病的机制，提供了一个重要的研究方向和敏感的指标。豚鼠暴露于香烟烟气12～15周后，心脏重量增加，心肌线粒体呼吸抑制，线粒体肿胀。这种超微结构的改变与心肌慢性短暂型缺血缺氧相似，另有作者报道，香烟烟气暴露会引起兔心肌线粒体细胞色素C氧化酶以及线粒体氧化磷酸化速率的明显抑制。从线粒体超微结构和呼吸功能的紊乱，有理由推测，长期吸烟者可能容易发生“吸烟性心肌病”。这种心肌病变，可在冠状动脉尚无狭窄性病变的情况下，加剧心功能不全的发展。

为保障心肌功能，心肌细胞中含有大量的线粒体，线粒体嵴极其致密，以保持高水平的氧化磷酸化速率，合成必须的能量满足机体对泵血功能的需求。所以心肌线粒体的功能状态，对维持正常的心脏功能具有重要意义。香烟烟气中含有呼吸抑制剂，使得心肌线粒体比其他器官的线粒体更容易受到损伤。心肌线粒体功能障碍可以引起吸烟者心脏功能异常，从而使吸烟者易患心力衰竭，而且会加重病情，使强心，扩血管药物疗效不显著，妨碍心功能的恢复。

在本研究中，我们尝试用CSE－B给小白鼠皮下注射模拟吸烟对人体的损伤。发现小鼠长期接触CSE－B，小鼠心肌线粒体细胞色素C氧化酶的活性明显抑制，并呈现剂量依赖性。超微结构也显示，心肌线粒体肿胀，内膜损伤，嵴紊乱、断裂。细胞色素C氧化酶是线粒体功能的标志酶，存在于线粒体的内膜，所以线粒体结构的毁损与线粒体呼吸功能障碍有密切相关。表明香烟的水溶性毒性成分慢性暴露会引起心肌能量供给障碍，从而严重影响心脏功能。然而，香烟的主要成分之一，尼古丁对心肌无明显损伤作用。

心肌细胞严重损伤如缺血缺氧，会引起心肌细胞坏死，细胞膜破裂，释放出细胞浆中存在的一些酶。心肌细胞富含LDH、GOT和CPK，血清中这些酶的泄漏是反映心肌细胞坏死的敏感指标。CSE引起的心肌线粒体呼吸抑制和结构损伤的同时，血清中LDH，GOT和CPK未见升高，反映心肌细胞的损伤尚不严重，或者表示CSE首先损伤心肌线粒体。

另外，在下面的体外研究中发现，香烟烟气水溶性物质与新鲜制备的心肌线粒体共同孵育60分钟，可引起线粒体呼吸抑制，肿胀反应异常，透射电镜发现线粒体肿胀，内膜损伤和线粒体嵴的断裂。体内外研究的结果一致。

总之，本研究在整体动物水平证明，长期暴露于香烟烟气的毒性成分，在不引起明显心肌细胞损伤破裂的情况下，对心肌线粒体呼吸和超微结构产生特异性损伤，这种线粒体能量供应的障碍会加剧心力衰竭的发展。

三、香烟烟气水溶性物质（CSE－B）对体外小鼠脑线粒体的损伤和维生素C的作用

吸烟会对大脑结构和功能以及儿童生理和认知功能的成长持续产生有害影响。胎儿期暴露于环境香烟烟气中，可能对大脑发育产生毒性作用，并且引起新生儿猝死综合征。

线粒体是细胞氧化磷酸化产生 ATP 的关键部位。研究表明，线粒体可能是香烟烟气作用的一个重要的靶器官。已知吸烟可诱发心肌线粒体呼吸抑制。高度代谢活性的脑线粒体也可能成为香烟烟气的易损部位。

本研究是观察香烟烟气水溶性物质（CSE－B）和尼古丁对大脑线粒体结构和功能的损伤，以及 CSE 产生的线粒体毒性与氧化应激的关系，并观察维生素 C 是否有保护作用。

（一）CSE 和尼古丁对小鼠脑线粒体 ATPase 和 COX 活性、MDA 水平和线粒体膜脂质流动性的作用

将新鲜制备的小鼠脑线粒体与不同浓度的 CSE 共同孵育 60 分钟后，线粒体呼吸酶 ATPase 和 COX 的活性随所用 CSE 浓度的增加而下降（表 31－3）。CSE 浓度为 32μl/ml 时，ATPase 和 COX 的活性降低约 80%。由于我们的测定是在相同的孵育条件下进行的，所以可比较这两种酶活性下降的动力学特征。在相同浓度 CSE 条件下，COX 活性下降的速度是 ATPase 活性下降的两倍。与之相反，在线粒体呼吸酶活性抑制的同时，线粒体膜脂质过氧化指标，MDA 水平和膜脂质流动性无显著性变化。线粒体预先用不同浓度的维生素 C 处理对 CSE 诱导的 ATPase 和 COX 活性的抑制并无保护作用。

表 31－3 CSE 和尼古丁对小鼠脑线粒体 ATPase 和 COX 活性的影响（$\bar{x} \pm s$）

组别	COX 活性［nmol/（min·mg）］	ATPase 活性［μmol Pi/（min·mg）］
正常对照	450.00 ± .46	0.60 ± 0.03
尼古丁 1×10^{-6}mol/L	438.73 ± 8.73	0.61 ± 0.019
CSE 4μl/ml	125.00 ± 5.04**	0.37 ± 0.01**
8μl/ml	103.93 ± 9.95**	0.29 ± 0.02**
16μl/ml	78.95 ± 4.30**	0.19 ± 0.01**
32μl/ml	84.09 ± 9.44**	0.07 ± 0.01**
CSE 8μl/ml ＋维生素 C		
1×10^{-4}mol/L	80.70 ± 4.30	0.23 ± 0.01
1×10^{-5}mol/L	113.45 ± 4.30	0.28 ± 0.02
1×10^{-6}mol/L	107.89 ± 3.04	0.27 ± 0.03

** $P<0.01$ vs 正常对照

（二）CSE 和尼古丁对小鼠脑线粒体 DNA 超微弱化学发光强度的影响

将小鼠脑线粒体或线粒体 DNA 与 32μl/ml CSE 或 1×10^{-6}mol/L 尼古丁共同孵育 1 小时，用超微弱化学发光分析仪监测化学发光强度的变化，发现 CSE 和尼古丁对线粒体化学发光均无影响。但是，加入自由基生成体系 $FeSO_4$－半胱氨酸或邻啡罗林－维生素 C－H_2O_2（positive control）使线粒体化学发光强度急剧升高。表明脑线粒体膜脂质或线粒体 DNA 被生成的自由基损伤（图 31－4）。反证 CSE 和尼古丁未引起小鼠脑线粒体 DNA 损伤。

（三）CSE 和尼古丁对 Ca^{2+} 诱导的小鼠脑线粒体肿胀反应的影响

如图 31－5 所示，CSE 对 Ca^{2+} 诱导的小鼠脑线粒体肿胀反应的影响，随所用 Ca^{2+} 浓度的

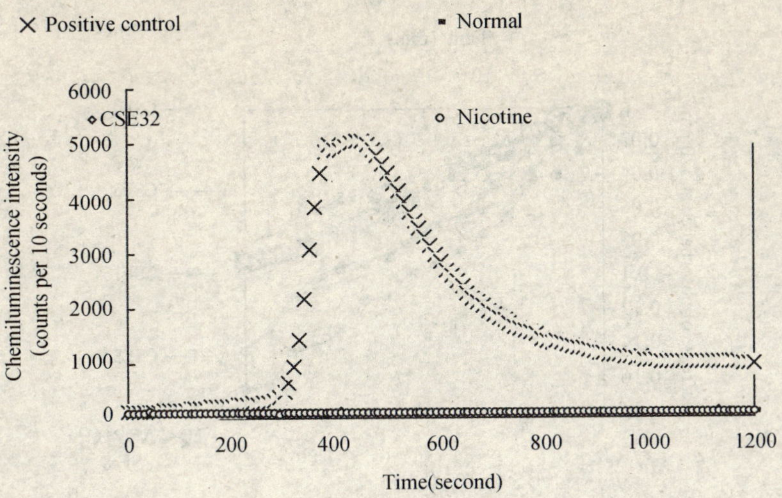

图 31－4　CSE 和尼古丁对小鼠脑线粒体 DNA 超微弱化学发光强度的影响

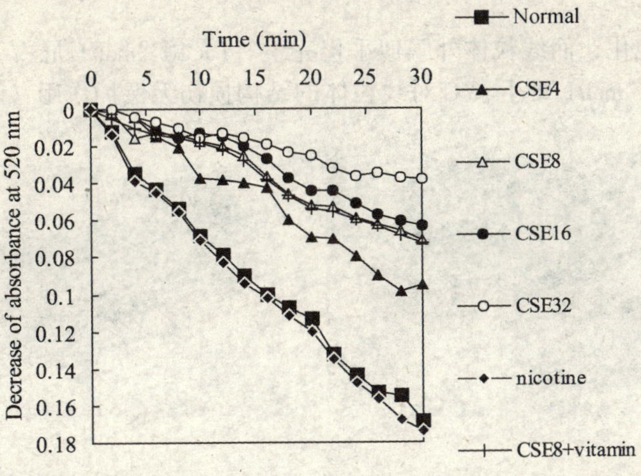

图 31－5　CSE 和尼古丁对 6.5 μmol/L Ca^{2+} 诱导的小鼠脑线粒体肿胀反应的影响

不同而异。CSE 对生理性浓度 Ca^{2+}（6.5μmol/L）诱导的线粒体肿胀反应有剂量依赖性抑制作用。但是，CSE 对高浓度 Ca^{2+}（250μmol/L）诱导的线粒体肿胀反应却呈剂量依赖性促进作用（图 31－6）。当反应缓冲体系中加入 2 mmol/L ADP 几乎可完全拮抗 8μl/ml CSE 对高浓度 Ca^{2+}（250 μmol/L）诱导的线粒体肿胀反应的促进作用。然而，相同浓度的 ADP 对 8μl/ml CSE 抑制 6.5 μmol/LCa^{2+} 诱导的肿胀反应却无作用。尼古丁 1×10^{-6} mol/L 对这两种浓度的 Ca^{2+} 肿胀反应无影响。用 1×10^{-4} mol/L 维生素 C 预先处理线粒体对 CSE 引起的这两种肿胀反应异常均无保护作用。

（四）透射电镜分析 CSE 和尼古丁对小鼠脑线粒体形态学的影响

透射电镜分析表明，小鼠脑线粒体暴露于 8μl/ml CSE－B 60 分钟，出现肿胀、内膜损

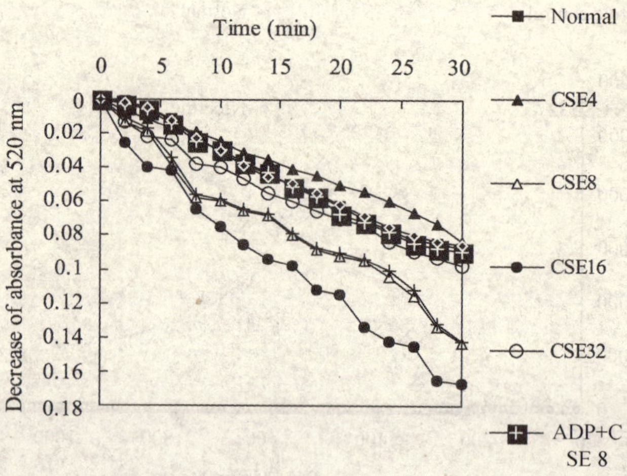

图 31－6 CSE 和尼古丁对 250 μmol/L Ca^{2+} 诱导的小鼠脑线粒体肿胀反应的影响

伤、线粒体基质空泡化，而线粒体外膜似乎仍完整。1×10^{-6}mol/L 尼古丁处理组线粒体结构无明显变化，1×10^{-4}mol/L 维生素 C 对线粒体的结构损伤无保护作用（图 31－7）。

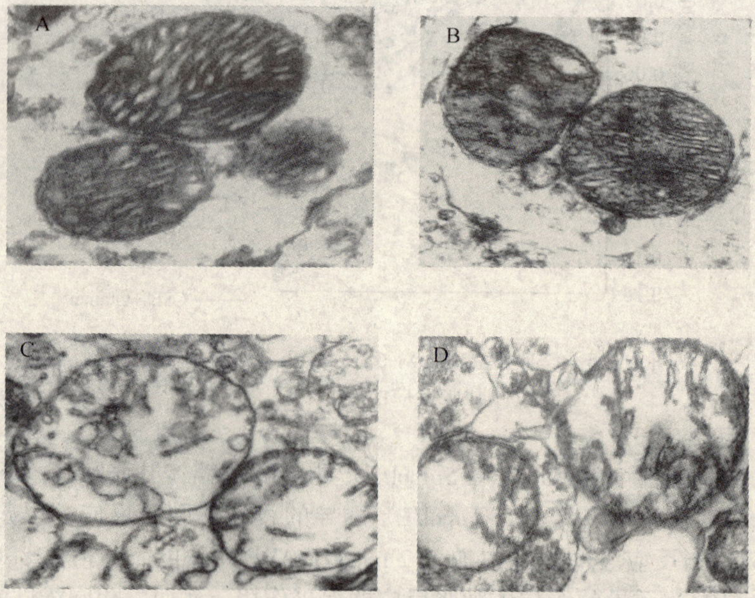

图 31－7 透射电镜分析 CSE 和尼古丁对小鼠脑线粒体形态学的影响（50 000 倍）

A，对照；B，尼古丁处理组；C，CSE 8μl/ml 处理组；D，1×10^{-4}mol/L 维生素 C 处理组

本研究表明，CSE 与新鲜分离的小鼠脑线粒体孵育后能剂量依赖性地降低线粒体 ATPase 和细胞色素 C 氧化酶的活性。而且，CSE 能抑制 6.5 μmol/L Ca^{2+} 诱导的线粒体肿胀反应。然而，香烟的主要成分尼古丁对线粒体 ATPase 和细胞色素 C 氧化酶的活性无明显影响，所以，尼古丁可能不是 CSE 引起线粒体呼吸抑制的毒性物质。

有人通过电子自旋共振技术发现，香烟烟气中含有大量半衰期较长的活性氧成分，所以氧自由基诱导的氧化应激反应被认为是香烟烟气发挥毒性作用重要的潜在性机制。与线粒体结构和功能密切相关的线粒体膜脂质和 DNA 是氧自由基易损部位。线粒体自发产生超微弱化学发光的强度可反映自由基连锁反应的发生。在我们的研究中，CSE 与新鲜提取的小鼠脑线粒体孵育，线粒体呼吸酶活性抑制的同时，线粒体膜及 DNA 的超微弱化学发光、线粒体膜脂质流动性和脂质过氧化产物 MDA 水平均无显著性变化。维生素 C 是有效的抗氧化剂，能摄取水溶性氧自由基，阻止超氧化反应的始动，保护组织不受氧化损伤，从而使某些酶维持还原型功能状态，在生物抗氧化方面发挥重要作用。但是，在我们的研究中，维生素 C 对 CSE 引起的线粒体呼吸酶活性抑制以及钙离子诱导的肿胀反应异常无保护作用。看来，CSE 对脑线粒体的损伤可能是由于其对线粒体酶活性的直接作用，而不是通过激发生成过氧化反应介导的。

Nakayama 的研究表明，CSE 能诱导体外培养的人肺癌细胞产生大量的 DNA 单链断裂，但是他们研究中所用的 CSE 浓度大约是我们所用浓度的 500 倍。需要指出的是，我们所用 CSE 原液稀释成近似吸烟者体内浓度。该浓度的 CSE 经超微弱化学发光观察，未发现可以持续产生氧自由基。

我们也发现，CSE 促进高浓度 Ca^{2+}（250 μmol/L）诱导的线粒体肿胀反应。如何解释这一现象？有研究报道称，Ca^{2+} 超载诱发的线粒体肿胀反应与线粒体膜通透性转移孔道（MPT）的开放密切相关。MPT 的开放和关闭维持着线粒体内外 Ca^{2+} 的平衡，以避免线粒体 Ca^{2+} 过多引发凋亡过程。当线粒体内 Ca^{2+} 浓度急剧增加，尤其是当 ATP 降低时，MPT 孔道的开放会加剧线粒体的肿胀反应。我们的结果表明，CSE 明显抑制线粒体呼吸酶的活性，而且，MPT 孔道抑制剂 ADP 能完全拮抗 CSE 加剧高浓度 Ca^{2+} 诱发的线粒体肿胀反应。透射电镜观察发现，CSE 暴露引起线粒体内膜破坏。故有理由推测，CSE 可能诱发线粒体 MPT 孔道的开放，从而可能成为 CSE 诱导线粒体损伤的一个重要的机制。抗氧化剂维生素 C 对 CSE 引起的这种线粒体功能的障碍无保护作用。

总之，CSE 与新鲜制备小鼠脑线粒体孵育会引起线粒体结构和功能的损伤，尼古丁并非 CSE 损伤作用的关键毒性成分。但是未见同时有氧自由基生成和脂质过氧化现象。抗氧化剂维生素 C 对 CSE 引起的线粒体呼吸酶的抑制和 Ca^{2+} 诱导的肿胀反应异常不具有保护作用。这些发现可能会有助于解释吸烟人群中脑线粒体损伤危险性的增加现象。

四、香烟烟气水溶性物质（CSE）对大鼠心肌线粒体损伤的作用

线粒体是细胞氧化磷酸化合成 ATP 的主要场所，线粒体功能障碍与心肌病变、心力衰竭有密切关系。在前一部分实验中，我们观察到 CSE 能损伤小鼠脑线粒体。为了解香烟对心肌线粒体是否有损伤作用，本实验观察 CSE 在体外对大鼠心肌线粒体功能的影响及其作

用的特点，同时观察了维生素 C 对其是否有保护作用。

（一）CSE 和尼古丁 对大鼠心肌线粒体 ATPase 和 COX 活性的影响

将制备的 Wistar 大鼠心肌线粒体与 CSE－B 0.1、1、10、100μl/ml 温孵 60min 后，结果与脑线粒体基本上一样，COX 活性随 CSE 浓度的增加而明显下降，100μl/ml CSE 组 COX 活性的抑制率达 80%（表 31－4）。而在相同的 CSE 暴露条件下，线粒体 ATPase 活性、MDA 水平以及线粒体膜脂质流动性没有明显变化。香烟的主要标志物尼古丁 1μmol/L 对上述各项指标均无影响。抗氧化剂维生素 C 1×10^{-4}mol/L 对此无保护作用。

表 31－4 CSE 和尼古丁 对大鼠心肌线粒体 ATPase 和 COX 活性的影响（$\bar{x}\pm s$，$n=4$）

组别	COX［nmol/（min·mg）］	ATPase［μmol Pi/（min·mg）］
对照	817.01±15.58	1.06±0.10
尼古丁 1μmol/L	814.52±16.32	1.06±0.11
CSE（μl/ml）		
0.1	723.69±27.71**	1.08±0.11
1	339.47±12.89**	1.04±0.10
10	144.73± 4.30**	1.08±0.12
100	125.00±19.87**	1.07±0.10－
10+Vc 1×10^{-4}mol/L	140.79± 8.99**	

** $P<0.01$ vs 对照

（二）CSE 和尼古丁对大鼠心肌线粒体 DNA 超微弱化学发光强度的影响

线粒体自发产生超微弱化学发光，发光的强度可反映氧自由基的生成。大鼠心肌线粒体悬液和线粒体 DNA 暴露于 CSE 100μl/ml 或尼古丁 1μl/ml 的过程中，超微弱化学发光的强度无明显变化。然而，阳性对照（加入自由基生成体系 $FeSO_4$－半胱氨酸或邻啡罗林－维生素

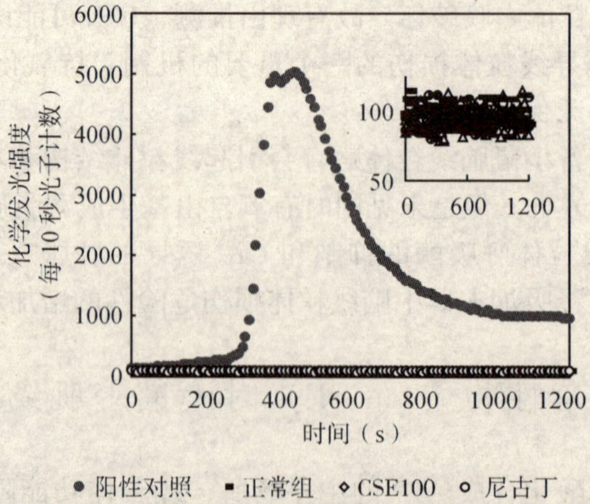

图 31－8 CSE 和尼古丁对大鼠心肌线粒体 DNA 超微弱化学发光强度的影响

C – H_2O_2）（positive control）引起化学发光强度急剧增加（图 31 – 8），表明产生的氧自由基损伤线粒体膜或 DNA。维生素 C 对 CSE 所致线粒体功能损伤没有保护作用。

（三）CSE 对钙离子诱导的大鼠心肌线粒体肿胀反应的影响

CSE（1、10、100μl/ml）对钙离子诱导的线粒体肿胀反应的影响呈剂量依赖性关系。但是，具体作用随钙离子浓度的高低而不同。如图 31 – 9 所示，CSE 能抑制生理浓度钙离子（6.5μmol/L）诱导的线粒体肿胀反应，而在钙离子超载（250μmol/L）的情况下，CSE 则加重线粒体肿胀的反应（图 31 – 10）。如果在反应体系中预先加入线粒体膜通透性转移性孔道抑制剂 ADP，可以完全阻止 CSE对钙离子超载引起的线粒体肿胀反应的促进作用。然而，相同浓度的 ADP 对 CSE 引起的生理浓度钙离子诱导的线粒体肿胀无抑制作用。维生素 C 1×10^{-4} mol/L 预处理对两种肿胀反应均无保护作用。尼古丁 1μmol/L 对两种肿胀反应也无影响。

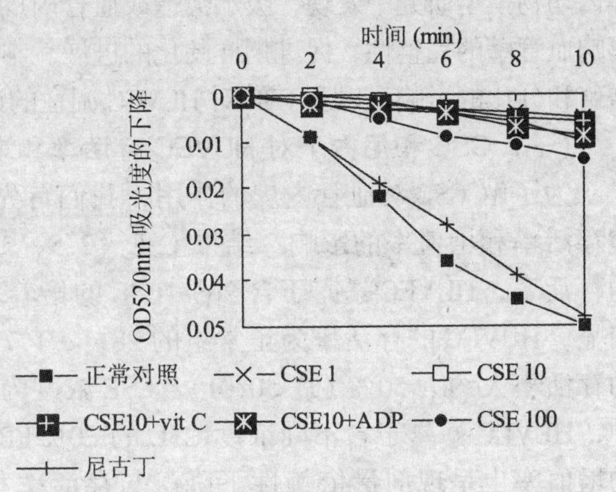

图 31 – 9　CSE 对 6.5 μmol/L Ca^{2+} 离子诱导的大鼠心肌线粒体肿胀反应的影响

高钙负荷下，线粒体会发生严重的肿胀反应，这与线粒体膜通透性转移（MPT）孔道的开放相关。MPT 孔道涉及细胞内钙自稳态的维持，避免因线粒体过多摄入钙离子从而启动凋亡过程。当线粒体内钙离子浓度急剧增加，尤其是当 ATP 缺乏时，容易引起 MPT 孔道的开放，表现为线粒体严重肿胀。我们的研究表明，CSE 明显抑制线立体呼吸酶的活性，从而会影响 ATP 的生成。而且，MPT 孔道抑制剂 ADP 可以完全阻止 CSE 对高钙负荷促进线粒体肿胀反应的作用。可以推测，CSE 对线粒体损伤可能与 MPT 孔道开放有关。

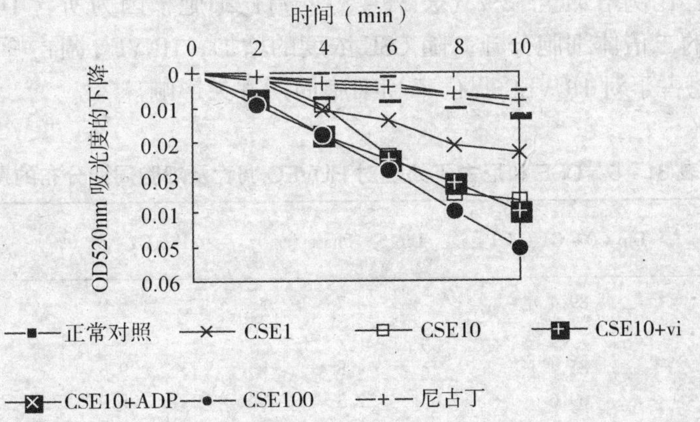

图 31 – 10　CSE 对 250 μmol/L Ca^{2+} 离子诱导的大鼠心肌线粒体肿胀反应的影响

五、香烟烟气水溶性物质（CSE）对原代培养的人脐静脉内皮细胞（HUVEC）的损伤作用及相关的机制

吸烟与动脉粥样硬化的发病有密切关系。但是，香烟烟气中具体的什么毒性物质以及这些毒物如何引起血管损伤，目前所知甚少。内皮细胞被认为是动脉粥样硬化性疾病发生的重要早期事件，香烟烟气中的化合物吸收进入血液循环后，会作用于血管内皮细胞。在一些细胞培养实验和体内动物模型研究中发现，吸烟会造成血管内皮细胞的形态学损伤和功能障碍。内皮细胞凋亡将影响血管壁的完整性，促进粥样硬化的进展。本部分实验系研究 CSE 和尼古丁对 HUVEC 存活率、增殖和分化的影响，以及 CSE 对 HUVEC 凋亡的诱导作用和相关的机制。

（一）CSE 和尼古丁对 HUVEC 存活率和增殖率的影响

为了解 CSE 对血管内皮的作用，我们首先采用 MTT 法观察 CSE 对体外培养的 HUVEC 细胞存活率和增值率的影响。结果 CSE（2.5、5.0、10、15、20%）剂量依赖性地降低 HUVEC 的存活率，HUVEC 暴露于含 20% CSE 的培养基（含 10% FBS 无 ECGF）24 小时抑制效应最明显，HUVEC 的存活率为正常组的 28.1 ± 1.7%（$P<0.01$），CSE 浓度为 10%15%时 HUVEC 的存活率大约为 50%（$P<0.01$），CSE 浓度为 2.5%5%时对存活率基本无影响。在增殖实验中，HUVEC 暴露于含不同浓度 CSE 的 20% FBS 和 50μg/ml ECGF 培养基中 48 小时，HUVEC 的增值率也呈现剂量依赖性下降。与存活率相比，CSE 对 HUVEC 增殖的抑制更敏感，5% CSE 即可显著降低内皮细胞的数量。暴露于 20% CSE 48 小时内皮细胞增殖率为对照组的 50%左右。然而，1×10^{-4}mol/L 尼古丁处理对 HUVEC 存活率和增值率均无显著性影响。

（二）流式细胞仪分析 CSE 和尼古丁处理对 HUVEC 凋亡及细胞周期分布的影响

CSE 或尼古丁处理的 HUVEC 24 小时后，用碘化丙啶（PI）染色核 DNA，作流式细胞仪分析。CSE 处理的 HUVEC 产生的 S 期生长阻滞由对照的 4.7% 增加到 33.2%，G0 ~ G1 期细胞的比例从对照的 89.4%降至 65.6%。20% CSE 处理的 HUVEC 组，33.2% 的细胞阻滞于 S 期，同时伴有凋亡比例增加至 32%（表 31 – 5）。凋亡细胞核因为所含 DNA 含量低于二倍体从而可以与正常的二倍体细胞分开，随 CSE 浓度的增加，HUVEC 凋亡峰的比例增加。然而，1×10^{-4}mol/L 的尼古丁对 HUVEC 凋亡率和细胞周期并无影响。

表 31 – 5 CSE 和尼古丁处理对 HUVEC 凋亡及细胞周期分布的影响

组别	Dip G0 ~ G1（%）	Dip S ~ Phase（%）	Dip G2 ~ M（%）	Apoptosis Sub ~ G1（%）
对照	89.4	4.7	6.0	4.22%
CSE（%）				
5	85.4	4.8	9.8	7.85%
10	69.6	22.3	8.0	11.6%
15	65.2	28.1	6.7	23.1%
20	65.6	33.2	4.2	32%
尼古丁 1×10^{-4}mol/L	85.8	6.8	7.4	4.97%

（三）CSE 和尼古丁引起的 HUVEC 的形态学变化

正常 HUVEC 经过 CSE 处理 24 小时后，细胞开始变圆，从培养基质上脱离，飘浮在培养液中，细胞数量明显减少，随 CSE 浓度增加变化逐渐加重（图 31 - 11）。

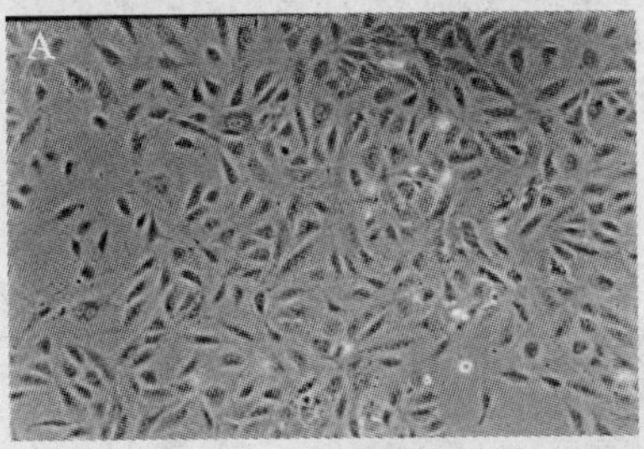

A　正常对照组

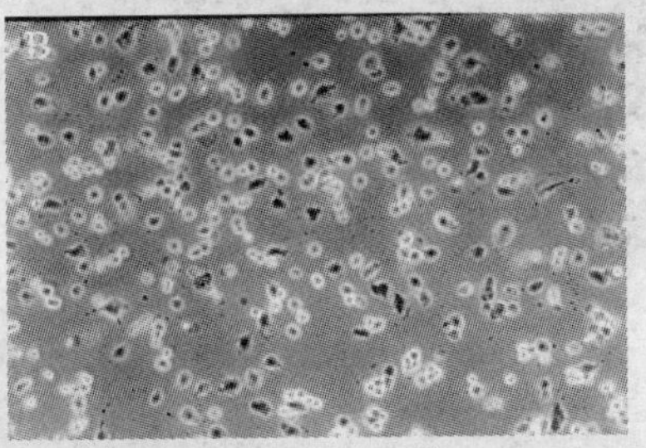

B　CSE 15%

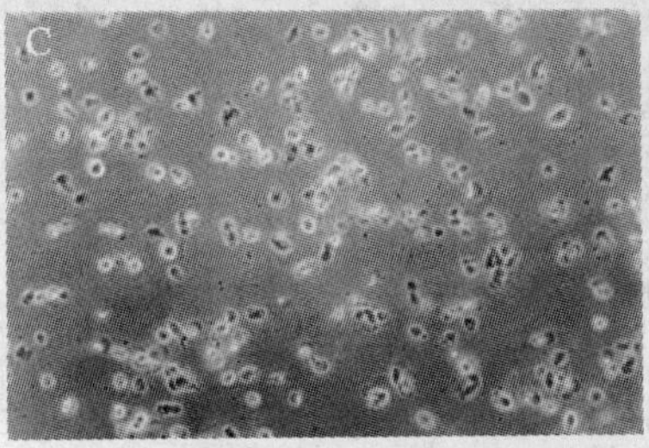

C　CSE 10%

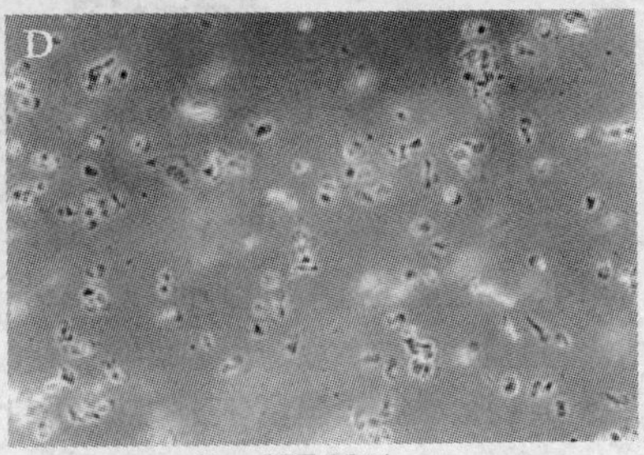

D　CSE 20%

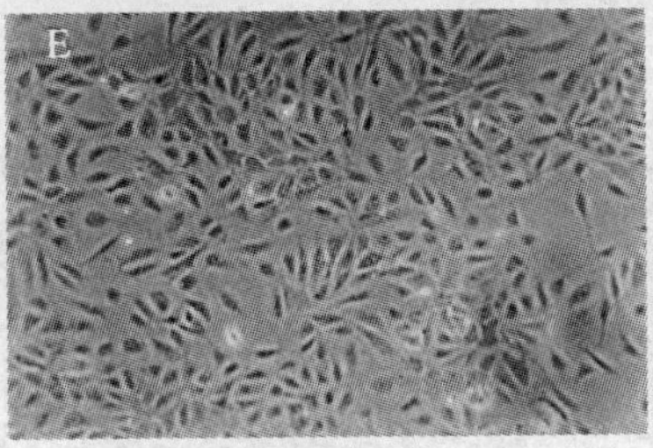

E　尼古丁组

图 31 - 11　CSE 和尼古丁引起的 HUVEC 的形态学变化

Hoechst 33342 染色后，荧光显微镜下观察凋亡细胞核变化。Hoechst 33342 染色显示，CSE 暴露细胞核染色质浓缩，核碎裂，呈现凋亡细胞的典型特征。尼古丁对 HUVEC 形态学无明显影响（图 31 - 12）。

（四）CSE 或尼古丁对 HUVEC 血管形成的影响

HUVEC 在明胶包被的培养板上呈现典型的“铺路卵石样”形态。当细胞接种于 Matrigel 上，2 小时内皮细胞即开始形态伸展、末端相连，24 小时后已经形成毛细血管样三维结构。非细胞毒浓度的 CSE（2.5%）可完全抑制 HUVEC 血管的形成（图 31 - 13）。1×10^{-4} mol/L 尼古丁处理的内皮细胞血管的形成无异常。

（五）CSE 对 HUVEC 线粒体膜电位和胞浆游离钙离子浓度的影响

我们用荧光探针罗丹明 123 测定 HUVEC 线粒体膜电位（$\triangle\psi m$）的变化，罗丹明 123 在线粒体膜内 $\triangle\psi m$ 的负电荷的驱动下进入线粒体的内部。对照组细胞经罗丹明 123 标记后，

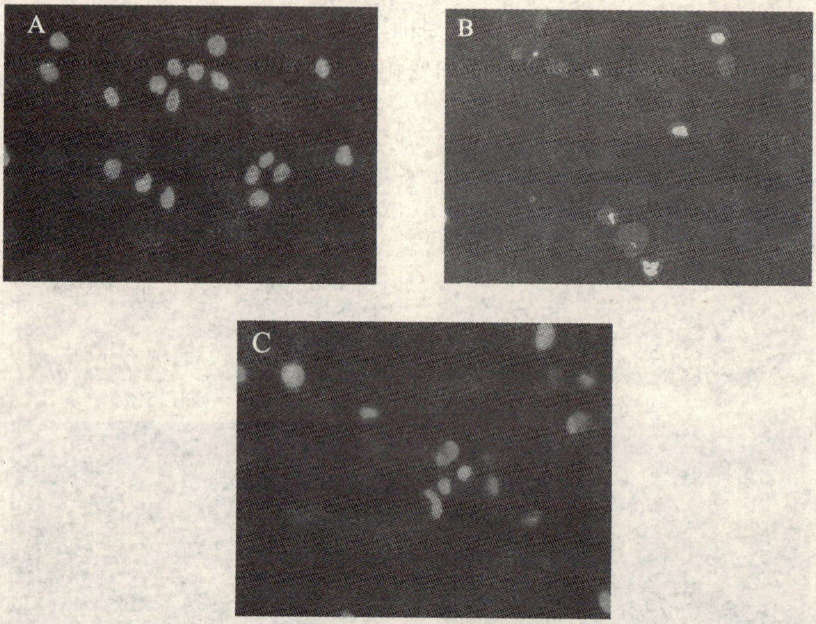

图 31－12 CSE 和尼古丁 HUVEC 凋亡（Hoechst 33342 染色）的影响（×400）

A．对照细胞；B．20% CSE 处理 24 小时细胞；C．1×10^{-4}mol/L 尼古丁处理 24 小时细胞

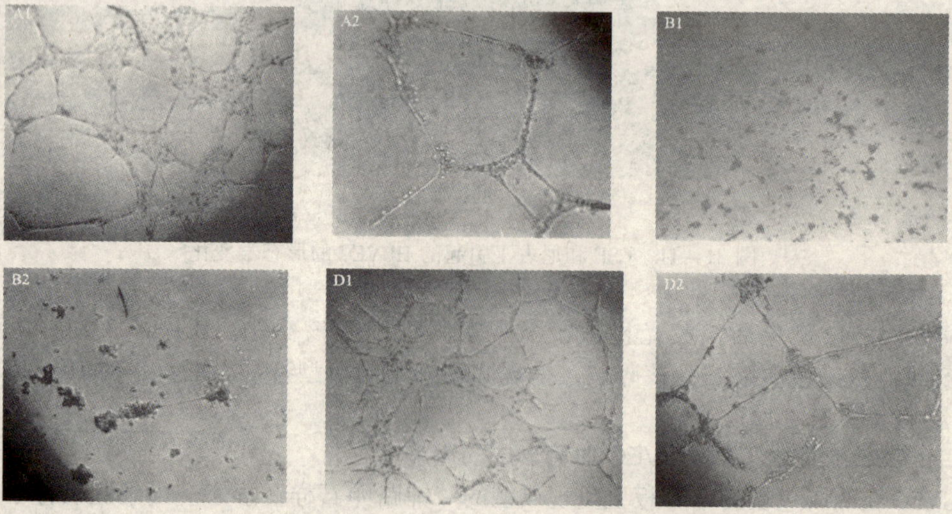

图 31－13 CSE 或尼古丁对 HUVEC 血管形成的影响

（左侧图×200 倍．右侧图×400）A．对照；B．2.5% CSE 处理细胞；D．1×10^{-4}mol/L 尼古丁处理细胞

荧光强度平均 11.0，细胞暴露于 10%，15% 和 20% CSE 24 小时后，荧光强度分别下降至 9.03，8.47 和 7.80。并且发现，CSE 处理的 HUVEC 分为两个亚群，荧光强度大约 15 的正常

细胞群，和荧光强度大约2.5的小细胞群，这提示CSE引起HUVEC缩小。其中，膜电位低的小细胞群比例随CSE浓度的增加从9.7%上升至47.8%，对照组为6.84%。

用Ca^{2+}敏感的探针Fura－2，通过流式细胞仪测定细胞内游离Ca^{2+}浓度（$[Ca^{2+}]i$）。经过CSE处理的HUVEC（1×10^6 cells/ml），与5μmol/L Fura 2在37℃孵育40分钟，Fura 2与HUVEC内的游离Ca^{2+}结合，其荧光强度用于测定CSE暴露后细胞内$[Ca^{2+}]i$的变化。不同浓度CSE处理的HUVEC，Fura 2平均荧光强度呈剂量依赖性上升，从对照组的5.71增至20%CSE组的13.7。此结果表明，CSE处理的HUVEC发生剂量依赖性$\triangle\psi m$消散和胞浆内游离Ca^{2+}的升高，这两者均可能与凋亡相关。

（六）流式细胞分析CSE对HUVEC p53，Bcl－2/Bax蛋白表达的影响

收集CSE处理过的HUVEC，HUVEC凋亡相关蛋白的表达。蛋白表达用间接免疫荧光法，分别使用特异的单克隆抗体，经流式细胞仪测定。如图31－14所示，CSE使HUVEC p53蛋白表达比对照组显著降低，但未引起细胞促凋亡蛋白p53的表达增加。这提示CSE引起的凋亡是通过p53非依赖性途径。与之相反，HUVEC暴露于15～20%CSE后Bcl－2的表达呈剂量依赖性下调（图31－15），并且Bcl－2/Bax比例下降（图31－16）。尼古丁1×10^{-4} mol/L处理的HUVEC无影响。

本研究证明，CSE作用于体外培养的HUVEC，能明显抑制细胞的存活、增殖和分化，促进细胞凋亡，而且可引起HUVEC中线粒体发生一系列的变化，包括Bcl－2的表达下调，Bcl－2/Bax的比例下降，细胞内Ca^{2+}浓度增加和线粒体跨膜电位的丧失。而尼古丁对HUVEC则无明显的抑制作用。

血管形成是伤口愈合、炎症、和胚胎形成的关键环节，而血管内皮细胞在血管形成的过程中发挥重要作用。内皮细胞的损伤会影响内皮的屏障功能。Matrigel为内皮细胞提供了一个更加近似体内的基质环境，内皮细胞可以在其中生长成为三维毛细血管样结构。内皮细胞在matrigel上的这种形态学分化反映了细胞中基因表达和功能的转变。我们的研究表明，亚细胞毒浓度的CSE即可抑制HUVEC的血管形成。在体内环境中，细胞与基质间相互作用形成血管，对维持内皮细胞的生存尤其关键。可以推测，这种CSE对内皮细胞分化的抑制会导致血管修复反应的延迟，而且会加剧由于CSE暴露对血管内皮存活和增殖造成的损伤。

线粒体在凋亡信号传导途径中发挥关键作用。不同的刺激会使线粒体的通透性增加，导致细胞色素C释放进入胞浆，启动凋亡过程。我们的研究中，CSE诱导HUVEC凋亡的同时伴有线粒体的功能障碍。线粒体跨膜电位（$\triangle\psi m$）的形成是由于正负离子跨膜分布不对称，并且也取决于线粒体膜的通透性。由于线粒体内膜是负电荷的，罗丹明123是一种阳离子，正常会分布于线粒体膜内基质中，通过测定这种荧光探针的强度反映线粒体的$\triangle\psi m$。我们的研究明确表明，HUVEC暴露于CSE 24小时后，$\triangle\psi m$显著性下降。已知使线粒体膜电位去极化或呼吸抑制的物质均会使线粒体$\triangle\psi m$降低。据报道，香烟烟气中含有解偶联剂和电子传递抑制剂，因此会促进暴露于CSE的内皮细胞线粒体$\triangle\psi m$的消散。

我们发现CSE能诱导HUVEC的凋亡，伴随线粒体膜电位的下降和胞浆Ca^{2+}浓度的增加。Ca^{2+}可能是凋亡信号转导通路中的一个重要信使。胞浆中游离Ca^{2+}水平的增加被认为与Ca^{2+}依赖性线粒体膜通透性转移（MPT）孔道开放有关，MPT孔道的开放会引起细胞色素C的释放，从而诱导凋亡。线粒体膜电位的存在，能通过加速游离Ca^{2+}进入细胞内的钙池从

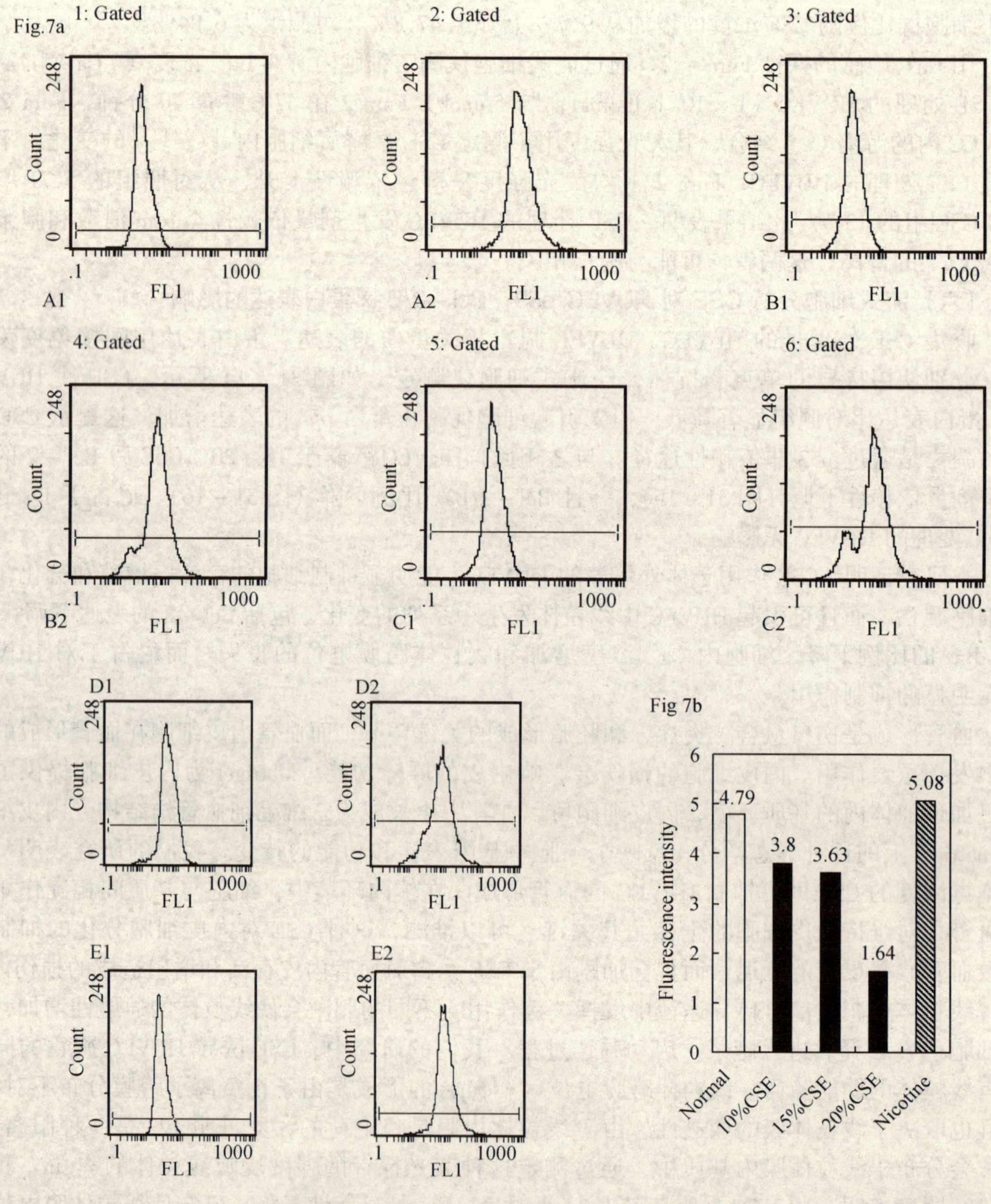

图 31－14　流式细胞仪分析 CSE 和尼古丁对 HUVEC p53 蛋白表达的影响

图中数字为细胞相对荧光单位

而避免细胞浆中 Ca^{2+} 超载造成的 MPT 孔道的开放。CSE 使内皮细胞内游离 Ca^{2+} 浓度增加，同时降低线粒体膜电位，这与 HUVEC 凋亡的发生密切相关。

CSE 处理的 HUVEC 的 Bcl－2 表达下降，也提示 CSE 的作用机制是在线粒体水平。因为 Bcl－2 位于线粒体膜上，可能通过调节 MPT 孔道的形成，使细胞避免凋亡。Bcl－2 插入线

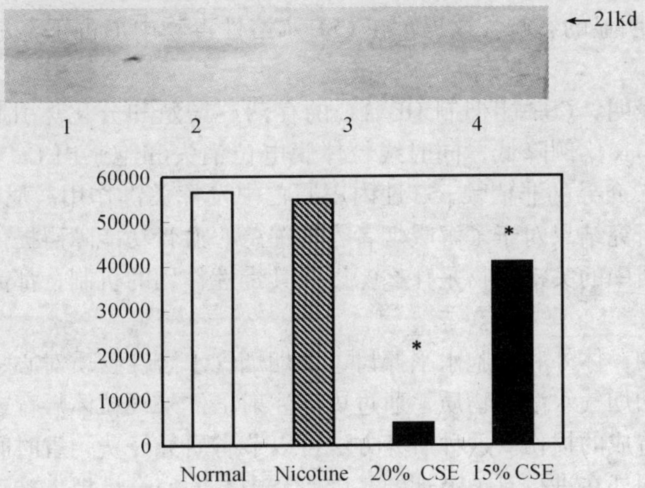

图 31－15　Western blot 分析 CSE 和尼古丁对 HUVEC Bcl－2 表达的影响

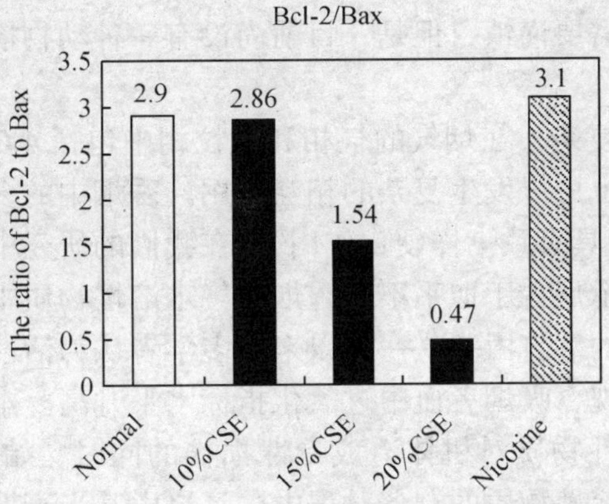

图 31－16　流式细胞仪分析 CSE 和尼古丁对中 Bcl－2/Bax 蛋白比例的下调作用

粒体的外膜可以稳定线粒体外膜，从而抑制线粒体 Ca^{2+} 的释放，MPT 孔道的开放，维持线粒体膜电位，阻止细胞色素 C 的释放。抗凋亡蛋白 Bcl－2 通过与 Bax 蛋白形成异源二聚体抑制后者形成促凋亡的同源二聚体。Bax/Bcl－2 比例被认为是决定凋亡与否的关键因素。这些蛋白可能在线粒体膜上形成孔道，因此调节离子跨膜穿越线粒体外膜。在我们的研究中，CSE 剂量依赖性地引起的 Bcl－2/Bax 比例下降，与 CSE 引起的线粒体途径介导的内皮细胞凋亡是一致的。而且在体外研究中，CSE 抑制线粒体的 COX 活性，肿胀反应异常，并伴有结构的损伤。因此，可以推测，线粒体损伤在 CSE 诱导的 HUVEC 凋亡过程中是一个关键性步骤。

有作者报道，低浓度的尼古丁具有刺激细胞分裂的作用。但是，我们发现，高浓度的尼古丁对 HUVEC 并无明显的影响。这提示在 CSE 水溶性毒物中尼古丁不是引起内皮损伤的主要毒物。

总之，本研究表明，CSE 能抑制 HUVEC 的存活、增殖和分化。引起 HUVEC 的 Bcl-2 表达减少和 Bcl-2/Bax 比例降低，同时线粒体膜电位消失和胞浆内 Ca^{2+} 超载。这些现象均提示，线粒体在 CSE 介导的非依赖 p53 性内皮凋亡中发挥关键作用。尼古丁对 HUVEC 无明显的损伤作用。本研究结果对于了解吸烟者容易罹患心血管功能障碍提供了新的信息。至于香烟烟气水溶性物质中的关键毒物是什么？以及其毒性作用的机制，都需要进一步研究。

展望

本文从整体动物，体外和细胞水平探讨了香烟烟气水溶性物质对心、脑和血管的毒性作用。我们制备的香烟烟气水溶性物质，通过皮下注射，体外线粒体孵育或与细胞共培养，模拟香烟烟气对机体造成的损伤。这种研究方法可以节省研究经费，省时间，并便于调节香烟烟气毒物的剂量，国外在进行有关吸烟的基础研究中，为完全模拟人被动暴露于环境烟气的情况，需要在标准吸烟室，通过吸烟机每 15 分钟需要燃烧 4 支烟，每日暴露于烟气中 8 小时，每周至少 5 天，连续 12 周，这在一般的科研机构中是难以达到的，使得香烟毒性的研究主要集中在对吸烟病人的临床和流行病研究。必须指出的是，尽管我们用香烟的水溶性提取毒物进行了体内和体外实验，仍旧不能将我们的这些结果简单地与香烟烟气吸入引起的人体损伤等同起来，解释时需要谨慎，但是，目前尚没有一种动物模型能完全准确地模拟人体的吸烟状况。

香烟烟气的组成极为复杂，在烟气的气相和微粒相中包括 4 000 多种化合物，而且这些化合物可以单独起作用，也可以发生复杂的相互作用。香烟中的多环芳烃类物质具有致癌作用，“亚致癌剂量的致癌物具有致粥样硬化作用”。在我们的研究中，香烟重要标志物尼古丁对有关指标全无作用。提示尼古丁似乎不是香烟烟气水溶性物质中的关键性毒性成分。

香烟烟气中含有大量的氧自由基，一直以来很多学者认为活性氧损伤是一种重要的潜在机制。一些临床研究也发现，吸烟者血中过氧化指标水平升高。本文在动物实验和离体的研究发现，在香烟水溶性毒性物质对机体造成毒性损伤的同时，始终未发现伴有氧化应激现象。这或许在香烟烟气水溶性物质的制备过程中，氧自由基半衰期极短，遇水迅速淬灭，另外，所用实验动物小鼠为啮齿类动物，啮齿类动物和人显然不同。而香烟烟气中含有大量的氧自由基乃是不可否认的事实。

本论文重点对 CSE 损伤线粒体进行了一些有意义的探讨。发现 CSE 确实含有重要的毒性化物质，对心、脑线粒体造成广泛的损害。线粒体膜电位下降和线粒体膜通透性转变，可促进位于线粒体内外膜之间的细胞色素 C 等“凋亡原”释放到细胞质中，导致细胞凋亡的级联反应。细胞中有许多因素参与凋亡线粒体膜电位下降和线粒体膜通透性转移性孔道（MPT）的开关，以调控细胞凋亡。Bcl-2 通过结合到线粒体膜关闭 MPT 从而阻止细胞凋亡。保持 MPT 呈关闭状态就可阻止“凋亡原”的释放，从而抑制细胞凋亡。因此，控制线粒体 MPT 的开和关就成为一种调控细胞凋亡的关键性的分子机制。

CSE 可能便是通过作用于 MPT 而造成对心、脑线粒体的损伤。令人遗憾的是，未能发现抗氧化剂银杏叶提取物 EGb 和维生素 C 对 CSE 的毒性有保护作用。欲想减轻吸烟对人体

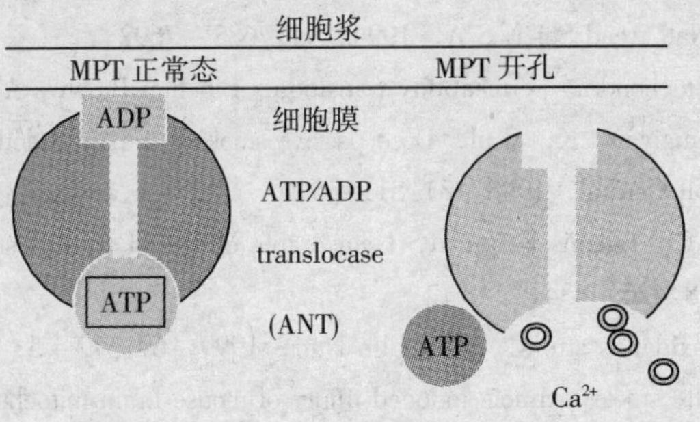

的危害，关键是预防，劝导烟民戒烟，当然，进一步寻找相应的保护性药物也有其实用意义。

（参加本章工作者有博士生杨玉梅）

参 考 文 献

1. McGill, HC, Jr. Smoking and Atherosclerosis. Adv Exp Med Biol, 1990; 273:9-4

2. Wang J, Wilcken DEL, Wang Xl. Cigarette smoke activates caspase-3 to induce apoptosis of human umbilical venous endothelial cells. Mol Genet Metab, 2001, 72:82-88

3. Bussolino F, Mantovani A, Persico G. Molecular mechanisms of blood vessel formation. Trends Biochem. Sci, 1997, 22:251-256

4. Ichas F, Mazat JP. From calcium signaling to cell death: two conformations for the mitochondrial permeability transition pore. Switching from low- to high-conductance state. Biochimicat Biophysica Acta, 1998, 1366:33-50

5. Yang J, Liu XS, Bhalla K, et al. Prevention of apoptosis by Bcl-2: release of Cytochrome C from mitochondria blocked. Science, 1997, 275:1129-1132

6. Raitakari OT, Adams MR, McCredie RJ, et al. Arterial endothelial dysfunction related to passive smoking is potentially reversible in healthy young adults. Ann Intern Med, 1999, 130:578-581

7. Vallablanca AC. Nicotine stimulates DNA synthesis and proliferation in vascular endothelial cells in vitro. J Appl Physiol, 1998, 84:2089

8. Ambalavanan N, Carlo WF, Bulger A, et al. Effect of cigarette smoke extract on neonatal porcine vascular smooth muscle cells. Tox App Pharmaco, 2001, 170:130-136

9. Chalmers A. Smoking and oxidative stress. Am J Clin Nutr, 1999, 69:572

10. Freischlag JA, Johonson D, Farooq MM. Cigarette smoke impairs endothelium-dependent relaxation in rabbit superficial femoral veins. J Surg Res, 1999, 81:77-80

11. Zhu BQ, Sun YP, Sievers RE, et al. Exposure to environmental tobacco smoke increases myocardial infarct size in rats. Circulation, 1994, 89:1282-1290

12. Slotkin, T. A., Pinkerton, K. E., Garofolo, M. C., et al. Perinatal exposure to environmental tobacco smoke induces adenyl cyclase and alters receptor-mediated cell signaling in brain and heart of neonatal rats. Brain Res., 2001, 898:73-81

13. Merchant C, Tang MX, Albert S, et al. The influence of smoking on the risk of Alzheimer's disease. Neurology, 1999, 52:1408-1412

14. Lehr HA, Frei B, Arfors KE. Vitamin C prevents cigarette smoke－induced leukocyte aggregation and adhesion to endothelium in vivo. Proc Natl Acad Sci U S A, 1994, 91:7688－7692
15. Zoratti M, Szabò I. The mitochondrial permeability transition. Biochim Biophys Acta, 1995, 1241:139－176
16. Sumida H, Watanabe H, Kugiyama K, et al. Dose passive smoking impair endothelium－dependent coronary artery dilation in women? J Am Coll Cardiol, 1998, 31:811－5
17. Stefanadis C, Vlachopoulos C, Tsiamis E, et al. Unfavorable effects of passive smoking on aortic function in men. Ann Intern Med, 1998, 128:426－434
18. Chalmers A. Smoking and oxidative stress. Am J Clin Nutr, 1999, 69:572－5
19. Yang YM, Liu GT. cogarette smoke extracts induced injury of mouse brain mitochondriaand the effect of ascorbic acid. Biomed Enviro Sci, 2003, 16:1－9
20. 杨玉梅，刘耕陶．吸烟与血管内皮损伤．中国心血管杂志，2003，8:216－218
21. Yang YM, Liu GT. Damaging effect of cigarette smoke extract on primary cultured human umbilical vein endothelial cells and its mechanism. Biomed Enviro Sci, 2004, 17:121－134
22. 杨玉梅，刘耕陶．香烟烟气水溶性物质（CSE）对心、脑和血管的毒性及其相关的机制．博士论文，2003

第 三 篇

方法学部分

第 32 章　抗肝炎、抗暴发性肝功能衰竭、抗肝纤维化、抗脂肪肝药效学试验基本方法

本章针对抗肝炎、抗暴发性肝功能衰竭、退黄疸药、抗肝纤维化及脂肪肝药效学试验方法基本原则作一介绍。

一、抗肝炎药药效学试验模型

（一）抗肝炎病毒模型

含义：系指对肝炎病毒有抑制或杀灭作用的药物。国外有旱獭（woochuck）肝炎模型、乙肝病毒转基因小鼠；2.2.15 细胞株和耐药乙肝病毒株（体外）可用于抗乙肝病毒药的评

价。Woochuk 模型的特点是肝脏有病理变化，最终可自然发展为肝癌，这是与人类乙肝发展规律相似，但中国无此种动物。乙肝病毒转基因小鼠模型国内尚不成熟，应当加强模型的建立。目前国内可用于评价抗乙型肝炎病毒药者有 2.2.15 细胞株（体外）及鸭肝炎模型（体内）。不过国外学者认为鸭肝炎模型不是一种合适的肝炎模型。

1. 2.2.15 细胞株 美国学者将人乙肝病毒转染入人肝癌 HepG2 细胞株，能在体外培养中复制人肝病毒标志，如 HBsAg，HBeAg。故可用测定人乙肝病毒标志试剂盒检测有关指标。实验时所试药物浓度 3～4 个，每个浓度要有 4～5 个标本。首先要测定所试药物对细胞的毒性（50%），然后检测样品抑制病毒 50% 的有效剂量，再计算二者的比值。比值大表示抗病毒活性较强，而非毒性所致，比值至小 >2 方有意义。

2. 鸭肝炎模型 为我国学者创建，系将感染鸭肝病毒血清静脉注射入刚孵化出 3～5 天的北京或麻鸭雏鸭。数天后，检查鸭血清肝炎病毒（HDVDNA）水平。取阳性者分组给药，治疗适当天数（10～15 天），其间测定血清乙肝病毒水平 2～3 次。停药数天后，再测定血清乙肝病毒。试验中除设不治疗对照组外，要设立阳性抗病毒药对照组，三个试药剂量组。本模型肝脏无明显病变，故只是观察药物对鸭肝病毒复制的抑制作用。

（二）保肝药药效学试验模型

含义：系指不具抗肝炎病毒活性而有抗肝细胞坏死和促进损伤肝细胞修复的药物。

1. 小鼠急性四氯化碳模型 CCl_4 经肝脏药酶细胞色素 P450 代谢活化后生成三氯甲基自由基（$\cdot CCl_3$）自由基，与分子氧（O_2）反应生成$\cdot OCCl_3$ 自由基，与生物大分子如膜蛋白和脂质共价结合，引起肝细胞结构和功能的损伤，实验动物常用小鼠，大鼠相对不敏感。CCl_4 溶于橄榄油或植物油，一般而言，急性试验时，腹腔注射 CCl_4 用量 0.1% 10ml/kg。口服 CCl_4 用量 0.1～0.2% 10ml/kg 为宜。皮下注射用量 0.5% 10ml/kg。以上任选一种途径即可。如 CCl_4 用量过大，转氨酶升的太高，不容易看出药物的效果，转氨酶测定也不太准确.

2. 小鼠或大鼠 D－氨基半乳糖模型 D－氨基半乳糖损伤肝细胞的机制与 CCl_4 和扑热息痛不同，不是通过自由基的作用，而是损伤细胞核 DNA 影响核酸代谢所致，大鼠比小鼠敏感，但一般用小鼠。D－氨基半乳糖溶于蒸馏水，供腹腔注射用，小鼠用量 800mg/kg. 大鼠用量 400～500mg/kg。

3. 扑热息痛模型 大剂量扑热息痛损伤肝脏的机制是该药物进入肝脏后，大约 90% 以上被细胞色素 P－450 代谢而解毒，5%～10% 被代谢转化为 N－乙酰－对－苯醌亚胺，此代谢中间物具有自由基性质，能与 GSH 结合而解毒，如果扑热息痛剂量过大，形成的 N－乙酰－对－苯醌亚胺相应增多，肝内 GSH 被大量耗竭，便与肝细胞蛋白质的游离巯基（—SH）结合，造成肝细胞蛋白的结构和功能的损伤，出现肝坏死，实验动物常用小鼠。扑热息痛溶于水，一般剂量 120～200mg/kg，腹腔注射，夏天剂量稍低，冬天剂量稍高. 故实验者应于正式实验前摸索一个合适的剂量（120～200mg/kg），然后才开始正式实验.

4. 小鼠免疫性肝损伤模型 微生物毒素（例如细菌超抗原、葡萄球菌肠毒素 SEB），某些药物，T 细胞激活抗－CD3 单克隆抗体，或者 T 细胞丝裂原例如 Concanavalin A（Con A），通过造成免疫抑制或者造成免疫激活而诱导肝损伤。这些物质在体内外均会激起很强的细胞因子的释放。以这些物质造成的实验性肝损伤模型，类似于自身免疫性肝炎、病毒性肝炎或者肝移植排斥的急性发作阶段. Con A 是一种植物凝集素，静脉注射 Con A 会导致肝脏的特异性损害。给动物注射 Con A 后会导致转氨酶升高，肝细胞核 DNA 碎片的生成，电泳检测可见 DNA－梯状条带，组织化学检测可见凋亡小体的形成和 CD4+，CD8+T 细胞浸润。亦可选用卡介苗（B. C. G）加脂多糖（LPS）诱导免疫性肝损伤.

（1）刀豆球蛋白 A（Con A）Con－A 为 T 淋巴细胞刺激剂，通过活化 T 细胞，活化 T 细胞与 T 淋巴细胞间 Fas/FasL 的反应，启动细胞凋亡和坏死的有关信号转道通路，造成肝细胞损伤，是一种 T 淋巴细胞介导的免疫性肝细胞损伤。适当剂量造成肝损伤，大剂量则致动物死亡，实验动物常用小鼠。一般剂量 > 20mg/kg，iv。实验者应于正式实验前摸索一个合适的剂量（20～30mg/kg），然后才开始正式实验。

（2）卡介苗（B. C. G）加脂多糖（LPS）给每只小鼠尾静注射 B. C. G. 或冻干粉 2mg/0.2ml（液用生理盐水悬浮）以致敏肝 Kupffer 细胞及聚集于肝脏的血中单核细胞。10 天后，由尾静注射 LPS 7～10μg/0.2ml 1 次，以活化处于致敏状态的肝 Kupffer 细胞及单核细胞，使其释放一些细胞因子，如 TNF、NO、氧自由基，等等。这些细胞因子作用于正常肝实质细胞，引起炎症、坏死。实验者应于正式实验前进行预实验，摸索一个合适的剂量，然后才开始正式实验。

进行上述实验时，选用体重 20～25 克小鼠或 120～150 克大鼠。随机分组，小鼠每组 10 只，大鼠每组 8～10 只。设高，中，低三个剂量组，急性试验提前 0.5～1 小时给药 1 次或提前 24 小时给药多次，正常对照组及损伤对照组给予相应的溶剂，阳性对照组给予相当剂量的已知药。各种治疗试验中，给药途径必须与临床用药的途径相同，静脉给药者可用腹腔注射代替，一般不要求每种动物模型均做两种给药途径，但应在上述肝损伤动物模型中选择药物疗效最敏感的模型做两种给药途径（口服或注射）。

溶于水的药物，用生理盐水或蒸馏水溶液配制，可任何途径给药，但必须与临床给药途径一致。不溶于水的药物可用少许吐温－80 配制成含 2% 吐温－80 的悬液或用 0.5% 羧甲基纤维素钠等制成混悬液，可口服或皮下注射，另设相同容积的溶剂对照组。

在观察药物疗效前，一般应首先观察待试药物的急性毒性。测定出半数致死剂量（LD_{50}）。一般而言，可取 1/5，1/10 及 1/15～20 作为治疗剂量，对测不出 LD_{50} 的药物，应求出最大浓度和最大允许容积，以便选择合适剂量。化学品一般最大剂量以 200～500mg/kg 为限，在此剂量范围设立 3 个剂量组。

中草药粗制剂，应按原生药换算剂量（生药 g/kg）。对测不出致死剂量的制剂，可取最大浓度和最大允许容积进行口服。小鼠口服最大容积每只每次不宜超过 0.8～1ml，大鼠口服最大容积每只每次不应超过 1.0ml，可相隔适当时间，多次给药。

于注射肝脏毒物后，动物禁食 18～24 小时，断头法处死动物，收集血液，分离血清，测谷丙转氨酶（ALT）和谷草转氨酶（AST），每只动物取同一叶肝脏部位大致相同的一小块肝组织，固定于 10% 福尔马林或 Boin 液，做病理切片检查。

疗效判断标准应与对照组比较，转氨酶显著降低，肝脏病理损伤减轻为有效。如有效，实验均应重复。

5. 大鼠体外原代培养肝细胞模型　大鼠肝细胞的分离以 ip 戊巴比妥钠 50mg/（10ml·kg）麻醉，背位固定，用 75% 酒精消毒皮毛后打开腹腔，从门静脉插管，切断下腔静脉，用无钙灌流液（1000ml 溶液中含 0.0372 g EDTA－Na_2，8.3 g NaCl，0.5 g KCl，2.4 g Hepes，6 ml 1 mol/L NaOH，pH 7.5，37℃，95% 氧气饱和）以 17ml/min 的流速灌洗肝脏 10 分钟。与此同时，游离肝脏以膈肌悬挂于支架上。立即换用含 0.2% Ⅳ型胶原酶的灌流液（100ml 溶液中含 0.4g NaCl，0.05g KCl，2.4g Hepes，0.07g $CaCl_2 \cdot 2H_2O$，6.6ml 1mol/L NaOH，pH 7.6，37℃，95%氧气饱和）以 22ml/min 的流速持续循环灌流肝脏 8～10 分钟。待灌流至肝脏表面膨胀，出现裂纹皱襞，将肝脏取下置于含 10ml 清洗液（1000ml 溶液中含 8.3g NaCl，0.5g KCl，2.4g Hepes，0.1764g $CaCl_2 \cdot 2H_2O$，6ml 1 mol/L NaOH，10%小牛血清，pH7.5）的烧杯中，撕去肝包膜，抖落肝细胞，用 120 目不锈钢筛网过滤得肝细胞悬液。用清洗液于 4℃ 300r/min 离心 6 分钟，弃上清，洗 3 次，得肝细胞悬液。肝细胞用台盼蓝拒染实验法检测存活率大于 85%～90%。

6．肝再生模型　小鼠或大鼠在乙醚麻醉下，用酒精棉球消毒腹部皮肤，用手术剪正中剪开皮肤，2～3cm，暴露肝脏，两手指挤压肝使其露出切口外，用丝线结扎 3 大叶肝根部血管，切除大约 70%的肝脏，手术前或手术后灌 50% 葡萄糖液 0.5ml/只，以防止术后休克死亡。一般手术及术后死亡率约 30%。手术当日，3～4 小时后，分组并开始给药。每组 12～13 只小鼠，第 2 天和第 3 天，每日上、下午各给药 1 次，第 4 天上午再给药 1 次，下午拉断颈椎处死小鼠。称体重，取出肝，剪去结扎部位坏死的肝组织，称重，计算肝指数（g/100g 体重），一般常以肝指数作为评定促肝再生指标。肝脏亦可留作测 DNA、RNA 之用，亦可做肝切片，HE 染色，观察核分裂指数。

二、抗暴发性肝功能衰竭药效学试验模型

爆发性肝功能衰竭发病率不高，但病死率极高。首要原因是病毒性肝炎引起的，其次是药物和毒物。治疗不可能单一药物，必须综合治疗及时抢救。临床治疗的原则有：①让病人肝脏有再生的机会；②去除药物或毒物（如果是药物或读物所致）；③可能的话给予刺激肝再生药物；④肝移植。欲评价这些治疗措施的效果和寻找治疗药物需要有合适的动物模型，合适的动物模型需要 6 项要求：可逆转性；可重复性；因肝衰竭而死亡；有一个治疗窗；一个大的动物模型（一般用大鼠和家兔）；对实验研究人员危害最小。为寻找治疗人的各种肝衰竭药物，需要不同的动物模型。目前可利用的动物模型包括：外科手术切除肝脏和截断肝脏血流；利用肝脏毒物造成肝衰竭，例如四氯化碳，扑热息痛或 D－氨基半乳糖；免疫性肝衰竭如注射刀豆蛋白（Con－A）和卡介苗（或丙酸杆菌）加脂多糖。

各种动物模型各有优缺点，目前尚无一种动物模型可满足上述的六项要求。

1．外科手术模型：手术全部切除肝脏，动物可存活 15 小时，偶然有个别的动物存活 26 小时，存活时间长短看来与血糖浓度有关。当血糖＞200mg/100ml，动物肝切除后存活时间较长。此模型的优点是可重复，最大缺点是不可逆，其次血生化没有与肝衰竭有关指标变化。

2．去血管模型　完全阻断肝脏血流方法有二：阻断肝门脉血流和结扎肝动脉，动物于 6～12 小时内死亡。此模型缺点是不可逆和存在肝切除模型所有的不足。第 2 种方法是一时性夹住肝动脉和阻断门脉血流。有人用猪做此模型获得成功，比完全切除肝脏要好一些。

（一）致死性小鼠或大鼠 D－氨基半乳糖加脂多糖模型

有人给家兔静脉注射 D－氨基半乳糖盐酸盐，动物于 21～44 小时死亡，死前 2～3 小时有昏迷，在此模型所做各项检查，与人爆发性肝衰竭所见相类似。问题是不同品种家兔反应不一样，选择一种合适的家兔不容易。另外，动物较大，增加实验操作上的困难。较多的人用大鼠做此模型，问题是不容易产生肝性脑病。

给大鼠一次 ip D－氨基半乳糖 600～800mg/kg 和 LPS 100～200μg/只，或给小鼠一次 ip D－氨基半乳糖 500～700mg/kg 加 LPS 10～20mg/kg，以引起爆发性肝坏死。动态观察死亡率（4 小时、8 小时、12 小时、24 小时、48 小时、72 小时）。一般于 24～72 小时内死亡。对照组死亡率应不少于 80%。

（二）致死性小鼠扑热息痛模型

足够大剂量扑热息痛在人可引起爆发性肝衰竭。国外有人服大剂量扑热息痛以自杀，故可用扑热息痛造成动物急性肝坏死，缺点是重复性较差。有人 24 小时内给 Beagle 犬皮下注射 3 次扑热息痛（0、9、24 小时）引起爆发性肝衰竭。

亦可用小鼠，一次 ip 扑热息痛 400～500mg/kg 以引起爆发性肝坏死。动态观察死亡率（4 小时、8 小时、12 小时、24 小时、48 小时、72 小时）。一般于 24 小时内死亡。对照组死亡率应不少于 80%。

（三）致死性小鼠 Con A 模型

给小鼠一次 iv Con A 40mg/kg 以上，可造成爆发性肝坏死。观察死亡率，一般于 24～48h 内死亡。对照组死亡率应不少于 80%.

（四）四氯化碳

有动脉、静脉或腹腔注射较大剂量 CCl_4，亦可口服 CCl_4。此模型的缺点是可重复性差，动物波动较大，动物不会出现 4 级肝性昏迷。肝组织学损伤主要是围绕中央静脉，不像人肝衰竭时出现的大片肝坏死。

上述（一）、（二）、（三）3 种动物模型应做预实验，摸索各种毒物致死剂量，对照组死亡率应介于 80%～100%，然后正式试验。死亡动物肝脏可留着做病理学检查，观察药物抗肝衰竭作用的指标为死亡率及死亡时间，有效药物可降低死亡率及延缓死亡时间。

所试药物给药方式一般均预防给药，于给肝毒物前多次给药或提前 1～2 小时给药 1 次。如有效，可与肝毒物同时给药（但途径不要相同），或给肝毒物后 0.5～1 小时给药 1 次或多次。

如所试样品有效，则应扩大观察对肝性昏迷模型（注射氯化铵）的作用，并研究其作用机制。

（五）其他毒物模型

二甲基亚硝胺（DMN）对实验者有一定危险性，因为 DMN 为化学致癌物。还有用硫代乙酰胺。亦有人给动物注射热灭活的革兰阳性细菌，随后注射脂多糖造成爆发性肝坏死。还有小鼠病毒性肝炎用于检测抗病毒治疗。上述各种造模毒物存在的问题是不能在大动物进行。

（六）外科手术和药物结合模型

国外有人用猪做实验，外科手术阻断肝动脉血流，造成肝缺血与经口给予四氯化碳 0.5ml/kg 相结合的方法。动物于 15～52 小时内死亡，死前 6～36 小时出现深度的肝昏迷，尿检发现肝中心叶有严重坏死。此模型满足了前面所述肝衰竭模型要求的 6 项指标，虽然可逆性还有待充分证实，用前列腺素 F2x 治疗可使 40%动物存活 10 天以上。然而，猪做实验又太大。

综上所述，目前，各种肝衰竭动物模型与人肝衰竭状态尚有较大差距，在选用何种动物模型做实验时，应多加思考。笔者自己的体会还是以肝毒性药物模型较为可取，关键是动物品种和选择合适的致死剂量。

三、退黄疸药动物模型

含义：系指能使病人黄疸消退或减弱的药物。

异硫氰酸－1－萘酯黄疸模型　动物要求同保肝药。大鼠体重以 120～150 克为宜。每组动物至少 8 只。小鼠亦可，但体重以 25～30 克为宜，因测定胆红素时血清用量较多。药物配制，给药途径及剂量同保肝药。异硫氰酸－1－萘酯溶于植物油，50～70mg/kg 口服。

药物于口服毒物前 0.5～1 小时服用，或提前 24 小时服药多次。给药途径与临床应用一致。口服毒物 24～48 小时后，断头法处死大鼠，留血，分离血清。测血清总胆红素，结合胆红素，ALT，AST，肝脏作病理切片检查。

以上各类动物模型应根据药物的具体情况可能有交叉选择。例如，保肝药亦可做抗肝炎病毒实验，抗肝炎病毒药亦可选择 2～3 种保肝药动物模型进行实验。

四、抗肝纤维化药效学试验模型

肝纤维化（HF）动物模型的基本要求是可靠、可重复、与人的 HF 形成有相似性。以往常用的动物 HF 模型各有优缺点。近年来，随着分子生物学的发展，已建立小鼠转基因 HF 模型、微型猪和豚鼠 HF 模型。不同类型的肝细胞体外培养的发展，有助于了解在 HF 发生发展过程中不同肝细胞的特殊功用及病理作用。新模型的联合应用、方法的改进以及对 HF 形成机制的新认识，使得 HF 的研究成为一个十分活跃的领域。

一般而言，HF 模型按其病因学可分为下列数类：①毒物性；②营养性；③免疫性；④胆汁性；⑤酒精性；⑥遗传性；⑦代谢性；⑧转基因性。所用动物品种依其使用频率为：大鼠、小鼠、兔、犬、豚鼠、微型猪、猴及猩猩。不同 HF 模型或肝硬化模型的病理发生的本质各有特点，这也许更适合于不同的研究目的。

表 32－1　肝纤维化、肝硬化实验动物模型一览表

类型	动　物	方　法	病理变化	出现纤维化时间	出现肝硬化时间
1. 肝脏毒物 CCl_4	大鼠 150～250g	皮下注射 50% CCl_4，1～2ml/kg，每周2次，或灌胃、吸入，每周 2 次，加饮用含苯巴比妥饮水	中心叶或门脉区	＞6w ＞1～2w	＞12w ＞4w
二甲基亚硝胺（DMNS）	大鼠 150～200g	一周腹腔注射 3 次	中央门脉区	＞4w	＞13w
	犬 10～30kg	口服每周 2 次	中央门脉区	＞3～4w	＞13w

续表

类型	动物	方法	病理变化	出现纤维化时间	出现肝硬化时间
硫代乙酰胺(TAA)	大鼠200g	TAA溶于饮水中300mg/L	门脉-门脉，门脉-中央	>2~3w >7~13w	>3月 >3~4月
D-半乳糖胺	大鼠200g	腹腔注射500mg/kg，每周3次	门脉扩张，胆管上皮细胞增生		
2. 营养性	大鼠/小鼠100~150/20g 大鼠100~150g	高脂、高胆碱、低蛋白饲料 低蛋白、低蛋氨酸、加乙硫氨酸饲料	中央叶 中央叶	>6w >4w	12~24w 12~24w
3. 免疫性异种血清	大鼠150~200g	腹腔注射猪血清，每周2次	中央-门脉扩散	>5w	>10w
异种白蛋白	大鼠150g	静脉注射人白蛋白4mg，30天内每周3次	门脉周围，门脉中央 门脉周围	>5~11w	未知
微生物细胞壁产物	大鼠150~200g	一次静脉注射链球菌细胞壁提取物20mg/kg	门脉周围	>6w	>10w
鼠血吸虫	小鼠20g	皮下注射50条血吸虫尾蚴	肉芽肿	>6w	未知
内毒素	兔2.5~3kg	从胆总管注射E. 大肠杆菌内毒素0.02mg，24小时后从耳沿静脉注射0.1mg	门脉周围，肉芽肿	>9d	未知
4. 胆汁淤滞性	大鼠150~300g 犬10~25kg 猴3~6kg	结扎胆总管 结扎胆总管 结扎胆总管	门脉周围，门脉-门脉，门脉周围-中央叶 门脉周围	>4w >4w >2月	未知 未知 >24月
5. 酒精性	猩猩 大鼠 微型猪	含酒精液体饲料 连续灌胃酒精和吃高脂饲料 40%乙醇和吃高脂饲料	门脉周围 中央叶 门脉-门脉，门脉-中央		
6. 遗传性	Rhino小鼠	有自体接受基因突变	中央叶	>6月	未知
7. 代谢性	大鼠	吃含2.5%(W/W)羰基铁饲料	门脉周围，小静脉周围>16w	未知	

CCl_4为复制动物HF和肝硬化的最常用毒物。该模型早期肝细胞出现明显的损伤和炎症。中毒6~9周后，除肝细胞坏死外，主要病变为变性和炎症浸润、肝细胞再生、Ito细胞增生、结缔组织沉积、小静脉和门脉周围出现明显的纤维浸润、结缔组织桥状沉积。长期中毒则出现微小结节状肝硬化。CCl_4 模型肝外脏器损伤甚少，CCl_4 引起肝毒性和结缔组织生成

的机制是经肝细胞色素 P450 代谢活化生成三氯甲基自由基（CCl_3），刺激活性氧中间产物（ROI）的生成和引起脂质过氧化。某些能诱导肝微粒体 P450 活性的物质，如苯巴比妥、磷脂酶 D、丙酮及乙醇都能促进 CCl_4 的代谢转化及加速 HF 和肝硬化的形成。然而，联合应用这类物质会使动物死亡率增加。CCl_4 引起动物 HF 或肝硬化在形态学和病理生理学方面与人肝硬化相似。例如，在动物和人肝坏死后都有肝细胞再生，在肝硬化的进展期纤维化浸润几乎均是不可逆的。

在 CCl_4 模型纤维化肝脏有各种细胞外基质（ECM）成分的异常积蓄。Ito 细胞在其中起了重要作用。可从此模型分离肝脏不同细胞研究其在 ECM 生成调控机制和纤维化发生中的作用。亦可用于抗 HF 药物的筛选，验证 HF 肝脏的病理组织学情况和纤维化血清标志物的相关性。CCl_4 模型之所以广泛应用原因是：①给此毒物的方式可多样化；②便于重复；③肝组织变化相对比较一致。然而，在不同动物，用同样的方式肝细胞坏死和纤维浸润程度可有某些差异，从而引起组织学和病理生理学上发现结果不一致。再者，CCl_4 模型毕竟不是人肝炎后和酒精性 HF 或硬化真实的模型，与肝细胞肝癌的发生亦无多大的关系。

DMNS 和 TAA 为最常用的两种肝脏致癌物，二者由肝微粒体代谢为活性中间产物，与肝细胞重要的大分子物质，如核酸和蛋白质共价结合而损伤肝细胞功能，DMNS 代谢亦有甲基化分子的产生，引起核酸和蛋白质甲基化，导致肝细胞坏死。不像 CCl_4 模型，DMNS 不引起肝细胞胆汁淤滞，但 DMNS 模型的另一个特点是 HF 和肝硬化比较稳定，停止染毒后仍能持续数月。此模型可用于研究体内各种 ECM 的表达，检测血清中标志物与肝纤维化的关系，曾用于评价马洛替酯（malotilate）抗肝纤维化作用。

TAA 是用以诱发肝硬化的一个经典的肝脏毒物，近来亦用以诱发大鼠 HF。在其诱发 HF 过程中，狄氏腔肝窦内皮细胞穿孔的量和基底膜样结构的形成量均减少。

GalN 是另一种肝脏毒物，它引起的肝损伤与人病毒性肝炎有相似之处。其作用的机制乃是引起肝内三磷酸尿嘧啶核苷和其他尿嘧啶核苷类降低，进而引起 RNA 和质膜蛋白的合成减少。该毒物一般用于造成急性肝损伤模型，然而反复多次腹腔注射 20～40 次（7～13 周内）可造成 HF，注射 80～120 次（每周 3 次）可造成肝硬化，所造成的肝病变与人胆汁性肝硬化有某些相似性。

营养性 HF　一般或是用高脂、低胆碱、低蛋白饲料或低蛋白、低蛋氨酸加乙硫氨酸以诱发 HF 和肝硬化。该模型存在的问题是不同种属动物的反应性变异很大，对胆碱缺乏的敏感性又有明显的差别，试验周期长，以及难以研究肝纤维化发生的病理学过程。

免疫性肝纤维化　常用者有给大鼠或小鼠静脉注射异源性血清或人白蛋白，或腹腔注射细菌细胞壁。给大鼠注射人白蛋白后，免疫复合物引起的 HF 的分子生物学与 CCl_4 诱发的 HF 在前胶原类型和 TGF－β1 方面二者有所差别。前种模型细微桥状胶原成分主要是Ⅲ型和Ⅳ型胶原，CCl_4 模型 TGF－β1 的表达比免疫性 HF 模型较多。在注射猪血清所致的大鼠 HF 模型，免疫组化发现，中央静脉和门脉区 Ito 细胞和成纤维细胞及包膜结缔组织增生，并在肝纤维化发生中起作用，免疫性因素在此大鼠 HF 模型中起了作用。

胆汁淤滞型 HF　结扎胆总管会引起大鼠胆汁淤滞型 HF 或肝硬化。该模型门脉区有明显的结缔组织浸润，胆管上皮细胞和肝细胞增生，常用于研究在胆汁淤滞过程中 ECM 的表达及其调控，细胞相互间的作用及肝细胞增生的情况。

酒精性HF和肝硬化　控制实验动物乙醇的摄入量特别是啮齿类动物如大鼠、小鼠，建立HF在技术上很不容易。Tsukamoto－French建立的大鼠HF模型，解决了控制乙醇摄入量的技术问题。肝细胞中央叶缺氧是诱发HF的主要原因。TGF－β1参与Ito细胞的活化。

转基因模型　将特殊的基因转入小鼠的卵子胚芽（germ），随后该小鼠及其后代有转移基因的表达。转基因小鼠模型在分子病理学和生物学方面很有价值，应用广泛。已建立转基因TGF－β1小鼠模型，在各种转基因小鼠模型均有明显的肝纤维增生和肝细胞凋亡。γ－干扰素转基因小鼠模型肝脏出现慢性炎症，随年龄老化血清转氨酶进行性地升高，肝脏出现明显的炎症反应。26周出现轻度的HF，37周胆小管增生。免疫组化分析此转基因鼠肝细胞表面有主要组织相容性复合物Ⅱ型分子存在。这一发现支持自身免疫参与了肝损伤，而且提供了一个了解各个细胞因子在自身免疫性肝炎机制的线索，了解各个细胞因子的作用以及HF的其他机制。

总而言之，动物模型对研究HF和肝硬化发生的机制及寻找有效的治疗药物必不可少。然而，人从肝脏炎症起始到发展为HF和肝硬化的时间过程比任何动物模型要长得多。再者，肝脏毒物在人和各种动物的代谢是不完全相同的。肝组织修复过程亦因动物种属不同而异。所以，至今没有一种HF和肝硬化动物模型能准确地反映人的病情。但是，这些动物模型对人们了解HF的发病机制及寻找治疗新药还是十分有用的。在这些模型中，CCl_4慢性中毒所致的大鼠或小鼠HF有其特点，容易形成，与肝损伤的严重性和结缔组织沉积的程度比较一致。特别是CCl_4 HF大鼠的Kupffer细胞和Ito细胞据认为在体内被激活，将这些细胞分离出来在体外可研究其细胞因子的释放，ECM的产生及细胞间的通讯。然而，至今尚无一种简便的酒精性大鼠HF模型。免疫性HF模型与中毒性HF模型相比较，肝细胞坏死较少，但适合于研究ECM的代谢。转基因小鼠过度表达某种特异的基因，如TGF－β1可显示单个细胞因子在HF中的调节作用，对研究结缔组织代谢大有前景。分离肝脏各种细胞在体外进行分子生物学研究可克服动物模型上研究的某些限制。

选择什么HF动物模型取决于研究目的、技术熟练程度及经费开支。新建HF模型和改进现有HF模型将会促进人们对肝纤维化发生机制的了解和抗HF新药的研制。

免疫性大鼠HF模型，皮下注射人白蛋白4mg/次，每次相隔10天，共3次。人白蛋白稀释液2份与3份不完全弗氏佐剂混匀乳化，多点注射，免疫或致敏大鼠。随后尾静脉注射用生理盐水稀释的人白蛋白6mg，每周2次，连续5～11周。以实验需要于第5、8、11周分别处死大鼠，血清和肝脏做各项HF指标检查。肝组织检查75%以上出现HF，肝细胞有中等程度变性和坏死，一些胆小管增生，Kupffer细胞无明显增生，炎症反应较轻。Ⅰ型胶原mRNA表达及TGF－β1表达不如CCl_4模型明显，但Ⅲ型和Ⅳ型前胶原mRNA表达明显。应当注意者，部分致敏大鼠于尾静脉注射人白蛋白后可出现过敏反应而死亡。故实验开始时，每组动物数应在15只以上。大鼠腹腔注射猪血清0.5ml，每周2次，连续10周，一般可形成肝纤维化。

（一）大鼠四氯化碳肝纤维化模型

将大鼠依体重随机分组，实验开始时，除正常对照组（10只）外，其余每组不得少于12只，模型对照组、阳性药对照组、给药3个剂量组，剂量大小可参考急性实验中有效剂量而定．实验结束时，每组动物应有 8 ~ 10 只。

四氯化碳溶于橄榄油，由皮下注射 10% ~ 20% 5ml/kg，每周两次，连续 3 个月。大鼠饲料应以高碳水化物、高脂、低蛋白为妥，有时还可饮用含 5% ~ 10%酒精的自来水，以加速肝硬化的形成，但动物死亡率较高，故试验开始时每组动物不得少于 12 ~ 15 只，以保证试验结束时每组应有的动物数。

给药途径应首选口服，每日 1 次，连续 1 ~ 3 个月。药物治疗于 CCl_4 中毒开始或第 2 个月起开始。注射给药途径不可取，因为临床治肝硬化需要长期用药。

试验结束时，断头处死大鼠，留血液，分离血清，测定 ALT，AST，总蛋白，白蛋白，计算白蛋白/球蛋白（A/G）比例，并测定肝纤维化标志物如透明质酸、羟脯氨酸、Ⅲ型前胶原肽、脯氨酸酶等。每只大鼠肝脏取一部分测定羟脯氨酸含量。另外，每只大鼠取同一叶同一部位小块肝脏做病理切片检查，作 HE 和胶原纤维染色，观察肝形态损伤及胶原纤维形成的程度，本模型多次皮下注射 CCl_4 油溶液，结果有不少油未被吸收，此点应予注意。

疗效判定标准则是比较治疗组与损伤对照组间各项测定指标间差异的显著性，重点是判定对肝纤维化有关的各项标志指标的疗效。如有效则应研究其作用的机制。

（二）小鼠四氯化碳加苯巴比妥钠模型

小鼠提前 1 周饮用含苯巴比钠（350mg/L）自来水。除正常对照组外，其余各组小鼠由 ip 注射 CCl_4 橄榄油，每周 2 次，CCl_4 浓度为 5%2 周，10%2 周，15%4 周，共 8 周，亦可延长 2 周。届时处死小鼠，留血清和肝脏，测定有关肝纤维化指标，肝脏做病理切片观察。各项观察指标同大鼠。

（三）大鼠或小鼠二甲基亚硝胺模型

一般常用大鼠，实际上用小鼠亦可，省钱又省药。此模型形成肝纤维化较快，但实验过程中死亡率较多，故实验开始时每组动物数 15 只为妥。

（四）免疫性肝纤维化模型

1．大鼠除正常对照外，以 9mg/mL 牛血清白蛋白（BSA）＋弗氏不完全佐剂乳剂每次 0.5mL/只，足垫注射以致敏动物，共 5 次。第 1，2 次间隔 2 周，其余间隔 1 周。末次致敏注射后 1 周，球后静脉丛采血，采用琼脂平板双向扩散法测大鼠血清中抗 BSA 抗体。取抗体阳性者尾静脉攻击注射 18mg/mL BSA 生理盐水溶液的不同浓度的稀释液，每周 2 次，每只剂量每次 2mg（0.4mL）递增至每只每次 3mg（0.4mL）共 10 次。药物治疗组可从第二次攻击注射后开始灌胃，模型组和对照组灌胃同剂量蒸馏水，停止攻击后再给药两周，直至实验结束。

五、抗脂肪肝药效学模型

（一）急性酒精性小鼠脂肪肝模型

22 ~ 24g 的雄性小鼠，禁食 12 小时。口服 40%乙醇 20ml/kg，6 小时后处死动物，取肝脏制备 5%肝匀浆，测定肝脏内甘油三酯、谷胱甘肽（GSH）及丙二醛（MDA）含量。

所试样品一般采取口服 1 次，亦可采用给药 3 次的方法，即首日下午、次日上、下午分别口服所试样品一次。正常对照及模型对照组口服同体积蒸馏水。末次服药 2 小时后，口服

40%乙醇 20ml/kg（将无水乙醇（分析纯）用蒸馏水稀释至 40%（V/V）。一般模型组甘油三酯比正常组升高 1.3 倍左右，GSH 含量降低，MDA 含量升高。

（二）高脂肪饲料引起的小鼠营养性脂肪肝模型

高脂饲料配方：79%基础饲料、10%猪油、10%蛋黄粉、1%胆固醇．昆明种或 ICR 雄小鼠，20~22g，随机分组，正常对照组饲喂正常鼠饲料，其余各组每天饲喂高脂饲料，同时每日下午给小鼠分别口服所试样品，模型组口服同体积蒸馏水，每三天记录体重一次，第 21 天处死小鼠，取肝，测定肝脏甘油三酯含量。模型组小鼠肝脏甘油三酯比正常组小鼠升高数倍。可同时测定血脂各项指标。

（三）乙硫氨酸（Dl – ethionine）引起的小鼠脂肪肝模型

采用昆明种或 ICR 雄性小鼠 21~24g，随机分组，每组 10 只。除正常对照组外，模型对照组及受试药物组于第一日上午口服乙硫氨酸 300~350mg/kg，每日 1 次，连续 3 次．口服乙硫氨酸 1 小时后，口服药物 1 次，6 小时后再给药一次，第二日和第三日上、下午分别给药 1 次．模型对照口服同体积水。于末次口服乙硫氨酸 24 小时后处死动物，取肝脏，用生理盐水制备 5%肝匀浆，测定肝脏内甘油三酯含量。乙硫氨酸纯度很重要。一般而言，模型组肝脏甘油三酯比正常组升高 3 倍左右。乙硫氨酸是蛋白质合成抑制剂，可引起脂肪肝。

以上介绍的各种模型，试验者应根据具体情况选用，而且应先做预试验。

（魏怀玲　刘耕陶）

参 考 文 献

1．Terblanche J，Hickman R．Animal models of fulminant hepatic failure．Dig Dis Sci，1991，36（6）:770 – 774

2．Wu Jian，Norton PA．Animal models of liver fibrosis．Scand J Gastroenterol，1996，31:1137 – 1143

3．Sun M，Wang B – E，Giorgio A，et al．Two rat models of hepatic fibrosis．A morphologic and molecular comparison．Lab Invest，1990，63（4）:467

4．朱起贵，方步武，吴贺算，等．牛血清白蛋白致免疫损伤性肝纤维化动物模型的研究．中华病理学杂志，1993，22（2）:121 – 122

第33章 肿瘤多药耐药逆转剂药效学试验的基本方法

本章所介绍的内容是著者实验室在研究肿瘤多药耐药中采用的。当然，不同实验室还有各自的技术和方法。

一、体外多药耐药逆转药效学试验

（一）常用的耐药肿瘤细胞株

1．KBv200细胞人口腔上皮癌KB细胞经过长春新碱（VCR）连续多步骤筛选得到的多药耐药细胞株，可培养于含10%小牛血清的RPMI 1640中，培养液中加入200nmol/L VCR维持耐药性。

2．MCF-7/Adr细胞　人乳腺癌MCF-7细胞经过阿霉素连续多步骤筛选得到的多药耐药细胞株，可培养于含10%小牛血清的RPMI 1640中，培养液中加入500nmol/L阿霉素维持耐药性。

3．K562/ADM细胞人髓性白血病细胞K562经过阿霉素连续多步骤筛选得到的多药耐药细胞株，为悬浮生长细胞，可培养于含10%小牛血清的RPMI 1640中，用100nmol/L阿霉素维持耐药性。

4. P388/ADM 细胞 小鼠淋巴白血病细胞接种与小鼠后，通过腹腔注射低于半数致死剂量的阿霉素，逐步筛选得到的多药耐药细胞株，体外培养为悬浮生长的细胞。

（二）筛选多药耐药逆转药物的注意事项

运用筛选细胞毒型抗癌药物的体外试验方法（例如染料排斥试验、集落形成法、MTT法、SRB 法等）找出药物的无毒剂量及细胞存活率 90% 以上。以此剂量作为最大剂量，一般采用等比间隔设定 4～5 个浓度。

（三）测定方法

受试耐药逆转药物与梯度浓度的易产生耐药的抗癌药物（例如长春碱类、紫杉烷类、蒽环类抗生素类、鬼臼毒素类等）一起与耐药细胞共同孵育，采用筛选细胞毒型抗癌药物的体外常用方法（例如染料排斥试验、集落形成试验、MTT 法、SRB 法等，具体操作参考韩锐主编的《抗癌药物研究与实验技术》一书），测定抗癌药物的半数抑制浓度（$IC_{50受试药物+抗癌药}$）。同时，计算未加受试耐药逆转药物的抗癌药物的 $IC_{50抗癌药}$。通过以下列公式计算耐药逆转倍数：逆转倍数 = $IC_{50抗癌药}/IC_{50受试药物+抗癌药}$。同时，换用敏感肿瘤细胞重复上述试验，同样可以计算出对于敏感细胞的 $IC_{50抗癌药}$ 和 $IC_{50受试药物+抗癌药}$。实验可以用维拉帕米（5μg/ml）或 PSC 833（1.5μg/ml，50～100nmol/L）或环孢菌素 A（20～45μmol/L）或奎宁（6μg/ml，50μmol/L）为阳性对照。

（四）结果评价

受试药物对耐药细胞耐药性的逆转倍数大于 10 倍，可以多选择几种耐药肿瘤细胞或几种抗癌药物进行活性测定。如果受试药物在没有细胞毒作用浓度时，可以增加敏感细胞对抗癌药物的敏感性，此受试样品更值得深入研究。

二、针对逆转 P－糖蛋白介导的耐药研究

（一）Pgp 的功能检测

Pgp 具有较为复杂的膜转运功能，其疏水区具有结合和转运为 Pgp 底物的抗癌药物的功能，通过 Pgp 上 ATP 结合位点与 ATP 结合，通过水解 ATP 释放能量，从而引起构象改变将胞浆内的某抗癌药物泵到细胞间隙，底物通过被动扩散离开细胞膜。如此，细胞浆内药物浓度下降，从而避免了抗癌药物对细胞的毒性作用，引起肿瘤耐药。

1. Pgp 底物的蓄积和外排 由于 Pgp 的外排泵功能，在耐药肿瘤细胞可以观察到抗癌药物外排增加，而引起细胞内药物蓄积减少。通过同位素、荧光等检测手段可以检测药物在细胞内的蓄积，间接反映 Pgp 对药物的外排功能。

（1）蒽环类抗癌药物的蓄积和外排：蒽环抗生素类抗癌药物例如阿霉素（adriamycin）、柔红霉素（daunorubicin）、表阿霉素（epirubicin）等本身具有荧光的特性，通过流式细胞仪或荧光分光光度计测定肿瘤细胞内药物的荧光强度，可以确定蒽环类药物在细胞内的含量。

方法 以阿霉素（Adr）为例

药物的蓄积 取对数生长期的敏感和耐药细胞，以相同的细胞数接种于 6 孔板，待细胞长至 70%～80%时，加入含 Adr 10μmol/L 的全培养基，并加入受试耐药逆转药物。每组设三

个平行样品，37℃、5% CO_2 继续培养 3 小时，用冰冷的 PBS（pH7.4）洗 3 遍终止反应。收集细胞，计数。

药物的外排 如药物的蓄积，将细胞与 Adr 以及受试耐药逆转剂孵育 3 小时，但是为了降低 Pgp 药物外排能力，置于 4℃孵育。之后，细胞用 PBS 洗 3 遍，然后置于不含酚红的 Hank's 平衡盐溶液（可以加入受试耐药逆转剂，也可以不加）共 180 分钟。其间在不同时间点（例如 0，15，30，45，60，120，180 分钟时），用冰冷的 PBS（pH 7.4）洗 3 遍终止反应，收集细胞，计数。

荧光检测 可以直接在流式细胞仪上测定 10000 个细胞的平均荧光强度。或者将离心得到的细胞沉淀重新悬浮在 1.2ml 盐酸（0.3mol/L）－乙醇（50%）溶液中，并于超声波雾化器上打碎细胞，10000r/min 离心 15 分钟。取上清液 1.0ml 加入 2.0ml 上述盐酸－乙醇溶液，用荧光分光光度计测定 Adr 的荧光值，激发波长为 470nm，发射波长为 580nm，并用 Adr 含量－荧光强度标准曲线计算 1×10^6 个细胞内 Adr 的含量。

结果评价 与敏感细胞相比，耐药肿瘤细胞内蒽环类抗肿瘤药物的蓄积量显著减少，药物外排显著增加。而有活性的耐药逆转剂可以增加药物的蓄积，减少药物外排。Student 双尾 t 检验计算统计差异，当 $P < 0.05$，差异显著。

注意事项 柔红霉素的剂量通常为 1～4μg/ml，表阿霉素的剂量通常为 1～10μg/ml。

（2）同位素标记的抗癌药物的蓄积和外排：将抗癌药物标记上同位素（通常为 ^3H），通过检测进入细胞内抗癌药物的放射性，从而确定药物的含量。常用的同位素标记抗癌药物有 ^3H－vinblastine（20μCi/l）、^3H－daunorubicin（100μCi/l）、^3H－adriamycin（40～80μCi/l）、^{14}C－adriamycin（25μCi/l）、^3H－actinomycin D（4mCi/l）、^3H－vincristine（0.25～0.5mCi/l）等。

方法 以 ^3H－vinblastine 为例，敏感和耐药的肿瘤细胞种于 12 孔板，待细胞长至 70%～80%时，弃去培基，加入含 10～25nCi ^3H－vinblastine，5mmol/L $MgCl_2$，5mmol/L 葡萄糖的 HEPES 液 1ml，同时加入受试耐药逆转剂（剂量根据体外药效学实验结果来确定），37℃孵育 60 分钟后，弃去 HEPES 液，加入 1ml 闪烁液，静止 20 分钟后，在液体闪烁计数仪上计数。另外一部分细胞，在孵育 60 分钟后，换上不含同位素药物的 HEPES 液，再孵育 180 分钟。此间在不同时间点（参考上述蒽环类抗癌药物外排试验）加入闪烁液，静止后闪烁仪上计数。通过 ^3H－vinblastine 浓度与放射性强度标准曲线可以计算出肿瘤细胞内 vinblastine 的含量。

结果分析 参考上述蒽环类抗癌药物外排试验。

（3）为 Pgp 底物的荧光物质的蓄积和外排 Pgp 适宜底物是带正电荷或中性的疏水性分子，几种乙酰氨基甲酯类钙离子敏感的荧光染料 fura2/AM，indol/AM，fluo3/AM 是 Pgp 的适宜底物。中性的乙酰甲酯类钙离子敏感染料如 fura2/AM 经被动扩散通过细胞膜，被细胞内的酯酶水解后转变为对钙离子敏感的阴离子形式 fura2 游离酸而捕获于细胞内。中性的乙酰甲酯形式的染料本身无荧光，可经 Pgp 泵出细胞，但转变为 fura2 游离酸后则能产生荧光。因此采用钙离子非敏感的激发波长检测细胞内 fura2 蓄积量能稳定评价 Pgp 活性。罗丹明 123（Rhodamine 123）也是 Pgp 最适宜的荧光底物，也可用来衡量 Pgp 的活性。

方法 多用流式细胞仪来检测上述荧光燃料的荧光强度。对数生长期细胞在有或无受试耐药逆转药物时，与 fura2/AM（2～4μmol/L）或 indol/AM（5～6μmol/L）或 furo3/AM（5μmol/L）孵

L）孵育 30 分钟，罗丹明 123（200ng/ml）孵育 3 小时。然后冷 PBS 洗 3 遍，流式细胞仪上检测 10000 个细胞的平均荧光强度，fura2、indol、furo3 和罗丹明 123 激发和发射波长分别为 340/493、355/410、488/535 和 488/530nm。

或者将细胞接种于 96 孔板中，待细胞长至 70% ~ 80% 满时，加入 25μmol/L（100 ~ 200ng/ml）罗丹明 123 和（或）受试耐药逆转药物，37℃孵育 30 分钟后，用冷 PBS 洗 3 遍后，加入含有 0.2% SDS 的 20mmol/L Tris/HCl，pH 7.7 裂解细胞，然后用荧光酶标仪在激发波长 485nm，发射波长 530nm 测定罗丹明 123 的荧光强度。

结果分析　参考上述蒽环类抗癌药物外排试验。

注意事项　使用罗丹明 123 时，荧光强度的测定须在染色后数分钟内完成。而乙酰甲酯类荧光染料则能克服这一缺点，染色后至少允许在几个小时内观察结果。但是乙酰甲酯类荧光染料被水解后得到的游离酸可能不是 Pgp 的底物，被滞留在细胞内，因此不能用来测定药物的外排。

2．膜竞争结合试验　Pgp 结构的疏水区具有底物结合位点，Pgp 的底物必须与 Pgp 结合才能被泵出细胞外。一些耐药逆转剂，例如维拉帕米，也是 Pgp 的底物，可以和同是 Pgp 底物的抗癌药物竞争，占据 Pgp 上的结合位点，从而减少 Pgp 与抗癌药物结合而减少其外排来发挥耐药逆转作用。最常用的是^{3}H – azidopine 光亲和标记法（photoaffinity labeling）。Azidopine 为二氢吡啶类钙通道阻滞剂，它与 Pgp 具有高亲和力。对其进行同位素标记，根据放配结合试验原理，可以鉴定出受试耐药逆转剂是否为 Pgp 的底物。

方法：膜的制备　收集耐药肿瘤细胞，冷 PBS 清洗两遍后，每 5×10^{7} 个细胞加入 5ml 低渗提取缓冲液（HEPES 50mmol/L pH 7.4，EGTA 5mmol/L，$MgCl_2$ 2mmol/L，DTT 1mmol/L，PMSF 0.1mmol/L），4℃静置 15 分钟后，离心收集细胞，在加入 0.5ml 上述低渗提取缓冲液，4℃静置 45 分钟，用 Dounce 玻璃匀浆器上下研磨 50 次后，移入 Eppendorf 管中，1000g 离心 10 分钟，取上清 10 000g 离心 20 分钟，取上清 100 000 离心 60 分钟，沉淀用低渗细胞缓冲液悬浮。贮于 – 70℃，两周内测定。

竞争结合反应　细胞膜蛋白（约 50μg/反应）先与含有受试耐药逆转剂、0.25mmol/L 蔗糖的 10μmol/L Tris·HCl 液（pH7.5）中与 37℃孵育 30 ~ 40 分钟，之后加入^{3}H – azidopine（10 ~25mCi/L）（购于 Amersham Life Science）继续在冰上于黑暗中孵育 20 分钟，再于冰上紫外（366nm）照射 20 分钟，然后将样品加入等体积的上样缓冲液（100mmol/L Tris – HCl，pH6.8 200mmol/L DTT，4% SDS，0.2%溴酚蓝，20%甘油）上样到 8%SDS – 聚丙烯凝胶，电泳。用荧光 X 线照相增强剂 Amplify（Amersham 公司产品）固定处理凝胶 1 小时，晾干后，将胶固定于 Kodak XAR – 5 膜上，– 70℃暗盒中放置 7 天，胶片曝光显色，观察光标记的条带。对条带进行密度测定。

结果分析　未与受试耐药逆转剂孵育的细胞膜样品，仅可观察到分子量为 170 ~ 180kD 的蛋白条带。如果加入受试耐药逆转药物的样品，蛋白条带密度明显下降，说明该药物是 Pgp 的底物，通过竞争结合 Pgp 上的底物结合位点来发挥其逆转作用。

3．Pgp ATP 酶活性的测定　Pgp 是能量依赖性的药物外排泵，它具有两个功能区，每个功能区都具有一个亲水的位于细胞浆内的 ATP 结合位点。Pgp 与抗肿瘤药物结合后，其核苷酸结合位点连上 ATP，ATP 水解后释放出的能量才可使药物排出细胞外。任何一个 ATP 结合位点的灭活都可使整个蛋白质功能丧失。无论抑制或激活 Pgp ATP 酶活性均可影响 Pgp 的外排功能。

方法 细胞膜的提取方法同细胞膜流动性的测定。测定 ATP 膜活性时反映总体积为 100μl，往反应缓冲液（含 0.2mol/L 蔗糖，100mmol/L Tris pH 7.4，$MgCl_2$ 20mmol/L，1mmol/L EGTA，1mmol/L G 毒毛旋花苷，5mmol/L 叠氮钠，5mmol/L ATP）加入受试样品，然后加入 20μg 细胞膜样品启动反应，分别在 37℃孵育 0 和 20 分钟后，立即加入 5% SDS 中止反应。取上清 25μl，用无机磷液体试剂盒测定反应液中的无机磷（Pi）含量。

结果分析 以 20 分钟内生成的 Pi 量代表 ATP 酶的活性。对未加和加入受试耐药逆转剂的结果进行统计分析。

注意事项 反映缓冲液中 G 毒毛旋花苷用来抑制 Na^+/K^+ – ATP 酶，EGTA 用来抑制 Ca^{2+} – ATP 酶，叠氮钠用来抑制细胞膜提取物中可能残留的线粒体 ATP 酶活性，以确保所测定的为 Pgp 的 ATP 酶活性。由于 ATP 溶解后不稳定，会自行分解，因此加样要迅速，并且要设定不加细胞膜样品的本底对照，所有细胞膜样品测得的值均要减去本底。

4. 抗癌药物细胞内分布 在耐药肿瘤细胞中，除有抗癌药物的蓄积减少外还经常能观察到药物分布的改变。在敏感的肿瘤细胞中，有荧光特性的蒽环类（柔红霉素、阿霉素）抗癌药主要分布在细胞核内，而在耐药细胞中这些药物蓄积在核周区域或一些胞浆的囊泡中，在核内的蓄积量则大大降低。

方法 取对数生长期的敏感和耐药细胞，以相同的细胞数接种于 6 孔板，待细胞长至 70%～80%时，加入含 Adr 2～10μmol/L 的全培养基，并加入受试耐药逆转药物。每组设三个平行样品，37℃、5% CO_2 继续培养 1 小时，用冰冷的 PBS（pH 7.4）洗 3 遍终止反应。置于激光共聚焦扫描显微镜下观察，采用 488nm 激发滤片，510nm 主二色分光镜和 510nm 检测滤片。

结果分析 敏感细胞中 Adr 主要聚集在细胞核中，胞浆中也有少量 Adr 分布，而耐药细胞中，Adr 全部分布于细胞浆内，核内则观察不到 Adr。加入受试耐药逆转剂后，耐药细胞核内 Adr 的蓄积量增加，而胞浆内 Adr 蓄积量下降，在敏感细胞，Adr 分布变化不明显。

（二）Pgp 的表达

Pgp 蛋白质水平的检测，即用各种组织化学方法，借助单克隆抗体对 Pgp 的表达水平进行检测。选择好的 Pgp 抗体为检测 Pgp 表达的前提。常用的 Pgp 单克隆抗体有：靶向内在抗原决定簇的 C219、JSB－1，靶向外在抗原决定簇的 MRK－16、UIC2、4E3 等。

1. 整体细胞检测方法 运用免疫细胞化学法（immunocytochemistry）或流式细胞仪法，对于识别 Pgp 内部结构域的抗体，则须先将细胞固定，将胞内结构与暴露出来，而对于识别 Pgp 膜外部分结构域的抗体，可以将细胞与抗体直接孵育。抗体的稀释度以及孵育时煎参考所购抗体的产品说明书。受试耐药逆转剂与肿瘤细胞一起孵育 24 小时以上。

以 JSB－1 为一抗，荧光标记的二抗为显色手段，方法简述如下：

（1）免疫细胞化学法 取对数生长期的敏感和耐药肿瘤细胞接种于洁净灭菌的单凹载玻片上，37℃，5% CO_2 培养过夜，细胞中加入受试药物继续培养 24 小时以上，磷酸盐缓冲液（PBS）洗 3 次后，用冷丙酮固定 10 分钟（如果应用与 Pgp 胞外结构域结合的抗体，此固定步骤可省），PBS 洗细胞 3 次后，用 10%小牛血清室温封闭 30 分钟，加入 JSB－1，37℃湿盒内孵育 1.5～2 小时，PBS 洗细胞三次后，再加入 FITC 标记的二抗，37℃孵育 1 小时，用 PBS 彻底清洗细胞后，共聚焦激光扫描显微镜观察 Pgp 荧光显色的部位和荧光强度。每个载玻片随机选 5 个视野观察，各个载玻片在图像处理过程中主要参数相同。

结果分析　耐药肿瘤细胞膜上荧光染色显著强于敏感肿瘤细胞，受试耐药逆转剂与耐药细胞孵育后，耐药细胞荧光染色减弱。

（2）流式细胞仪法　将对数生长期的敏感和耐药细胞在 100% 的甲醇中于 -20℃固定 10 分钟（同样，如果使用与 Pgp 胞外结构域结合的抗体，此步骤可省），PBS 洗涤后加入 10% 小牛血清/1% 牛血清白蛋白（BSA）/PBS，室温封闭 30 分钟，然后加入单抗 JSB-1，37℃孵育 1.5～2 小时，PBS 洗涤后，再加入 FITC 标记的二抗，37℃孵育 1 小时，用 PBS 彻底清洗细胞后，用流式细胞仪计 10 000 个细胞，测定平均荧光值。

结果分析　在荧光图上，与敏感肿瘤细胞相比，耐药肿瘤细胞荧光强度峰右移，平均荧光值显著增加。加入受试耐药逆转剂后，荧光强度峰左移，平均荧光值下降。

2．Western blot 法检测细胞膜提取物中 Pgp 的表达

细胞膜的提取　细胞于对数生长期接种于培养瓶，与受试耐药逆转剂共同孵育 24 小时以上后，弃去培养液上清，用预冷的 PBS 洗涤二次，加入 RIPA 裂解缓冲液（含 25mmol/L Tris-HCl，pH 7.4，150mmol/L NaCl，1% Triton X-100，5mmol/L EDTA，5mmol/L EGTA，10mmol/L NaF，1mmol/L PMSF，0.5% NP-40，10mg/l aprotinin，10mg/l leupeptin，1mmol/L pepstatin)，15 分钟后，收集细胞裂解液，反复冻融 3 次，于 12 000g 离心 20 分钟，收集上清液于 -20℃冻存，一周内测定。若贮于 -70℃冻存，可以二周内测定。

Western blot 检测的具体方法可参考分子克隆。

结果分析　耐药细胞在分子量为 170kD 附近有显著条带出现，而敏感细胞则无该条带。耐药细胞与受试耐药逆转剂孵育后，条带变细、强度减弱或者条带消失。

注意事项　①受试耐药逆转剂抑制 Pgp 过度表达具有细胞特异性，不同来源的肿瘤细胞可能检测结果不同。因此，多通过对 Pgp 结合和转运底物功能的影响，来反映受试耐药逆转剂的作用机制；②Pgp 是一种糖基化跨膜蛋白，其肽链占 140kD，分子量受糖基化程度的影响不同而略有改变，140～180kD，通常为 170kD，因此 Western blot 检测 Pgp 表达时，分子量并不一定出现在 170kD 位置。

（三）编码 Pgp 的基因 mdr1 的表达

检测 Pgp 介导的 MDR 方法之一是 mRNA 水平的检测，即用 Northern 杂交、原位杂交或反转录-聚合酶链反应（RT-PCR）等检测技术检测 mdr1 mRNA 的水平。Northern 杂交、原位杂交这些 mRNA 传统检测方法操作复杂，敏感性差，价格昂贵，在临床上使用也受到极大的限制。RT-PCR 技术，即在反转录酶作用下，利用已经转录的 mdr1 之 mRNA 为模板，合成 mdr1 的 cDNA 后，以 PCR 体外扩增法为检测手段，对于检测肿瘤细胞 MDR 是不可多得的能定量的检测手段，具有省时省力、效率高、灵敏度高、特异性强的特点。

以 RT-PCR 法检测 mdr1 表达水平方法如下：

1．RNA 的提取　细胞种于 100mm 的培养皿中，受试耐药逆转剂与细胞孵育 6 小时以上，待长满后，用 DEPC 水处理的 PBS 洗涤 2 次后，加入 1ml Trizol 溶液，轻微摇晃混匀后裂解 15 分钟，转入 Eppendorf 管中，加入 0.2ml 氯仿，上下来回颠倒数次，静置待出现分层后，

于4℃ 12 000g离心15分钟。将上清（水相）转移至另一管中，加入等体积的异丙醇混匀，静置15分钟后，于4℃12 000g离心10分钟，弃上清，沉淀用DEPC水处理的75%乙醇淋洗后，于4℃7，500g离心5分钟，在超净台内将乙醇挥干，加入20～30μl DEPC处理过的水溶解沉淀。在紫外可见分光光度计下测定260nm和280nm的吸光度值，然后分装，贮于－40℃，一周内测定。

2. 建立RT－PCR反应体系

mdr1 上游引物	5′－TCGTAGGAGTATCCGTGGAT－3′
下游引物	5′－CATTGGCGAGCCTGGTAG－3′
GADPH 上游引物	5′－ACGGATTTGGTCGTATTGGG－3′
下游引物	5′－CGCTCCTGGAAGATGGTGAT－3′

反应体系为：	体积	终浓度
5×AMV/Tfl 反应缓冲液	10μl	1×
dNTP 混合液（各 10mmol/L）	1μl	0.2mmol/L
上游引物	2μl	1μmol/L
下游引物	2μl	1μmol/L
25mM $MgSO_4$	2μl	1mmol/L
AMV 反转录酶（5U/μl）	1μl	0.1U/μl
Tfl DNA 聚合酶（5U/μl）	1μl	0.1U/μl
样品 RNA	2μl	2μg
DEPC 处理的水至反应总体积为	25μl	

RT－PCR反应程序：第一条cDNA链合成：48℃，45分钟（反转录）；94℃，3分钟（AMV灭活、RNA/cDNA/引物变性）；第二条cDNA链合成及PCR扩增：94℃变性1分钟；mdr1在58℃，GADPH在55.5℃，PKC－α在56℃，退火1分钟；72℃延伸1分钟，共28个循环，最后72℃继续延伸7分钟。反应完成后，取7.5μl PCR扩增产物加入1.5μl上样缓冲液（6×，0.25%溴酚蓝，0.25%二甲苯青，40%蔗糖）混匀后，加到2%琼脂糖凝胶（含0.5μg/ml EB）中，以50V/cm电压恒压电泳约1.5小时，于紫外灯下观察照相，用Kodak120型凝胶扫描仪及Kodak ID图像分析软件分析PCR产物条带亮度值，并进行量化分析。

结果分析　通过此扩增方法，在耐药肿瘤细胞可以得到约415bp的mdr1条带，而敏感细胞则无此条带，受试耐药逆转剂与耐药肿瘤细胞孵育后，条带亮度下降。

注意事项　①方法中所述mdr1的上下游引物通过Primer 5.0软件自动引物匹配，取得分最高的一对引物；②反应体系和RT－PCR扩增参考Promega公司RT－PCR试剂盒说明书；③一般来说，化合物降低mdr1表达水平的能力有限，仅能微弱降低mdr1的表达，或者根本不影响mdr1的表达水平。

三、其他与耐药有关的检测方法

（一）细胞内pH值的测定

耐药肿瘤细胞与其敏感细胞有很多特性不同，例如细胞内pH值。在凋亡发生的早期就有快速的细胞酸化，细胞内 pH 增加则会产生凋亡抗性。Pgp 过度表达的 MDR 肿瘤细胞胞内 pH 值较高，而且其酸化细胞培养液的速度也比正常细胞快，并且 MDR 细胞这种酸碱能力的异常与细胞膜上的 Na^+/H^+ 转运泵无关。耐药细胞内 pH 值的升高还会减少细胞对药物的摄入。使细胞酸化不仅可以加强耐药细胞的化学敏感性，同样有助于 Pgp 阴性细胞化疗敏感性的提高。

检测方法　通常选用 BCECF 作为荧光指示剂，检测细胞内 pH 值。取对数生长期的耐药和敏感肿瘤细胞，PBS 洗涤后，加入 BCECF（终浓度 5μmol/L），37℃温育 60 分钟，用预冷的 PBS 洗涤 3 遍后，加入受试耐药逆转剂，37℃温育 30 分钟，充分洗涤后，于流式细胞仪测定 530nm 和 630nm 处的荧光值。

结果分析　pH 值以 630nm 荧光强度与 530nm 荧光强度的相对比值表示，比之增大代表发生碱化。比值减小代表发生酸化。

注意事项　并非所有耐药逆转剂都可使细胞酸化。

（二）细胞膜流动性的测定

生物膜参与生命过程的多个环节，如能量转换、物质转运、信息传递等，细胞癌变的主要特征之一是生物膜流动性的增加，使癌细胞内的物质能够较快地与外环境交换。膜脂流动性的改变也将影响膜的功能，包括存在于膜上酶的活性和膜的通透性。在耐药肿瘤细胞中，既观察到有膜流动性的升高，也有膜流动性的降低。MDR 细胞膜流动性改变与多药耐药逆转的分子机制尚未完全阐明，可能与以下作用有关：①对抗癌药物的通透性改变，使胞内蓄积增多；②膜脂流动性改变导致位于膜上的酶及受体蛋白功能发生变化，如 ATP 酶、Pgp 等与肿瘤耐药有关的蛋白；③导致各种离子通道的通透性变化，从而影响离子参与的各种生化过程；④膜脂流动性降低，可增加细胞连接的刚性而恢复细胞间接触抑制。

测定方法　细胞膜提取方法见 ATP 酶活性检测。流动性的测定如下：反应总体积为 1ml，含 1μmol/L 的 DPH、100μg 的细胞膜样品以及受试耐药逆转剂，用 0.01mol/L PBS 补足体积，37℃孵育 30 分钟后，立即用荧光分光光度计测定起偏片和检偏片分别为 0 度或 90 度时的荧光强度（I），运用如下公式计算偏振度（P）：$G = I_{HV}/I_{HH}$，$P = (I_{VV} - GI_{VH}) / (I_{VV} + GI_{VH})$，其中 I_{HV} 为起偏片 0 度检偏片 90 度测得的荧光强度，I_{HH} 为起偏片 0 度检偏片 0 度测得的荧光强度，I_{VV} 为起偏片 90 度检偏片 90 度测得的荧光强度，I_{VH} 为起偏片 90 度检偏片 0 度测得的荧光强度。

结果分析　偏振度（P）代表膜流动性，偏振度增加，则膜流动性降低，偏振度降低，则膜流动性增加。

注意事项　无论降低或升高耐药细胞膜流动性，都可能会影响抗癌药物在细胞内的蓄积。膜流动性增加，则细胞膜通透性增加，抗癌药物容易进入细胞内，而且膜流动性增加，会改变各种离子通道的通透性变化，从而影响离子参与的各种生化过程；而膜流动性降低，可增加细胞连接的刚性而恢复细胞间接触抑制。此外，Pgp 是存在于膜中的糖蛋白，且其功能依赖于 ATP 酶的活性，那么膜流动性的改变导致位于膜上的酶及受体蛋白功能发生变化，从而影响着 Pgp 转运药物的功能。

四、体内实验

（一）体内逆转作用

1. 小鼠模型 通常采用的是 P388 和 P388/DX 或 P388/VCR 细胞，腹腔接种于 $B6D2F_1$ 小鼠产生腹水，每 10 天传代一次。

方法 P388 和 P388/DX 或 P388/VCR（10^6 个/只）分别接种于 B6D2F1 小鼠（DBA/2 和 BALB/c × $DBA/2F_1$）（多采用雌性，18～20g），第二天开始随机分组给药，每组至少 6 只小鼠。一般分空白对照组（不予任何治疗）、仅给抗癌药物组、抗癌药物 + 溶剂对照组（用来溶受试耐药逆转剂的溶剂）、抗癌药物 + 受试耐药逆转剂组（逆转剂通常设 2 个以上的剂量）。对于 P388/DX 肿瘤，抗癌药物通常采用阿霉素（0.5～2mg/kg），对于 P388/VCR 肿瘤，通常采用长春新碱（0.05～2.5mg/kg），均腹腔注射，每天一次连续 5 天，或者每两天一次共 5 次。受试耐药逆转剂通常在给抗肿瘤药前 0.5～6 小时给予。观察小鼠的生存天数（survival time）。以十进位来记录，上午 8 点，记录 0.0；下午 1 点，记录 0.25，下午 5 点，记录 0.5，若条件允许，晚上 10 点，记录 0.75。

结果分析 抗肿瘤活性用 T/C 和 T/V 来表示，T/C（%）= 治疗组平均存活时间/对照组平均存活时间 × 100，T/V（%）= 抗肿瘤药物 + 受试耐药逆转剂组平均存活时间/单用抗肿瘤药物组平均存活时间 × 100。

注意事项 ①P388/VCR 细胞也可以腹腔接种于 CD2F1 小鼠进行传代；②若受试耐药逆转剂为水溶性，可以腹腔或静脉注射给药。通常可以在给抗癌药物之前 0.5～2 小时给予，而口服给药的受试耐药逆转剂，通常在抗癌药物之前 3～6 小时给予。

2. 裸鼠模型

（1）裸鼠移植性肿瘤模型的建立：以 KB 细胞为例，在无菌条件下，收集敏感 KB，稀释于生理盐水中，每裸鼠皮下接种 0.5×10^8 个于腋下，耐药 KBv200 细胞则每只裸鼠皮下接种 1×10^8 个。待肿瘤长至直径约 1cm 时，在无菌条件下选择生长良好的瘤块切成约 30～40mm^3 的小块，用腹水穿刺针接种到裸鼠的腋下以进行 KB 或 KBv200 移植性肿瘤的传代。通常 KB 细胞一周左右出瘤，KBv200 为两周，出瘤率 100%。

（2）耐药逆转试验：取生长良好的 KB 和 KBv200 肿瘤，将无坏死的 KB 和 KBv200 肿瘤组织切成 1～1.5mm 的小块，用腹水穿刺针将 KBv200 肿瘤块皮下接种于裸鼠右前肢腋下，将 KB 肿瘤块皮下接种于同一只裸鼠左前肢腋下。当肿瘤长到直径约 6～15mm 时，随机分组（具体分组见上小鼠模型），每组至少 6 只裸鼠，开始给药，此时为第 1 天。每两天称量动物体重，每两天用游标卡尺测量肿瘤的长和宽，用公式 $V = a^2 \times b/2$ 来计算肿瘤的体积，其中 a 为宽，b 为长，单位：毫米。用公式 $RTV = V_X/V_1$ 将不同组的肿瘤体积标准化，其中 RTV 为相对肿瘤体积，V_X 为第 X 天时测得的肿瘤体积，V_1 为第 1 天给药前测得的肿瘤体积。治疗结束后，将裸鼠引颈脱臼处死，拍照。然后将 KB 和 KBv200 移植性实体瘤剥离，称瘤重并拍照。用抑瘤率来评价药物的治疗效果：$抑瘤率_{RTV}$（%）=（空白对照组 RTV 平均值 - 治疗组 RTV 平均值）/空白对照组 RTV 平均值 × 100%；$抑瘤率_{瘤重}$（%）=（空白对照组瘤重平均值－治疗组瘤重平均值）/空白对照组瘤重平均值×100%。

结果分析　通常抑瘤率超过 40%可认为有抗肿瘤活性。

注意事项　①所有肿瘤细胞均可接种于裸鼠制成移植性实体瘤模型，但是 MCF－7 细胞为雌激素依赖性的肿瘤细胞，在裸鼠体内传代时，裸鼠要注射 β－雌三醇（0.72mg，60 天释放）维持体内雌激素水平，肿瘤才可正常生长；②给药治疗时间通常为两周，必要时可以延长；③也可以接种完瘤块第二天就开始给药，以治疗结束后的瘤重为测量指标。

（二）两药合用的药代动力学检测

某些耐药逆转剂虽然本身毒副作用小，但由于在抑制肿瘤细胞膜上 Pgp 泵外排功能时，也抑制了有些正常细胞膜上的 Pgp 外排泵功能，影响了正常组织器官例如肾、胆管的功能，使与其合用的抗癌药物或其他药物在体内的正常分布、转化、排泄受到影响，于是抗癌药物的血清浓度和稳定作用时间发生改变，从而增加其相应的毒性。在给药就有必要降低合用抗癌药物的剂量，从而降低因药代动力学相互作用而引起的毒副作用。因此，观察受试耐药逆转剂是否会影响合用药物的药代动力学参数对于指导临床用药非常重要。

方法　裸鼠（也可为荷瘤裸鼠或一般实验动物如大鼠）分两组，一组按体内药效学实验的给药方式和剂量给予受试耐药逆转剂，另一组不做任何处理。通常给药一周后，再给予抗癌药物。由于抗癌药物多为静脉给药，因此在第一次静脉注射后 5、10、45 分钟和 2、3、6、24 小时以及第二和三次注射后 6 小时收集血样，每个时间点至少 3 只动物。治疗结束后，收集肿瘤、心、肺、肝和脾等组织，如文献报道方式测定抗癌药物在血样和组织中的浓度。

结果分析　绘制药时曲线，并计算抗癌药物的 AUC。

结束语　本文对 MDR 逆转剂药效学及 MDR 产生机制的研究的基本方法作了简单介绍，不同实验室有各自的方法，互相借鉴使用。

（金　晶　刘耕陶）

参 考 文 献

1. 金　晶，刘耕陶. 见：甄永苏，主编. 肿瘤药理学及其研究方法学. 北京：北京化工出版社，2004

第34章 帕金森病和阿尔茨海默病药效学试验的一些基本方法

随着老龄化社会的到来，阿尔茨海默病（AD）和帕金森病（PD）患病率呈明显上升趋势，成为困扰世界各国的社会卫生问题。目前尚无防治AD和PD的良药，研发新的防治药物已成为迫切需要。动物模型必不可少，目前比较好的模型是转基因AD和转基因PD模型。此两种模型系国外首先建立，国内已有转基因AD模型，但无尚转基因PD模型。该两种模型各有其优点，但应用于常规试验尚不可能，成本亦贵。待筛选出有效新化合物，再在转基因AD或转基因PD模型进行确证。本章介绍AD和PD药效学试验的一些基本方法。

一、帕金森病（PD）药效学试验的一些基本方法

PD发病的机制尚不十分清楚，研发抗PD药物均需要合适的动物模型，目前国内外都还是首先采用一些替代模型用于研究。

（一）小鼠PD和震颤行为模型的建立

1．腹腔注射MPTP致小鼠运动失调模型　1-甲基-4-苯基-1，2，3，6-四氢吡啶（MPTP）给动物腹腔注射，经脑内单胺氧化酶（MAO-B）催化，转变成活性代谢物MPP^+后成为真正的神经毒素，能特异性毁损黑质-纹状体的多巴胺能神经元，使多巴胺及其代谢产物含量降低。而动物中毒后可出现的协调运动行为障碍、纹状体递质含量降低、脂质过氧化产物明显增加等改变，与临床PD患者表现的症状和机制类似，因而被公认为PD的经典动物模型。亦有用猴者。

方法　纯系 C57/BL 小黑鼠对 MPTP 最敏感。MPTP 用前以 0.1moL/L 磷酸钠缓冲液配成浓度为 5mg/ml 的溶液（pH 7.40）。实验前，C57/BL 小鼠采用爬杆法进行行为试验的筛选。所用工具为一直径 13mm、高 760mm 的光滑不锈钢杆，垂直竖立。将小鼠头向下放置在金属杆的顶部，使其沿杆自然爬下，观察动物在下行过程中的行为，并按标准记分。评分标准如下：

0 分：四肢并用，一步一步向下爬行；0.5 分：一步一步向下爬行但兼有后肢滑行行为；1 分：向下滑行，但可抱紧金属杆；1.5 分：滑行行为很快，后肢呈拖行；2.0 分：不能抓杆；3.0 分：翻正反射消失。

实验前每只小鼠爬杆两次，选用爬杆行为记分为 0 分的动物用于实验，称重并随机分组。模型组小鼠，给腹腔注射 MPTP（50mg/kg），注射 16 小时后，进行第二次注射 MPTP（50mg/kg），小鼠于第 1 次注射后及第二次注射 MPTP 后第 1 至第 6 日，每日进行爬杆行为能力的测试，每只小鼠允许爬杆两次，积分并计算平均分。于末次注射后第七日测定行为能力后，称重。如若对脑组织进行其他项目测定，可断椎法处死动物，取全脑，迅速于冰上分离皮层及纹状体部位，液氮保存或 - 40℃冰箱保存，备用。

2．大鼠 6 - OH - DOPA 旋转模型　6 - OH - DOPA 能损伤纹状体。选用体重较大的（200g 以上）大鼠，苯巴比妥 50 mg/kg 麻醉后，固定于立体定位仪上，按解剖图所示，将 6 - OH - DOPA 8μg + 维生素 C 8μg，缓慢注射至一侧黑质部位，速度 1 μg/min。14 天后，注射阿朴吗啡 0.1mg/kg 以激动多巴（DA）受体，使双侧 DA 功能失去平衡，大鼠向健侧旋转。检查时将大鼠放在凹底铝锅内适应 10 分钟，观察大鼠出现向健侧旋转的行为反应，记录 30 分钟内旋转出现的次数和旋转方向，选出旋转阳性大鼠分组给药，本手术成功率一般 30%，故需要做较多的大鼠手术才能选出一定数量大鼠来做试验。有人采用纹状体多点注射 6 - OH - DOPA 方法，以提高手术成功率。

3．槟榔碱致小鼠震颤模型　动物药物性震颤模型是研究抗震颤麻痹药物的筛选模型。注射拟胆碱药可通过抑制胆碱酯酶（AchE），减少乙酰胆碱的代谢或直接激动胆碱受体引起震颤，是国内较为常用的筛选模型。本实验选用直接激动胆碱 M 受体的槟榔碱、氧化震颤素，给小鼠静脉注射，以上两种化合物均引起明显的震颤反应。

方法　槟榔碱以生理盐水配成所需浓度，用序贯法求出昆明种小鼠对静脉注射槟榔碱引起小鼠震颤的致颤 ED_{50} 值。每组动物 11 ~ 15 只，称重，口服生理盐水或待测药物（给药体积均为 0.1ml/10g）。60 分钟后，由尾静脉按要求注射准确量的槟榔碱溶液（体积均为 0.1ml/10g），在预试中确定引起小鼠震颤的槟榔碱溶液的初始浓度为 538.39μg/kg，相邻浓度之比定为 0.75，根据 2 分钟内有无出现肌肉震颤、竖尾、全身抖动、流涎现象，确定该组下一只小鼠静注槟榔碱的浓度，并同时记录静脉注射槟榔碱引起小鼠震颤的潜伏期和震颤持续时间。经计算求出静注槟榔碱导致震颤的 ED_{50} 值及其 95% 的可信限。

4．氧化震颤素致小鼠震颤模型　氧化震颤素以生理盐水配成所需浓度。方法同上述槟榔碱实验用序贯法，求出动物对静脉注射槟榔碱引起小鼠震颤的致颤 ED_{50} 值。小鼠随机分组，氧化震颤每组动物 11 ~ 15 只，称重，静脉注射准确量的氧化震颤素溶液，体积均 0.1ml/10g，各组起始剂量均为 50μg/kg，相邻浓度之比定为 0.68。记录 3 分钟内有无出现肌肉震颤、竖尾、全身抖动、流涎现象，同记录静注震颤素后小鼠震颤的潜伏期及震颤持续时间。根据计算求出 ED_{50} 值反应频率，以此作为判定药物的指标，观察动物口服给药后，对静脉注射氧化震颤素或槟榔碱引起小鼠震颤的 ED_{50} 值以及震颤潜伏期和持续时间的影响。

5．小鼠口服乙醇致运动失调模型　乙醇作为一种麻醉剂，也能导致小鼠爬杆行为异常。目前认为，乙醇所致的运动异常，一方面可直接作用于脊髓运动神经元的抑制神经，激活 GABA 受体；另一方面，可能与纹状体中的腺苷受体有关，乙醇可通过激活腺苷 A1 受体，引起 cAMP 水平下降，从而调节第二信使的信号传导通路，产生抑制作用。因此，乙醇所致的运动行为异常是一种与多巴胺或胆碱平衡失调无关的途径。为进一步观察对震颤麻痹作用的选择性，可选用乙醇引起行为异常模型进行试验，进一步观察药物对运动失调作用的选择性。

方法　将无水乙醇用蒸馏水稀释成 25% 乙醇（V/V）。小鼠实验前采用前述的 MPTP 试验中所用爬杆行为进行筛选。每只动物爬杆两次，选用爬杆行为记分为 0 分的动物用于试验，称重后随机分组。乙醇对照组，po 25% 乙醇 0.1ml/10g，给乙醇后第 5、40、60、120、180 分钟时，检查动物的爬杆行为。观察药物的作用时，提前口服待试药物，1 小时后，给小鼠灌胃 25% 乙醇 0.1ml/10g，再观察灌胃 25% 乙醇后第 5、40、60、120、180 分钟时动物的爬杆行为。

（二）MPTP 所致模型小鼠脑内递质多巴胺含量和递质代谢相关酶活性以及脂质过氧化含量的测定

PD 病人的典型生化指标改变是纹状体内多巴胺及其代谢产物的含量显著减少。本文采用小鼠腹腔注射 MPTP 作为 PD 模型动物，以 HPLC－电化学检测法，测定 MPTP 模型小鼠脑纹状体内多巴胺及其代谢物 DOPAC 和 HVA 的含量。

1．脑内多巴胺及其代谢产物含量测定　高效液相－电化学检测系统所用标准品及内标化合物包括 DA、DOPAC、HVA、DHBA、5－HT、5HIAA、NE、色谱纯的甲醇。

色谱条件　流动相组成：0.1 moL/L 的柠檬酸/乙酸钠缓冲液，其中含 10% 甲醇，二正丁胺 1.3mol/L，离子对 B8 1.2mmol/L，pH3.7，G_4 漏斗真空泵脱气后使用。检测：氧化法，检测器设置 ApoE 0.75V、Range 20nA、Filter 0.30Hz、Potential ＋，Offset 100。色谱柱：碳 18 反相色谱柱，规格 250×4.6mm（OUYA－RP18 北京欧亚公司）。记录仪：灵敏度 10mV/cm，纸速 20cm/小时。结果计算：根据标准品与内标峰高比值计算待测物含量，以 pg/mg 湿脑组织重表示。公式为：

$$\frac{\text{样品中待测物的峰高/样品中内标物 DHBA 峰高}}{\text{该待测物标准品的峰高/标准中 DHBA 的峰高}}\times\text{标准品进样量}\times\frac{\text{匀浆液的体积}}{\text{样品进样体积}}\div\text{脑重}$$

方法　采用高效液相－电化学检测法，测定小鼠脑纹状体和皮层中的多巴胺及其代谢产物的含量。以上述的腹腔注射 MPTP 造成小鼠类 PD 模型，于末次注射 MPTP 后第七日，断头处死动物，在冰浴下操作取出全脑除去小脑后，于预冷生理盐水中放置数分钟，使各脑区容易分离。取出用滤纸吸除血液和水分后，冰上操作分离脑各部位取皮层、纹状体，立即称重，加入预冷的 10 倍体积（W/V）的 0.1moL/L 高氯酸（含 DHBA 1.5ng/20μl），超声 30 秒匀浆（4℃），1 5000r/min 离心 10 分钟，－70℃保存。HPLC 测定前 4℃放置，测定时取上清 20μl 进样，测定 DA、DOPAC、HVA 的含量。

2．MDA测定　采用简化TBA显色法。上述脑组织纹状体或皮层的超声匀浆液离心后，在取上清液20μl测定递质含量的同时，余下的上清液中取约60～80μl，经定量后加入0.67%TBA500μl，再加入生理盐水补足致溶液体积为1mL。沸水浴加热15分钟后，用流水冷却至室温，于半自动生化记录仪上读取波长532nm处的OD值，以N，N，N'，N' －四氧基甲烷（TEP）为标准品，相同条件下制作标准曲线，根据标准曲线计算所测样品中MDA的含量，以nmoL/100mg脑组织湿重表示。

3．脑中单胺氧化酶（MAO－B）活性测定　小鼠断椎处死后，迅速于冰浴下取全脑，去小脑，用预冷的0.2 mol/L磷酸钠缓冲液（pH 7.4）冲洗以去除血液。滤纸吸干后称重，按1：10（W/V）比例加入上述磷酸钠缓冲液，玻璃匀浆器手动匀浆（20次），得到脑匀浆，以此脑匀浆液作为MAO－B的酶源，以上操作均在冰浴进行中。

酶活性的测定：反应总体积为1ml，体系中含磷酸钠缓冲液（0.2mol/L pH 7.4），酶源及不同浓度MPTP、药物或乙醇，其中乙醇浓度与药物溶液中的浓度一致。按以下方式进行操作：

（mL）	Homegenate blank	Reagent Blank	Ethanol Control	药物＋MPTP	MPTP	药物	Untreated control
homegenate	0.2	0	0.2	0.2	0.2	0.2	0.2
phosphate buffer	0.7	0.9	0.6	0.5	0.6	0.6	0.7
MPTP	0	0	0	0.1	0.1	0	0
1% ethanol	0	0	0.1	0.1	0	0.1	0

以上各管加入所需各液后立即混匀，并于37 ℃温育0.5小时，药物＋MPTP管预先加入不同浓度的药物后，37 ℃温育10分钟，然后加入MPTP终浓度为1×10^{-5}mol/L，37 ℃温育0.5小时。30分钟后，各管加入8mmol/L苄胺0.1ml/管混匀，37℃水浴反应3小时（酶空管加入60% PCA，0.1ml），加入60% PCA，0.1ml/管终止反应，终止反应后，酶空管加入8mmol/L苄胺0.1ml/管，混匀后以环已烷3ml/管萃取，混旋振荡1分钟，3000r/min离心10分钟。取上清于可见紫外分光光度计242nm处测定吸光度，以试剂空白管调零点，以样品组或正常对照组吸光度值减酶空管吸光度值得到的差值，进行酶活力单位的计算。酶活力单位计算以产生0.01个吸光度改变为1个活力单位，记录为U/（h·mg pr）。Lowry法定蛋白。用正常值作为100%，观察药物不同剂量与脑匀浆温育后对脑中MAO－B活性的抑制百分率。

每次测定以5个平行管，测定结果重复3次。

4．脑中乙酰胆碱酯酶（AchE）活性的测定　小鼠断椎处死后，迅速于冰浴下取全脑，去小脑，分离海马和皮层部位。滤纸除去血液后，称重，按1:50（W/V）的比例加入匀浆液（含0.01 mol/L EDTA，0.025mol/L磷酸钠缓冲液，pH 7.4），玻璃匀浆器手动匀浆，得到脑组织匀浆液（冰浴下操作），400g离心10分钟（4℃）取上清，作为酶源。酶活性的测定：反应管中加入2.6 ml 0.025 mol/L磷酸钠缓冲液（pH 7.4），0.4ml酶源，用药组预先加入10μl不同浓度的药物，温育3分钟，然后与正常对照组同时加入硫代碘化乙酰胆碱作为底物（溶于生理盐水中，终浓度为0.5mmol/L），37℃准确温育8分钟。加入3%的SDS 1ml终止反应后，加入 DTNB 100μl，室温放置 30 分钟后，半自动生化记录仪 412nm 处比色。以去酶源管作零管，调空白，以吸光度值代表酶的活力。每次测定做 5 个平行管，测定结果重复 3 次。

（三）MPTP 和多巴胺引起的脑线粒体损伤的测定

临床和基础研究的结果均证实，PD 的发病过程中伴有线粒体功能异常，MPTP 模型动物也表现出线粒体功能降低的现象。故观察 MPTP 或多巴胺造成的大鼠脑线粒体功能损伤及药物的保护作用。

1．脑线粒体的制备　大鼠断头取全脑（去小脑），称重后，按 1∶9（W/V）比例加入预冷的匀浆液（mmol/L：蔗糖 250，EDTA 0.5，Tris－HCl 10，pH 7.40），用玻璃匀浆器手动匀浆 15 次，2 000g 离心 3 分钟，弃沉淀取上清，将上清置于 12 000g 离心 8 分钟后，弃去上清，用预冷的 3.0 ml 3% Ficoll 液（含 Ficoll 3%，甘露醇 120mmol/L，蔗糖 30mmol/L，EDTA 25μmol/L 将沉淀悬起，再将此悬液仔细铺于预冷的 6% Ficoll 液上（含 Ficoll 6%，甘露醇 120mmol/L，蔗糖 30mmol/L，EDTA25μmol/L，缓慢加速至 11 500g 离心 30 分钟，弃去上清，用匀浆液洗沉淀后，沉淀悬于 1.0ml 冰冷匀浆液中，再次以 12 000g 离心 8 分钟所得到的沉淀即为线粒体（以上操作均于 4℃进行）。沉淀悬于极少量的匀浆液中，Lowry 法定蛋白后，按不同实验要求对线粒体悬液进行分装保存，其中用于测定呼吸链复合酶和 ATP 酶活性的线粒体稀释成 2mg/ml。分装后－70℃保存，不超过二周。测定前 20℃/－20℃反复冻融三次，使成为线粒体膜片段，以达到最大复合酶活性。用于测定线粒体膜电位及线粒体肿胀的线粒体以极少量匀浆液悬起，定蛋白后置于冰浴中，放置加测定时间不超过 72 小时，以保证线粒体膜的完整性。其余实验所用的线粒体蛋白均于－20℃保存。

2．线粒体总 ATP 酶活性的测定　大鼠脑线粒体悬液蛋白含量为 2mg/ml。反应介质中含有组氨酸缓冲液（mol/L：组氨酸 0.2，KCl 0.15）250μl，蒸馏水 300μl，1mg/mL 线粒体蛋白液 100μl，不同浓度的多巴胺或 MPTP 10μl，37℃温育 60 分钟。或者将各浓度待测药或组氨酸缓冲液 5μl 与不同浓度的多巴胺或 MPTP 5μl 同时加入，进行温育。酶空管在 37℃温育前同时加入 10% TCA 1 ml。所有各样品 37℃温育 60 分钟后，置冰浴终止反应，然后加入准确量的 0.02mol/LATP－Na_2（溶于双蒸水）250μl，以 0.05mol/L $MgCl_2$ 100μl 启动反应，28℃准确计时 5 分钟，样品管中加入 10% TCA 1ml 中止反应，4℃ 3000r/min 离心 15 分钟，取上清 500μl，用无机磷测定试剂盒测定反应液中的无机磷（Pi）含量，以生成的 Pi 量代表 ATP 酶活性，以 μmolPi/（h·mgpr）表示。

结果计算：样品中测得的 Pi 的 μg 数 $\times 2/31 \times 12/0.1 =$ μmolPi/（h·mgpr）

3．线粒体呼吸链复合酶活性的测定　鱼藤酮（rotenone）、antimycin、辅酶 Q_2（CoQ_2）、还原型辅酶Ⅰ（NADH）、氧化型细胞色素 C 用前按重量比加入 10 倍量的维生素 C 还原至 $OD_{550}/OD_{565} > 12$ 且吸光度值稳定后，冰浴中保存。

线粒体蛋白悬液加入线粒体温育液中（mmol/L：磷酸钾缓冲液 20，蔗糖 250，NaN_3 1，EDTA0.5，pH8.0），加入不同浓度的待测药物或同体积匀浆液（pH7.40 配制见前），或者将药物与多巴胺或 MPTP 同时加入，30℃温育不同时间（10，30，60 分钟），冰浴终止反应，4℃150 000g 离心 5 分钟，去上清，沉淀以匀浆液悬起，4℃150 000g 离心 5 分钟。去上清，以匀浆液调整体积至线粒体蛋白浓度为原浓度，－20℃保存，两周内测定完。

复合酶Ⅰ的测定　每管总体积为 1 ml，含反应缓冲体系（mmol/L：磷酸钾缓冲液 35，

$MgCl_2$ 5，蔗糖 250，NaN_3 2，pH 7.2）400μl，线粒体蛋白 10μl（20μg），BSA（终浓度 25mg/ml，括弧内均指终浓度，下同），加入 antimycin（2μg/ml），CoQ_2（60μmol/L）后，30℃温育 5 分钟，加入 NADH（0.13mmol/L）启动反应，半自动生化记录仪 340nm 处动态测定 60 秒内的读数改变（延迟 6s 间隔 10s 读取 6 次），以 1 分钟内 NADH 降低速率代表呼吸链复合酶Ⅰ的活性，以 nmol/（min·mg Pr）表示（NADH 的消光系数为 6.81/mmol·cm）。

复合酶Ⅳ的测定　每管总体积为 1ml，含反应缓冲体系（mmol/L：磷酸钾缓冲液 100，pH7.0）840μl，2% Triton X－100 20μl，线粒体蛋白 40μg，25℃温育 2min 后加入还原型细胞色素 C（1 mg/ml 冰浴中保存），25℃恒温条件下，用紫外可见光分光光度计测定 550 nm 处吸光度的降低，以降低速率代表呼吸链复合酶Ⅳ的活性［nmol/（min·mg Pr）］，还原型细胞色素 C 的消光系数为 19.1/mmol·cm。

4．线粒体膜电位的测定　荧光物质罗丹明 123 被摄入线粒体后，荧光即被淬灭，其摄取率与线粒体膜电位呈正相关。具有膜完整性的线粒体淬灭率约 70%，因此，所提大鼠脑线粒体荧光淬灭率 $<60\%$ 的弃用。罗丹明 123 溶于 DMSO 中，-20℃保存，用前以反应液稀释成 26μmol/L。大鼠脑线粒体对罗丹明 123 的荧光淬灭率 $<60\%$ 的线粒体弃用。各测定管加入膜电位反应缓冲液（mmol/L：蔗糖 15，$MgCl_2$ 5，琥珀酸钠 5，K_2HPO_4 5，Hepes 20，pH7.4）2.5 ml，26μmol/L 罗丹明 123 40μl，不同浓度药物或溶剂对照 10μl 后，先用单波长荧光分光光度计测激发波长 503 nm，发射波长 527 nm 条件下的基础荧光值，再加入 10μg 线粒体蛋白悬液混匀，室温放置 30 秒后，连续观察 3 分钟内样品荧光值的改变并记录图形。分为溶剂对照组，多巴胺或 MPTP 组，药物组和药物加多巴胺或 MPTP 组，比较各组间的图形的差异。

5．线粒体膜流动性的测定　6－diphenyl－1，3，5，－hexatriene（DPH）临用前超声溶于 DMSO 中（0.002 mol/L），再用磷酸钠缓冲液（0.01 mol/L pH 7.4）稀释至所需浓度。单波长荧光分光光度计，配偏振片，激发波长 362nm，发射波长 432nm，狭缝均为 10nm。

方法：反应总体积为 1 ml 含 0.01 mol/L 磷酸钠缓冲液（pH 7.4）750μl，各浓度多巴胺，MPTP 或缓冲液 100μl，线粒体蛋白 100μl（0.5 mg），DPH（1×10^{-6}mol/L）50μl，37℃温育 30 分钟，或者将待测药、缓冲液，与多巴胺或 MPTP 各 50μl 同时加入反应体系中，再 37℃温育 30 分钟，4℃ 5，000r/min，离心 15 分钟。弃去上清，加入磷酸钠缓冲液 3.5 ml，将沉淀悬起后立即依次测定起偏片和检偏片分别为 0°或 90°时的荧光强度（I），按文献公式计算偏振度（P）和微粘度（η）。$G=I_{HV}/I_{HH}$，$P=(I_{VV}-GI_{VH})/(I_{VV}+GI_{VH})$，$\eta=2P\times(0.46-P)$。

6．线粒体膜肿胀度的测定　所用线粒体系新鲜制备，未经冻融。反应前 4℃放置，反应缓冲液（mmol/L：蔗糖 250，KH_2PO_4 5，琥珀酸钠 3，pH7.2）总体积为 1 ml，含线粒体蛋白 0.5mg。加入 10μl 各浓度的多巴胺或 MPTP，观察药物保护作用时，待测药物或缓冲液及多巴胺或 MPTP 的加药体积各为 5μl，加入混匀后，立即记录 0，2，4，6，8，10，20 分钟时 520nm 处的吸光度值，测定过程保持 25℃恒温。

7．线粒体过氧化氢含量的测定　反应在 96 孔板中进行，90μl 的 PBS（mmol/L：NaCl 139.9，KCl 2.7，KH_2PO_4 1.5，Na_2HPO_4 6.4，$CaCl_2$ 1.3，$MgCl_2$ 0.8，glucose 6，pH7.4）中加入辣根过氧化物酶 50μg/ml，酚红 100μg/ml 及线粒体蛋白 0.5 mg/ml，各浓度的多巴胺或 MPTP

10μl，37℃孵育30分钟，或各浓度待测药物或缓冲液5μl，37℃孵育10分钟后加入多巴胺或MPTP 5μl，继续孵育30min，冰浴终止反应，加入10μl 1mol/L NaOH后，立即在酶标仪进行双波长测定，测定波长595 nm，参比波长655 nm，同样条件以H_2O_2为标准品制作标准曲线，根据标准曲线计算H_2O_2的生成量。

8. 线粒体中超氧阴离子含量的测定　氯化硝基四氮唑蓝（NBT）溶于甲醇中配成25mg/ml。用NBT还原法测定超氧阴离子含量，反应总体积为200μl，采用PBS体系（mmol/L: NaCl 139.9，KCl 2.7，KH_2PO_4 1.5，Na_2HPO_4 6.4，$CaCl_2$ 1.3，$MgCl_2$ 0.8，glucose 6，pH7.4），其中含线粒体蛋白0.5 mg/ml，1%（W/W）NBT 20μl，待测物10μl，37℃孵育30分钟，或者向含线粒体蛋白的缓冲液中加入各浓度药物或相同体积的缓冲液5μl，37℃孵育10分钟后再加入多巴胺或MPTP5μl，继续孵育30分钟，冰浴终止反应，3 000r/min离心10分钟，去上清，加入200μl DMSO振摇至完全溶解后，立即于酶标仪测定570nm处的吸光度。

9. 线粒体膜脂质过氧化物水平的测定　以丙二醛（MDA）的含量代表脂质过氧化水平，TBA法测定MDA生成。1ml 0.01mol/L磷酸钠缓冲液（pH7.40）中含线粒体蛋白0.5 mg，不同浓度的多巴胺或MPTP或缓冲液，37℃孵育30分钟。或者，向含线粒体蛋白的缓冲液中加入各浓度药物或相同体积的缓冲液及多巴胺或MPTP，37℃孵育10分钟后再加入多巴胺或MPTP，继续孵育30分钟，30分钟后用20%三氯乙酸（TCA）沉淀蛋白终止反应。3 000r/min离心10分钟，取上清500μl，加入等体积的0.67%硫代巴比妥酸（TBA），置沸水浴中煮沸15分钟，流水冷却至室温，532nm处测定吸光度值。以TEP作标准品，同样条件制作标准曲线，根据标准曲线计算MDA含量。由于线粒体中MDA绝对含量较低，以未处理管的MDA作为100%，计算各个样品管MDA的生成增加百分率。

（四）多巴胺和MPP^+引起的PC12多巴胺能神经细胞株的损伤

PC12细胞株可产生和分泌单胺类神经递质，而被国际上认为可以看作多巴胺能神经细胞，故以多巴胺和MPP^+作为体内外毒素的代表造成PC12细胞的损伤，从细胞水平观察药物的保护作用及其机制。

多巴胺和MPP^+临用前以所用液体培养基配制，微孔滤膜过滤除菌，-4℃放置不超过48h。由于在MTT预实验中证实，所用乙醇浓度不超过2%时对细胞的存活率没有显著影响，故在以下所有实验中加入细胞的乙醇终浓度均小于2%。

非传代用培养板（皿、瓶）使用前铺滤过除菌的左旋多聚赖氨酸，放置至少4小时后（或4℃过夜），回收多聚赖氨酸溶液。将处理后的培养用具置超净工作台中风干，放置洁净处，用前以紫外灯照射消毒。

细胞系及细胞培养条件 PC12细胞以RPMI1640培基（含8%马血清 、8%胎牛血清、青霉素100U/ml、链霉素100μg/ml）维持生长，置37℃5%CO_2恒温培养箱中培养，每隔3~4日传代，所用消化液为0.25%胰蛋白酶-0.02%EDTA（V/V1:1）-Dulbeco（mmol/L: NaCl 140，KCl2.7，KH_2PO_4 1.5，NaH_2PO_4 8.9pH7.40）液，由于PC 12细胞的倍增时间为36小时，因此为便于计数，实验用细胞于实验前36~72小时接种。

Mes23.5细胞由美国Baylor医学院Dr Le惠赠，以DMEM/F12（含2%新生牛血清、5%胎牛血清、2% 50×SATO、青霉素100U/ml、链霉素100μg/ml）维持生长，置37℃5%CO_2孵箱

塑料培养瓶或培养皿中培养，每隔3~4日更换培基，长至培养器皿50%满时以吹打方式传代。由于通过MMT实验发现，两种细胞对多巴胺和MPP^+的刺激的反应性类似且Mes23.5培养条件的复杂、费用较高，在以后的实验中均只采用PC 12细胞作为刺激对象。

1．细胞活力测定（MTT法） 取对数生长期的细胞，经消化分散计数后，稀释到所需密度（个/ml），接种于96孔板中，每孔100μl，分别铺PC 12细胞6000个/孔或Mes-23.5细胞4000个/孔，培养48小时后，加入不同浓度的多巴胺或MPP^+ 50μl，每孔终体积200μl，体积不足者以相应培基补足。每种药物每个浓度设4个平行孔。加入多巴胺或MPP^+后分别培养不同时间，弃去培养液，每孔加入MTT（临用前以无血清培基配成0.5mg/ml）100μl，孵箱内继续培养4小时。尽可能弃去含MTT的培养基，向每孔加入DMSO 150μl，迅速用水平振荡器振荡混匀，并于30分钟内在Bio-Red 450型酶标仪上读取570nm处的吸光度，用不含细胞的培养基加入MTT作为空白对照，以各孔的吸光度值减去空白对照作为绝对吸光度值，未经处理的细胞的绝对吸光度值记为细胞存活率100%，其余各组吸光度值与之相比得到各自的细胞存活率。

2．相差显微镜观察细胞形态 细胞提前36小时接种于6孔板中，接种密度及药物处理方式同MTT法，24小时后在倒置相差显微镜下观察形态并放大200倍拍照留存。

3．DNA小片段含量分析 PC12细胞1×10^5个/ml，接种于6孔板中，1ml/孔，培养48小时后加入多巴胺或MPP^+。或提前30分钟加药物后再加入多巴胺或MPP^+。所有化合物加入的体积均为10μl/ml，未处理的细胞加入同样体积的相应培基，刺激24小时后，用细胞刮收获细胞和培养基上清一起置Eppendorff离心管中，4℃200g离心10分钟，弃上清，加入预冷的PBS（pH 7.40）1.0ml/管，悬起细胞，4℃200g离心10分钟，尽可能弃去上清，向细胞沉淀中加入预冷的裂解液（含Tris-HCl 10mmol/L，EDTA 1 mmol/L，Triton X-100 2%，pH7.5）0.5ml/管，冰浴下放置20分钟后，于4℃13 000g离心20分钟。吸取全部的上清到另一试管中，作为上清部分，向沉淀中重新加入裂解液0.5ml/管，冰浴下超声10秒后，做为测定样品，将用来测定的上清部分和沉淀部分分别与Hoechst 33258（溶于pH 7.4 PBS浓度为5μg/ml）混合，放置5分钟后在日本岛津MPF-4010型荧光分光光度计上测定荧光强度（以I值表示），激发波长335nm，发射波长463nm，上清部分的荧光强度（以I上清值表示）代表了DNA碎片的含量，沉淀部分的荧光强度（以$I_{沉淀}$值表示）表示长链DNA的含量，以$I_{上清}/(I_{上清}+I_{沉淀})\times100\%$做为细胞样品中小片段DNA的相对含量。

4．激光扫描共聚焦观察细胞凋亡 PC12细胞2×10^5个/ml，接种于35mm培养皿中，1ml/皿，36小时后，加入多巴胺或MPP^+，或提前30分钟加入药物后再加入多巴胺或MPP^+，所有化合物加液体积均为10μl/ml。正常的未经处理细胞中加入等体积的相应培养基，刺激24小时后，小心地倾去培养基以避免细胞的流失，用预冷无血清的RPMI 1640培养基洗2遍，加入10μg/ml AO/EB（W/W1∶1用PBS配制）染色2分钟，用无血清的RPmol1640培养基洗3遍，每次数秒。加入少量无血清培基保持培养皿内湿润，于激光扫描共聚焦显微镜下随机选取6个视野，观察细胞内的荧光。正常细胞细胞核出现均匀的低强度荧光，以核内出现明亮绿色且有少量核固缩形态为细胞早期凋亡标志，核内出现亮橙色核固缩或碎片记为细胞晚期凋亡标志，细胞核成为高强度橙色者则为坏死的细胞。观察细胞形态并照相，同时统计各组50个细胞的平均荧光强度。

5．彗星电泳 PC12 细胞 2×10^5 个/ml，接种于35mm 培养皿中，1ml/皿。36 小时后，加入不同的刺激剂，保护药提前 30 分钟加入，加液体积均为 10μl/ml。向未处理的正常细胞中加入等体积的相应培养基，刺激 24 小时后，用细胞刮收获细胞及上清，4℃ 200g 离心 10 分钟，弃上清，用 1ml 无血清 RPMI1640 培基吹散待用。吸取 90 μl1%的琼脂糖（预先溶化并保温至 70℃）均匀涂于载玻片上（用盖玻片在其上粘成约 $2\times2cm^2$ 的小槽），冰上成胶 10 分钟，做为固定胶，吸取 50μl 细胞悬液（约 1×10^4 个细胞）按 1:3 的比例（v/v）与 1%低熔点琼脂糖（预先熔化后 37℃保温）混匀。迅速吸取 90μl，均匀涂布于底层胶上，冰上成胶 5～10 分钟，浸入溶解液（含 mol/L：NaOH0.03，NaCl 1）1 小时后，浸入解旋液（含 mol/L：NaOH0.3，EDTA 0.001）10 分钟，PBS 冲洗两遍，水平浸入 1×TBE 电泳缓冲液中（mmol/L 含：Tris－硼酸 90，EDTA2，pH8.0)，65V，130mA 电泳 15 分钟。结束电泳后，以 PBS 冲洗两遍，用含 EB 25μg/100ml 的 PBS（4℃避光保存）染色 10 分钟，无血清 RPMI1640 培基冲洗，并滴加少量培养基以在测定过程中维持玻片湿润，用激光扫描共聚焦显微镜观察形态并拍照。

6．细胞中过氧化脂质水平（MDA）的测定 PC12 细胞以 2×10^5 个/ml 的密度接种于 24 孔板中，1ml/孔，培养 72 小时后，换液，同时加入多巴胺或 MPP^+，或提前 30 分钟加入药物后再加入多巴胺或 MPP^+，加药的体积均为 10μl/ml，平行 4 孔。未处理的细胞中加入等体积的培养基，24 小时后，向每孔中加入 10% SDS0.3ml（终浓度为 2%），30 分钟后通过反复吹打使细胞悬起，吸取 1.0 ml 的细胞悬液，加入等体积的 0.67%TBA/冰醋酸（v/v 1:1），置沸水浴中加热 15 分钟后，流水冷却至室温，5 000r/min 离心 10 分钟，取上清，于 532nm 处测定吸光度，通过标准曲线计算 MDA 含量，单位为 nmol/L，以未经处理的细胞中的 MDA 含量作为 100%，求出各不同处理细胞的 MDA 生成的相对值并进行比较。

7．流式细胞仪观察 PC12 细胞的凋亡百分率 PC12 细胞，密度约 2×10^5 个/ml，接种于 $50cm^2$ 培养瓶中，4ml/瓶。培养 36 小时后，更换新培养基，加入不同浓度多巴胺或 MPP^+，或提前 60 分钟加入药物后，再加入以上两种化合物，加药体积均为 10μl/ml，向未处理的正常细胞瓶中加入相同体积的含血清的培养基。刺激不同时间后，收集细胞及上清，将上清倾入试管中，4℃200g 离心 10 分钟，以收集呈悬浮状态的细胞。向培养瓶中加入含 0.025%EDTA 的 PBS 消化贴壁状态的细胞，放置一段时间后，用滴管将贴壁状态的细胞吹下，收集消化液入已收集了上清的相应试管，4℃ 200g 离心 10 分钟弃上清得到细胞，与从培养基中收集的悬浮状态的细胞合并，用无血清的 RPMI 1640 培养基洗一遍（200g×10min），尽量吸出上清，加入 1 ml 无血清 RPMI 1640 培养基吹散制成单细胞悬液。每管加入无水乙醇 2 ml 用以固定细胞（即用终浓度 70%的乙醇固定），4℃过夜，次日以 200g 离心 10 分钟弃去固定液，用无血清的 RPMI1640 培养基洗 2 遍（200g×10min×2），将细胞沉淀重新悬于 0.5 或 1ml 无血清 RPMI 1640 培基中，加入 RNaseA（终浓度 50μg/mL），37℃温育 1 小时后，再加入 PI（终浓度 50μg/ml，溶于 PBS）4℃染色 30 分钟，在 Becton Dickinson FACSort（英国）流式细胞仪上计数 10000 个细胞，并用 ModifitL1 分析软件统计各样品的凋亡百分率，以观察不同处理的细胞凋亡百分率的差异。

8．电泳观察 PC12 细胞 DNA 的损伤（DNA－Ladder） PC12 细胞，2×10^5/ml，6 ml/瓶，接种于培养瓶中，36～48 小时后，更换新培养基，加入不同浓度多巴胺或 MPP^+，或提前 60 分钟加入药物后，再加入以上两种化合物，加药体积均为 10μl/ml。向未处理的正常细胞瓶中加入相同体积的含血清的培养基，作用不同时间后，收集细胞。将培养基上清收集入离心管中，培养瓶内加入冰冷的 PBS 冲洗 2 次，冲洗液并入离心管，1 500r/min × 10 分钟（4℃）以收集悬浮状态的细胞，向培养瓶中培养瓶中加入 2ml/瓶预冷的细胞裂解液（mmol/L：NaCl 250，Tris – HCl 10，EDTA 5，pH7.5 临用前加入终浓度为 0.2%的 SDS），作用一段时间后，将培养瓶中的裂解液并入相应的已收集悬浮状态细胞的离心管中，加入蛋白酶 K（终浓度为 50μg/ml），50℃水浴振荡消化过夜。按标准操作进行 DNA 的酚/氯仿抽提，所用抽提液依次分别为 Tris 平衡酚（pH 8.0），氯仿/异丙醇（V/V 24:1）混合物，抽提后的水相移入新离心管，管中加入 0.1 倍体积的 3mol/L NaAc（pH 5.2）和 2.5 倍体积的无水乙醇（分别为 200μl 和 5ml）以沉淀 DNA。– 20℃放置 2 小时后，4℃10 000g × 10 分钟离心，弃上清得到的即 DNA 沉淀。以 70%乙醇小心冲洗管壁，收集 DNA，于 4℃10 000g，再次离心 10 分钟，挥干乙醇后，加入 500μl TE（mmol/L 含：Tris – HCl 10，EDTA1，pH7.50）溶解 DNA，并转移入 1.5ml Eppendorff 管中，加入 RNAase（溶于 TE 中，终浓度 50μg/ml），37℃温浴 1 小时以水解 RNA，紫外 280nm 260nm 读取吸光度值，测定浓度及含量。取 50μl 样品或 2μl DNA marker，加入 1/6 体积的 6 倍上样缓冲液（含溴酚蓝 0.25%，甘油 30%）混匀（即样品溶于 1 倍上样缓冲液中），分别上样，经 1.5%琼脂糖凝胶（含 EB 终浓度 0.5μg/ml）水平电泳，分离各种 DNA 条带，以 0.5 × TBE 作为电泳缓冲液。

电泳条件：电压 5V/cm，电流 30mA，电泳时间 1 ~ 1.5 小时。

电泳结束后，于紫外透射灯下观察各药物处理组是否出现凋亡细胞特有的 DNA 梯状条带，选择不同暴光时间拍照留存。相机设置：红色滤光片，B 档，光圈 5.6，曝光时间分别为 10 ~ 40 秒。

9．透射电镜观察细胞超微结构　将密度约 2×10^5/ml 的 PC12 细胞，接种于培养瓶中，4 ml/瓶，36 小时后，更换新培养 1×10^{-4}mol/L）或 MPP^+（2×10^{-3}mol/L），药物 5×10^{-5}mol/L 或维生素 E 1×10^{-4} mol/L 提前 60 分钟加入后，再加入多巴胺（5×10^{-4}mol/L）或 MPP^+（2×10^{-3}mol/L），加药体积均为 10μl/ml，继续培养 72 小时，刮取细胞和培养基同时收集入离心管，1 000r/min 离心 10 分钟，弃去上清，用 PBS 洗一遍，8 000r/min 离心 10 分钟得到致密的细胞沉淀。向沉淀中加入 2.5%的戊二醛，4℃固定过夜，按电镜样本常规操作，制作电镜切片，于透射电镜下观察，各种处理细胞的超微结构的变化，是否出现凋亡细胞典型的细胞核结构改变。

（五）SDS – 聚丙烯酰胺凝胶电泳测定 PC12 细胞高分子蛋白多聚物的含量

多巴胺和 MPP^+ 引起神经细胞损伤的详细机制不甚清楚，目前认为多巴胺自氧化物的形成在其中起着重要作用。故本实验观察药物对多巴胺和 MPP^+ 引起的 PC – 12 细胞中高分子蛋白质多聚物和多巴胺自氧化多聚物形成的影响。

多巴胺和 MPP^+ 临用前以所用液体培养基配制，4℃放置不超过 48 小时。药物均经过微孔滤膜滤过除菌后使用。

细胞培养及处理　PC12 细胞以 RPMI1640 培基（含 8%马血清、8%胎牛血清、青霉素 100U/ml、链霉素 100μg/ml）维持生长，置 37℃5% CO_2 恒温培养箱中培养，每隔 3 ~ 4 日传代，所用消化液为 0.25%胰蛋白酶 – 0.02%EDTA（V/V1:1） – Dulbecoo，实验前 36 ~ 72 小时接种细胞。

1．高分子蛋白多聚物的电泳　PC12 细胞，约 4×10^5 个/ml，接种于 6 孔板中，1ml/孔。培养 72 小时后，加入刺激剂，保护药提前 30 分钟加入，加药体积为 10μl/ml，正常对照孔加入等体积的培养基。24 小时后，用细胞刮收获细胞，将上清与细胞一起收入离心管中，4℃ 200g 离心 10 分钟，收集细胞，弃去上清，用无血清的 RPMI1640 培养基洗两遍（200g 离心 10 分钟 2 遍）。弃去上清后，向沉淀中加入预冷的裂解液（含 Tris – HCl 50mmol/L，EDTA 10mmol/L，Triton X – 100 V/V1%，N – lauroylsarcosine0.5%，pH8.0），100μl/离心管，冰浴中放置 30 分钟（或置 – 20℃放置待用）。进行电泳前先用 Lowry 法定蛋白，通过标准曲线计算蛋白含量后，各组取出相同克数的蛋白作为待测样品置于冰上保存。按标准操作制备凝胶，分别依次灌制分离胶（separation gel）和浓缩胶（stacking gel）。其中分离胶浓度为 10%（溶于 1.5mol/L Tirs – HCl pH8.0），浓缩胶浓度为 3%（溶于 0.5 mol/L Tirs – HCl pH 6.8）。待浓缩胶凝固后，取出样品梳，将待测的蛋白样品与等体积的 2 倍上样缓冲液（含 Tris – HCl 0.12mmol/L，pH6.8，SDS 2%，甘油 10%，2 – 巯基乙醇 5%，溴酚蓝 0.2%）混合后，于沸水浴中加热 5 分钟使蛋白变性。变性蛋白冷却后上样，上样量均为 20μg 蛋白/孔，将电泳槽中加入 1 倍蛋白电泳液（含 Tris 25mmol/L，甘氨酸 192mmol/L，SDS 0.1 %，pH8.3），排清气泡，进行电泳。具体条件为：浓缩胶段的电泳，电压为 8V/cm，电流为 20 mA，待溴酚蓝形成的色带进入分离胶后，电泳条件改为，电压 50V，电流 3 mA，电泳过夜（约 12 小时）后，关闭电泳仪，取出凝胶，置 0.25% 考马斯亮蓝/甲醇/乙酸染色液（每 100ml 含考马斯亮蓝 0.25g，100% 冰醋酸 10ml，1∶1 甲醇/水 90ml）中，室温振荡染色 4 小时。回收染色液后，用脱色液（含甲醇：100%冰醋酸 5∶1V/V）脱色，适时更换脱色液，直至蛋白条带清晰为止。将凝胶结果照相，并在岛津 CS – 930 双波长薄层扫描仪上，对各样品的蛋白条带进行定性及半定量扫描。

2．细胞中 DA 多聚自氧化物（DA – melanin DA – M）生成的测定　取对数生长期的 P12 细胞，经消化分散计数后，稀释到所需密度（个/ml），接种于 96 孔板中，每孔 100μl，6000 个/孔，培养 48 小时后，加入不同浓度的多巴胺或 MPP^+，或者提前 30 分钟加入不同浓度的药物后，再加入不同浓度的多巴胺或 MPP^+。所有化合物加入的体积均为 50μl，每孔终体积 200μl，体积不足者以相应培基补足，每种药物每个浓度设 4 个平行孔。加入多巴胺或 MPP^+ 后分别培养不同时间以后，刺激不同时间，于酶标仪 655nm 处直接读取吸光度值，与未经处理的细胞的吸光度值相比，在此波长下以吸光度的增加代表 DA – melanin 的生成，比较各组吸光度值的差别，以观察药物的作用。

3．多巴胺自氧化多聚物生成的体外实验　利用铜离子催化多巴胺的自身氧化，从图谱的变化的改变比较温育不同时间后 DA – melanin 的生成情况。

试管中加入终浓度为 1×10^{-4}mol/L 的多巴胺（溶于 50mmol/L 的 Tris – HCl 缓冲液中，pH 8.0），加入 $CuSO_4$（终浓度为 1×10^{-4}mol/L），37℃水浴振荡，加药组药物与多巴胺同时温育，分别于 12、24、36、48 小时取出 1ml/L，加入 6mol/L 的 HCl 终止反应（pH2.0），3 000r/min 离心 10 分钟，弃去上清，沉淀即为多巴胺自氧化多聚产物 – melanin，用 50mmol/L Tris – HCl 缓冲液中（含 $CuSO_4$ 1×10^{-4}mol/L，pH8.0）悬起沉淀，于岛津紫外可见分光光度计（UV – 260）进行全波长扫描，从图谱的改变比较温育不同时间后 DA – melanin 的生成情况。

4．多巴胺 D_2 受体竞争结合实验　标记配基与闪烁液配制：^3H – Spiperon（1mCi/ml）取

2.0μl 用 50% 乙醇稀释至 26.8μL 作为工作液，浓度相当于 5000n mol/L，将 PPO 500mg，POPOP 50mg 溶于 100ml 甲苯中所得的溶液作为闪烁液。

制备受体蛋白　大鼠断头取脑，去除小脑后，置预冷的生理盐水中放置数分钟，以便分离各脑区，滤纸吸取血液和水分后，冰上操作分离纹状体，称重后按 1:40（W/V）比例加入预冷的蔗糖溶液（mol/L：0.32）玻璃匀浆器制备脑匀浆，4℃ 700g 离心 10 分钟，取上清液，4℃ 45 000g 离心 15 分钟，得到的沉淀即膜蛋白，作为受体粗提取物，溶于复合离子缓冲液中（in mmol/L：Tris - HCl 50，KCl 5，NaCl 120，$MgCl_2$ 1，pH 7.40），-20 ℃保存，用前以上述缓冲液稀释至浊度值约为 0.5（600nm 比浊）。

实验安排　实验在 96 孔板上进行，平行 2~3 孔操作，每孔终体积 200μl。

竞争曲线　每个孔加入不同浓度的未标记的氟哌啶醇（终浓度为 1×10^{-4} mol/L ~ 1×10^{-11} mol/L）、同样体积的膜蛋白粗提物及 ^3H - Spiperon（终浓度 0.5nmol/L），总结合反应孔以复合离子缓冲液代替氟哌啶醇，37℃温育 15 分钟，用 Filtermate Havester 将配体膜蛋白结合物经过减压抽滤转移到 Glass fiber filter 滤膜上，用缓冲液冲洗 6 遍，80℃烘干 10 分钟。加入闪烁液，于 TopCountNTX™ 液闪计数器上测定滤膜上的各孔放射量，经计算得到竞争曲线。

饱和曲线　每个反应孔中加入一定体积的膜蛋白粗提物和不同浓度的 ^3H - Spiperon（终浓度为 0.1 ~ 8 nmol/L），总结合反应孔（total binding TB），以复合离子缓冲液代替氟哌啶醇，以加入 1×10^{-4} mol/L 的氟哌啶醇完全抑制 ^3H - Spiperon 结合作为非特异结合反应孔（non specific binding NB），TB 减去 NB 表示总结合量。

二、阿尔茨海默病（AD）药效学试验的一些基本原则

AD 的发病机制还不十分明确，目前认为，是由遗传、环境和代谢等多种因素共同作用所引起的一种病理过程。已经提出衰老、β 淀粉样蛋白、自由基损伤、胆碱能系统功能缺陷、炎症、细胞凋亡、激素缺乏等多种假说与 AD 的发病有关。其中，氧化应激和线粒体功能障碍在 AD 的发病中有重要作用。目前，临床所用治疗 AD 的药物中主要是胆碱酯酶抑制剂，各国学者都在探求新的治疗 AD 的药物，从多系统、多环节、多靶点治疗 AD。著者从 β 淀粉样蛋白和自由基损伤假说出发，寻找抗 AD 新药。所采用的方法包括整体动物模型、细胞、亚细胞水平以及部分分子生物学技术，现介绍如下。

老年性痴呆（AD）以神经元丧失、神经纤维缠结和老年斑为主要病理特征，临床特性主要表现为渐进性的智能减退和认知障碍。早期表现主要是健忘，并伴有其他高级功能的障碍，严重者学习和认知记忆功能的减退、甚至丧失。因此，改善学习记忆能力成为新药研究的一个主要方面。直接对人体进行实验目前还有许多限制，模拟 AD 的病理变化和病理特征的动物模型对于 AD 的发病机制和治疗药物研究的筛选有重要作用。一般认为，记忆是一个至少有 4 个不同阶段组成的复杂的过程，包括获得、巩固、保持和再现。目前，对改善记忆障碍的药物研究，尤其是对衰老和老年性痴呆（AD）引起的记忆障碍的药物研究成为神经药理的研究热点。为寻找防治 AD 新药，我们采用乙醇、蛋白合成抑制剂环己酰亚胺、戊巴比妥钠、与 AD 的发病有密切关系的 β 淀粉样蛋白侧脑室注射和 D - 半乳糖和亚硝酸钠合用诱导的小鼠快速脑老化模型，采用跳台、水迷津、避暗、Morris 水迷宫等方法观察药物改善

学习记忆的再现，巩固和空间辨别能力，并从组织病理学、免疫组织化学、生化等方面进行初步的机制探讨。有关方法简介如下。

（一）小鼠实验性学习记忆障碍模型

1．乙醇引起的小鼠记忆再现障碍模型　小鼠口服适量乙醇后能明显引起记忆障碍。可采用避暗法进行检查。昆明种小鼠随机分组，实验前 1 小时，正常对照和乙醇模型组 ig0.5%CMC－Na。实验前 30 分钟，除正常组给相应体积的双蒸水外，模型组和药物组 ig40%乙醇 10ml/kg。实验时将小鼠背向洞口放入明室，并立即启动记录，小鼠第一次进入暗室遭电击后取出。24 小时后同样给药后记录 3 分钟内遭电击的次数（N）和小鼠第一次进入暗室的潜伏时间（L）。小鼠口服 40%乙醇 10ml/kg 后第一次进入暗室的潜伏期明显缩短，3 分钟内进入暗室的次数（错误）显著增加。药物疗效以改善潜伏期和错误次数为判断指标。

2．戊巴比妥钠（PB）诱导的小鼠空间记忆障碍模型　给小鼠 ip 低剂量戊巴比妥钠可造成空间记忆障碍，可采用水迷宫法进行检查。雄性昆明种小鼠，随机分组，训练前 1 小时，给药组分别 ig 所试药物；模型对照组和正常对照组均 ig 等容量的 0.5%CMC－Na。训练前 30 分钟，给药组和模型组 ip 戊巴比妥钠 20mg/kg，正常组 ip 等量的生理盐水。训练由近渐远，每只动物每天训练一次，每次 2 分钟，连续训练 3 天。每天训练前均按上述方法给药和戊巴比妥钠。记录动物进入盲端的次数（错误次数）和游泳时间（S），2 分钟内未游出按 120 秒计。以错误次数（N）和游泳时间（T）作为小鼠空间辨别障碍的指标。

3．环己酰亚胺（CHM）诱导的小鼠记忆巩固障碍模型　CHM 是蛋白质合成抑制剂，对脑蛋白质合成的抑制可引起记忆巩固障碍。可采用跳台法进行检查。雄性昆明种小鼠随机分组，训练前 1 小时给药组分别 ig 药物；模型组和正常对照组 ig 等容量的 0.5%CMC－Na。训练前 30 分钟，给药组和模型组均 ipCHM 120mg/kg，正常组 ip 等容量的生理盐水。将小鼠置跳台仪中适应 3 分钟后通以 36V 交流电，小鼠受电击跳上安全岛以躲避电击。每只小鼠训练一次，5 分钟/次。24 小时后，将动物直接放于安全岛上并通电，记录第一次跳下安全岛的潜伏期（S）和 5 分钟内受电击的次数。模型组小鼠第一次从台上跳下的潜伏期显著缩短，同时 5 分钟内跳下的次数明显增多，从台上跳下的小鼠数占该组小鼠总数的百分比（%）明显增加。以跳下潜伏期，跳下的错误次数，从台上跳下的百分数（%）作为评定药物改善记忆巩固障碍的指标。

4．侧脑室注射 $A\beta_{25-35}$引起的小鼠学习记忆障碍的模型　β淀粉样蛋白是老年斑的主要成分，其毒性作用在 AD 的发病中也起了重要作用，$A\beta_{25-35}$是β淀粉样蛋白中的最小的毒性片段。中枢内给予 $A\beta_{25-35}$能产生和 $A\beta_{1-40}$一样的痴呆效果，已经成为新药开发的一个基本的筛选方法。本试验采用侧脑室注射 $A\beta_{25-35}$引起的小鼠学习记忆障碍模型观察药物的效果。

造模方法：昆明种雄性小鼠随机分成假手术组、$A\beta_{25-35}$模型组、药物组，乙醚麻醉后，$A\beta_{25-35}$模型组和给药组小鼠均侧脑室注射 $A\beta_{25-35}$（1mg 溶于 0.5ml 无菌双蒸水中，放入 37℃孵箱中老化 4 天）约 15nmol/L（7.5μl），假手术组小鼠侧脑室注射同样体积的无菌双蒸水。侧脑室注射方法为在距头部中线 2mm 处与两侧耳根前部连线相交叉的点，垂直刺入，穿破颅骨进入脑室，缓慢注入，停留 5 秒，缓慢拔针。实验前用台盼蓝代替 $A\beta_{25-35}$验证注射部位的正确性。注射后，动物很快恢复意识，24 小时后，各给药组连续（ig）给予相应剂量的药物，假手术和模型组（ig）给予等体积的 0.5% CMC – Na。注射 $A\beta_{25-35}$ 后第 8 天进行跳台实验，第 11 天进行 Morris 水迷宫实验。

Morris 水迷宫　一个直径为 120cm，水深 40cm 的圆形水池，装有奶粉水溶液，水温 23 ~ 25℃。随机分为四个象限，第一象限中放入安全岛，低于水面 2cm。脑室注射 $A\beta_{25-35}$ 后第 11 天各组小鼠开始训练，连续 5 天，每天小鼠头朝池壁从第三和第四象限放入水中，同时记录小鼠在 2 分钟内找到安全岛的潜伏期，让动物在安全岛上停留 30 秒，然后取出放回笼子，如果 2 分钟内没有找到安全岛，人为的将小鼠放到安全岛上停留 30 秒，潜伏期则记为 120 秒。第六天进行探索试验，撤去安全岛，小鼠从第三象限放入水中，用摄像系统记录小鼠 2 分钟内游泳轨迹。每天两次游泳找到安全岛的时间之和为小鼠每天游泳的结果，进行统计分析。

在 Morris 水迷宫中，动物寻找安全岛的搜索策略主要分为 4 种（图 34 – 1）：环绕型，即动物无智力活动，只机械的沿迷宫壁游动，无安全岛概念，是学习记忆能力最差的一种方式；随机型，指动物已有安全岛概念，但不明确具体的方位，随机搜索；趋向型，指动物有安全岛概念，记得大概方位，有目的的搜索；直线型，是动物学习记忆能力最好的表现，记

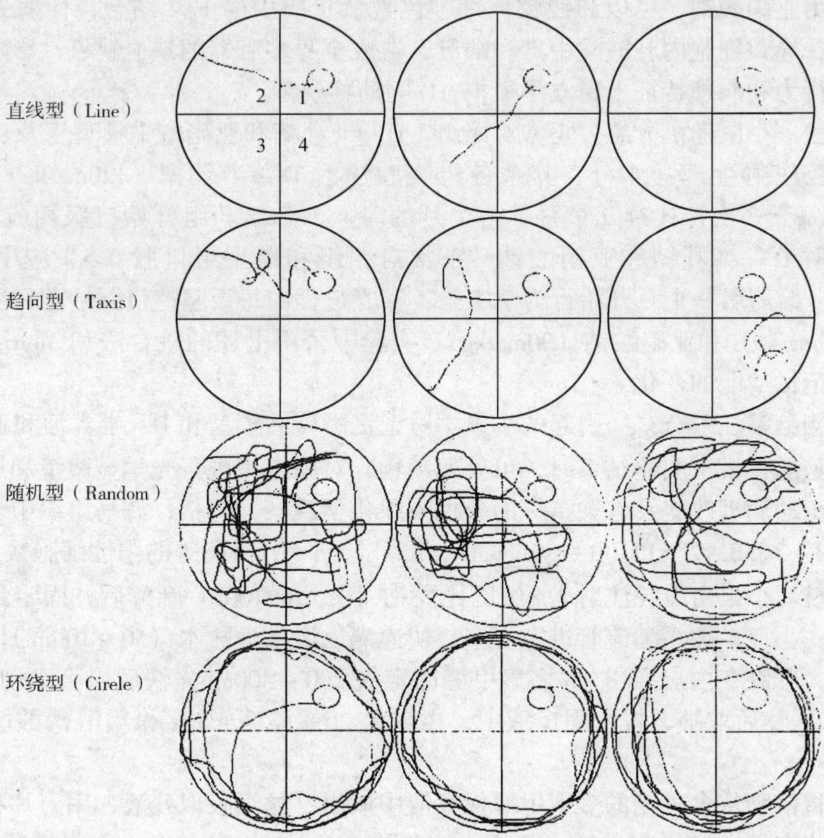

图 34 – 1　动物寻找安全岛的搜索策略

得安全岛的准确方位，近乎直线的游到安全岛。后两者的搜索方式被认为是“聪明的”搜索策略，缩短找到安全岛的时间。

一般训练检查到第4天和第5天，模型组小鼠找到安全岛的时间显著延长，2分钟内穿越安全岛的次数显著减少，搜索方式以环绕型，随机型居多。说明引起了学习记忆障碍。以小鼠找到安全岛的时间，2分钟内穿越安全岛的次数以及搜索方式作为评定药物改善记忆巩固障碍的指标。

5. D－半乳糖和亚硝酸钠引起的小鼠快速脑老化模型　老年性痴呆与衰老有密切关系。建立类似自然衰老的早衰动物模型是进行衰老机制研究、延缓衰老对策的关键因素，也是老年医学一直致力于解决的课题之一。D－半乳糖是一种生理性的营养成分，在正常机体代谢中转换成葡萄糖，参与葡萄糖代谢，但过量会导致代谢紊乱。国外最早用于白内障的研究。1985年，龚国清等首次在延缓衰老药物疗效实验中采用D－半乳糖胺致衰老模型，随后国内的研究者对此模型进行进一步验证并完善。此衰老模型衰老程度接近于21月龄水平，可作为模拟AD的动物模型。D－半乳糖致衰老的机制是在一定的时间内连续注射D－半乳糖，使机体细胞内半乳糖浓度增高，在醛糖还原酶的作用下，生成半乳糖醇。这种物质在细胞内堆积，影响正常的渗透压，导致代谢紊乱，出现衰老的病理特征。罗焕敏等在D－半乳糖的基础上，加用亚硝酸钠，可以和线粒体细胞色素氧化酶中的Fe^{3+}结合，使酶失去活力，抑制细胞呼吸，导致细胞内乳酸酸中毒和缺氧，造成全身多脏器的缺血缺氧，影响学习记忆能力，进而从行为和病理特征上建立了模拟AD的动物模型。

造模方法　小鼠随机分组，正常对照组，D－半乳糖和亚硝酸钠模型组及药物组。除正常对照组腹腔注射生理盐水外，其余各组腹腔注射D－半乳糖（120mg/kg）和亚硝酸钠（90mg/kg），每天一次，连续2个月。一个月的时候，各给药组开始口服相应剂量的药物，同时腹腔注射D－半乳糖和亚硝酸钠，正常对照组和模型组口服0.5%羧甲基纤维素钠（CMC－Na）。给药后一个月开始行为学实验，实验过程中每天坚持口服给药和腹腔注射D－半乳糖（120mg/kg）和亚硝酸钠（90mg/kg）。实验中采用上述的跳台法和Morris水迷宫法观察小鼠学习记忆功能的变化。

上述的侧脑室注射$A\beta_{25-35}$引起的小鼠学习记忆障碍的模型和D－半乳糖和亚硝酸钠引起的小鼠快速脑老化模型实验结束时，可处死动物，对脑组织进行光学显微镜和透射电镜观察小鼠海马组织的病理改变及有关指标的免疫组织化学观察。包括：海马组织中ChAT、AchE、凋亡因子Bcl－2、Bax，NT3、β－synuclein、$A\beta_{1-42}$、β－分泌酶等的阳性细胞数及表达。

标本取材　小鼠由腹腔注射1%戊巴比妥钠（0.5 ml/100g）麻醉后，固定到平台上，开胸，心尖剪一小口，插入灌流管进左心室，快速灌入温生理盐水（50～100ml），并剪开右心耳，至无血，肝脏变白。换用4%多聚甲醛固定液200～400ml先快后慢直至动物肢体僵硬，漫灌30分钟。然后取脑，投入固定液中，再转入20%蔗糖4%多聚甲醛磷酸缓冲液中至脑组织下沉。

切片　将鼠脑从含蔗糖的多聚甲醛保存液中取出，滤纸吸取残液，用刀片将脑两端切成平面．放入装有异戊烷的离心管中，投入液氮罐中冷冻10秒左右。取出经冷冻的脑组织，冷冻固定在切片机中的标本托上。进行恒冷切片，片厚35μm。收集海马部位的脑片（用湿润的毛笔尖粘附）放入PBST（3%Triton X－100/0.01mol/L PBS）液中。

染色　将脑片用 PBST 液清洗 1～2 遍，吸干液体，加入 1mol/LHCl 修复（11ml 水：1ml 酸）室温放置 30 分钟，吸出，用 PBST 洗 3 遍，每遍 5 分钟。加入 3%过氧化氢（双氧水）震荡放置 10～15 分钟，蒸馏水洗 3 遍，PBST 洗 3 遍。加入 5%山羊血清，封闭 30 分钟。吸干液体，不用洗，加入相应的一抗，混匀后室温放置过夜，或 4℃冰箱放置 36 小时。PBST 洗 3 遍，加入二抗（用 PBST 稀释 1:200～300），室温震荡放置 2 小时。PBST 洗 3 遍，加入三抗（用 PBST 稀释 1:200～300），室温震荡放置 2 小时。PBST 洗 3 遍，加入 DAB 显色。用自来水终止显色反应，用毛笔挑出脑片放入漂洗液（0.1mol/LPB 用时稀释 10 倍）的平皿中，将脑片裱在粘过明胶的玻片上（玻片用铅笔或玻璃刀写上编号）。每只小鼠选取相同部位的 6 张脑片，每组 4 只小鼠，记录小鼠海马 CA1 区阳性细胞数。

（二）β 淀粉样蛋白（Aβ）损伤大鼠脑线粒体功能的测定

线粒体是细胞内重要的能量合成的细胞器，也是细胞内自由基产生的重要场所。线粒体损伤是衰老和神经退行性疾病的早期和最明显的特征之一。线粒体氧化磷酸化异常、能量合成降低、活性氧自由基增多与 AD 有密切关系。Aβ 对线粒体的损伤已成为其诱导神经细胞凋亡的关键环节。下面介绍 Aβ25－35 体外损伤脑线粒体的几种实验方法。

1．脑线粒体的制备及 $A\beta_{25-35}$ 损伤脑线粒体某些生化指标的测定　脑线粒体的制备以及①线粒体总 ATP 酶活性的测定；②线粒体呼吸链复合酶活性的测定；③线粒体膜电位的测定；④线粒体膜流动性的测定；⑤线粒体膜肿胀度的测定；⑥线粒体过氧化氢含量的测定；⑦线粒体中超氧阴离子含量的测定；⑧线粒体膜脂质过氧化物水平的测定。以上各指标的测定方法同前，参见 PD 试验部分。不同者于反应体系中加入不同浓度的老化的 $A\beta_{25-35}$（25～100μmol/L，1mg 溶于 0.5ml 无菌双蒸水中，放入 37℃孵箱中老化 4 天），温孵后进行有关测定。

2．$A\beta_{25-35}$ 损伤线粒体细胞色素 C 氧化酶（COX）、丙酮酸脱氢酶、α－酮戊二酸脱氢酶和 ATP 酶活性的测定　细胞色素 C 氧化酶是线粒体呼吸链复合酶之一，在线粒体呼吸链电子传递中有重要作用。丙酮酸脱氢酶和 α－酮戊二酸脱氢酶是糖代谢和三羧酸循环中关键酶。这些酶的活性降低与老年痴呆等神经退行性病变有密切关系。

COX 的测定方法在反应缓冲液（140mmol/L KCl，10mmol/L Tris－HCl，pH7.4）中加入 100μg 线粒体蛋白和 100μmol/L $A\beta_{25-35}$，37℃孵育 30 分钟，或提前加入不同浓度的药物，37℃孵育 10 分钟后再加入 100μmol/L $A\beta_{25-35}$，37℃孵育 30 分钟，冰浴终止反应。

在 1ml 体系中进行细胞色素 C 氧化酶活性测定。反应缓冲液（140mmol/L KCl，10mmol/L Tris－HCl，pH7.4）中加入经上述处理 20μg 线粒体蛋白，然后加入细胞色素 C，立即用塑料棒轻搅，不要形成气泡，记录 1 分钟内 550nm 的吸光度变化。细胞色素 C 的摩尔吸光系数 ε＝19/mmol·cm。

还原型细胞色素 C 在室温下会迅速氧化，本实验中采用特殊步骤制备还原型的细胞色素 C：1ml 的塑料注射器，用 Sephadex－G25 装柱，2000g 离心 3 分钟，压实柱子，并用反应缓冲液平衡柱 3 次，备用。细胞色素 C 溶于双蒸水，浓度 3%，临用时加入 10 倍量的连二亚硫酸钠，混匀后，立即经过上述 Sephadex－G25 柱，2000g 离心 3 分钟，脱盐处理后的细胞色素 C 不含过量的还原剂，置冰上保存，1 小时内使用。

线粒体丙酮酸脱氢酶（PDH）活性测定 新鲜制备的线粒体定蛋白后，－20℃冻存用于测定丙酮酸脱氢酶活性。线粒体与 $A\beta_{25-35}$ 及药物的作用方式与上述相同。反应体系为 1ml 缓冲液（50mmol/L Tris－HCl，0.5mmol/L EDTA，0.2%（W/V）Trioton X－100，pH7.8），含有 2.5mmol/L NAD，0.1mmol/L CoA，1mmol/L $MgCl_2$，0.1mmol/L 草酸钠，1mg 牛血清白蛋白，0.6mmol/L INT，6.5μmol/L phenazine methosulohate，0.2mmol TPP，100μg 线粒体蛋白和 5mmol/L 丙酮酸。当加入 TPP 和脑线粒体混匀后，37℃孵育 5 分钟，加入丙酮酸后立即检测 2 分钟内 500nm 吸光度变化。丙酮酸脱氢酶的摩尔吸光系数为 15.4×10^3。

线粒体 α－酮戊二酸脱氢酶（α－KGDH）活性测定 线粒体处理方式同丙酮酸脱氢酶活性测定，通过测定 340nm NADH 吸光度的变化来反应线粒体 α－酮戊二酸脱氢酶活性。反应体系：0.2mmol/L TPP，2mmol/L NAD，0.2mmol/L CoA，1 mmol/L $MgCl_2$，0.3mmol/L DTT，0.1%（W/V）Trioton X－100，10mmol/L α－酮戊二酸盐，130mmol/L HEPES－Tris，pH7.4，加入预先处理的线粒体 100μg 混匀，以 CoA 启动反应，观察 10 分钟的吸光度变化。α－酮戊二酸脱氢酶的摩尔吸光系数为 6.23×10^3。

线粒体 ATP 酶活性测定 线粒体经三次反复冻融，与上述同样处理后，测定线粒体中 ATP 酶活性。组氨酸缓冲液（mol/L：组氨酸 0.2，KCl 0.15）中加入 0.02mol/L $ATPNa_2$ 250μl 和 0.05 mol/L $MgCl_2$ 100μl，除空白管外，其余管加入经过处理的线粒体 100μg，28℃准确计时 10 分钟，10%TCA1ml 终止反应，4℃3000r/min 离心 15 分钟，取上清 0.5ml 经无机磷测定试剂盒测定无机磷（Pi）含量，判断 ATP 酶活性的高低。ATP 酶活性用 μmol Pi/h /mg 蛋白表示。

3．Western－blot 法测定 $A\beta_{25-35}$ 引起线粒体内细胞色素 C 的释放 在反应缓冲液（mmol/L：蔗糖 150，$MgCl_2$ 5，琥珀酸钠 5，鱼藤酮 0.027，磷酸二氢钾 5，HEPES 20，pH7.4）中加入 1mg 新鲜制备的线粒体和所试药物，37℃孵育 10 分钟后，加入 50μmol/L $A\beta_{25-35}$，继续 37℃孵育 30 分钟，冰浴终止反应。4℃ 12000g 离心 5 分钟，去掉上清，沉淀加入 200μl RIPA 裂解液（25mmol/L Tris－HCl，150mmol/L NaCl，5mmol/L EDTA，5mmol/L EGTA，1mmol/L PMSF，1%Triton X－100，0.5% Nonidet P40，10mg/L aprotinin，10mg/L leupeptin），混匀，4℃裂解 30 分钟，4℃ 10000g 离心 15 分钟，取上清。Lowry 法定蛋白。分装－70℃冻存，2 周内测定。

将上述样品用 RIPA 裂解液调整蛋白含量 200μg，与 4 倍 SDS 上样缓冲液混合，100℃煮沸变性 5 分钟，Marker 与样品处理方法相同。然后在 5%积层胶和 15%分离胶中进行电泳分离蛋白。电泳缓冲液为（25mmol/L Tris 碱，250mmol/L 甘氨酸，0.1%SDS。pH8.3）。电泳条件为，积层胶 8V/cm，分离胶 15V/cm。电泳后，浸于转移液中（39mmol/L 甘氨酸，48mmol/L Tris 碱，0.037%SDS，20%甲醇）。剪 6 张 3mm 滤纸和 1 张 PVDF 膜，大小与胶一致，滤纸用转移液浸泡，PVDF 膜用甲醇浸泡，按照滤纸－膜－胶－滤纸的顺序排放，加于海绵中间，固定在转移槽中，胶靠负极，以 $0.625mA/cm^2$ 转膜过夜。转膜后将 Marker 剪下，用 0.1%氨基黑染色，经脱色液（甲醇:冰醋酸:水＝8:1:1）脱色晾干保存。样品膜浸于 5%脱脂奶粉中室温封闭 1～2 小时，然后在杂交袋中与小鼠抗细胞色素 C 抗体（1:1000）杂交，室温放置 3 小时，TBST（20mmol/L Tris 碱，150mmol/L NaCl，0.1%吐温 20，pH7.4）洗膜三次，每次10分钟，继续在杂交袋中用抗小鼠的碱性磷酸酶偶联的IgG抗体（1∶500）与膜室温孵育2小时，TBST洗膜3次，每次10分钟，用NBT/BCIP显色。将显色条带扫描后，分析条带密度表示蛋白表达量。

（三）$A\beta_{25-35}$诱导SH－SY5Y神经细胞凋亡的检测

神经退行性疾病（AD，PD）等的病理特征之一是神经元的丢失，细胞凋亡被认为是主要原因之一。体内外的研究都显示Aβ能诱导神经细胞出现凋亡，因此抗凋亡作用成为药物研究的新的靶点。

细胞培养 SH－SY5Y神经细胞株培养条件为：高糖DMEM/F12培养基，加入10%热灭活（56℃，30分钟）的新生小牛血清，100U/ml青霉素和100μg/ml链霉素。5% CO_2/95%空气，饱和相对湿度。实验所有细胞均为对数生长期细胞，每隔3～4天传代，培养24～36小时后，开始实验。所用消化液为0.25%胰蛋白酶＋0.02%EDTA（溶于Dulbecco液中）。

1．细胞存活率和培养液中乳酸脱氢酶（LDH）含量测定　采用MTT法测定细胞存活率。对数生长期的SH－SY5Y细胞，经消化计数后，细胞以1×10^5/ml种到96孔板中，每孔100μl，24小时后加入无血清培养基含有不同浓度$A\beta_{25-35}$或提前加入不同浓度的FLZ处理30分钟。对照组加入相应浓度的无水乙醇。每组4个平行孔。培养48小时后，吸出细胞培养液，用试剂盒测定LDH含量。细胞换新鲜的无血清培养基，加入MTT（终浓度为0.5mg/ml），37℃继续培养4小时，弃去MTT，加入200μlDMSO溶解沉淀，混匀后，30分钟内在Bio－Red450酶标仪中测定OD570nm。以对照细胞的吸光度为100%，计算不同处理方式细胞的存活率。

2．流式细胞仪测定细胞凋亡率　处于对数生长期的细胞，以1×10^5/ml接种到六孔板中，培养24～36小时后，药物和$A\beta_{25-35}$作用方式与上述相同。48小时和72小时后，收集细胞上清，细胞用胰蛋白酶消化，吸管吹打使之分成单个细胞，收集细胞，与上清混合，4℃1000r/min离心5分钟，沉淀用PBS洗两次。细胞沉淀加入70%乙醇混匀，4℃固定过夜，1000r/min离心5分钟，弃去固定液，PBS洗两次，沉淀加入0.5mlPBS，含有RNAase（50μg/ml），37℃孵育1小时，加入碘化丙啶（PI，50μg/ml），4℃避光，30分钟后用流式细胞仪检测10000个细胞，并用ModifitL1分析软件计算各个样品的凋亡百分率。

3．流式细胞仪和荧光显微镜观察细胞内活性氧（ROS）　产生处于对数生长期的细胞，以1×10^5/ml接种到6孔板中，培养24～36小时后，药物和$A\beta_{25-35}$作用方式与上述相同。48小时后按上述方法收集细胞，加入DCHF－DA（20μmol/L in DMSO），37℃孵育30分钟，1000r/min离心5分钟，沉淀用PBS洗两遍，洗去未结合的探针DCHF－DA。细胞用PBS混匀后，用流式细胞仪检测10000个细胞的荧光强度，表示细胞内ROS的多少，或用荧光显微镜观察荧光强度。

4．细胞内GSH含量测定　处于对数生长期的细胞，以1×10^5/ml接种到24孔板中，0.5ml/孔，培养24～36小时后，药物和$A\beta_{25-35}$作用方式与上述相同。48小时后去掉培养基，用PBS冲洗2次，加入细胞裂解液（0.2% Triton X－100，5mmol/L EDTA，pH8.3），混匀后取0.3ml加入20% 三氯乙酸（TCA）0.1ml，混匀，1000r/min离心10分钟，取上清，加入OPT（终浓度为50μg/ml），混匀后室温静置15分钟，荧光酶标仪测定荧光强度。激发波长：

350nm，发射波长：420nm。Lowry 法定蛋白。

5．细胞内 NAD（P）H 测定 处于对数生长期的细胞，以 1×10^5/ml 接种到 24 孔板中，0.5ml/孔，培养 24～36 小时后，药物和 $A\beta_{25-35}$作用方式与上述相同。48 小时后去掉培养基，细胞用 PBS 冲洗 2 次，加入细胞裂解液（0.2% Triton X－100，5mmol/L EDTA，pH8.3），混匀，4℃3000r/min 离心 10 分钟，取上清荧光酶标仪测定荧光强度，激发波长：340nm，发射波长：460nm。Lowry 法定蛋白。

6．流式细胞仪测定细胞内钙离子浓度 处于对数生长期的细胞，以 1×10^5/ml 接种到 6 孔板中，培养 24～36 小时后，药物和 $A\beta_{25-35}$作用方式与上述相同。48 小时后收集细胞，然后加入 5μmol/L Fura－2（PBS），37℃孵育 30 分钟，1000r/min 离心 5 分钟，细胞沉淀用 PBS 洗两遍，洗去未结合的探针，用 PBS 悬起细胞，混匀后用流式细胞仪检测 10000 个细胞的荧光强度（激发波长：340/380nm，发射波长：510nm）。

7．Western－blot 法检测 Bcl－2 和 Bax 的表达 处于对数生长期的细胞，以 1×10^5/ml 接种到 50ml 培养瓶中，4ml/每瓶。培养 24～36 小时后，药物和 $A\beta_{25-35}$作用方式与上述相同。48 小时后收集细胞，室温 200g 离心 5 分钟，PBS 冲洗 2 次，细胞沉淀中加入 200μl RIPA 裂解液（25mmol/L Tris－HCl，150mmol/L NaCl，5mmol/L EDTA，5mmol/L EGTA，1mmol/L PMSF，1%Triton X－100，0.5% Nonidet P40，10mg/L aprotinin，10mg/L leupeptin），混匀，4℃裂解 30 分钟，4℃ 10000g 离心 15 分钟，取上清。Lowry 法定蛋白。分装－70℃冻存，2 周内测定。

将上述样品用 RIPA 裂解液调整蛋白含量 150μg，与 4 倍 SDS 上样缓冲液混合，100℃煮沸变性 5 分钟，Marker 与样品处理方法相同。然后在 5%积层胶和 12%分离胶中进行电泳分离蛋白。电泳缓冲液为（25mmol/L Tris 碱，250mmol/L 甘氨酸，0.1%SDS，pH8.3）。电泳条件为，积层胶 8V/cm，分离胶 15V/cm。电泳后，浸于转移液中（39mmol/L 甘氨酸，48mmol/L Tris 碱，0.037%SDS，20%甲醇）。剪 6 张 3mmol/L 滤纸和 1 张 PVDF 膜，大小与胶一致，滤纸用转移液浸泡，PVDF 膜用甲醇浸泡，按照滤纸－膜－胶－滤纸的顺序排放，加于海绵中间，固定在转移槽中，胶靠负极，以 0.625mA/cm^2 转膜过夜。转膜后将 Marker 剪下，用 0.1%氨基黑染色，经脱色液（甲醇：冰醋酸：水＝8∶1∶1）脱色晾干保存。样品膜浸于 5%脱脂奶粉中室温封闭 1～2 小时，然后在杂交袋中与小鼠抗 Bcl－2 和 Bax 抗体杂交，室温放置 3 小时，TBST（20mmol/L Tris 碱，150mmol/L NaCl，0.1%吐温 20，pH7.4）洗膜三次，每次 10 分钟，继续在杂交袋中用抗小鼠的碱性磷酸酶偶联的 IgG 抗体（1∶500）与膜室温孵育 2 小时，TBST 洗膜 3 次，每次 10 分钟，用 NBT/BCIP 显色。将显色条带扫描后，分析条带密度表示蛋白表达量。

8．Western－blot 法检测 $A\beta_{25-35}$诱导凋亡中线粒体细胞色素 C 释放 细胞按上述方法处理。收集细胞，室温 200g 离心 5 分钟，PBS 冲洗 2 次，加入 5ml 低渗提取液 mmol/L：HEPES50，KCl 50，EGTA 5，$MgCl_2$ 2，DTT 1，PMSF 0.1，pH7.4）冰浴 15 分钟，离心收集细胞。每样品中加入上述低渗提取液 200μl，冰浴 45 分钟后，用 0.5ml Dounce 匀浆器 轻轻上下匀浆 50 次。将匀浆转入 0.5ml Eppendoff 管中，4℃15000g 离心 20 分钟。取上清少量用 Lowry 法定蛋白，其余分装后于－20℃冻存。

聚丙烯酰胺凝胶蛋白电泳 将上述样品用 RIPA 裂解液调整蛋白含量 150μg，与 4 倍 SDS

上样缓冲液混合，100℃煮沸变性 5 分钟，Marker 与样品处理方法相同。然后在 5%积层胶和 12%分离胶中进行电泳分离蛋白。电泳缓冲液为（25mmol/L Tris 碱，250mmol/L 甘氨酸，0.1%SDS，pH8.3)。电泳条件为，积层胶 8V/cm，分离胶 15V/cm。电泳后，浸于转移液中（39mmol/L 甘氨酸，48mmol/L Tris 碱，0.037%SDS，20%甲醇）。剪 6 张 3MM 滤纸和 1 张 PVDF 膜，大小与胶一致，滤纸用转移液浸泡，PVDF 膜用甲醇浸泡，按照滤纸 – 膜 – 胶 – 滤纸的顺序排放，加于海绵中间，固定在转移槽中，胶朝负极，以 0.625mA/cm2 转膜过夜。转膜后将 Marker 剪下，用 0.1%氨基黑染色，经脱色液（甲醇：冰醋酸：水 = 8:1:1）脱色晾干保存。样品膜浸于 5%脱脂奶粉中室温封闭 1 ~ 2 小时，然后在杂交袋中与小鼠抗细胞色素 C 抗体（1:1000）杂交，室温放置 3 小时，TBST（20mmol/L Tris 碱，150mmol/L NaCl，0.1%吐温 20，pH7.4）洗膜 3 次，每次 10 分钟，继续在杂交袋中用抗小鼠的碱性磷酸酶偶联的 IgG 抗体（1:500）与膜室温孵育 2 小时，TBST 洗膜三次，每次 10 分钟，用 NBT/BCIP 显色。将显色条带扫描后，分析条带密度表示蛋白表达量。

结束语 以上所介绍的一些方法是著者实验在进行有关研究时所采用的，还有一些其他方法就不多做介绍了，有兴趣者可参看发表的有关论文。

（冯卫红 方 芳 刘耕陶）

参考文献

1. Hallman H, Lange J, Olson L, et al. Neurochemical and histochemical characterization of neurotoxic effects of 1 – methyl – 4 – phenyl – 1, 2, 3, 6, – tetrahydropyridine on brain catecholamine neurones in the mouse. J Neurochem, 1985, 44:117
2. 张均田. 学习记忆实验法. 见徐叔云，卞如濂，陈修，主编. 药理实验方法学. 第 2 版北京：人民卫生出版社，1995，659
3. 黄开星，金国章. 大白鼠旋转行为实验. 见：徐叔云，卞如濂，陈修，主编. 药理实验方法学. 第 2 版北京：人民卫生出版社，1992:667
4. Zhang LK, Niu XY, Xu RM, et al. Simultaneous determination of monoamines and their main metabolites in rat brain using highperformance liqiud chromatography with electrochemical detection. Acta Phar Sinca, 1987, 22 (8):591 – 596
5. Keller R, Oke A, Mefford I, et al. Lqiud chromatographic analysis of catecholamines routine assay for regional brain mapping. Life Sci, 1976, 19:995 – 1004
6. Buege JA, Aust SD. Microsomal lipid peroxidation. In: Methods in enzymology biomembrane New York Academic Press, 1978, 301 – 310
7. Tipton KF, youdim BH. The assay of monoamine oxidase activity In : Methods in biogenic amine research, 1985, 451
8. Ellman GL, Gurtney KD, Audre V. A new rapid colorimeter determination of AchE activity. Biochem Pharmaco, 1961, 7:88 – 95
9. Przedborski S, Jackson – Lewis V, Muthane V, et al. Chronic Levodopa administration alters cerebral mitochondrial respiratory chain activity. Ann Neurol, 1993, 34:715
10. Kielly WW. Mitochondrial ATPase ATP + H_2O · ADP + Pi In: Sidney PC and Nathan OK ed Methods in Enzymology Ⅳ. NewYork: Academic Press Inc, 1955, 593

11. Zheng X, Shoffner JM, Voljavec AS, et al. Evaluation of procedures for assaying oxidative phosphorylation enzyme activities in mitochondrial muscle biopsies. Biochim Biophys Acta, 1990, 1019:1

12. Emaus RK, Grunwald R, Lemasters JJ. Rhodamin 123 as a probe of transmembrane potential in isolated rat – liver mitochondria: spectral and metabolic properties. Biochim Biophys Acta, 1986, 85:436

13. Watanabe H, Kobayashi A, Yamamoto T, et al. Alterations of human erythrocyte membrane fluidity by oxygen – derived free radicals and calcium. Free Radic Biol Med, 1990, 8:507

14. Halestrap P, Davidson M. Inhibition of Ca^{2+} – induced large amplitude swelling of liver and heart mitochondria by cyclosporin A is probably caused by the inhibitor binding to mitochondria – matrix peptidyl – prolyl – cis – trans – isomerase and preventing it from interacting with adenine nucleotide translocase. Biochem J, 1990, 268:153

15. Syder SH., D'Amato RJ. MPTP: a neurotoxin relevant to the pathophysiology of Parkinson's disease The 1985 George C Cotzias lecture. Neurology, 1986, 36 (2):250 – 258

16. Scudiero DA, Shoemarker RH, Paull KD, et al. Evaluation of a soluble tetrazolium/formaza assay for cell growth and drug sensitivity in culture using human and other tumor cell lines. Cancer Res, 1988, 48:4827

17. Heneka MT., Loschman PA., Gleichmann M., et al. Induction of nitric oxide sythanse and nitric oxide – mediated apoptosis in neuronal PC – 12cells after stimulation with Tumor Necrosis Factor – α/lipoplysaccharide. J Neurochem, 1998, 71:88 – 94

18. Velez – Pardo C, Jimenzel – Del RM, Verschueren H, et al. Dopamine and ion induced apoptosis in PC – 12 cells. Pharmacol Toxicol, 1997, 80:76 – 84

19. Singh NP. A simple technique for quantitation of low levels of DNA damage in individiual cells. Exp Cell Res, 1988, 175:184

20. McLaughlin BA, Nelson D, Ereci'nska M, et al. Toxicity of dopamine to striatal neurons in vitro and potentiation of cell death by amitochondrial inhibitor. J Neurochem, 1998, 70:2406 – 2415

21. Velez – Pardo C., Jinenez Del RM., Verschueren H., et al. Vauquelin G. Dopamine and ion induce apoptosis in PC – 12 cells. Pharmacol toxicol, 1997, 80:76 – 84

22. Offen D., Ziv I., Sternin H., et al. Prevention of dopamine – induced cell death by thil antioxdants: possible implications for treatment of Parkinson's disease. Exp Neurology, 1996, 141:32 – 39

23. Offen D., Ziv I., Brazilai A., et al. Dopamine – melanin induced apoptosis in PC – 12 cells: possible implication for the etiology of Parkinson's disease. Neurochem Lett, 1997, 31 (2):207 – 216

24. 张均田，齐藤洋．十二种化学药品破坏小鼠被动回避性行为—跳台试验和避暗试验的作用的比较现象．药学学报，1986，21 (1):12 – 19

25. Zhang JT, Guan LC. The learning and memory methods and animal models of impaired learning and memory. Modern Experimental Methods in Pharmacology（现代药理实验方法）. Beijing: Peking Union Medical College and Beijing Medical University Press, 1998, 1021 – 1024

26. 徐淑云，卞如濂，陈修，主编．药理实验方法学．第三版．北京：人民卫生出版社，2002，767

27. Wang H, Paul RC, Ho WL., et al. Attenuation of scopolamine – induced deficits in navigational memory performance in rats by bis (7) – tacrine, a novel dimeric AchE inhibitor. Acta Pharmacol Sin, 1999, 20 (3):211 – 217

28. Sun MK, Alkon DL. Impairment of Hippocampal CA1 heterosynaptic transformation and spatial memory by β – amyloid$_{25-35}$. J Neurophysiol, 2002, 87:2441 – 2449

29. Ellman GL, Gurtney KD, Audre V. A new rapid colorimeter determination of AchE activity. Biochem Pharmaco, 1961, 7:88 – 95

30. Stephan A, Laroche S, Davis S. Gerneration of Aggregated β – Amyloid in the Rat Hippocampus Impairs Synaptic Transmission and Plasticity and Causes Memory Deficits. J Neurosci, 2001, 21:5703 – 5714

31．Vyas S，Javoy – Agid F，Herrero MT，et al．Expression of Bcl – 2 in adult human brain regions with special reference to neurodegenerative disorders．J Neurochem，1997，69（1）:223 – 31

32．Miro O，Cardellach F，Barrientos A，et al．Cytochrome C oxidase assay in minute amounts of human skeletal muscle using single wavelength spectrophotometers．J Neurosci Methods，1998，80:107 – 111

33．Elnageh KM，Gaitonde MK．Effect of a deficiency of thiamine on brain pyruvate dehydrogenase ：enzyme assay by three different methods．J Neurochemistry，1988，51:1482 – 1489

34．Lai JCK，Cooper AJL．Brain α – ketoglutarate dehydrogenase complex：kinetic properties，regional distribution，and effects of inhibitors．J Neurochem，1986，47:1376 – 1386

35．Kielley WW．Mitochondrial ATPase ATP + H_2O ADP + Pi．In：Sydney PC，Nathan and Nathan Oked．Methods Enzymol，1955，4:593 – 595

36．Boyne AF，Ellman GL．A methodology for analysis of tissue sulfhydryl components．Anal Biochem，1972，46（2）: 639 – 53

37．Moreira PI，Santos MS，Moreno A，et al．Effect of amyloid β – peptide on permeability transition pore：a comparative study．J Neruosci．Res，2002，69:257 – 267

38．Scudiero DA，Shoemarker RH，Paull KD，et al．Evaluation of a soluble tetrazolium/formaza assay for cell growth and drug sensitivity in culture using human and other tumor cell lines．Cancer Res，1998，48:4827 – 4833

39．Robinson JP，Darzynkiewicz Z，Dean PN，et al．Current protocols in cytometry．In：John Wiley & Sons．Inc．New York

40．Bastianetto S，Ramassamy C，Dore S，et al．The ginkgo biloba extract（EGb 761）protects hippocampal neurons against cell death induced by β – amyloid．Eur J Neurosci，2000，12:1882 – 1890

41．Hissin PJ，Hilf RA．Fluorimetric method for determination of oxidized and reduced glutathione in tissues．Anal．Biolchem，1976，76:214 – 226

42．Rover Junior L，Fernandes JC，de Oliveira Neto G，et al．Study of NADH stability using ultraviolet – visible spectrophotometric analysis and factorial design．Anal Biochem，1998，260（1）:50 – 55

43．Takagi – Morishita Y，Yamada N，Sugihara A，et al．Mouse Uterine Epithelial Apoptosis Is Associated with Expression of Mitochondrial Voltage – Dependent Anion Channels，Release of Cytochrome C from Mitochondria，and the Ratio of Bax to Bcl – 2 or Bcl – X1．Biol Reprod，2002，68（4）:1178 – 84

第35章 氧自由基及抗氧化生化学研究的基本方法

氧自由基(ROS)的检测方法有生物物理学和生物化学方法两类。前者需要昂贵的大型仪器顺磁共振,利用自旋捕捉剂与ROS形成较稳定的加成物而检测,方法灵敏,技术先进,成本昂贵,非一般科研单位所能为,生化学方法稳定可靠,操作简易,实验成本较便宜,但不如生物物理学(ESR)方法灵敏。ROS的生成及抗氧化酶的生化学测定方法已有检测试剂盒,但是,了解这些方法的基本原理及其优缺点对实验者仍有其必要。

一、超氧阴离子的测定

(一) 黄嘌呤-黄嘌呤氧化酶系统

原理 超氧阴离子O_2^{-}可还原细胞色素c(Cyt c),使氧化型Cyt c变成还原型Cyt c,最大吸收峰波长从557nm移到550nm。测定吸收值之差ΔA(550~557nm),根据消光系数ε=21.0L/mol/cm,便可计算Cyt c被还原的量(n mol /mg/min),以此间接表示O_2^{-}的产量。

如果被测样品如肝微粒体中有NADPH-Cyt c还原酶,为避免该酶对Cyt c的还原作用,需要其他基团(琥珀酸酐或醋酸酐)将Cyt c酰化,以增大底物(Cyt c)对酶的空间位阻效

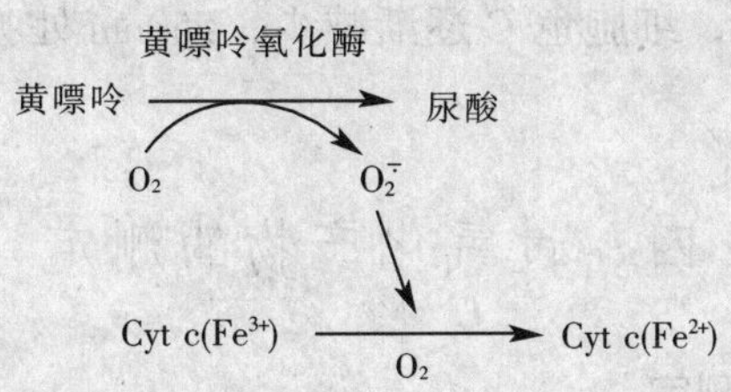

应，使此酶对 Cyt c 的还原催化作用降低到 1%以下。此时O_2^-对 Cyt c 的还原作用不受影响。

（二）微粒体－NADPH－棉酚系统

原理 测定原理与黄嘌呤－黄嘌呤酶系统基本相同。在棉酚的参与下生物体内电子传递系统使 O_2 获得一个电子还原成O_2^-。然后与上述的系统一样由O_2^-去还原 Cyt c。

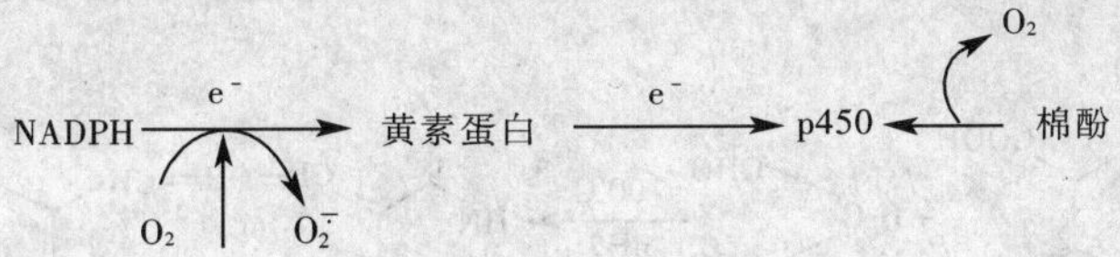

由于 Cyt c 极易被微粒体中的 Cyt c 还原酶还原，因此一定要用琥珀酸酐酰化 Cyt c，以减少该酶的干扰。此法仅能测到少量O_2^-，因为O_2^-极易与细胞其他成分反应，又因细胞内具有丰富的超氧化物歧化酶可以清除O_2^-。

二、过氧化氢的测定

（一）硫氰化铁法

原理 过氧化氢可以催化硫氰化钾和硫铵铁素反应，生成红色的硫氰化铁，后者在 480nm 波长有最大吸收。由此推知 H_2O_2 的含量。H_2O_2 越多，硫氰化铁的生成也越多。

$$KSCN + FeNH_4SO_4 \xrightarrow{H_2O_2} Fe\ (SCN)_3$$

（二）荧光法——辣根过氧化物酶（HRP）法

原理 莨菪亭在激发波长为 350nm 的紫外线激发下，可发射出波长 460nm 的荧光。一分子 H_2O_2 可氧化一分子的莨菪亭，于是荧光变弱，间接求得 H_2O_2 的量。此方法灵敏常用。蛋白质可降低莨菪亭的荧光，因此，在加入测试液前要洗净血清和细胞碎片。

三、羟自由基的测定

原理 生成的羟基自由基可还原细胞色素 c（Cyt c），使氧化型 Cyt c 变成还原型 Cyt c，最大吸收峰波长从 557nm 移到 550nm。测定吸收值之差 ΔA（550～557nm），根据消光系数 ε = 21.0（mol/L·cm），便可计算 Cyt c 被还原的量（nmol/mg·min），以此间接表示羟基自由基的产量。

1ml PBS（0.1mol/L，pH7.4）缓冲液中含有 100μmol/L 抗坏血酸，100μmol/L 硫酸铜，100μmol/L 氧化型细胞色素 C。缓冲液加入 45μmol/L H_2O_2启动羟基自由基产生，生成的羟基自由基还原氧化型细胞色素 C，细胞色 C 逐渐减少，550nm 处吸光度下降，以 ΔOD550nm 反映羟基自由基生成的相对量。

四、过氧化产物的测定

（一）丙二醛（MDA）的测定

丙二醛（malondialdehyde，MDA） 是不饱和脂肪酸过氧化产物之一，它的产量的多少可表示过氧化程度的大小。由于测定方法简单易行，成为常用指标之一。下面分别介绍三种测定方法。

1．硫代巴比妥酸（TBA）比色法　MDA 与 TBA 在酸性环境下加热可形成粉红色复合物，于 532nm 波长处有最大吸收峰。颜色越深，MDA 产量越多，脂类过氧化越严重。

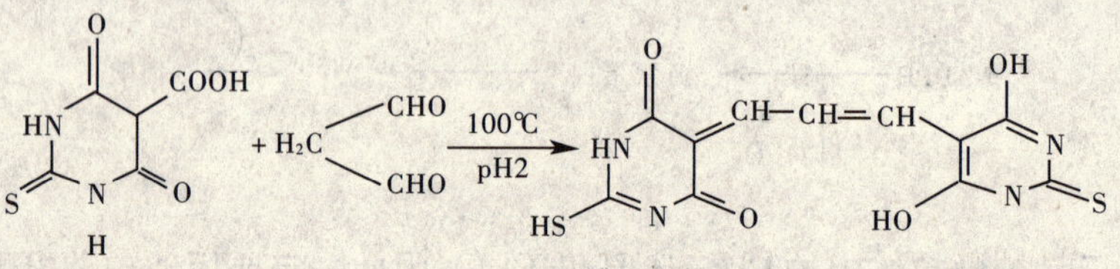

用正丁醇提取复合物，并在 532nm 处测光密度，根据消光系数 $\varepsilon = 1.56 \times 10^5$ mol/（L·cm）即可求得 MDA 的浓度。

测定时要注意控制酸性条件和防止加热时温度过高（常用沸水加热）以免影响测定结果。此外当研究植物材料时要防止能吸收 532nm 波长的杂质或色素。

由于 MDA－TBA 复合物在波长 515nm 的激发下可产生 553nm 的荧光，因此可以用荧光法来测定复合物的产量，不过近年来荧光法已不常用。因为生物样品中本身含有的荧光物质或者其他物质也能与 TBA 结合而发荧光。

在 TBA 法中常用单位重量（mg）蛋白质中含有的 nmol 数作为 MDA 的浓度单位，但这是值得商讨的。因为等量的蛋白质，或者等量的细胞或亚细胞器中含有的不饱和脂肪酸并不相等，而 MDA 是不饱和脂肪酸过氧化的产物，显然采用单位重量脂肪中含有的 nmol 数 MDA 更为合理。

2．高效液相色谱法（HPLC）直接测定 MDA　TBA 法虽然简单、经济，为许多实验室广泛采用，但是，TBA 与 MDA 的反应不专一，许多生物物质可与 TBA 发生阳性反应，例如亚麻酸自氧化后至少有 9 种裂解产物能与 TBA 反应。TBA 还能与蔗糖、葡萄糖、Fe^{2+} 和胆红素等起反应，因此有些文献中用 TBA 测得的粉红色物质不叫它 MDA－TBA 复合物，而叫做“TBA 反应物”。近年来发展的高效液相色谱法则避免了 TBA 法的缺点，可以专一地直接测定 MDA。适合于测定细胞、组织、食品和脂肪酸中的游离 MDA。只需 10～20μl 样品，分析一个样品需时 10～15 分钟。

把样品调节到 pH6.5～8，向 HPLC 仪中注入 10～20μl 样品，在乙腈：0.03mol/L Tris 缓冲液，pH7.4（1:9，V/V）的氨基相柱中分离，用 270nm 波长的紫外线进行检测。

色谱中出现的吸收峰可用新鲜制备的游离 MDA 色谱峰进行比较做出鉴别。MDA 浓度则可由 1 ~ 100μmol/L MDA 标准溶液的峰高或面积来标定。可检测到的最小浓度是 0.25μmol/L。

HPLC 法虽然专一、灵敏、快速，但仍然不能取代 TBA 法，因为当样品很多，又需在短时间内测完时，还是 TBA 法方便，它可以同时测定许多样品，不像 HPLC 法那样只能一个个的测定。只有在一些特殊的实验中需要核对 MDA 是否确实存在时才要采用价格昂贵的 HPLC 仪。有作者比较了 HPLC 法与 TBA 法测定大鼠肝微粒体在 NADPH/ADP - Fe^{2+} 系统中产生的 MDA 含量，两法测得结果密切相关，相关系数 r = 0.985。两法结果有很好的相关性。这些都说明了 TBA 法虽有不足，但还是一个简单、可靠、经济的方法。

（二）Schiff 碱（脂褐质）的测定

脂褐质是人们判断组织细胞老化的一种标志，俗称老年色素，可用荧光显微镜观察到。它是 MDA 与蛋白质交联后的复合物，即 Schiff 碱。因此测 Schiff 碱即可知道细胞被自由基损伤的程度，即过氧化程度，也可推断细胞衰老的程度。

原理　MDA 的羰基能与氨基酸、核酸、蛋白质和磷脂的氨基发生反应，生成具有荧光的化合物氨基亚胺丙烯衍生物（Schiff 碱）RN = CH - CH = Ch - NH - R。这类化合物的荧光光谱（激发光谱 360 ~ 400nm，发射光谱 430 ~ 470nm）与从老年动物组织中提取到的脂褐质（lipofusin）相同，这些物质可用氯仿∶甲醇（2∶1）混合液提取，然后测荧光强度（Fietcher 等，1973）。

此法有一定局限性。因为有些正常生化物质，如视黄醛（retinol）和黄素类化合物也具有类似 Schiff 碱的荧光光谱；其次，MDA 与游离氨基的交联反应较为缓慢，因此荧光产物的形成是一个长时间的过程，不能立即反映自由基的损伤反应的变化。可以用氯仿与甲醇的混合液提取荧光物质已排除水溶性的黄素类化合物，并用紫外线照射 30 秒以降解视黄醛。

（三）共轭双烯的测定

原理　MDA 在体内不稳定，它易与细胞内其他成分反应，因此在活体中仅仅测定 MDA 的含量不足以充分反映实际的自由基损伤程度，所以许多学者提出除了测定 MDA 以反映不饱和脂肪酸的过氧化程度外，最好同时测定不饱和脂肪酸在发生过氧化过程中必须经历的双键重排过程所产生的共轭双烯（conjugated dienes）。共轭双烯的氢过氧化物是膜双层脂类不饱和脂肪酸的自身氧化产物之一。所有天然的不饱和脂肪酸都是非共轭的，所以只要有共轭双烯的形成，就说明有脂类过氧化反应的发生。共轭双烯的最大紫外吸收峰位于 232 ~ 242nm 波长之间。可以利用紫外分光光度计简便的检测（Dianzani 等，1973；Richard 等，1984）。先测定对照组样品的 220 ~ 300nm 的吸收光谱，再测发生过氧化后的同样光谱。算出两个光谱的光密度差，然后可得到一个示差光谱（difference spectrum）。根据示差光谱的峰值来判断共轭双烯的数量。如果有示差光谱仪当然测起来更方便。也有些文献仅测 233nm 处的对照和处理组的光密度差，甚至仅测处理组样品在 233nm 处的光密度，根据消光系数 $\varepsilon = 2.2 \times 10^{-5}$ L/mol/cm 来算出共轭双烯的浓度。不过如果考虑到不同的不饱和脂肪酸产生共轭双烯的构象也不同，有顺 - 反式的，也有反 - 反式的，它们的紫外吸收峰也各异，有的位于 244nm，有的位于 233nm。显然只测 233nm 处的吸收峰是不够的。不过此方法不够灵敏。

五、抗氧化酶活性的测定

（一）过氧化氢酶（CAT）

原理 过氧化氢酶可催化 H_2O_2 的分解反应，使 H_2O_2 变成 O_2 和 H_2O。随着 H_2O_2 被酶分解，在 240nm 处的吸收峰就下降，因此在单位时间内测 240nm 吸收峰的差 ΔA_{240}，就可以算出 H_2O_2 的消耗量（消光系数 $\varepsilon = 0.00394 \pm 0.0002$mmol/L·mm），以消耗的 H_2O_2 mol/mg·min 来表示过氧化氢酶的活性。

H_2O_2 在室温中极不稳定，氧气易跑掉，故应在冰浴中操作，该酶催化 H_2O_2 分解的反应属于一级动力学，仅在头几分钟内呈线性关系，操作应迅速，把握好反应时间。

（二）谷胱甘肽过氧化物酶（GSHpx）

原理 GSHpx 既可使有机过氧化物也可使 H_2O_2 还原成 H_2O，而 DTNB（5，5’－dithiobis－nitrobenzoic acid）是一种可被 GSH 还原的二硫化合物，还原后的 DTNB 呈黄色，于 412nm 波长处有吸收峰。可通过测 DTNB 被还原的量来估计 GSH 的消耗，以消耗的 GSH mol/（mg·min 来表示 GSHpx 的活性。

（三）超氧化物歧化酶（SOD）

以下介绍的几种测定方法都是测 SOD 总活性的，并不能区别各种不同金属离子的 SOD。如果一定要加以区别，则有一个简单的方法，即根据 CuZnSOD 活性受 1～3mmol/L 氰化物的抑制，而 MnSOD 不受抑制，于是用氰化钾处理样品，可仅测出 MnSOD 活性。将总活性减去 MnSOD 活性即得 CuZnSOD 活性。

1．氮蓝四唑（4－Nitro blue tetrazolium chloride，NBT）法及化学发光法 黄嘌呤－黄嘌呤氧化酶是一组典型的释放 O_2^- 的酶反应体系。而 O_2^- 可使 NBT 还原变成甲臜（蓝色，最大吸收峰位于 560nm）。SOD 清除 O_2^- 而抑制甲的形成。因此可测定甲臜生成的减少来求得 SOD 的活性，以 U/mg 蛋白表示。

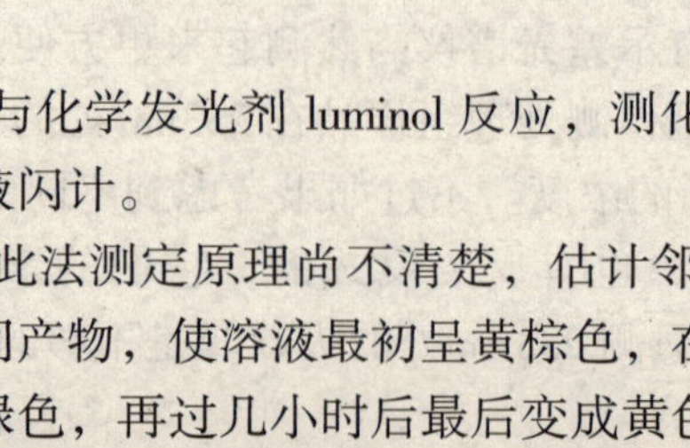

利用上述系统产生的 O_2^- 与化学发光剂 luminol 反应，测化学发光。此法灵敏、专一、快速，但需高灵敏度发光仪或液闪计。

2．邻苯三酚自氧化法 此法测定原理尚不清楚，估计邻苯三酚的碱性溶液在氧和超氧阴离子的作用下形成一些中间产物，使溶液最初呈黄棕色，在 400nm 和 425nm 处有一个吸收肩峰，过几分钟后溶液变成绿色，再过几小时后最后变成黄色。在最初几分钟内，邻苯三酚的自氧化程度与 420nm 处的光吸收峰呈线性关系。SOD 通过歧化超氧阴离子而抑制这些中间产物的生成，根据抑制程度就可推算出 SOD 的活性。Slawinska（1978）提出下列反应式的假设：

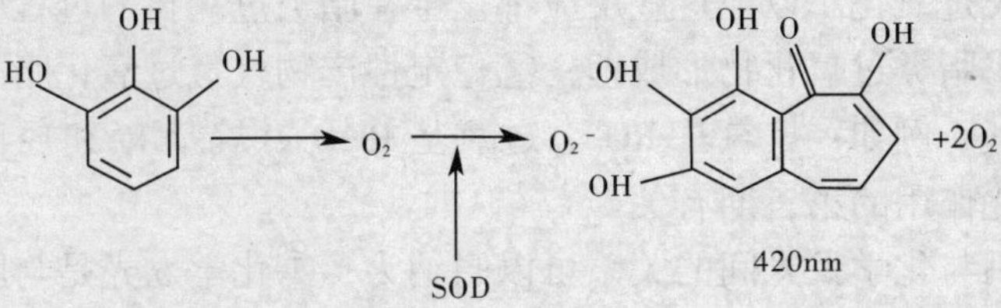

邹国林等（1984）改进此法，不测 A420，而测 A325，使灵敏度提高 6.4 倍。张伯科等，(1988) 测的邻苯三酚自氧化中间产物的最大吸收峰既不是 420nm，也不是 325nm，而是 319.5nm。在自氧化的最初 5 分钟内 A319.5 与时间呈线性关系。与 420 或 325nm 处测得的 SOD 活性比较，其灵敏度及精确度都最高，并且此法改良后在缓冲溶液中不再采用尚需进口的二甲胂酸钠。李文杰等（1986）根据 SOD 加入邻苯三酚自氧化体系后有 O_2 的释放，于是用极谱氧电极来测 O_2，以推算 SOD 活性。它有快速、不受样品澄明度、黏度、颜色、是胶体还是混悬液等影响的优点。

3．超氧化钾直接测定法　测定 SOD 的方法虽然很多，但大部分是间接测定法。它们共同的原理是有一个产生 O_2^- 的系统，让 O_2^- 再产生另一个便于检测的反应，于是测 SOD 对这个反应的抑制程度来间接判断 SOD 的活性。它们的共同缺点是灵敏度与专一性都不理想。Marklund（1976）采用超氧化钾（KO_2）来直接测定 SOD 活性。KO_2 遇到水后极易产生 O_2^-。在碱性环境中 O_2^- 很稳定，不易歧化成 H_2O_2，加入 SOD 后就能促进歧化反应，O_2^- 浓度大大下降。O_2^- 在 250nm 处有一吸收峰，O_2^- 自发歧化的消光系数 ε = 2000mol/L·cm，于是可算出 O_2^- 的浓度，从而算出 SOD 的活性。此法不但灵敏、专一，且不受 Fe^{2+}、Mn^{2+}、Cu^{2+}、含 S 化合物、OH· 清除剂甘露醇等因素的干扰。Marklund 在 1980 年对此法作了更加详细的叙述。可惜 KO_2 还有赖于进口。

4．CuZnSOD 总量的测定　前面介绍的三种方法都是测 SOD 活性而不是总量。方允中及王惠媛等提出了 CuZnSOD 分为有活性的和无活性的概念，这两者之和才是总含量。方允中等制备 CuZnSOD 兔抗牛 CuZnSOD 抗血清，用激光比浊仪测量抗原抗体复合物。王惠媛(1988) 也制备 CuZnSOD 抗血清，然后把标准抗原（不同浓度的人 CuZnSOD）与未知样品（人耳血）分别加入已有抗血清的琼脂平板孔中，电泳，直接测火箭电泳的峰高，绘制标准曲线，计算未知样品中 CuZnSOD 的总量。

六、超微弱生物化学发光法

原理　化学发光法（chemiluminescence）常用来研究自由基反应，尤其是脂类过氧化过程中的自由基反应。其原理可以概括为：①脂类过氧化作用中产生的脂类过氧化物自由基进行复合反应时可产生 $^1O_2$，也可产生激发态羰基，当它们衰变成基态时，$^1O_2$ 可发出 634nm 和 703nm 的光，激发态羰基可发出 420nm 左右的光；②生物系统中有机氢过氧化物自由基（例如：氢过氧化叔丁基）进行复合反应时也能产生$^1O_2$，单线态氧能与不饱和脂肪酸发生反应生成二氧烷中间体，进而分解产生激发态羰基。

化学发光与脂类过氧化　以上这些反应都发生在脂类过氧化的过程中，可以把脂类过氧化反应分为三期：①脂类过氧化物形成期；②稳定性产物（氢过氧化脂类）累积期；③氢过氧化物裂解成自由基，例如：烷氧基$RO^\cdot$、过氧基$ROO^\cdot$、烷基$R^\cdot$和羟自由基$OH^\cdot$。化学发光主要和脂类过氧化作用的第三期有关。

脂类过氧化作用与化学发光间的关系可以归纳为：①化学发光是与脂类过氧化并行进行的，这可由丙二醛的测定反映出来；②化学发光强度（J）与自由基$LO_2^\cdot$浓度的平方成正比；③肝匀浆化学发光能被脂类过氧化作用的引发剂（CCl_4或肼）加强，被脂类过氧化作用的抑制剂（维生素E和谷胱甘肽）减弱；④脂肪酸的自动氧化和酶促氧化时都发光；⑤化学发光与脂肪酸的不饱和度线性相关；⑥化学发光与谷胱甘肽的释放相关等，谷胱甘肽是过氧化强度的指标。脂类过氧化物复合反应时的光量子产量极低，只有10^{-9}～10^{-15}。它不同于荧光素－荧光素酶系统的发光，后者的发光强度比前者大10^3～10^6倍，因此前者发光称为超微弱发光（ultra－weak chemiluminescence 或 low－level chemiluminescence），即使在暗适应条件下的人眼也感觉不到。人视网膜必需3×10^4光子/min·cm^{2}才能感受，这比组织的超微弱发光强103倍。因此必须采用高灵敏度的发光计来测量超微弱化学发光。

$$J = A\eta K[LO_2^\cdot]^2$$

η：化学发光量子产量，K：反应速率常数，A：测量仪器灵敏度

超微弱发光可分为两类：自发发光和诱发发光。诱发发光是用各种方法来促进脂类过氧化以增强自发发光达二三十倍。例如，在微粒体悬浮液中加NADPH、Fe^{2+}，在器官中灌流有机氢过氧化物、高压氧、H_2O_2、鲁米诺和$KMnO_4$等。物理诱发因子有紫外线、电离辐射、直流和交流电、超声波、热和摩擦等。下面举我们自己应用的3个实例。

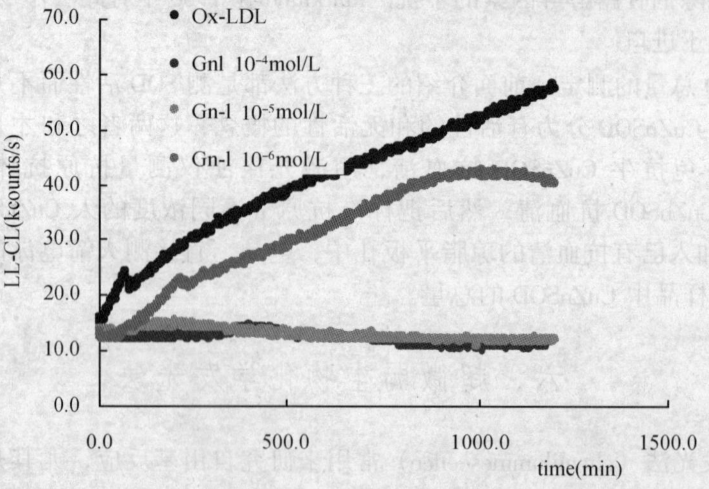

图35－1　超微弱化学发光法监测Cu^{2+}诱导人血清LDL氧化过程中自由基的产生及药物的作用

1．超微弱化学发光法监测 Cu^{2+} 诱导人血清LDL氧化过程中自由基的产生及药物的作用 Cu^{2+} 能诱导人血清LDL过氧化。超微弱发光方法可测定 Cu^{2+} 诱导人血清LDL过氧化过程中的自由基的产生。1.0mg/ml LDL中加入不同浓度待测试的Gn1，Gn2，Vam3，Vam4，置超微弱发光仪的石英测定杯中，37℃温育1小时，加入 1×10^{-5} mol/L $CuSO_4$ 立即测定，设温37℃，氧化时间20小时，信号纪录整合时间90秒，发光灵敏度范围300～700nm。以计数（counts/s）为单位表示发光强度。结果显示，LDL氧化过程中的化学发光随氧化的推移而加强，即LDL氧化过程中存在自由基的产生。

2．超微弱化学发光法测定维生素C－ADP－Fe^{2+} 引起大鼠肝微粒体脂过氧基ROO˙的产生 维生素C－ADP－Fe^{2+} 系统通过产生氧自由基以诱导微粒体膜发生LPO时，产生脂过氧基ROO˙，可用超微弱化学发光法测定其变化以间接反映LPO的程度。以0.1mol/L PBS（pH7.4）为缓冲液，每1ml反应体系中含有微粒体蛋白2.0 mg，预先和不同浓度的待试化合物，37℃水浴温孵15分钟，加入维生素C（1 mmol/L）－ADP（4 mmol/L）－$FeSO_4$（0.2 mmol/L），混合均匀，立即置超微弱化学发光仪测量池中，记录化学发光变化。从下图可看出C－ADP－Fe^{2+} 系统在诱导微粒体膜过氧化时超微弱化学发光显著增强（图35－2）。

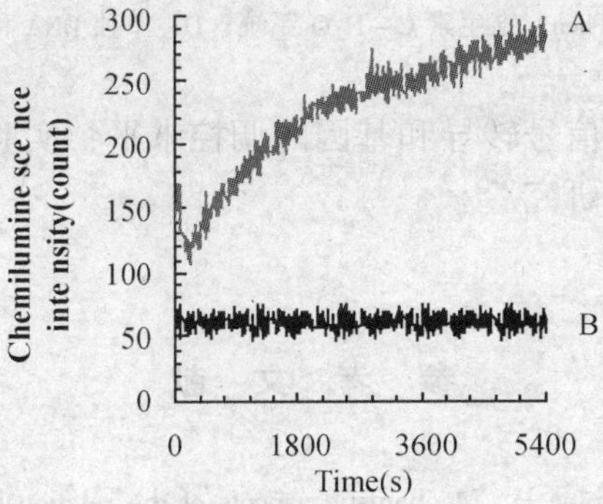

图35－2 超微弱化学发光法测定 VitC－ADP－Fe^{2+} 引起大鼠肝微粒体脂过氧基ROO˙的产生

A：VitC－ADP－Fe^{2+} system 处理．B：未处理对照

3．超微弱化学发光法测定 $CuSO_4$－Phen－VitC－H_2O_2 系统引起的DNA氧化损伤 用 $CuSO_4$－Phen（邻啡啰啉）－VitC－H_2O_2 系统产生的HO˙氧化损伤DNA，引起双链发生断裂，使游离鸟苷（guanine，G）特征性微弱发光增强，远高于该系统自身的微弱发光强度。以0.1mol/L醋酸钠－醋酸（pH 5.5）为缓冲液，1ml反应体系中含有 $CuSO_4$ 5×10^{-5}mol/L，Phen 3.5×10^{-4}mol/L，维生素C 3.5×10^{-4}mol/L，H_2O_2 0.5%，DNA 1g，混合均匀后迅速放入测量池，于16℃恒温下记录发光强度。体系中加入不同浓度的待试化合物，同样条件下测定发光强度。图35－3注明如下：

结束语 测定氧自由基的方法甚多，研究者可根据具体设备条件而选用适当的方法。目

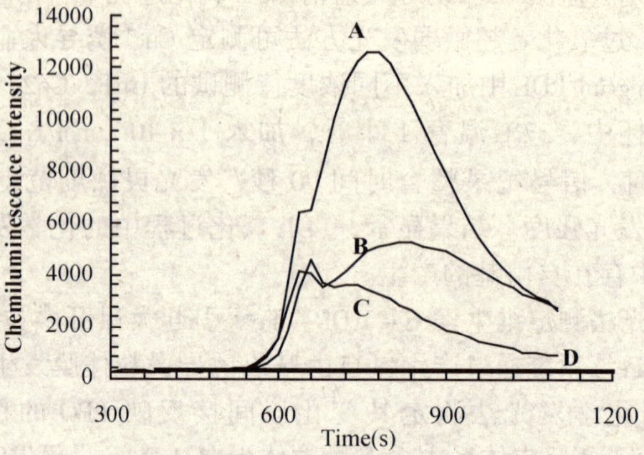

图 35-3 超微弱化学发光法测定 $CuSO_4$-Phen-维生素 C-H_2O_2 系统引起的 DNA 氧化损伤

A. $CuSO_4$-Phen-维生素 C-H_2O_2系统和乙醇处理 DNA 模型组；B. $CuSO_4$-Phen-维生素 C-H_2O_2 系统和乙醇对照；C. 单独 $CuSO_4$-Phen-维生素 C-H_2O_2系统；D. 单独 DNA 和乙醇

前，氧自由基的研究已深入到信号转导和基因的调控水平，实验者应在自己研究的基础上与这方面的发展相结合作进一步研究。

（卢 华 刘耕陶）

参 考 文 献

1. Riccardo A, Giancarlo DL, Giuseppina P. Mechanistic aspects of the relationship between low-level chemiluminescence and lipid peroxides in oxidation of low-density lipoprotein. FEBS Lett, 1999, 459 (1):47-50

2. Noll T, DE Groot H, Sies H. Distinct temporal relation among oxygen uptake, malondialdehyde formation, and low-level chemiluminescence during microsomal lipid peroxidation. Arch Biochem Biophy, 1987, 252 (1):284-292

3. Zhang J, Cao EH and Qin JF. Study of mechanism of antioxidant protection against DNA damage. ACTA Biophysica Sinica, 1997, 13 (1):123-127

4. 卢 华，刘耕陶. 超氧阴离子等的测定. 见：郑荣梁，主编. 自由基生物学. 北京：高等教育出版社，1992 年:91-102

第 36 章　肝脏药物代谢酶生化学研究的基本方法

肝是代谢药物的主要场所，而在代谢药物中起关键作用的酶是位于微粒体的细胞色素 P450 系统，常称药酶或混合功能氧化酶或单加氧酶。一般说来，许多药物经肝药酶代谢后生成低毒或无毒分子，随尿和胆汁排出，但亦有一些药物及其他化合物经肝药酶代谢激活成毒性更大的中间产物，引起毒性。因此，肝药酶代谢药物的分子机制及与毒理学的关系，是药理学基础理论研究的重要内容之一。目前已有分子生物学方法能定量测量 P450 和鉴定多种亚型的单克隆抗体，有些测定已有试剂盒，但基本的生化学方法仍必不可少，本章介绍有关肝药酶测定的 12 种生化学方法。

一、肝药酶的测定方法

肝药酶测定的 12 种方法包括：①肝线粒体的制备；②肝药酶的诱导；③蛋白质测定；④辅助因子溶液的配制；⑤细胞色素 P450 的光谱测定；⑥细胞色素 b_5 的测定；⑦底物与细胞色素结合光谱的分析；⑧NADPH - 细胞色素 C（P450）还原酶的测定；⑨氨基比林 - N - 脱甲基酶活性；⑩苯胺 - 4 - 羟化酶活性的测定；⑪葡萄糖醛酸 - 转移酶（UDPG - T）活性的测定；⑫谷胱甘肽 - S - 转移酶（GSH - S - T）活性的测定。

（一）肝微粒体的制备

基本原理 研究体外药物代谢常用的方法是制备肝微粒体或线粒体后部分，将肝组织制备成20%匀浆，按每克肝组织加4ml 0.25mol/L蔗糖溶液或pH7.5 TMS缓冲液（Tris、HCl、$MgCl_2$）及蔗糖，磨成匀浆，依照不同实验室条件，用低温高速离心机制备线粒体后部分或用超速离心法制备微粒体（内质网部分）。在制备肝匀浆及其亚细胞部分时，所用溶液需预冷和放置冰上，或在4℃冷室操作，最好选用由玻璃匀浆管和高分子聚丙烯塑料柄组成（目前国内已生产）匀浆器，通常上下研磨10次，足以捣碎组织，研磨时应将玻璃匀浆管浸泡于冰水中，以避免过热而引起酶活性减低。

为制备线粒体后上清液、将组织匀浆置10000～12500g低温离心15～30分钟，以沉淀未破碎的细胞、细胞碎片、核及线粒体。所得上清部分即线粒体后上清液，小心倒出上清液，备用。

从线粒体后上清部分制备微粒体可采用两种离心技术，一为超速离心法，另一为钙沉淀法。

1．超速离心法 适量（8～12ml）线粒体后上清液放置超速离心管，以100 000g离心60分钟，弃去上清液，微粒体板用5ml 0.25mol/L蔗糖液或1.17%KCl液洗1次，以除去污染的血红蛋白（如动物预先用冰冷的生理盐水灌洗则可省去此步骤），再次100 000g离心30～60分钟，微粒体板沉淀物移至小玻璃匀浆器，加适量pH 7.4 TMS缓冲液重悬，终产物为微粒体悬液。－40～－70℃保存备用。

2．钙沉淀法 本方法原理系钙离子与内质网碎片发生聚集，然后低速离心分出聚集的微粒体颗粒，此方法的优点是节省时间和不需要超速离心机。

适量（约10～12ml）线粒体后上清液与88mmol/L $CaCl_2$液混合，即按每ml上清液加0.1ml 88mmol/L $CaCl_2$液，混匀，置冰浴5分钟，轻轻搅拌数次，混合液在低温高速离心机27000g离心15分钟，上清液倒弃，沉淀板重悬于5ml 0.1mol/L Tris（pH7.4），得微粒体悬液。

如时间允许，所得微粒体可用pH 7.4 0.1mol/L Tris液（含0.15mol/L KCl）洗一次，以除去杂蛋白或过量的$CaCl_2$，27000g离心15min，上清液倒弃，沉淀板重悬于pH 7.4 0.1mol/L磷酸缓冲液（不宜重悬于Tris缓冲液）。

上述两种方法制备的每克肝微粒体蛋白含量一般在20mg左右。

制备的线粒体后上清液及微粒体可用于药物代谢酶有关的研究，最好当天使用，否则按体积加20%（V/V）甘油分装于塑料管中，放置－40～－80℃，可保存数周而酶活性不减。

操作步骤

试剂 0.25mol/L蔗糖：85.6g蔗糖加水至1L，TMS缓冲液：Tris 6.05g，$MgCl_2$ 609 mg，蔗糖68.4g，加蒸馏水约500ml，用浓HCl调pH至7.5，补充水至1L。88mmol/L $CaCl_2$液：1.93g $CaCl_2$加水至100ml。

动物禁食过夜，断头，迅速剖开腹腔和胸腔，剪开心脏，用注射器吸冰冷的生理盐水20～40ml从门静脉灌洗肝至呈土黄色（小鼠不用灌洗），取出肝，称重，剪碎，用0.25mol/L蔗糖液或TMS缓冲液制成20%（W/V）的匀浆。欲制备线粒体后上清液，则低温高速离心机 10 000～12500g，离心，15 分钟，倒出，保留上清部分，沉淀部分倒弃。欲用超速离心法制备微粒体，将线粒体后上清液在超速离心机上 100 000g，离心，60 分钟，倒弃上清液，微粒体沉淀板重悬于 pH7.4 TMS 缓冲液（按每克肝加 1ml）。欲用 $CaCl_2$ 沉淀法制备微粒体，取适量线粒体后上清液加 $CaCl_2$ 液（终浓度 8mmol/L），稍搅拌混合，放冰浴 5 分钟，高速离心机 27 000g，离心，15 分钟。

（二）肝药酶的诱导

基本原理 实验动物预先用药物或其他化合物处理可诱导肝药酶活性或浓度的增加，最常用的是苯巴比妥和 β－萘黄酮。由于诱导作用出现的缓慢，一般必须于给药一次或连续给药 3 次，24 小时后才进行有关测定。

操作步骤

(1) 苯巴比妥诱导：给实验动物每日腹腔注射苯巴比妥钠（溶于水）80mg/kg，连续 3 天，第 4 天依上述方法制备肝微粒体部分，对照动物注射等体积生理盐水，苯巴比妥钠亦可加至饮水中（0.1%W/V），共饮 5 天，处死前一夜改为正常饮水。

(2) β－萘黄酮或苯并芘诱导：动物处死前每日腹腔注射 β－萘黄酮（溶于玉米油或植物油）80mg/kg 一次，共 3 次，亦可腹腔注射苯并芘（溶于植物油）30mg/kg 一次。3 天后处死动物。

欲研究某一药物或化合物对肝药酶有无诱导作用，可将该药物给动物每日口服或腹腔注射 1 次．共 3 天，第 4 天处理动物，制备肝微粒体部分，测定 P450，或动物（小鼠或大鼠）经上述处理后，给腹腔注射戊巴比妥钠 50mg/kg，观察睡眠时间，如给药组睡眠时间缩短。间接提示该药有诱导肝药酶作用。

（三）蛋白质测定

基本原理 为测定肝微粒体或线粒体后部分的药酶活性，需要测定其蛋白质含量。蛋白质可用 Lowry 比色法测定，用牛血清白蛋白做标准曲线，呈色复合物的生成是由于所用的碱性酮－酚试剂与蛋白质的酪氨酸和色氨酸残基起反应所致。

操作步骤

试剂：2%碳酸钠（W/V），将碳酸钠溶于 0.1mol/L NaOH

1%无水硫酸铜（W/V），将硫酸铜溶于 1%酒石酸钾。

铜试剂：临用时配制，取 2%碳酸钠溶液 100ml．加 1%无水硫酸铜 2ml

样品蛋白测定 将组织样品用 0.1 mol/L NaOH 或蒸馏水稀释 100 倍，或取 10μl 组织样品加入 1 ml 0.1mol/L NaOH 或蒸馏水，空白管用 1 ml 0.1mol/L NaOH 或蒸馏水代替组织样品，所有各管均加 4ml 铜试剂，充分混合，放置 10 分钟，加 0.5 ml 1mol/L Folin 试剂（铜试剂），立即混匀，室温放 30 分钟或 50℃水浴中 10 分钟。于分光光度计波长 680nm 处测光密度数，以空白管调零点，待测样品蛋白质浓度由标准曲线换算。

牛血清白蛋白标准曲线 配制牛血清白蛋白工作母液 500μg/ml，溶于 0.1 mol/L NaOH，各取 0，0.1，0.2，0.3 及 0.4ml 上述工作液（相当每 ml 含蛋白 0、50、100、150 及 200μg），补充 0.1mol/L NaOH 至 1ml。以下操作步骤同上述组织蛋白测定方法，以光密度对牛血清蛋白浓度（μg）作图。以上各测定均应作复管。

（四）辅助因子溶液

基本原理 辅酶（NADPH）是许多药物转化反应必须的辅助因子，它在生物转化反应中提供还原性电子（H^+）的来源，特别是在羟化和脱甲基反应时，可将 NADPH 直接加至温孵培养液中，但从回收考虑，大量样品测定时使用 NADPH 相当昂贵，然而，如果使用 NADPH，温孵液中终浓度达到 1 mmol/L 已经足够支持药物代谢。

产生 NADPH 经常使用的还有另一种方法，这种协助性酶反应的利用情况如下公式所示：

$$\text{枸橼酸} + NADP^+ \xrightarrow[\text{枸橼酸脱氢酶}]{Mg^{2+}} \alpha-\text{酮戊二酸} + NADPH + H^+ + CO_2$$

操作步骤

将下列成分混合生成一种 NAPDH 辅助因子溶液：

Tris 缓冲液	0.1mol/L，pH7.4	8.5 ml
$MgCl_2$ 溶液	0.15mol/L	1.0 ml
烟酰胺	0.5mol/L	1.0 ml
枸橼酸三钠盐		40 mg
枸橼酸脱氢酶		2U
$NADP^+$		8mg

上述成分必须充分混合，而且只能于临用前配制，此混合液配制好后只能放置几分钟（应当放置冰浴中），否则生成的 NADPH 会分解。为避免这一点，建议 $NADP^+$ 于临用前加入，而先将其他成分混合成溶液，加烟酰胺目的是防止样品组织中的核苷酶将吡啶核苷酸水解。为研究药物代谢反应，通常每项测定取 1ml 上述辅助因子溶液可供 10 个样品测定。

另外一种常用产生 NADPH 系统的方法如下：

$$\text{葡萄糖}-6-\text{磷酸} + NADP^+ \xrightarrow[\text{脱氢酶}]{\text{葡萄糖}-6-\text{磷酸}} 6-\text{磷酸} + NADPH + H^+$$

当使用此系统时，用葡萄糖－6－磷酸终浓度 4 μmol/ml 和葡萄糖－6－磷酸脱氢酶（终浓度每 ml 20 U）取代枸橼酸和枸橼酸脱氢酶。应当注意，当以线粒体后部分作为组织酶样品，上述辅助因子溶液中的葡萄糖－6－磷酸脱氢酶可以省掉，因为该部分组织样品中已含有此酶。

（五）细胞色素 P450 的光谱测定

基本原理 细胞色素 P450 是一种血红蛋白，当铁蛋白的铁离子被还原和与一氧化碳形成复合物时出现一特异吸收峰，在波长大约 450nm 处呈现最大的吸收峰，细胞色素 P450 即由此得名，450～490 波长的消光系数经精确测定为 91nmol/L·cm。因此，利用此系数可定量细胞色素 P450 含量。

由于含细胞色素 P450 的组织匀浆液呈混浊状，故测定时需要使用双光束紫外分光光度计来测定，即比色槽应包含一个样品和对照池，让两道光束同时通过，这样混浊样品可进行测定。

结果计算 细胞色素 P450 含量测定的计算公式如下：

$$P450\text{nmol/mg 蛋白} = \frac{\Delta OD\ (450-490\text{nm}) \times 1000}{91 \times \text{蛋白浓度 (mg/ml)}}$$

举例：ΔOD（450 与 490nm 处吸收光密度之差）为 0.22，测定细胞色素 P450 时蛋白浓度为 0.5mg/ml。

依 Beer 定律，假定比色杯直径 1cm，细胞色素 P450nmol/mg 蛋白 $= \frac{0.22 \times 1000}{91 \times 0.5} = 0.483$

操作步骤 蛋白含量已知的组织样品用 pH 7.4 0.1 mol/L Tris 缓冲液或磷酸缓冲液稀释成为每 ml 含蛋白 10mg 的悬液。取此蛋白悬液 0.3ml，加上述规格的磷酸缓冲液或 Tris 缓冲液 5.7ml，混合，分装于两个比色杯（大约各 3ml），置双光束紫外分光光度计，扫描测定 400 和 500nm 间的基线，向两比色杯内加数 mg 连二亚硫酸钠（保险粉），用小玻璃棒小心搅拌，样品杯轻轻地充 CO 大约 1min，再扫描测定 400～500nm 的差示光谱。

注意事项 有时在缓冲液中加 20%甘油以减少转化为无活性的细胞色素 P420。一般测定不需加甘油。保险粉加入量不宜过多，否则会破坏血红蛋白。样品杯保险粉混合后应尽快充 CO，因细胞色素 P450 的还原形式相对不太稳定，充 CO 时速度应慢，以免起泡沫太多和致蛋白变性。充 CO 后进行扫描测定时如果 420nm 处吸收峰比较明显。表明有失活的细胞色素 P450 存在，该样品不能使用。

细胞色素 P450 的含量依测定组织、动物是否预先用过诱导剂，以及动物种属、品系、年龄和性别而有变化。作为一般规律而言，未诱导的对照雄性大、小鼠肝细胞色素 P450 含量为 0.4～1.0 nmol/mg 微粒体蛋白。

如果没有双光束紫外分光光度计，亦可用单光束紫外分光光度计，甚至普通比色计测定细胞色素 P450。方法是分别在 490nm 及 450nm，测定差示光谱，然后从 450nm 及 490nm 处 OD 之差，计算 P450 含量。

（六）细胞色素 b_5 的测定

基本原理 系测定还原型与氧化型细胞色素 b_5 的差示光谱。氧化型细胞色素 b_5 经还原剂作用后转变成还原型细胞色素 b_5，在 423nm 波长处呈最大吸收。还原剂可用辅酶 I（NADH），因组织样品内有黄素蛋白酶 NADH－细胞色素 b_5 还原酶，该酶具有相对特异性，能定量还原细胞色素 b_5。一般常用连二亚硫酸钠作还原剂，价廉易得。细胞色素 b_5 含量则依据 424～490 间的消光系数为 171mmol/（L·cm）计算。

基本步骤 基本上同细胞色素 P450 含量测定，微粒体悬液蛋白，用量 0.5mg/ml，两个比色池内各装 3ml，扫描 400～500nm 间的基线，然后于测定管加数 mg 连二亚硫酸钠，混匀。对照管不加，在双光束分光光度计上重新扫描 400～500nm 间的差示吸收曲线，423nm 处有最高吸收峰。

结果计算

$$\text{含量计算：} \frac{\Delta OD\ (424-490nm) \times 1000}{171 \times mg\ \text{蛋白}/ml} = nmol/mg\ \text{蛋白}$$

当以上述样品同时测定细胞色素 P450 时，于对照比色池内加数 mg 连二亚硫酸钠，混匀。测定管内充 CO 1 分钟，扫描测定 400～500nm 的差示光谱。

微粒体细胞色素 b_5 含量一般为 0.2～0.5nmol/mg 蛋白。即在同一组织内其含量大约为细胞色素 P450 含量的一半。

（七）底物与肝细胞色素 P450 结合光谱的测定

基本原理 许多药物和有机化合物能与细胞色素 P450 进行结合，形成铁离子吸收的特征性光吸收的变化。利用此可作为定量测定底物与细胞色素 P450 相结合的情况。即测定药物引起的表观解离常数 K_s 和最大吸收光谱的变化（ΔA_{max}）。这两个参数与酶动力学中的 K_m 和 V_{max} 很类似。广义地说，K_s 是测定底物与细胞色素 P450 的亲和力，ΔA_{max} 是最大的光谱变化。

不同底物与细胞色素 P450 相结合后，形成的光谱最大吸收和最小吸收有三种类型（见图 36-1）。Ⅰ型光谱吸收顶峰位于 385~390nm，谷峰大约在 420nm，如环己巴比妥，氨基比林。Ⅱ型光谱顶峰在 425~435nm，谷峰在 390~405nm，如丙苯胺。反相Ⅰ型光谱（有时称改良Ⅱ型）吸收峰顶在 420nm，而谷峰在 388~390nm，如乙醇、茶碱。

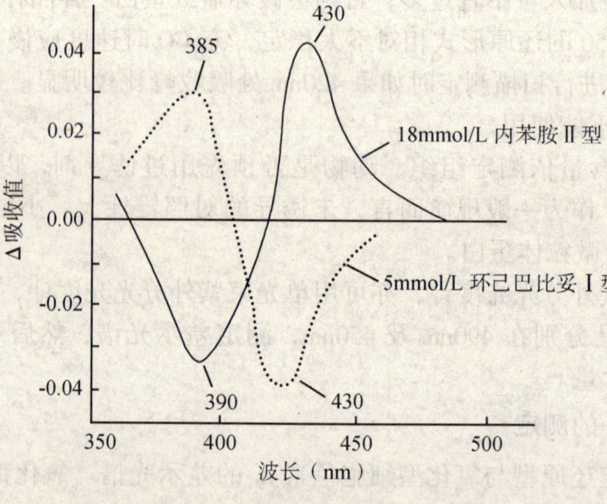

图 36-1 底物与细胞色素 P450 结合的差示光谱

操作步骤 以环己巴比妥为例，大鼠肝微粒体用 0.1 mol/L Tris 缓冲液 pH 7.4 稀释为每 ml 含 2mg 蛋白。取上述肝微粒体悬液 3ml，分别加至两比色杯内，一作对照管，一作样品测定管，用双光束分光光度计，扫描测定 350~500nm 波长的基线。用微量注射器向样品管内加适量（50 nmol/L）环己巴比妥溶液 1.7，7.0 及 30μl 于样品测定管内，每次加药液后，扫描记录 350~500nm 的吸收光谱曲线。

由扫描图 36-2 可看出，随着环己巴比妥浓度增加，390 与 420nm 间光吸收值的差值（$\Delta_{390\sim420}$）相应地增大。其滴度形状呈双曲线（图 36-3a），将图 36-3a 的数据用 Lineweaver-Burk 法作图。得到一直线图 36-3b，从图 36-3b 中直线与轴交叉点可求知 Ks 和 ΔAmax 参数，换算结果如下：

$$-\frac{1}{Ks} = -21.2$$

$$\therefore Ks = -0.047\text{mmol/L}$$

$$\frac{1}{\Delta A_{max}} = \frac{1}{16}$$

$$\therefore \Delta A_{max} = 0.063$$

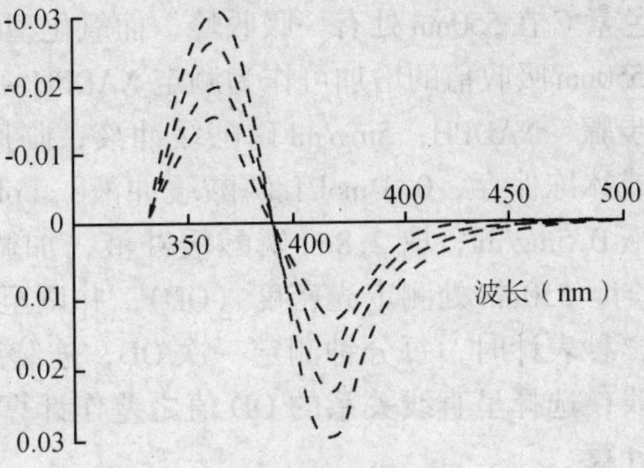

图 36－2　环已巴比妥与大鼠肝细胞色素 P450 的差示光谱

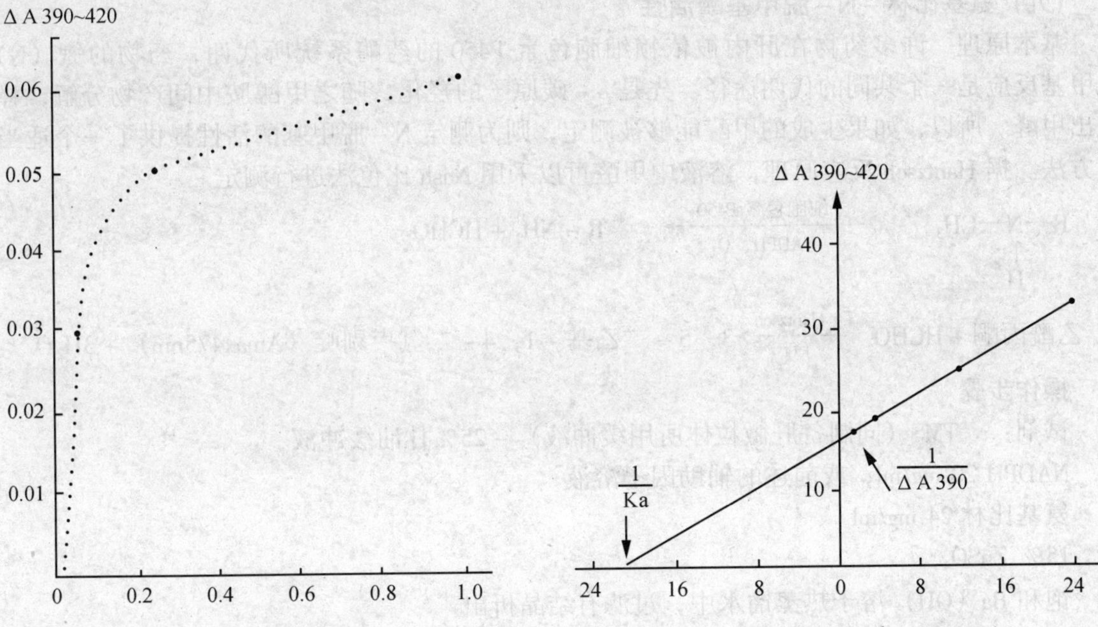

（a）环已巴比妥（mmol/L）　（b）环已巴比妥$^{-1}$（mmol/L）

图 36－3　环已巴比妥与大鼠肝细胞色素 P450 的相互作用 Ks 和 ΔA_{max} 测定

（a）滴定曲线．（b）Lineweaver－Burk 作图

（八）NADPH－细胞色素 C（P450）还原酶的测定

基本原理　NADPH－细胞色素 C（P450）还原酶是位于肝微粒体的一种黄素蛋白酶，在某些药物的代谢中，它将从 NADPH 来的还原电子传递给细胞色素 P450，反应如下：

$$\text{NADPH} \xrightarrow{e} \text{NADPH－细胞色素 C（P450）还原酶} \longrightarrow \text{细胞色素 P450}$$

由于直接测定细胞色素 P450 的还原相当困难，一个广泛地用来测定该酶活性的办法是利用外源性还原型细胞色素 C 作为人工电子接受体，这样细胞色素 C 被 NADPH－细胞色素 C（P450）还原酶还原便反映了细胞色素 P450 的还原。

此方法的原理如同还原型细胞色素 C 一样，还原型（正铁离子）亦有一特征性吸收峰。还原型细胞色素 C 在 550nm 处有一吸收峰，而氧化型细胞色素 C 则无此吸收峰。所以，记录在一定时间内 550nm 吸收值的增加可作为测定 NADPH－细胞色素 C（P450）还原酶的活性。

操作步骤 NADPH：5mg/ml 磷酸缓冲液，临用前配制。细胞色素 C5mg/ml 磷酸缓冲液，新鲜配制或冰冻保存，0.3 mol/L 磷酸缓冲液：（pH7.7）含 0.1mmol/L EDTA。微粒体蛋白悬液：工作液 0.5mg/ml，取 2.8ml 磷酸缓冲液，加微粒体蛋白悬液 50～100μl，加细胞色素 C 100μl，混匀，550nm 处测定光密度（OD），并调至零点，样品比色池内加 NADPH 溶液 20μl，立即混匀，秒表计时，每分钟测定一次 OD，连续测 3 分钟。亦可连续扫描测定 3 分钟 OD 值的变化曲线，选择呈直线关系的 OD 值之差作计算结果时用，消光系数 19.1mmol/（L·cm）。

结果计算

$$\frac{\Delta OD/min \times 1000}{19.1 \times mg\ \text{蛋白}/ml} = nmol\ \text{细胞色素}\ C/min/mg/\text{蛋白}$$

（九）氨基比林－N－脱甲基酶活性

基本原理　许多药物在肝内被依赖细胞色素 P450 的药酶系统所代谢，药物的氮（N）脱甲基反应是一个共同的代谢途径。先是 α－碳原子的羟化，随之甲醇胺中间产物分解，释放出甲醛。所以，如果生成的甲醛能够被测定，则为测定 N－脱甲基酶活性提供了一个适当的方法。据 Hantzsch 反应原理，溶液中甲醛可以采用 Nash 比色法进行测定。

a　$R{-}N(H){-}CH_3 \xrightarrow[\text{NADPH，}O_2]{\text{细胞色素 P450}} R-NH_2 + HCHO$

b　乙酰丙酮 + HCHO $\xrightarrow[\text{反应}]{\text{Hantzsch}}$ 3，5－二乙基－1，4－二氢卢剔啶（Amax475nm）$+ 3H_2O$

操作步骤

试剂：　TMS（同制备肝微粒体所用缓冲液）－25%甘油缓冲液

NADPH 20 mg/ml，或前述的辅助因子溶液

氨基比林 24 mg/ml

15% $ZnSO_4$

饱和 Ba（OH）$_2$ 溶于热蒸馏水中，过滤有结晶析出

Nash 试剂　醋酸胺 30g 溶于 100ml 蒸馏水，内加乙酰丙酮 0.4ml（应无色，如呈黄色则不能使用）

微粒体蛋白悬液 10mg/ml

取 TMS－25%甘油缓冲液 2ml，加微粒体蛋白悬液 1 mg（0.1ml），氨基比林 0.1ml，（2.4mg），37℃水浴温孵 2 分钟后，测定管加 NADPH 2mg（0.1ml），空白管加蒸馏水 0.1ml，37℃水浴 30min。

各管均加 $ZnSO_4$ 0.35ml，混匀，放冰浴上 5 分钟，加饱和 Ba（OH）$_2$ 0.35ml，混匀，放置 5 分钟离心。取上清液 2ml，加 Nash 试剂 2ml，60℃水浴 10 分钟，自来水冷却。420nm 测定光密度，以空白管作零点。如试管内溶液变浊可稍加离心后再读数，所有温孵中测定管应为双份或 3 份。

本方法亦可用于测定其他底物 N－脱甲基反应，包括乙基吗啡和 benzphetamine。

标准曲线的制备　制备 0.1mmol/L 甲醛工作液（3μg/ml）。

取 0，0.2，0.4，0.6，0.8 及 1.0ml（分别相当 0，20，40，60，80 及 100 μmol/L HCHO）。

上述甲醛工作液，补充蒸馏水到 2.0ml，加 Nash 试剂 2 ml，以不同氨基比林 N－脱甲基酶活性测定。以 OD 为纵坐标，HCHO 浓度为横坐标绘制标准曲线。

酶活性计算

$$\text{HCHO nmol/min/mg 蛋白} = \frac{\Delta OD \times K \times 4}{\text{时间（10min）}}$$

K 为从标准曲线上求得 OD，1 相当于 HCHOμmol/L 数。

（十）苯胺－4－羟化酶活性的测定

基本原理　许多药物由肝药物代谢酶水解，苯胺－4－羟化便是一个方便的可重复的测定羟化反应的方法，因为生成的 4－氨基酚代谢物可转变为一种酚－吲哚复合物，于 630nm 处有最大吸收峰，4－氨基酚的测定是依照 Schenkmen 法进行，应当注意此法仅测定 4－氨基酚，不能全部反应苯胺的羟化。因为羟化亦可发生在 2－位和 3－位，另外，血红素可催化苯胺的羟化，所以在制备组织样品时应当尽可能除去血液。

$$C_6N_6NH_2 \xrightarrow[\text{NADPH，}O_2]{\text{细胞色素 P450}} HO-C_6H_4-NH_2$$

操作步骤

试剂：①辅助因子溶液（见 6）

②10mmol/L 盐酸苯胺，93mg 苯胺用蒸馏水配成 100ml，贮存暗处

③6%三氯醋酸（TCA）

④20% TCA

⑤1%酚，1g 酚和 2g NaOH 加水至 100ml

⑥1 mol/L 碳酸钠，10g 无水碳酸钠配成 100ml 水溶液

⑦10μmol/L 4－氨基酚，36.5 mg 4－氨基酚用水配成 100ml，取 0.1 ml 此溶液，加 TCA 15g，加水至 250ml。

取 lml 辅助溶液和 0.5ml 10 mmol/L 盐酸苯胺溶液，放至 10ml 试管内，混匀，37℃冰浴 2 分钟。空白对照加 0.5ml 水以取代苯胺，加 0.5ml 微粒体或线粒体后上清液（每 ml 含蛋白 10mg），37℃水浴再温育 30 分钟，加冰冷的 20% TCA 1ml 以终止酶反应，放冰上 5 分钟，离心，取 1ml 澄清的上清液，加至另一试管（内盛 1ml 1%酚），混匀，加 1ml 碳酸钠，混匀，室温放 30 分钟，在分光光度计用空白调零点后 630 nm 处测光密度（OD）。

结果从标准曲线计算：

在上述条件下温孵液中苯胺浓度是 2.5mmol/L（每毫升 2.5μmol/L），蛋白浓度为每 ml 2.5mg。

4－氨基酚标准曲线的制备　配制 10 μmol/L 4－氨基酚工作液，取此工作液 0，0.2，0.4，0.6，0.8 及 1.0 ml，用 6% TCA 补充至 1ml，加 1ml 1% 酚，混匀，加 1 ml 碳酸钠，混匀，室温放置 30 分钟，在分光光度计 630nm 处测定 OD。以 4－氨基酚作横坐标，OD 为纵坐标作图。

结果计算

$$酶活性=\frac{\Delta OD\times K}{时间\times 2ml\ 内蛋白总量}=nmol/(min\cdot mgPr)。$$ ΔOD630nm 处吸收值（减去空白）

$$K=\frac{OD}{标准曲线\ 4-氨基酚浓度}$$

羟化酶活性亦可用苯并芘（BP）作底物，测定方法见 Nebert 法。

（十一）葡萄糖醛酸-转移酶（UDPG-T）活性的测定

基本原理　UDPG-T 在药物结合反应中起重要作用，带有羟基、羧基及氨基的底物均可与葡萄糖醛酸结合。测定 UDPG-T 活性的一个很好的化合物是 2-氨基酚，因为该化合物在有微粒体和 UDP-葡萄糖醛酸存在时容易形成 O-联结的葡萄糖醛酸结合物。

测定 2-氨基酚葡萄糖醛酸法的原理是：当水溶液硝酸钠溶液加至冷的、酸化的芳香胺溶液中，形成一种偶氮盐，过量的亚硝酸盐用加氨基磺酸盐的方法去掉，最后偶氮盐 N-萘乙烯二胺起反应生成带色的含氮化合物，用分光光度法测定。

由于微粒体内 UDPG-T 活性不易表现出来，故常加去污剂 Triton X-100 以溶解微粒体膜而使该酶活性容易检测，本方法特异性较高。

操作步骤

2-氨基酚	1mmol，11 mg，溶于 100ml 水
$MgCl_2$ 溶液	0.15mol/L，15.25mg $MgCl_2\cdot 6H_2O$ 配成 500ml
Triton X -100	1%（W/V）
维生素 C	0.02mol/L，180mg 配成 50ml
20%三氯醋酸	0.lmol/L 磷酸缓冲液 pH 2.7，三氯醋酸溶于 0.lmol/L 磷酸缓冲液
6%三氯醋酸	三氯醋酸溶于 0.1mol/L 磷酸缓冲液 pH 2.7
亚硝酸钠	0.1% W/V 临用前配制
氨基磺酸胺 (ammonilum sulfamate)	0.5%（W/V）
N-萘乙烯二胺 (N-naphthylenedimine)	0.1%（W/V）
苯胺三氯醋酸液	0.1 mmol/L 盐酸苯胺 13mg 加至 6%三氯醋酸 100ml 中。

辅助因子溶液配方：

0.1mol/L Tris 缓冲液 pH 8.0	8ml
$MgCl_2$ 0.15mol/L 液	1ml
Triton X-100 1%（W/V）	0.5ml
维生素 C 0.02mol/L	1.0ml
UDP-葡萄糖醛酸	10mg

此溶液可供测定 10 个样品之用。辅助因子溶液 1ml 与 0.5ml 1mmol 2-氨基酚混合，加 0.5ml 微粒体蛋白悬液（1~5 mg 蛋白）以启动反应。试管放 37℃水浴，振摇温孵，空白对照管加 0.5ml 水以代替 2-氨基酚，温孵 30 分钟，加 1ml 冰冷的 20%三氯醋酸，0.1mol 磷酸缓冲液以终止反应。放冰上 5 分钟，离心。取 1 ml 上清液，加 0.5ml 新鲜配制的 0.1%亚硝酸钠，混匀，放置 2 分钟，加 0.5ml 0.5 %氨基磺酸酯，混匀，放 3 分钟，加 0.5ml 0.1%

N－萘乙烯二胺，混匀，放室温暗处60分钟，以底物作空白调零点，540nm处测光密度值，按前述苯胺10中方法绘制苯胺标准曲线。

2－氨基酚是测定UDPG－T许多底物之一，许多其他的内源性和外源性底物亦可应用，详见Burchell，不同的UDPG－T诱导剂所催化的底物亦不尽相同。

（十二）谷胱甘肽－S－转移酶（GSH－S－T）活性的测定。

基本原理　GSH－S－T是一簇异构酶，有多种亚型，它能催化内源性谷胱甘肽与许多化学结构不同的亲电性化合物或其代谢产物的结合反应。GSH－S－T主要功能在于对有生物活性的亲电化合物的解毒。分析GSH－S－T活性常用的一个典型底物是1－氯－2，4－二硝基苯（CDNB）与谷胱甘肽结合后生成的2，4－二硝基苯－谷胱甘肽复合物，于340nm处有吸收峰，其消光系数为9.6mmol/L·cm。因此，测定产物的生成量可反映GSH－S－T活性，但应当注意，GSH－S－T是一簇异构酶，所催化的亲电性底物有交叉重叠。所以，某一底物可能为某一特定异构酶所催化，但不一定是另一种异构酶的底物。所以在选择底物时应加注意。常用的适用于多种异构酶的底物是二硝基氯苯。

操作步骤

试剂：二硝基氯苯，30mmol/L，62mg溶于100ml乙醇

谷胱甘肽，30mmol/L，16mg溶于2ml水，可供测定10个样品

磷酸钾缓冲液，100mmol/L，pH 6.5

两只3ml石英杯，分别加2.2ml 100mmol/L磷酸钾缓冲液pH 6.5，0.1ml 30 mmol/L谷胱甘肽，0.1ml 10mmol/L二硝基氯苯。一只石英杯作对照，另一只作样品杯，放于双光束分光光度计比色池，样品杯内加0.5ml微粒体蛋白（5mg蛋白），对照杯内加0.5ml磷酸钾缓冲液，充分混匀，迅速放还原处，测定340nm处5min内光吸收增加的数值。如无分光光度计，亦可用普通紫外分光光度计测定。

GSH－S－T活性在肝胞浆液中活性最高，故亦可测定100 000g离心后的上清液中的GSH－S－T活性。1ml温育液含0.1 mol/L磷酸钾缓冲液pH6.5，肝胞浆蛋白50μg和1mmol/L谷胱甘肽，空白管用缓冲液代替，37℃保温2分钟。加3×10^{-4}mol/L CDNB启动反应，37℃再温孵5分钟，以20%三氯醋酸终止反应，离心测上清液在340nm波长处的最大吸收值。GSH－S－T活性以mg蛋白/min产生的μmol/L CDNB－GS缀合物表示。

结果计算　石英杯内每ml溶液蛋白浓度，GSH加成物消光系数为9.6nmol/（L·cm），340nm波长每分钟光吸收值ΔOD（直线部分）

$$\text{GSH－S－T比活性}=\frac{\Delta OD}{9.6\times\text{蛋白浓度}}$$

$$=\mu\text{mol/L产物生成量/min/mg蛋白}$$

（刘耕陶）

参　考　文　献

刘耕陶·酶学实验方法·见徐叔云，卞如濂，陈修，主编．药理实验方法学．第2版北京：人民卫生出版社，1992，488－498

科 技 创 造 自 由

TECHNOLOGY SETTING YOU FREE

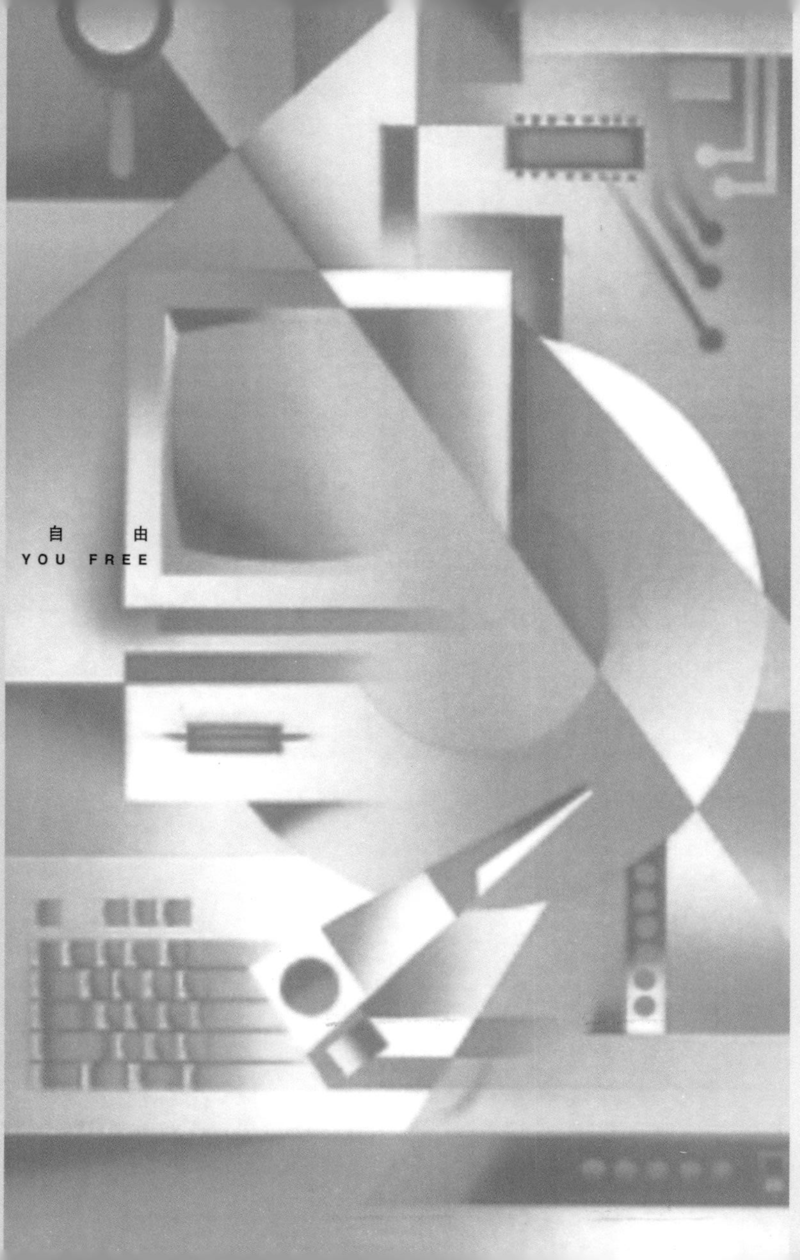

产品名称：微型计算机
公司名称：联想（北京）有限公司
公司地址：北京市海淀区上地信息产业基地创业路6号

版本号：V1.2

31024163

联想应用用户手册(YT)

联想（北京）有限公司